中华医学百科全书

中医药学

中医儿科学

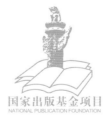

国家出版基金项目
NATIONAL PUBLICATION FOUNDATION

中国协和医科大学出版社

图书在版编目 (CIP) 数据

中医儿科学 / 汪受传主编 . —北京：中国协和医科大学出版社，2017.1
（中华医学百科全书）
ISBN 978-7-5679-0202-2

Ⅰ.①中… Ⅱ.①汪… Ⅲ.①中医儿科学 Ⅳ.①R272

中国版本图书馆 CIP 数据核字 (2017) 第 013009 号

中华医学百科全书·中医儿科学

主　　编：汪受传

编　　审：呼素华

责任编辑：高青青

出版发行：中国协和医科大学出版社
　　　　　（北京东单三条九号　邮编 100730　电话 010-6526 0431）

网　　址：www.pumcp.com

经　　销：新华书店总店北京发行所

印　　刷：北京雅昌艺术印刷有限公司

开　　本：889×1230　1/16 开

印　　张：22.75

字　　数：640 千字

版　　次：2017 年 1 月第 1 版

印　　次：2017 年 1 月第 1 次印刷

定　　价：268.00 元

ISBN 978-7-5679-0202-2

《中华医学百科全书》编纂委员会

许腊英	那彦群	阮长耿	阮时宝	孙 宁	孙 光	孙 皓
孙 锟	孙长颢	孙少宣	孙立忠	孙则禹	孙秀梅	孙建中
孙建方	孙贵范	孙海晨	孙景工	孙颖浩	孙慕义	严世芸
苏 川	苏 旭	苏荣扎布	杜元灏	杜文东	杜治政	杜惠兰
李 龙	李 飞	李 东	李 宁	李 刚	李 丽	李 波
李 勇	李 桦	李 鲁	李 磊	李 燕	李 冀	李大魁
李云庆	李太生	李日庆	李玉珍	李世荣	李立明	李永哲
李志平	李连达	李灿东	李君文	李劲松	李其忠	李若瑜
李松林	李泽坚	李宝馨	李建勇	李映兰	李莹辉	李继承
李森恺	李曙光	杨 凯	杨 恬	杨 健	杨化新	杨文英
杨世民	杨世林	杨伟文	杨克敌	杨国山	杨宝峰	杨炳友
杨晓明	杨跃进	杨腊虎	杨瑞馥	杨慧霞	励建安	连建伟
肖 波	肖 南	肖永庆	肖海峰	肖培根	肖鲁伟	吴 东
吴 江	吴 明	吴 信	吴令英	吴立玲	吴欣娟	吴勉华
吴爱勤	吴群红	吴德沛	邱建华	邱贵兴	邱海波	邱蔚六
何 维	何 勤	何方方	何绍衡	何春涤	何裕民	余争平
余新忠	狄 文	冷希圣	汪 海	汪受传	沈 岩	沈 岳
沈 敏	沈 铿	沈卫峰	沈华浩	沈俊良	宋国维	张 泓
张 学	张 亮	张 强	张 霆	张 澍	张大庆	张为远
张世民	张志愿	张丽霞	张伯礼	张宏誉	张劲松	张奉春
张宝仁	张建中	张建宁	张承芬	张琴明	张富强	张新庆
张潍平	张德芹	张燕生	陆 华	陆付耳	陆伟跃	陆静波
阿不都热依木·卡地尔		陈 文	陈 杰	陈 实	陈 洪	陈 琪
陈 锋	陈 楠	陈士林	陈大为	陈文祥	陈代杰	陈红风
陈尧忠	陈志南	陈志强	陈规化	陈国良	陈佩仪	陈家旭
陈智轩	陈锦秀	陈誉华	邵 蓉	邵荣光	武志昂	
其仁旺其格 范 明		范炳华	林三仁	林久祥	林子强	林江涛
林曙光	杭太俊	欧阳靖宇	尚 红	果德安	明根巴雅尔	易定华
易著文	罗 力	罗 毅	罗小平	罗长坤	罗永昌	罗颂平
帕尔哈提·克力木		帕塔尔·买合木提·吐尔根			图门巴雅尔	岳建民
金 玉	金 奇	金少鸿	金伯泉	金季玲	金征宇	金银龙
金惠铭	郁 琦	周 兵	周 林	周永学	周光炎	周灿全
周良辅	周纯武	周学东	周宗灿	周定标	周宜开	周建平
周建新	周荣斌	周福成	郑一宁	郑家伟	郑志忠	郑金福
郑法雷	郑建全	郑洪新	郎景和	房 敏	孟 群	孟庆跃
孟静岩	赵 平	赵 群	赵子琴	赵中振	赵文海	赵玉沛

赵正言	赵永强	赵志河	赵彤言	赵明杰	赵明辉	赵耐青
赵继宗	赵铱民	郝 模	郝小江	郝传明	郝晓柯	胡 志
胡大一	胡文东	胡向军	胡国华	胡昌勤	胡晓峰	胡盛寿
胡德瑜	柯 杨	查 干	柏树令	柳长华	钟翠平	钟赣生
香多·李先加		段 涛	段金廒	段俊国	侯一平	侯金林
侯春林	俞光岩	俞梦孙	俞景茂	饶克勤	姜小鹰	姜玉新
姜廷良	姜国华	姜柏生	姜德友	洪 两	洪 震	洪秀华
祝庆余	祝蕈晨	姚永杰	姚祝军	秦 川	袁文俊	袁永贵
都晓伟	栗占国	贾 波	贾建平	贾继东	夏照帆	夏慧敏
柴光军	柴家科	钱传云	钱忠直	钱家鸣	钱焕文	倪 鑫
倪 健	徐 军	徐 晨	徐永健	徐志云	徐志凯	徐克前
徐金华	徐建国	徐勇勇	徐桂华	凌文华	高 妍	高 晞
高志贤	高志强	高学敏	高健生	高树中	高思华	高润霖
郭 岩	郭小朝	郭长江	郭巧生	郭宝林	郭海英	唐 强
唐朝枢	唐德才	诸欣平	谈 勇	谈献和	陶·苏和	陶广正
陶永华	陶芳标	陶建生	黄 峻	黄 烽	黄人健	黄叶莉
黄宇光	黄国宁	黄国英	黄跃生	黄璐琦	萧树东	梅长林
曹 佳	曹广文	曹务春	曹建平	曹洪欣	曹济民	曹雪涛
曹德英	龚千锋	龚守良	龚非力	袭著革	常耀明	崔 蒙
崔丽英	庾石山	康 健	康廷国	康宏向	章友康	章锦才
章静波	梁铭会	梁繁荣	谌贻璞	屠鹏飞	隆 云	绳 宇
巢永烈	彭 成	彭 勇	彭明婷	彭晓忠	彭瑞云	彭毅志
斯拉甫·艾白		葛 坚	葛立宏	董方田	蒋力生	蒋建东
蒋澄宇	韩晶岩	韩德民	惠延年	粟晓黎	程 伟	程天民
程训佳	童培建	曾 苏	曾小峰	曾正陪	曾学思	曾益新
谢 宁	谢立信	蒲传强	赖西南	赖新生	詹启敏	詹思延
鲍春德	窦科峰	窦德强	赫 捷	蔡 威	裴国献	裴晓方
裴晓华	管柏林	廖品正	谭仁祥	翟所迪	熊大经	熊鸿燕
樊飞跃	樊巧玲	樊代明	樊立华	樊明文	黎源倩	颜 虹
潘国宗	潘柏申	潘桂娟	薛社普	薛博瑜	魏光辉	魏丽惠
藤光生						

章魁华　　梁文权　　梁德荣　　彭名炜　　董　怡　　温　海　　程元荣
程书钧　　程伯基　　傅民魁　　曾长青　　曾宪英　　裘雪友　　甄永苏
褚新奇　　蔡年生　　廖万清　　樊明文　　黎介寿　　薛　淼　　戴行锷
戴宝珍　　戴尅戎

《中华医学百科全书》工作委员会

主任委员　郑忠伟

副主任委员　袁　钟

编审（以姓氏笔画为序）

开赛尔	司伊康	当增扎西	吕立宁	任晓黎	邬扬清	刘玉玮
孙　海	何　维	张之生	张玉森	张立峰	陈　懿	陈永生
松布尔巴图	呼素华	周　茵	郑伯承	郝胜利	胡永洁	侯澄芝
袁　钟	郭亦超	彭南燕	傅祚华	谢　阳	解江林	

编辑（以姓氏笔画为序）

于　岚	王　波	王　莹	王　颖	王　霞	王明生	尹丽品
左　谦	刘　婷	刘岩岩	孙文欣	李元君	李亚楠	杨小杰
吴桂梅	吴翠姣	沈冰冰	宋　玥	张　安	张　玮	张浩然
陈　佩	骆彩云	聂沛沛	顾良军	高青青	郭广亮	傅保娣
戴小欢	戴申倩					

工作委员　刘小培　罗　鸿　宋晓英　姜文祥　韩　鹏　汤国星　王　玲　李志北

办公室主任　左　谦　孙文欣　吴翠姣

中医药学

总主编

　　王永炎　　中国中医科学院

　　曹洪欣　　中国中医科学院

本卷编委会

主　编

　　汪受传　　南京中医药大学附属医院

副主编

　　俞景茂　　浙江中医药大学

　　洪　两　　新加坡中医研究院

　　马　融　　天津中医药大学第一附属医院

　　丁　樱　　河南中医药大学第一附属医院

编　委（以姓氏笔画为序）

　　王孟清　　湖南中医药大学第一附属医院

　　王素梅　　北京中医药大学附属东方医院

　　王雪峰　　辽宁中医药大学附属医院

　　艾　军　　广西中医药大学

　　许　华　　广州中医药大学第一附属医院

　　李燕宁　　山东中医药大学

　　杨　燕　　首都医科大学附属北京儿童医院

　　赵　霞　　南京中医药大学

　　韩新民　　南京中医药大学

　　翟文生　　河南中医药大学第一附属医院

学术秘书

　　陈争光　　深圳市儿童医院

　　朱　杰　　江苏省兴化市中医院

前　言

　　《中华医学百科全书》终于和读者朋友们见面了！

　　古往今来，凡政通人和、国泰民安之时代，国之重器皆为科技、文化领域的鸿篇巨制。唐代《艺文类聚》、宋代《太平御览》、明代《永乐大典》、清代《古今图书集成》等，无不彰显盛世之辉煌。新中国成立后，国家先后组织编纂了《中国大百科全书》第一版、第二版，成为我国科学文化事业繁荣发达的重要标志。医学的发展，从大医学、大卫生、大健康角度，集自然科学、人文社会科学和艺术之大成，是人类社会文明与进步的集中体现。随着经济社会快速发展，医药卫生领域科技日新月异，知识大幅更新。广大读者对医药卫生领域的知识文化需求日益增长，因此，编纂一部医药卫生领域的专业性百科全书，进一步规范医学基本概念，整理医学核心体系，传播精准医学知识，促进医学发展和人类健康的任务迫在眉睫。在党中央、国务院的亲切关怀以及国家各有关部门的大力支持下，《中华医学百科全书》应运而生。

　　作为当代中华民族“盛世修典”的重要工程之一，《中华医学百科全书》肩负着全面总结国内外医药卫生领域经典理论、先进知识，回顾展现我国卫生事业取得的辉煌成就，弘扬中华文明传统医药璀璨历史文化的使命。《中华医学百科全书》将成为我国科技文化发展水平的重要标志、医药卫生领域知识技术的最高“检阅”、服务千家万户的国家健康数据库和医药卫生各学科领域走向整合的平台。

　　肩此重任，《中华医学百科全书》的编纂力求做到两个符合：一是符合社会发展趋势。全面贯彻以人为本的科学发展观指导思想，通过普及医学知识，增强人民群众健康意识，提高人民群众健康水平，促进社会主义和谐社会构建；二是符合医学发展趋势。遵循先进的国际医学理念，以“战略前移、重心下移、模式转变、系统整合”的人口与健康科技发展战略为指导。同时，《中华医学百科全书》的编纂力求做到两个体现：一是体现科学思维模式的深刻变革，即学科交叉渗透/知识系统整合；二是体现继承发展与时俱进的精神，准确把握学科现有基础理论、基本知识、基本技能以及经典理论知识与科学思维精髓，深刻领悟学科当前面临的交叉渗透与整合转化，敏锐洞察学科未来的发展趋势与突破方向。

　　作为未来权威著作的“基准点”和“金标准”，《中华医学百科全书》编纂过程中，制定了严格的主编、编者遴选原则，聘请了一批在学界有相当威望、具有较高学术造诣和较强组织协调能力的专家教授（包括多位两院院士）担任大类主编和学科卷主编，确保全书的科学性与权威性。另外，还借鉴了已有百科全书的编写经验。鉴于《中华医学百科全书》的编纂过程本身带有科学研究性质，还聘请了若干科研院所的科研管理专家作为特约编审，站在科研管理的高度为全书的顺利编纂保驾护航。除了编者、编审队伍外，还制订了详尽的质量保证计划。编纂委员会和工作委员会秉持质量源于设计的理念，共同制订了一系列配套的质量控制规范性文件，建立了一套切实可行、行之有效、效率最优的编纂质量管理方案和各种情况下的处理原则及预案。

《中华医学百科全书》的编纂实行主编负责制，在统一思想下进行系统规划，保证良好的全程质量策划、质量控制、质量保证。在编写过程中，统筹协调学科内各编委、卷内条目以及学科间编委、卷间条目，努力做到科学布局、合理分工、层次分明、逻辑严谨、详略有方。在内容编排上，务求做到"全准精新"。形式"全"：学科"全"，册内条目"全"，全面展现学科面貌；内涵"全"：知识结构"全"，多方位进行条目阐释；联系整合"全"：多角度编制知识网。数据"准"：基于权威文献，引用准确数据，表述权威观点；把握"准"：审慎洞察知识内涵，准确把握取舍详略。内容"精"："一语天然万古新，豪华落尽见真淳。"内容丰富而精炼，文字简洁而规范；逻辑"精"："片言可以明百意，坐驰可以役万里。"严密说理，科学分析。知识"新"：以最新的知识积累体现时代气息；见解"新"：体现出学术水平，具有科学性、启发性和先进性。

《中华医学百科全书》之"中华"二字，意在中华之文明、中华之血脉、中华之视角，而不仅限于中华之地域。在文明交织的国际化浪潮下，中华医学汲取人类文明成果，正不断开拓视野，敞开胸怀，海纳百川般融入，润物无声状拓展。《中华医学百科全书》秉承了这样的胸襟怀抱，广泛吸收国内外华裔专家加入，力求以中华文明为纽带，牵系起所有华人专家的力量，展现出现今时代下中华医学文明之全貌。《中华医学百科全书》作为由中国政府主导、参与编纂学者多、分卷学科设置全、未来受益人口广的国家重点出版工程，得到了联合国教科文等组织的高度关注，对于中华医学的全球共享和人类的健康保健，都具有深远意义。

《中华医学百科全书》分基础医学、临床医学、中医药学、公共卫生学、军事与特种医学和药学六大类，共计144卷。由中国医学科学院/北京协和医学院牵头，联合军事医学科学院、中国中医科学院和中国疾病预防控制中心，带动全国知名院校、科研单位和医院，有多位院士和海内外数千位优秀专家参加。国内知名的医学和百科编审汇集中国协和医科大学出版社，并培养了一批热爱百科事业的中青年编辑。

回览编纂历程，犹然历历在目。几年来，《中华医学百科全书》编纂团队呕心沥血，孜孜矻矻。组织协调坚定有力，条目撰写字斟句酌，学术审查一丝不苟，手书长卷撼人心魂……在此，谨向全国医学各学科、各领域、各部门的专家、学者的积极参与以及国家各有关部门、医药卫生领域相关单位的大力支持致以崇高的敬意和衷心的感谢！

《中华医学百科全书》的编纂是一项泽被后世的创举，其牵涉医学科学众多学科及学科间交叉，有着一定的复杂性；需要体现在当前医学整合转型的新形式，有着相当的创新性；作为一项国家出版工程，有着毋庸置疑的严肃性。《中华医学百科全书》开创性和挑战性都非常强。由于编纂工作浩繁，难免存在差错与疏漏，敬请广大读者给予批评指正，以便在今后的编纂工作中不断改进和完善。

刘德培

凡 例

一、《中华医学百科全书》（以下简称《全书》）按基础医学类、临床医学类、中医药学类、公共卫生类、军事与特种医学类、药学类的不同学科分卷出版。一学科辑成一卷或数卷。

二、《全书》基本结构单元为条目，主要供读者查检，亦可系统阅读。条目标题有些是一个词，例如"胎病"；有些是词组，例如"五色主病"。

三、由于学科内容有交叉，会在不同卷设有少量同名条目。例如《针灸学》《中医儿科学》都设有"惊风"条目。其释文会根据不同学科的视角不同各有侧重。

四、条目标题上方加注汉语拼音，条目标题后附相应的外文。例如：

má zhěn
麻疹（measles）

五、本卷条目按学科知识体系顺序排列。为便于读者了解学科概貌，卷首条目分类目录中条目标题按阶梯式排列，例如：

中医儿童保健学 ……………………………………………………………………………
　育婴四法 …………………………………………………………………………………
　养胎护胎 …………………………………………………………………………………
　婴儿期保健 ………………………………………………………………………………
　　初生乳哺 ………………………………………………………………………………
　　人痘接种法 ……………………………………………………………………………
　　　痘苗法 ………………………………………………………………………………
　　　鼻苗法 ………………………………………………………………………………
　幼儿期保健 ………………………………………………………………………………

六、各学科都有一篇介绍本学科的概观性条目，一般作为本学科卷的首条。介绍学科大类的概观性条目，列在本大类中基础性学科卷的学科概观性条目之前。

七、条目之中设立参见系统，体现相关条目内容的联系。一个条目的内容涉及其他条目，需要其他条目的释文作为补充的，设为"参见"。所参见的本卷条目的标题在本条目释文中出现的，用蓝色楷体字印刷；所参见的本卷条目的标题未在本条目释文中出现的，在括号内用蓝色楷体字印刷该标题，另加"见"字；参见其他卷条目的，注明参见条所属学科卷名，如"参见□□□卷"或"参见□□□卷□□□□"。

八、《全书》医学名词以全国科学技术名词审定委员会审定公布的为标准。同一概念或疾病在不同学科有不同命名的，以主科所定名词为准。字数较多，释文中拟用简称的名词，每个条目中第一次出现时使用全称，并括注简称，例如：甲型病毒性肝炎（简称甲肝）。个别众所周知的名词直接使用简称、缩写，例如：B超。药物名称参照《中华人民共和国药典》2015年版和《国家基本药物目录》2012年版。

九、《全书》量和单位的使用以国家标准GB 3100～3102—1993《量和单位》为准。援引古籍或外文时维持原有单位不变。必要时括注与法定计量单位的换算。

十、《全书》数字用法以国家标准GB/T 15835—2011《出版物上数字用法》为准。

十一、正文之后设有内容索引和条目标题索引。内容索引供读者按照汉语拼音字母顺序查检条目和条目之中隐含的知识主题。条目标题索引分为条目标题汉字笔画索引和条目外文标题索引，条目标题汉字笔画索引供读者按照汉字笔画顺序查检条目，条目外文标题索引供读者按照外文字母顺序查检条目。

十二、部分学科卷根据需要设有附录，列载本学科有关的重要文献资料。

目 录

zhōngyī érkēxué

中医儿科学（pediatrics of traditional Chinese medicine）

以中医学理论体系为指导，中药、针灸、推拿等治疗方法为手段，研究人体胎儿至青少年的生长发育、生理病理、喂养保健及各类疾病预防、诊断和治疗的中医临床医学学科。中医儿科学的学术内涵包括中医儿科基础、中医儿童保健、中医儿科临床三个方面。中医儿科学的外延可扩充至所有与中医儿科学相关的学术内容，包括学术发展、学科交叉所形成的新兴学科及其研究内容，如中医儿科文献学、中医儿科信息学、中医儿科科研方法学、中医儿科系统工程学、中西医结合儿科学、中医儿科教育学等。

简史　中医儿科学荟萃了中华民族数千年来在小儿养育和疾病防治方面的丰富经验，历代医家通过实践总结、理论探索，逐步形成和发展了中医儿科学的理论和实践体系。中医儿科学的发展大体经历了萌芽、形成、发展、新时期四个阶段。

萌芽期（远古～南北朝）　从原始医疗实践中点滴经验的积累，到中医学理论体系和临证体系通过《黄帝内经》《伤寒论》《金匮要略》等著作建立起来。其中对胎养胎教、小儿生理特点、小儿生长发育过程、部分儿科病症的诊治已有记载，中医儿科专科已有萌芽。

形成期（隋～宋代）　隋唐时期的一些综合性医著中多有儿科篇卷。如隋·巢元方《诸病源候论》中有儿科专篇"小儿杂病诸候"6卷，建立了儿科保健学、病因学、证候学；唐·孙思邈《备急千金要方》中专论"少小婴孺方"2卷，总结了唐代以前

的儿科诊疗经验；唐·王焘《外台秘要》中有"小儿诸疾"2卷，先论述后列方，内容广博，总结儿科的治疗方。至唐末宋初，中国现存最早的儿科专著《颅囟经》问世。宋代，儿科在内科的基础上脱颖而出，成为一门专科，开始走上独立发展的道路，其代表性人物是北宋时期的"儿科之圣"——钱乙。钱乙的学术观点偏于"纯阳"，治法多用甘凉养阴、苦寒清热。其弟子阎季忠总结其理论和实践经验，编纂成《小儿药证直诀》一书，系统阐述了小儿的生理病理特点、以望诊为主的四诊方法、以五脏为中心的辨证体系，以及相应治法，创立了儿科系列方剂，建立了中医儿科学体系。后有南宋陈文中善用温补扶正，与钱乙相互辉映，形成了儿科温、凉两大学派。

发展期（元代～中华人民共和国成立前）　中医儿科学的学术内容在各个领域得到丰富和发展，名医辈出，著书立说，儿科著述数以千计。明·鲁伯嗣《婴童百问》将儿科各证设为提问，详究病源证治。明·万全《幼科发挥》提出"阳常有余，阴常不足，肝常有余，脾常不足，心常有余，肺常不足，肾常不足"的小儿生理特点，丰富了儿科的基础理论。明代薛铠、薛己父子著《保婴撮要》，对小儿外科学的形成做出了重大贡献。明·张介宾《景岳全书》载"小儿则""麻疹诠""痘疹诠"，倡导小儿"阳非有余，阴常不足"，治疗上认为"脏气轻灵，随拨随应"。清·夏鼎《幼科铁镜》提出"望形色审苗窍从外知内"，重视望诊，认为"小儿病于内，必形于外，外者内之著也"。清·谢玉琼《麻科活人全书》是一部麻疹专著，对麻疹

常证和变证各证的辨证论治有全面的论述。清·陈复正《幼幼集成》将指纹辨证方法概括为"浮沉分表里、红紫辨寒热、淡滞定虚实。风轻、气重、命危"，至今仍为临床采用。清·吴瑭《温病条辨》中"解儿难"卷阐述了"小儿稚阳未充，稚阴未长者也"的生理特点、"易于感触，易于传变"的病理特点、"稍呆则滞，稍重则伤"的用药特点，以及"六气为病、三焦分证、治病求本"的辨证论治观点。明清时期，人痘接种预防天花已广泛传播。

新时期（中华人民共和国成立后）　由"经典中医儿科学"逐渐向"现代中医儿科学"发展，由宏观辨证方法逐渐向宏观与微观相结合的辨证方法发展，中西医之间既相互补充而又各自独立发展进步。

现状　中华人民共和国成立以来，在国家发展中医药学的政策支持下，在现代科学技术飞跃发展的学术氛围中，中医儿科学的基础和临床研究都得到了前所未有的发展。

基础理论方面　整理了大量的古代文献，对历代诸多儿科名著进行了校勘或注释，并整理研究了古今儿科医家的学术经验，编著了大量有重要价值的中医儿科专著。基础理论研究学术争鸣，对小儿生长发育、生理病理等方面的若干理论问题如纯阳、稚阴稚阳、变蒸、五脏有余与不足等的学术研讨，已经促进了认识的趋同。如对变蒸学说的研究，明确其是古代医家用来说明婴幼儿生长发育规律的一种学说。同时，一批现代中医儿科专家在继承传统理论的基础上，面向现代中医儿科临床，通过科学研究验证，提出了有创新意义的学术观点。

南京中医药大学江育仁提出"脾健不在补贵在运"的观点，认为现代小儿脾胃病以脾运失健者居多，应以运脾法为主进行治疗，还提出了"流行性乙型脑炎从热、痰、风论治""疳证从疳气、疳积、干疳论治"等观点，都有着重要的临床指导意义；长春中医药大学王烈提出哮喘分发作期、缓解期、稳定期三期证治，根、苗之治并重；山东中医药大学张奇文提出"肺胃肠相关论""宣肺勿忘解表，清肺勿忘清肠，止咳勿忘化痰，化痰勿忘健脾，润肺勿忘养胃，标去勿忘培本"的治则；南京中医药大学汪受传提出"小儿病毒性肺炎从热、郁、痰、瘀论治""胎怯从补肾健脾论治""诸证多因风作祟"的观点；复旦大学时毓民提出"性早熟从滋阴降火论治"的观点；浙江中医药大学俞景茂提出小儿反复呼吸道感染应分感染期、迁延期、恢复期三期辨证论治，和法是防治该病的基本方法；河南中医药大学丁樱提出过敏性紫癜性肾炎病因病机为热、瘀、虚，治疗采用清热凉血活血化瘀、养阴清热活血化瘀、益气养阴摄血止血三步疗法；天津中医药大学马融提出"豁痰息风以抗痫，益肾填精以增智，健脾顺气调体质，病证结合治童痫"的小儿癫痫治则。这些学术观点的提出及其相应的研究成果，充实了中医儿科的学术内容，酝酿并产生了中医儿科创新性理论。

诊断和辨证学方面　传统诊法以望诊为主，现代丰富了耳诊、舌诊、肛门诊等内容，在四诊客观化方面，如色诊定量、舌诊微观化、闻诊声音分析等，都做了大量工作。尝试扩大传统四诊手段，利用血液化学检测、分子生物学

实验、代谢组学实验、超声影像技术等搜集儿科疾病患者体内变化信息，将其纳入中医学辨证体系，将传统的宏观辨证资料与应用现代科技手段获得的微观辨证资料相结合，使辨证学的认识层次得到深化。开展中医儿科常见病证动物模型研制工作，为研究证的本质、探讨中药疗效机制、研制开发新药创造了有利条件。

预防医学方面　以中医学"治未病"思想为指导，积极探索中医儿科学防治手法，以增强儿童体质，降低发病率。胎养胎教学说的科学内涵在现代被逐一证实，宣传推广传统的养胎护胎经验，促进了优生。以"药自母传"为依据，通过孕妇妊娠期服药，作用于胎儿，预防新生儿胎黄、胎怯，在现代诊断技术的配合下，证明了其疗效可靠，取得了有创新意义和显著社会效益的科研成果。发挥中医药扶正固本、调整机体的优势，通过对体弱儿童辨证给药，增强体质，提高免疫力，减少了小儿反复呼吸道感染、脾虚的发病率，延长了支气管哮喘、肾病综合征等疾病的缓解期。中药保健药品、保健食品、保健用品的开发，更加拓宽了中医儿科预防医学的应用领域。

临床医学方面　不断适应现代儿科临床疾病谱的变化，应用中医儿科诊疗方法探索治疗路径。对于古代没有明确记载的许多疾病，如厌食、反复呼吸道感染、多发性抽搐症、儿童多动综合征、性早熟、手足口病、皮肤黏膜淋巴结综合征、艾滋病等，中医儿科工作者从这些疾病的临床表现特点出发，用中医学理论分析其病因病机，提出辨证论治方法，形成了具有中医药特点的系统认识。将传统的临床经验用现代科

学方法加以总结验证、比较甄别、提高创新，并采用多种研究方法，使儿科疾病的诊疗水平大为提高。对现代医学明确诊断的疾病，应用中医儿科学理论分析其病因病机，采用中医药学方法辨证治疗，不仅提高了中医儿科诊疗水平，而且使其能克服一些医学难题的优势得到广泛认同。中医特色与优势的发扬，使儿科常见病如感冒、咳嗽、肺炎喘嗽、哮喘、积滞、泄泻、疳证、癫痫、遗尿、麻疹、水痘、痄腮、过敏性紫癜等的防治取得了许多研究成果。一批行之有效的临床诊疗操作技术，如推拿治疗婴幼儿便秘、董氏指压手法治疗婴儿吐乳症、导引手法治疗青少年特发性脊柱侧凸症、腧穴配合针推法治疗小儿痉挛性脑瘫（肝强脾弱证）、头手足脊针推四联疗法、脊背六法、中药熏洗治疗小儿脑瘫等中医康复技术，简便有效，扩大了中医特色疗法在基层的应用。

研究范围　中医儿科学的研究内容是在中医学基础理论的指导下进行理论探讨和临床实践，研究对象为小儿，历代以胎儿期为起端，此时虽在先天，但奠立着一生之基，需要给予特别的重视。青春期是生长发育的第二个高峰期，也就是女子二七、男子二八前后，发育渐趋成熟而走向成年的阶段。从年龄上讲，小儿时期包括自生命开始的胚胎期至青春期结束，故从胚胎形成到18岁，都被归于儿科范畴。小儿处于生长发育阶段，在生理病理、辨证论治、预防保健等方面有其自身的特点，小儿疾病在病因上较成人单纯，对某些疾病具有易感性，这些特点使其自成体系，即中医儿科学基础理论、儿童保健、临床体系。基础理论包括小

儿生长发育、生理病理特点及儿科诊法、辨证、治疗、护理、预防等，同时包括中医儿科各家学说；儿童保健包括养胎护胎及初生至青春期各期的保健；临床体系包括新生儿疾病、传染病及小儿内、外、妇、皮肤、五官各科疾病的发病及辨证论治。

研究方法 中医儿科学通过多种途径、不同方法的研究，在继承传统学术成就的基础上，积极应用现代科学技术发展的成果，引用现代研究方法，挖掘传统学术精华，创造新理论、新技术、新方法。

理论研究重视对传统理论内涵的研究、传统理论现代物质基础的研究、各种理论对实践指导价值的研究，在此基础上辨识正误，去粗取精，使传统理论在现代临床条件下得到更有效的应用。同时在现代条件下，通过对理论探讨、临床研究、实验研究结果的提炼和升华，创立新理论，促进了中医儿科学的发展。

临床研究的重点是中医药治疗有特色、有优势的病种，儿科常见的疾病，兼顾少数疑难疾病。采用现代公认的循证医学、临床流行病学研究方法，采用大样本、多中心、随机、盲法、对照临床研究设计，制定和严格遵守标准操作规程，选择重点病种，多中心协作攻关。临床研究成果应具有可重复性，能得到公认，目标主要是提高临床疗效，并能广泛推广应用。

实验研究强调建立以中医药学术体系为指导的体内、体外研究方法。如用实验动物建立病、证的病理模型，既可提供作为该病、证的病理生理研究对象，又有助于筛选和研究有效方药。迄今为止，已经建立了一些儿科病

证的专用模型，如采用病因模拟造模法的"饮食失节"制作小儿厌食、积滞、疳证模型，"禀赋未充"制作胎怯模型等。病证结合动物病理模型的产生，为研究证的本质、研制儿科新药创造了条件。

中药药理实验是以中医基本理论为指导，用现代科学方法，研究中药对患病机体的作用、作用机制以及体内过程，以阐明其防治疾病原理的实验。一些儿科常见病证已经建立了比较规范的主要药效学研究方法。如脾虚证的主要药效学研究，可以在建立小鼠脾虚模型后，做健脾益气（应激能力试验，免疫功能测定）、运化水谷（胃功能实验，肠功能实验）等方面的实验。小儿外感发热的主要药效学研究，可以做药物对发热动物模型的祛邪作用（抗病毒作用，抗细菌作用）、解热作用、发汗作用、抗炎作用等试验。中药毒理学研究依据给药时间的长短和观察目的的不同，分为急性毒性试验、长期毒性试验和特殊毒性试验三种。有些中药和制剂尚需进行安全限度试验。

中药药理实验研究发展迅速，应用微生物学、免疫学、内分泌学、生物化学、分子生物学、超微结构、核技术、电子计算机等方法及代谢组学、蛋白质组学、基因组学技术等，使中药药效学研究不断深入，儿科中药复方的血清药理学、复方药物动力学研究也已经起步。这些研究不仅科学验证了临床的有效经验，更在现代中医儿科学基础、临床研究及新技术、新疗法、新药物的研究开发中发挥了重大的作用。

发展目标 在历史跨入 21 世纪之时，总结过去，现代中医儿科学的发展速度超过了历史上任

何一个时期，但与其他现代科学学科的发展速度相比，还相对滞后，因此必须面向未来，找到一条适应自身加速发展的道路。

中医儿科学发展的战略目标是现代化。现代科学技术成果的大量涌现，为中医儿科学的发展提供了有利的外部环境。但由于中医学理论和实践自成体系，影响了它对现代科学技术发展成果的吸收和利用，这是其发展速度受到制约的主要原因。因此，必须清醒地认识自身的优势与不足，主动变革思想，建立新的思维方式，努力寻求与现代科学技术的结合点，进行创新性研究，这是中医儿科学加快发展速度的正确选择。

在近阶段，为了弘扬中医儿科学，发挥本学科的特色和优势，扩大其在儿科领域的应用，则是非常迫切的任务。其治疗的优势病种涵盖了儿科临床常见的多数疾病。中医儿科学不仅在许多儿科慢性病中具有整体调整、扶正祛邪的特色，而且在急性疾病，特别是感染性疾病治疗中有一定优势。已经有许多临床研究资料证实，中医药治疗多种病毒感染性疾病更加有效、安全。因此，发扬中医药在这些疾病治疗中的优势，避免抗生素、激素等药物的滥用，是儿科临床工作者的重要任务。当然，即使是中医药治疗具有特色、优势的病种，也应当不断深入研究，以提高临床疗效作为研究、发展的中心任务，提供有较高证据等级的研究成果。

中医儿科学发展的关键在于人才。首先是为数众多的临床人才，能用中医中药为广大儿童提供高质量服务。同时，必须通过研究生教育和继续教育，造就一批中医基础扎实、掌握相关现代

科学知识、科研能力强的智能结构型人才，由他们创造出高水平的科研成果，承担起推进中医儿科学发展的重任。此外，在学科人才比较集中的单位和地区，要组织一批实力强大的研究团队，团结合作，发挥群体的智慧和力量，在不同的研究领域取得突破。

（汪受传）

zhōngyī érkē gèjiā xuéshuō

中医儿科各家学说（theories of schools of pediatrics of traditional Chinese medicine） 在中医儿科学发展过程中，对其理论和临床实践做出卓越贡献的医家，具有的独特而自成体系的学术思想。其内涵有广义、狭义之分。广义是指历代医家在儿科医学理论、治疗经验、文献整理等方面有一定影响者；狭义是指在儿科领域自成体系、独树一帜的学术理论及医学成就，有其中心的研究课题，有著述传世，并产生一定的历史影响。

自宋·钱乙《小儿药证直诀》创立了中医儿科学系统的学术体系以后，历代儿科学家结合自己的经验，各自阐述见解，相继创一家之说，如宋·陈文中主温补、明·万全主脾胃、明·秦昌遇主折衷、清·夏鼎重望诊、清·庄一夔倡灯火、清·石寿堂从燥湿二气理论诊治儿科病、清·恽树钰倡中西汇通等。各家之间通过学术的相互传承和不断发扬光大，又形成了具有儿科特色的多种学说，其中包括胎养胎教学说、胎毒学说、变蒸学说、护养学说、纯阳学说、稚阴稚阳学说、少阳学说、体质学说、五脏有余不足学说、易虚易实易寒易热学说、寒温补泻及折衷学说、婴病治母学说、惊风学说、疳证学说等。众多学说的形成和发展极大地丰富了中医儿科学的学术内涵。

现代对于儿科各家学说有不少研究，尤其是对寒凉学说、温补学说、折衷学说、脾胃学说、胎养胎教学说、变蒸学说、体质学说、纯阳学说、稚阴稚阳学说、五脏有余不足学说等有较多的学术探讨，总结分析了各家学说的特色及其学术传承与影响。掌握中医儿科各家学说认识疾病的观点和防治方法，撷取其中精华，综合各家之长，不拘一家之言，应用于现代儿科临床，推动了中医儿科学学术创新与发展。通过理论探讨、临床实践和科学研究，对于古代的儿科各家学说去粗取精，明确其学术精华，阐述其科学本质，确认其现代临床适用范畴，进而提出新的学说，是今后中医儿科各家学说研究的重要任务。

（俞景茂）

hánliáng xuéshuō

寒凉学说（cold and cool school） 强调小儿体禀纯阳，患病后易从阳化热，多见阳证、热证，治疗多用寒凉法的学术观点。是中医儿科各家学说的重要内容之一。

历史沿革 唐代著名医家孙思邈指出小儿用药与成人不同之处在于药量稍轻与药性偏凉，善用苦寒泻下的大黄治疗新生儿的实热证。儿科专著《颅囟经》指出3岁以下的小儿为"纯阳"之体。宋·钱乙在《小儿药证直诀》五脏辨证中详于五脏热证，略于五脏寒证，并从《金匮要略》肾气丸中去桂枝、附子，名地黄丸（自明·薛己《正体类要·方药》起改称六味地黄丸，被后世沿用），专补小儿肾阴；用生犀散、凉惊丸等寒凉之剂治疗小儿多种出疹性热病；用大青膏治疗伤风发搐。他认为热病愈后勿温补，否则热必随生，故有"小儿纯阳，无烦益火"（《小儿药证直诀·四库全书目录提要》）之论。由此认为钱乙是寒凉学说的创始人。北宋时期由于天花、麻疹等发疹性传染病流行，与钱乙同时期的儿科医家董汲善用寒凉，反对妄施温热，认为"小儿斑疹，本以胎中积热，及将养温厚，偶胃中热，故乘时而作"（《小儿药证直诀·董氏小儿斑疹备急方论·总论》），善用青黛、大黄、白虎汤等寒凉之品。金宋元时期外感热病与火热病盛行，经方、局方难以奏效，刘完素在继承、总结前人的理论与经验的基础上，发现六气之中，火居其二，《黄帝内经》病机十九条中火热居其七，认为火与热是导致人体多种疾病的重要因素，提出六气皆从火化之说，倡导苦寒泻火，成为中医学中寒凉学派的代表医家，突破了《伤寒论》温药发表、先表后里的成规，把解表法从辛温转向寒凉，进而影响到儿科学术的发展及温病学说的形成。如对小儿四时外感杂病，清·叶桂认为"襁褓小儿体属纯阳，所患热病最多"（《临证指南医案·幼科要略》），主张清热解毒，寒凉撤热；清·吴瑭所拟桑菊饮、银翘散、清营汤、清宫汤是小儿外感热病常用的良方。近代寒凉学说的代表人物是上海（原籍江苏武进）名医奚晓岚，认为仲景六气之中重视寒之一气，其余五气论述较简，其间所论之风亦多寒中之风，所论之温亦寒中之温，小儿体属纯阳，适用辛凉者多、辛温者少。治疗小儿疾病，留得一分津液，便有一分生机，立法重在清热保津，药多寒凉滋润。

基本内容 寒凉学说认为小儿处于生长发育过程中，其蓬勃生机表现为阳常有余、心常有余、肝常有余之象。小儿体禀纯阳，六淫之邪不论从皮毛而入或从口鼻而受，均易火化，而致发热惊风、乳蛾口疮、肺炎喘嗽、便秘肛裂、痢疾泄泻、疖肿疮疡等病，以实证、热证居多，即使是寒证，也易于热化，主张清凉解表，苦寒清里，柔润育阴。外感热病当用寒凉药清解邪热，内伤杂病要注重使用甘凉药养阴生津。慎用或不用辛温燥热、劫津伤阴之剂，或在辛温之中兼以寒凉、温燥之中伍以滋润。

临床指导意义 小儿生机旺盛，生长发育迅速，阳气时常有余，发病易于化火化热，热证较多，热者寒之是基本的正治法则，因此，寒凉学说丰富了儿科基础理论的内容，并广泛用于临床。特别是体质壮实、病程尚短、实热证候明显的病证，应用寒凉学说指导治疗能够取得显著疗效。由于小儿易寒易热，凉之易生寒，寒之易损阳，滋阴易恋邪，故用药时也必须分辨小儿体质阴阳之偏胜。偏于火者病温病热，火热之病则凉之寒之；偏于水者病清病寒，寒水之病则温之热之。各救其偏，以冀于平。因此，寒凉清热护阴的治疗方法也要在辨证论治的前提下使用。

（俞景茂）

wēnbǔ xuéshuō

温补学说（warming and tonifying school）

认为小儿系稚阴稚阳之体，临证时力倡固养小儿元阳，擅以温阳扶正的治疗法则进行治疗的学术观点。是中医儿科各家学说的重要内容之一。

历史沿革 早在《黄帝内经素问·生气通天论》中就提出了"阳气者，若天与日，失其所则折寿而不彰，故天运当以日光明""阴阳之要，阳密乃固"之论，认为人之阳气，如天上的太阳，日不明则天昏地暗，阳不固则人寿夭折；阳气固秘，阴精才能内守。南宋时期痘疹等传染病流行，严重威胁小儿生命，儿科医家陈文中对钱乙用寒凉药治疗痘疹提出异议，认为天地万物遇春而生发，至夏而长成，痘疹之病，脏腑调和则血气充实，自然易生易靥，若妄投寒凉之剂，恐冷气内攻，湿损脾胃，以致腹胀喘闷、寒战啮牙而难治。在用药的性味上，认为药性既温则固养元阳，凉则败伤真气，故秉承《太平惠民和剂局方》之论，创以桂枝、附子、丁香等燥热药为主之方剂，治疗痘疹由于阴盛阳虚而出迟倒塌，成为用温补法治疗痘疹的创始人。同时，陈文中在论治儿科内伤杂病时亦重视扶助阳气，如钱乙治肾虚去金匮肾气丸之附、桂而为地黄丸（即六味地黄丸），他复其原貌成八味地黄丸以温壮元阳。

其后，各家争议范围不断扩展，涉及儿科外感疾病及内伤杂病诸多方面。如明代薛铠、薛己、张介宾主张温补小儿脾肾，以治本为第一要义而慎用寒凉。清代夏鼎倡灯火燋法治疗小儿脐风，庄一夔专论慢惊风用温补，反对寒凉攻伐。清·吴瑭《温病条辨·解儿难》："儿科用苦寒，最伐生生之气。""小儿之火，惟壮火可减，若少火则所赖生者，何以恣用苦寒以清之哉！"近代温补学说的代表人物是上海名医徐小圃，提出扶阳抑阴、燥湿固中的治疗方法，以扶正祛邪，使阳气得以固守而危重之证得以转危为安。如夏季热这样的热证，他创立温下清上汤，黄连与附子并用，可见其注重温补之一斑。现代则将温补法广泛应用于多种儿科疾病，无论外感之风寒、内伤之虚寒，均采用温热方药治疗。

基本内容 小儿时期阴阳之气均较稚嫩，尤以肺脾肾三脏最为突出，而阳气是人身之大宝，无阳则阴无以生。阳气在生理状态下是全身的动力，在病理状态下又是抗病的主力，因此必须时时处处加以固护。一旦受损，外邪易袭，饮食易伤。外感时行疾病的病程，正是阳气奋起抗邪的过程，治疗重在扶助阳气以祛除邪毒，若恣用寒凉、妄加消导，正气易伤，阳气易损。只有固护阳气，抗邪外出，使气血、营卫调和，则客邪易散，正气易复。尤其在素体阳虚，胎元之气孱弱，生命活力低下，病情迁延失治误治，阳气耗损，甚至生命垂危之际，重用温补药物救治尤为重要。

临床指导意义 外感初起，风寒郁于肌表，虽身壮热，但无汗泄，此时正气尚盛，多用辛温之剂开宣肺卫腠理，使邪气从汗而泄，正气乃复。若正气不支，邪陷肺闭心阳虚衰，需温振心阳以扶正祛邪。久泻婴儿脾伤及肾，气阳不足，命火式微，当温补脾肾，助火生土，可用干姜、桂枝、附子、肉豆蔻、人参、黄芪。正气将溃，生命垂危之重证及各种坏证，运用温补学说的理法方药更可以出奇制胜，力挽危急。如用温振心阳治麻疹肺炎合并心力衰竭；温运脾阳、温脾燥湿治脾阳不振，虚寒泄泻；温阳建中治胃炎；温脾化湿治癫痫；温壮元阳治胎怯；温阳固胞治尿频；温卫和营治反复呼吸道感染；温阳化湿治久热等，足见温补学说应用之广泛。

（俞景茂）

zhézhōng xuéshuō

折衷学说（compromise school）

将儿科的寒凉学说、温补学说

兼收并蓄，折中其间的学术观点。

历史沿革 儿科领域里有医家主张寒凉，也有医家主张温补。由于宋代著名儿科医家钱乙强调了小儿易虚易实、易寒易热的病理特点，认为小儿"脾虚不受寒温，服寒则生冷，服温则生热"（《小儿药证直诀·虚实腹胀》），故儿科范围内的寒温补泻学说并不偏执，故在明清时期逐渐形成了折衷学说。元·朱震亨是折衷学说的先驱，他对钱乙用抱龙丸、百祥丸、生犀散等寒凉之品治疗痘疹，陈文中用桂枝、附子、丁香等温燥之品治疗痘疹，折中其间，解毒、发表、和中三者兼用，创立了治痘另一法门。明·万全《幼科发挥·小儿正诀指南赋》认为"大抵小儿易为虚实，调理但取其平，补泻无过其剂"，用药较为平和。明·秦昌遇《幼科折衷·凡例》因虑"幼科诸书，非偏寒偏热之误，便喜补喜泻之殊，予故憪而折衷之"，遂以"幼科折衷"名书，是儿科折衷学说中具有代表性的医家之一。清·沈金鳌《幼科释谜·凡例》主张折中其间："古人治幼儿，或专攻、或专补、或专凉、或专热，皆有偏处。是书宗旨一以中和当病为归，不敢偏于攻补凉热。"

基本内容 小儿为稚阴稚阳之体，阴阳二气均较稚弱，患病之后虚实寒热的变化较成人快，法当攻不伤正、补不留邪、热不动火、寒不损阳。万全《幼科发挥·小儿正诀指南赋》认为"辛热走气以耗阴，苦寒败阳而损胃"，《万氏秘传片玉心书·胎毒门》认为"小儿月内，肠胃甚脆，气血未充，若有微疾，不可妄施补泻，恐脏腑一伤，将贻患终身，或至夭命矣，可不戒哉！如不得已而用汤丸，毋伐天和，中病即止，又不可过剂也"。

临床指导意义 折衷学说指导儿科用药要慎之又慎，尤其是药性猛烈之品，不可偏颇。这种既能兼收并蓄，采众家之长，又能扬长避短，切合小儿生理病理特点的学说，对儿科来说更为平正、实用。

（俞景茂）

pí wèi xuéshuō

脾胃学说 （spleen-stomach school）

研究脾胃的生理病理特点，注重脾胃功能的健全，从而防治疾病发生发展的理论学说。是中医学脏腑病机理论的重要组成部分。脾胃的健全与否，是小儿生长发育依赖的物质基础是否充实及小儿是否健壮的重要标志，也是疾病转归的重要影响因素。

历史沿革 脾胃学说源于《黄帝内经》，后《难经》《伤寒论》《金匮要略》等均有发展，但大多以成人立论。北宋著名儿科医家钱乙承上启下，将《黄帝内经》及宋以前的脾胃学说首先运用于儿科，在小儿脾胃的生理、病理阐述，以及辨证论治选方用药等方面，有许多精辟的论述及独到的见解，对后世儿科学的发展及金·李杲的脾胃学说理论的形成启示甚大。钱乙《小儿药证直诀·脉证治法》主张"脾主困""脾胃虚衰，四肢不举，诸邪遂生"。明·万全则提出"脾常不足"之说，特别重视饮食调节对脾胃的重要性，提出节戒饮食也是小儿防病的重要手段，指出"胃者主纳受，脾者主运化，脾胃壮实，四肢安宁，脾胃虚弱，百病蜂起。故调理脾胃者，医中之王道也；节戒饮食者，却病之良方也"（《幼科发挥·原病论》）。明·李中梓《医宗必读·肾为先天之本脾为后天之本论》从小儿脾胃特点出发，阐述了"脾为后天之本"的著名论点："盖婴儿既生，一日不再食则饥，七日不食则胃肠涸绝而死。经云：安谷则昌，绝谷则亡……胃气一败，百药难施。一有此身，必资谷气，谷气入胃，洒陈于六腑而气至，和调于五脏而血生，而人资之以为生者也，故曰：后天之本在脾。"清·叶桂在金·李杲《脾胃论》的基础上，进一步阐发了脾胃升降并创立了胃阴学说，既重视脾升，又重视胃降，善用甘平或甘凉濡润以养胃阴，适用于脾阴不足、胃有燥火之证，使脾胃分治之说更为彰明。

基本内容 脾胃学说强调人以胃气为本，有胃气则生，无胃气则死。脾胃是人体气血生化之源。元气的充沛、脏腑的健壮与脾胃功能的健全息息相关。"四季脾旺不受邪"（《金匮要略·脏腑经络先后病脉证并治第一》），脾胃之气既伤，则元气不能充，疾病之由生；"疳皆脾胃病，亡津液之所作也"（《小儿药证直诀·脉证治法》），可见脾胃失调则百病丛生。脾胃健全与否在儿科发病学及治疗学上至关重要。因此，重视和善于调治小儿脾胃是脾胃学说的特色所在，而脾胃学说的形成又与脾胃在小儿时期重要的生理作用及脾胃病在儿科临床上较高的发病率密切相关。

临床指导意义 小儿生机旺盛，发育迅速，但脏腑幼嫩，气血虚弱，脾胃的运化功能尚未健全，形成了营养需求大而消化负担重的矛盾，加之小儿饮食不能自节，生活不能自理，一旦冷热饥饱无度，则脾胃纳运之功能更易紊乱而出现纳呆、吐泻，导致消化不良、营养吸收障碍的积滞、厌食、疳证、泄泻、虫证等，所以小儿脾胃病尤多。调治小儿脾胃病时力求攻不伤正，补不留邪，冷去不热，热去不冷，采用消补兼施、寒热并投、以通为补、力求柔润及脾健不在补而贵在运等法，以适应小儿脾胃的虚实寒热之变化。脾胃健旺，肺气得养，心血得滋，肾水得制，肝阳得御，五脏得安，则不治咳而咳自愈，不治喘而喘自平，不治肿而水自利，不安神而神自宁。

（俞景茂）

xiǎo'ér niánlíng fēnqī

小儿年龄分期（pediatric age stages）

将小儿从受胎到 18 岁，根据其生长发育的不同特点，划分为若干个时期。小儿孕育之初，起于胚胎，受父母阴阳之精相合而成。新生命诞生后，便进入生长发育的动态变化过程中，直至成年。小儿各个时期的形体、生理、病理等方面都不尽相同，摄生、调护和疾病防治亦有很大差异。中医学对小儿年龄分期论述较多。《灵枢经·卫气失常》："十八已上为少，六岁已上为小。"明·龚廷贤《寿世保元》做了更细致的划分：半岁至二岁为婴儿，三、四岁为孩儿，五、六岁为小儿，七、八岁为龆龀，九岁为童子，十岁为稚子。现代综合各家之说，将 18 岁以内作为儿科年龄范围，分为 7 个时期。①胎儿期：从胚胎形成至分娩断脐的 10 个妊娠月。②新生儿期：从分娩断脐至出生后满 28 天。③婴儿期：从出生后满 28 天至 1 岁。④幼儿期：1 岁后至 3 岁。⑤学龄前期：3 岁后至 7 岁。⑥学龄期：7 岁后至青春期来临。⑦青春期：女 11～12 岁至 17～18 岁，男 13～14 岁至 18～20 岁。

（王素梅）

shào xiǎo

少小（childhood and adolescence）

少年和小儿，泛指儿童。"少"指 6～18 岁，"小"指小于 6 岁。出自《灵枢经·卫气失常》："十八已上为少，六岁已上为小。"此处"已上"意思是"小于"。据此，后世又称儿科为少小科，儿科用方为少小方，如唐·孙思邈《备急千金要方》中有"少小婴孺方"的章节。

（王素梅）

tāi'érqī

胎儿期（fetal period）

母体内胚胎形成至胎儿娩出的时间段。胎儿孕育在母体子宫内，称妊娠，正常的妊娠为 10 个妊娠月，约 280 天。妊娠初期的 3 个月，称为成胚期，亦称胚；妊娠后期的 7 个月，称为胎儿期（狭义），简称胎。

（王素梅）

pēi

胚（embryo）

妊娠初期 3 个月，从受精怀孕至胎儿基本成形的时期。又称成胚期。宋代《小儿卫生总微论方·禀受论》："有谓之胚者，以其未成为器而犹坯也"，是指胎儿从父母阴阳相合受精成孕后的初形，犹如坯料一样，尚未成形。妊娠 10 个月，胎儿在母腹内按照一定的规律生长发育，前 3 个月内尤为重要。唐·孙思邈《备急千金要方·妇人方·养胎》引徐之才逐月养胎方："妊娠一月名始胚……妊娠二月名始膏……妊娠三月名始胎"，即指前 3 个月是胎儿基本成形的时期。此期胎儿未定形，若是有感染、外伤等病理因素作用于此期，极易造成流产、死胎、先天畸形等情况，故其养护尤为重要。

（王素梅）

tāi

胎（fetus）

妊娠后第 4 个月始，至第 10 个月分娩前，胎儿组织器官逐渐发育、功能逐渐成熟的时期。又称胎儿期。西汉《淮南子·精神训》对此期逐月生长发育的情况描述如下："四月而肌，五月而筋，六月而骨，七月而成，八月而动，九月而躁，十月而生，形体以成，五脏乃形。"其中，妊娠中期的 15 周（第 4～7 月）是胎儿器官结构和功能迅速成熟完善的时期；妊娠晚期的 13 周（第 8～10 月），则以胎儿肌肉和脂肪累积为主。此期的养胎、护胎、胎教尤为重要。

（王素梅）

wéishēngqī

围生期（perinatal period）

从母体妊娠第 28 周至胎儿出生后 1 周的时间段。又称围产期。分为产前、产时和产后三个阶段，包括胎儿期后期、分娩过程及新生儿期早期。围生期是生命过程中一个关键时期，家族遗传、养胎护胎不当、分娩产伤及出生时各种不良因素，均可导致小儿死亡。国际上已将围生期死亡率作为反映一个国家卫生水平的重要指标之一。做好围生期保健对于优孕优生有非常重要的意义。

（王素梅）

xīnshēng'érqī

新生儿期（neonatal period）

胎儿从分娩断脐出生后至满 28 天前的时间段。又称初生儿期。小儿甫离母腹，开始独立生存，脏腑娇嫩、形气未充的生理特点表现得最为突出。宋·钱乙《小儿药证直诀·变蒸》："小儿在母腹中，乃生骨气，五脏六腑，成而未全。"新生儿在短暂的时间内，经历了内外环境的突然变化，机体内部也发生了相应的巨大变化，但因其脏腑功能未健全，神经发育未成熟，处于稚嫩状态，故机体调节功能不足，对外界的适应能力和御邪能力均较差，加之胎内、分娩及出生后护理不当等原因，新生儿期的发病率和死亡率均较高。所以，加强护理、做好喂养是新生儿期保健的主要工作。

（王素梅）

yīng'érqī
婴儿期（infancy）　从出生满28天后至1岁前的时间段。又称乳儿期。是小儿生长发育的第一个高峰期。小儿生机蓬勃、发育迅速的生理特点表现十分明显，体重比新生儿期增长3倍，身长增长1.5倍，头围增大1/3左右。此期小儿脏腑娇嫩，脾常不足，乳食不知自节，若喂养不当，极易发生脾胃病；肺脏娇嫩，卫外不固，易被外邪所感，且婴儿在生长过程中，由母体获得的免疫能力逐渐减弱，自身免疫力尚未健全，故易患呼吸系统疾病及各种传染病。此期的喂养保健和防止感受外邪，对婴儿的健康成长与疾病预防十分重要。

（王素梅）

yòu'érqī
幼儿期（toddler's age）　婴儿1岁后至3岁前的时间段。小儿生长发育速度较婴儿期减缓，生理功能日趋完善，乳牙逐渐出齐，语言、动作及思维活动发展迅速，此期可进行早期教育。明·万全《万氏家藏育婴秘诀·鞠养以慎其疾》提出"小儿能言，必教之以正言……遇物则教之，使其知之也"，倡导开发童蒙智能。随着幼儿活动范围的扩大，传染病发病率增高。此期应注意按时断奶及断奶后的合理喂养，否则易发生厌食、积滞、疳证等脾胃病。此期幼儿识别危险与自我保护能力差，易发生意外事故，应注意加

强安全防护。

（王素梅）

xuélíngqiánqī
学龄前期（preschool age）　3岁后至7岁前的时间段。又称幼童期。小儿由体格的迅速发育转到神经智力的快速发育，生理功能日趋完善，理解和模仿能力较强，语言逐渐丰富，智力发育渐趋完善；同时已确立了数字、时间等抽象概念，开始认字并能用较复杂的语言表达自己的思维和感情，好奇心强。此期是小儿性格特点形成的关键时期、培养健康人格的关键阶段。学龄前期的小儿抗病能力较前增强，肺、脾二脏的发病率减少，但是由于儿童活动范围扩大，缺乏生活经验，较易发生溺水、烫伤、坠落、错服药物以致中毒等意外事件。

（王素梅）

xuélíngqī
学龄期（school age）　7岁后至青春期来临之前的时间段。又称儿童期。儿童除生殖器外各器官均已接近成人，表现为乳牙开始逐个脱落，代之以恒牙，除第2～3磨牙外，恒牙基本出齐，体格发育基本完成，智能发育趋于成熟，具备接受系统科学文化知识教育的能力，自控、理解分析及综合能力均进一步增强，逐渐适应学校和社会中的复杂环境。此期儿童发病率较前有所下降，但仍具有此年龄段的发病特点，如淋巴系统发育加速，感染后易引起扁桃体发炎、肿大，肾炎、过敏性紫癜、支气管哮喘、风湿热和类风湿关节炎等疾病较多见，儿童多动综合征、多发性抽搐症等疾病好发。此期要注意营造儿童健康成长的良好环境，做好好发疾病的防护工作；进一步加强儿童的道德品质教育，建立良好

的道德情操；同时保证足够的营养和体育锻炼，使之德、智、体、美、劳全面发展。

（王素梅）

tiáochèn
龆龀（child at seven or eight）　儿童乳牙脱落，开始萌出恒牙的时间段（6～8岁）。又称齿龆，俗称换牙。龆，专指儿童换牙；龀，指童年或儿童。龆龀是小儿进入学龄期的起始阶段。古代儿科专论对此期的记载首见于明·龚廷贤《寿世保元·小儿科·小儿形色论》："夫小儿半周两岁为婴儿，三四岁为孩儿，五六岁为小儿，七八岁为龆龀，九岁为童子，十岁为稚子矣。"现代中医儿科学根据小儿生长发育特点，将此期纳入学龄期，其病理生理特点与学龄期大致相同。人的一生先后有乳牙（20颗）和恒牙（28～32颗）两副牙齿，生后4～10个月乳牙开始萌出，出牙顺序为先下颌后上颌，从前向后。一般情况下，6岁左右开始萌出第1颗恒牙，7～8岁开始，乳牙按萌出先后顺序逐个脱落，代之以恒牙。

（王素梅）

qīngchūnqī
青春期（adolescence）　女孩从11～12岁至17～18岁，男孩从13～14岁至18～20岁的时间段。又称发身期。是小儿生长发育的第二个高峰期，是从儿童步入成人的重要阶段，主要表现为体格生长再次加速、生殖系统发育趋于成熟。此期儿童各系统发育已接近成人，抗病能力、疾病谱多与成人相似。由于体格生长快，所以要注意合理膳食，营养丰富，亦应避免因饮食失节造成的肥胖症。此期儿童心理发育尚待完善，社会适应力和判断力尚未成熟，多数青少年可出现短暂的情绪或

行为问题，如焦虑、抑郁、易怒等，应加强心理、精神、行为等方面的教育和疏导，严重心理失衡者需接受专科诊疗。注重德育素质的培养，及早纠正不良习惯，远离负面环境影响。

（王素梅）

tiānguǐ

天癸（tian gui; reproduction-stimulating essence）　肾中精气充盛到一定程度时，产生的具有促进人体生殖器官成熟并维持生殖功能的物质。天者，源于先天；癸者，五行属水。首见于《黄帝内经素问·上古天真论》："女子二七而天癸至，任脉通，太冲脉盛，月事以时下，故有子……男子二八肾气盛，天癸至，精气溢泻，阴阳和，故能有子。""天癸"即生殖系统发育成熟的标志，"天癸至"是青春期特有的生理表现。"天癸至"的早与迟大致反映人体性腺轴各个器官的发育情况，是临床上判断儿童性发育情况的主要依据之一。

（王素梅）

xiǎo'ér shēngzhǎng fāyù

小儿生长发育（growth and development）　小儿在形体和功能两方面随着年龄增长而不断进步的生理现象。生长，表示形体的增长，主要反映为量的改变；发育，表示各种功能的进步，主要反映为质的变化。生长和发育密切相关，生长是发育的物质基础，发育是生长"量"的增长到一定阶段而产生的"质"的变化。生长发育与遗传、胎养、精神、营养、睡眠、锻炼、疾病、环境和气候等多种因素有关。小儿生长发育一般显示由上到下，由近到远，由粗到细，由低级到高级，由简单到复杂的规律。对小儿生长发育指标的监测，能判断小儿是否正常成长，并在发现异常时早期给予诊断和干预。

（韩新民）

tāi'ér zhúyuè zhǎngyǎng

胎儿逐月长养（growth and development of embryo）　胚胎逐月生长发育的过程。生命的开始是受精怀孕，继而胚胎发育。古人认为胚胎发育是逐月变化的，西汉《淮南子·精神训》："一月而膏，二月而肤，三月而胎，四月而肌，五月而筋，六月而骨，七月而成，八月而动，九月而躁，十月而生，形体以成，五脏乃形。"其中"三月而胎""七月而成"准确地反映了胚胎成长的两个关键阶段。两千多年前，古代医家已记述由胚发育成胎需 2 月余，这与现代胚胎学观察结果相同，第 8 周末胚体的各部分已形成，胚胎初具人形。北齐·徐之才对胎儿逐月生长发育变化的记载与现代对胚胎发育的认识基本上一致：妊娠 1 月，名"始胚"，男女生殖之精相合而形成胚；妊娠 2 月，名"始膏"，胚胎完成，体型与内部器官形成雏形；妊娠 3 月，"为定形"，名"始胎"，即胎儿形成；妊娠 4 月，"为离经"，肌肉血脉发育，胎动产生；妊娠 5 月，"始受火精，以成其气"，头部长出毛发，胎动明显；妊娠 6 月，"始受金精，以成其筋"，婴儿外形形成，肺部已发育；妊娠 7 月，"始受木精，以成其骨"，皮肤皱纹形成，眼睑张开；妊娠 8 月，"始受土精，以成肤革"，皮肤脂肪丰满，各器官组织进一步发育；妊娠 9 月，"始受石精，以成皮毛，六腑百节，莫不毕备"，皮肤光滑，面部四肢明显，脏腑发育基本完成；妊娠 10 月，"五脏俱备，六腑齐通，纳天地气于丹田，故使关节人神皆备，侯时而生"，胎儿足月，形体丰满，只待应时生产。

胚胎时期，人体脏腑、经脉、形体处于不断的形成过程中，此时极易受各种因素的影响而发生变化。清·陈复正《幼幼集成·护胎》指出："胎婴在腹，与母同呼吸，共安危。而母之饥饱劳逸，喜怒忧惊，食饮寒温，起居慎肆，莫不相为休戚。"徐之才提出了孕妇逐月养胎法的要领，对于妇女妊娠期不同月份的生活起居、饮食活动、情志调节等方面提出了不同要求，至今仍有一定的现实意义。

（韩新民）

xíngtǐ zēngzhǎng

形体增长（physique growth）　全身，包括身高（身长）、体重、囟门、头围、胸围、腹围、上臂围、牙齿、皮肤及各个内脏器官的增长。又称体格生长。肾主生长，小儿形体增长快慢与肾气先天禀赋是否充实及后天是否不断充盛有密切关系。形体增长有一定规律，如身高、体重年龄越小增长越快。可通过小儿形体增长的各项指标评判小儿生长发育的水平和健康状况，如体重的轻重反映小儿营养状况的好坏，按身长计算标准体重，低于同年龄同性别正常均值的85%是营养不良，高于正常均值20%是肥胖症。

（韩新民）

tǐzhòng

体重（weight）　机体全身的重量。小儿体重增长有两个高峰，1岁以内增长最快，以后进入持续平衡增长阶段，进入青春期后又加速增长。出生时体重约为 3kg，出生后的前半年平均每月增长约0.7kg，后半年平均每月增长约0.5kg，1 岁后平均每年增长约2kg。体重是反映小儿营养状况的重要指标，临床给药亦常依据体重计算。同一年龄小儿的体重有一定的个体差异，波动范围不超过正常均值的10%。体重增长过快常见于肥胖症，体重低于正常均值的85%者为营养不良。称体重应在晨起空腹排尿后仅穿单衣进行。用以下公式可大致推算各年龄儿童的体重：

≤6个月　体重（kg）= 3 + 0.7×月龄

7~12个月　体重（kg）= 7 + 0.5×（月龄−6）

1岁以上　体重（kg）= 8 + 2×年龄

（韩新民）

shēncháng

身长（recumbent length；body length）

仰卧位时从头顶到足底的水平长度。一般3岁以下小儿不能配合立位测量身高时使用。测量时小儿仰卧于量床上，测量者用手按住小儿膝盖，使其腿伸直，足跟、臀部、肩胛骨、头枕部紧贴在量床上。仰卧位的测量值比立位多约1cm。

（韩新民）

shēngāo

身高（height）

立正姿势时从头顶到足底的垂直长度。适用于3岁以上可配合立位测量的人。一般3岁以下小儿不能配合立位测量，此时应仰卧位以量床测量水平长度，称为身长。仰卧位的测量值比立位多约1cm。测量身高时，应脱去鞋袜，摘帽，取立正姿势，枕、背、臀、足跟均紧贴测量尺。小儿身高（身长）的增长有两个高峰，1岁以内增长最快，2岁以后进入持续平衡增长阶段，进入青春期后又加速增长。出生时身长约50cm。出生后第一年增长约25cm，其中前3个月增长约12cm。第二年增长速度减

慢，约10cm。2岁至青春期前身高增长较平稳，每年约7cm。进入青春期，身高增长出现第二个高峰，其增长速度约为学龄期的2倍，持续2~3年。身高增长与种族、遗传、体质、营养、运动、疾病等因素有关。如身高低于正常均值的70%，应考虑侏儒、呆小病、营养不良等。临床可用以下公式推算2~12岁儿童的正常身高：

身高（cm）= 70+7×年龄

（韩新民）

xìnmén

囟门（fontanel）

头顶部骨骼间的间隙。有前囟、后囟之分。前囟是额骨和顶骨之间的菱形间隙，大小为该菱形间隙对边中点连线的距离，应在小儿出生后12~18个月闭合。后囟是顶骨和枕骨之间的三角形间隙，部分小儿出生时就已闭合，未闭合者应在出生后2~4个月闭合。囟门反映小儿颅骨间隙闭合情况，对某些疾病诊断有一定意义。囟门早闭且头围明显小于正常者，为小头畸形；囟门迟闭及头围大于正常者，常见于解颅、维生素D缺乏性佝偻病等。囟门凹陷称囟陷，多见于阴伤液竭之失水及极度消瘦小儿；囟门凸出称囟填，多见于热炽气营之脑炎、脑膜炎等。

（韩新民）

tóuwéi

头围（head circumference）

自眉弓上缘处，经过枕骨结节，绕头一周的长度。足月儿出生时头围为33~34cm，出生后1年内前3个月和后9个月各增长6cm，1岁时约为46cm，2岁时约为48cm，5岁时约增长至50cm，15岁时接近成人，为54~58cm。头围的大小与脑的发育有一定关系。测量头围在2岁以内最有价值，

特别是疑为头围异常时，连续跟踪测量比一次测量更为重要。

（韩新民）

xiōngwéi

胸围（chest circumference）

胸部的外围周长。小儿胸围大小体现肺和胸廓的生长状况。测量胸围时，3岁以下小儿取立位或卧位，3岁以上小儿取立位。被测者应处于安静状态，两手自然下垂或平放（卧位时），胸部挺起；测量者立于被测者右前侧，用软尺由乳头向背后绕肩胛下缘1周，取呼气和吸气时的平均值。出生时胸围比头围小1~2cm，约32cm。1~2岁时，胸围与头围大致相等，2岁后胸围逐渐大于头围。胸围大小与小儿的营养状况、锻炼、胸肺部发育及疾病有关。

（韩新民）

yáchǐ

牙齿（tooth）

口腔内牙龈中生长出的高度钙化的组织。有咀嚼、辅助发音和保持面部外形的作用。人一生先后有乳牙（20颗）和恒牙（28~32颗）两副牙齿。出生后4~10个月乳牙开始萌出，出牙顺序是先下颌后上颌，自前向后依次萌出，唯尖牙例外。乳牙20颗约在2~2.5岁时出齐。6岁左右开始萌出第一颗恒牙，7~8岁开始，乳牙按萌出先后顺序逐个脱落，代之以恒牙，最后的恒牙（即第三磨牙，俗称智齿，上下左右各一，共4颗）一般在20~30岁时长出，也有终生不出者，故恒牙数目为28~32颗。肾生髓主骨，牙齿为骨之余力所生，故牙齿的萌出与肾气是否充盛关系密切。出牙时间推迟或出牙顺序混乱，常见于维生素D缺乏性佝偻病、呆小病、营养不良等。2岁以内乳牙颗数推算公式：

月龄-4(或6)

(韩新民)

hūxī

呼吸（breath） 肺脏呼气与吸气，完成人体与自然界气体交换的活动。肺主气，司呼吸，呼吸的深浅、快慢反映肺脏的功能。小儿年龄越小，呼吸频率越快。新生儿40~44次/分，1岁以内30~40次/分，2~3岁25~30次/分，4~7岁20~25次/分，8~14岁18~20次/分。正常新生儿及出生后数月的婴儿有时呼吸不稳定，可出现深、浅呼吸交替或呼吸节律不整、间歇、暂停等现象，这是呼吸中枢尚未发育完善的表现，一般不属病态。检测小儿呼吸频率可观察其腹部的起伏状况，也可用少量棉花纤维放置于小儿鼻孔边缘，观察棉花纤维的摆动次数，或者使用听诊器测量。

(韩新民)

màibó

脉搏（pulse） 动脉的搏动。一般指桡动脉（寸口脉）的搏动。脉搏频率称脉率。脉搏的强弱、频率、节律反映心脏的功能。小儿脉搏比成人快，年龄越小，脉率越快。对小儿脉搏的检测一般可通过诊查寸口脉完成。新生儿120~140次/分，1岁以内110~130次/分，2~3岁100~120次/分，4~7岁80~100次/分，8~14岁70~90次/分。

(韩新民)

xuèyā

血压（blood pressure） 血管内的血液对于单位面积血管壁的侧压力。血压高低与血液的多少、黏稠度，血管的粗细、弹性、紧张度，心脏的功能有关。小儿血压相对比成人低，年龄越小血压越低。测量血压应在安静状态下进行，一般只测一侧上肢即可。测量时根据不同年龄选择不同宽度的袖带，袖带宽度应为上臂长度的2/3，袖带过宽测得的血压值较实际值低、过窄较实际值高。可用以下公式推算不同年龄小儿血压正常值：

$$收缩压（mmHg）= 80+2×年龄$$
$$舒张压（mmHg）= 收缩压×2/3$$

(韩新民)

zhìnéng fāyù

智能发育（development of intelligence） 小儿在成长过程中，感知、运动、语言、性格、心理等功能和活动从简单到复杂的发展过程。又称神智发育。除与先天遗传因素有关外，还与后天所处环境及受到的教育等密切相关。智能发育具有一定规律，内容包括以下五方面。

感知发育 包括视觉、听觉、嗅觉和味觉、皮肤感觉等方面的发育。①视觉发育：新生儿视觉在15~20cm距离处最清晰，可短暂地注视和反射地跟随近距离内缓慢移动的物体；3个月头眼协调好；6个月能转动身体协调视觉；9个月出现视深度感觉，能看到小物体；1岁半能区别各种形状；2岁能区别垂直线与横线，目光跟踪落地的物体；5岁可区别各种颜色；6岁视深度已充分发育。②听觉发育：新生儿出生3~7天听觉已相当良好；3个月可转头向声源；4个月听到悦耳声音会有微笑；5个月对母亲语声有反应；8个月能区别语声的意义；9个月能寻找来自不同方向的声源；1岁听懂自己的名字；2岁听懂简单的吩咐；4岁听觉发育完善。③嗅觉发育：出生时嗅觉发育已经基本成熟；3~4个月能区别愉快与不愉快的气味；7~8个月开始对芳香气味有反应。④味觉发育：出生时味觉发育已完善，4~5个月对食物轻微的味道改变已很敏感，为味觉发育关键期，可适时添加辅食。⑤皮肤感觉发育：皮肤感觉包括触觉、痛觉、温度觉等。新生儿眼、口周、手掌、足底等部位的触觉已很敏感，而前臂、大腿、躯干的触觉则较迟钝。新生儿已有痛觉，但较迟钝，2个月起逐渐改善。出生时温度觉已很灵敏。

运动发育 肢体活动能力的发育。运动功能的发育是以脑的发育为前提的，与神经、肌肉的发育有密切联系。运动发育的规律是由上到下、由粗到细、由不协调到协调地进展。新生儿仅有反射性活动（如吮吸、吞咽等）和不自主的活动；1个月小儿睡醒后常做伸欠动作；2个月扶坐或侧卧时能勉强抬头；4个月可用手撑起上半身；6个月能独坐片刻；8个月会爬；10个月可扶走；12~14个月能独走；18个月会爬上小梯子；24个月会跑、跳。手指精细运动的发育过程为：新生儿双手握拳；3~4个月可自行玩手，并企图抓东西；5个月眼与手的动作取得协调，能有意识地抓取面前的物品；5~7个月出现换手与捏、敲等探索性的动作；9~10个月可用拇指、示指拾东西；12~15个月学会用匙，乱涂画；18个月能摆放2~3块方积木；2岁会粗略地翻书页；3岁会穿简单的衣服。

语言发育 语言是表达思维、意识的一种方式，与智能有直接的联系。小儿语言发育除了与脑发育关系密切外，还需要有正常的发音器官，并与后天教育有关。小儿语言发育要经过发音、理解与表达三个阶段。新生儿已会哭叫；2个月能发出和谐喉音；3个月发出咿呀之声；4个月能发出笑声；7~8个月会发复音，如"妈妈""爸爸"等；1岁能说出简单的生活用语，如吃、走、拿等；1岁半能用语言表达自己的要求；2岁后能简单地交谈；5岁后能用完整的语言表达自己的意思。

性格发育　性格指人在对事、对人的态度和行为方式上所表现出来的心理特点，如英勇、刚强、懦弱、粗暴等。从人的个体性格发展过程来看，小儿性格的形成、变化是在社会生活和教育条件的影响下，经过不断的量变和质变而发展起来的。由于每个人的生活环境、心理特征不同，因而表现在对人、对事的兴趣、能力、适应程度等方面的性格特点也各不相同。小儿性格特征的形成和建立，是随着小儿的生长发育逐步完成的。婴儿时期由于一切生理需要必须依赖于成人的照顾，因而随之建立的是以相依情感为突出表现的性格。小儿2~3个月以笑、停止啼哭、伸手、眼神或发出声音等表示见到父母的愉快；3~4个月会对外界感到高兴的事情表现出大笑；7~8个月会对不熟悉的人表现出认生；9~12个月会对外界不同的事情做出许多不同的面部表情反映；18个月逐渐建立了自我控制能力，在成人附近可以较长时间独自玩耍；2岁左右表现出对父母的依赖性减弱，不再认生，较前易与父母分开；3岁后可与小朋友做游戏，能表现出自尊心、害羞等。

心理发育　心理活动发展从注意力、记忆力、认知能力、想象力、情绪与情感几方面评价。①注意可以分为无意注意和有意注意。前者是没有预定目的、自然而然发生的；后者为自觉的、有目的的、需付出志努力的注意。随着年龄的增长、活动范围的扩大及运动语言的发展，小儿的有意注意逐渐增多。②记忆是一个复杂的心理活动过程。包括识记（大脑中形成暂时联系）、保持（大脑中留下痕迹）和回忆（大脑中痕迹恢复）。回忆又可分为再认和重现。再认是指以前感知的事物在眼前再次出现时能认识；重现是指以前感知的事物虽不在眼前，但可在脑中重复出现。小儿记忆的持久性与精确性随年龄而增长。③认知是指获得和使用知识。认知过程包括识别、解释、组织、储存和运用信息，以及应用知识解决问题等有关行为。④想象是一种间接概括性的思维活动，受客观事物的影响，大脑创造出以往未遇到过的或未来可能实现的事物形象。小儿1~2岁时想象处于萌芽状态，3岁后想象力发展，但内容多不完整，学龄前期和学龄期是想象力迅速发展的时期。⑤情绪是人们从事某种活动时产生的兴奋心理状态，属原始、简单的感情，较短暂而外显。情感是人的需要是否得到满足时所产生的一种内心体验，属较高级、复杂的情绪，持续时间长而不甚外显。情感是在情绪的基础上形成和发展的。小儿2个月时积极情绪增多，尤其是看到母亲时，表现非常高兴；6个月后能辨识陌生人，明显地表现出对母亲的依恋以及分离时的焦虑情绪；9~12个月时依恋情绪达到高峰；2岁开始情感表现日渐丰富和复杂；学龄前期已经能有意识地控制自己情感的外部表现。

掌握小儿神智发育的规律，可以了解小儿脑等器官的发育状况，从而及时发现小儿存在的健康问题，进行正确的干预处理。

（韩新民）

变蒸（infantile growth spurt）　古代医家用来解释小儿生长发育规律，阐述其生长发育期间生理变化现象的学说。变，即改变，产生新的状况，变其情智，发其聪明，这里专指小儿智能发育；蒸，即向上，蒸蒸日上，蒸其血脉，长其百骸，这里专指小儿形体增长。小儿在出生后2岁内，每隔一定时间，即有一次变蒸的过程。变蒸之时，可能表现出体热而微惊、不欲食等现象，此非属病态。轻者不必用药，静卧即可，重者给予治疗，但亦不可治疗太过。变蒸后，辄觉小儿情态与前不同，大有长进。中医学用"变蒸"来说明小儿生长发育旺盛，智能、形体不断变化，逐渐成长的过程。

历史沿革　首见于晋·王叔和《脉经·平小儿杂病证》："小儿是其日数应变蒸之时，身热脉乱，汗不出，不欲食，食辄吐呃，脉乱无苦也。"不但指出了小儿根据天数有变蒸，同时指出了变蒸时可能的症状表现。隋·巢元方《诸病源候论·小儿杂病诸候》设"变蒸候"一节，专篇论述了变蒸的周期："其变日数，从出生至三十二日一变，六十四日再变，变且蒸；九十六日再变，一百二十八日四变，变且蒸；一百六十日五变，一百九十二日六变，变且蒸；二百二十四日七变，二百五十六日八变，变且蒸；二百八十八日九变，三百二十日十变，变且蒸。积三百二十日小变蒸毕。后六十四日大蒸，后六十四日复大蒸，后百二十八日复大蒸，积五百七十六日大小蒸毕也。"唐·孙思邈《备急千金要方·少小婴孺方》描述了伴随变蒸发生的婴幼儿周期性生长发育的变化。宋·钱乙《小儿药证直诀·变蒸》

将变蒸周期性变化与婴幼儿五脏六腑的功能发育联系起来加以阐述："变者易也……故以生之日后三十二日一变，每变毕，即情性有异于前，何者？长生腑脏智意故也……故初三十二日一变生肾生志；六十四日再变生膀胱……生之九十六日三变生心喜……一百二十八日四变生小肠……一百六十日五变生肝哭；一百九十二日六变生胆……二百二十四日七变生肺声；二百五十六日八变生大肠……二百八十八日九变生脾智；三百二十日十变生胃……"认为每一变是 32 天，随着每次"变"，小儿的性情会与此前发生明显变化，这是由于小儿的脏腑智能不断生长发育形成的结果。其中一至十变期间明显发育的相应脏腑是肾、膀胱、心、小肠、肝、胆、肺、大肠、脾、胃。宋·刘昉《幼幼新书·卷七·变蒸第一》进一步描述了伴随每次"蒸"产生的各脏腑功能进步，即一蒸肝魂定，目明；二蒸肺生魄，能喷嚏咳嗽；三蒸心生神，儿能语笑；四蒸脾生智，儿举动任意；五蒸肾生精志，儿骨髓气通流；六蒸筋脉伸，九窍通，儿能站立；七蒸骨定，气力渐加，儿能举脚行走；八蒸呼吸有数，血脉通流。

古代关于变蒸的记载，历来有两种不同的意见。多数持肯定意见，如《诸病源候论》《备急千金要方》《小儿药证直诀》《幼科发挥》《幼科铁镜》等。美国儿科专家盖泽尔（Gesell）根据对现代美国儿童大量录像分析提出，婴儿生长发育显著变化有一定的周期性（28 天），他称之为"枢纽龄"。这一说法与中医学的变蒸学说在认识论方面是一致的。由于中国古代医家观察的是中国古代儿童、盖泽尔观察的是美国现代儿童，二者提出的生长发育周期虽有一定的时间差别，但基本观点是统一的，也是符合实际的。少数持否定意见，不认为小儿有"变蒸"者，如明·张介宾《景岳全书·小儿则》、清·陈复正《幼幼集成》等，他们批评了一些文献中提到变蒸时小儿会有体热、微惊等表现的说法。

基本内容　变蒸学说认为，576 日内的小儿，生长发育特别迅速，情感逐渐丰富、智识日益发展、血脉日渐充盈、形体不断增长，每隔一定周期，便会产生相应的显著变化。变蒸具有周期性规律，自出生之日算起，32 日为一变，64 日（两变）为一小蒸，历时 320 日（十变五小蒸），小蒸完毕；小蒸之后是三个大蒸，前两个大蒸各 64 日，第三个大蒸 128 日，计 256 日。至此，小蒸 320 日，大蒸 256 日，共计 576 日，约 1 岁 7 个月，变蒸完毕。每经一次变或蒸，婴幼儿就会在智识聪明、脏腑功能、形体结构等方面产生一次显著的进步，形成小儿形与神之间不断协调发展的周期性变化。

变蒸学说总结出了婴幼儿生长发育的一些规律：小儿生长发育在婴、幼儿期最快；婴幼儿生长发育是一个连续不断的变化过程；每经过一定的时间周期，显示出显著的生长发育变化；在周期性生长发育的显著变化中，形、神相应发育、同步发展；变蒸周期逐步延长，婴幼儿生长发育速度随年龄增长而逐步减缓；一定年龄（576 日）后，不再有变蒸，小儿生长发育速度走向平缓。

临床指导意义　变蒸学说来源于古代医家对长期实践观察的分析总结，提出的婴幼儿生长发育规律符合临床实际，对于当今临床认识婴幼儿生长发育的基本规律具有指导意义。分析变蒸学说的有关记载，可以了解古代婴幼儿周期性生长发育显著变化的客观规律；学习变蒸学说的研究方法，采用现代影像学手段连续摄像跟踪观察，积累资料，分析研究，有助于深入认识小儿生长发育古今变化的规律，对当今婴幼儿的养育和护理有重要的指导价值。

（汪受传）

xiǎo'ér shēnglǐ tèdiǎn

小儿生理特点（infantile physiological characteristics）

小儿机体的生命活动和体内各器官的功能与成人不同的方面。小儿生理与成人有显著差异，不能简单地将小儿看作是成人的缩影，这是儿科学从内科学的基础上分化出来成为一门专科的先决条件。小儿处在不断生长发育的过程中，年龄越小，生长发育越快。从胎儿期到青春期，其形体结构、脏腑功能、气血津液均处在由不完善到完善，由不成熟到成熟的动态变化中。小儿生理特点常概括为"脏腑娇嫩，形气未充；生机蓬勃，发育迅速"，这是小儿时期生长发育过程中一对既对立又统一的矛盾。通过这对矛盾的对立统一、运动发展，由小到大，由不完善到完善，由不成熟到成熟，小儿逐渐长大成人。在小儿的成长过程中，必须充分认识小儿的生理特点，才能有效地指导小儿的护养保健及疾病的预防和诊治。

（俞景茂）

zhìyīn zhìyáng

稚阴稚阳（immature yin and immature yang）

小儿的形体结构和功能活动所处的幼嫩不完善的状态。"阴"指精血津液、脏腑经络、筋骨脑髓等有形之质；"阳"

指机体功能活动；"稚"指幼稚、娇嫩、未臻成熟。此论首见于清·吴瑭《温病条辨·解儿难》："小儿稚阳未充，稚阴未长者也。"吴瑭的稚阴稚阳理论是用阴阳学说阐明小儿生理特点和体质特点，小儿处于机体柔弱、腠理疏松、脏腑娇嫩、筋骨未坚、气血未充、卫外不固、运化力弱、肾气未盛、神气怯弱的稚弱状态，需要随年龄的不断增长，生长发育的不断完善，才能逐步趋向成熟。

(俞景茂)

chúnyáng

纯阳 (pure yang)

对小儿生机蓬勃、发育迅速生理特点的概括。"纯"指小儿先天禀赋的元阴元阳未曾耗散；"阳"指小儿的生机活力，犹如旭日东升、草木方萌，呈蒸蒸日上、欣欣向荣之象。此论首见于《颅囟经·脉法》："凡孩子三岁以下，呼为纯阳，元气未散。"历代医家对"纯阳"理解不一。有认为小儿纯阳是有阳无阴，或阳盛阴微，如"小儿纯阳之气，嫌于无阴"（明·万全《万氏家藏育婴秘诀·鞠养以慎其疾》），这种观点有悖于中医学阴阳互根互生的理论，有失偏颇。也有认为小儿患病多从阳化热，如清·叶桂《临证指南医案·幼科要略》："襁褓小儿体属纯阳，所患热病最多。"此论从病理推断小儿体质禀赋，也有所牵强。尚有认为这是丹灶家（道家）的说法，指小儿未经男女交合因而未损耗受之于父母的先天元气，如清·吴瑭《温病条辨·解儿难》："古称小儿纯阳，此丹灶家言，谓其未曾破身耳。"现代从小儿的生长发育过程看，认为小儿"纯阳"应是对小儿"生机蓬勃、发育迅速"生理特点的概括，从而也说明了小儿患病后易从阳化热、热

病较多的原因。

(俞景茂)

yáng cháng yǒu yú

阳常有余 (constant abundance of the yang)

小儿生长发育过程中，阳气始终占主导地位，患病后易从阳化热的生理病理特点。"阳"指阳气，是与"阴常不足"相对而言的。小儿生机蓬勃、发育迅速、活力充沛，精血津液等有形物质相对不足，全赖阳气生发而滋生，患病后易从阳化热，热病较多，所以说小儿阳常有余。儿科之圣——宋·钱乙从《金匮要略》肾气丸中去桂枝、附子而成地黄丸，专补肾阴，其学术观点偏于"纯阳"。故后人认为小儿阳常有余，无需温阳，并把小儿感受六淫、疫疠之邪及内伤饮食之后，初起表现为发热、口渴、苔黄、脉数等阳热亢盛的现象称之为"阳常有余"。中医学中的阴阳学说，强调"阴平阳秘，精神乃治"（《黄帝内经素问·生气通天论》），只有阴阳相对平衡才能维持生命正常活动，但是小儿在阴阳相对平衡的运动过程中，阳为主导，阳生阴长，才能不断向前发展，这是其生理特点所决定的。

(俞景茂)

tǐ bǐng shàoyáng

体禀少阳 (innate shao yang)

小儿生长发育的原动力，来自于少阳的生发之气。少阳在脏象征肝，在腑象征胆，在人体象征少火，是生生不息的生命之源，犹如春天万物复苏，草木方萌，生机盎然，欣欣向荣的自然活力。小儿只有禀受了这种少阳生发之气，生长发育才能不断地由不完善到完善，由不成熟到成熟。年龄越小，生长发育越快。明·万全《万氏家藏育婴秘诀·五脏证

治总论》："春乃少阳之气，万物之所资以发生者也。儿之初生日芽儿者，谓如草木之芽，受气初生，其气方盛，亦少阳之气，方长而未已。"由于小儿体禀少阳，故在生理上，显示出生机蓬勃，发育迅速的一面，也显示出脏腑娇嫩，形气未充的一面；在病理上，既有发病容易，传变迅速的一面，又有脏气清灵，易趋康复的一面。因此，体禀少阳可以说是纯阳和稚阴稚阳的统一体。

(俞景茂)

yīn cháng bù zú

阴常不足 (constant insufficiency of the yin)

小儿生长发育过程中，精血津液等有形物质相对不足的生理病理特点。是与"阳常有余"相对而言的。"阴"指脏腑经络、肌肤形体、精血津液等有形物质，小儿出生之后虽已具备，但尚不成熟、不充实，通过阳生阴长的过程才能逐步充实完善。故患病后容易出现阴精耗损、津液不足的阴虚阳亢之证。古代儿科医家非常重视小儿阳常有余、阴常不足的生理病理特点，儿科之圣——宋·钱乙从《金匮要略》肾气丸中去桂枝、附子而成的补肾主方地黄丸，用来专补肾阴，就是针对此特点而设。

(俞景茂)

zàngfǔ jiāonèn

脏腑娇嫩 [delicate and tender zang-fu (viscera)]

小儿五脏六腑成而未全，全而未壮，形态及功能均未健全成熟的生理特点。小儿机体各系统的器官发育未全且脆弱，五脏六腑的形与气都相对不足，其中肺、脾、肾三脏更加突出。无论肺气、脾运、肾精都处在相对不足的状态，年龄越小，不足越明显。小儿脏腑娇嫩生理特点的记载首见于《灵枢

经·逆顺肥瘦》："婴儿者，其肉脆、血少、气弱。"宋·阎季忠《小儿药证直诀·原序》也指出小儿"肌骨嫩怯""脏腑柔弱"。宋·陈文中《小儿病源方论·养子十法》："小儿一周之内，皮毛、肌肉、筋骨、髓脑、五脏六腑、荣卫气血，皆未坚固。"说明小儿形体结构虽已具备，但尚未充实；生命活动虽已运作，但尚脆弱。有鉴于此，必须时时处处注意呵护。小儿患病后，由于其脏腑娇嫩柔弱，用药尤应谨慎。认识与掌握小儿的这一生理特点，对小儿抚育和儿科临床疾病诊治都具有重要指导意义。

(俞景茂)

fèi cháng bù zú
肺常不足 (constant insufficiency of the lung)

小儿肺脏的形态发育未完善、功能未成熟，而机体对于"气"的需求大于成人的生理特点。肺为五脏六腑之华盖，职司呼吸，开窍于鼻，外合皮毛，上联咽喉，与大肠互为表里，主宣发肃降，输布津液，通调水道。六淫疫疠之邪不论从皮毛而受，或从口鼻而入，均先犯于肺。而小儿肺脏娇嫩，呼吸道的防御功能尚未健全，邪气易入，易患感冒、咳嗽、哮喘、肺炎喘嗽等肺系疾病。故明·万全《万氏家藏育婴秘诀·五脏证治总论》有"肺为娇脏，难调而易伤也……天地之寒热伤人也，感则肺先受之"的说法。从现代儿科临床就诊患儿数量来看，肺系疾病占儿科疾病的首位，这与小儿肺常不足的生理特点有关。

(俞景茂)

pí cháng bù zú
脾常不足 (constant insufficiency of the spleen)

小儿脾胃的形态发育未完善、功能未成熟，而营养需求大和消化负担重的生理特点。脾为后天之本，生化之源。小儿生机蓬勃，发育迅速，但脾脏稚嫩，运化力薄，不但要供给机体生命活动之所需，还要满足生长发育之所求，处于轻舟重载的状态，脾胃纳运功能容易紊乱而出现纳呆、吐泻、积滞、疳证等脾胃病。同时，其他脏腑疾病、药物的影响，也会损伤脾胃的运化功能。宋·钱乙《小儿药证直诀》除立泻黄散泻脾之外，又立益黄散、调中丸、温中丸、藿香散、异功散、白术散等补脾、运脾之剂，时时处处注意顾护小儿脾胃，即是针对此生理特点而设。

(俞景茂)

shèn cháng xū
肾常虚 (constant insufficiency of the kidney)

小儿肾脏的形态发育未完善、功能未成熟，而生长发育对肾气的需求很大的生理特点。元·朱震亨《丹溪心法·小儿》中有"肾只是不足"之说。小儿禀赋根于父母的先天生殖之精，出生之后赖后天水谷之精气滋养。禀赋不足则肾气先虚，若后天又失于调养，则肾精失于填充。肾为蛰脏，受五脏六腑之精气而藏之，小儿各脏腑柔弱，肾中精血不充，故常虚。由于肾气虚，因而容易出现囟门迟闭、齿迟、行迟、立迟、鸡胸、龟背等骨骼发育方面的改变及遗尿等病证。儿科诸多生长发育不良及二便失调类疾病，均可补肾取效。然而，肾中阴阳二气，以阴虚者居多，宋·钱乙有"肾主虚"之说（《小儿药证直诀·脉证治法》），他所拟地黄丸专补小儿肾阴，开创了后世补肾之一大法门，并为临床各科普遍应用。

(俞景茂)

xíngqì wèi chōng
形气未充 (insufficient body and qi)

小儿形体结构与生理功能均未充实、不完善的生理特点。"形"指形体结构，即四肢百骸、五脏六腑、筋肉骨骼、精血津液等。"气"指生理功能活动，如肺气、脾气、卫气等。小儿器官形态和功能活动均未臻完善，处在相对不足的状态，年龄越小越是显著，是脏腑娇嫩生理特点的补充说明。故小儿发病容易，病后容易传变，虚实寒热的变化远较成人快。如肺炎喘嗽重症易致心阳虚衰、内陷厥阴之变证；暴泻不止易现伤津脱水、阴竭阳脱之危象等。

(俞景茂)

shēngjī péngbó
生机蓬勃 (vigorousness)

小儿生长发育过程中生命力旺盛的生理特点。"生机"即生命力，由于小儿这种生命力，无论是形体结构还是各种生理活动都迅速地、不断地向成熟完善的方向发展，好比旭日初升，草木方萌，呈现蒸蒸日上，欣欣向荣之象。小儿具有这样的生命活力，所以病后易趋康复。如骨折，小儿愈合远较成人为快；哮喘，在成人难以根治，而在小儿则大多能够达到长期缓解。

(俞景茂)

fāyù xùnsù
发育迅速 (rapid development)

小儿形体、功能、智慧快速增长的生理特点。年龄越小，生长发育越快。1岁时身长是新生儿的1.5倍，2岁时为1.7倍；1岁时体重是新生儿的3倍，2岁时为4倍。新生儿仅有反射性和不自主的活动，1个月时睡眠后常做伸欠动作，2个月俯卧时开始抬头，6个月能翻身，7个月能独坐，8个月能爬，1岁后能独自站立，开始学步、独走。随年龄的增长，动作逐渐有力、精细、复杂、准确。其智慧每隔一段时间就有异于前，1个月时只会哭，2个月时会笑，4个月时能呀呀发声，1岁时已懂话会叫人，2岁时能与成人简单交谈，4岁时可以认字唱歌，6岁后就可以进学校上学了，开始学习各种文化知识。

（俞景茂）

xiǎoér tǐzhì xuéshuō

小儿体质学说 （theory of infantile constitution）

研究小儿在先天禀赋、后天因素及自身调节基础上形成的阴阳消长、五脏有余不足的个体特质性的学说。这种特质性即体质，决定小儿对某些致病因素的易感性、疾病证候的倾向性、治疗的敏感性及疾病的传变与转归趋势。

历史沿革 体质在中国历代医学文献中称谓不一，有气质、素质等不同名称。清·叶桂提出小儿"体质"一词，并认为辨病需重视体质，如"痢疾一症……先明体质强弱，肤色苍嫩"（《临证指南医案·幼科要略·痢》）。《灵枢经·寿夭刚柔》云："人之生也，有刚有柔，有弱有强，有短有长，有阴有阳。"说明人体体质各有不同，初步奠定了中医体质理论的基础。汉·张仲景《伤寒论》将人划分为"强人""羸人""盛人""虚弱家""素盛今瘦""本有寒气"等，把体质理论运用到中医临床各个环节，深化了体质类型、体质与发病、疾病转归及诊治等方面的学术思想。《颅囟经·脉法》指出"凡孩子三岁以下，呼为纯阳，元气未散"，首次提出小儿为"纯阳"之体的体质学说。隋·巢元方

《诸病源候论·小儿杂病诸候·养小儿候》指出"小儿脏腑之气软弱"，为小儿体质学说奠定了基础。宋·钱乙《小儿药证直诀·脉证治法》明确提出小儿"五脏六腑，成而未全……全而未壮"。明·万全通过长期临床观察，在《万氏家藏育婴秘诀·五脏证治总论》中系统提出了小儿的体质为：阳常有余，阴常不足，肝常有余，脾常不足，心常有余，肺常不足，肾常不足。从阴阳、五脏角度系统分析了小儿体质特点。清·吴瑭《温病条辨·解儿难》提出"稚阴稚阳"，认为无论是从形体还是生理功能方面，小儿都处于相对不足的状态，需要随年龄的增长逐步趋向完善和成熟。

基本内容 主要包括小儿体质特点、影响体质形成的相关因素、体质分型、体质与发病、体质与治疗、体质与调护等内容。

体质特点 同一年龄阶段的小儿不仅形态、饮食偏好、性格等方面有差异，在同一致病条件下，发病与否、病寒病热、预后好坏、对同一药物的反应也不尽相同。中医学认为决定这些差异的关键因素是小儿的体质特点。在人生的不同阶段，体质相对稳定，在某些条件下，体质具有可调性。稳定是相对的，可调是绝对的。方药是改变体质的重要手段，生活条件与饮食、地理环境、体育锻炼、精神因素、社会因素等均可影响体质。

影响体质形成的相关因素 小儿体质是在先天禀赋和后天因素共同影响下形成的特有性质。先天禀赋是体质形成的内在依据、体质强弱的前提条件。影响小儿体质形成的后天因素包括生活环境、日常调护、疾病及医药因素。①生活环境：方域不同，气化各

异。清·徐大椿《医学源流论·五方异治论》："人禀天地之气以生，故其气体随地不同……西北之人气深而厚……东南之人气浮而薄。"除了地理环境，社会环境对体质的影响也较大，其中心理因素很关键。②日常调护：小儿不可长期衣着过暖，否则会不耐风寒，应衣着适宜，使肌肤更好地适应外界气温的变化。明·万全《万氏家藏育婴秘诀·十三科》有"育婴家秘无多术，要受三分饥与寒"的记载，可见小儿衣着不能过暖是养护的要术之一。小儿脾常不足，饮食不知自节，明·张介宾《景岳全书·小儿则·护养法》指出"小儿饮食有任意偏好者，无不致病"，说明小儿的偏食、挑食是导致疾病的因素之一。应该培养小儿良好的生活习惯，按时进食，相对定量，不偏食挑食，不多吃零食，不暴饮暴食。③疾病因素：许多疾病治疗不及时或不当，日久可改变人的体质。同一邪气入侵后，可随人体阴阳、寒热、虚实、燥湿的不同，发生不同的病情转化，表现出不同甚至相反的证候。体质对疾病的传变和转归也起着决定性作用，经常患病，日久也可改变小儿的体质。④医药因素：小儿脏腑娇嫩、易虚易实，临床上滥用苦寒攻下或温腻补益之品均可能引起小儿体质的变化。现代一些化学药物的应用，对小儿体质的影响较大。抗生素滥用，导致小儿脾胃失调，防病抗病能力下降；长期使用糖皮质激素，不仅使小儿体形有所改变，也使小儿卫外不固、易感外邪或疾病证型改变。

体质分型 古代中医对体质的分型主要按五脏和阴阳划分，如《灵枢经·阴阳二十五人》有

木、火、土、金、水五型;《灵枢经·通天》将体质分为多阴而无阳的太阴之人、多阴而少阳的少阴之人、多阳而少阴的太阳之人、多阳而少阴的少阳之人、阴阳之气和的阴阳平和之人等。现代中医主要从临床角度根据疾病群体中的个体体质变化、症状表现及与疾病的关系等方面进行体质分型。关于小儿体质分型,各家说法不一,目前尚无统一分型标准,但仍以按五脏、阴阳、不足或有余为基础划分居多。

体质与发病　不同体质的小儿有不同的发病特点。体质的差异决定了小儿对某些致病因素的易感性,疾病证候的表现、传变及预后。《灵枢经·五变》云:"一时遇风,同时得病,其病各异。"指出了不同体质与证候演变的密切关系。小儿为稚阴稚阳之体,邪气入侵后,寒热虚实转化迅速,形成易虚易实、易寒易热的病理变化特点。

体质与治疗　体质是相对稳定的个体特性,在后天因素影响下具有可变性,特别是药物的作用。因此,要根据患儿的年龄大小、体质强弱、病情轻重等情况灵活掌握治疗原则,做到辨质施治,因质制宜。如阴虚体质者勿过用辛热之品,可适当进养阴药物调整体质;阳虚体质者勿乱投寒凉之剂,可适当进温补药物调整体质;切忌乱投大苦、大寒、大热及滋腻补益之品。小儿生机蓬勃,脏气清灵,随拨随应,宿疾较少,病因单纯,对各种治疗反应灵敏,一般来说,只要辨病、辨证、辨质准确,治疗及时,处理得当,用药合理,患病之后病情好转速度较快,预后较好。

体质与调护　合理的饮食调养、起居调护、精神调摄和体格

锻炼不仅可以预防疾病、强壮体魄,还可以改善偏颇体质。唐·孙思邈《千金翼方·卷第十二·养老食疗第四》指出"安身之本,必须于食……不知食宜者,不足以全生也",可见合理食养与体质的密切关系。《黄帝内经素问·上古天真论》指出养生保健要做到精神内守,饮食有节,起居有常,不妄作劳。精神情志既是影响体质的重要因素,也是导致体质变异的原因之一,改善体质贵在辨体质实施精神情志的调摄。

临床意义　中医学认为"阴平阳秘"乃是人体正常生理或健康状态,这种平衡状态是动态的、相对的,可因人体内外各种致病因素的影响而破坏,导致疾病的发生。在邪气存在的前提下,个体体质的特殊性决定某些致病因素的易感性,以及某些疾病的倾向性、发展、转归及预后。研究不同人群的体质特点,探讨体质与疾病的关系,是全面认识疾病、整体把握疾病的前提。只有在疾病诊治过程中充分认识个体体质的差异,才能实现个体化诊疗,指导患儿用药,逐渐改善小儿的不均衡体质,以达到未病先防、既病防变、治病求本的目的。

(赵　霞)

bǐngfù
禀赋(natural endowment)　小儿秉受父母精血、遗传因素等形成的先天体质特点。又称先天禀赋。《灵枢经·天年》指出"人之始生……以母为基,以父为楯";元·朱震亨《格致余论·慈幼论》指出"儿之在胎,与母同体,得热则俱热,得寒则俱寒,病则俱病,安则俱安"。说明胎儿的形成是以母亲的阴血为基础,以父亲的阳精为外卫,其体质好坏、强弱完全取决于父母。小儿

先天禀赋充足,则体质强壮,不易生病;先天禀赋薄弱,则体质虚弱,容易生病,影响生长发育。先天禀赋导致身体强弱、肥瘦、刚柔、长短、肤色、性格、气质等不同,主要通过人体的气血阴阳、五脏六腑表现出来。禀赋充足,气血阴阳无偏;禀赋不足,则阴、阳或气血亏虚,导致机体阴虚怕热、阳虚怕冷、气血亏虚、面色无华等个体不同状态。《灵枢经·本脏》认为人在出生之前,五脏六腑已表现出强弱差异,与以后身体发育及患病情况关系密切。先天禀赋可形成人的禀赋特性,即禀性;由此形成的特异性体质又称特禀质。隋·巢元方《诸病源候论·疮病诸候·漆疮候》曾描述:"漆有毒。人有禀性畏漆。但见漆便中其毒……若火烧漆,其毒气则厉,著人急重。亦有性自耐者,终日烧煮,竟不为害也。"说明先天禀赋影响特异性体质的形成,决定着某些特殊疾病的发生,如鼻鼽、哮喘等儿科常见疾病。先天禀赋是体质形成的基础,是人体体质强弱的前提条件,父母生殖之精的盈亏和体质特征往往决定子代禀赋的厚薄强弱。为使小儿先天禀赋充足,父母在婚育方面,应进行婚前体检,禁止近亲结婚,婚后适时适龄生育,妊娠期注意养胎护胎、胎养胎教。

(赵　霞)

yīnyáng tǐzhì xuéshuō
阴阳体质学说(theory of yin-yang constitution)　以阴阳属性为理论依据阐述体质的形成发展过程,说明体质与疾病的关系,指导疾病诊治的学说。《黄帝内经素问·宝命全形论》说:"人生有形,不离阴阳。"明·张介宾《景岳全书·传忠录·藏象别论十八》

说："若其同中之不同者……禀赋各有阴阳。"说明人体是一个有机整体，体内阴阳互相制约、互根互用、消长平衡、相互转化，禀赋阴、阳的多少各有不同，由此形成了个体体质的差异性。后世医家根据该理论，不断丰富和发展其与体质的关系，使其成为体质分型的依据，如张介宾的藏象阴阳分类法，叶桂、华岫云的阴阳属性分类法，章楠的阴阳虚实分类法和金子久的虚弱体质阴阳分类法等。

阴阳体质学说主要根据体内阴阳的多少或阴阳气血盛衰的不同对体质进行分型。《灵枢经·通天》根据体内阴阳的多少，结合个体在形态、功能、心理及对外界环境的适应能力等方面的差异将体质分为5类，即多阴而无阳的太阴之人、多阴而少阳的少阴之人、多阳而少阴的太阳之人、多阳而少阴的少阳之人、阴阳之气和的阴阳和平之人。《灵枢经·行针》根据阴阳盛衰的不同将体质分为重阳型、重阳有阴型、阴多阳少型和阴阳和调型4型。

阴阳变化影响体质的形成，每个个体都存在一定的阴阳偏胜或偏衰，导致体质的不同，患病特点亦不相同，诊治时应辨质论治。素体阴虚阳亢者感邪后多从阳化热，阳虚阴盛者感邪后多从阴化寒，因此应遵循"首当察人体质之阴阳强弱，而后方能调之使安"（清·章楠《医门棒喝·人身阴阳体用论》）的原则，以患儿体质特征为立法用药依据，调整体内阴阳的偏颇。

（赵　霞）

wǔzàng tǐzhì xuéshuō

五脏体质学说（theory of five-viscus constitution）

运用肺、肝、肾、心、脾五脏学说阐释体质的特征及与疾病的关系，并根据其体质理论对疾病进行预防和诊治的学说。

《黄帝内经》最早对体质分型进行了全面系统的阐述，初步形成了中医体质分型的理论体系，具有代表性的是《灵枢经·阴阳二十五人》："先立五形金、木、水、火、土，别其五色，异其五形之人，而二十五人具矣。"以五脏配五行学说（肺属金，肝属木，肾属水，心属火，脾属土），运用五脏互藏的思想，根据不同群体的形体肤色、行为举止、性格特点、心理特征、对环境的适应能力及某些疾病的易患性和倾向性，将人划分为木、火、土、金、水5种基本类型。在此基础上，根据其禀五脏之偏，阴阳属性、气血多少的差异，又将每一类型演变为5个亚型，共计25种体质类型。古代医家多以此为理论依据，从五行方面对应肺、肝、肾、心、脾对体质进行研究。如明·张介宾《景岳全书·传忠录》："藏象有别""脏气各有强弱"，指出体质差异与脏腑功能不同密切相关。现代儿科专家多将五脏与阴阳气血理论相结合对体质进行分析，如苏树蓉根据小儿生理病理特点，将小儿体质分为脾肾质Ⅰ型、Ⅱ型，肺脾质Ⅰ型、Ⅱ型（见小儿体质分型）。

人以五脏为本，脏腑的盛衰决定了气血阴阳和体质的强弱。个体筋骨强弱、肌肉坚脆、皮肤厚薄、腠理疏密的不同，亦导致脏腑功能的差异，体质强弱的不同，患病情况及对药物的敏感性也随之改变。依据五脏互藏理论，一脏有病，可依五脏传化而涉及其余四脏，故临床诊治时，应根据个体脏腑阴阳气血的不同，做到因人因质制宜，合理用药，防止疾病传变。

（赵　霞）

xiǎo'ér tǐzhì fēnxíng

小儿体质分型（types of infantile constitution）

从阴阳气血和五脏方面对小儿体质进行评估归类。

渊源与发展　中医对人体体质的分型首见于《黄帝内经》。其中《灵枢经·阴阳二十五人》有五脏分类法，《灵枢经·通天》有阴阳分类法。《灵枢经·逆顺肥瘦》根据身体形态的不同，将体质分为常人、瘦人、肥人、壮士、婴儿等类型。汉·张仲景《伤寒杂病论》结合病证、治法方药，将体质分为平人、强人、羸人、盛人、瘦人、老小等各种类型。明·张介宾《景岳全书·传忠录》以脏气的强弱和禀赋阴阳的多少将体质分为平脏、阳脏和阴脏3型。清·叶桂《临证指南医案·卷七》直接将体质分为阴、阳2型。清·章楠《医门棒喝·人身阴阳体用论》以阴阳虚实划分体质为阳旺阴虚、阴阳俱盛、阴盛阳虚和阴阳两虚4型。

小儿体质的古代分型，《颅囟经·脉法》首先提出了"纯阳"学说。清·吴瑭《温病条辨·解儿难》认为"此丹灶家言"，提出小儿为"稚阴稚阳"之体。清·张锡纯《医学衷中参西录·小儿痉病治法》指出"纯阳"和"稚阴稚阳"在指导临床方面均有一定的局限性，提出了"少阳之体"一说，认为较"纯阳"和"稚阴稚阳"学说更能说明问题，更符合实际。明·万全《万氏家藏育婴秘诀·五脏证治总论》在宋·钱乙的"五脏六腑，成而未全……全而未壮"（《小儿药证直诀·脉证治法》）基础上总结出"五脏有余不足说"。

现代体质分型主要根据不同

群体体质表象的虚实进行分型，虚主要指阴阳、气血、肺脾肾三脏的不足；实主要指痰湿、痰热。具有代表性的如王琦的九分法，根据形体心理特征、常见表现、发病倾向和适应能力等将体质划分为平和质、气虚质、阳虚质、阴虚质、痰湿质、湿热质、血瘀质、气郁质、特禀质。小儿体质的现代分型，基于苏树蓉从五脏特点结合阴阳学说进行分类，各家在此基础上不断完善和发展。王明明等从脏腑角度分析正常新生儿的体质分型，分为正常质、脾禀不足质、肾禀不足质、肺禀不足质、心禀不足质、肝禀不足质及胎热质，并认为新生儿的体质与父母的体质类型关系密切，可同时兼有不同类型体质。郑军等以阴阳、气血、脏腑辨证为纲，结合小儿脾常不足的生理特点，将健康儿童划分为阴阳气血平和型（平和型）、滞热型、脾胃气虚型（气虚型）、脾胃阴虚型（阴虚型）、脾胃气阴两虚型（气阴两虚型）。潘佩光认为 0~6 岁儿童常见中医体质可分为生机旺盛质、脾虚质、积滞质、热滞质、湿滞质、心火偏旺质和异禀质。

体质类型 根据形体结构、生理功能的差异，小儿形成了不同的体质类型，并对发病规律、病情演变及证候特点等具有重要的参考价值。古代对小儿体质的认识主要有以下 3 种类型。

纯阳之体 《颅囟经·脉法》首次提出"纯阳"学说，将小儿生机蓬勃、发育迅速的生理特点概括为"纯阳"，揭示了小儿生长迅速而阳气旺盛的体质特征。"纯"指小儿先天禀赋的元阴元阳未曾耗散，"阳"指小儿的生命活力，犹如旭日之初生，草木之方萌，蒸蒸日上，欣欣向荣。对于

小儿为纯阳之体的理解，历代医家不尽一致。金·刘完素《黄帝内经宣明方论·小儿门》："大概小儿病者纯阳，热多冷少也。"清·叶桂《幼科要略·总论》："襁褓小儿体属纯阳，所患热病最多。"上述医家多从小儿病理角度对"纯阳"进行阐述。但从《颅囟经·脉法》原文，结合小儿的生长发育过程来看，应从小儿生理方面去认识，当理解为生机蓬勃、发育迅速。

稚阴稚阳之体 "阴"指机体的精、血、津液及脏腑、筋骨、脑髓、血脉、肌肤等有形之质；"阳"指脏腑的各种生理功能；"稚"指幼嫩尚未成熟。清·吴瑭《温病条辨·解儿难》指出"古称小儿纯阳，此丹灶家言，谓其未曾破身耳，非盛阳之谓。小儿稚阳未充，稚阴未长者也"，从理论上否定了"纯阳"即盛阳之说，创立了"稚阴稚阳"之体的新说，从阴阳角度进一步阐明了小儿时期的机体，无论在形体结构还是生理功能方面，都处于相对不足的状态，需随着年龄的增长而不断成熟和完善。稚阴稚阳学说的创立，使中医学从功能和物质的角度对小儿体质的认识趋向全面。

五脏有余不足 宋·钱乙《小儿药证直诀·脉证治法》指出"五脏六腑，成而未全……全而未壮"。明·万全《万氏家藏育婴秘诀·五脏证治总论》认为小儿五脏具有肝常有余、脾常不足、肾常亏虚、心火有余、肺脏娇嫩等特点，主要是由小儿出生后肺、脾、肾脏皆成而未全，全而未壮所致，并强调五脏不足有余，并非虚实，而是纯阳和阴、阳未充之体在五脏生理特性中的相对表现。此理论亦提示小儿的发病特点，以肺脾肾三脏疾病最为多见，

且较成人更易患病。

现代小儿体质分型以苏树蓉的分类法为代表，将小儿脏腑特点与阴阳学说相结合，从阴阳消长的个体差异，结合肺脾肾的个体特征对小儿进行体质分型，与小儿的生理病理特点相符合。首先将小儿体质分为均衡质和不均衡质两类。

均衡质 阴阳无明显偏颇，平素健康，不易生病。

不均衡质 阴阳不均衡，又分为肺脾质Ⅰ型（阳多阴少型）、肺脾质Ⅱ型（阴多阳少型）、脾肾质Ⅰ型（阳多阴少型）、脾肾质Ⅱ型（阴多阳少型）。肺脾质：①出生时体重≥3kg；②生产史及家族史无特殊；③现身高、体重达标；④汗多、大便或溏或便秘、易感冒等其中一项者。肺脾质Ⅰ型在上述基础上加舌质红、少苔或无苔或花剥苔或舌面乏津之一者；肺脾质Ⅱ型在上述基础上加舌质淡、苔白或白腻或厚腻之一者。脾肾质：①出生时体重＜3kg；②生产史或家族史有特殊性；③现身高、体重不达标；④易生病。脾肾质Ⅰ型在上述基础上加舌质红、少苔或无苔或花剥苔或舌面乏津之一者；脾肾质Ⅱ型在上述基础上加舌质淡、苔白或白腻或厚腻之一者。

临床意义 小儿体质在一定条件下，受外界各种因素的影响较成人更具有可调性。不同体质的小儿发病类型、疾病的倾向性、证候的转化、对药物的敏感情况等均不相同，因此在疾病诊治过程中，应将辨病、辨证与辨质相结合，调整体内阴阳平衡及脏腑的生理功能，做到因质制宜，体现中医整体思想，以及治病求本的治疗原则。

（赵　霞）

xiǎo'ér tǐzhì tiáoyǎng

小儿体质调养（recuperation of infantile constitution）

从小儿体质特点及影响小儿体质形成的因素出发，对于不同的体质类型采用不同方法进行调理摄养。

历史沿革 汉代《大戴礼记·保傅》有"文王胎教"的记载，《黄帝内经素问·奇病论》指出人出生时就患有颠疾者是为"胎病"，隋·巢元方认为妊娠十月应按期养胎注意宜忌（《诸病源候论·妇人妊娠病诸候·妊娠候》），这充分说明了小儿体质调养应从胎儿期开始。唐·孙思邈对体质与饮食养生尤有贡献，在《备急千金要方》中有"养性""食治"等专篇，认为饮食与心理调节对养生防病最为重要，如"善治病者，不如善慎疾；善治药者，不如善慎食"。宋·钱乙《小儿药证直诀·脉证治法·虚实腹胀》云："小儿易为虚实，脾虚不受寒温，服寒则生冷，服温则生热。"为后世医家对小儿体质的认识及干预提供了临床依据。金元明清时期中医体质理论得到广泛的发展和应用，尤其是养生保健，各医家均提出了自己的见解。金·张从正《儒门事亲·推原补法利害非轻说》指出"夫养生当论食补，治病当用药攻"，注重养生以防病和病后需养生的中医体质学思想。金·李杲《脾胃论·脾胃盛衰论》提出"内伤脾胃，百病由生"的观点，特别强调饮食失调对体质的影响。明·张介宾认为人群体质的不同，饮食、劳逸、性情等均有差异，并对体质的调理提出了具体方法。

调摄方法 新生儿的体质与父母的体质类型、日常生活习惯等关系密切，出生时已表现为不同的体质类型，出生后受内外环境等诸多因素的影响可发生不同的改变，故小儿体质调养侧重于干预影响体质形成的后天因素。

精神情志调摄 不同个体不同年龄阶段的精神情志是不断变化的，与体质状态互相影响。长期内外环境多种因素的刺激，引起精神异常，情志不遂，导致机体气血阴阳失和而出现体质偏颇，产生多种疾病。小儿对周围环境认识的角度不同于成人，导致小儿患病的情志因素与成人有一定区别。小儿心神怯弱，最常见的情志所伤是惊恐。因此，在日常生活中要注意勿使婴幼儿受到突然的惊吓；对较大儿童要有针对性地疏导情志，除培养乐观豁达的生活状态外，要鼓励他们读一些积极健康的书籍。父母要言传身教，给予适当关爱，不可过于溺爱，也不可过于严厉，以免影响平和体质的形成。

生活起居调护 结合小儿的年龄特点，培养其养成良好的生活习惯。清·王德森《保婴要言·琐语》认为小儿不宜过逸，过逸则饱食暖衣，安闲坐卧，气血凝滞而容易生病。要鼓励小儿早睡早起，保证每天有一定时间的户外活动，参加力所能及的劳动，做有益身心健康的游戏，并在游戏和锻炼中学习遵守规则、与人交流。衣着应适应小儿纯阳、稚阴稚阳的生理特点，遵循"背暖、肚暖、足暖、头凉"的基本原则（《小儿病源方论·养子真诀·养子十法》）。添衣减衣应循序渐进，讲究"衣服当随寒热加减，但令背暖为佳。亦勿令出汗，恐表虚风邪易伤"（《保婴撮要·护养法》），"薄衣之法，当从秋习之；若至来春稍暖，须渐减其衣，不可便行卒减，恐令儿伤中风寒"（《小儿卫生总微论方·慎护论》）。

饮食调养 小儿脾常不足，饮食不知自节，喂养不当，极易为乳食所伤。宋·陈文中《小儿病源方论·养子真诀·养子调摄》："养子若要无病，在乎摄养调和。吃热、吃软、吃少，则不病；吃冷、吃硬、吃多，则生病。"食物品种和制作方法应多样化，以增进小儿食欲。以谷类为主食，同时进食鱼、肉、蛋、奶、蔬菜、水果等，荤素搭配，营养均衡，如《黄帝内经素问·脏气法时论》："五谷为养，五果为助，五畜为益，五菜为充，气味合而服之，以补精益气。"要训练小儿正确使用餐具和独立进餐的能力，使其养成良好的饮食及行为习惯，按时、定量进餐，不多吃零食、不多喝饮料、不挑食、不偏食。根据食物的不同性味，针对小儿的不同体质，辨证施予食疗能取得较好的效果。

医药预防 医药因素在小儿体质特点形成过程中起着不可忽视的作用。清·吴瑭《温病条辨·解儿难》："其用药也，稍呆则滞，稍重则伤，稍不对证则莫知他乡。"由于小儿脏腑娇嫩、易寒易热、易虚易实的生理病理特点，用药时应考虑小儿的体质特点，针对不同的体质给予相应的药物，做到因质制宜。家长不可给孩子滥用各种补品、补药、抗生素、激素等，以免造成小儿的偏颇体质，影响其正常生长发育。传染病流行季节避免到公共场所，不与病儿或感染者接触，可适量服用清热解毒、益气固表的药物，按时接种疫苗，以免被传染。针灸、推拿、拔罐、药物外敷等内病外治的方法也可调养小儿的病理体质。如哮喘患儿缓解期的冬病夏治，已得到医界及患儿家长的普遍认可。

临床意义 体质调养是通过综合考虑个体身体素质特征及周围环境的影响等，根据不同的体质类型进行辨别。早期及时给予针对性的调养措施，对机体阴阳气血的偏盛偏衰进行调整，对病理体质状态进行修正，可有效改善偏颇体质，增强体魄及抗病能力。正所谓"邪之所凑，其气必虚"（《黄帝内经素问·评热病论》），通过针对不同小儿的偏颇体质制订出相应的调养方案，改变小儿的病理体质，以期"正气存内，邪不可干"（《黄帝内经素问·刺法论》），达到预防、减少疾病的目的。

（赵 霞）

xiǎo'ér fābìng yīnsù

小儿发病因素（infantile etiological factors） 作用于小儿机体，引起脏腑经络组织等有形之质损伤或功能失调，导致小儿发生疾病的原因及条件。大致有外感因素、乳食因素、先天因素、情志因素、意外因素、药毒因素、环境因素几种。以外感、乳食和先天因素居多，情志、意外、药毒、环境等因素亦偶发，同时尚有其他一些因素。引起小儿发病的因素与成人多数相同，但由于小儿脏腑娇嫩，对不同病因所致病的情况和易感程度与成人有明显差异。一般来说，小儿疾病的发生取决于两个方面：①机体本身正气不足。②对某些病邪具有易感性。如时行疠气引起的手足口病、水痘等在成人不易感，而小儿则易于感受。小儿病因有季节和地域差异，如春季易感染时行之邪而患麻疹、水痘、痄腮等传染病，南方地区夏季热易发等。在小儿自身的群体中，不同年龄对不同病因的易感程度也不同，如年龄越小对外感病邪的易感程度越高、因乳食而伤的情况越多。不同体质也易被不同病因所伤害。同时，小儿病因也会兼夹致病，因形体娇嫩，常多种病因同时作用，相互影响，如外感风寒患儿内伤饮食后常形成风寒感冒夹滞等。先天因素多与孕母的饮食起居、情绪刺激、药物影响以及遗传因素有关，因此，了解和认识先天因素对于防治先天性、遗传性疾病非常重要。此外，胎位不正、横生倒产、产程过长、分娩损伤等因素，亦可导致小儿初生的各种疾病，甚至窒息死亡。故做好孕妇的产前检查对防治新生儿疾病十分必要。

随着社会的发展，一些致病因素如环境及食品污染、农药激素超标、放射性物质损害及医源性损害等，有增多趋势，需引起儿科工作者的注意。准确理解和把握小儿发病因素，对做好儿童保健和儿科疾病的诊断治疗具有重要意义。

（洪 两）

wàigǎn yīnsù

外感因素（exogenous factors） 六淫邪气与疫疬之气等致病因素的总称。六淫为风、寒、暑、湿、燥、火6种致病因素。正常情况下，风、寒、暑、湿、燥、火是自然界的6种气候变化，称为"六气"，不会致病。六气的正常运行有利于万物的生长变化。如果六气太过或不及，侵袭人体后就会导致疾病，这种情况下六气称为六淫，又称六邪。疫疬之气即疫毒邪气，是一类具有起病急骤、病情较重、症状相似、传染性强、易于流行等特点的致病邪气。小儿脏腑娇嫩，藩篱疏薄，寒暖不知自调，卫生意识不强，最易感受外邪而致病，故外感因素是儿科最重要的发病因素之一。

风邪 风为春季主气，但四季皆有，过极则为淫。风为阳邪，其性开泄，善动不居，变化多样，有向上、向外、主动的特点。"风为百病之长"（《黄帝内经素问·风论》），在临床上风邪引起的小儿疾病尤为多见。因小儿肺脏娇嫩，肺卫不固，腠理不密，易被风邪所伤。风邪易从口鼻而入，或从皮毛侵袭，小儿外感风邪引起的疾病较多，肺部疾病尤其多见，即所谓"伤于风者，上先受之"（《黄帝内经素问·太阴阳明论》），如小儿感冒、小儿乳蛾、急喉风、小儿咳嗽、小儿哮喘、肺炎喘嗽等。风为阳邪，善行而数变，发病多急，传变较快，加之小儿发病容易，传变迅速的病理特点，风邪致病及其迅速演变之特点则尤为突出。外感风邪初起，属于表证，邪在卫分，若邪不解而内传，则由表及里，由卫及气，可以形成卫气同病，在小儿外感热病中较为常见，此时治疗要卫气同治，表里双解。风邪常与其他外感致病因素兼夹致病，如兼寒、兼热、兼湿、兼燥，而成风寒、风热、风湿、风燥之证或风寒湿三气杂至而致病等。小儿脾常不足，外感风邪，往往影响运化功能，出现乳食积滞不化的外感夹滞之证。小儿神气怯弱，外感风邪郁而化热，热扰肝经，可见一时性惊厥，谓之"伤风发搐"。因此有外感风邪在肺，内伤积滞在脾，化热动惊在肝之说。

寒邪 寒为冬季主气，过极则为淫，故冬季多寒病。寒为阴邪，易伤阳气；寒性凝滞，性主收引。寒邪致病有全身或局部寒冷感，大便澄澈清冷，常有疼痛等特点。形寒饮冷则伤肺，小儿形体受寒、饮食生冷，则寒邪犯肺，水饮内停，可发生小儿哮喘、小儿感冒、小儿咳嗽、肺炎喘嗽等病。临床有恶寒、咳嗽、流清涕，痰多稀白似泡沫，甚至哮鸣喘促，舌苔白，脉浮紧等表现。小儿脾常不足，得温则运，若寒邪直中脾胃，脾阳受损，可发生小儿泄泻、小儿腹痛、小儿呕吐等病。临床表现为大便稀溏、饮食不化、色淡、臭气不甚、呕吐，腹痛喜按，小便清，口不渴，舌质淡，脉沉迟等。若迁延不愈，则可由脾阳不振发展为脾肾阳虚。临床表现为精神淡漠，面色㿠白，小便清长，呕吐不止，腹痛绵绵，大便澄澈清冷，完谷不化，肢冷，脉细等。新生儿特别是早产儿禀赋阳气虚弱，若受寒冷，则阳气不能温煦肌肤，可发生新生儿硬肿病，临床表现为体温不升，哭声无力，肌肤发硬、发冷，或兼水肿。

暑邪　暑为夏季主气，性属火热，过极则为淫。暑邪致病在临床上有易于伤津耗液，多见夹湿邪的病理特点。但有时在夏季以后也可以见到不典型的暑病，称为伏暑。小儿为纯阳之体，肤薄神怯，经络脏腑娇嫩，不耐暑热发泄，因而当暑邪外袭时发病最急，传变迅速。小儿若感受暑温，则易化热化火，风火相煽以致神昏抽搐，可形成小儿暑温之证。暑为夏令之邪，小儿禀赋不足，体质虚弱，不能适应夏令的酷热气候，可出现长期发热不退，口渴喜饮，无汗尿多之夏季热。这种病在中国中南、东南地区较多见，与该地区气候炎热时间较长有关。暑多夹湿，小儿脾常不足，脾性喜燥恶湿，夏月之季暑湿同病，患儿常见身重体倦，泛恶，纳差，便溏，苔腻诸症；暑易伤津耗气，故暑热病后期多有气虚、阴虚或气阴两虚之证。

湿邪　湿为长夏主气，过极则为淫，故长夏多湿病。湿为阴邪，重着黏腻，易于阻遏气机，损伤阳气。由于小儿脾常不足，脾喜燥而恶湿，湿邪留滞则困遏脾气，使脾阳不振，运化无权，水湿不化，出现不思进食，泄泻，胸闷，呕恶，嗜睡，精神疲乏等症。湿为阴邪，加之小儿稚阳未充，所以湿邪所致的泄泻，又容易伤及阳气，出现脾肾阳虚的证候，可见面白气短，四肢不温，舌胖边有齿痕等。湿性黏滞，因感受湿邪而引起的疾病，一般缠绵难愈，病程较长，如湿温，湿遏热伏，用汗法，邪热不易为汗解；用清法，因湿遏难清，故病程缠绵难以速愈。湿常与其他外感病邪兼夹致病，如湿热相兼，流注经络，伤及血脉筋骨，影响肺肝胃肾诸经，形成小儿痿病。若湿夹热毒，可致奶癣、流注；若湿热下注膀胱，可致热淋。此外，湿热之邪可致神昏，若上蒙清窍或湿热酿痰，痰浊蒙蔽心包，或湿热秽浊内阻，下焦不通，浊气上蒙，可见神志不清。

燥邪　燥为阳邪，为秋季主气，过极则为淫，故秋季多燥病。其性干涩，易伤阴液，小儿阴常不足，故小儿外感燥邪更易伤津耗液，其中燥邪伤及肺胃之阴者最为常见。燥邪据其寒热，又有凉燥和温燥之分。初秋流火未尽，多见温燥；深秋气候转凉，凉燥居多。温燥症见发热，微恶风寒，少汗，鼻干咽燥，咽痛声嘶，口渴烦闹，干咳痰少，甚则痰中带血丝，咳引胸痛，大便干结，舌质红干，舌苔微黄。凉燥症见恶寒，发热或发热不显，无汗，头痛鼻塞，口鼻干燥，咳嗽少痰，舌质干，舌苔薄白。温燥除有燥邪致病之特点，还有热象；凉燥除有燥邪致病之特点，还有寒邪致病之象，主要表现为风寒束表。

火（热）邪　火乃热之极，因火与热性质相同，常并称为火热。热多属外淫，而火常由内生，两者同中有异。或为感受温热病邪，或由风、寒、暑、湿、燥五气转化。六气皆易于化火，小儿又易感受外邪，故小儿所患热病最多。《黄帝内经素问·阴阳应象大论》："阳盛则热。"常见火热之证包括肺热咳喘、肠热泻痢、温热疫毒、热毒斑疹等。临床表现有高热烦渴，汗出，舌红，苔黄，脉洪数等火热之象。火为阳邪，其性炎上，见于小儿，若心火上炎者可见烦热，躁动不安，夜啼，口苦而干，口舌糜烂肿痛，舌尖红绛或起刺，舌苔黄，脉数等；肝火上炎者可见头痛眩晕，视物模糊，烦躁不安，甚或抽搐，昏迷，舌红苔黄，脉弦等；胃火上蒸者可见口臭，牙龈肿痛或出血、口唇生疮等；肺火上迫者可见咳嗽、咯血、鼻出血等。小儿热病与成人不同，容易生风动血。《黄帝内经素问·至真要大论》："诸热瞀瘛，皆属于火。"火热之邪，内迫心肝，热盛动风，可见神昏抽搐；若火邪入血，热迫血行，可见斑疹、吐血、鼻衄、尿血、便血等；若火邪入血聚于局部，腐蚀血肉，易致肿疡。《灵枢经·痈疽》："大热不止，热胜则肉腐，肉腐则为脓，故名曰痈。"清·吴谦等《医宗金鉴·外科心法要诀》："痈疽原是火毒生。"小儿阴常不足，火热之邪更易迫津外泄，销铄津液，故火邪为病，除热象外，常伴有口渴喜饮，涕泪俱无，咽喉干燥，小便短赤，大便秘结，舌红绛而干等阴津耗伤之象。

疫疠之气 又名戾气、疠气，是一类具有强烈传染性的病邪，具有发病急骤、病情较重、症状相似、传染性强、易于流行的特点。由于小儿脏腑娇嫩，形气未充，抗病能力低，疫疠之气易从鼻、口而入，且发病后证候易加重，甚则危及生命。某一种特异的疫疠之气可引起相应的疾病，如麻疹、小儿暑温、春温等。有些传染病被直接冠以"疫"字，如小儿疫毒痢、疫喉痧（即丹痧）等，都是疫疠之邪所伤。

了解小儿外感因素的致病特点，有助于充分认识外感因素在小儿病因学中的重要地位，对儿科临床最为常见的肺系疾病、传染病等的审证求因、审因论治有重要指导作用，对这些疾病的预防也有重要价值。

（洪 两）

rǔshí yīnsù

乳食因素（dietary factors） 小儿不适当哺乳进食，或进食有毒有害的乳食等致病的因素。包括饮食偏嗜、伤乳、伤食、饮食不洁、饮食不节、病自乳传等。早在隋·巢元方《诸病源候论·小儿杂病诸候·养小儿候》就指出了小儿"常当节适乳哺"的重要性，并指出乳哺喂养不当引起的多种疾病及其证候。明·万全《幼科发挥·小儿正诀指南赋》指出小儿"肠胃脆薄兮，饮食易伤"，说明小儿脾胃薄弱，易被饮食所伤；"儿太饱则伤胃，太饥则伤脾"（《幼科发挥·脾所生病·疳》）指出过饥过饱都能损伤脾胃而生病。

由于小儿脏腑娇嫩，脾常不足，且生长发育迅速，使小儿脾常不足的生理特点更加突出，如果调护失宜，可损伤小儿脾胃，罹患疾病。若小儿饮食偏嗜，气血营养不能均衡，影响小儿生长发育，且易损伤五脏，导致人体气血阴阳的失衡，发生多种疾病；饮食过多，可导致脾胃受损；饮食过少可导致气血生化不足；饮食不洁，误食被污染或有毒食物，轻者引起呕吐、泄泻、腹痛、寄生虫病，重则危及生命；乳母情志、饮食失调，或罹患疾病、用药不当，也会由乳汁传于小儿而使之患病。故明·万全《幼科发挥·原病论》云："节戒饮食者，却病之良方也。"

乳食因素是导致小儿疾病发生的重要因素，临床上与小儿脾系疾病的发生发展有密切关系。对于因乳食因素所致疾病应辨证论治，实者宜消积导滞，虚者宜补养脾胃，虚实夹杂者宜消补兼施。随着婴幼儿乳食制品日益丰富，乳食因素所致疾病亦有所变化，如因食物过敏引起的泄泻、哮喘、紫癜等疾病，这是对儿科工作者提出的新课题和研究内容。

（洪 两）

yǐnshí piānshì

饮食偏嗜（eclipse） 小儿喜欢进食一种或几种食物而不喜欢进食其他食物的不良习惯。俗称偏食。小儿在生长发育过程中需要各种营养物质的均衡供给才能满足身体的需要。早在《黄帝内经素问·脏气法时论》即有"五谷为养，五果为助，五畜为益，五菜为充"的论述，阐明饮食品种要多样化，要合理调配粮食、荤菜、素菜、水果，饮食偏嗜有害健康。明·张介宾《景岳全书·小儿则·护养法》明确提出"小儿饮食有任意偏好者，无不致病，所谓爽口味多终作疾也，极宜慎之"。《黄帝内经素问·生气通天论》《黄帝内经素问·五脏生成》等记述五味偏嗜可导致各种病理状态。小儿若过食酸味食品易使肝气亢盛，过食苦味食品易损伤脾胃，过食甜味食品易壅滞脾胃造成食欲下降、助湿生痰，过食辛辣食品易损伤肺气，过食咸味食品易损伤肾气，过食肥腻食品易碍滞脾胃、滋生痰浊，嗜食肉类不进蔬菜易造成便秘，只食素菜不进荤食可以形成疳证，一次进食嗜好食品过多常常产生积滞，这些都是儿科临床上常见的饮食偏嗜可能造成的病态。小儿长期饮食偏嗜造成气血营养不能全面均衡供给，日久可影响小儿生长发育，并且易损伤五脏，导致人体气血阴阳失衡，成为多种疾病的病因。饮食偏嗜是一种不良生活习惯，在日常生活中应当注意帮助小儿均衡饮食，培养良好的饮食习惯，可以给稍大儿童讲述饮食偏嗜的危害，适当运用中药调理脾胃增进食欲协助改善饮食状况。

（汪受传）

shāng rǔ

伤乳（milk damage） 小儿乳哺失宜，乳汁不能消化，停滞于脾胃，导致消化系统病证的因素。多见于1岁以下处于哺乳期的小儿。宋·赵佶等《圣济总录·卷第一百七十五·小儿宿食不消》有"小儿肠胃嫩弱，饮食易伤，若将养失宜，乳哺不节，致脾胃不能传化水谷之气"的记载，明确说明了伤乳的病因病机。

伤乳的内因为小儿脏腑娇嫩，脾胃薄弱，外因为哺乳失节，喂养不当。婴幼儿乳食不能自制，如喂乳时间过频，或一次乳食的量过大，均可导致婴儿脾胃受伤，临床出现一系列消化系统的症状，如不思纳乳、呕吐、腹胀、腹痛、泄泻，呕吐物与大便均可见未消化的奶瓣、有乳臭气等，同时，可伴有面色青黄、低热、口渴、身渐黄瘦等症状。如不能及时纠正，可造成小儿积滞、厌食、呕吐、腹胀、腹痛、泄泻、疳证等。

(洪 两)

shāng shí

伤食 (food damage; dyspepsia)

由于饮食过量、生冷不均、杂食乱投等导致食物停滞脾胃，以致脾失健运，脾胃不和，饮食不能消化的因素。伤乳、伤食是儿科消化系统病证的常见因素，伤乳一般多见于 1 岁以下的婴儿，而伤食则多见于 1 岁以上的幼儿。

小儿伤食，一是因其脏腑娇嫩，脾常不足，同时又生长发育迅速，所需营养物质相对比成人多，脾胃常显得不足；二是因其年幼，饥饱不知自调，或家长调护失宜，往往造成过食，或饥饱失当，从而引起一系列消化系统症状。临床可见呕吐酸腐，不思饮食，口气臭秽，脘腹胀满或疼痛，夜寐不安，大便干燥或泄下酸臭等症状。随着人们生活水平的提高，食品种类日益丰富，临床上小儿伤食及其导致的疾病逐渐增多。小儿伤食日久不愈，可导致脾胃受损，积滞内停，产生厌食，甚至疳证，严重影响小儿的身体素质及健康。应积极加以防范，时刻注意小儿饮食卫生，养成定时定量的饮食习惯，忌食生冷、不洁的食物，促进小儿健康茁壮成长。

(洪 两)

yǐnshí bù jié

饮食不洁 (dirty diet)

食入不干净的饮食。小儿缺乏卫生知识，自制能力较差，加之脾常不足，易为邪伤，倘若食入大量被污染的饮食，极易导致胃肠疾病、肠寄生虫病及传染性疾病。胃肠疾病常见呕吐、泄泻、腹痛、胃脘

痛等，多发生在夏秋季节。肠寄生虫病随时都可发生，如蛔虫病、蛲虫病、姜片虫病等，主要是食入了被寄生虫卵污染的食物，常表现为绕脐腹痛，嗜食异物，面黄肌瘦，肛门瘙痒等症状，甚则可见腹部剧痛、蛔厥。传染性疾病也有一定的季节性，春夏两季多见，如痢疾、霍乱、肝炎等。如不注意个人卫生，或进食被污染、腐败变质及有毒食物，可导致传染病，出现严重呕吐、泄泻、食欲不振，甚至阴伤、气耗、阳脱等证候。

随着人们生活水平的提高、卫生意识的增强，原有饮食不洁引起的疾病如寄生虫病等，发病率较前减少，而污染食品、食物添加剂等导致小儿各种疾病的发生率则有增高趋势，需要引起社会及家长的高度重视。

(洪 两)

yǐnshí bù jié

饮食不节 (eating and drinking without temperance)

饮食不能节制，过饥或过饱的不良饮食习惯。在小儿诸多疾病的发病中有重要影响。明·万全《幼科发挥·脾所生病·疳》记载："儿太饱则伤胃，太饥则伤脾"，认为小儿过饱影响胃的受纳腐熟功能，过饥则耗伤脾气影响运化。小儿生机蓬勃，发育迅速，所需营养物质相对成人较多，饮食对小儿脾胃功能的影响非常重要。小儿不知饥饱，且脾常不足，若喂养不足，气血生化乏源，久之正气虚弱，抵抗力降低，易患肺系疾病、脾系疾病，如小儿感冒、反复呼吸道感染、泄泻、疳证等；若饮食过度，超过脾胃的受纳、腐熟、转运能力，可导致饮食内积，脾胃损伤，导致呕吐、泄泻、腹痛、积滞、厌食等

病证。

饮食不节是一种不良的饮食习惯，主要原因在于家长喂养调护不当，以致小儿饥饱失度。所以，加强对小儿的饮食调护，做到乳食有时有节，少吃零食，纠正偏食，培养良好的饮食习惯，对小儿的成长至关重要。对于因饮食不节导致的各种疾病，应积极有效地治疗。

(洪 两)

bìng zì rǔ chuán

病自乳传 (diseases passed through breast milk)

由于乳母的情志、饮食等调摄不慎，或罹患疾病、服用药物，造成乳汁变化，导致小儿疾病的发生。宋·王怀隐等《太平圣惠方·卷八十二·乳母忌慎法》已有病自乳传的记载："凡为乳母，皆有节度，如不禁忌，即令孩子百病并生。"明·万全《幼科发挥·脾所生病·调理脾胃》曰："饮食入胃，气通于乳。母食热则乳亦热，母食冷则乳亦冷。故儿伤热乳则泻黄色……伤冷乳则泻青色。"乳汁为母体气血所化，乳母的情志、营养及健康状况，可直接影响乳汁的分泌和质量，从而影响小儿健康。临床上每见乳母嗜食冷饮或辛辣肥甘，致乳儿泄泻久治不愈，说明乳母饮食不当会直接损伤婴儿脾胃。若乳母患病，特别是时行疫毒，也可致小儿罹患此病。故此，乳母应当特别注意情志、饮食的调摄，若罹患疾病，应暂时停止哺乳并积极治疗，以防病自乳传。若是传染病还必须与小儿隔离，待疾病痊愈后方可再行哺喂。

(洪 两)

xiāntiān yīnsù

先天因素 (congenital factors)

人体在胎儿期从父母体内禀传的

致病因素。关于小儿的先天因素致病，早在《黄帝内经素问·奇病论》即有记载："人生而有病颠疾者，病名曰何……此得之在母腹中时，其母有所大惊，气上而不下，精气并居，故令子发为颠疾也。"元·朱震亨《格致余论·慈幼论》："儿之在胎，与母同体，得热则俱热，得寒则俱寒，病则俱病，安则俱安。"清·陈复正《幼幼集成·护胎》："胎婴在腹，与母同呼吸、共安危，而母之饥饱劳逸、喜怒忧惊、食饮寒温、起居慎肆，莫不相为休戚。"这些论述均说明了胎儿与父母的密切关系，疾病的禀传也莫不如此。

先天因素主要包括两方面。①遗传因素：指父系或母系家族遗传性疾病遗传给小儿的先天性病因。父母基因缺陷可导致小儿禀赋不足，从而出现先天畸形、生理缺陷或代谢异常等。②养胎护胎不慎：妊娠妇女饮食失调、情志失摄、劳逸失度、感受外邪、房事不节、用药不当等，都可能损伤胎儿而出现先天性疾病。

近年来，流行病、传染病及部分常见病的发病率呈逐渐下降趋势，而先天性疾病的病种呈逐年增多、发病率呈逐年上升的趋势，特别是伴随环境污染、社会心理改变等产生的疾病增多。据统计，目前已被认识的遗传病至少有3500种，其中大部分属于先天畸形或伴有不同程度的组织结构或代谢异常。先天因素导致小儿疾病已引起儿科医疗工作者和社会的广泛重视。为了减少先天因素对小儿生命健康的影响，应广泛宣传优生知识，加强婚前检查、遗传咨询，提倡适龄婚育，加强养胎护胎教育，同时注意减少环境致畸因素等的危害。

（洪　两）

tāidú

胎毒（fetal toxicity）　孕妇热毒遗留于胎儿，导致小儿出生后发生疾病的先天因素。胎毒含义有两种。①广义指胎中禀受的各种对小儿有危害的致病因素，狭义专指胎中禀受热毒，故其与母体关系最为密切。狭义胎毒的产生多由于父母恣食肥甘，或多郁怒，或纵淫欲，或患恶疾，其毒火蕴藏于精血之中传于胎儿。②古人以小儿疾病症状外在表现为依据，分析推理出的病因病机的代名词。即小儿的多种病变病因皆与胎毒有关，如鹅口疮、重舌、木舌、垂痈、重龈、胎寒、胎热、胎惊、胎黄、胎肥、初生不乳等新生儿疾病，或疥疮、赤游丹、奶癣等皮肤疾病及一些传染性疾病等。宋代《小儿卫生总微论方·胎中病论》说："儿自初生至七日内外，因胎毒上攻，于舌上生白屑如米，连口两角生黄疮，及舌下有膜如石榴子大，令儿声不发者，名曰鹅口"，较早提出了胎毒的概念。明·万全《幼科发挥·胎疾》："胎毒者，精血中之火毒，即命门相火之毒"，明确提出了胎毒为"精血中之火毒"，是先天性的致病因素。清·陈复正《幼幼集成·胎病论》认为"凡胎毒之发，如虫疥流丹，湿疮痈疖结核，重舌木舌，鹅口口疮，与夫胎热、胎寒、胎搐、胎黄之类是也"，指出了胎毒可致多种疾病。胎毒重在预防，父母孕育前后，应注意生活规律，劳逸结合，保证充足的睡眠，禁烟禁酒，提高免疫力。此外，孕妇在妊娠期更应慎起居、节饮食、畅情志、调五味、避房事、防感染、慎用药等，以防胎毒的发生。

（洪　两）

tāi chuán

胎传（congenital diseases）　母亲在受孕至分娩期间因自身疾病对胎儿的不良影响，导致婴儿出生后发生疾病。胎传发生主要有两方面原因。①孕母孕前患有传染病，或在妊娠期罹患传染病，或误服药物，将疾病传染给胎儿或影响胎儿正常生长发育，以致产生先天性疾病和畸形。如胎传梅毒、乙型病毒性肝炎、小儿艾滋病等。孕母妊娠期感染风疹病毒导致婴儿先天性心脏病、失明或耳聋等。②由于父精母血不足所致先天缺陷，导致胎儿禀赋不足，脏腑经络肢体发育异常，出生后出现遗传性疾病，如唐氏综合征、肝豆状核变性等。

胎传重在预防，孕母在妊娠期应注重传染病的预防，避免服用对胎儿不利的药物。若患有不宜怀孕的疾病如梅毒、病毒性肝炎等，要坚持避孕。此外，做好妊娠期检查也是减少胎传所致疾病的有效措施。

（洪　两）

tāibìng

胎病（fetal diseases）　先天因素导致的疾病。有广义和狭义之分。广义指由于先天因素致病，小儿出生后出现的与"胎禀"（即体质，为小儿的先天禀赋）有关的疾病。狭义指由于先天因素致病，小儿出生后不久突然出现的以口吐涎沫、两目上视、肢体抽搐、惊掣啼哭、喉中发出异声等为主要临床表现的疾病，又称颠疾、胎病、癫痫。记载首见于《黄帝内经素问·奇病论》："帝曰：人生而有病颠疾者，病名曰何？安所得之？岐伯曰：病名为胎病。此得之在母腹中时，其母有所大惊，气上而不下，精气并居，故令子发为颠疾也。"说明了先天因素是胎病的病因。胎病重在预防，应特别注意婚前及妊娠期检查，排除导致遗传性疾病的病因；孕妇养护胎儿定要节饮食、慎起居、调情志、防外邪、慎用药，以防胎病的发生。

(洪 两)

qíngzhì yīnsù
情志因素 （emotions）

七情（怒、喜、忧、思、悲、恐、惊）过度的致病因素。小儿对外周环境认识的角度，以及承受能力与成人有很大的不同，因而情志因素导致的疾病与成人也有很大区别。隋·巢元方《诸病源候论·小儿杂病诸候·惊痫候》："惊痫者，起于惊怖大啼，精神伤动，气脉不定，因惊而发作成痫也。初觉儿欲惊，急持抱之，惊自止"，对小儿因惊恐致病，以及预防做了论述。明·张介宾《景岳全书·小儿则·惊啼》进一步阐明了小儿易受惊恐而致病的病因："盖小儿肝气未充，胆气最怯，凡耳闻骤声、目视骤色，虽非大惊卒恐，亦能怖其神魂。"小儿心怯神弱，与成人相比，受情志刺激后更易发病，其中最常见的情志致病因素是惊恐。当小儿乍见异物或骤闻异声时，容易惊伤心神，出现夜啼、小儿心悸、惊风等病证；长时间所欲不遂，缺少关爱，容易导致忧虑、思念，损伤心脾，出现小儿厌食、小儿呕吐、小儿腹痛、孤独抑郁等病证；儿童心理承受能力差，家长过于溺爱，或者学习负担过重，家长期望值过高，都易使其产生精神行为障碍性疾病。

当前，儿科就诊患者中因情志不调致病者有增多趋势，尤以学龄期儿童多见，情志变化常与学习成绩、周围环境有关。医生对于这种情况，首先应予以必要的心理疏导，并做好家长、学校的工作，使孩子恢复良好的心态，再配合适当的药物治疗。

(洪 两)

kèwǔ
客忤 （infantile fright）

小儿脏腑娇嫩，神气未定，暴受惊吓而出现面色异常、呕吐、泄泻、腹痛、夜卧不安、夜啼、瘛疭等病证。又称中客忤、中客、中人。隋·巢元方《诸病源候论·小儿杂病诸候·中客忤候》提出"小儿中客忤者，是小儿神气软弱，忽有非常之物，或未经识见之人触之，与鬼神气相忤而发病，谓之客忤也，亦名中客，又名中人……"，并指出"若失时不治，久则难治"，说明了客忤的致病因素、临床表现、预后等。后世医家对客忤为病有较为深入的认识，并提出了"客忤似痫""客忤夜啼""客忤痉"等病证名。由于小儿神气怯弱，惊吓则气机逆乱，主要影响心、肝、脾胃、脑等脏腑气机而出现相应的临床表现。影响及心见惊悸不安、睡卧不宁、夜啼等症；影响及肝见口吐涎沫、面色变异、四肢抽动、反侧瘛疭，状若惊痫等症；影响及脾胃见呕吐、泄泻、腹痛、腹胀等症；影响及脑见昏厥、抽搐、癫痫等病症。治疗宜用安神定惊之剂，如安神丸等，热盛者可加豁痰清热之剂。临床上应重视情志因素，特别是惊吓对小儿健康的影响。要引起家长和儿科医疗工作者的重视，避免小儿惊吓，防止客忤的发生。

(洪 两)

yìwài yīnsù
意外因素 （accidents）

中毒、溺水、触电、跌仆损伤、异物损伤等各种意外的致病因素。古代医籍对小儿意外因素致病有比较多的论述。元·曾世荣《活幼心书·明本论·不内外因》："有长成小儿，偶因他物自伤，或戏走失足……有孩儿贪劣，因弄刀锥，或乘高堕地致伤……"，记述了小儿由于自我保护意识不足，易出现意外因素造成的损伤。

小儿知识未开，缺乏生活知识和自理能力，对外界一些危险事物及潜在的危险因素缺乏识别和防范，好奇心强，易轻举妄动，故容易发生意外事故。在意外事故中，小儿急性中毒比较多见，因其年幼无知，常误食毒物引起。毒物种类包括某些药物、有毒植物、强酸、强碱、农药、灭鼠药、汞、铅等。小儿脏腑功能未臻完善，排毒解毒能力差，一旦发生中毒，症状严重，预后较差。若中毒时无人发现，未能及时就诊，或就诊时病史不清，更易贻误治疗，甚至造成死亡。平时若见小儿突然出现不明原因的呕吐、泄泻、昏睡或烦躁、抽搐、昏迷、呼吸脉搏瞳孔血压改变等，应考虑急性中毒的可能。溺水和触电是意外伤害的常见因素，溺水事故常因游泳地点选择不当，跳水姿势不妥，无成人守护，或失足落水，引起窒息死亡。触电事故多因缺乏安全教育所致，诸如家中电器插座安装过低、包线破损、电线断头、在高压线下及树下避雨等。异物损伤是日常生活中危害小儿健康和生命的常见危险因素之一，若将异物吸入气道，大者可窒息死亡，小者下滑至支气管，引起气管异物呛咳不止或吸入性肺炎，数周甚至数年不愈。若将异物吞入胃肠，轻者腹痛，重者胃肠穿孔出血，给患儿带来极大痛苦。跌仆损伤常造成小儿伤残，重者当场丧命，常见跌仆损伤因素有创伤、咬伤、跌打伤、脱位、烧烫伤、交通事故等。

对于意外因素，家长的监护

与教育尤为重要。对于年幼儿童应加强监护，大龄儿童应加强安全教育，防止意外事故发生。

（洪　两）

diē pū sǔnshāng

跌仆损伤 (fall-related injuries)

由跌打、创伤等造成的身体伤害。属于意外因素范畴，可造成小儿出血、皮肉筋脉损伤，或骨折脱臼等。元·曾世荣《活幼心书·明本论·不内外因》："有长成小儿，偶因他物自伤，或戏走失足，触损两目，血胀肿痛，昼轻夜重……有孩儿贪劣，因弄刀椎，或乘高坠地致伤，皮破血出……有十五岁者，恃其气血方刚，惟务驰骋，多至落马坠车，或斗狠跌伤肢体，一切损伤及毒虫兽所伤。"指出跌仆损伤是小儿重要致病因素。小儿知识未开，好奇爱动，缺乏生活经验和自制能力，对外界一些危险因素缺乏识别和防范。家长若缺少对小儿的教育，照看不周，导致小儿意外伤害比较常见，严重损伤往往造成小儿伤残，甚则丧命。跌仆损伤导致小儿意外伤害要警钟长鸣，家长和学校应加强安全教育，教给小儿必要的生活常识，防止跌仆损伤的发生。

（洪　两）

yàodú yīnsù

药毒因素 (drug toxicity)

用药不当、误用药物，或药物的毒副作用等导致小儿罹患疾病的致病因素。小儿气血未充，脏腑娇嫩，凡大苦、大寒、大辛、大热之品以及攻伐、峻烈、有毒药物皆能使小儿患病。临床上治疗用药当辨证施治，合理配伍，尽可能减少药物毒副作用及不良反应对小儿造成的伤害。有毒中药如朱砂、轻粉、乌头、巴豆、斑蝥、马钱子等，在儿科应当慎用。有严重毒副作用及不良反应的西药在儿科更要避免滥用，如非细菌感染性疾病使用抗生素，长期大量使用糖皮质激素、化疗药物等，必须使用时要注意监测其毒副作用。随着更多的新药应用于临床，药毒因素致病的发生较前增多。这就要求儿科医疗工作者在临床工作中要准确掌握药物的不良反应及毒副作用，不得滥用药物，将药物对小儿健康的影响降至最小。临床用药时需注意与成人区别：①小儿身体处在积极发育阶段，用药时应注意各个阶段器官的发育水平。②注意药物剂量的换算和把握。③掌握用药的时间和方法。

（洪　两）

zhòng yàodú

中药毒 (drug intoxication)

药物对机体产生不良影响或损伤。药毒包括药物的偏性以及药物本身所具有的毒性。小儿由于脏腑娇嫩，自身解毒能力差，临床用药时若失治、误治或用药太过，极易被药毒所中，出现一系列病理状态，故药毒成为儿科常见的致病因素。历代医家对小儿用药出现的中毒现象非常重视。隋·巢元方《诸病源候论·小儿杂病诸候·服汤中毒毒气吐下候》记述："春夏以汤下小儿，其肠胃脆嫩，不胜药势，遂吐下不止，药气熏脏腑，乃懊憹困乏者，谓此为中毒，毒气吐下也。"明确指出了药毒导致小儿疾病的病机。明·张介宾也提出凡是药性峻猛的克伐之剂最当慎用，否则易被药毒所害。小儿为稚阴稚阳之体，服用大苦、大寒、大辛、大热之品以及攻伐太过、峻烈、有毒药物容易导致气血阴阳失衡而发病，出现呕吐、泄泻、神昏等病症，甚则危及生命，此为旧疾未愈又添新疾。因此应用此类药物时，应辨证准确，用药配伍精当，中病即止，不可过剂。对于化学制剂，应谨慎使用，必须使用时应严格掌握剂量，合理应用，以防中毒发生。

（洪　两）

yào zì rǔ chuán

药自乳传 (drug toxicity passed through breast milk)

乳母服药后，药物成分通过乳汁进入婴儿体内，使其产生致病或治病作用。包括两方面：①乳母患病而服药，药物通过乳汁被正常婴儿食入，引起婴儿发病。②婴幼儿患病无法服药或服药不便，可使其乳母服药，小儿食入带有药物的乳汁后产生治疗效果。中医古代文献称之为酿乳，指乳母用药酿成药乳，患儿吮吸后产生疗效的治疗方法。明·万全《万氏家传幼科指南心法·胎疾》指出"盖乳母服药，必须另择乳母，然后可补可泻也。若其母自乳，则不可乱投汤药"，说明古代医家已经认识到药物可通过乳汁传于婴儿，故乳母应避免因服药而对乳儿产生的不良影响。

现代药理研究证实，乳母服药后，多数药物如止痛药、镇静药、抗生素类药物等均可进入乳汁，对小儿产生影响。同时，由于乳儿可以从乳汁中摄入药物及代谢产物，故小儿患病时若药物难以服入，必要而且可能时可使其母服药，通过乳汁将药物喂入小儿体内，有助于小儿康复。

（洪　两）

huánjìng yīnsù

环境因素 (environmental factors)

小儿生活所处的家庭、自然、社会等影响小儿身心健康的因素。包括家庭环境、自然环境、社会环境等。家庭环境对儿童身心健康起着重要作用，良好的居住环境如阳光充足、空气新鲜、水源清洁、无噪声、无光污染、居处舒适，再配以良好的生活习惯、科学护理、良好教养、体育锻炼、完善的医疗保健服务等，都是促进儿童生长发育达到最佳状态的重要因素。家庭环境中的某些因素常对小儿健康造成威胁，如家具及房屋装潢中有毒物质超标，与小儿恶性肿瘤、白血病等疾病的发生有相关性；家庭不和睦、父母离异等常可导致小儿心理障碍性疾病。自然环境的变化和环境污染可导致小儿疾病发生，如春秋花开时，空气中的花粉可导致一些小儿过敏，发生过敏性疾病，如哮喘、荨麻疹等。环境污染如空气污染等导致小儿呼吸道疾病发病率增高，水污染导致多种疾病的发生。自然环境中的一些放射性物质也被证实与小儿恶性肿瘤、白血病等疾病的发生有相关性。随着社会经济的发展，社会环境对小儿健康的影响引起人们的高度关注，如影视和网络中一些暴力和淫秽内容对小儿心理健康会产生不良影响，涉及未成年人的犯罪也严重影响儿童身心健康。

环境因素是影响小儿后天生长发育的重要因素，是决定小儿身心健康与否的重要条件，应当引起家长、儿科医疗工作者及整个社会的高度重视，共同营造良好的环境，促进儿童健康成长。

(洪 莉)

xiǎo'ér bìnglǐ tèdiǎn

小儿病理特点 (infantile pathological features) 小儿疾病发生发展过程中，病性、病位、病势、邪正关系及转归预后等方面有别于成人、小儿特有的特点。隋·巢元方《诸病源候论·小儿杂病诸候·养小儿候》提出"小儿脏腑之气软弱，易虚易实"，指出小儿由于脏腑娇嫩，疾病发展过程中易发生虚实转化。宋·阎季忠《小儿药证直诀·原序》中总结钱乙之论，明确指出小儿疾病"易虚易实，易寒易热"，高度概括了小儿的病理特点，对后世儿科影响较大。

现代儿科专家在历代医家论述的基础上，将小儿病理特点归纳为"发病容易，传变迅速；脏气清灵，易趋康复"。小儿脏腑娇嫩，形气未充，物质和功能均未发育完善，对病邪的抵抗能力较成人差，且各脏器代偿能力较成人低，因此不仅容易感邪发病，而且发病后病情变化较成人迅速。同时，与成人相比，小儿致病因素相对单纯，且具有蓬勃生机，一般恢复比成人快、预后较成人好。正确而全面地理解小儿病理特点，有助于准确认识小儿疾病的发生发展及辨证论治，正确把握小儿疾病的转归和预后，提高中医儿科医疗工作者的临床诊疗水平。

(洪 莉)

fābìng róngyì

发病容易 (easy onset) 由于小儿抗病能力弱，易受到各种致病因素伤害而患病。小儿由于脏腑娇嫩、形气未充，肌肤薄弱，腠理疏松，对疾病的抵抗能力较差；加之小儿寒温不能自调，乳食不能自节，一旦调护失宜，外则易为六淫和疫疠之气所侵，内则易为饮食、劳倦所伤，故在病理反应上容易发病。清·吴瑭《温病条辨·解儿难》："肌肤嫩，神气怯，易于感触。"清·陈修园《医学三字经·小儿第二十四》："稚阳体，邪易干。"这些均指出由于与成人不同的特有的小儿生理特点，导致了小儿"发病容易"

这一病理特点。

小儿以外感疾病、传染病和肺、脾、肾三脏病证较为易发，常见的如感冒、咳嗽、哮喘、水痘、呕吐、腹泻、积滞、遗尿等。充分理解和把握小儿发病容易这一病理特点，有助于认识到加强小儿护养和疾病预防的重要性，尽量做到养护得当，寒温适宜，饮食有节，以增强体质、未病先防，减少小儿疾病的发生。

(洪 莉)

xīn cháng yǒu yú

心常有余 (constant abundance of the heart) 生理上主要指小儿心神怯弱，情志易变；病理上主要指小儿感受外邪后易化火伤心生惊。小儿生理、病理特点之一。明·万全《万氏家藏育婴秘诀·五脏证治总论》首先提出"肝常有余，脾常不足……心常有余，肺常不足。"心属火，主血脉，主神志，开窍于舌，其华在面。小儿初生，知识未开，脏腑娇嫩，稚阴稚阳之体，故在生理上表现为心神怯弱，病理上表现为易感外邪，各种外邪均易从火化，火邪伤心而易生惊悸、惊惕、神昏之证。临床上"心常有余"主要表现在两方面。①生理上：由于小儿心神怯弱，表现为易喜易惊易怒，变态不常。②病理上：一方面火邪犯心，心神被扰，可见神识昏愦、惊悸等证；另一方面火邪侵入心经，心经热盛，可见口舌生疮、诸痛疮疡等证。

(洪 莉)

gān cháng yǒu yú

肝常有余 (constant abundance of the liver) 生理上主要指小儿体禀少阳生发之气，生长发育迅速；病理上主要指小儿感邪之后易生动风抽搐之证。小儿生理、病理特点之一。明·万全《万氏

家藏育婴秘诀·五脏证治总论》认为"肝常有余，脾常不足……心常有余，肺常不足。"历代沿用至今。肝为风木之脏，旺于春，春乃少阳之气，少阳之气为生生之气，使小儿充满生机活力，迅速生长发育，此为肝常有余在生理方面的体现。肝为风木之脏，小儿感邪多从火化，火热之邪入肝，易引动肝风，出现动风抽搐等证，此为肝常有余在病理方面的体现。

(洪 两)

yì xū yì shí

易虚易实（vulnerable to manifestation of deficiency and excess）

小儿发病后容易出现虚、实证候演变转化的病理特点。由于小儿脏腑娇嫩，形气未充，一旦患病，传变迅速，易出现虚证、实证之间的转化，实证可以逐渐转化为虚证，虚证也可因复感外邪等原因而转化为实证，或出现虚实并见的证候。虚实是对人体正气的强弱与疾病邪气的盛衰而言，《黄帝内经素问·通评虚实论》有"邪气盛则实，精气夺则虚"的论述，宋·阎季忠《小儿药证直诀·原序》明确提出"小儿……脏腑柔嫩，易虚易实，易寒易热"。临床上易虚易实的病理特点主要体现在疾病发生发展传变上，如小儿肺脏娇嫩，易感外邪，患感冒表实证，若不积极正确治疗，可迅速转为肺炎喘嗽，出现咳嗽、气急、鼻煽、发绀等肺气郁闭之里实证，若失治或误治则又可迅速出现心阳虚衰的正虚变证（见小儿感冒）；又如小儿泄泻，起病时多表现为外感湿热、风寒或内伤乳食的实证，若失治误治则易迅速出现阴伤液脱或阴竭阳脱的虚脱证，疾病迁延又易于产生脾胃虚弱兼乳食不化的虚实夹杂证。

易虚易实是由小儿生理特点决定的。正确掌握这一特点，有助于有预期地把握小儿疾病的发生发展，有助于正确、及时、审慎地诊断、治疗小儿疾病。

(洪 两)

yì hán yì rè

易寒易热（vulnerable to manifestation of cold and heat）

小儿发病后容易出现寒、热证候演变转化的病理特点。清·叶桂《临证指南医案·幼科要略》："襁褓小儿体属纯阳，所患热病最多。"寒热是两种不同性质的疾病证候属性。在疾病发生发展过程中，由于小儿"稚阴未长"，易呈阴伤阳亢，表现热的证候，又因小儿易罹外感，外感病邪后易从热化，故小儿热病多见；小儿"稚阳未充"，阳气薄弱，气血未充，邪气易实，正气易伤，故容易感受风寒而出现寒实证，又易因阳气虚衰而出现虚寒证，特别是素体阳虚者更易寒从内生。

临床上易寒易热的病理特点较为典型，如风寒外束之表寒证，可郁而化热，热极生风，出现高热、抽搐等热盛动风之症；在急惊风之高热抽搐，风火相煽的实热内闭之时，又可因正不胜邪，迅速出现面色苍白、汗出肢冷、脉微细等阴盛阳衰之危候。由此可见小儿寒热之变，比成人更为迅速且危重。故临床上对小儿疾病的诊治，必须强调正确诊断，及时辨别寒热、虚实证候的转变，给予恰当治疗。

(洪 两)

chuán biàn xùnsù

传变迅速（rapid transmission）

小儿发病后病变演变迅速，导致病情多变的病理特点。明·万全《万氏秘传片玉心书·慈幼微心赋》："肠胃脆而多伤乳食，筋骨嫩而易感风寒，易虚易实兮，变如反掌。"清·吴瑭《温病条辨·解儿难》："邪之来也，势如奔马，其传变也，急如掣电。"这些均论述了传变迅速的病理特点。临床上主要体现在3方面。①由表及里：小儿感受时邪，多以卫气营血途径迅速传变，如小儿暑温，起病后迅即发生由卫及气、传营、入血的病理变化。②由经络及脏腑：经络受邪，可迅速影响到脏腑，如痄腮，初期邪气多在少阳、厥阴经脉，若失治误治，可迅速出现邪陷厥阴、毒窜睾腹等变证。③由一脏及他脏：如小儿手足口病，病初邪在肺脾，若失治误治，可迅速出现邪陷心肝、邪伤心肺、邪毒侵心、心阳虚衰、湿热伤络等波及多个脏腑的变化。

小儿脏腑娇嫩，形气未充，气血不足，抗病力较弱，疾病传变迅速，临床上需准确把握这一病理特点，熟悉各种疾病的传变规律，及时预测可能发生的疾病变化，及早诊断和及时治疗。

(洪 两)

zàngqì qīnglíng

脏气清灵（keen visceral qi）

小儿脏腑气机纯净而灵动的病理特点。脏气指脏腑气机，包括脏腑物质基础和生理功能，主要指脏腑之气的升降和出入；清指纯净而不混杂；灵指灵动而不呆滞，富于变化。明·张介宾《景岳全书·小儿则·总论》有小儿"其脏气清灵"的论述。小儿脏气清灵是由小儿脏腑娇嫩，形气未充，五脏六腑成而未全，全而未壮，又具有蓬勃生机的生理特点决定的，是对处于病理状态下小儿脏腑特点的概括。小儿疾病在病情发展转归中有传变迅速、病情易恶化的不利一面，但是与成人相比，因小儿为纯阳之体，病因比较单纯，多为外感六淫，或内伤饮食，病邪夹杂较少，且少七情五志之伤，更无色欲之念、邪火伤身之患，故又有有利的一面。

小儿脏气清灵，对治疗反应敏感，患病后通常比成人容易康复，预后一般较成人好，但同时也不耐峻烈之药物攻伐，所以小儿用药要轻巧灵活，又强调及时审慎。

（洪　两）

yì qū kāngfù
易趋康复（quick recovery）
小儿患病后只要辨证治疗准确及时，疾病相对容易康复，预后较成人好的病理特点。明·张介宾《景岳全书·小儿则·总论》："但能确得其本而撮取之，则一药可愈，非若男妇损伤积痼痴顽者之比。"说明了只要辨证准确，抓住关键病机，用药后便可迅速痊愈，不会像成人患病后顽固不易愈。小儿患病后易趋康复的原因有三。①小儿生机蓬勃，活力充沛，组织再生修复能力强。②小儿痼疾顽症少于成人，七情及药石之伤较成人少。③小儿疾病的病因较单纯，以外感六淫和内伤饮食为主。

临床上小儿常见病与成人疾病相比，一般病程短，治疗反应灵敏，故预后较成人好。即使是重病顽症和危急病证，只要诊断正确、治疗及时，效果及预后通常也较成人为佳。

（洪　两）

suíbōsuíyìng
随拨随应（responsive to treatments）
小儿机体对药物及其他治疗措施反应灵敏，只要辨证准确，治疗得当，可较快出现疗效的现象。是小儿患病后易趋康复的反映之一。明·张介宾《景岳全书·小儿则·总论》："小儿之

病……其脏气清灵，随拨随应。"小儿为纯阳之体，生机蓬勃，脏气清灵，且宿疾较少，病因相对单纯，故小儿对治疗反应灵敏，疾病易趋康复。临床上中医药治疗小儿常见病，如小儿感冒、咳嗽、泄泻等病证均能较快显效。对部分疑难杂症，如哮喘、癫痫、水肿等病证的疗效及预后也较成人好。因此，对于小儿多种疾病均可在正确的诊断治疗下，调动小儿机体自身的抗病康复功能，获得与成人相比较快较佳的治疗效果。

（洪　两）

érkē zhěnfǎ
儿科诊法（pediatric diagnostic methods in traditional Chinese medicine）
儿科医生诊察、收集疾病信息资料的各种方法。主要包括望诊、闻诊、问诊和切诊。通过四种诊法，诊察疾病，收集疾病相关的信息，以作为辨病辨证的依据，这是临床诊治疾病的重要环节。早在《黄帝内经素问·阴阳应象大论》中就有关于四诊的论述："善诊者，察色按脉，先别阴阳；审清浊，而知部分；视喘息，听音声，而知所苦；观权衡规矩，而知病所主；按尺寸，观浮沉滑涩，而知病所生。"小儿有其生理、病理特点，生长发育、病情反应均不同于成人，故四诊也有其特点。历代对于儿科四诊积累了丰富的经验。宋·钱乙认为小儿不善言语，不易配合，诊察疾病与成人有所不同。清·夏鼎认为儿科四诊以望诊为重，问诊继之，闻诊则次，切诊难以实施。近代以来，应用物理学、化学、数学、工程技术、电子计算机等技术方法，研制出了多种诊断仪器，发展了诊察手段和范围，可以搜集到更多的疾病

信息资料，为疾病与证候的诊断提供了更多的信息来源。

儿科望诊是医生运用视觉观察小儿的神色形态、体表及五官九窍、分泌物和排泄物色质变化等诊察疾病的方法；儿科闻诊是医生通过听声音、嗅气味来诊察小儿疾病的方法；儿科问诊是医生通过询问小儿、家长或保育员获得小儿疾病信息的方法；儿科切诊是医生通过手指切按小儿脉象及体表以诊察疾病的方法。望、闻、问、切四种诊断方法在临床要综合应用，结果互相参考，才能综合分析判断，对疾病、证候做出正确诊断。中医传统的四诊方法来源于中医基础理论，是中医诊治疾病的基础，对辨证论治有十分重要的作用。

（翟文生）

érkē wàngzhěn
儿科望诊（inspection in traditional Chinese medicine pediatrics）
医生运用视觉观察小儿的神色形态、体表及五官九窍、分泌物和排泄物色质变化等诊察疾病的方法。人体外部和五脏六腑有密切的关联，特别是面部、舌部和脏腑的关系更加密切。因此，通过对外部的观察，可以了解体内的病变。正如《灵枢经·本脏》所说："视其外应，以知其内脏，则知所病矣。"后世儿科医家在望诊方面有不少论述，认为小儿病于内，必形于外，内在的病理变化均会在体表有相应的表现，这是人体整体观的反映。

儿科望诊，要求在光线充足的地方进行，尽量使小儿安静，避免干扰；充分暴露受检部位，认真辨析，排除假象；熟悉小儿生理特点，以常衡变。望诊包括整体望诊和分部望诊：整体望诊包括望神、望色、望形体、望动

态等，分部望诊包括审苗窍、辨斑疹、察小便、察大便、看指纹等。现代还可借助各种仪器设备进行体内病变和体表微观望诊。

在儿科，闻诊、问诊、切诊均易受干扰，应用受到一定限制，故中医儿科医家历来对望诊最为重视。小儿肌肤柔嫩，反应灵敏，凡外感六淫、内伤乳食、脏腑功能失调、气血阴阳盛衰，均易从面、唇、舌等苗窍表现于外，其反映病情的真实性较成人更为准确，不易受到主观因素的影响。而且，望诊受小儿哭闹等影响较小，反映出的疾病表现比较客观。

（瞿文生）

wàngshén

望神（inspection of vitality） 观察机体生命活动的外在表现（主要是精神状态和机体功能状态）的望诊方法。神的概念有广义和狭义之分：广义指整个机体生命活动的外在表现，神就是生命；狭义指人的精神活动，神就是精神。《黄帝内经》已论述了望神的基本内容和方法，"得神者昌，失神者亡"（《黄帝内经素问·移精变气论》）指出望神可以了解五脏精气的盛衰、病情轻重与预后。望神在小儿尤为重要，清·石寿棠《医原·儿科论》提出："凡神充色泽者，天真必厚，易养而少病；神怯神瞠，面色惨淡枯瘁，唇红不泽者，禀赋必薄，难养而多病。"望神应观察小儿的精神、意识、面目表情、形体动作、反应能力等，尤应重视眼神的变化，两目有神者病情轻，两目无神者病情重。望神包括得神、少神、失神、假神、神乱。望神在四诊中占有重要地位，是了解疾病轻重和预后的关键，临床应用极为广泛。

（瞿文生）

déshén

得神（presence/fullness of vitality） 生命活动旺盛，五脏精气充盛的外在表现。又称有神。是健康或病情轻的标志。表现为神志清楚、语声啼哭清亮、面色荣润有光泽、面部表情丰富自然、目光明亮、反应灵敏、动作灵活自如、呼吸平稳、活动睡眠如常、脉象和缓有力等。提示五脏精充气足、身体健康、精力充沛，或虽生病但正气未伤，病情较轻，预后良好。

（瞿文生）

shǎoshén

少神（lack of vitality） 精神状态疲软的外在表现。介于得神与失神之间。表现为两目晦滞、目光乏神、面色少华、黯淡不荣、精神不振、思维迟钝、健忘困倦、少气懒言、怠惰乏力、肌肉松软、动作迟缓等。提示正气不足，精气轻度损伤，机体功能较弱。多见于轻病和病后恢复期的小儿，也可见于过度劳累的小儿，但在病理情况下多见于正气虚弱的小儿。

（瞿文生）

shīshén

失神（loss of vitality） 形体亏损、精神衰败的外在表现。又称无神。是病情危重的标志。多见于两种情况。①精亏神衰而失神：表现为精神委靡、意识模糊、反应迟钝、两目晦暗无光彩、面色晦黯无华、手撒尿遗、骨枯肉脱、形体羸瘦。提示精气大伤，多见于慢性久病重病患儿，预后不良。②邪盛神乱而失神：表现为神昏谵语、循衣摸床、撮空理线，或猝倒神昏、两手握固、牙关紧急。提示邪气亢盛，热扰神明，邪陷心包，或肝风夹痰，蒙蔽清窍，闭阻经络，多见于急性病患儿，属病重。失神是临床重要的望诊

内容，患儿病至此，已属重笃，预后不良，需要密切观察，积极抢救，才可能转危为安。

（瞿文生）

jiǎshén

假神（false vitality） 生命垂危患者临终前精神突然暂时好转的现象。又称回光返照。以太阳降落到地平线下时天空由于反射作用而短时发亮来比喻患者垂死时精神突然兴奋的现象。假神有多种表现，如久病重病患儿本已失神，但突然精神转佳，目光转亮，语言不休，想见家人；或病至语声低微断续，忽而清亮；或原本面色晦黯，突然颧赤如妆；或原本毫无食欲，忽然食欲增强。提示精气衰竭已极，阴不敛阳，以致虚阳外越，暴露出一时"好转"的假象。古人将其比做残灯复明、回光返照，为阴阳即将离绝的危候。假神与病情好转的区别：病情好转是由无神转为有神，是一个逐渐变化的过程；假神出现比较突然，其"好转"与整个病情不相符，只是局部的、暂时的。

（瞿文生）

shénluàn

神乱（mental disorder/disturbance） 神志错乱失常的外在表现。早在《黄帝内经》中就有关于神乱的论述，后世医家又不断丰富和补充。如《灵枢经·大惑论》说："目者，心使也，心者，神之舍也，故神精乱而不转，卒然见非常处，精神魂魄散不相得，故曰惑也。"指出精神错乱病在心，常有目睛不转的临床表现。隋·巢元方《诸病源候论·小儿杂病诸候·惛塞候》说："人有禀性阴阳不和而心神惛塞者，亦有因病而精采暗钝，皆由阴阳之气不足，致神识不分明。"说明神识不明、智力低下一类疾病，可以

由先天禀赋或后天疾病两类因素导致阴阳之气不足产生。根据患者临床表现，神乱一般分为癫、狂、痫等，由特殊的病机和发病规律决定，并不一定意味着病情严重。癫病表现为淡漠寡言、闷闷不乐、精神痴呆、喃喃自语或哭笑无常，多由痰气郁结、阻蔽神明所致，或因先天禀赋不足所致。狂病表现为疯狂怒骂、打人毁物、妄行不休、少卧不饥，甚则登高而歌、弃衣而走，多因肝郁化火，痰火上扰神明所致。痫病表现为突然昏倒、口吐涎沫、四肢抽搐、醒后如常，多由肝风夹痰，上窜蒙蔽清窍，或痰火扰心，引动肝风所致。神乱多在精神、神经疾病中出现，是诊断和辨证的重要依据。

（翟文生）

wàngsè

望色 （inspection of complexion）

观察肌肤、目睛、毛发、爪甲颜色，尤其是面部气色变化的望诊方法。又称色诊。色诊具有悠久的历史，《黄帝内经素问·阴阳应象大论》中就有望色诊病的记载："善诊者，察色按脉，先别阴阳。"《黄帝内经素问·五脏生成》中描述了五脏常色、病色、死色的具体表现。人体的十二经脉、三百六十五络，其血气皆上注于面而走五官九窍，所以，望面色可以了解脏腑气血的盛衰、邪气之所在。后世医家在临床应用中又有很大发展，如宋·钱乙在前人基础上提出了面上证、目内证以及面部五部配五脏的望诊方法。《小儿卫生总微论方·诸般色泽纹证论》指出望色要观察色之荣枯，色泽滋荣者预后好，枯夭者预后差；提到的望色内容包括部位、颜色、光泽，其形成是脏腑气血外荣的结果。面部望诊

是望色最重要的内容，主要指面部青、红、黄、白、黑五种颜色变化代表的疾病证候，以及面部左颊、右颊、额上、鼻、颏等五个部位颜色变化标志的疾病内容。临床上望色需要把部位、颜色、光泽及其他诊查结果进行综合分析，才能做出正确判断。由于小儿难以自我表述，其他诊法受到诸多限制，故望色具有重要的诊断意义。

（翟文生）

chángsè

常色 （normal complexion） 生理状态下人体面部、皮肤的色泽。其特点是明润、含蓄。明润，即面部皮肤光明润泽，是得神的表现，显示人体精充神旺、气血津液充足、脏腑功能正常。含蓄，即面部皮肤黄色中透红润，见于皮肤之内而不特别显露，是脾胃气血充足、精气内含而不外泄的表现。常色由于体质、禀赋、季节、气候、环境的不同而有差异，中国小儿的常色为色微黄，透红润，显光泽，新生儿全身皮肤嫩红，是气血调和的表现。常色有主色、客色之分。临床运用时，要善于结合患者的个体差异，认真分析，灵活掌握，以常测变，做出正确判断。

（翟文生）

zhǔsè

主色 （governing complexion）

人体固有、与生俱来、终生不变的肤色。又称正色。常色之一。清·吴谦等《医宗金鉴·四诊心法要诀》："五脏之色，随五形之人而见，百岁不变，故为主色也。"由于种族、禀赋、体质不同，主色也有偏黄、白、赤、青、黑的差异。中国人属于黄色人种，一般肤色都呈微黄，略红润而有光泽，所以古人认为微黄为正色。

在此基础上，有些人可有略白、较黑、稍红等差异，临证时要根据各人平时的肤色结合患病后的改变加以分析，才能得出正确结论。

（翟文生）

kèsè

客色 （visiting complexion） 随环境、季节、情绪等不同而微有相应变化的正常肤色。常色之一，多表现在面色。清·吴谦等《医宗金鉴·四诊心法要诀》："四时之色，随四时加临，推迁不常，故为客色也。"如春季面色稍青，夏季面色稍赤，长夏面色稍黄，秋季面色稍白，冬季面色稍黑。天热面色稍赤，天寒面色稍白或稍青。面色还可因情绪、运动、饮酒、水土、职业、日晒等影响而发生变化，但不失常色的明润、含蓄。其变化不如主色明显，并且是暂时的，易恢复成主色。临床须仔细观察，结合平时的肤色表现才能辨别。

（翟文生）

bìngsè

病色 （sick complexion） 因疾病造成色泽异常变化的面色及全身皮肤颜色。是望色的主要内容，包括五色主病和五部配五脏。临床诊断疾病时以面部色泽变化为望病色的重点。病色的特点有色泽表现太过、不及、一色独显、不应时出现或偏离正常出现部位。病色有善恶之分，不论出现何种颜色，若颜色明润、含蓄，称为善色，一般表示病情较轻，预后较好。若颜色显露枯槁无光泽，称为恶色，一般表示病情较重或危急，预后不良。

（翟文生）

wǔsè zhǔ bìng

五色主病 （diagnostic significance of five colors） 青、赤、黄、白、

黑五种面色与疾病相关性的望诊方法。是望色的主要内容。早在《灵枢经·五色》中就有关于五色主病的论述："五色各见其部，察其浮沉，以知浅深；察其泽夭，以观成败；察其散抟，以知远近；视色上下，以知病处。"后世医家在临床实践中不断发展，逐渐形成了五色主病的系统理论。主要内容包括五色配五脏和以五色辨疾病性质。①五色配五脏：青主肝病，赤主心病，黄主脾病，白主肺病，黑主肾病。②五色辨疾病性质：青主风、主惊、主寒、主痛，赤主热，黄主湿，白主虚、主寒，黑主痛、主血瘀、主劳伤。临床诊断疾病时要二者互参，互相联系分析。小儿患病后，色泽变化较成人敏感，临床应用价值更大。

面色青 气血不畅，经脉阻滞所致，多见于惊风、寒证、痛证、瘀血证。惊风欲作或已作，常见眉间、鼻梁淡青，唇周、爪甲青紫，是为肝风。寒证分虚实，青灰晦黯为阳气虚，乍青乍白为里寒甚。痛证色青多见于腹部中寒，常伴啼哭不宁。瘀血证色青见口唇青紫、面色青灰，乃心阳不振，心血瘀阻。突见面色青灰，口唇青紫，肢凉脉微，多为心阳暴脱，或肺气闭塞，呼吸不利。面色青黄（即面色青黄相兼，又称苍黄），可见于肝郁脾虚者，胁下每有癥积作痛。

面色赤 血液充盈面部皮肤脉络所致，多为热证，有实、虚、表、里之分。外感热证属于表热，常见面红目赤、恶寒发热，里热常见面赤气粗、高热烦渴，二者均为实证。虚热常见潮红颧红，低热起伏。若病重者见面色苍白，却时而泛红如妆、游移不定，属戴阳证，乃阴盛格阳，虚阳上越所致。小儿可因衣被过暖、活动过度、日晒烤火、啼哭不宁而面红，不属病态。

面色黄 面色黄而非常色者，常由脾虚失运，水谷、水湿不化所致，多为虚证、湿证。黄疸属湿，黄而鲜明如橘色是湿热，黄而晦黯如烟熏是寒湿。面色委黄，是脾胃气虚；面黄水肿，是脾虚湿滞；面色枯黄，是气血枯竭。还有因过食胡萝卜、南瓜、西红柿等食物或阿的平等药物而面部发黄者，不属病态。

面色白 气血不荣，络脉空虚所致，多为虚证、寒证、失血证。外感初起，面白无汗，是风寒外束；阵阵发白，啼哭不宁，常为中寒腹痛；突然面色苍白，肢冷汗出，多是阳气暴脱或阴寒内盛；面白无华，爪甲苍白，唇舌色淡，多为营血亏虚或失血证；面色白而虚浮，多属阳虚水泛。若小儿久居室内，少见阳光，面肤白皙，又当别论。

面色黑 阳气虚衰，水湿不化，气血凝滞所致，主虚寒证、水饮证、瘀血证。面色青黑，四肢厥冷，是阴寒内盛；面色灰黑黯滞，多是肾气虚衰；面唇鳌黑，多是心阳久衰；唇指紫黑，多是心阳虚衰，血脉瘀滞；面色鳌黑，肌肤甲错，多是血瘀日久；面黑浅淡虚浮，多是肾阳亏虚，水饮内停。若常在户外，日晒风吹，肤色红黑，不属病态。

（翟文生）

wǔbù pèi wǔzàng

五部配五脏 (the five different parts of face representing the five viscera)

根据面部不同部位出现的各种色泽变化，结合所属五脏来协助诊断病变部位与性质的望诊方法。《黄帝内经素问·刺热》首先提出按肝、肺、脾、心、肾五脏气机上下升降机制划分面部部位：左颊属肝，右颊属肺，鼻属脾，颜（额）属心，颐属肾。在此基础上，宋·钱乙《小儿药证直诀·面上证》明确提出小儿面部左腮、右腮、额上、鼻、颏五部与五脏的相配："左腮为肝，右腮为肺，额上为心，鼻为脾，颏为肾。"明·王肯堂《证治准绳·幼科·初生门·察色》对这五个部位的五色（青、白、赤、黄、黑）变化用五行学说做出了诠释：左颊属肝，东方之位，春见微青者平，深青者病，白色者病重；右颊属肺，西方之位，秋见微白者平，深白者病，赤色者病重；额上属心，南方之位，夏见微赤者平，深赤者病，黑色者病重；鼻上属脾，四季微黄者平，深黄者病，青色者病重；下颏属肾，北方之位，冬见微黑者平，深黑者病，黄色者病重。五色主病和五部配五脏相较，五色主病更有临床意义。

（翟文生）

wàng xíngtǐ

望形体 (inspection of the body statue)

观察体形的胖瘦强弱、体质形态表现的望诊方法。又称望形。是望诊的主要内容。早在《黄帝内经素问·经脉别论》就有"诊病之道，观人勇怯、骨肉、皮肤，能知其情，以为诊法"的论述，《黄帝内经素问·三部九候论》有"必先度其形之肥瘦，以调其气之虚实"的论述。望形体包括对头、躯干、四肢、肌肤、毛发等的观察。小儿形体与先天、后天、生理、病理都有密切的关系。肾主生长，脾主肌肉，因此小儿的高矮、胖瘦与肾、脾二脏关系最为密切。凡发育正常、筋骨强健、肌丰肤润、毛发黑泽、姿态活泼者，为先天禀赋充足，发育营养良好，属健康表现；若生长迟缓、筋骨软弱、肌瘦形薄、皮肤干枯、毛发萎黄、囟门逾期不合、姿态呆滞者，为先天禀赋不足，营养不良，属于病态。形体的强弱与内脏功能的盛衰是统一的，一般内盛则外强，内衰则外弱，故观察小儿体形的强弱胖瘦，可以了解内在脏腑的虚实、气血的盛衰。不同的体质形态，其阴阳盛衰不同，对疾病的易感性和患病后疾病的转归也不同，故观察小儿的体质形态有助于了解阴阳气血的盛衰和预测疾病的发展转归，可作为临床治疗的参考。小儿形体，现代除由医生望诊得出印象之外，还可对若干指标进行测试，如测定身高、体重、头围、胸围、上臂围、皮下脂肪厚度、毛发直径等，使望形诊断增加了量化指标，诊断疾病时可综合应用以更准确地判断病情。

（翟文生）

wàng tóulú
望头颅 （observing the skull）

观察头颅的大小、外形是否异常的望诊方法。古代医家历来重视对头颅的望诊，明·万全《万氏秘传片玉心书·头项门》："囟门开而不合者，此肾气有亏，名曰解颅，乃恶病也。"头为精明之府，内藏脑髓；脑为髓之海，由肾所主；头又为全身阳气汇聚之所，脏腑精气皆上注于头，故望头颅可以诊察肾、脑的病变和脏腑精气的盛衰。小儿头颅大小应适中，与其年龄相称。小儿头颅异常增大，颅缝开解，面部较小，智力低下，可见于五迟；小儿头大颅缩，前囟宽大，当闭不闭，颅缝开解，目睛下垂如落日状，为解颅；小儿头颅狭小，头顶尖圆，颅缝过早闭合，智力低下者，为小头畸形；小儿前额左右突出，头顶平坦，颅呈方形，颅骨不坚，

为方颅，可见于维生素 D 缺乏性佝偻病、先天性梅毒等。头颅的大小异常和畸形多见于正值颅骨发育期的婴幼儿，可成为某些疾病的典型特征，对临床诊断相应疾病有很大帮助。

（翟文生）

xìntián
囟填 （bulging fontanel）

婴幼儿囟门异常突起。明·鲁伯嗣《婴童百问·囟陷、囟填第三十三问》："囟填者，囟门肿起也，脾主肌肉，乳哺不常，饥饱无度，或寒或热，乘于脾家，致使脏腑不调，其气上冲，为之填胀，囟突而高，如物堆起。"囟填多属实证。常因温病火邪上攻，或脑髓有病，或颅内水液停聚所致，多见于发热和惊厥的患儿；亦有因寒凝气滞而致。小儿在哭泣时囟门暂时微有突起为正常。现代观察到小儿囟门突起多为颅内压增高所致，可见于脑炎、脑膜炎等颅内感染性疾病，也可见于奶麻。

（翟文生）

xìnxiàn
囟陷 （sunken fontanel）

婴幼儿囟门异常凹陷。宋·赵佶等《圣济总录·小儿门·小儿囟陷》说："人之冲气，内围于胃，上通囟顶。小儿胃气冲和，则脑髓充成，囟顶渐合。若胃热熏蒸腑脏，则渴而引饮，因致泄利，令腑脏血气虚弱，不能上充髓脑，所以囟陷也。"论述了囟陷的病因病机，认为小儿胃热熏蒸引起泄利，使血气虚弱，不能上充髓脑，引起囟陷。明·鲁伯嗣《婴童百问·囟陷、囟填第三十三问》："囟陷者，始因脏腑有热，渴饮水浆，致成泄利，久则血气虚弱，不能上充脑髓，故囟陷如坑，不能平满。"做了进一步的阐述。囟陷多属虚证。常因婴幼儿呕吐泄泻耗

伤津液、气血不足，或先天精气亏虚，脑髓失充，及疳证日久，元气亏损，脾胃阳气不能上充所致。小儿在 6 个月内前囟门微陷不属病理状态。

（翟文生）

tiānzhùgǔ dǎo
天柱骨倒 （neck flaccidity）

小儿颈项软弱无力，头向下垂不能抬起。又称项软。天柱骨即颈椎。朝鲜宣祖及光海君时代的许浚在《东医宝鉴·外形篇二·颈项·项软》中有"项软者，天柱骨倒也"的记载。明·王肯堂《证治准绳·幼科》指出此病病因有三：有吐泻日久羸弱形成者、有肝胆伏热形成者、有伤寒来不及发表治疗而形成者，皆因风邪入肝，以致筋络舒弛。清·陈修园《医医偶录》中论述天柱骨倒乃督脉空虚所致。小儿项软，多因先天不足肾精亏损，或后天失养发育不良所致。

婴儿出生后 2 个多月颈项应能抬起，若不能抬起，可能是大脑性瘫痪、维生素 D 缺乏性佝偻病、病后阴虚、督脉空虚、难产、头颅外伤等病证的表现。若久病、重病颈项软弱，头垂不抬，眼窝深陷，多为脏腑精气衰竭之象，属病危。

（翟文生）

wàng máofà
望毛发 （observing the hair）

观察头发、皮毛的色泽、形态、疏密的望诊方法。早在《灵枢经·论疾诊尺》中已有望婴儿毛发诊病的记载："婴儿病，其毛皆上逆者，必死。"隋·巢元方《诸病源候论·毛发病诸候》认为若血气盛，肾气强，则骨髓充满，故发润而黑；若血气虚，则肾气弱，则骨髓枯竭，故发白也。血盛则荣于须发，故须发美；若血气衰

弱，经脉虚竭，不能荣润，故须发秃落。说明毛发正常生长或色泽的改变与肾气、精血的盛衰切相关，望小儿毛发可以诊察肾气的盛衰和精血的盈亏。

望诊时应注意毛发的色泽、分布及有无脱落等情况。小儿头发茂密，分布均匀，色黑润泽为常态，说明肾气充盛，精血充足。毛发枯黄，或发竖稀疏，或容易脱落，均为气血亏虚的表现。头发稀疏黄软，在婴儿可为正常现象，但其后应当不断长得粗密色黑。若是头发稀疏黄软日久不变，伴有生长迟缓，甚至久不生发，多因先天不足，肾精亏损所致。发结如穗，枯黄无光泽，多是气血亏虚，积滞内停，见于疳证。头发脱落，见于枕部，为气虚多汗之枕秃。头发片状脱落，显露头皮，界限分明，为斑秃，多为血虚受风所致。脾胃为气血生化之源，肝为藏血之脏，毛发的生长需要血液的滋养。金·李杲认为头发不能生长，或者皮毛枯槁，头发脱落，脉象迟缓，是脾胃虚衰的表现。所以，毛发的生长、荣枯与脾、胃、肝等脏腑的关系也较为密切，望小儿毛发可以诊察脾胃、肝、肾等脏腑的精、气正常与否。另外，毛发的生长过程还受精神情志活动、机体阴阳盛衰、外邪侵袭等因素影响，一些皮肤病或使用某些药物后也可影响毛发的生长，还有先天遗传因素的作用。故观察毛发的生长情况可作为临床诊病、辨证的重要依据。

（翟文生）

liùzhǐ
六指（hexadactylia）
单手或双手生有六根手指的先天性畸形（图）。宋代《小儿卫生总微论方·胎中病论·诸不治病》已记载此病，作为小儿"胎内十二证"之一，并记载可以采用外科手术治疗："儿生下六指者，外科以利刀截一指，外贴生油膏，往往有不见痕迹者。"现代医学已明确六指是性染色体显性遗传病，该基因位于 X 染色体上。

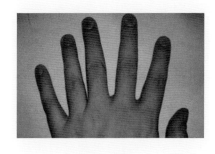

图 六指

（翟文生）

jīxiōng
鸡胸（pigeon breast）
胸骨明显前突，胸廓前后径偏长而左右径偏短，甚至胸骨侧壁凹陷，形似鸡之胸廓的畸形。古称龟胸。宋代《小儿卫生总微论方·龟胸论》已记载此病。鸡胸的发生，可为小儿先天不足、后天失养，肾精亏虚或肺脾气虚，骨骼发育异常所致，见于维生素 D 缺乏性佝偻病；或在幼儿肋骨稚嫩、尚易弯曲时，久病喘咳，痰涎壅盛，肺气不畅而发生。综合以上因素，鸡胸是肾生髓主骨、脾化生气血、肺主气功能失常，肋骨和肋软骨生长变形而造成的胸骨畸形。重度畸形患儿常因之出现反复呼吸道感染及哮喘、活动耐力差、易疲劳等表现，且中、重度畸形会对患儿心理发育造成不良影响。

（翟文生）

guībèi
龟背（tortoise back；hunchback）
脊骨过度后弯，致使前胸塌陷，背部凸起的畸形。又称脊柱后突、隆背，俗称驼背。多见于 3 岁以内的儿童。宋代《小儿卫生总微论方·龟背论》提出小儿龟背的形成原因是胎孕之病，主要由于先天因素产生，也有因为婴儿时期发育不良、姿势不正确，或者外感风邪之后，与血气相搏，壅滞于骨髓而产生。此病多由于小儿先天不足，肾气亏损、督脉空虚，或者先天、后天脊椎疾患所致，主要表现为脊柱向后弯曲隆起，状如龟背，步行伛偻，形瘦羸弱。重者可见四肢不温，面色苍白，发育迟缓，骨骼软弱，甚至智力低下。若久病者后背弯曲，两肩下垂，称"背曲肩随"，为脏腑精气虚衰之象。小儿骨质未坚，曲背久坐，未及时矫正，脊骨受损，或缺乏营养，发育障碍均可致龟背。已发病者要注意日常调护，减缓其发展、减少合并症，轻者可以采用矫形治疗。此病重在预防，孕妇妊娠期间要注意调养，保证小儿先天肾精充实，后天要多晒太阳，保持正确姿势，可减少此病发生。

（翟文生）

zhūrú
侏儒（dwarf）
身材异常短小者。又称短人。一般智力发育正常。春秋战国时期《礼记·王制》中已有记载，郑玄注释："侏儒，短人也。"宋代《小儿卫生总微论方·胎中病论》将其归属于"胎内十二证"。此病可由先天因素和后天因素引起，但多与遗传因素有关，由多种原因导致的生长激素分泌不足等均可致身体发育迟缓而发病。先天因素多由于父母精血亏虚而影响胎儿的生长发育；后天因素或因食物中毒，或因罹患温热疾病，或为高热灼伤津液、耗伤气血、精髓，致使脉络失养，影响生长发育，或因久病致脾肾亏虚，气血不足，不能滋养脑髓。

现代医学认为身高低于同一种族、同一年龄、同一性别的小儿标准身高30%以上者为侏儒。

（瞿文生）

wàng dòngtài

望动态 (inspection of the movement)

观察小儿的动静姿态，分析其显示疾病状况的望诊方法。《黄帝内经素问·脉要精微论》已有望动态察病的论述："头者精明之府，头倾视深，精神将夺矣。背者胸中之府，背曲肩随，府将坏矣。腰者肾之府，转摇不能，肾将惫矣。"动静姿态反映人体脏腑阴阳总体的平衡协调状态。阳主动，阴主静，阴阳平衡，则动静相宜，动则灵活自如，静则安坐舒卧。多动少静为阴亏阳盛，多静少动为阴盛阳虚。凡小儿坐卧不宁，烦闹不安，是肝阳心火内盛；嗜卧少坐，懒动无力，是阴寒阳气亏虚；身体蜷缩，依偎于母亲怀中，常为风寒外感；仰卧伸足，揭衣弃被，常为热势炽盛；喜俯卧者，为乳食内积；喜蜷卧者，多为腹痛；颈项强直，手指开合，四肢拘急抽搐，角弓反张，为惊风；翻滚不安，呼叫哭吵，两手捧腹，多为盘肠气；端坐喘促，喉中痰鸣，多为小儿哮喘；咳逆鼻煽，胁肋凹陷如坑，呼吸急促，多为肺炎喘嗽；动作不遂，肢体瘫痪不用，为小儿痿病；关节肿胀，屈伸不利，为痹病；撮空循摸，谵语妄动，为心神蒙蔽；肩背弓曲，转摇不便，行则振颤，为肾气即将衰惫。

在观察形体动态中，也要注重了解机体神的盛衰，各年龄组小儿具有不同的生理动态能力，如竖颈、爬行、站立、行走、跳跃、爬梯、取物等动作能力均需到相应月龄才能具备。因此，不少动作的正常与否还需与年龄结合起来综合分析。

（瞿文生）

shěn miáoqiào

审苗窍 (inspection of the signal orifices)

观察口、舌、目、鼻、耳及前后二阴等五官九窍的变化形态的望诊方法。苗窍，即口、舌、目、鼻、耳及前后二阴等与体内脏腑相联的体表孔洞。清·夏鼎《幼科铁镜·望形色审苗窍从外知内》倡导审小儿苗窍以察病："小儿病于内，必形于外，外者内之著也，望形审窍，自知其病……五脏不可望，惟望五脏之苗与窍。"苗窍与脏腑关系密切，是脏腑的外在表现。心开窍于舌，肝开窍于目，肺开窍于鼻，脾开窍于口，肾开窍于耳及前后二阴。脏腑患病，能在苗窍上有所反映，因此，审苗窍可以帮助测知内在脏腑病情，用以诊断疾病。

（瞿文生）

chá shé

察舌 (observing the tongue)

观察患者舌质、舌苔的变化以诊察疾病的方法。又称舌诊。是望诊的重要内容，中医诊法的特色之一。正常舌象特征为舌色淡红鲜明，舌质滋润，舌体大小适中，柔软灵活，舌苔均匀、薄白而润，即淡红舌、薄白苔（图）。

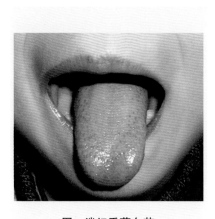

图 淡红舌薄白苔

历史沿革 舌诊具有悠久的历史，《黄帝内经素问·刺热》中已有望舌诊病的记载："肺热病者，先淅然厥起毫毛，恶风寒，舌上黄。"指出表邪传里造成的肺热病证常见到黄色舌苔。另《灵枢经·经脉》记载："唇青舌卷挛缩，则筋先死。"汉·张仲景《金匮要略·惊悸吐衄下血胸满瘀血病脉证治第十六》指出："病人胸满，唇痿舌青……为有瘀血。"将舌青作为瘀血证辨证的重要指征。元代舌诊专著《敖氏伤寒金镜录》（杜清碧撰）记载舌象图36幅，结合临床进行病机分析，并提出对应的治疗方药及推测预后。明清时代，随着温病学派的兴起，辨舌验齿尤被重视，对温病的辨证论治起到重要的指导作用。清·周学海《形色外诊简摩·舌质舌苔辨》认为："夫舌为心窍，其伸缩展转，则筋之所为，肝之用也。其尖上红粒细于粟者，心气挟命门真火而鼓起者也。其正面白色软刺如毫毛者，肺气挟命门真火而生出者也。"进一步完善了望舌诊病的临床指导意义。近代随着医学科学的发展，对舌诊的研究不断深入，开展舌诊现代化、客观化的研究，对舌象形成的原理有了更加深入的了解，对舌象的临床应用有了新的拓展。

基本内容 临床望舌，要注意观察舌质、舌苔的变化。二者既要分看，又要合看，再结合其他诊法做出正确判断。清·俞根初《重订通俗伤寒论·伤寒脉舌》指出"舌以候元气之盛衰，苔以察病症之浅深"，认为舌质主要反映正气的强弱，舌苔主要反映病邪的轻重。周学海也指出，一般说来，舌苔变化者比较容易治疗，舌质变化者证候差异较大。舌质鲜红润泽者，虽然气血运行不畅，但内脏功能尚未败坏；舌质干晦枯萎者，是内脏功能严重衰败的表现。所以，诊治疾病必须观察舌苔的变化，但对于疾病预后的判断，舌质的改变更为重要。

以上论述指出了综合诊察舌质、舌苔的意义。望舌质包括观察舌的颜色、形质和动态，以诊察脏腑的虚实、气血的盛衰。一般以舌尖诊心肺的病变，舌中诊脾胃的病变，舌两边诊肝胆病变，舌根诊肾的病变。望舌苔包括诊察苔质和苔色，以察病邪的性质和浅深、邪正的消长。正常小儿舌体柔软、淡红润泽、伸缩自如，舌面有干湿适中的薄苔。小儿舌质较成人红嫩。新生儿舌红无苔和哺乳期婴儿的乳白苔，均属正常舌象。食后或服药后对舌苔有一定影响，应予注意。还要注意一些儿科常见的特殊舌象，如舌体的变化：木舌、重舌、舔舌（舌头频繁地伸出嘴唇外舔动）、连舌、吐舌、弄舌；舌苔的变化：地图舌、霉酱苔、染苔等。

在疾病发展过程中，无论外感或内伤，都有一个发生、发展及转归的变动过程，舌象作为反映疾病的敏感体征，也会随之发生相应的变化，所以观察舌象还应注意其动态变化，以了解疾病的进退、顺逆等病变态势。

临床指导意义 舌体虽小，但与内脏气血有密切联系，是五脏气血的一面镜子，故能客观、灵敏地反映其生理功能和病理变化，可作为诊断疾病、了解病情发展变化和辨证的重要依据。正如清·吴坤安《伤寒指掌·察舌辨证法》所说："病之经络、脏腑、营卫、气血、表里、阴阳、寒热、虚实，必形于舌。"

判断邪正盛衰 正气之盛衰，可反映在舌象方面。舌体淡红、柔软灵活，苔薄白而润，为正气充足，气血运行正常，津液未伤；舌质淡白，为气血两虚；舌干苔燥，为津液已伤；舌苔有根，为胃气充足；舌苔无根或光剥无苔，为胃气衰败；舌苔厚则邪气盛，舌苔薄则邪气轻。

区别病邪性质 不同病邪致病，在舌象上反映出不同的变化。外感风寒，苔多薄白；外感风热，苔多薄白而干或薄黄；寒湿为病，多见舌淡苔白滑；湿浊、痰饮、食积或外感秽浊之气均可见舌苔厚腻，寒证见白腻苔、热证见黄腻苔；燥邪为患，则舌红少津；实热证，舌红绛苔黄燥；内有瘀血，舌紫暗或有斑点，或舌下络脉怒张；虫积者，舌可见凹陷圆红点；中毒者，舌可显蓝色。故风、寒、暑、湿、燥、火和痰、饮、水、湿、瘀、虫等病因，多在舌象上有不同表现。

辨别病位 舌苔与舌质诊病有浅深侧重之分，舌体分布诊病又有脏腑之别，故病位的变化在舌象上也有相应的表现。一般而言，病浅在表，初犯营卫而未殃及内脏气血时，舌象变化不明显，即舌仍淡红，苔仍薄白；病深入里，脏腑气血受其影响，舌象变化随之显著。若病邪侵犯六腑，邪在气分，则舌苔变化突出；病入五脏，伤及血分，则舌体变化明显；脏腑同病，气血交伤，则舌苔与舌体均有显著变化。若舌苔异常显于前部，为病偏上焦；显于中部，为病在中焦；显于后部，则病及下焦；显于全舌，为病遍三焦；显于一侧，为病着于左右一处。若舌体异常显于舌边，为心肺有病；显于中央，为脾胃有病；显于两侧，为肝胆有病；显于根部，为肾、肠与膀胱有病。

推断病势进退 通过对舌象的动态观察，可测知病情的进退趋势。从舌苔上看，苔色由白转黄，由黄转灰黑，由润转燥，多为病邪由表入里，由轻变重，由寒化热，邪热内盛，津液耗伤，为病势发展；反之，则为病邪渐退，津液复生，为病情好转。舌苔骤增骤退，多为病情暴变之恶候。从舌质上看，舌色由淡红转红、绛或绛紫，或舌面有芒刺、裂纹，是邪热内入营血，有伤阴、血瘀之势；淡红舌转淡白、淡紫湿润，舌体胖嫩有齿痕，为阳气受伤，阴寒内盛，病邪由表入里，由轻转重，病情由单纯转复杂，为病进。

估计病情预后 舌荣有神，舌面有苔，舌态正常，为邪气未盛，正气未伤，胃气未败，预后较好；舌色晦暗，舌苔剥落，舌态异常，为正气亏虚，胃气衰败，病情多凶险。

（翟文生）

mùshé

木舌（wooden tongue） 舌体肿大，板硬不灵，甚则肿塞满口，不能转动吮乳的舌象。明·鲁伯嗣《婴童百问·重舌、木舌、弄舌第三十八问》："舌者，心之候，脾之脉络于舌也，脏腑壅滞，心脾积热，热气上冲，故令舌肿，渐渐肿大，塞满口，是为木舌。"明·楼英认为木舌舌肿粗大，渐渐加重则肿硬满口，若不及时治疗，可发展至病危。此病多由心脾积热，火热循经上炎所致，为急重症，需及时治疗，否则可危及患儿生命。

（翟文生）

chóngshé

重舌（double tongue；sublingual swelling） 舌下红肿突起，形如上下两舌的舌象（图）。又称子舌、重舌风、莲花舌。出自《灵枢经・终始》："重舌，刺舌柱以铍针也。"提出可用铍针针刺治疗重舌。宋·赵佶等《圣济总录》论述此病病因为心脾二经蕴伏热气，循经络上冲舌本，遂令舌下血脉胀起，如小舌状，故谓之重舌。盖心开窍于舌，足太阴之脉属脾络胃，上膈夹咽，连舌本，散舌下，心脾有热，则舌下肿起如上下两舌。重舌症见舌下血脉肿胀，状似舌下又生小舌，或红或紫，或连贯而生，状如莲花，饮食难下，言语不清，口流清涎，日久溃腐。多由心脾湿热，复感风邪，邪气相搏，循经上炎结于舌下而成；也可因虚火上灼舌本，热结血瘀、湿热停聚而成。

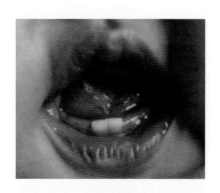

图 重舌

（翟文生）

liánshé

连舌（ankyloglossia）　舌系带过短，牵拉舌体导致其不能伸出唇外，转动伸缩不灵的舌象（图）。又称绊舌。唐·孙思邈《备急千金要方·少小婴孺方·初生出腹》："小儿初出腹有连舌，舌下有膜如石榴子中隔连其舌下后，令儿言语不发不转也，可以爪甲摘断之。"连舌是小儿常见的先天舌象，舌尖呈 W 型，张口时舌尖不能抵及上腭，可引起小儿发音不清。一般可在出生时或 2 岁前手术切开治愈。

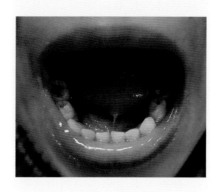

图 连舌

（翟文生）

tǔshé

吐舌（protruding tongue）　小儿舌不断伸出口外，伸出较长而缩回较慢或久而不收的现象。又称舌舒。与弄舌合称为吐弄舌。明·薛铠、薛己《保婴撮要·吐舌弄舌》："舌舒长而良久不收者，名吐舌，乃心脾积热。"说明吐舌多因心脾有热所致，可见于疫毒攻心，或心气已绝，或智力低下。

（翟文生）

nòngshé

弄舌（waggling tongue）　舌反复伸出口外，来回拌动，掉转不灵的现象。与吐舌合称为吐弄舌。《神验医宗舌镜》认为舌频频伸出口外而且来回吐弄为弄舌，而《医宗金鉴》《辨舌指南》把舌微露出口外随即收回称为弄舌。弄舌多为大病之后，心气不足之象，或属智力低下。宋代《小儿卫生总微论方·诸不治病》指出小儿弄舌病因有心热和脾热两个方面，要加以辨别，采取恰当的治疗方法。心热者面赤，睡即口中气热，时时烦躁，喜近冷处，切牙上窜，治疗宜清心热；脾热者大便稠硬、深黄色，皮肤微黄，治疗宜轻微导下清热，不宜过用寒凉的药物，也不能过用攻下的药物，如果过用攻下，会损伤脾胃，消耗津液，增加五心烦热症状，造成面黄肌

瘦，甚至转变为疳证。如果大病未愈，治疗用药后出现弄舌，表示病情严重。

（翟文生）

dìtúshé

地图舌（geographical tongue）　舌苔不规则剥脱，边缘凸起，界限清楚，形似地图，部位时有转移的舌象（图）。又称花剥苔。因胃气匮乏，不得上蒸于舌，或胃阴亏虚，不能上潮于舌所致，主脾胃病。常时隐时现，经久不愈。可见于胃气不足、胃阴耗损或气血两虚之证。脾胃气虚者兼舌质淡、胖嫩、有津；脾胃阴虚者兼舌质红、苔少、少津。

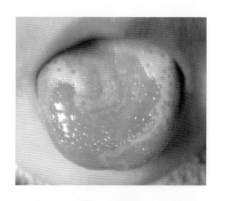

图 地图舌

（翟文生）

cǎoméishé

草莓舌（strawberry tongue）　舌乳头肿胀、发红，突出于舌面，形似草莓的舌象。曾称杨梅舌。有白色与红色之分。小儿出疹性热病发病初期，出疹前可见舌乳头红肿肥大，突出于白色舌苔之中，称为白草莓舌（图1）；3~4天后，白色舌苔脱落，舌色鲜红，舌乳头红肿突出，状似杨梅，称为红草莓舌（图2）。草莓舌是温热病的热证表现，白草莓舌见于热在卫气阶段，红草莓舌显示热入营分。常见于丹痧、皮肤黏膜

淋巴结综合征患儿。

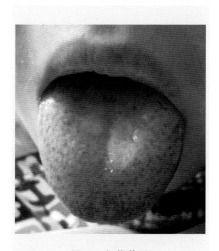

图1 白草莓舌

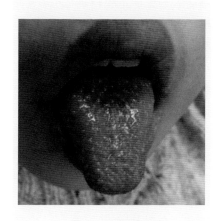

图2 红草莓舌

（翟文生）

méijiàngtái

霉酱苔（rotten-curdy coating）
舌苔黄褐而厚，类似霉酱的舌象（图）。又称霉酱舌。若霉腐满舌，生白衣，为霉苔。清·梁玉瑜《舌鉴辨证·霉酱色舌总论》："霉酱色者，有黄赤兼黑之状，乃脏腑本热而加有宿食也。凡内热久郁者，夹食中暑者，夹食伤寒传太阴者皆有之。"霉酱苔多因胃肠内有宿食停留，积久化热，熏蒸秽浊上犯舌面所致。所以，霉酱苔主湿热久郁，夹有食滞；也可见于湿热夹痰的病证。舌苔呈霉色而中有黄苔，属实热郁积；

若舌苔中部霉酱浮厚，为不消化饮食郁积化热，脾胃受伤。

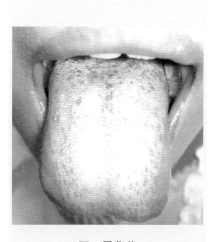

图 霉酱苔

（翟文生）

răntái

染苔（stained coating）
被食物或药物染色的舌苔。又称假苔。民国·曹炳章《辨舌指南·触染》："若舌本红、白，偶食酸甜等物，皆能染成黑色，非因病而生也。又如食枇杷白苔则成黄色，食橄榄则成黑色。然染成之色，必润而不燥，刮之即净。"食用花生、瓜子、豆类、核桃、杏仁等含脂肪食物后，舌面附有黄白色残渣；食用橄榄、乌梅、铁剂等可使苔色染黑；服青黛可使苔色染青；食用牛奶、豆浆可使苔色染白；食用橘子、蛋黄、柿子、枇杷及服用核黄素、黄连粉等，可使苔色染黄；食用有色糖果可染成糖果色；食用杨梅、咖啡、葡萄汁、葡萄酒、陈皮梅、盐橄榄或含铁的补品等，可使苔色染黑褐或茶褐；服用丹砂制成的丸散，可使苔色染红。因此，当小儿出现异常苔色时需注意鉴别，要询问是否食用过某种食物或药品，排除染苔的假象。染苔是暂时性的，颜色比较浅嫩，一般容

易辨别，没有病理意义。

（翟文生）

chá mù

察目（observing the eyes）
观察眼睑、白睛、黑睛等的外在表现以诊察疾病的方法。望诊的主要内容之一，重在望神。《灵枢经·大惑论》："五脏六腑之精气，皆上注于目而为之精。"所以，通过察目之神气，有助于了解内脏精气的盛衰。精气充沛则目有神，视物清晰；精气衰则目无神，视物不清。目与五脏六腑均有关系，眼的各部分分属于不同脏腑，眼睑属脾，二眼眦属心，白睛属肺，黑睛属肝，瞳神属肾。故察目之各部，可知各脏腑病变。虽然目与五脏六腑均有关系，但与肝脏关系更为密切，肝开窍于目，"肝气通于目，肝和则目能辨五色矣"（《灵枢经·脉度》）。察目包括眼睑、眼眦、白睛、黑睛、瞳神等。眼睑开合无力，是元气虚惫；寐时睑开不闭，是脾虚之露睛；眼睑下垂不能抬起，是脾肾气虚之睑废；眼睑水肿如卧蚕，是水肿风水相搏证的表现。黑睛等圆，目睛灵活，目光有神，眼睑张合自如，是肝肾精血充沛的表现。两目呆滞，转动迟钝，是肾精不足；两目直视，瞪目不活，是肝风内动。白睛发黄，为脾湿熏蒸；目赤肿痛，为风热上攻。目眶凹陷，啼哭无泪，为阴津大伤；瞳孔散大，对光反射消失，为正气衰亡。

（翟文生）

lù jīng

露睛（sleeping with eyes opened）
睡眠时眼睑不能完全闭合，使白睛外露的现象。有两种情况：①睡觉时白睛外露为"睡卧露睛"，多为脾胃虚弱，因脾虚清阳不升，或津液大伤，肾气衰惫，

眼睑启闭失司所致。②昏昏欲睡，睡后眼睑未闭而白睛外露为"昏睡露睛"，乃神明失主之故，常见于惊风，多属病情危重。

(翟文生)

jiǎnfèi

睑废 (an invalid eyelid)
眼睑无力张开而上睑下垂的现象。又称胞睑下垂。清·黄庭镜《目经大成·睑废》："此证……只上下左右两睑日夜长闭而不能开，攀开而不能眨……以手拈起眼皮方能视。"有两种：先天性睑废多是先天不足，脾肾亏虚，而致发育不良的后果，常发于双侧；后天性睑废多因脾弱气虚或外伤所致，常发于单侧。

(翟文生)

mùzhā

目劄 (frequent blinking)
双眼睑频频眨动，不能自主的表现。又称目连劄、目连札。宋·钱乙《小儿药证直诀·脉证治法》："肝有风：目连劄不搐，得心热则搐。"认为其症主要是肝风所致，也可与心热有关。肝风内动，上扰其窍，则两目眨动不止，甚则抽搐；或者外风入于目，上下左右如风吹，不能自主，亦可见目劄。常见于多发性抽搐症，为肝风内动证。若是兼见睑内面红赤，颗粒丛生，白睛干燥无光泽或黑睛生翳，两眼感觉痒涩畏光等，则为肝经风热上乘所致。

(翟文生)

chá bí

察鼻 (observing the nose)
观察鼻之颜色、外形、动态及分泌物以诊察疾病的方法。鼻居面部中央，又称明堂，为脾之所应，肺之外窍，是呼吸的孔道，肺开窍于鼻而司呼吸。《灵枢经·脉度》："肺气通于鼻，肺和则鼻能知臭香矣。"察鼻不仅可以了解肺及脾胃的功能，而且能了解脏腑的虚实，进而协助判断疾病的轻重及预后。鼻色明润，是胃气未伤或病后胃气来复的表现。鼻头，色赤是肺热之征；色白是气虚血少之征；色黄是里有湿热；色青多为腹痛；色微黑是水气内停。鼻孔干燥，为肺经燥热伤阴。鼻头色红，生有丘疹者，多为酒渣鼻，为胃火熏肺，血壅肺络所致。鼻腔内赘生小肉，堵塞鼻孔，气息难通，称为鼻痔，多由肺经风热凝滞而成。鼻煽，呼吸喘促者，为肺气郁闭。鼻流清涕，为外感风寒；鼻流浊涕，为外感风热；鼻衄鲜红，为肺热迫血妄行；鼻痒揉擦，伴喷嚏、流涕、鼻塞，是鼻鼽，为伏风犯于鼻窍；长期鼻流浊涕而腥臭，是鼻渊，多为肺经郁热。

(翟文生)

shāngēn

山根 (root of nose)
鼻根部、两目内眦之间的部位。清·陈复正《幼幼集成》指出山根为足阳明胃经起始部位，如果乳食过度，胃气抑郁，山根之位会出现青黑之纹。察山根脉纹形状、颜色对儿科诊断疾病有一定参考价值。从形态上看，横形纹多见于脾系疾病，如呕吐、泄泻、积滞、疳证等；竖形纹多见于肺系疾病，如咳嗽、哮喘、肺炎喘嗽、反复呼吸道感染等；横形纹和竖形纹混合，多见于脾系和肺系同时发病；斜形纹多无临床意义。从颜色上看，色青多见于惊风、腹痛、癫痫等属肝病的证候；色红多见于感冒、肺炎喘嗽、哮喘等属肺病的证候；色黄多见于积滞、呕吐、疳证等属脾胃病的证候。

(翟文生)

bíshān

鼻煽 (flapping of nasal wings)
鼻翼部一张一缩的煽动。又称鼻翼煽动。为呼气困难的表现，吸气时鼻孔开大，呼气时鼻孔回缩，多见于肺炎喘嗽、哮喘及久病体衰之婴幼儿。鼻翼微煽，但咳不喘，多为风温袭肺的实证；鼻煽气急，病情急暴，气促声粗，息高痰鸣，多为痰热闭肺的实证；鼻翼煽动微弱，气弱息微，喘咳无力，多为肺肾两伤虚危之证。

(翟文生)

chá kǒu

察口 (observing the mouth)
观察口唇、口腔黏膜、牙龈、咽的颜色、润燥及外形以诊察疾病的方法。为望诊重要内容之一。《灵枢经·脉度》："脾气通于口，脾和则口能知五谷矣。"通过察口，可以了解脾胃等脏腑的病变。唇色淡白为气血不足；唇色淡青为风寒束表；唇色红赤为热；唇色红紫为瘀热互结；唇色樱红为暴泻伤阴；唇白而肿为唇风；面颊潮红，唯口唇周围苍白，是丹痧征象。口腔黏膜色淡白为虚证、寒证；色红为实证、热证。口腔破溃糜烂，为心脾积热之口疮(见小儿口疮)。口内白屑成片，为鹅口疮。两颊黏膜有针尖大小的白色小点，周围红晕，为麻疹黏膜斑。上下白齿间腮腺管口红肿如粟粒，按摩肿胀腮部无脓水流出者为痄腮；有脓水流出者为发颐。牙齿萌出延迟，为肾气不足；齿衄龈痛，为胃火上炎；牙龈红肿，为胃热熏蒸。新生儿牙龈上有白色斑块斑点，称为马牙，是新生儿特殊生理现象之一。咽红恶寒发热是外感之象；咽红乳蛾肿痛为外感风热或肺胃之火上炎；乳蛾溢脓，是热壅肉腐；乳蛾大而不红，是为肥大，多为瘀热未尽或气虚不敛。咽痛微红，有灰白色假膜，不易拭去，为白喉。

（翟文生）

chóngyín

重龈（swollen gums） 牙龈红肿或水肿、突起、增厚，形似牙龈重叠的现象。清·吴谦等《医宗金鉴·幼科心法要诀·重龈》："重龈胎热胃中蓄，牙根肿胀痛难禁。"多为小儿胎毒，或脏腑积热，或外感风热之邪，毒热痰瘀聚结，胃热上冲于牙龈所致。

（翟文生）

chóng'è

重腭（swollen upper palate） 上腭红肿疼痛，如有物附着的病证。出唐·孙思邈《备急千金要方·少小婴孺方·浴儿法》："若喉里舌上有物，如芦箨盛水状者……有着颊里及上腭如此者，名重腭。"多由心脾积热上攻，或风热外袭所致。

（翟文生）

tùquē

兔缺（harelip） 口唇部裂开一个缺口，犹如兔子口唇样的先天性畸形（图）。又称唇裂，俗称兔唇。宋代《小儿卫生总微论方·胎内十二证》已记载此病，称为"缺唇"。发生于上唇，轻者仅裂到唇上，重者可裂至鼻孔而致鼻翼呈扁平状。为胎儿时期发育不良所致，或为遗传，可用手术矫治。

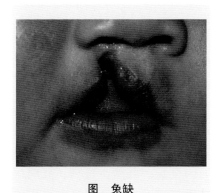

图 兔缺

（翟文生）

cuōkǒu

撮口（locked jaw） 上下口唇收缩，形状如鱼口，不能吮乳进食的现象。清·吴谦等《医宗金鉴·幼科心法要诀·撮口》："撮如囊口吮乳难，舌强唇青吐沫痰。面色赤黄胎热极，四肢厥冷命难全。"多见于新生儿脐风，往往病情危重。

（翟文生）

chúnfēng

唇风（labial wind；exfoliative inflammation of lips） 唇部肿胀、发痒，日久破裂流水疼痛的现象。明·陈实功《外科正宗·卷四》首次提出"唇风"一词："唇风，阳明胃火上攻，其患下唇发痒作肿，破裂流水，不疼难愈。"清·许克昌、毕法《外科证治全书》提出唇风多由脾经血燥所致。初起红肿发痒，继则破溃流水，痛如火燎；如风盛过燥，则口唇干裂脱屑，状若无皮，日久口唇抖动不止。常因平素嗜食辛辣厚味，脾胃湿热内生，复感风邪，引动湿热上蒸，搏结唇部而成。脾主口，其华在唇，阴虚血燥，唇口失养，或脾气虚弱，外感燥热之邪，或温热病后，伤阴化燥，燥热循经上熏肌膜，均可导致唇风。

（翟文生）

wàng yānhóu

望咽喉（observing the throat） 观察咽喉部色泽、形态变化以诊察疾病的方法。咽喉为肺胃之门户，是呼吸与饮食的通道，足少阴肾经亦与其关系密切。正常咽喉色淡红润泽，不痛不肿，呼吸通畅，发音正常，食物下咽顺利无阻。咽部深红，肿痛明显，多由肺胃热毒壅盛所致；咽部嫩红，肿痛不显，多由肾阴亏虚、虚火上炎所致。咽部一侧或两侧喉核红肿肥大如乳蛾，表面或有脓点，疼痛不适，多属肺胃热盛、气血

瘀滞；乳蛾大而不红，多为瘀热未尽或气虚不敛。咽部溃烂分散表浅，多为肺胃热轻或虚火上炎；溃烂成片，为肺胃热盛；日久不愈，多属虚证。咽痛微红，有黄白或灰白色膜，不易拭去，为白喉，属传染病。临床上望咽喉需要把色泽、形态变化相结合，才能做出正确判断。

（翟文生）

xuányōng

悬痈（abscess of the upper palate） 上腭或会阴部所生的痈肿。上腭肿起、疼痛，色红，吞咽不适，或有发热，多为脏腑伏热上冲口咽所致。会阴部痈肿，又称肛门痈，形成瘘管则称为肛瘘、肛漏、海底漏。悬痈初起如细粒状，渐增大如莲子、桃李，其色红嫩热疼痛，可化脓、溃破，轻则成漏，重则耗伤气血成痨。悬痈所生部位组织疏松，且易感染，以致疮痈经久难愈。明·陈实功《外科正宗·悬痈论》对会阴部悬痈的病因病机及临床表现进行了详细论述。在小儿，悬痈多由脾胃积热上攻于口或湿热下注结聚会阴所致。悬痈初起宜发散，红肿宜清热解毒，成脓宜消痈排脓，经久难愈、病情反复者宜攻补兼施，临床须辨别不同情况施治。

（翟文生）

chá ěr

察耳（observing the ears） 观察耳之色泽和形态及耳内变化以诊察疾病的方法。《灵枢经·脉度》："肾气通于耳，肾和则耳能闻五音矣。"肾开窍于耳，故称耳为肾窍。耳上通于脑，部位属少阳，为经脉之所聚，故耳与全身均有联系。前人认为耳尖属心，耳垂属肾，耳轮属脾，耳外属肝，耳内属肺。此外，耳郭上有全身脏器和肢体的反应点，当身体的某

些部位病变时，耳郭的相应部位可以出现充血、变色、变形、丘疹、水疱，或明显压痛等改变。小儿耳郭丰厚，颜色红润，是先天肾气充沛的表现；耳郭薄软，耳舟不清，是先天肾气未充的表现。耳内疼痛流脓，为肝胆火盛之证。

（翟文生）

chá qiányīn
察前阴 (observing the external genitalia)

观察男女外生殖器和尿道口的形状、颜色变化以诊察疾病的方法。前阴为肾所司，足太阴脾经、足阳明胃经所会之处，阴户通于胞宫并与冲脉、任脉密切相关，足厥阴肝经绕阴器，故前阴病变与肾、膀胱、肝关系密切。察前阴应注意观察男性阴茎、阴囊和睾丸有无硬结、肿胀、收缩、溃烂、生疮、湿疹，女性阴户是否有物突出或瘙痒、潮红、灼热等异常改变。男孩阴囊紧致，颜色沉着，是先天肾气充足的表现；阴囊松弛，颜色淡白，是先天肾气不足之征象。阴囊紧缩者多寒；弛纵不收者多热。阴茎、阴囊出现水肿，常见于阳虚阴水。腹痛啼哭时睾丸被引入腹中者，称为走肾，多为厥阴经受寒。女孩前阴潮红灼热瘙痒，常见于湿热下注，亦需注意是否为蛲虫病。

（翟文生）

dúshèn
独肾 (unitesticle)

男婴出生后一侧阴囊内有睾丸，另一侧阴囊内无睾丸的现象。又称单侧睾丸、单侧隐睾。此处"肾"指睾丸，非指肾脏，所以此种情况不同于现代医学的"独肾""孤立肾"。"独肾"一词首见于宋代《小儿卫生总微论方·胎内十二证》，列为小儿先天性异常之一。一般男婴在出生2个月后，睾丸会从体内下降至阴囊内。先天禀赋不足可影响睾丸的正常下降，导致睾丸不能成功下降至阴囊，即出现隐睾。单侧隐睾者多数可在1岁以内自然下降入阴囊，如果到2岁以上仍未见下降，则自然下降的机会很少，很可能为先天睾丸发育不良所致，但一般不影响日后的发育及生育功能，多无伴随症状。独肾主要与先天不足、肾气虚弱相关，治疗以补肾填精为主，无伴随症状时也可不予治疗。若睾丸久不下降而超声波检查发育良好者，必要时可手术治疗使其下降。

（翟文生）

shènsuō
肾缩 (retraction of testes)

前阴内缩的现象。又称阴缩。包括男子阴茎、阴囊、睾丸内缩及女子阴户内缩。明·朱橚等《普济方》有"初生两肾缩"，即初生男婴双侧睾丸上缩的记载。清·张璐《张氏医通·前阴诸疾》："阴缩，谓前阴受寒入腹内也。"肾缩多见于寒证，可以兼见腹痛拘急、唇紫面青、畏寒肢冷等症。足厥阴肝经受寒者，宜温散厥阴寒邪；足少阴肾经虚寒，或大吐大泻而阳气外脱者，宜回阳固托。肾缩也可见于热证，热邪陷入足厥阴肝经者伴见腹满便秘、脉实有力，宜急下存阴；肝胆有热者，囊胀茎缩、腹痛、目赤唇燥、脉弦紧，宜清泻肝胆。

（翟文生）

chá hòuyīn
察后阴 (observing the anus)

观察肛门及肛周的形状、颜色变化以诊察疾病的方法。后阴为肾所司，又是胃肠的末端，故后阴病变与脾、胃、肠、肾关系密切。察后阴时须充分暴露肛门，观察肛门外部有无红肿、痔疮、裂口、瘘管及其他病变，然后嘱患者用力屏气后，观察有无内痔突出及位置、大小、色泽、出血情况等。小儿肛门、会阴、臀部潮湿红痛，多为尿布潮湿浸渍引起的红臀。便后肛头突出为脱肛，其色鲜红，有血渗出，多属肺热下迫；其色淡而无血，多属气虚下陷。肛门裂开出血为肛裂，多属热结便秘损伤肛门。

（翟文生）

suǒgāng
锁肛 (aproctia)

肛门特别狭窄，甚至完全封闭，不能排便的现象。凡小儿出生后数天仍不见大便者，应检查肛门。肛门完全闭锁者，易于发觉。虽然有肛门，但上端不通，被脂膜覆盖，胎便不能排出者也属锁肛。锁肛因先天禀赋异常所致，应当手术治疗。

（翟文生）

gāngyǎng
肛痒 (rectal itching)

肛门瘙痒的现象。又称肛头瘙痒。肛头即肛门。明·王肯堂《证治准绳·幼科·肛痒》指出小儿肛痒的原因，或因嗜食肥甘，大肠湿热；或因湿毒生虫，侵蚀肛门。肛痒多因湿热下注所致，小儿肛门瘙痒首先要考虑小儿蛲虫病。蛲虫引起者半夜前后瘙痒较甚，此时蛲虫爬至肛门产卵，在肛周检查可发现白色线头样虫体。蛲虫的寿命不超过2个月，只要切断反复感染的途径就可以痊愈。查及蛲虫时捉除，及早让患儿穿满裆裤，避免其瘙抓肛门，便后、餐前洗手，不用手抓取食物，勤换洗内衣裤，保持会阴部洁净，是预防蛲虫病的有效方法。肛痒也有因肛裂、肛瘘、痔疮、肛周湿疹等疾病产生，肛门检查可以诊断，应分别施治。

（翟文生）

bián bānzhěn

辨斑疹 （macula and rash inspection）

观察斑疹的形状、色泽、大小、部位以辨别疾病的方法。斑、疹均为全身性疾病表现于皮肤的症状，两者虽常并称，但实质有别。一般而言，斑，点大成片，多为深红色或青紫色片状斑块，不高出皮肤，压之不退色，属阳明热毒，内迫营血，或脾虚血失统摄，阳衰寒凝气血，或因外伤等，血外溢肌肤所致；疹，点小量多，多为红色或紫红色粟粒状疹点，高出皮肤，摸之碍手，压之退色（图），多因外感风热时邪，或热入营血所致。斑疹在儿科多见于外感时行疾病，如麻疹、风疹、丹痧、水痘等，也见于杂病，如紫癜等。但不论斑或疹，在外感病中见之，若色红身热，先见于胸腹，后延及四肢，斑疹发后热退神清者，是邪去正安，为顺证；若布点稠密成团，色深红或紫暗，先见于四肢，

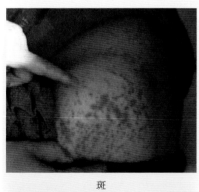

斑

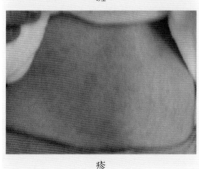

疹

图　斑与疹

后延及胸腹，壮热不退，神识不清者，是邪气内陷，为逆证。

（翟文生）

yángbān

阳斑 （yang macula）

皮肤黏膜出现的色泽鲜红或紫红，形似锦纹、云片，大小不一，摸之不碍手，压之不退色的斑块（图）。又称阳证发斑。阳斑为湿热毒邪发斑，多见于温病热入营血，常伴发热、烦躁、脉数等症。元·王好古《阴证略例》指出阳证发斑有四种：伤寒发斑、时气发斑、热病发斑、温毒发斑，其表现皮肤如同锦纹，或发之面部，或发之胸背，或发之四肢，均与热有关，色红赤者热轻、紫黑者热重。

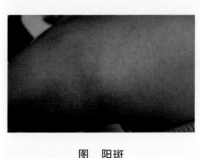

图　阳斑

（翟文生）

yīnbān

阴斑 （yin macula）

皮肤黏膜出现的色泽淡红、淡紫、紫红或青紫，隐隐稀少而不显，摸之不碍手，压之不退色的斑点（图）。又称阴证发斑。常伴有四肢逆冷、下利清谷、脉虚大无力或沉微等症。元·朱震亨《丹溪心法·斑疹》说："阴证发斑，亦出背胸，又出手足，亦稀少而微红。若作热疾，投之凉药，大误矣。"阴斑多内伤或者伴有外感而发，色淡红者多为气不摄血，色淡紫者多系阴虚内热，色紫红者多属血热

夹瘀，色青紫者多是瘀血停滞。

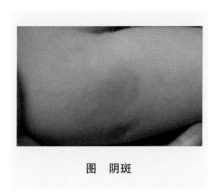

图　阴斑

（翟文生）

zǐbān

紫斑 （purpura）

血液溢出肌肤之间，皮肤出现的青紫斑点或斑块（图）。又称肌衄、紫癜。好发于四肢，尤以下肢多见，颜色或紫或红或青，不高出皮肤，压之不退色，小如针尖，大如豆粒，也可融合成片。外邪入侵，酿成热毒，损伤血络，血渗于肌肤之下而成瘀是引起紫斑的常见原因。除热毒之邪外，饮食、情志、劳倦等各种原因导致的脏腑内伤，阴阳失衡，阳气内盛而迫血妄行，渗于肌肤也可致紫斑。清·叶桂《温热经纬·叶香岩外感温热病篇》说："按方书谓斑色红者属胃热，紫者热极。"但若是气阴不足，脾不统血、阴虚火炎同样可以发生紫斑。

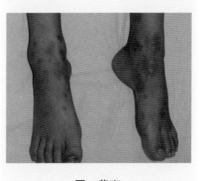

图　紫斑

（翟文生）

zhěn

疹（rash） 皮肤黏膜出现红色或紫红色，高出皮肤，摸之碍手，压之退色的粟粒状点。清·叶桂《温热经纬·叶香岩外感温热篇》说："或云头隐隐，或琐碎小粒者为疹。"疹有丘疹、疱疹之别，丘疹内无液体，疱疹内有液体（图）。疹多是外感风热时邪，或热入营血所致。常见于麻疹、风疹、手中口病等病，亦可见于其他温热病中。疹色以鲜红润泽为佳，紫红者热盛，紫暗或深红者病重。若发热 3~4 天出疹，疹形细小，状如麻粒，口腔黏膜出现麻疹黏膜斑者为麻疹；若低热出疹，分布稀疏，色泽淡红，出没较快，常为风疹；若发热 3~4 天后热退疹出，疹细稠密，如玫瑰红色，常为幼儿急疹，即奶麻；若恶寒壮热，肤红如锦，稠布疹点，舌绛如草莓，常为猩红热，即丹痧；若斑疹大小不一，如云出没，瘙痒难忍，常见于荨麻疹，即风团；若丘疹、疱疹、结痂并见，疱疹内有水液色清，以躯干部为著，见于水痘；若疱疹相对较大，疱液混浊，疱壁薄而易破，流出脓水，多见于四肢皮肤暴露处，常见于黄水疮。

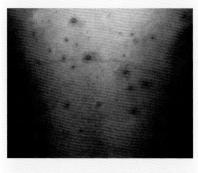

图 疱疹

（瞿文生）

qiūzhěn

丘疹（papule） 略高出皮肤，形态不一，小者如针头，大者如黄豆，形状多样，颜色或与周围皮肤颜色相同，亦可发红（图），摸之碍手，压之退色，疹内无液体，直径小于 1cm 的皮疹。可发生在全身各部位或毛囊、汗腺，持续时间可长可短，数目可多可少，可柔软可坚硬，表面光滑或粗糙，可呈乳头状或表面覆以鳞屑，可散在或群集分布，可局限性或全身性，或对称性分布。丘疹可见于多种小儿温病、皮肤病。

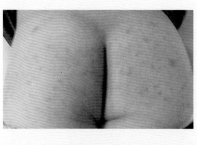

图 丘疹

（瞿文生）

shā

痧（sha disease；rash of measles；filthy-attack disease） 感受时令不正之气或秽浊邪毒及饮食不洁引起的以急性腹痛、吐泻为特征的病证。又称痧胀。多见于夏秋季节。"痧"之名见于元代以后的医学著作，如明·戴原礼在《证治要诀》中有"绞肠痧"的记载，指感受秽浊之气而发生腹部绞痛难忍的病证，并将"霍乱"中的"干霍乱"列入痧证范围。清·郭志邃《痧胀玉衡》一书，对多种痧证的病因诊治做了较为系统的论述。痧的发病急暴，变化迅速，以突然头晕，头痛，脘腹胀闷绞痛，欲吐不吐，欲泻不泻，四肢挛急，甚至昏厥，唇甲青紫，或于肘窝、踝窝、颈前两旁出现青紫痧疹为特征。临床应注意辨明寒证、热证，同时结合季节气候，分别采用药物或刮痧等疗法救治。痧还有另一种含义，即疹之细小者；也有些地区将麻疹称为"痧子"，如所谓儿科古代四大要证中的"痧"。

（瞿文生）

dòu

痘（pox） 皮肤成批依次出现斑疹、丘疹、疱疹、脓疱，最后结痂、脱痂，遗留痘疤的恶性传染病。又称天花、痘疮。来势凶猛，发展迅速，死亡率高。古代医家不断探讨此病的预防和治疗方法，留下了大量记载。至明清时期，人痘接种法预防天花在中国已广泛传播，后来又传入英国、土耳其等国。1796 年，英国乡村医生爱德华·詹纳发明了牛痘，在各国逐渐推广应用。1979 年 10 月 26 日联合国世界卫生组织在肯尼亚首都内罗毕宣布，全世界已经消灭了天花。此外，广义之"痘"也有泛指疱疹类传染病者，如水痘，皆由疫疬之毒感染侵入而致。

（瞿文生）

fēngtuán

风团（wheal） 皮肤出现大小不一的斑丘疹，如云片状而且出没无常，瘙痒难忍的现象（图）。又称风疹块、荨麻疹。风团数目可多可少，大小不一，形态不定，颜色淡红或淡白，突发突退，不

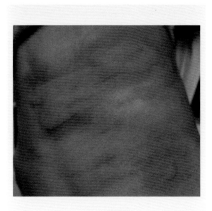

图 风团

留痕迹。一日内可反复数次，急性风团当日可愈，慢性风团可长期反复发生。可发生于全身任何部位的皮肤。引起风团的原因很多，包括某些食物、药品、虫咬、感染、接触刺激性物质及冷热刺激等，属于一种过敏性现象。

(翟文生)

察小便 chá xiǎobiàn（observing the urine）

观察小便色、质、量等的变化以诊断疾病的方法。望诊内容之一。早在《黄帝内经》中就有观察小便以测知脏腑病变的论述，后世医家不断丰富和发展。元·曾世荣《活幼心书·明本论·五淋》说："下焦有热，热气传于肾，流入于胞，其溺黄而涩，间有鲜血来者。"指出肾与膀胱的热证引起小便色黄而尿出不爽，甚至尿血。正常小儿小便色清或淡黄，溲时无不适。小便异常变化多反映肾和膀胱的病变。若小便黄赤短少，或有刺痛，多为湿热下注之热淋；若小便黄褐如浓茶，伴身黄、目黄，多为湿热黄疸（见胎黄）；若小便色红如洗肉水为尿血；若小便浑浊如米泔水，为脾胃虚弱，饮食不调所致，可见于积滞与疳证。望诊观察小便应当与闻诊嗅小便气味、问诊相结合，更有助于疾病诊断。古代医家只能望、闻、问诊观察小便，不能早期发现无临床症状的较轻的小便异常，现代运用仪器检测尿的比重、尿蛋白、尿红细胞、尿白细胞、尿糖等量与质的变化，更能够协助早期诊断多种疾病，包括肾系疾病甚至全身性疾病，如急性肾小球肾炎、肾病综合征、泌尿系感染、糖尿病、尿崩症等。

(翟文生)

尿血 niàoxiě（hematuria）

小便中混有血液或伴有血块的病症。又称溺血、溲血、小便血。排尿无疼痛，临床可单独出现，也可兼见水肿、发热、少尿或尿频等症状。若尿血伴尿痛者属于淋证范畴。小儿尿血的记载首见于隋·巢元方《诸病源候论·小儿杂病诸候·尿血候》："血性得寒则凝涩，得热则流散。而心主于血，小儿心脏有热，乘于血，血渗于小肠，故尿血也。"阐述了尿血病因为热乘于血所致，病位在肾和膀胱，与心和小肠亦有密切关系。尿血古代多指肉眼血尿，现代则将显微镜下血尿也包括在内，且多属无症状性血尿。由于现代仪器的应用及肾穿刺术的开展，能早期发现尿中少量的红细胞及组织学改变，对尿血的病因病理诊断更加明确。尿血在肾脏疾病的诊断、辨证中具有重要意义，常见于肾炎、肾病等病证，也有先天性泌尿系畸形、外伤、药物中毒、肾结核、肿瘤等所致者。

(翟文生)

察大便 chá dàbiàn（observing the stool）

观察大便色、质、量、夹带物等的异常以诊断疾病的方法。属于望诊内容，但常结合闻诊嗅大便气味与问诊进行全面诊察以诊断。历代医家对于通过观察大便查知病情的论述颇多，如宋·钱乙《小儿药证直诀·脉证治法》："泻黄、红、赤、黑皆热，赤亦毒；泻青、白、谷不化，胃冷。"即提出了泄泻患儿大便五色辨证的基本方法。正常小儿大便色黄，干湿适中，日行1~2次。新生儿出生后的首次大便称为胎粪，较小乳儿大便呈糊状、黄色，1日2次左右，添加辅食后与成人相似。大便异常多反映脾胃及肠道病证。大便燥结，为内有实热或阴虚内热；大便稀薄，夹有白色凝块，为内伤乳食；大便稀薄，色黄秽臭，为肠腑湿热；下利清谷，洞泄不止，为脾肾阳虚；大便赤白黏冻，为湿热积滞，常见于小儿痢疾；婴幼儿大便呈果酱色，伴阵发性哭闹，腹部有包块，常为肠套叠；大便色泽灰白不黄，多系胆道阻塞。

现代运用显微镜检测大便中的白细胞、红细胞、寄生虫卵等肉眼看不到的成分，以协助诊断泄泻、痢疾、肠道寄生虫病等病证，临床应用广泛。

(翟文生)

胎粪 tāifèn（meconium）

初生婴儿首次排出体外的粪便。一般呈黏稠糊状、墨绿色、无臭气，日行2~3次，大约3~4天内排完。胎粪的构成为肠黏膜的上皮组织、胎毛、黏液、羊水、胆汁及水分等。婴儿哺乳后，粪便的颜色开始因消化后的奶液残渣而变为偏黄色。亦有小儿可能在出生前或出生时就已在子宫内排便，胎粪排到羊水里，被胎儿吸入，可能会发生危险，必要时需终止妊娠，或行剖宫产娩出胎儿。

(翟文生)

看指纹 kàn zhǐwén（observing the forefinger vein）

观察小儿示指桡侧浅表络脉的浮沉、颜色、形状、长短变化以诊断疾病（图）。又称望虎口三关、望指纹三关。望诊内容之一。一般用于3岁以内的小儿。桡侧浅表络脉位于手部虎口之上，分为风关、气关、命关，称为指纹三关。看指纹起源于何时尚无确切定论，一般认为起于唐·王超《仙人水镜图诀》。早在《黄帝内经》中就有观察络脉变化的记载，但未把望络脉变化作为一种诊法具体应用于小儿。唐·孙思邈《备急千金要方·少小婴孺方》首将诊络脉法应用于小儿，但只是手掌鱼际至指端的络脉的诊察，尚未涉及指纹三关的望诊内容。宋·许叔微《普济本事方·小儿病》："凡婴儿未可脉辨者，俗医多看虎口中颜色，与四肢冷热验之……虎口色歌曰：紫热红伤寒，青惊白色疳，黑时因中恶，黄即困脾端。"这是最早记载的婴儿难以行脉诊者，可以看虎口上面的颜色与四肢冷热帮助诊断的资料。后世医家关于指纹颜色及形状的望诊内容论述逐渐详细，颜色有青、黄、白、紫、黑，形状多达 48 种。清·陈复正把指纹诊法的内容简要概括为"浮沉分表里，红紫辨寒热，淡滞定虚实。风轻、气重、命危"，一直沿用至今。

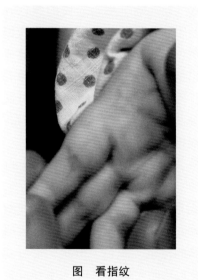

图 看指纹

对于看指纹的诊断价值，也有人持否定态度，如明·张介宾、清·夏鼎等。看指纹是代替婴幼儿切脉的诊断方法，临床诊断时需结合其他症状全面审察，以免误诊。

（翟文生）

zhǐwén sānguān

指纹三关（three passes of fore-finger vein）

描述指纹显露长短的部位。又称虎口三关。示指指纹自虎口向指端，第 1 节为风关、第 2 节为气关、第 3 节为命关（图）。察看指纹在三关浮现的部位是指纹诊法的重要内容。通过指纹浮现的长短可推测病情轻重。一般认为，纹在风关，示病邪初入，病情轻浅；纹达气关，示病邪入里，病情较重；纹进命关，示病邪深入，病情加重。现代研究表明，指纹延长与静脉压升高、末梢血管扩张、营养不良等有关。所以，指纹长短可作为婴幼儿患病时的诊查指标，特别是病情危重时更具有参考价值。但是，小儿指纹分布存在个体差异，应当与无病时的指纹相比较才有意义。清·夏鼎《幼科铁镜·摹看手指筋纹乃医家异教说》就认为不可一概而论，指出"常见筋透三关，竟无病者，亦有病时透三关，而必不亡者"。

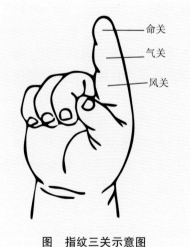

图 指纹三关示意图

（翟文生）

zhǐwén zhěnfǎ

指纹诊法（examination of fore-finger vein）

观察小儿示指桡侧浅表络脉的浮沉、颜色、形状、长短的变化以诊断疾病的方法。一般用于 3 岁以内的小儿。正常婴幼儿的指纹隐约可见，色泽淡紫，纹形伸直，不超过风关。宋·许叔微《普济本事方·小儿病》最早记载指纹颜色主病："紫热红伤寒，青惊白色疳，黑时因中恶，黄即困脾端。"古代医家对指纹形状的描述有很多记载，如清·熊应雄《小儿推拿广意》记述了 48 种指纹形状。至清·陈复正《幼幼集成·指纹析义》化繁为简，并概括其病理意义为"浮沉分表里，红紫辨寒热，淡滞定虚实。风轻、气重、命危"，一直沿用至今。

观察小儿指纹时要将小儿抱于光亮处，医生用左手示指、中指固定患儿对侧手的腕关节，拇指固定其示指末端，用右手拇指在小儿示指桡侧由命关向风关轻轻推几次，使指纹显露。

影响指纹表现的因素很多，有先天性的血管分布、走向差异，也与年龄、体形、皮下脂肪、皮肤颜色、外界温度等因素有关。所以，应当结合患儿无病时的指纹状况，以及患病后的各种临床表现，全面加以分析判断。根据现代研究，指纹滞为指纹复盈时间长，正常指纹静脉流速约为每秒4cm，若指纹复盈时间超过每秒 10cm 为速，少于每秒 2cm 为迟。指纹滞主实，常见于痰湿、食滞、邪热、气滞血瘀等，发生机制在于血液循环障碍，静脉回流受阻，血流减慢，甚至有瘀血。小儿指纹充盈度的变化与静脉压、微循环、毛细血管有关，心脏的射血功能、末梢血管舒缩状态、血容量的增减、血流浓度、血氧及二氧化碳分压、肺气体交换与组织气体交换功能、自主神经系统和某些内分泌系统的调节功能、血管活性物质的影响、血流动力学的改变、毒性物质及代谢产物等都会对微循环、毛细血管产生影响，因此，肺炎、心力衰竭、危重病患儿大多数可见指纹向命关伸延。指纹的色泽在一定程度上反映体内缺氧的程度。当体内缺氧口唇发绀时，指纹呈青紫色，其产生机制是血液中的还原性血红蛋白增多，如肺炎、心力衰竭、惊厥、缺氧患儿指纹多青紫。机体严重脱水时，血液浓缩，血流速度缓慢，指纹亦可青紫。当小儿患有贫血时，红细胞及血红蛋白减少，指纹呈现淡红色。

（翟文生）

tòuguān shèjiǎ
透关射甲 （extension of the visible veins through all the passes）

小儿指纹透过风、气、命三关，一直射至指甲端的征象。若非素来如此，此种情况则提示病情危重。明·薛铠、薛己《保婴撮要·脉法》最早记载此种指纹主病：透关射甲主惊风，为肝木克制脾土之重症表现。多数医家认为透关射甲的指纹主病情较重。但是，清·夏鼎则认为透关射甲未必代表病情危重，也有无病时指纹如此者。现代研究提出若小儿平时指纹便延至指甲端，是先天禀赋如此，不作为病态；若是病后指纹不断延伸直至指甲端，与心阳虚衰、血脉瘀滞有关，可结合四诊检查结果综合分析做出诊断。

（翟文生）

shísān zhǐxíng
十三指形 （thirteen kinds of shapes of finger venules） 代表不同病症的 13 种形状的小儿指纹。古代一些医家对指纹纹形诊法比较重视，积累了很多经验，对于指纹形状的描述亦很丰富，

如清·熊应雄《小儿推拿广意·四十八脉图解》记述了 48 种指纹形状。十三指形是比较有代表性的纹形诊法内容，最早记载于明·薛铠、薛己《保婴撮要·脉法》中。十三指形有：流珠形，主饮食所伤，内热欲吐或肠鸣自利；环珠形，主脾虚停食，胸膈胀满，烦渴发热；长珠形，主脾伤饮食积滞，肚腹作痛，寒热不食；来蛇形，主脾胃湿热，中脘不利，干呕不食；去蛇形，主脾虚食积，吐泻烦渴，气短喘急，不食困睡；弓反外形，主痰热，心神恍惚，夹惊夹食，风痫痰盛；弓反里形，主感冒寒邪，哽气出气，惊悸倦怠，小便赤色，咳嗽吐涎沫；枪形，主风热生痰发搐；鱼骨形，主惊痰发热；水字形，主惊风；针形，主心肝热极生风，惊悸顿闷，困倦不食，痰盛搐搦；透关射指形，主惊风，痰热聚于胸膈，乃脾肺亏损，痰邪乘聚；透关射甲形，主惊风，肝木克制脾土之败症。

纹形诊法的临床意义现代有不同见解，随着科技的发展，临床诊断仪器的普及，方便、快捷、科学的诊断方法在儿科临床诊断中广泛应用，十三指形的诊法已较少采用。

（翟文生）

érkē wénzhěn
儿科闻诊 （listening and smelling in traditional Chinese medicine pediatrics） 医生通过听声音、嗅气味来诊察小儿疾病的方法。听声音主要包括听小儿的啼哭、呼吸、咳嗽、语言等声音的高亢低微；嗅气味包括嗅小儿口中之气味及大小便、痰液、汗液、呕吐物等的气味。闻诊历来受到医家的重视。早在《黄帝内经素问·阴阳应象大论》即提出以五音、五声

应五脏的理论："善诊者，察色按脉，先别阴阳，审清浊而知部分，视喘息听声音而知所苦。"汉·张仲景在《伤寒论》《金匮要略》中也以病人的语言、咳嗽、喘息、肠鸣等作为诊断疾病的重要依据。后世医家又将嗅气味列入闻诊范围，清·王秉衡《重庆堂随笔·读<全体新论>》即提出听声音之外，嗅气味亦是闻诊的内容："闻字虽从耳，而四诊之闻，不专主于听声也。"

儿科闻诊除听声音、嗅气味外，现代还可借助听诊器，提高对内脏声音的听诊水平，拓宽了闻诊的范围。

（翟文生）

tīng shēngyīn
听声音 （listening to the voices）

通过耳闻小儿语言、啼哭、呼吸、咳嗽等声音的高亢低微来诊察疾病的方法。闻诊内容之一。《黄帝内经素问·六节藏象论》中论述了声音与脏腑的关系，认为声音是脏腑精气的外在表现："五气入鼻，藏于心肺，上使五色修明，音声能彰。"历代医家皆重视听声音在诊察疾病中的作用，清·吴谦等《医宗金鉴·幼科心法要诀·四诊总括·听声》曰："诊儿之法听五声，聆音察理始能明。"临床中一般声音高亢多实证，声音低弱多虚证。现代借助听诊器又可闻及肺部呼吸音、心音及肠鸣音等内脏声音，有助于增加疾病信息资料，提高诊疗水平。

（翟文生）

tīng tíkūshēng
听啼哭声 （listening to the crying voice） 根据小儿啼哭的声音了解疾病相关信息的诊断方法。古代不少医家对此诊法做过论述，如清·周士祢《婴儿论·辨初生脉证并治第一》："儿初生，肌肤至

红，啼声吃吃，胸腹坚硬者，此为热毒所致……啼声沉着者，此为寒毒所致……啼声高朗者，此为无病也。"啼哭是婴儿的语言，分生理性啼哭和病理性啼哭。正常小儿哭声清亮而长，有泪液，无其他症状，其对生理的各种不适，如冷、热、饥、饱等，常以啼哭表示。病理性啼哭，哭声有力为实证，无力为虚证，尖锐为疼痛，低弱目干无泪为气阴衰竭危证。新生儿刚刚离开母体，便会发出响亮的啼哭，属生理现象，若新生儿不啼，属病态，需紧急抢救。

（翟文生）

tīng yǔyánshēng

听语言声 (listening to the speaking sound)

从小儿语言的音调、语速、逻辑性、清晰程度等方面了解疾病相关信息的诊断方法。古代医家对此诊法有较多论述，清·吴谦等《医宗金鉴·幼科心法要诀·四诊总括》："嘎声声重感寒风，有余声雄多壮厉，不足声短怯而轻，多言体热阳腑证，懒语身冷阴脏形，狂言焦躁邪热盛，谵语神昏病热凶，鸭声在喉音不出，直声无泪命将倾。"高度概括了小儿语言声音与疾病的关系。正常小儿的语声清晰，语调抑扬顿挫有度。而病理性语言则会出现语言謇涩、谵语、郑声、独语、错语、狂言等。临床中语声高亢粗壮，多言，语声不休，多属阳证、实证、热证；语声低微细弱，懒言，声音断续，或前重后轻，多属阴证、虚证、寒证，多为禀赋不足，或气血虚损所致。

（翟文生）

tīng késoushēng

听咳嗽声 (listening to the cough sound)

根据小儿咳嗽的声音特点诊断疾病的方法。古代医家对咳嗽声特点所标志的病证性质有较多论述，并对咳和嗽进行了分类：咳谓有声而无痰，嗽谓无声而有痰。咳嗽主要反映肺的病变，咳嗽声音的高低、时间长短及伴随症状是咳嗽辨证的重要依据。咳嗽声重伴鼻塞流涕，多为外感风邪；干咳声嘶，为燥热伤肺；声重痰多或伴喉鸣，为痰浊阻肺；声如犬吠，多为急喉风或白喉。久咳声哑，为肺阴耗伤；久咳声轻无力，为肺气虚弱；久咳，发作时连咳难止，面红目赤，气急呛咳，涕泪皆出，咳毕回声、作吐，日轻夜重，为顿咳，因疫疬兼夹时令之邪与伏痰搏结阻于气道而作。

（翟文生）

tīng hūxīshēng

听呼吸声 (listening to the breathing sound)

听小儿呼气、吸气的声音、节律以了解疾病相关信息的诊断方法。《黄帝内经》中已有利用呼吸声诊断小儿疾病的论述，如《黄帝内经素问·通评虚实论》："乳子中风热，喘鸣肩息者，脉何如？"这里的"喘鸣"即指呼吸的声音。正常小儿呼吸平稳、均匀，声音轻柔。活动后呼吸音急促属生理现象。小儿病理性呼吸气粗有力，多为外邪袭肺；呼吸急促伴气喘痰鸣，为邪壅气道；呼吸急迫甚则鼻煽，为肺气闭郁；呼吸窘迫伴面青不咳或呛咳，为异物堵塞或喉痹；呼吸声弱及吸气如哭泣样，为肺气欲绝。现代临床应用听诊器闻及的肺部呼吸音也属听呼吸声的范畴，拓宽了传统听呼吸声的范围。

（翟文生）

xiù qìwèi

嗅气味 (smelling odors)

用鼻子闻小儿身体和分泌物、排泄物的气味以了解疾病相关信息的诊断方法。闻诊内容之一。隋·巢元方《诸病源候论·宿食不消病诸候·宿食不消候》论述了通过嗅气味进行辨病辨证，如"宿食不消……令人腹胀气急，噫气醋臭"。这里的"噫气醋臭"即是指闻到病人呼气的酸腐味道。嗅气味包括嗅小儿口腔、大小便、痰液、汗液、呕吐物等的气味，异常气味与某些脏腑疾病有关，因此可以分析疾病的病因、病性和病位。小儿多易患脾胃疾病，故常依据口气、二便及呕吐物气味来辨别脾胃之寒热虚实。

（翟文生）

xiù kǒuqì

嗅口气 (smelling the mouth odor)

通过嗅口腔气味以诊察疾病的方法。正常小儿口中无特殊气味，若脏腑功能异常，从口腔呼出的气味有异味，便形成口气。口气的临床辨证：酸臭为乳食积滞；秽臭为胃热蒸盛；腥臭伴吐血为血证，伴咯脓血痰为肺热肉腐。许多脾胃不适的早期，口气先变。故对婴幼儿调护应多注意口气，一旦发现异常，可随时调节饮食、加强调护，早防、早治。

（翟文生）

xiù xiǎobiàn qìwèi

嗅小便气味 (smelling the urine odor)

通过闻小便的气味以诊察疾病的方法。正常小便无特殊气味，小便有异常气味时多反映小儿机体不适，或有肾和膀胱的疾病。小便臊臭短赤多为湿热下注膀胱；小便清长多为脾肾虚寒。临床需结合望诊及全身症状综合分析做出诊断。

（翟文生）

xiù dàbiàn qìwèi

嗅大便气味 (smelling the stool odor)

通过闻大便的气味以诊察

疾病的方法。小儿大便气味作为疾病诊断、辨证依据自古有之，如隋·巢元方《诸病源候论·小儿杂病诸候·壮热候》："其挟伏热者，大便黄而臭；挟宿寒者，粪白而有酸气。"嗅大便气味可判断胃肠疾病的寒热虚实。小儿大便臭秽为肠腑湿热；大便酸臭为伤食积滞；便稀无臭为虚寒泄泻。

（翟文生）

xiù ǒutùwù qìwèi

嗅呕吐物气味（ smelling the vomit odor） 通过闻呕吐物的气味以诊断疾病的方法。呕吐是胃气上逆所致，呕吐物气味反映脾胃疾病的寒热虚实。小儿呕吐物腥臭清稀多胃寒；腐臭秽浊多胃热；酸腐夹不消化食物为食积；脓血腥臭为胃肠湿热；臭秽如粪，多因肠结气阻，大便臭秽气上逆。

（翟文生）

érkē wènzhěn

儿科问诊（ inquiry in traditional Chinese medicine pediatrics） 医生通过询问患儿、家长或保育员以获得患儿疾病信息的方法。《黄帝内经素问·征四失论》："诊病不问其始，忧患饮食之失节，起居之过度，或伤于毒，不先言此，卒持寸口，何病能中？"意为诊病不问病因、饮食、起居以及是否受到邪毒侵袭等情况，只是切脉，是不能准确诊断的。指出了问诊的重要性。儿科问诊的内容除与成人相同者外，还要注意问年龄、孕母胎产史、家族遗传史、生长发育史及预防接种史等，并要结合儿科疾病的发病特点询问。问诊时环境需安静适宜，避免受到干扰；态度要和蔼可亲，耐心听取小儿的回答和家长的陈述；应使用通俗易懂的语言进行询问，使被询问者能够准确地叙述病情。问诊还可以为其

他诊法提供所患疾病的大体范围，在诊察疾病中起着重要作用。

（翟文生）

wèn niánlíng

问年龄（ inquiring about age） 通过询问小儿年龄以获得疾病相关信息的方法。由于小儿某些疾病的诊断与年龄有着密切关系，故询问年龄是重要的问诊内容。1周内新生儿易患脐风、胎黄、脐湿、脐疮等；新生儿和婴儿易患鹅口疮、脐突、夜啼；婴幼儿易患泄泻；6个月以后的小儿易患麻疹；1岁左右的婴幼儿易患奶麻等传染病；学龄前小儿易患水痘、百日咳等传染病；12岁以后发病已基本接近成人。

问年龄需要询问实足年龄，新生儿应问明出生天数；2岁以内的小儿应问明实足月龄；2岁以上的小儿应问明实足年龄及月龄。小儿的生长发育评价与年龄直接相关，所以，疳证、五迟、五软、遗尿、性早熟等疾病诊断前问清年龄尤显重要。

（翟文生）

érkē shíwèn

儿科十问（ inquiring about ten aspects in traditional Chinese medicine pediatrics） 医家在儿科问诊中需重视的10个方面内容。来源于古代的十问歌。十问歌由明·张介宾提出，后世医家多有发展，如清·陈修园《医学实在易·问证诗》修订了张介宾"十问"："一问寒热二问汗，三问头身四问便，五问饮食六问胸，七聋八渴俱当辨，九问旧病十问因，再兼服药参机变。妇女尤必问经期，迟速闭崩皆可见。再添片语告儿科，天花麻疹全占验。"现代根据儿科特点和临床实际情况，总结概括出了儿科问诊需要注意的10个方面内容，对临床有

较大指导意义。

问寒热 主要询问寒热的轻重进退、发作时间与持续时间，温度高低最好用体温计测量。为辨别寒热性质，需结合观察、触摸、询问等。如通过患儿头额、胸腹、四肢、手足心等部位的触摸，或哺乳时的感觉，呼吸时鼻气温度来测知小儿是否发热；通过观察其姿态，如依偎母怀，蜷缩而卧，喜暖避冷，测知有无畏寒存在。小儿恶寒发热无汗，多为外感风寒；发热有汗，多为外感风热；寒热往来，多为邪郁少阳；但热不寒为里热，但寒不热为里寒；大热、大汗、口渴不已为阳明热盛；发热持续、热势枭张、面黄苔厚为湿热蕴滞；夏季高热，持续不退，伴无汗、口渴、多尿，秋凉后自平，常为夏季热；午后或傍晚低热，伴盗汗者，为阴虚燥热；夜间发热，腹壁手足心热，胸满不食者，多为内伤乳食。

问出汗 小儿肌肤嫩薄，腠理疏松，清阳发越，易于出汗。常见入睡之时，头额汗出，若汗出不多，又无他症者，不属病态。若因天气炎热、室温过高、穿衣盖被过多、快速进热食、剧烈运动后汗出过多，也属正常生理现象。问出汗主要询问汗出的多少、部位、时间等。若在白天汗出较多，稍动尤甚，不发热者，为气虚卫外不固的自汗；入睡则汗出淋漓，醒后汗止，为阴虚或气阴两虚的盗汗。热病中汗出热不解者，为表邪入里；若口渴、烦躁、脉洪大、大汗出者，为里热实证；若大汗淋漓，伴呼吸喘促，肢冷脉伏者，为阳气将绝、元气欲脱之危象。头部汗出者多表虚、里热，或阳热上蒸；上半身汗出者较全身出汗病证为轻，全身出汗者病证属重。前半夜出汗者多营

不内守；后半夜出汗者多阴虚阳浮。汗出多而肢体不温者为卫阳不足、营阴外泄之营卫不和证。

问头身 较大儿童能诉说头痛、头晕及身体其他部位的疼痛和不适。头痛兼发热恶寒为外感风寒；头痛呕吐、高热抽搐，为邪热入营，属急惊风；头晕兼发热多因外感；头晕兼面白乏力，多为气血不足；肢体酸痛兼发热，多为外感，或邪阻经络；腰酸腿软为肝肾阴虚。

问二便 患儿大小便的次数、数量、性状、颜色及排便时的感觉，有些可从望诊中获悉，有些可通过问诊了解。若大便溏薄不化，或先干后溏，次数较多，或食后欲便者，多为脾虚运化失职；若便泻日久，形瘦脱肛者，为脾虚中气下陷；若便时哭闹不安，多为腹痛；若小便刺痛，点滴不尽，或见尿血鲜红，或排出砂石者，为湿热下注或湿热煎熬结成砂石，灼伤血络；若小便清长，夜间遗尿量多色清者，为肾气不足、下元虚冷。

问饮食 明·万全《万氏家藏育婴秘诀·十三科》提出："小儿之疾，属胎毒者十之四，属伤食者十之五，外感者十之一二。"强调了食伤在儿科病因学中的重要性。向家长询问小儿的饮食情况，是儿科问诊不可缺少的内容。小儿不思饮食，或所食不多，兼见面白神疲乏力，为脾胃虚弱；若腹部胀满，纳食不下，或兼呕恶，为乳食积滞；嗜食异物，多为疳证、虫证。热病时渴饮为津伤；渴而不欲饮，或饮而不多，多为湿热内蕴。

问胸腹 胸部不适，年长儿可以自诉，婴幼儿难以确认。胸部室闷，喘鸣肩息，多为痰阻气道，肺失宣肃；胸闷胸痛，气短

喘促，多为胸阳不振，痰阻气逆；胸闷心悸，面青气短，多为心阳虚衰，血脉瘀滞；胸痛咳嗽，咯吐脓血，多为肺热壅盛。婴儿腹痛，临床常表现为阵发性反常哭闹，曲腰啼叫，或双手捧腹，辗转不安。较大儿童主诉的腹痛，要通过腹部按诊并结合其他症状以确定部位、性质。若痛在脐周，发作短暂，别无他症，按诊亦无显著改变，反复发作而症状相似，能自行缓解，多为脾阳不足，中焦气滞；脘腹胀痛，嗳气酸馊，为伤食积滞；两胁胀痛，呕恶发热，为热结少阳；右上腹痛剧如钻顶，时急时缓，呕恶吐蛔，为蛔扰入膈；脘痛隐隐，绵绵发作，嗳气吐酸，食欲不振，为中虚气滞；大腹疼痛，痛则欲便，里急后重，便下脓血，为湿热下痢；右下腹痛，肢曲不伸，按之痛甚，呕吐发热，为肠痈瘀热；腹痛如绞，位在脐之两侧，按之无块，小溲出血，为石淋发作；急起腹痛，面白肢凉，喜暖喜按，小溲清长，为寒伤中阳；痛有定处，反复发作，按及包块，推之不移，为气滞血瘀。

问睡眠 小儿睡眠总以安静为佳。年龄越小，睡眠时间越长。睡眠不宁，辗转反侧，喜俯卧者，多为气血失和，胃弱痞积；睡中磨牙，或因虫积，或因胃气失和，肝火内盛；寐而不宁，肛门瘙痒，多为小儿蛲虫病；入夜心怀恐惧而难寐，多为心气不足心神失养；睡中惊惕，梦中吃语，多为肝旺扰神，或胃不和而寐不安。睡中露睛，多为久病脾虚；寐不安宁，多汗惊惕，常见于维生素 D 缺乏性佝偻病脾虚肝旺证。

问年龄 儿科某些疾病与年龄有密切关系，儿童用药的剂量也与年龄的大小有关。问年龄要

询问实足年龄，新生儿应问明出生天数，婴幼儿应问明实足月龄。

问个人史 个人史包括胎产史、喂养史、生长发育史、预防接种史等。

胎产史 与新生儿、婴幼儿的疾病诊断关系密切。需要问清胎次、产次，是否足月产，顺产或难产，有否流产以及接生方式、出生地点、出生情况、妊娠期母亲的营养和健康情况等。如五迟、五软有些与初生不啼（新生儿室息）有关，脐风因断脐不洁产生，双胎、多胎易见胎怯。

喂养史 与生长发育和发病有密切关系，年龄越小，关系越密切，对脾胃病患儿尤当重视。包括喂养方式和辅助食品添加情况，是否已经断奶和断奶后的情况。对年长儿还应询问饮食习惯，现在的食物种类和食欲等。

生长发育史 包括形体增长和智能发育，如坐、立、行、语、齿等出现的时间，囟门闭合的时间，体重、身高增长情况。对已入学小儿还应了解学习成绩，推测智力情况。

预防接种史 询问何时接种何种疫苗、接种次数、接种效果。包括卡介苗，麻腮风（麻疹、流行性腮腺炎、麻风）疫苗，脊髓灰质炎灭活疫苗，百白破（百日咳、白喉、破伤风）疫苗，乙型脑炎疫苗，流行性脑脊髓膜炎菌苗，以及甲型肝炎减毒活疫苗、乙型肝炎疫苗、伤寒副伤寒甲乙三联菌苗等疫苗的预防接种情况。记录接种年龄和反应等。

问家族史 询问父母年龄及健康状况，是否近亲结婚，母亲孕产史，直系亲属中有无家族性或遗传性疾病，有无结核病、病毒性肝炎等传染病等。父母的职业、经济情况，小儿生活习惯、

居住环境和条件等。

　　询问以上资料在诊断疾病上有重要意义。明·张介宾《景岳全书》指出十问乃诊治之要领，临证之首务也。明此十问，则各种病情变化和临床表现悉能掌握。十问是对问诊内容的高度概括，临证问诊时按照十问内容进行，基本可以满足诊断和辨证的需要。

（瞿文生）

gèrénshǐ

个人史（personal history）　从胎儿形成时与医学相关的成长经历。小儿个人史包括胎产史、喂养史、生长发育史、预防接种史等。胎产史需要详细询问胎次、产次、是否足月产、是否顺产以及生产方式等。喂养史需要注意询问哺乳的种类与方法，以及辅助食品添加情况、是否已经断奶和断奶后的情况、目前的饮食种类和数量等。生长发育史包括小儿的体格生长和神经精神发育过程。预防接种史是了解小儿各年龄段疫苗接种情况以及反应等。个人史对于疾病诊断均有一定的意义。

（瞿文生）

tāichǎnshǐ

胎产史（prenatal and birth history）　与小儿相关的孕母怀孕及生产情况。中医很早就重视胎产与疾病的关系，《黄帝内经素问·奇病论》："帝曰：人生而有病颠疾者，病名曰何？安所得之？岐伯曰：病名为胎病。此得之在母腹中时，其母有所大惊，气上而不下，精气并居，故令子发为颠疾也。"指出了颠疾的发病与胎儿在母腹中时孕母惊恐有关。胎产史与婴幼儿疾病的诊断关系密切，需要详细询问母亲妊娠期的健康状况以及小儿胎次、产次，是否足月产、早产或难产，自然产或剖宫产，出生体重、出生地点、

出生后有无异常，母亲既往有否流产等。

（瞿文生）

wèiyǎngshǐ

喂养史（feeding history）　小儿出生后哺乳、添加辅食和断奶后的饮食情况。包括喂养的食物种类与方法，何时添加何种辅食，是否已经断奶以及断奶后的食物种类，有无偏食、挑食、好吃零食等不良习惯，目前食欲、食量情况，起病前有无进不洁饮食或其他特殊饮食情况等。在临床上，喂养史与小儿，特别是婴幼儿的生长发育及发病有着密切关系，对脾胃病患儿要特别重视了解喂养史。

（瞿文生）

shēngzhǎngfāyùshǐ

生长发育史（growth and development history）　小儿形体增长和智能发育的过程。包括坐、立、行、语、齿等出现的时间；囟门闭合的时间；体重、身长增长情况；感知发育、运动发育、语言发育、性格发育等情况。对已经入学的小儿还应注意了解学习成绩，推测智力情况。中国古代将婴幼儿的生长发育现象归纳为"变蒸"。宋·钱乙《小儿药证直诀·变蒸》说："自生之后，即长骨脉，五脏六腑之神智也。变者，易也。又生变蒸者，自内而长，自下而上，又身热，故以生之日后三十二一变。变每毕，即情性有异于前。何者？长生腑脏智意故也。"说的是每经过一定的时间周期，婴幼儿就会发生一次显著的生长发育变化。

（瞿文生）

yùfángjiēzhòngshǐ

预防接种史（vaccination history）　既往接种疫苗以及是否产生相应免疫力的相关信息。包括小

儿何时接种过何种疫苗，接种次数、接种效果，如卡介苗、脊髓灰质炎灭活疫苗、麻疹减毒活疫苗、百日咳菌液、白喉类毒素、破伤风类毒素、乙脑疫苗等。在临床上，预防接种史对有关传染病的诊断有重要价值。

（瞿文生）

jiāzúyíchuánshǐ

家族遗传史（family history）　直系或旁系亲属健康和罹患遗传性疾病、传染病的信息。又称家族史。小儿的直系亲属，尤其是父母及兄弟姐妹等的健康和患病情况，有无遗传性疾病及传染性疾病，必要时应注意了解小儿父系、母系亲属的患病情况、死亡原因。家族遗传史对诊断现患疾病具有一定的参考价值，是问诊中的重要内容。

（瞿文生）

érkē qièzhěn

儿科切诊（feeling pulse/palpation in traditional Chinese medicine pediatrics）　医生通过手指切按患儿脉象及体表以诊察疾病的方法。人体的血脉贯通全身，内连脏腑，外达肌表，所以切诊能够反映全身脏腑功能、气血、阴阳的综合信息，是诊断儿科疾病的重要手段。早在《灵枢经·邪气脏腑病形》中就有切诊的记载："按其脉，知其病，命曰神。"切诊包括脉诊和按诊两个方面。小儿脉诊与成人有所不同，小儿寸口部位较短，故对较小儿童采用一指定三关的切脉方法，较大儿童可采用成人三指定寸、关、尺三部的切脉方法。按诊是在患儿躯体上一定部位触、摸、按、压，以了解疾病相关信息的方法，主要包括按头颈、按胸腹、按四肢、按皮肤等，一般按自上而下的顺序进行。由于小儿就诊时多哭闹，

往往会影响气息脉象，所以，为了使切诊准确，脉诊与按诊均应在尽可能使患儿安静的状态下进行。

(翟文生)

xiǎo'ér màifǎ

小儿脉法 (feeling pulse in pediatric patients)　医生运用手指切按患儿身体某些特定部位的动脉，体验脉动应指的形象，以了解健康或病情、辨别病证的诊察方法。又称切脉、脉诊。中医历来重视脉诊，明·张介宾《景岳全书·小儿则·脉法》："凡小儿形体既具，经脉已全，所以初脱胞胎，便有脉息可辨。"诊脉部位多为寸口脉，早在《黄帝内经》中寸口脉已被高度重视，其他如"人迎寸口诊法""尺寸诊法"等脉诊方法均和寸口相关。小儿脉法与成人有所不同，小儿寸口部位较短，容不下成人三指，故对7岁以下儿童采用一指定三关的方法。7岁以上儿童可采用成人三指定寸、关、尺三部的切脉方法，视患儿寸、关、尺脉位的长短以调节三指的距离。切脉时应让患儿在比较安静的环境中休息片刻，医者先调息呼吸，然后集中思想切脉，切脉时间一般不少于1分钟，并减少各种因素的干扰，这样诊察到的脉象才比较真实。临床上小儿脉象较成人简单，常见脉象为浮、沉、迟、数、有力、无力6种。

(翟文生)

yīzhǐ dìng sānguān

一指定三关 (one finger pressing three passes)　示指或拇指同时按压寸、关、尺三部，并取轻、中、重三种不同指力，即浮、中、沉三候以诊察脉象的方法。桡动脉自手腕起依次由前向后相当于三指宽度的部位，前部为寸部、中部为关部、后部为尺部，总称寸关尺三部。清·陈复正《幼幼集成·小儿脉法》指出："小儿三五岁，可以诊视，第手腕短促，三部莫分，惟以一指候之，诚非易易。"临床中，因小儿寸口部位较短，容不下成人三指，故对7岁以下儿童一般采用"一指定三关"的方法诊察脉象（图）。

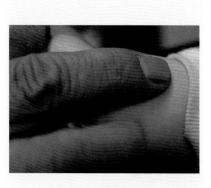

图　一指定三关

(翟文生)

píngmài

平脉 (normal pulse)　健康无病之脉象。又称正常脉象。明·张介宾《景岳全书·脉神章·正脉十六部·缓脉》："凡从容和缓浮沉得中者，此自平人之正脉。"小儿脉象较成人软而稍数，年龄越小，脉搏越快。一般认为，以成人正常呼吸气息计算：初生婴儿一息脉率7~8至、1~3岁6~7至、4~7岁约6至、8~13岁约5至，不浮不沉，不大不小，从容和缓，流利有力，节律整齐，寸、关、尺三部均可触及，沉取不绝，为平脉。临床上切得平脉提示小儿各脏腑功能正常或病情较轻。

(翟文生)

bìngmài

病脉 (abnormal pulse)　疾病反映出的脉象变化。又称病理脉象。早在《黄帝内经素问·通评虚实论》中就有关于小儿病脉的记载："乳子中风热，喘鸣肩息者，脉何如？……喘鸣肩息者，脉实大也，缓则生，急则死。"此后，历代医家关于小儿病脉的认识不断发展，宋·钱乙《小儿药证直诀·脉证治法·小儿脉法》指出："小儿脉法：脉乱不治，气不和弦急，伤食沉缓，虚惊促急，风浮，冷沉细。"明·王肯堂《证治准绳·幼科·脉法》指出："一息六七至为平和，八九至为发热，五至为内寒。脉弦为风痫，沉缓为伤食，促急为虚惊，弦急为气不和，沉细为冷，浮为风，大小不匀为恶候、为鬼祟，浮大数为风为热。"清·陈复正《幼幼集成·小儿脉法·四脉主病》概括为："浮脉主表，沉脉主里；迟脉主脏，数脉主腑；五至四至为迟，为寒，为不足；七至八至为数，为热，为太过。"

小儿的基本脉象包括浮、沉、迟、数、有力、无力，6种脉象可以兼见，如浮数、沉迟、脉数有力及脉数无力等。其他如滑脉、洪脉、结脉、代脉及弦脉在儿科亦比较常见。

浮脉　轻取即得，重按稍减而不空，举之有余，按之不足的脉象。常见于表证，是机体驱邪向外的表现。外邪侵袭肌表，卫阳抗邪于外，人体气血趋向于浮表，脉气亦鼓动于外，故见浮脉。邪盛而正气不虚时，脉浮而有力；虚人外感或邪盛正虚时，脉多浮而无力。外感风寒，寒主收引，血管拘急，则脉多浮紧；外感风热，则血流浅急，脉多浮数。

沉脉　轻取不应，重按始得，举之不足，按之有余的脉象。元·滑寿《诊家枢要·脉阴阳类成》云："沉，不浮也。轻手不见，重按乃得，为阴逆阳郁之候。

为实，为寒，为气，为水，为停饮，为癥瘕，为胁胀，为洞泄。"沉脉的特点是脉管搏动的部位在皮肤之下靠近筋骨之处，只有用重指力按到筋骨间才能感觉到脉搏明显的跳动。多见于里证。脉沉有力，可见于气滞、血瘀、食积、痰饮等病证；脉沉无力，可见于气血不足，或阳虚气乏等各脏腑虚证。

迟脉 脉来迟慢，一息不足五至的脉象。清·陈复正《幼幼集成·小儿脉法·四脉主病》说："五至四至为迟，为寒，为不足。"迟脉多见于寒证，亦可见于邪热结聚之实热证。若为阴寒内盛而正气不衰的实寒证，则脉来迟而有力；若心阳不振，无力鼓动气血，则脉来迟而无力；或有邪热亢盛与糟粕相搏，结为燥屎，阻塞肠道，腑气壅滞不通，气血运行受阻，经隧阻滞，脉道不利，故必迟而有力。

数脉 脉来急疾，一息七八至或八至以上的脉象。明·李时珍《频湖脉学·数》说："数脉息间常六至，阴微阳盛必狂烦。浮沉表里分虚实，惟有儿童作吉看。"说明成人脉象一息六至属于数脉，但儿童此时尚属正常，高于此数才是病脉。数脉多见于热证，亦见于里虚证。实热内盛，或外感病邪热亢盛，正气不衰，邪正相争，气血受邪热鼓动而运行加速，则见数而有力；病久阴虚，虚热内生也可使气血运行加快，因阴虚不能充盈脉道，脉体细小，故见脉细数无力。

其他脉象 脉象有力为实；无力为虚。结脉是脉来迟缓而有不规律的间歇的脉象，主气血亏虚或寒湿瘀滞；代脉是脉来缓弱而出现有规律的间歇的脉象，见于气血虚衰；细脉是脉细如线但

应指清晰的脉象，为阴虚；弦脉是端直而长，指下挺然，如按琴弦的脉象，主惊风、腹痛、痰饮、积滞等；滑脉是往来流利，应指圆滑，如珠走盘的脉象，见于热盛、痰湿、食滞；洪脉是脉来极大，如波涛汹涌，来盛去衰的脉象，见于气分热盛；脉律不整，时缓时数，为心之气血失和。

（瞿文生）

àn tóujǐng

按头颈（palpating the head and neck）

医生对患者头颅、颈部进行触摸或按压，以了解疾病相关信息的诊断方法。包括按头颅和按颈部。按头颅，双手仔细触摸头颅的每一个部位，了解其外形、有无压痛和异常隆起，注意获取婴幼儿囟门、颅骨的发育情况。小儿囟门逾期不闭或颅骨按之不坚而有弹性感者，常见于维生素D缺乏性佝偻病等；囟门下陷成坑者为囟陷，多是严重吐泻伤阴所致；囟门隆凸，按之紧张，为囟填，多为风火痰热上攻，肝火上亢，热盛生风的表现，常伴有高热、抽搐等症。颅骨开解，头大颌缩，囟门宽大者为解颅，多属先天肾气不足，或后天髓热膨胀之故。按颈部，触摸颈部有无包块，注意包块的部位、大小、质地、活动度、与邻近器官的关系和有无压痛等。正常小儿在颈项可触及少许绿豆大小之臀核（淋巴结），活动，不硬，不痛，不属病态。若臀核增大，质坚成串，推之不移，按之疼痛，或肿大灼热，为痰热毒结；若仅见增大，按之不痛，质坚成串，则为瘰疬；若质地较硬、伴有纵隔、胸腔或腹腔病变的症状或体征时，可能为恶性肿瘤的淋巴结转移；若包块圆形、表面光滑、有囊样感、压迫能使之缩小，则可

能为囊状瘤；若颈部包块弹性大又无全身症状，则应考虑囊肿的可能。耳下腮部肿胀疼痛，咀嚼障碍者是痄腮。正确掌握按头颈的方法有助于对上述疾病做出及时判断。

（瞿文生）

tánhé

痰核（phlegm nodule）

生于体表皮内的局限性包块。多少不等，不红不热，不痛不硬，推之可移，多发于颈项、下颌、四肢及背部等处，一般不会化脓溃破。生于身体上部者多夹风热，生于下部者则多夹湿热。痰核病名最早见于明·李梴《医学入门·妇人小儿外科用药赋》："痰核润便含化丹，或海带丸以内消融。含化丹：僵蚕、大黄、青黛、胆星各等分为末，蜜丸含化，治脑项耳后结核。"多因脾弱不运，湿痰结聚于皮下而成。清·方补德《喉风论·卷中》提出痰核有生于舌上者，症见舌上生核，舌体活动不灵，强硬而痛，认为多是心脾二经痰火邪热上炎所致。

（瞿文生）

luǒlì

瘰疬（scrofula）

颈部皮肉间大小不等的核块。俗称鼠疮、老鼠疮。结节小者为瘰，大者为疬，统称瘰疬。始见于《灵枢经·寒热》："寒热瘰疬，在于颈腋者。"明·窦梦麟《疮疡经验全书》中对瘰疬的发病部位及临床发展过程做了详细描述。多认为系外感风寒暑热，内有七情所伤，痰湿搏结，肝气郁结，复因先天禀赋不足，脾失健运，三焦气化不利，凝于脉络而成。初起结块如豆，数目不等；后增加成串，无痛无热，逐渐增大，久则微觉疼痛，结块粘连，推之不移；溃后脓汁稀薄，夹有豆腐渣样物质，此愈

彼起，久不收口，可形成窦道或瘘管。西医学的淋巴结结核或慢性淋巴结炎属于此病范畴。

（翟文生）

àn xiōngfù

按胸腹（palpating the chest and abdomen） 医生对胸前区、胁肋部和腹部进行触摸、按压或叩击，以了解疾病相关信息的诊断方法。《黄帝内经》有关于胸腹切诊的论述，指出胸腹内应脏腑，切诊时或轻或重，或击或叩，以查胸腹之坚软，并察胸腹之冷热，以定其病之寒热虚实。重手推按，察其硬否，以辨脏腑之虚实，沉积之何如。按胸腹可分为按虚里（胸前心脏跳动部位）、按胸胁和按腹部三部分。①按虚里：探索虚里搏动的情况，可以了解宗气强弱，病之虚实，预后吉凶。虚里按之应手，动而不紧，缓而不急，为健康之征。其动微弱无力，为不及，是宗气内虚；若动而应衣，为太过，是宗气外泄之象；若按之弹手，洪大而搏，属于危重证候。②按胸胁：胸骨高突，按之不痛为鸡胸；脊背高突，弯曲隆起，按之不痛为龟背；胸胁触及串珠，两肋外翻，可见于维生素D缺乏性佝偻病；胸胁按之胀痛，可能是痰热气结或水饮内停。若右上腹胁肋下触及癥块，或按之疼痛，为肝肿大；左上腹胁肋下触及癥块，为脾肿大。③按腹部：小儿腹部柔软温和，按之不痛为正常。腹痛喜按，按之痛减为虚痛；腹痛喜热敷为寒痛；腹痛拒按，按之胀痛加剧为里实腹痛；剑突下疼痛多为胃脘痛；小儿多啼哭，肚脐外突，按之有声是脐突；脐周疼痛，按之痛减，可触及条索状包块，推揉可散，多为小儿蛔虫病；腹胀形瘦，腹部青筋显露，多为疳证；

腹部胀满，叩之如鼓者为气胀；叩之音浊，按之有液体波动之感，多为腹水；左小腹作痛，按之有条状硬块者，为肠中有宿粪；右下腹按之疼痛，兼发热，右下肢拘急，多为肠痈。

（翟文生）

àn sìzhī

按四肢（palpating the limbs） 医生通过触摸患者四肢的冷热程度，以了解疾病相关信息的诊断方法。《黄帝内经素问·通评虚实论》说："帝曰：乳子而病热，脉悬小者何如？岐伯曰：手足温则生，寒则死。"说明了手足温、冷对于婴儿患热病时的辨证、预后判断的重要价值。正常情况下手足一般是温润的，若出现冷热不一等情况大多为病证的表现之一。如手足冰冷者，多为阳虚；手足心热者，多属阴虚内热或内伤乳食；手背全身俱热者，多属外感表证；高热时四肢厥冷者，为热深厥深；四肢厥冷、面白唇淡者，多属虚寒；四肢厥冷、唇舌红赤者，多是真热假寒之象。诊手足寒温，对判断阳气存亡，推测疾病预后，具有重要意义。若阳虚之证，四肢犹温，为阳气尚存；若四肢厥冷，多病情深重。手足俱冷者，为阳虚寒盛，属寒证；手足俱热者，多为阳盛热炽，属热证。诊手足时，还可做比较诊法。如手足心与手足背比较，若手足背热甚者，多为外感发热；若手足心热甚者，多为内伤发热。即金·李杲《内外伤辨惑论·辨手心手背》所说："内伤及劳役饮食不节病，手心热，手背不热；外伤风寒，则手背热，手心不热。"手心热与额上热比较，额上热甚于手心热者为表热；手心热甚于额上热者为里热。

（翟文生）

érkē biànzhèng

儿科辨证（syndrome differentiation in traditional Chinese medicine pediatrics） 在综合望闻问切四诊资料的基础上，分析疾病病因病机，明确病变部位，判断邪正消长、疾病动态变化情况，并加以归纳概括，确定其所属证候的方法。自《黄帝内经》以来，中医儿科辨证学说不断发展完善。汉·张仲景《伤寒杂病论》以六经辨证治疗外感病、以脏腑辨证论治杂病，对后世儿科学的辨证体系形成产生了重要影响。宋·钱乙在儿科辨证方面首创心主惊、肝主风、脾主困、肺主喘、肾主虚的五脏辨证体系。金元四大家在儿科辨证方面各有特长：刘完素侧重火热病机，提出小儿患病"热多冷少"；张从正强调邪气致病；李杲辨脾胃病证重视升降、虚实；朱震亨擅辨阴虚证候，并认为"凡小儿一岁以下有病者，多是胎毒"。明清时期温病学家提出了卫气营血辨证、三焦辨证。近代儿科界也开始提出并研究儿科微观辨证方法。

"证"是中医学中一个特定的概念，是对一组具有内在有机联系的病因、病机、病性、病状、病位、病理演变等要素的概括，能够反映出人体病理变化的本质属性和功能变化的特点。对于不同的疾病，证可以反映它们在某些阶段的共性；而对于同一疾病的不同阶段或不同患者，证又可以反映出其个性差异。儿科辨证是中医儿科学临证医学的核心，也是与西医学以识症为前提的临床思维方式的基本区别所在。儿科辨证以八纲辨证作为总纲，外感病多用病因辨证、卫气营血辨证、三焦辨证；内伤病多用脏腑辨证，亦经常用到六经辨证、经络辨证、气血痰食辨证等。随着现代诊断技术的发展，又提出了儿科微观辨证，以研究证的微观诊断、证的实质、研制证的动物模型、建立宏观辨证与微观辨证相结合的证的诊断标准等为特点，使儿科辨证学的内容不断丰富和发展。

（瞿文生）

bìngyīn biànzhèng

病因辨证（syndrome differentiation of etiology）

对望闻问切四诊收集到的资料（症状、体征、病史等），进行综合分析、判断，以确定疾病病因的辨证方法。隋·巢元方《诸病源候论》是中医史上第一部论述病因和证候诊断的专著，有关儿科疾病的论述达255候，其中有很多精辟之处，如"人有禀性阴阳不和而心神愔塞者，亦有因病而精采暗钝，皆由阴阳之气不足，致神识不分明"（《诸病源候论·小儿杂病诸候·愔塞候》），指出病因有先天禀受和后天疾病两类。宋·陈言《三因极一病证方论》是病因辨证理论与方法比较完备的著作，对儿科病因辨证的发展影响很大。明清时期，由于天花、麻疹等时行疾病的流行，当时儿科医家十分注重流行病的病因辨证。现代儿科在病因辨证基础上结合现代理化检查方法探究疾病的起因。小儿疾病的致病因素，包括各种原始因素，如家族遗传、胎养失周、外感六淫、疫疠之气、七情刺激、外伤、饮食虫积等。

外感病病因辨证 外感病因主要有六淫、疫疠之气。六淫，是风、寒、暑、湿、燥、火六种病邪的合称。六淫源于六气，六气是六种正常气候变化的表现，六气成为致病因素，是由于正气不足，卫外不固，或气候变化超过了小儿的适应能力。这类导致发病的六气，称为六淫。疫疠之气，指疫毒邪气，一年四季均有流行，其致病具有发病急、病情重、传染性强、区域性传播的特点。六淫、疫疠辨证，是外感病病因辨证的基本方法。

风邪病证 风为春季主气，但四季皆有。风为阳邪，其性开泄，善行数变，有向上、向外、主动的特点。风为百病之长，寒、暑、湿、燥、火诸邪，多附于风而发病。小儿肺脏娇嫩，卫外未固，尤易冒风受邪。风邪证候表现：恶风发热，汗出头痛，鼻塞流涕，喷嚏咽痒，咳嗽，舌苔薄白，脉浮，指纹浮见于风关；或见关节游走疼痛，皮肤瘙痒，风团样丘疹等。

寒邪病证 寒为冬季主气，故冬季多寒病。寒为阴邪，易伤阳气；寒性凝滞，性主收引。寒邪致病，全身或局部恶风畏寒，常伴有疼痛、大便清稀等。小儿卫阳不足者易感外寒，脾阳不足者易患内寒性疾病。寒邪证候表现：寒邪客表见恶寒发热，无汗，头身疼痛，流涕咳嗽，舌苔薄白，脉浮紧，指纹浮红；寒邪直中于内见脘腹冷痛，肠鸣吐泻，畏寒怕冷，手足欠温，舌淡苔白，脉沉紧或沉迟，指纹沉滞。

暑邪病证 暑为夏季主气，性属火热。"先夏至日者为病温，后夏至日者为病暑"（《黄帝内经素问·热论》），说明暑邪致病有明显的季节性，只见于夏季。暑邪致病在临床上还有易于伤津耗气、多夹湿邪的特点。因其临床表现不同，又有暑温、暑湿、暑风、暑痉、暑厥、中暑等多种病名。小儿对暑、湿、热三气耐受性差，受邪后有发病急骤、传变迅速的特点。暑邪证候表现：高热多汗，口渴多饮，面红气粗，身体困重，胃脘不适，食欲不振，小便色黄、量少，或有呕吐腹泻，或有神昏惊厥，舌质红，舌苔黄多腻，脉数。若冒暑夹寒，也可见恶寒，无汗，低热，头身疼痛，精神欠佳，乏力，或有吐泻腹痛，舌苔薄白而腻等。

湿邪病证 湿为长夏（农历六月）主气，故长夏多湿病。湿为阴邪，重着黏滞，易于阻遏气机，损伤阳气。湿邪致病，有重着沉滞，缠绵难愈的特点，又因脾喜燥而恶湿，故湿病多见脾气困遏、运化失健的证候。小儿脾常不足，运化力弱，尤易为湿邪所伤。湿邪证候表现：头重如裹，肢体困倦，关节疼痛重着，食欲不振，口淡无味，脘腹胀满，大便溏泄，小便短少，或见肌肤肿胀，或有恶风发热，身热不扬，汗出热不解。舌苔白腻，脉濡，指纹滞。

燥邪病证 燥为秋季主气，故秋季多燥病。燥邪致病易伤津液，又因肺为娇脏，胃喜柔润，故燥邪易伤肺胃之阴。燥病证候有温、凉之分：初秋流火未尽，多见温燥；深秋气候转凉，多见凉燥。小儿肺脏娇嫩，津液易伤，故燥病亦为常见。燥邪证候表现：温燥症见发热，微恶风寒，少汗，鼻干咽燥，咽痛声音嘶哑，口渴，烦躁哭闹，干咳少痰，甚至痰中带有血丝，咳嗽时伴胸痛，大便干结，舌质红干，舌苔微黄；凉燥症见恶寒，发热或不发热，无汗，头痛鼻塞，口鼻干燥，咳嗽少痰，舌质干，舌苔薄白。

火邪病证 火为热之极，因火与热性质相同，常并称为火热。火证见一派热炽之象，火性具有炎上、灼津及易于伤心、动风、出血等特点。或为感受温热病邪，或为风、寒、暑、湿、燥五气转化，或为脏腑阴阳失调或情志过极，气郁化火。火邪证候表现：高热，汗出，烦闹啼哭，口渴引饮，面红目赤，小便短黄，大便干结，或见神昏谵语、四肢抽搐，或见吐血衄血、发斑出疹，舌质红或绛，舌苔黄，脉洪数，指纹紫。

疫疠病证 疫疠之气，为一类戾气，春夏季多发。因其邪盛毒重，故感人之后多数病情急重，且易于传染流行产生传染病。小儿因肺、脾常不足，疫疠之气更易于从鼻、口而入，发病后证候易于加重，甚危及生命。随着预防保健工作的加强，历史上曾经严重危害儿童健康的部分疫疠致病已经大为减少，但亦有一些新的疫疠致病在产生。疫疠证候表现：从鼻而入者多数先见恶寒发热，继而高热，头身疼痛，脉数，或头痛项强呕吐，或神志不清，谵语胡言，抽风，或吐衄发斑出疹等；从口而入者多见高热腹痛，呕恶吐泻，舌苔黄腻，或有里急后重、大便脓血，或有惊厥，神志不清，呼吸困难，或有目黄，肌肤黄，尿黄如黄柏汁等。因疫疠之邪的性质不一，其证候表现亦多种多样。疫疠病证的共同特点是性质多属火热，从鼻而入者多见于冬春季节，从口而入者多见于夏秋季节，在小儿发病更多见重证，易于产生后遗症。

现代研究表明，外感疾病的病因，大部分是微生物致病因素，如各种病毒、细菌、支原体、立克次氏体、螺旋体等。但是，这些微生物致病，往往需要一定的环境气候条件。此外，单纯的气候因素，超出了人体的耐受能力或在人体虚弱的情况下，也会引起发病。因此，六淫病证是气候变化的物理因素、微生物致病因素、正气不足抗病能力不强三者兼有，疫疠病证则是在三者之中以微生物致病因素为主的情况下发生的病证。

七情辨证 七情包括喜、怒、忧、思、悲、恐、惊。七情内伤是由突然强烈或者持久的情志刺激所致，可使小儿气血失调、脏腑功能紊乱，产生疾病。情志为病，具有先伤神、后伤脏，先伤气、后伤形的特点。七情的证候表现：喜笑无常、抑郁、烦躁、多怒、失眠、动作怪异、多动不安、睡眠少宁等，同时可有脏腑气机失常的症状，如胸闷、腹胀、气短、心慌心悸等。不同的情志变化，对内脏的影响不同，即喜伤心、怒伤肝、忧伤肺、思伤脾、恐伤肾；怒则气上、喜则气缓、悲则气消、恐则气下、惊则气乱、思则气结等。

饮食虫积辨证 小儿脾胃薄弱，又常有饮食、喂养不当，故易为乳食所伤。积滞中焦，食而不化，是为食滞（见积滞）。乳食积滞，总属实邪，伤食之初，多为乳食壅积，积而不消则化热，有素体脾虚者则虚实夹杂，易积难消。乳食壅积证候表现：有乳食失节病史，脘腹胀满或痛，频打饱嗝，呕吐酸水，吐物酸馊，厌食，舌苔厚腻，脉滑有力。伤乳积滞者为乳积，脘腹饱胀质软，呕吐乳片，口泛乳酸味，不欲吮乳，大便酸臭夹不消化乳片；伤食积滞者为食积，脘腹胀满疼痛，便后痛减，胃部胀满，泛酸，口气较重，呕吐未消化食物，不思进食，烦闹不宁，大便臭秽夹未消化食物，舌苔腻，脉滑有力，指纹紫滞。虫积证候表现：蛔虫等寄生虫踞于肠道，耗吸营养，阻滞气机，症见腹痛、面黄体瘦、大便排虫等。此证多因进食不洁

的瓜果、蔬菜等，虫卵随饮食入口，在肠道内繁殖滋生所致；以腹痛、面黄体瘦、大便排虫、化验检查查到虫卵等为辨证的主要依据。

外伤辨证 外伤证候，指外受创伤，如金刃、跌打、兽类咬伤及毒虫螫伤等引起的局部和全身证候。外伤致病主要伤及皮肉筋骨，导致气血瘀滞，重者为染毒，毒邪入侵，产生局部或全身感染，严重者神明失主，甚至危及生命。外伤往往有明显的外伤史，伤处有疼痛，压痛，活动受限，或见青紫，肿胀，或见伤口，流血；或脏腑内伤，功能障碍等。

金刃跌仆所伤证 因金属刀刃、跌仆等意外事故致皮肉筋骨或内脏损伤的病证。证候表现：轻者局部青紫、肿胀、疼痛，活动不便，或破损出血；重者伤筋折骨，疼痛剧烈；若内伤脏腑，则吐血、下血、腹痛难忍；若伤及脑髓，则瞪目直视，神昏不语，惊风抽搐等。

毒虫螫伤证 由毒虫螫伤人体引起的病证。毒虫螫伤，轻者局部红肿疼痛，出疹，肢体麻木疼痛；重者头痛，昏迷。若毒蜂、蝎子、蜈蚣、毛虫等伤人，局部损伤，则见红肿疼痛；若毒邪侵入经脉，则见肢体麻木疼痛；若毒邪弥漫全身，扰及清窍，则致头晕，昏迷。

毒蛇咬伤证 毒蛇伤人，邪毒聚于咬伤处，致伤口麻木疼痛，或肿胀，起水疱，甚则局部坏死，形成溃疡；若毒邪流窜全身（一般在受伤后 1~6 小时），可见头晕，胸闷，视物模糊，牙关紧闭，四肢无力，呼吸困难，瞳孔散大。

狂犬证 被带有狂犬病毒的动物咬伤所致，一般潜伏期为 15~60 日，长者 1 年以上，毒邪

逐渐弥漫扩散周身。发病时肢体麻木，肌肉麻痹，吞咽困难，遇风、光、水声或其他响声，则四肢抽搐，病情危重。

综上所述，儿科病因辨证作为中医辨证学的一部分，每种病因都有其特定的证候表现。其病因诊断有着十分重要的临床意义。

（翟文生）

bāgāng biànzhèng

八纲辨证（syndrome differentiation of eight principles）

将望闻问切四诊收集的相关资料进行归纳、分析，概括为阴、阳、表、里、寒、热、虚、实八类证候，用以表示疾病的部位、性质、体质强弱和邪正盛衰的辨证方法。八纲辨证起源于《黄帝内经》，其后汉·张仲景《伤寒杂病论》有较详细的论述。明·张介宾《景岳全书·小儿则·总论》明确提出八纲辨证是儿科疾病辨证的基本方法："小儿之病……辨之之法，亦不过辨其表、里、寒、热、虚、实。"与成人相同，八纲辨证亦是儿科疾病的辨证总纲。

表里证 表里是辨别疾病病位的纲领。一般说来，病在皮毛肌表的属表证，病在脏腑的属里证。病在表的病邪浅，病势轻；病在里的病邪已深入，病势较重。

表证 六淫、疫疠之邪从皮毛、口鼻初犯人体肌表、经络而发生的病证。多见于外感疾病的初期。证候表现：伤于风者，恶风鼻塞有汗；伤于寒者，畏寒身痛无汗；伤于暑者，呕恶心烦，饮食减少；伤于湿者，身重困倦便泄；伤于燥者，干咳痰黏口干；温疫初起，热多寒少头痛呕恶。外邪犯人，伤寒多从皮毛而入，温疫多从口鼻而入，正气与邪气抗争则发热；肌肤被束，卫阳不宣，则恶风畏寒，头痛身疼；外邪犯肺，宣发失职，窍道不利，则鼻塞流涕，咳嗽咽痛。舌苔薄，脉浮，指纹浮，为病程短、病位浅、病势轻之证。

里证 病位深在体内脏腑、气血、骨髓等的病证。里证是与表证相对而言的，可以说，非表证的证候皆属里证。里证范围很广，有外感和内伤之分，外感常见于温热病由卫入气之后，正邪剧争，热炽阳明，出现壮热不寒，汗出口渴，溲黄便秘，烦闹躁扰，甚则神志不清，谵语胡言。若邪入营血，又出现哭闹不安、不眠、易出血、舌质红绛而干等。另有一种外邪直入于里者，言其外感病不经表证阶段而直接出现里证，如春温直入营血，可见斑疹、谵语、精神异常等症；寒邪直中脾胃，见腹痛、吐泻等症。小儿内伤杂病的里证，有饮食、情志、疲劳，以及先天禀赋等多种病因，直接影响脏腑气血，使其功能紊乱，阴阳失调，而产生多种证候。

表里夹杂证 表证与里证兼见的病证。表证与里证并不是截然区分的，在许多情况下，邪在半表半里，或者表里同病，显示为夹杂证，并且不断相互转化。证候表现：寒热往来，胸胁苦满，口苦咽干，眼花，视物不清，心烦，容易呕吐，食欲不振，脉弦。此证在儿科表现以寒热往来、呕恶、厌食为主，常见于外感表证不解，渐欲入里。

寒热证 寒热是辨别疾病性质的纲领。寒证与热证反映了机体阴阳偏盛偏衰的实质。《黄帝内经素问·阴阳应象大论》："阳盛则热，阴盛则寒。"《黄帝内经素问·调经论》："阳虚则外寒，阴虚则内热。"所以说，阴盛或阳虚的表现为寒证，阳盛或阴虚的表现为热证。

寒证 感受寒邪，或阳虚阴盛，机体的功能活动衰减所表现的证候。多见于疾病初起或久病不愈。证候表现：面色白，口唇发青，畏寒喜暖，肢体冷，喜蜷缩，喜偎母怀，痰涎清稀，口淡不渴，小便清长，大便稀溏，舌质淡，舌苔白滑，脉迟，指纹红。

热证 感受热邪，或阳盛或阴虚，机体的功能活动亢进所表现的证候。证候表现：面红目赤，发热喜凉，口渴饮冷，烦闹不宁，口舌生疮，甚者神志不清，胡言谵语，或暴吐暴泻，或大便秘结，小便短赤，唇舌色红，舌苔黄燥，脉数，指纹紫。

寒热夹杂证 儿科临床上由于阴阳转化、盛衰的复杂性，所谓"易寒易热"，故寒热夹杂证颇为常见。

表里寒热夹杂证 ①表寒里热证：外见发热，恶寒，身痛；内见哭闹烦躁，口渴，苔黄。如小儿素有内热或食积化热，又感风寒，便常见到此证。②表热里寒证：外见发热，恶风，有汗，口渴；内见食欲不振，腹痛，便溏，尿多色清。小儿平素脾肾阳虚，又感风热，易于见到此证。

上下寒热夹杂证 ①上寒下热证：上见面白唇淡，咳喘痰稀而白，恶寒口淡吐清涎；下见腹满胀痛便秘，或小便频数，色黄量少。小儿肠腑或膀胱积热，又感风寒，可见此证。②上热下寒证：上见发热烦闹，口渴饮冷；下见小便清长，大便溏泄，腹痛喜暖。多见于素体肾阳不足，冒受暑热者，如夏季热之上盛下虚证。

寒热真假夹杂证 多见于病情危重时，须透过表象辨别真假，抓住证候真象。①真寒假热证：身热反欲近衣被，口渴而喜热饮，手足躁扰而神志安静，语言谵妄而声音低微，尿色清，大便稀溏，舌淡苔白质润，脉大而按之无力；此为阴盛于内、格阳于外。②真热假寒证：身虽恶寒却不欲衣被，手足逆冷而胸腹灼热，口渴而喜冷饮，烦闹不宁，小便短赤，大便干燥，舌质红而干燥无津，脉沉数有力；此为内热壅盛，阳气闭郁，不能达表，产生的阳盛于内、格阴于外的证候。

虚实证 虚实是辨别人体正气强弱和病邪盛衰的纲领。《黄帝内经素问·通评虚实论》："邪气盛则实，精气夺则虚。"即邪气亢盛有余产生的证候为实证，正气虚弱不足产生的证候为虚证，邪盛正虚兼有的证候为虚实夹杂证。

虚证 人体正气虚弱，导致机体生理功能不足，抗邪能力减退所表现的证候。虚证在儿科有因先天禀赋未充者，也有因后天调养失宜者，还有因久病而正气日渐亏损者。虚证有气虚、血虚、阴虚、阳虚以及各脏腑虚弱等多种证候，此处仅述其一般表现。证候表现：精神委靡，面色淡白或委黄，形体瘦弱，生长发育迟缓，神倦乏力，形寒肢冷，心悸气短，自汗盗汗，小便频数或失禁，大便溏泄或滑脱，舌质淡嫩或舌红少苔，脉象无力，指纹淡。

实证 邪气亢盛有余，或机体内部有病理产物停留所表现的证候。一般说来，实证不仅表示邪气过盛，也表示正气尚未亏损，实际上处于邪正激烈交争的阶段。证候表现：发热，烦躁哭闹不安或神昏惊厥，气粗喘促，痰涎多，咯吐不爽，脘腹胀满疼痛拒按，小便不利或淋沥涩痛，大便秘结或下利，里急后重，舌苔厚腻，脉象有力，指纹滞。

虚实夹杂证 由于临床上邪正演变、转化的复杂性，虚实夹杂证颇为常见。小儿脏腑娇嫩，形气未充，患病后有"易虚易实"的病理特点。临证当注意证候的虚实转化，分清主次，抓住病机关键。邪盛、正虚兼有，谓之虚实错杂。又有表里虚实错杂、上下虚实错杂，以及虚实并存等多种证候。

表里虚实错杂证 ①表虚里实证：面色㿠白，唇舌色淡，多汗易感；腹膨臌胀，胁下可触及痞块，小便不利。②表实里虚证：素体脾虚，食欲不振，食而不化，大便溏薄，外感风寒，恶寒发热，头身疼痛，鼻塞流清涕。

上下虚实错杂证 ①上实下虚证：畏寒咳嗽，哮鸣气喘，咯吐清涎，腰酸膝冷，尿色清，次数频，大便溏泄。②上虚下实证：头晕气短，心悸多汗，喘促无力，腹胀腹痛，大便秘结或下痢脓血。

虚实并存证 虚实交杂在一起的证候。如疳积，既有形体消瘦，面色委黄，神倦乏力，舌质淡嫩的脾虚见证；又有肚腹膨胀，腹壁青筋暴露，大便不化，舌苔腻的积滞见证。又如肺炎喘嗽变证，既有心悸气促、面色苍白、额汗肢冷的心阳虚衰见证；又有唇指发绀、右胁下肝脏增大、舌质紫暗的心血瘀滞见证。

虚实真假证 虚、实证候有时真假难辨，所谓"大实如羸状""至虚有盛候"。①真实假虚证：病本实证，如热结肠胃，痰食壅滞，大积大聚，致使气血不能畅达，而出现神情默默、身寒肢冷、脉象沉迟等虚证证候。但患儿虽神情默默却语声有力，身寒肢冷却胸腹灼热，脉象沉迟而按之有力，说明证候本质为实证。②真虚假实证：病本虚证，如脾气亏虚，运化无力，而出现腹满、腹胀、腹痛等实证证候。但患儿腹虽胀满而按之不实，有时缓解而非持续不减，腹痛而喜按喜暖，说明证候本质为虚证。

阴阳证 阴阳是辨别疾病性质的总纲领。《黄帝内经素问·阴阳应象大论》："善诊者，察色按脉，先别阴阳。"八纲辨证中的表、里、寒、热、虚、实六纲，便可以分别归入阴、阳两纲中。表、热、实证属于阳证范畴，里、寒、虚证属于阴证范畴，这是分别从中医学外为阳、内为阴，热为阳、寒为阴，实为阳、虚为阴的概念衍生出的阴证、阳证的划分方法。

阴证 机体阳气虚衰，阴寒内盛所出现的证候，以虚寒证为代表。证候表现：面色苍白或晦黯，身寒肢冷，精神委靡，气短懒言，口淡不渴，小便清长，大便稀溏，舌质淡，苔白润，脉沉迟无力，指纹沉而淡红。

阳证 机体阳气亢盛，脏腑功能亢进，导致阳亢热盛的证候，以实热证为代表。证候表现：发热，恶热不恶寒，面红目赤，烦闹多动，哭声响亮，气粗声高，口渴喜冷饮，大便秘结，小便短赤，舌质红，苔黄干，脉数有力，指纹紫滞。

阴虚证 机体阴液（包括津、血、精、液）不足所表现的证候。证候表现：形体消瘦，皮肤失润，面色少华，口干咽燥，头昏目眩，舌红少苔，脉细。若阴虚生内热，则见虚烦不安，手足心热，颧红盗汗，午后潮热，舌质红绛，脉细数。阴虚证常因热病耗伤阴津，或大汗、失血、吐泻而损伤阴液，或过用温燥药物、食物劫阴，或内伤虚损阴虚精亏所致。

阳虚证 机体阳气不足所表现的证候。证候表现：面色㿠白，神乏无力，少气懒言，畏寒肢冷，蜷卧自汗，口淡乏味，小便清长，大便稀溏，舌质淡胖，舌苔白润，脉迟无力。阳虚证常因先天禀赋不足，或外感寒邪、内伤生冷寒凉损伤阳气，或久病迁延不愈脏腑阳气虚衰所致。

八纲辨证是分析疾病共性的辨证方法，是各种辨证的总纲，在儿科疾病诊断过程中，具有执简驭繁、提纲挈领的作用。在八纲的基础上，结合脏腑病变的特点、气血津液病变的特点、温病病变的特点、经络的特点而分支为脏腑辨证、气血津液辨证、卫气营血辨证、经络辨证等。近年来，不少儿科学者对八纲进行了实验研究和理论探讨，丰富了八纲的内容，推动了八纲辨证在儿科的应用。

（翟文生）

zàngfǔ biànzhèng

脏腑辨证［syndrome differentiation of zang-fu（viscera）］应用中医藏象理论，对患儿的病证表现加以分析归纳，以辨明病变所在脏腑及其性质的辨证方法。脏腑辨证，早在《黄帝内经素问·至真要大论》中即已建立起了完整的理论基础，继《金匮要略》又开创了根据脏腑病机进行辨证的方法，使脏腑辨证更加完善。关于儿科病的五脏证治，宋·钱乙《小儿药证直诀》中提出了系统的理论学说，首创儿科五脏辨证纲领，将风、惊、困、喘、虚归纳为肝、心、脾、肺、肾的主要证候，用虚、实、寒、热判断脏腑的病理变化。这一理论体系，对后世儿科学的发展产生了重大影响。临床中运用脏腑辨证，常结合虚实、寒热等辨证方法进行。

肺与大肠病辨证　肺位于胸中，上通喉咙，开窍于鼻，主气，司呼吸，主宣发肃降，通调水道，外合皮毛，与大肠相表里。肺与大肠病变，常表现为呼吸功能失常，肺气宣肃不利，通调水道失职，大肠传导失司等，出现咳嗽、气喘、咯痰、小便不利、大便秘结或泄泻等症。《小儿药证直诀·脉证治法·五脏所主》："肺主喘。实则闷乱喘促，有饮水者，有不饮水者；虚则哽气，长出气。"肺与大肠病常见证候如下。

风寒束肺证　鼻塞流清涕，喷嚏，咳嗽或气喘，痰稀色白多泡沫，口不渴，或有恶寒发热、头痛、身痛，舌苔薄白而润，脉浮紧。

风热犯肺证　鼻塞流黄涕，咳嗽，咯痰黄稠，不易咯出，甚则气喘，鼻翼煽动，常伴发热微恶风寒、口渴欲饮、咽红肿痛、烦闹不安等，舌边尖红，舌苔薄黄，脉浮数。

痰热壅肺证　咳嗽气喘，痰液黄稠难咯，甚则咯吐脓血，鼻翼煽动，咽喉肿痛，烦闹不安，大便秘结，小便黄少，舌质红，舌苔黄或黄腻，脉滑数。

痰湿阻肺证　咳嗽气喘，痰多色清质稀，或有喉中哮鸣，或兼恶寒、流涕，舌质淡，舌苔白滑，脉滑。

肺气虚弱证　面白神疲，形寒声怯，咳嗽气短，咳声无力，咳甚气喘，动则加剧，或自汗，舌质淡，舌苔薄白，脉弱。

肺阴亏虚证　形体消瘦，潮热盗汗，手足心热，午后颧红，口咽干燥，或声音嘶哑，干咳无力，痰少而黏，或痰中带血，舌红少津，舌苔少，脉细数。

大肠湿热证　腹痛，大便量多而急，便色黄浊秽臭，肛门灼热，或里急后重、便下黏液脓血，常有发热烦渴，小便黄少，舌质红，舌苔黄腻，脉滑数。

大肠虚寒证　大便泄泻，质稀清冷，或便中夹有黏液，经久不愈，腹部隐痛，喜暖喜按，甚至大便失禁，或肛门下脱，四肢欠温，舌质淡，舌苔薄润，脉沉细无力。

脾与胃病辨证　脾胃位于中焦，互为表里。脾主运化，主统血，主肌肉及四肢，开窍于口，其华在唇。脾主运化，胃主受纳；脾主升清，胃主降浊；脾喜燥恶湿，胃喜润恶燥。脾胃病变，常表现为水谷受纳运化失常，生化无源，气血亏虚，水湿留滞，痰浊内生，乳食积滞，血失统摄等，出现食欲不振、恶心呕吐、腹痛腹泻、腹胀水肿、痰涎壅盛、衄血紫癜等。《小儿药证直诀·脉证治法·五脏所主》："脾主困。实则困睡，身热，饮水；虚则吐泻，生风。"脾胃病辨证，亦分虚实，虚在气、血、阴、阳，实在湿、食、寒、热，其证候机制，离不开脾气困遏，运化失健，升降失常。脾与胃病常见证候如下。

脾气虚证　面色无华，倦怠乏力，食欲不振，食后脘腹胀满，大便溏薄，或久泻脱肛，或见紫癜便血，常自汗出，舌质淡，舌苔薄白，脉缓弱。

脾血虚证　面色委黄或色白无华，唇指淡白，眩晕心悸，神疲肢倦，发黄不泽，舌质淡白，舌苔薄，脉细弱，指纹淡。

脾阴虚证　消瘦乏力，唇干口燥，纳呆少食，食之不消化，五心烦热，小便色黄，大便燥结，舌质红，舌苔少，脉细数，指纹淡红。

脾阳虚证　面色㿠白，形寒肢凉，口和不渴，纳呆食少，脘腹胀痛，喜暖喜按，溲清便溏，或见水肿尿少，舌质淡，舌苔薄白，脉沉细或细弱。

寒湿困脾证 头重身困，泛恶欲吐，脘腹胀闷，不思饮食，口淡不渴，腹痛腹泻，或见黄疸晦暗，舌体胖，舌苔白腻，脉濡缓。

湿热蕴脾证 脘腹痞闷，呕恶厌食，口苦腹胀，肢体困倦，或见黄疸鲜明，或见身热尿黄便溏，舌质红，舌苔黄腻，脉濡数。

胃虚寒证 胃脘隐痛，饮冷加剧，喜暖喜按，食欲不振，口淡乏味，泛吐清涎，面色少华，疲乏体弱，舌质淡，舌苔薄白，脉沉弱。

胃阴虚证 饮多食少，胃脘不适，隐隐灼痛，口干舌燥，或胃脘嘈杂，或呃逆干呕，大便干结，舌质红干，舌苔少或无苔，脉细数。

胃热炽盛证 胃脘灼痛，嘈杂吞酸，渴喜凉饮，或纳则胃痛，或食入即吐，或消谷善饥，口臭齿衄，牙龈肿痛，尿黄便结，舌质红，舌苔黄，脉数有力。

食积胃肠证 脘腹胀满，疼痛拒按，纳呆厌食，嗳气酸馊，恶心呕吐，矢气泻下，酸腐臭秽，呕吐、泻下后胀痛稍减，舌苔垢腻，脉象滑。

肝与胆病辨证 肝居于胁里，藏血，主疏泄，主筋，其华在爪，开窍于目，与胆相表里。肝胆病变，常表现为疏泄功能失常，肝不藏血，阴血亏虚，筋脉失养，目失涵养等，出现动风抽搐、黄疸、口苦、头晕目眩、急躁易怒、失眠多梦、胁痛、呕吐、肢体痿痹等症。《小儿药证直诀·五脏所主》："肝主风。实则目直，大叫，呵欠，项急，顿闷；虚则咬牙，多欠气。热则外生气，湿则内生气。"肝与胆病辨证以风证为纲，结合虚实、气郁、湿热

等进行。肝与胆病常见证候如下。

热盛动风证 高热神昏，两目窜视，项背强直，牙关紧闭，手足躁扰或抽搐，舌质红，舌苔黄，脉弦数，指纹青紫。

肝胆湿热证 身目黄疸，口苦胁痛，纳呆呕恶，渴不多饮，发热或寒热往来，尿色黄浊，或见阴痒湿疹，或见睾丸肿痛，舌质红，苔黄腻，脉弦数，指纹紫滞。

肝气郁结证 抑郁或急躁易怒，胸闷喜叹息，胸胁胀痛，食欲不振，恶心呕吐，或项有瘿瘤，或胁下痞块，舌苔薄白，脉弦，指纹滞。

肝火上炎证 面红睑红，目赤肿痛，头痛易怒，烦躁难寐，口苦咽干，胁痛吐酸，或有呛咳咯血，小便短赤，大便秘结，舌质红，舌苔黄，脉弦数，指纹紫。

肝阴虚证 头晕耳鸣，面颊烘热，两目干涩，视物模糊，咽干口燥，五心烦热，潮热盗汗，或有手足蠕动，舌红少津，舌苔少或薄黄，脉弦细数，指纹淡红。

肝血虚证 面白无华，唇指淡白，眩晕耳鸣，两目干涩，视物不清或为夜盲，或肢体麻木、肌肉抖动，或心悸怔忡，舌质淡，舌苔薄，脉细弱，指纹淡白。

心与小肠病辨证 心位于胸中，心包围护其外，心为五脏六腑之大主，主神志，主血脉，其华在面，开窍于舌，与小肠相表里。心与小肠病变，常表现为心主血脉的功能失常和心主神志的功能失调，出现心悸怔忡、心烦易惊、夜啼多汗、少血出血、行为失常、神识失聪等症。《小儿药证直诀·脉证治法·五脏所主》："心主惊。实则叫哭发热，饮水而摇；虚则卧而悸动不安。"心与小

肠病辨证，以虚实为纲，虚在血、气、阴、阳，实在痰、火、瘀、热，亦多虚实夹杂，需注意辨其兼夹证候。心与小肠病常见证候如下。

心气虚证 心悸气短，或怔忡不安，易惊少寐，多动虚烦，面色淡白，神疲乏力，自汗且动则加重，舌质淡，舌苔白，脉细弱或结代。

心血虚证 心悸或怔忡，心烦多梦，健忘眩晕，发黄不泽，面白无华，唇指色淡，舌质淡白，舌苔薄，脉细弱。

心阴虚证 心悸或怔忡，心烦少寐，潮热或低热，手足心热，多动不宁，盗汗，口咽干燥，舌红少津，舌苔光或薄黄，脉细数。

心阳虚证 心悸气短，动则加重，神疲自汗，面色淡白，畏冷肢凉，或见足跗水肿，舌质淡润，舌苔白，脉迟弱或结代。心阳虚衰证：心悸气短，大汗淋漓，四肢厥冷，呼吸微弱，口唇青紫，神识不清，脉微欲绝。

心火炽盛证 烦闹不安，夜啼少寐，面红口渴，甚则狂躁谵语，或吐血鲜红，口疮口糜，舌尖红，舌苔薄黄，脉数。

心血瘀阻证 胸闷不舒，心悸不宁，或有胸骨后刺痛，重者疼痛不安，引及肩背臂内，唇指青紫，或见肌肤紫癜，出血紫暗，舌质暗红或见瘀斑，苔少而润，脉涩或结代，指纹紫滞。

痰迷心窍证 精神抑郁，神识呆滞，举止失常，喃喃自语，甚者痴呆木然，或昏迷痰鸣，舌质淡，舌苔白腻，脉滑。

痰火扰心证 面赤气粗，烦闹口渴，多啼少寐，小便短赤，大便秘结，甚者神昏谵语、狂躁妄动、哭笑无常、精神错乱，舌质红，舌苔黄腻，脉滑数。

小肠虚寒证 腹隐痛喜按，得温则减，肠鸣溏泄，食欲不振，小便频数色清，舌质淡嫩，舌苔薄白，脉细缓。

小肠实热证 心烦多啼，小便赤涩，或茎中作痛，尿急尿频，或有尿血，面赤唇红，舌质红，舌苔黄，脉滑数。

肾与膀胱病辨证 肾位于腰部，腰为肾之府。肾为水火之脏，元阴元阳寓于其中，主藏精，主水，纳气，生髓，主骨，其华在发，开窍于耳及前后二阴，与膀胱相表里。肾与膀胱病变，常表现为藏精、主水、纳气等功能失常，生长发育障碍等，出现水肿、小便异常、久喘、生长障碍、发育迟缓等症。《小儿药证直诀·脉证治法·五脏所主》："肾主虚，无实也，惟疮疹，肾实则变黑陷。"小儿肾常不足，加之有先天禀赋不足者，故临床小儿肾脏证候，以虚证为主，虚实夹杂证占少数，膀胱病变则以湿热证多见。肾与膀胱病常见证候如下。

肾阴虚证 头晕目眩，颧红口干，腰膝酸软，烦热，低热盗汗，生长迟缓，尿黄便结，舌质红，舌苔少，脉细数。

肾阳虚证 形寒肢冷，喜卧嗜睡，神倦乏力，水肿尿少，或尿频尿多色清，夜间遗尿，久泻溏薄清冷，久喘气短不续，舌质淡，舌苔薄白，脉沉迟。

肾精不足证 发育迟缓，身材矮小，骨弱肢柔，鸡胸龟背，囟门迟闭，反应迟钝，智识不聪，舌质淡，舌苔少，脉细弱。

肾虚水泛证 面白无华，精神委靡，畏寒肢凉，周身水肿，下肢肿甚，按之凹陷难起，心悸气促，小便短少，舌质淡胖，舌苔白滑，脉沉迟。

膀胱湿热证 尿频尿急淋涩，排尿灼热疼痛，或见尿中砂石，或见尿血癃闭，腰酸腰痛，舌质红，舌苔黄腻，脉滑数。

膀胱虚寒证 小便频数量多或尿少不利，尿色清澈，或见遗尿，少腹隐痛，喜暖喜按，舌质淡，舌苔白，脉沉迟。

在儿科临床上，脏腑辨证是杂病辨证的基本方法，在外感病辨证中也时常应用，被认为是儿科病辨证最为重要的方法之一。其理论基础来源于《黄帝内经》中的藏象学说，是在认识脏腑生理功能和病理特点的基础上产生的。它与八纲辨证、六经辨证、卫气营血辨证、三焦辨证以及气血痰饮津液辨证等方法，相互羽翼、互为补充，构成了中医学完整的辨证体系。

（翟文生）

xīn zhǔ jīng

心主惊 (infantile convulsion ascribed to heart disorder)

惊悸、惊惕、惊啼、惊叫等证多责之于心。心脏病的主证为惊。心为君主之官，出神明而主血脉，司君火。小儿形气未充，心神怯弱，无论惊恐伤神，还是热扰心神，均可见惊叫啼哭、烦躁不安、手足动摇、高热抽搐等症，辨证时多归于心的证候。宋·钱乙《小儿药证直诀·脉证治法·五脏所主》有"心主惊。实则叫哭发热，饮水而摇；虚则卧而悸动不安"的记载，指出了临床上惊证的虚实之分，皆由心所主。实证可见啼哭、发热，饮水而抽搐；虚证则见卧而心悸不安。心主惊的理论，一直指导着儿科临床心脏、神志等病变的辨证。

（翟文生）

gān zhǔ fēng

肝主风 (liver governing wind)

惊风抽搐等证多责之于肝。肝脏病的主证是动风。《黄帝内经素问·至真要大论》曰："诸风掉眩，皆属于肝。"肝属木，主筋，木易生风，而且抽搐惊风诸证多由于筋脉肌肉挛缩而生，故曰肝主风。宋·钱乙《小儿药证直诀·脉证治法·五脏所主》有"肝主风。实则目直，大叫，呵欠，项急，顿闷；虚则咬牙，多欠气。热则外生气，湿则内生气"的记载，指出了临床上惊风抽搐证的虚实表现，皆由肝所主。实证可见两目发直，大叫，呵欠，项急，顿闷；虚证可见咬牙，多欠气。若肝实热则见发热、烦躁或抽搐等症；肝血虚、肝阴虚导致肝阳偏亢；虚风内动则咬牙、欠气。无论肝病实证或虚证均可见抽搐惊风诸证。肝主风的理论，一直指导着儿科临床肝脏、肢体运动等病变的辨证。

（翟文生）

pí zhǔ kùn

脾主困 (spleen governing fatigue)

脾气困遏、运化失常之证多责之于脾。脾位于中焦，与胃相表里，脾主运化，胃主受纳；脾主升清，胃主降浊。脾脏病的主证是受纳运化功能失职，升清降浊功能失常。宋·钱乙《小儿药证直诀·脉证治法·五脏所主》有"脾主困。实则困睡，身热，饮水；虚则吐泻，生风"的记载，指出了临床上脾胃病的实证与虚证表现。脾气困遏产生脾胃病，包括脾胃燥湿、升降、纳化诸种功能失调引起的虚实变化。实证包括食滞内阻、湿困脾气、升降失常而呕吐、泄泻等证候，虚证包括脾胃气血阴阳亏虚，受纳运化功能失职，进而引起全身各脏腑气血虚弱的各种证候。

（翟文生）

fèi zhǔ chuǎn
肺主喘 (lung governing asthma)

咳嗽、喘促、气逆等证多责之于肺。肺脏病的主证为气逆而喘。肺位于上部，犹如华盖，主气，司呼吸，主宣发、肃降。肺病，无论寒热虚实，均可影响气息出入、升降，引发咳嗽气喘。宋·钱乙《小儿药证直诀·脉证治法·五脏所主》有"肺主喘。实则闷乱喘促，有饮水者，有不饮水者；虚则哽气，长出气"的记载，指出了临床上气逆而喘的虚实之分，皆由肺所主。实证会出现闷乱喘促，有伤阴的会多饮水，未伤阴的则没有欲多饮水的症状；虚证可见到哽气，呼气延长的症状。肺主喘的理论，一直指导着儿科临床呼吸、气息异常病变的辨证。

(瞿文生)

shèn zhǔ xū
肾主虚 (kidney governing deficiency)

诸多虚证多责之于肾。肾脏病的主证为虚证。肾脏寓藏着受之于先天的元阴元阳，为人体生长发育的根本，脏腑功能活动的动力源泉，一有耗伤则产生肾虚证，并会影响各脏腑。宋·钱乙《小儿药证直诀·脉证治法·五脏所主》有"肾主虚，无实也。惟疮疹，肾实则变黑陷"的记载，指出肾病一般表现为虚证，只有患天花病的疱疹颜色发黑而且凹陷时是属于实证。小儿肾病常见的证候有肾阴虚、肾阳虚、肾精不足、肾不纳气等，临床中几乎无实证表现。肾主虚的理论，一直指导着儿科临床肾脏、生长发育等病变的辨证。

(瞿文生)

wèiqì yíngxuè biànzhèng
卫气营血辨证 (defensive qi and nutrient blood syndrome differentiation)

将外感温热病发展过程分为卫分、气分、营分、血分四类不同病理阶段，用以说明病位深浅、病情轻重和传变规律的辨证方法。卫分邪在肌表，卫气郁阻，肺气失宣；气分邪已入里，正邪剧争，热郁气机；营分热灼营阴，热盛阴伤，心神被扰；血分邪热入血，迫血妄行，心神躁扰。此辨证方法在明代形成雏形，成熟完善于清代。明·袁体庵《证治心传·治病必审四时用药说》有"若时值初春，严寒将退，风木司权，其气善升而近燥，多犯上焦……渐入荣分"等论述，启发了卫气营血辨证纲领的创立；明·吴又可《温疫论》进一步运用卫气营血理论阐释温病病机；清·叶桂在《黄帝内经》《伤寒论》及前人论述基础上系统地提出了卫气营血辨证的温病辨证方法。小儿为稚阴稚阳之体，易受温热病邪侵袭，故各种温病在儿科发病率高。卫气营血辨证适用于多种温病，是小儿温病辨证的基本方法。

卫气营血辨证中邪气的浅深，对脏腑、器官功能及实质的损害，与卫气营血分布的浅深，所涉及的脏腑、器官等相一致。卫分证、气分证、营分证和血分证，反映了温病不同阶段邪气（主要为热邪）浅深程度和正气（尤其是阴津）亏耗轻重的病机变化特征。

卫分证 温热病邪侵袭肌表，卫分功能失常所表现的证候。常见于外感热病初期的表证阶段，病位浅，病情轻。卫分证以发热、微恶风寒、舌苔薄白、脉浮数为特点。由于受邪性质不同，临床常见以下三种证候。

风温表证 多发于春季，症见发热，微恶风寒，鼻塞流涕，咳嗽，头痛，口干微渴，无汗或少汗，咽红，或咽喉肿痛，舌边红，舌苔薄白，脉浮数，指纹淡紫，见于风关。

暑湿表证 多发于长夏之季，症见恶寒，发热，无汗，头痛，身体困重，倦怠乏力，脘闷纳差，或有呕恶，舌苔薄腻。

温燥表证 多发于初秋之季，症见头痛，发热，微恶风寒，少汗，鼻燥咽干，口渴，咳嗽痰少，舌质红，舌苔薄白而干，脉数。

气分证 温热病邪内传脏腑，邪实正盛，正邪剧争，阳热亢盛的里热证。多为卫分证不解，邪热内传，入于气分，或温热病邪直入气分所致。气分病范围较广，可以认为各种温病在既无表证、又无营血症状时，均属于气分。气分证邪留三焦，充斥于里，可出现多脏证候，其中以阳明热盛、肺热壅盛、胃阴被劫最为常见。常见证候如下。

气分热盛证 高热多汗，口渴喜冷饮，烦闹不安，面红目赤，小便短黄，舌质红，舌苔黄干，脉洪大而数，指纹紫，见于气关。

邪热壅肺证 身热汗出，烦闹口渴，咳嗽气喘，痰液黄黏，咯吐不爽，或有胸闷胸痛，舌质红，舌苔黄，脉数。

热灼胸膈证 身热不已，烦闹不安，前胸自觉灼热，口燥唇焦，口干渴饮，大便秘结，舌质红干，舌苔黄，脉数。

湿热郁蒸证 身热不扬，发热持续难退，汗出黏滞，身体困重，倦怠乏力，胸闷纳呆，口渴而不欲多饮，或呕恶泄泻，或目肤发黄，舌质红，舌苔黄腻，脉濡数，指纹紫滞。

燥结伤阴证 潮热不解，腹部胀满，大便秘结，口干唇裂，渴欲饮水，舌质红干，舌苔少，脉沉数，指纹沉滞。

邪在气分，虽有主症可凭，

但因温邪性质不同，所犯脏腑有别，病情轻重不等，故表现为多种证候。

营分证　温热病邪内陷的严重阶段。病位多涉及心和心包络。多见发热、神昏，神明失守，营阴受损。营分证多为气分病不解内传而致，也有温热病邪由卫分不经气分逆传营分，甚至不经卫分、气分而直入营分者。营分证以身热夜甚、心烦谵语、斑疹隐现、舌红绛无苔、脉细数等为辨证要点。常见证候如下。

卫营同病证　发热，微恶寒，头痛，少汗，口干不渴，心烦不安，斑疹隐现，舌绛无苔，脉细数。

气营两燔证　壮热不已，口渴烦躁，谵语妄动，或见斑疹，舌质红绛，舌苔少津，脉洪数。

热伤营阴证　夜间发热，心烦不寐，时有谵语，口反不渴，斑疹隐现，舌绛而干，脉细数。

热陷心包证　肌肤灼热，神昏谵语，或昏愦不语，舌头僵硬，四肢厥冷，舌质嫩绛或干绛。

营分介于气分和血分之间，若温热病邪入营后透热转气分，表示病情好转；若进一步由营分入血分，则病情加重。

血分证　温热病由营分进一步发展的深重阶段。心主血，肝藏血，故邪热入于血分必及于心、肝两脏。因邪热久羁，以致耗伤真阴，故又多及于肾。临床表现除营分证候更为重笃外，更以动血、耗血、伤阴、动风为特征。血分证病情深重而复杂，有实有虚，常见证候如下。

血热妄行证　身热躁扰，谵妄昏狂，斑疹显露，吐衄便血，面赤唇红，舌质深绛，脉细数，指纹紫暗。

热动肝风证　壮热不已，口干心烦，目赤唇红，项背强直，手足搐搦，舌质红绛，脉弦数，指纹紫暗。

血热伤阴证　面赤身热，暮热早凉，手足心热，心烦不寐，口干舌燥，舌绛苔少，脉虚数，指纹青紫。

阴虚风动证　身热不甚，但长时发热，起伏不定，口燥咽干，心悸跳动，手足蠕动，或痉厥神昏，或精神欠佳，肢体瘫软，或势欲虚脱，舌绛苔少，脉虚软，或有结代。

卫气营血辨证能反映小儿外感温热病不同阶段的不同证型以及邪正斗争的形势，揭示外感温热病由表入里、由浅入深的一般规律，对判断温病病位、辨别病情轻重，阐发具体病机，归纳不同证型，推测疾病传变趋势，提示治疗原则，都有重要意义。卫气营血辨证反映了温病不同阶段的辨证纲领，但是四者往往不能截然分开，且小儿形气未充，患病后传变迅速，所以在临床实践中，卫气同病、气营同病、营血同病、直入气分、直陷营血，甚至卫气营血同病，都是常见的。

（翟文生）

sānjiāo biànzhèng

三焦辨证（triple energizer syndrome differentiation）　按三焦所属部位，将外感温热病的病理变化归纳为上、中、下三焦证候，以阐明其病变先后、病位深浅、邪正盛衰及传变规律的辨证方法。为清代温病学家吴瑭所确立，是在《伤寒论》六经分证和叶桂卫气营血分证的基础上，结合温病的传变规律而总结出来的。

三焦病证的分类　三焦所属脏腑的病理变化和临床表现，标志着温病发展过程的不同阶段。上焦证候主要包括手太阴肺经和手厥阴心包经的病变，多为温热

病的初期阶段。中焦证候主要包括手阳明大肠经、足阳明胃经和足太阴脾经的病理变化。脾胃同属中焦，阳明主燥，太阴主湿。邪入阳明而从燥化，则多呈里热燥实证；邪入太阴而从湿化，多为湿温病证，其中足阳明胃经的病变多为极期阶段。下焦证候主要包括足少阴肾经和足厥阴肝经的病变，多为肝肾阴虚之候，属温病的末期阶段。

上焦病证　温热病邪侵袭人体，从口鼻而入，初期出现肺卫受邪的证候。温邪犯肺以后的传变有两种趋势。①顺传：指按一般的疾病发展常规传变，此处指病邪由上焦传入中焦，而出现中焦脾胃经的证候。②逆传：指疾病不循一般常规而迅速加重恶化的变化，此处指从足太阴肺经而传入手厥阴心包经，出现"逆传心包"的证候。

临床表现为微恶风寒，身热自汗，口渴或不渴而咳，午后热甚，脉浮数或两寸独大。邪入心包，则舌謇肢厥，神昏谵语。

中焦病证　温病自上焦开始，顺传至中焦，表现为脾胃证候。若邪从燥化，或为无形热盛，或为有形热结，表现出阳明失润，燥热伤阴的证候。若邪从湿化，郁阻脾胃，气机升降不利，则表现出湿温病证。

胃燥伤阴证　病入中焦，邪从燥化，出现阳明燥热的证候。临床表现为身热面赤，腹满便秘，口干咽燥，唇裂舌焦，苔黄或焦燥，脉象沉涩。病机、临床表现与六经辨证中的阳明病证基本相同，不同的是此证为感受温邪，传变快，阴液消耗较多。

脾经湿热证　湿温之邪，郁阻足太阴脾经的证候。临床表现为面色淡黄，头身沉重，汗出热

不解，身热不扬，小便不利，大便不爽或溏泄，苔黄滑腻，脉细而濡数，或见胸腹等处出现白痦。

下焦病证 温邪久留不退，劫灼下焦阴精，肝肾受损，而出现肝肾阴虚的证候。临床表现为身热面赤，手足心热甚于手足背，口干，舌燥，神倦耳聋，脉虚大；或手足蠕动，心悸跳动不安，神倦脉虚，舌绛少苔，甚或时时欲脱。

传变规律 三焦病的各种证候，标志着温病病变发展过程中三个不同阶段。其传变过程虽然自上而下，但并不是固定不变的。有病犯上焦，经治而愈，并无传变；又有自上焦径传下焦，或由中焦再传肝肾的；也有初起即见中焦太阴病证的；尚有发病即见厥阴病证的；也有两焦症状互见和病邪弥漫三焦的。但其传变一般多由上焦手太阴肺经开始，传入中焦，再传入下焦。其传变，取决于病邪的性质和受病机体抵抗力的强弱等因素。感受病邪偏重或抵抗力较差的病人，病邪由肺卫传入手厥阴心包经者为逆传。

三焦辨证对辨明温病的病变部位和所损脏腑，提示温病病位浅深和病势传变，指导临床治疗有重要意义。特别是三焦治法对小儿温病立法用药有纲领性的指导作用，对小儿杂病的临床治疗也有一定指导价值。

(瞿文生)

liùjīng biànzhèng

六经辨证 (six-meridian/six-channel syndrome differentiation)

将外感疾病演变过程中的各种证候，进行综合分析，区分为太阳、阳明、少阳、太阴、厥阴、少阴六经，以归纳其病变部位，寒热趋向，邪正盛衰的辨证方法。汉·张仲景《伤寒论》提出六经辨证并加以论述。六经辨

证思想为中医辨证论治体系的形成和发展打下了坚实的基础，后世提出的其他辨证方法，均受到其影响和启发，近两千年来，有效地指导着中医临床的辨证施治。

太阳病证 发热或未发热、恶寒、头痛项强、脉浮。由于患儿的体质特点不同，感邪的轻重有异，又分为太阳中风、太阳伤寒两种证型。

太阳中风证 又称表虚证、桂枝汤证。主要表现为发热、汗出、恶风、脉浮缓。为营卫失调所致。

太阳伤寒证 又称表实证、麻黄汤证。主要表现为恶寒明显，发热或未发热，无汗，头痛，骨节酸痛，或颈项强痛，或咳嗽气喘，舌苔薄白，脉浮紧。为寒邪袭表，卫阳被束，营阴郁滞所致。

阳明病证 外感病过程中，阳气亢旺，邪热最盛的阶段，属于里热实证。其发生原因，一是感受的外邪较重，虽经发汗解表，未能逐邪外出，传里化热；二是患儿素体阳盛，感邪之后，入里化热；三是发病初期发汗太过，或误用攻下，耗伤阴气，导致阳邪转盛而内传。但也有发病开始，未经传变，而本经自病的，当属于阳气自盛者。

阳明经证 主要表现以"四大"概括，即身大热、汗大出、口大渴、脉洪大。还可有面赤，气粗似喘，心烦躁扰，甚至谵语昏睡，头痛面垢，舌苔黄燥等症。

阳明腑证 属于有形实热，是阳明经证进一步发展的结果。主要表现为傍晚发热，连绵不断，手足心汗出，脐腹满痛拒按，大便秘结，或热结旁流，便溏稀如水臭秽，舌苔黄燥，脉沉实或滑数。当邪热上扰心神时，还可出现神昏谵语，或狂躁不安的症状。

少阳病证 属于半表半里证，邪在表则发热恶寒并见；邪在里则发热恶热而不恶寒；邪在半表半里，则发热恶寒交替出现，即"寒热往来"，此是少阳病的主要特征之一。胸胁苦满、心烦喜呕、默默不欲食，是少阳病的主要症状。口苦、咽干、目眩三个症状在《伤寒论》中为少阳病的提纲。

太阴病证 脾阳虚弱，寒湿内生的里虚寒证。主要表现为腹部胀满，食欲不振，恶心呕吐，腹泻腹痛，口不渴，四肢不温，舌淡苔白，脉沉缓或弱。太阴是三阴的屏障，病入阴经，太阴首当其冲。

少阴病证 伤寒六经病变发展过程中的严重阶段，为全身性虚寒证。心、肾为水、火之脏，是阴阳之根本，因此病至少阴，表现为两种不同的证型，即阳衰阴盛，病变从阴化寒，为少阴寒化证；阴虚火旺，病变从阳化热，为少阴热化证。

少阴寒化证 是少阴病的主要证型，多为心肾阳衰，阴寒独盛，从阴化寒所致。主要表现为全身虚寒的症状，如无热恶寒，但欲寐，四肢厥冷，大便溏泄夹有不消化的食物，呕而不能食，或食入即吐，或身热反不恶寒，甚至面赤，脉微细等。

少阴热化证 主要病机是阴虚阳亢，即肾阴不足，心火上炎。主要表现为心烦不眠，夜寐不安，口燥咽干，舌尖红赤，脉细数。

厥阴病证 六经传变的最后阶段，正气与病邪相争于内，病变表现错综复杂。基本特点是寒热错杂，临床有上热下寒和厥热胜复两种不同表现。

上热下寒证 多由其他经传变而成。主要表现为消渴，气上撞心，心中疼热，饥而不欲食，

食则吐蛔。

厥热胜复证 主要表现为四肢厥冷与发热的相互演变，通过厥与热时间的长短，推测阴阳的消长，分析病情的转归和预后。

六经病证的实质是六经所联系脏腑的病理变化。六经病证的划分，是对机体在感受外邪后而发生的种种病理变化及其临床表现的概括与归类，综合地反映了病因、病位、病情，邪正力量的对比等，为儿科临床决定治则、治法，组方与遣药提供了依据。

（翟文生）

érkē wēiguān biànzhèng

儿科微观辨证 （pediatric micro syndrome differentiation）

运用现代医学影像学检查、内镜检查、实验室检查、病理组织检查、基因检查等技术方法，利用器官水平、细胞水平、亚细胞水平、分子水平、基因水平等微观范畴的中医"证候"实质和客观指标进行儿科临床辨证的方法。主要是运用现代各种科学技术手段，对各类中医证型的生理、生化、病理和免疫、微生物等各方面客观征象进行检查分析，旨在深入阐明证候的内在机制，探讨其发生发展的物质基础和提供可作为辅助诊断的客观定量化指标，进而辅助"证"的辨别诊断，以便更加深入地认识疾病，更好地为临床诊断和治疗提供客观依据，从而促进中医证候学向更深层次发展。"微观辨证"概念的提出对于中医传统辨证论治是一种很好的补充，是中医临床诊治、循证中医学和中医证候学发展的需要，丰富了中医辨证体系，促进了现代中医学术的发展。

儿科疾病的微观辨证，近半个世纪以来有不少研究。例如应用测色仪与测色技术为儿科色诊提供客观指标与定量依据；利用标准色列、比色板作为舌诊辨色的客观指标；利用舌活体显微镜检查、舌血流量测定、电镜观察、舌印片脱落细胞学检查等方法，阐明重症小儿肺炎喘嗽等疾病病理舌象的机制；指纹的色泽变化与体内静脉血含氧量、血红蛋白量和末梢循环的相关性等都有研究报道。通过引进现代技术手段，测定疾病机体内生物化学、免疫学、代谢组学、解剖学、生物电等的变化，目前对于脾虚证、肾虚证、血瘀证等常见证已经建立了不少微观辨证指标。应当看到，微观指标用于辨证，有些有较强的特异性，有些则属于非特异性指标。因此，辨证标准的制订，要求宏观指标与微观指标相结合，以客观四诊信息为主才能做出正确的诊断。这样既有客观指标作为诊断依据，又符合中医传统辨证规律。

"微观辨证"作为传统辨证论治的必要补充，可以在更深层次上认识"证"，对一些中医传统认识无法辨识的疾病做出明确的诊断，逐步阐明证的病理生理基础，有助于临床的诊断和治疗，促进中医辨证诊断规范化和标准化，增加疗效评价的客观指标。微观辨证学运用现代技术，将传统辨证方法深入到分子水平，将进一步阐明人体气血、脏腑、经络的物质结构、代谢和功能，为深入了解疾病的病因、病机，制订准确的治法方药提供客观依据。中医儿科微观辨证研究目前正向着基因组学、代谢组学、蛋白质组学等方面深入，朝着系统生物学方向发展，不断丰富着中医辨证体系，也将为中医儿科学的发展提供更有力的理论支持。

（翟文生）

érkē zhìfǎ

儿科治法 （treatment of traditional Chinese medicine pediatrics）

儿科疾病的治疗方法。包括内治法与外治法等。由于小儿具有自身的生理病理特点，因此在选择治法上与成人有所不同。宋·钱乙《小儿药证直诀》载方134首，包含有汤剂、丸剂、散剂、膏剂等内服药的不同剂型，以及涂敷、擦拭等不同的外治法。儿科治法以治疗手段区分，有药物疗法和非药物疗法；以治疗途径划分，有内治法和外治法等。儿科药物内治法中以疏风解表法、宣肃肺气法、清热解毒法、消食导滞法、补脾运脾法等最为常用；儿科药物外治法中熏洗、涂敷、敷贴、热熨等法较为常用；其他尚有针灸、推拿、拔罐、割治、灯火、激光穴位照射等治法。药物内治法有煎剂和各种中成药。药物外治使用简便，易为患儿接受，用于辅治或主治部分病症，都有良好效果，同时也避免了小儿服药难的问题。激光穴位照射等方法，增加了治疗手段，临床可根据病症特点及患儿的个体情况选择应用。因小儿内服汤剂有时有困难，所以剂型改革成为现代中医儿科学的重要研究课题，并且不断得到发展。

（王孟清）

érkē yòngyào yuánzé

儿科用药原则 （principles of medication in traditional Chinese medicine pediatrics）

儿科临床治疗用药时依据的标准。治疗用药是临床诊治的关键环节，应在儿科用药原则指导下，根据儿童生理、病理特点准确把握。历代医家有关儿科用药有诸多论述，形成了较为系统的原则。

及时正确和审慎 药物治疗

是儿科临床诊疗中最常用、最重要的措施之一。由于小儿生理病理上具有脏腑娇嫩、形气未充、发病容易、传变迅速的特点，因此治疗用药要掌握有利时机，及时主动，力求迅速控制病情的发展变化。用药之前应尽可能明确诊断，以保证辨证治疗的准确性，便于合理选择治疗方法、给药途径、给药方法及疗程等。用药过程中，要严密观察小儿的病情变化及治疗中的药物反应，随时决定继续用药或调整用药或调整剂量，使用药更趋合理，减少或避免药源性疾病的发生，争取早日痊愈。如小儿感冒初起只有发热咳嗽之表证，若治疗不及时或治疗不恰当，邪气内侵，可演变为肺炎喘嗽。又如小儿泄泻日久，或暴注下迫，若失治或误治，容易出现伤阴伤阳之变证。因此，当病邪在表，且有外解之机时，应因势利导，引邪外出，从表而解，不可凉遏而使表邪留恋，不可发汗太过耗损卫阳，也不可骤然固涩而闭门留寇。在及时、正确的基础上，儿科用药应审慎。清·吴瑭《温病条辨·解儿难》："其用药也，稍呆则滞，稍重则伤，稍不对证，则莫知其乡，捉风捕影，转救转剧，转去转远。"为审慎用药，除国家规定的非处方药外，必须由医师诊治后开具处方，具体用法用量应在医师指导下使用。

处方轻巧灵活 小儿脏气清灵，随拨随应，同时小儿对用药依从性差，药物也存在不同的毒副作用，因此，在治疗时处方用药应力求精简，用药的种类也不宜过多。要根据患儿的年龄大小、体质强弱、病情轻重和服药难易等情况灵活掌握，以"药物少、剂量轻、疗效高"为儿科处方原则。无论正治或反治，或寒或热，或寒温并用，或补或泻，或补泻兼施，总宜轻巧活泼，不可重浊呆滞，寒不伤阳，热不伤阴，补不碍邪，泻不伤正。尤应注意不得妄用攻伐，对于大苦、大寒、大辛、大热、峻下、毒烈之品，均当慎用，即便有是证而用是药，也应中病即止，或衰其大半而止，不可过剂，以免耗伤小儿正气。

合理选择治法和剂型 儿科治法中有内治法、外治法以及针灸等疗法，合理、准确地选择治法是保障疗效的关键。临床上常用中药剂型包括口服剂、注射剂、气雾剂、栓剂、灌肠剂等，应根据病情合理选择。中药口服剂型疗效好、见效快、服用方便，临床最为常用，且有煎剂、口服液、片剂、泡腾剂、颗粒剂、丸剂、散剂等多种剂型供临床选用，缺点是多存在口感顺应性差的问题，部分剂型剂量不易掌握。临床选择口服制剂应避免品种过多，注意选择适合小儿口味和颜色的品种，还应根据不同年龄段儿童选择合适剂型，如婴儿多选用口服液、颗粒剂等。中药注射剂多用于急重病症的治疗，具有见效快、用量小而准确的特点，但因中药成分复杂，注射液制作工艺要求高，临床应用安全性有待进一步提高，需注意过敏等不良反应的发生。气雾剂吸入用于呼吸系统和心血管系统疾病的治疗，可减少胃肠道不良反应，并可用定量阀门控制剂量，具有速效和定位作用，可用于婴幼儿不能口服或不愿口服者。儿童经皮肤吸收给药的制剂不仅给药方便，同时还具有不受胃肠道因素影响，避免肝脏的首过效应，不良反应少等特点。直肠给药的栓剂，药物的吸收速率仅次于注射剂，也是儿科用药比较适合的剂型。

注意顾护脾胃 脾胃为后天之本，小儿的生长发育，全靠脾胃化生精微之气以充养；疾病的恢复赖脾胃健运生化；先天不足的小儿也要靠后天来调补。儿科临床应十分重视小儿脾胃的特点，处处顾及脾胃之气，切勿使之损伤。明·万全《幼科发挥·脾所生病·调理脾胃》："脾喜温而恶寒，胃喜清而恶热。故用药者，偏寒则伤脾，偏热则伤胃也，制方之法，宜五味相济，四气俱备可也。"可见，注重调理脾胃是儿科的重要治疗原则。

重视先证而治 由于小儿发病容易，传变迅速，虚实寒热的变化较成人为快，故应见微知著，先证而治，挫病势于萌芽之时，挽病机于欲成未成之际。尤其是外感热病，病情发展迅速，而医者在诊察之后，病家需取药煎煮，直到汤药喝下吸收发挥药效，需一段时间，在这一段时间内，病情很可能已经变化。因而，医者应把握这种变化，根据病情的演变规律，提前一步，在相应的证候出现之前预先落实治疗措施，先发制病，药先于证，先证而治，顿挫病势，防止传变，达到治病防变的目的。即使是内伤杂病，虚则补之，实则泻之，寒者热之，热者寒之，已成定理；然而补虚致滞，泻实伤正，寒祛热生，热清寒至之变不可不知。故用补益的同时，应注意兼以行气，免生中满；在用攻下剂时注意扶正，免耗正气；在用温热药时注意病情热化而稍佐以寒凉；在用寒凉药时应防止中寒内生适当伍以温热，此皆属先证而治之例。

不可乱投补益 补益之剂对体质虚弱的小儿有增强机体功能，助其生长发育的作用。但是，由于药物每多偏性，有偏性即有偏胜，故补剂也不可乱用。元·朱震亨《格致余论·病邪虽实胃气伤者勿使攻击论》："虽参芪之辈，为性亦偏。"小儿生机蓬勃，只要哺乳得当，护养适宜，自能正常生长发育。健康小儿不必服用补益药，长期补益可能导致肥胖、性早熟。或者小儿偶受外邪，或痰湿食滞，未能觉察，若继续服用补益之剂，则是闭门留寇，邪留不去，为害不浅。故补益之剂切不可滥用。

掌握用药剂量 小儿用药剂量常随年龄大小、个体差异、病情轻重、方剂的组合、药味多少、医师的经验而异。由于小儿服药时常有浪费，所以儿科中药的用量相对较大，尤其是益气健脾、养阴补血、消食和中一类药性平和之剂更是如此。但对一些辛热有毒、苦寒攻伐和药性猛烈的药物，如麻黄、附子、细辛、乌头、大黄、玄明粉等，应用时则需要注意控制用量。为方便计算，可采用下列比例用药：新生儿用成人量的 1/6，婴儿用成人量的 1/3，幼儿用成人量的 1/2，学龄期儿童用成人量的 2/3 或接近成人用量。一般病例可按上述比例拟定药物剂量，但若病情急重则不受此限制。如治疗流行性乙型脑炎所用清热解毒药中，生石膏、板蓝根的用量也可能超过成人一般剂量。此外，尚可按处方中药味的多少、方剂配伍的要求，决定其剂量。

中医儿科用药原则，是从儿童的生理病理及体质特点出发，在各方面提出了与成人有区别的要求。这些原则与具体方法，在考虑疾病治疗需要的前提下，保证儿科用药的安全性，避免患儿再受到不必要的伤害，具有重要

的指导价值。

（王孟清）

érkē yàowù nèizhìfǎ

儿科药物内治法 （drug-based internal therapies in traditional Chinese medicine pediatrics）

使药物直接进入患儿体内，以预防和治疗疾病的方法。是历来儿科最常用的治疗方法。包括以下 4 种给药方法。

口服给药法 将药物经口服入的给药方法。口服给药的剂型有煎剂和各种中成药。其中煎剂因能随证加减变化用药，最能体现中医药辨证论治、个体化治疗的特点，口服后吸收快、生物利用度高，疗效较佳，因而在临床广泛应用，但也有小儿接受比成人更困难的缺点。中成药包括固体剂型的丸剂、散剂、片剂、胶囊等制剂，液体剂型的合剂、口服液、糖浆、露剂、煎膏剂等制剂。中成药一般贮存、运输、服用均较方便，但因处方组成固定，所以适用范围受到一定限制。应用儿科口服中药应遵循辨证论治原则，根据病情和治疗对象的特点选用合适剂型。

鼻饲给药法 取消毒鼻饲管轻轻由鼻腔插入食管至胃中，用针筒吸取药液，徐徐注入鼻饲管内的给药方法。对于昏迷或吞咽困难的患儿，可采取此法。每次鼻饲前应观察胃管是否移位，确定胃管在胃内再进行灌注给药。

直肠给药法 取肛管或导尿管做常规消毒后，轻轻插入肛门直肠中，用针筒吸入药液缓缓注入直肠；或将药液倒入点滴瓶中，接上输液管，使药液徐徐滴入直肠中，从直肠吸收以治疗疾病的方法。直肠给药前让患儿尽量排空大便、小便；给药时取左侧卧位，双膝屈曲，臀部抬高 5cm，

充分暴露；给药后嘱患儿控制大便，静卧 1 小时。此法在一定程度上避免了小儿服药难的问题，而且对于外感发热、肠胃疾病、水毒内闭等有较好的疗效。

注射给药法 将中药注射液按要求进行肌内注射、静脉注射或静脉点滴的治疗方法。如将参附注射液加入 5%～10% 葡萄糖注射液中，静脉点滴，治疗心阳虚衰证。注射给药使用便捷，给药准确，作用迅速，是重症、急症或呕吐患儿的一种较好的给药方法。注射给药，尤其是静脉给药，需注意观察临床不良反应，如发生反应要及时处理。

（王孟清）

xiǎoér fúyào fāngfǎ

小儿服药方法 （methods of drug administration in traditional Chinese medicine pediatrics）

小儿口服给药的方法。口服给药法是临床治疗中最常用的给药方法。小儿的汤剂、丸剂、散剂等口服药，不但经济方便，疗效好，而且可减少注射给患儿带来的不良刺激，只要条件许可，应尽量采用口服给药。汤剂一般每日 1 剂，病情重者，1 日可用药 1～2 剂。汤剂的煎煮，药汁不宜太多，年龄越小药汁的量越要少些，一般新生儿 10～30ml，婴儿 50～100ml，幼儿及幼童 120～240ml，学龄期儿童 250～300ml。煎煮后的汤剂采取少量多次喂服的方法，一般 1 日 2～3 次分服，也可根据病情及小儿的接受情况减少或增加服药次数。哺乳儿可在哺乳前利用其饥饿感将药装入奶瓶中，令其吸吮一部分，其余部分可在两次哺乳之间喂服；较大儿童一般饭后服。对抗拒服药的小儿，可固定其头部，喂药者以两手指紧按两腮上下牙间使其开口，然

后用小匙将药汁送至舌后部，将小匙竖起，使之自然吞入。也可用市售灌药器吸取药液后，伸入口内舌后部，将药液注入。切勿捏鼻灌服，以防呛入气管。另外，可在药汁内稍加食糖矫味，使之便于服下。但不宜将药液和食物混在一起喂，以免引起拒食。丸剂、片剂需要研碎，加糖水服；颗粒及浸膏可用温开水溶解稀释后喂服。对大龄儿童，应予鼓励、教会其自己服药。服药时，家长应进行监督，不应将药交给患儿让其自行掌握，以免发生误服或隐瞒不服等情况。应用发汗、泻下等药时，一般以得汗、得泻为度，适可而止，避免汗下太过损伤正气。

（王孟清）

érkē nèizhì fǎzé

儿科内治法则（rules of internal therapies in traditional Chinese medicine pediatrics）

儿科内治疗法的应用原则。儿科内治法中"汗、吐、下、和、温、清、补、消"是最基本的治法，应在审明病因、分析病机、辨清证候的基础上，针对性地使用。清·程国彭《医学心悟·医门八法》："论病之原，以内伤、外感四字括之；论病之情，则以寒、热、虚、实、表、里、阴、阳八字统之；而论治病之方，则又以汗、和、下、消、吐、清、温、补八法尽之。"按照八法原则，根据儿科临床特点，可组合成疏风解表法、宣肃肺气法等多种治疗法则。

（王孟清）

shūfēngjiěbiǎofǎ

疏风解表法（dispelling wind to relieve exterior syndrome）

具有疏散外邪，解除表证作用的治疗方法。主要有辛温解表、辛凉解表两法。辛温解表法是用性味辛温，具有发散风寒、开通腠理、解除表邪作用的方药，治疗风寒表证的治法；辛凉解表法是用性味辛凉，具有疏风解热作用的方药，治疗风热表证的治法。

肌表是人体的藩篱，小儿藩篱疏薄，六淫外邪易于入侵，导致郁闭肌表，腠理开阖失司，一般先出现发热、恶风、无汗或汗出等表证，此时邪气轻浅，可用解表法使外邪从肌表透出。因外邪六淫有寒热之异，所以疏风解表法又有辛温解表、辛凉解表之不同。疏风解表法适用于外感初起，病邪侵犯肤表所表现出的一系列病证。外感风寒表证常见恶寒发热，无汗，头身疼痛，鼻塞流清涕，喷嚏，咯痰清稀，口不渴，咽不红，舌苔薄白等症。外感风热表证常见发热恶风，有汗，头痛，鼻塞流脓涕，喷嚏咳嗽，痰稠色白或黄，咽红肿，口干渴，舌质红，舌苔薄白或薄黄等症。

辛温解表法适用于外感风寒表证，代表方如麻黄汤、荆防败毒散、葱豉汤，药用麻黄、桂枝、羌活、荆芥、防风、白芷、紫苏叶、葱白等。辛凉解表法适用于外感风热表证，代表方如银翘散、桑菊饮，药用金银花、连翘、桑叶、薄荷、蝉蜕、牛蒡子等。除此两主法之外，还需根据证候特点采用相关的其他解表法。例如暑邪表证用清暑解表法，秋燥表证用润燥解表法，麻疹初热期、出疹期用透疹解表法，风水水肿初期用疏风解表利水法，气虚表证用益气解表法，阴虚表证用滋阴解表法，表邪未尽里证已见用表里双解法等。

疏风解表法用于临床，以是否发汗为重要观察指标，汗出则腠理疏泄、表邪易解。但也要注意，用于小儿出汗不能过多，否则容易损伤阳气。

（王孟清）

xuānsùfèiqìfǎ

宣肃肺气法（dispersing the lung-qi）

具有宣发、肃降肺气，恢复肺主气司呼吸等正常生理功能的作用，用于治疗肺失宣肃引起的咳嗽、气喘、水肿等证候的治法。肺主气，司呼吸，主宣发与肃降，朝百脉，通调水道。肺主气为肺的基本生理功能，而宣发、肃降为肺气的基本功能表现，肺的其他生理功能都是在肺气的宣发肃降基础上衍生的功能。肺失宣发，不能排出体内浊气及气道内的水湿痰浊，气道闭阻，发为咳喘；肺失肃降，气机不畅，发为呛咳气喘；不能通调水道，下输津液于膀胱，反而潴留于肌表，则发为水肿。宣肃肺气法作为治疗肺系疾病的基本方法，临床上广泛运用。《黄帝内经素问·阴阳应象大论》有"因其轻而扬之，因其重而减之"的论述，初步确立了"宣肃肺气"治疗肺系疾病的理论基础。汉·张仲景《金匮要略·肺痿肺痈咳嗽上气病脉证治第七》对此法有广泛而具体的运用，创立了许多名方，如"咳而上气，此为肺胀，其人喘，目如脱状，脉浮大者，越婢加半夏汤主之"，方中重用麻黄，以发越水气，伍半夏散水降逆，全方共奏宣发肺气，降逆平喘的功效。临床上从肺论治的疾病皆可通过调理肺气的宣降以达到治疗目的。

宣肃肺气法包括以下四法。①宣肺止咳法：宣发肺气，治疗肺气失宣而咳嗽的方法。常用方为桑菊饮、杏苏散等。②肃肺止咳法：肃降肺气，治疗肺气失降而咳嗽的方法。常用方为桑白皮汤、三拗汤等。③泻肺平喘法：清泻肺气，治疗肺气上逆而气急喘促的方法。常用方为苏子降气汤、麻黄杏仁甘草石膏汤等。④宣肺利水法：开宣肺气，通调水道，治疗风水水肿的方法。常用方为麻黄连翘赤小豆汤、越婢汤等。一般宣肺常选用桔梗、麻黄、前胡、桑叶等药，肃肺常选用桑白皮、紫苏子、款冬花、枇杷叶等药。

使用宣肃肺气法应分清疾病失宣与失肃的主次，病偏于表，贵在宣发；病在于里，治在肃降，勿失宣中寓降，勿忘降中宜宣，临床根据病情也常宣肃并用。

（王孟清）

zàoshīhuàtánfǎ

燥湿化痰法（drying dampness and resolving phlegm）
具有调脾化湿、祛除痰饮、分清别浊作用，用于治疗湿浊痰饮证候的治法。湿邪与痰饮都是津液代谢失常的病理产物，与肺脾肾功能失常密切相关。

湿邪既是六淫之一，又是病理产物，可由人体外部侵入，又可因体内水液代谢失调而内生，故湿有外湿、内湿之说。湿邪困遏，最易于损伤脾胃，造成气机不利、运化失职、水湿内停，导致证候不断加重。湿浊证临床表现为胸脘痞闷，不思进食，恶心，呕吐，大便清稀，小便色清，舌苔白腻等。若是湿邪与热邪相合，则成为湿热证，症见肌肤灼热，胸脘痞闷，不思进食，上吐下泻，大便稀薄臭秽，小便色黄短少，舌苔黄腻等。

痰饮属病理产物，是疾病发生发展变化的产物。各种原因致使肺脾肾的功能失调，三焦不利，气道闭塞，津液停聚化为痰饮。脾为生痰之源，小儿脾常不足，如饮食不节，伤于脾胃，则脾胃功能失调，脾失运化，水、津不

能输布、运行，清者不升，浊者不降，滞留胸膈，聚而生痰；肺为贮痰之器，小儿肺脏娇嫩，若因外邪袭肺，或精气虚弱，或肺病迁延，或肺阴耗损，水、津输布障碍，肺脏气道闭塞，肺失宣降，气不布津则更易产生痰病。痰饮病证见咳嗽多痰，气喘痰鸣，呕吐痰涎，食欲不振，大便溏薄，倦怠乏力，舌质淡，舌苔白腻等。若是痰饮与热邪相合，则成为痰热证，症见咳嗽气喘，咯痰黄稠，痰中带血，发热，胸痛，口渴，烦躁，尿黄，便秘，舌质红，舌苔黄腻，脉滑数。

燥湿化痰法包括以下四法。①温燥化湿法：使用温燥药物，治疗湿浊内阻证候的方法。常用方为二陈汤、平胃散，常用药为半夏、苍术、白术、茯苓、厚朴、陈皮、干姜、桂枝、豆蔻、砂仁等。②清热祛湿法：使用寒凉清热燥湿药物，治疗湿热内蕴证候的方法。常用方为甘露消毒丹、连朴饮，常用药为滑石、黄芩、茵陈、薏苡仁、黄连、佩兰、石菖蒲、车前子、栀子等。③温化痰饮法：使用温性而能够蠲化痰饮的药物，治疗痰饮内伏证候的方法。常用方为小青龙汤、涤痰汤，常用药为半夏、天南星、橘红、枳实、干姜、细辛、石菖蒲、远志等。④清化痰热法：使用寒性而能够清热化痰的药物，治疗痰热内蕴证候的方法。常用方为清金化痰汤、清气化痰丸，常用药为胆南星、鲜竹沥、瓜蒌皮、黄芩、浙贝母、黄连、黛蛤散等。

运用此法时，对阴虚火旺者忌用温燥之品，湿浊停聚者禁用滋润之品。治痰以内消为主，但也可因势利导使痰咯出，对咳嗽痰多者应慎用敛肺之品，作用峻猛的逐痰之品应中病即止，不可

过用。

（王孟清）

qīngrèjiědúfǎ

清热解毒法（clearing away heat and removing toxin）
运用具有清热作用的药物，治疗各种热毒病证的治法。热毒指火热病邪郁结成毒。感受火热邪气，或他邪化热，壅遏不解，阻碍气机，耗伤津液，即可化火成毒。热毒炽盛，内侵脏腑，外窜经络，气血两燔，可表现不同证候。热毒致病多具有发病急骤，病势迅猛，证情严重，甚或传染流行等特点。根据热者清之的治疗原则，选用清热解毒法，能直接清除温热邪毒，戕其邪势，减轻症状，防止邪陷逆变。

此法临床应用较为广泛，适用于热毒炽盛的各种实热证，如身大热，烦躁，面赤，谵语，口舌生疮，吐衄发斑，便秘，舌红苔黄，脉数有力等。所治病种包括：①脏腑热证，如肺热证、脾热证、肠腑热证、膀胱热证等。②温热病证，如卫分热证、气分热证、营分热证、血分热证；瘟疫，如丹痧、疫毒痢、白喉、麻疹等表现为热毒内盛者。③外科疮疡、痈疽、疖疔、丹毒等属热盛者。④恶性肿瘤、血液病等见火热毒盛证候者。

临床应用清热解毒法应根据火热毒邪充斥及结聚的不同部位灵活掌握。①脏腑热证，如清肺热用泻白散、清金化痰汤，清心热用泻心汤、导赤散，清肝热用龙胆泻肝汤、泻青丸，清脾热用泻黄散、清热泻脾散，清胃热用清胃散、玉女煎，清肠腑热用葛根黄芩黄连汤、白头翁汤，清膀胱热用八正散、五淋散等。②温热病证，如清卫分热用银翘散、桑菊饮，清气分热用白虎汤、凉

膈散，清营分热用清营汤、清宫汤，清血分热用清热地黄汤、化斑汤，清瘟疫热毒用清瘟败毒饮、普济消毒饮。③外科疮疡、痈疽、疔疮、丹毒等属热盛者用五味消毒饮、仙方活命饮、清热解毒饮。④恶性肿瘤、血液病等，如急性淋巴细胞性白血病火热毒盛证用银黄两地汤、黄连解毒汤。

此法常用苦寒清降之品，易伤脾耗气，对于脾胃素虚，气血不足，阴液亏虚者当慎用，必要时须与补气、养血、滋阴、健脾等法配合使用。

（王孟清）

tōngfǔxièxiàfǎ

通腑泻下法（removing stasis with purgation） 疏通大肠，荡涤肠道燥屎积热，或腹中积水、虫瘕，使之从大肠而下的治疗方法。里实积聚形成的原因很多，有热结、燥结、水结和虫积等。邪积于里，气血郁滞、营卫失和、腑气不通，诸病迭起。以通腑泻下法逐邪外出，则肠腑通达，气血流畅，诸病消除。

由于里实证成因不同，通腑泻下法又分为通腑泻热、润肠通便、泻下逐水、驱虫攻下等法。①通腑泻热法：以苦寒攻下的药物通利大便，祛除邪热的治法。常用于实热积滞，燥屎内结之阳明腑实证，患者高热不退，谵语发狂，大便燥结，腹满胀痛，苔黄燥，脉洪沉实。代表方为大承气汤、小承气汤、调胃承气汤、增液承气汤等，常用药有大黄、芒硝、番泻叶、黄连、枳实、厚朴等。②润肠通便法：应用性质柔润的药物，以滋润肠腑，缓通大便的治法。此法寓通于润，润下缓通，适用于各种原因导致的阴津或精血亏虚，肠燥便秘之证。代表方为麻子仁丸、五仁丸等，

常用药有柏子仁、火麻仁、黑芝麻、胡桃肉、桑椹等。③泻下逐水法：攻逐水饮，使水饮之邪从大便排出体外的治法。适用于饮邪水气积聚于里或滞留于胸胁、脘腹、肠胃、肌膜之间，上迫于肺，肺气不利，肺失通调，水湿阻滞，三焦气机不畅而见胸腹胀满，或一身尽肿，二便不利，甚则呼吸困难，不得平卧，但脉沉有力，邪盛正气未虚，耐受攻伐者。代表方为舟车丸、十枣汤、疏凿饮子等，常用药有牵牛子、大黄、甘遂、芫花、大戟等。④驱虫攻下法：用具有杀虫驱虫、攻下排虫作用的方药，治疗寄生虫所致肠道虫病，以及肠道虫病引起的肠闭、肠结等的治法。常用方为万应丸、调胃承气汤，常用药有使君子、贯众、雷丸、槟榔、苦楝皮、大黄、芒硝等。

使用通腑泻热法需注意掌握用药剂量、服法，谨慎服用。泻下之药，特别是含大黄的泻下剂，不宜久煎，只宜后下少煎。泻下逐水法需正气未虚者方可使用。对正虚不耐攻伐、肝肾功能严重损害、有出血倾向者不宜使用通腑泻下法。运用此法需中病即止，慎勿过剂，耗伤正气。病邪尽去之后，应予健脾补益之品扶正并巩固疗效。

（王孟清）

huóxuèhuàyūfǎ

活血化瘀法（activating blood circulation to dissipate blood stasis） 具有疏通血脉、促进血行、消散瘀血作用，适用于各种血瘀证的治法。血液循经而行，环流不息，周而复始，濡养全身。若脉道受到内外各种致病因素的侵袭，影响血液的正常功能和运行，或体内存储离经之血，或有污秽之血，即可形成血瘀证。血瘀证

的病因很多，如气虚血瘀、气滞血瘀、气不统血、寒凝致瘀、热蕴致瘀、外伤致瘀、久病夹瘀等。

根据血瘀证的不同成因，活血化瘀法又包括凉血活血法、温经活血法、活血消癥法、养血活血法等。①凉血活血法：清解血分热毒、活血通络化瘀的治法。用于血热夹瘀、热入营血证，症见发热夜甚，神昏谵语，舌红绛，脉数，或见鼻衄、齿衄、呕血、便血、尿血，血色鲜红或紫红，皮肤出现瘀点、瘀斑，大小不等，斑色鲜红，舌质红，脉细数有力等。常用方为清营汤、清热地黄汤、十灰散等，常用药有水牛角、玄参、生地黄、牡丹皮、赤芍、紫草、大青叶、虎杖、丹参、三七、茜草等。②温经活血法：温通经脉、活血化瘀的治法。用于寒凝血滞证，症见面色晦黯，手足发凉疼痛，肤色紫暗，或红肿如冻疮，或腹部冷痛，形寒肢冷，得温痛减，舌暗淡，脉沉迟涩等。常用方为当归四逆汤、养脏散，常用药有肉桂、桂枝、附子、细辛、当归、川芎、红花、泽兰、降香、五灵脂等。③活血消癥法：疏通血脉、消解血瘀积块的治法。用于癥瘕积聚证，症见腹部疼痛，痛如针刺，固定拒按，胁下痞块，推之不移，按之痛剧，面无光泽，口唇色晦，舌紫暗或有瘀点等。常用方为鳖甲煎丸、膈下逐瘀汤，常用药有水蛭、莪术、三棱、鳖甲、大黄、桃仁、牡丹皮、丹参、五灵脂、穿山甲、三七、芒硝等。④养血活血法：滋阴补血、通络活血的治法。用于血虚瘀滞证，症见面色无华，头晕目眩，心慌不安，肢体麻木，筋脉拘急，或见瘫痪，舌质淡暗或有瘀点，舌下络脉迂曲，脉细涩或结代。常用方为四物汤、桃红四物汤、当

归补血汤，常用药有当归、鸡血藤、丹参、熟地黄、白芍、川芎、黄芪、桃仁、红花、枸杞子、制首乌、山楂等。

应用此法应注意辨证准确，选方得当；可辅益气养血之品，避免瘀去正伤；此法能促进血行，故凡出血证应当审因使用。

（王孟清）

liángxuèzhǐxuèfǎ

凉血止血法（cooling blood for hemostasis）

具有清热凉血作用，避免血热妄行，达到止血目的的治法。血属阴主静，外感温热病邪，未得及时解散，热入营血，或各种原因导致脏腑火热炽盛而热迫于血，血流不循常道，则会出现出血证候。临床应以清热凉血药物为主，澄本清源以除出血之因，并根据不同出血部位选择止血药，塞流以治主症。

此法适用于血热所致的各种出血证。临床应根据不同病因、不同出血部位等选方用药。如肺经热盛之鼻衄，治宜清泻肺热，凉血止血，方用桑菊饮合十灰散；燥热伤肺咯血，可选桑杏汤加白茅根、藕节、茜草、侧柏叶；若咯血属肝火犯肺，则当清肝泻肺，凉血止血，方用泻白散合黛蛤散；若血多色鲜，可改用清热地黄汤并加服三七粉；胃热鼻衄，治宜清泻胃火，凉血止血，方用清热地黄汤加石膏、知母；胃热吐血可选泻心汤合十灰散；肝火吐衄，治宜清泻肝火，方用龙胆泻肝汤；下焦热盛之尿血，治宜清热泻火，凉血止血，方用小蓟饮子；若热淋实证，可用小蓟饮子合导赤散以清热通淋，凉血止血。临床凉血止血法可少佐活血药以防血遇寒则凝而致血瘀，并依据气血关系配以调气之品，恢复气机正常升降，使血清气调，血止而不留瘀。

（王孟清）

zhènjīngkāiqiàofǎ

镇惊开窍法（settling fright and opening orifices）

具有镇静苏醒作用，治疗邪闭清窍所致的惊悸、神昏、抽搐等症的治法。小儿脏腑娇嫩，神气怯弱，感受病邪，每易邪热枭张，痰热壅盛，上蒙清窍而致神昏惊痫，或热极生风，肝风内动而抽搐。此法主要适用于里热炽盛、内扰心神或肝阳上亢、痰火相搏，蒙蔽神明、引动肝风之神昏、抽搐、惊痫之证，如高热惊厥、癫痫、暑温、暴受惊恐等。临床以惊悸、神昏的心惊证候为主，可同时有惊风如四肢抽搐、角弓反张、牙关紧闭等风动之证为应用要点。

镇惊开窍法包含多种治法。①镇惊息风法：具有清热解毒、镇心定惊、平肝息风作用的治法。用于小儿热极生风，神昏抽搐。常用方为羚角钩藤汤、小儿回春丹等。②清心开窍法：具有清营凉血、清心开窍作用的治法。用于温病热入营血而神昏、惊厥。常用方为安宫牛黄丸、至宝丹、紫雪丹等。③豁痰开窍法：具有祛除痰浊、醒脑开窍作用的治法。用于痰浊上蒙，心神不明，惊风抽搐。常用方为苏合香丸等。④辟秽开窍法：具有清除秽浊不正之气、醒脑开窍作用的治法。用于感受时邪秽浊之气而吐泻昏厥。常用方为行军散、玉枢丹等。⑤安神镇惊法：具有镇静宁心、解惊而安定心神作用的治法。用于暴受惊恐，神志不安。常用方为朱砂安神丸、磁朱丸等。

镇惊开窍法在应用时多与平肝息风、清营解毒等法配合。肝阳上亢而神昏、抽搐者，可配合平肝息风法；温病热盛动风者，宜与清营解毒法合用；暑热引动肝风者，可与清暑、凉肝、息风法配合使用，如小儿急惊风属感受暑邪者，宜祛暑清热，镇惊开窍，方用清瘟败毒饮或紫雪丹。此法常用药有羚羊角、牛黄、天麻、钩藤、石决明、磁石、琥珀、珍珠母、僵蚕、全蝎、蜈蚣等，常用中成药有清开灵注射液、醒脑静注射液等。

应用此法时应注意病情变化，如出现畏寒肢冷、面色苍白、冷汗不止、脉微欲绝，由闭证变为脱证时，应立即停药；此法所用药物有些属于有毒之品，不宜过量久服，尤其肝肾功能不全者应慎用；服药期间饮食宜清淡，忌食辛辣油腻之品，以免助火生痰。

（王孟清）

pínggānxīfēngfǎ

平肝息风法（soothing the liver and extinguishing wind）

具有平息肝阳、镇痉息风作用，治疗肝阳上亢、肝风内动所致诸症的治法。《黄帝内经素问·至真要大论》："诸风掉眩，皆属于肝。"儿童阴常不足，阳常有余。温热病邪，燔灼肝经，热极生风，或耗伤阴液，阴虚动风，或肝阴亏虚，阴不潜阳，肝阳上升，均可引起肝阳上亢、肝风内动的证候。症见头晕目眩，面红烦躁，头胀头痛，四肢麻木，肌肉跳动，震颤，语言不利，甚者出现神昏抽搐。此法以清热凉肝消除致病之因，以息风解痉和养血滋阴治疗热盛导致的病理状态，主要适用于温病热盛动风，高热惊厥之证。

平肝息风法的临床运用：小儿暑温、春温等外感热病见热盛动风，治用羚角钩藤汤，此方亦用于肝阳化风、血热上冲之头痛，热感动风之发痉，以及麻疹邪陷心肝之证；若肺炎喘嗽邪陷厥阴，则宜佐以清心开窍，方用三黄石膏汤合牛黄清心丸。惊风属气营两燔者，宜清热解毒，凉营息风，方用白虎汤合紫雪丹；若属湿热疫毒，则宜清热化湿解毒，方用黄连解毒汤加减。此法常用药有羚羊角、天麻、钩藤、石决明、全蝎、地龙等。在应用此法时应注意祛除气分邪热、阳明腑实、营血分热等引起动风的原因。可酌情配合宣通经络的药物，特别是虫类息风药，以增强镇痉作用；热甚动风时，邪热每易同时犯及手厥阴心包经，形成手足厥阴同病，神昏痉厥并见，故此法又常与开窍法同用。另外，热盛动风时，患者每有风动痰涌，见喉间痰声辘辘，多配合猴枣散、鲜竹沥、胆南星等以祛痰。平肝息风药大多具有抗惊厥、镇静、解热及降血压之功效。此类药物在动物实验中，具有扩张内脏及外周血管，降低外周阻力，抑制中枢兴奋、缓解肌肉痉挛的作用，与平肝潜阳、息风解痉之功效相符。

平肝息风药中矿石、介贝类质坚沉重，生用宜先煎，用量可大；钩藤有效成分易被高热破坏，入汤剂煎煮应后下；羚羊角为贵重药材，宜研粉吞服；全蝎、蜈蚣为有毒之品，应严格控制用量；某些寒凉药物易损伤脾胃，而温燥性药物又易伤阴，故脾虚便溏及阴虚者应慎用。

(王孟清)

bǔpí yùnpífǎ

补脾运脾法 (tonifying and activating the spleen)　补脾法和运脾法的统称。补脾法是通过补益脾气、滋养脾血、滋益脾阴、温补脾阳，治疗脾的气、血、阴、阳不足病证的治法；运脾法是通过燥湿运脾、消食运脾、理气运脾、温阳运脾，治疗各种原因导致脾的运化功能失健病证的治法。

理论依据　脾胃为后天之本，小儿生长发育迅速，对于脾胃功能有更多的需求，脾胃尤显不足，故有"脾常不足"之说。先天脾胃不足，或饮食调养失宜，或多种疾病的影响，均可导致脾胃功能失调，产生疾病。补脾运脾法通过补益脾虚、扶助运化，改善脾胃功能，化生气血，充养全身，治疗小儿脾胃病及其他疾病中出现脾胃失调的各种证候。

适应证　补脾法包括补益脾气法、滋养脾血法、滋益脾阴法、温补脾阳法，适用于脾虚证。①补益脾气法：适用于脾气虚弱证，症见面色委黄，形体消瘦，食欲不振，食后脘胀，倦怠乏力，大便溏薄，舌质淡，舌苔薄，脉无力。②滋养脾血法：适用于脾血亏虚证，症见面白无华，唇指色淡，头晕眼花，心悸少寐，舌质淡，舌苔少，脉细数，指纹淡。③滋益脾阴法：适用于脾阴不足证，症见口舌干燥，不思饮食，或有干呕呃逆，大便干结，面色潮红，舌质红干，苔少或花剥，脉细数，指纹淡红。④温补脾阳法：适用于脾阳亏虚证，症见面白少华，神疲乏力，少气懒言，形寒食少，腹中冷痛，肠鸣泄泻，饮食不化，舌质淡，舌苔薄白，脉无力，指纹淡红。

运脾法包括燥湿运脾法、消食运脾法、理气运脾法、温阳运脾法，适用于各种原因导致的脾之运化功能失健证。①燥湿运脾法：适用于湿困于脾证，症见纳呆脘痞，泛恶呕吐，胸闷腹胀，口腻不渴，小便短少，大便水泻，舌苔厚腻。②消食运脾法：适用于乳食积滞证，症见脘腹胀满，嗳气酸腐，泛恶厌食，腹痛腹泻，大便腐臭，夹有不消化物，舌苔多垢腻。③理气运脾法：适用于中焦气滞证，症见脘腹胀满，叩之如鼓，纳谷呆钝，腹痛便秘，得泻痛减，矢气后胀痛减轻。④温阳运脾法：适用于脾阳不振证，症见面白少华，神疲乏力，怯寒肢凉，脘腹冷痛，食欲不振，饭后饱胀，口泛清涎，大便溏泄，小便清长，舌质淡，舌苔薄白。

临床应用　补脾法主要从气血阴阳辨证立法处方用药，具有补益脾气、滋养脾血、补益脾阴、温补脾阳的作用。补益脾气法常用四君子汤，常用药有党参、人参、太子参、茯苓、白术、黄芪、白扁豆、甘草等。滋养脾血法常用四物汤，常用药有当归、熟地黄、白芍、川芎、阿胶、龙眼肉等。补益脾阴法常用益胃汤，常用药有沙参、麦冬、玉竹、生地黄、玄参、天花粉、石斛等。温补脾阳法常用理中汤，常用药有干姜、党参、白术、益智仁、砂仁、肉豆蔻、煨姜、附子、炙甘草等。

运脾法主要根据脾运失司之病因病机立法处方用药，具有燥湿运脾、消食运脾、理气运脾、温阳运脾的作用。燥湿运脾法常用不换金正气散，常用药有苍术、佩兰、藿香、厚朴、车前子、白豆蔻、薏苡仁等。消食运脾法常用保和丸或消乳丸，常用药有苍术、焦山楂、鸡内金、神曲、谷芽、麦芽、莱菔子等。理气运脾法常用木香槟榔丸，常用药有陈皮、木香、枳壳、枳实、槟榔、丁香等。温阳运脾法常用理中丸，常用药有党参、白术、干姜、丁香、砂仁、肉豆蔻、草豆蔻、益智仁等。

小儿脾胃病临床也常见虚实夹杂证，故补脾法与运脾法作为脾胃病的常用治法，也常常配合使用。

注意事项　对于小儿脾胃病的虚实夹杂证，应当辨别虚实轻重，其虚应究其是气虚、血虚、阴虚还是阳虚，其实应究其是湿蕴、食积、气滞还是寒凝，然后确定补脾各法和运脾各法的配伍使用。补脾法一般不用于纯实无虚之证，若使用不当可能碍滞脾运。燥湿运脾法、理气运脾法、温阳运脾法所使用的药物性味多偏于温燥，对于脾阴不足者需谨慎使用。

（汪受传）

xiāoshídǎozhìfǎ

消食导滞法（promoting digestion and dissipatingfood stagnation）　具有消除乳积、食积作用，用于治疗积滞、疳证等病证的治法。小儿脾胃薄弱，若饮食不节，恣食无度，则脾胃纳运失常，乳食不化，积于脾胃，滞而不行。轻则脘腹胀痛，重则呕吐泄泻，久延不愈则形成疳证，影响生长发育。故此法主要适用于小儿乳食不节，停滞不化之证，如积滞、伤食吐泻、疳证等。

消食导滞法分为消食法和导滞法。消食法是指使食滞壅积从内而消的治法，即消食化积法。适用于乳食停积于中焦而不能消化的病证，症见脘腹胀痛，不思进食，恶心呕吐，口气臭秽等，代表方乳积用消乳丸、食积用保和丸。导滞法是指食滞壅积难以从内而消者，引导其下泄而去的治法，即导滞下积法。适用于积滞不化，大便不畅的病证，症见脘腹胀满，腹痛不止，厌恶进食，恶心呕吐，大便秘结等，代表方为枳实导滞丸、木香槟榔丸、调

胃承气汤等。消食导滞法有时需要与补脾法同用，用于脾虚夹积证，见形体消瘦，神疲肢倦，不思进食，食则饱胀，大便稀溏夹不消化物者，代表方为健脾丸、枳术丸。此法常用药有麦芽、山楂、鸡内金、神曲、莱菔子等，其中麦芽擅消乳积，山楂能消肉食积，鸡内金消各种食积，神曲善化谷食积，莱菔子擅消麦面之积。

临床应用此法时，首先应根据所伤食物种类不同，选用适当的药物；其次，食积有久暂，程度有轻重，以及夹气滞、湿阻、里热等不同，临证当分清主次，加以兼顾；由于食滞因寒凉而凝滞，因热而腐败，故积滞初期慎用苦寒，可加辛散之品；积滞不化又易于蕴湿生热，当加入清热化湿之品。

（王孟清）

shōuliǎngùsèfǎ

收敛固涩法（inducing astringency and arresting discharge）　具有止汗敛肺、涩肠缩尿、固摄精津作用，用于气血精津外泄证候的治法。各种原因损伤肺、脾、肝、肾等脏，导致气血或阴阳不足，气血精津耗散，出现自汗、盗汗、久咳不已、尿频、遗尿、久泻、久痢等病证，皆可使用收敛固涩法，阻止气血精津外泄。

此法具有敛汗、止嗽、止泻、止遗等作用，临床常分固表敛汗、敛肺止咳、涩肠固脱、固脬止遗等法。①固表敛汗法：具有固摄体表、收敛止汗作用，主要治疗表虚不固多汗证的治法。无论自汗、盗汗，皆可使用。常与补肺气法同用。常用方为牡蛎散，常用药有煅牡蛎、炙黄芪、白术、防风、党参、麻黄根、碧桃干、茯苓、浮小麦、糯稻根等。②敛肺止咳法：具有收敛肺气、抑制

咳嗽作用，主要用于治疗肺气不敛，久咳不已，内无痰浊证候的治法。常与养肺阴法同用。常用方为九仙散，常用药有五味子、乌梅、五倍子、北沙参、麦冬、白芍、罂粟壳等。③涩肠固脱法：具有收摄大肠、固涩大便作用，主要用于治疗脾阳虚弱或脾肾阳衰，以致久泻或久痢不止，大便滑脱不禁病证的治法。常与温阳法同用。常用方为真人养脏汤，常用药有诃子、赤石脂、禹余粮、肉豆蔻、石榴皮、炮姜、制附子等。④固脬止遗法：具有固摄膀胱、制约排尿作用，主要用于治疗脾肾气虚，膀胱失约的尿频、遗尿等病证的治法。常与补益脾肾法同用。常用方为桑螵蛸散，常用药有桑螵蛸、金樱子、山茱萸、炙黄芪、党参、山药、益智仁、覆盆子、茯苓、制附子、煅龙骨等。

此法适应证多为虚证，即邪气已去而正气不足，以肺、脾、肾亏虚而相应的固摄、收涩功能失职为主症者。凡属外感、痰浊、食积等实证者，应当禁用或慎用此法，以免留邪。临床运用此法时，要注意配合补虚之法，视气血津液虚损情况，分别补之，以期标本兼顾。同时，还要根据病位及具体的证候和病机，有选择地配伍用药，如气虚自汗、阴虚盗汗，分别与补气或养阴方药同用；脾肾虚弱，久泻不止，与补脾温肾方药同用；脾肾亏虚遗尿，配以补益脾肾药；久嗽不止，配以补肺益肾药等。

（王孟清）

bǔshènpéiyuánfǎ

补肾培元法（supplementing the kidney and reinforcing the vital essence）　具有滋阴填精、温壮元阳、补肾固本作用，用于治疗肾

虚证候的治法。肾藏精,主骨,为先天之本。肾的这种功能对形神发育尚未成熟、多种生理功能尚未健全的小儿更为重要,它直接关系到小儿骨、脑、发、耳、齿的功能及形态,关系到生长发育和性功能成熟,以及其他脏腑的正常功能。小儿肾常虚,因而临床多能见到肾精失充、骨骼改变的肾系疾病,如五迟、五软、解颅、遗尿、水肿、哮喘、维生素D缺乏性佝偻病等,临床常用补肾培元法治疗。

此法临床常依据证候的不同,分为四种。①补肾益阴法:以滋补肾阴为主,用于治疗肾阴亏虚证的治法。症见眩晕眼花,腰软足痿,手足心热,潮热颧红,舌红少津,舌苔少或薄黄。方选六味地黄丸,常用药有熟地黄、山药、山茱萸、枸杞子、牡丹皮、旱莲草、女贞子等。②滋阴填精法:以补益肾脏阴精为主,用于治疗肾精亏虚证的治法。症见初生胎怯,形体瘦小,发育迟缓,骨蒸劳热,舌质淡,舌苔薄白,脉细弱。方选河车大造丸,常用药有紫河车、人参、龟甲、杜仲、熟地黄、鹿角等。③温肾壮阳法:以温补肾阳为主,用于治疗肾阳不足证的治法。症见面色苍白,恶寒肢冷,下利清谷,久泻不止,遗尿清长,舌质淡嫩,舌苔薄白,脉沉迟。方选右归丸,常用药有附子、肉桂、巴戟天、补骨脂、熟地黄、菟丝子等。④阴阳并补法:同时使用补肾益阴和温肾壮阳,用于治疗肾阴阳两虚证的治法。症见形体瘦弱矮小,腰膝酸软,足痿无力,立迟行迟,四肢不温,便溏清冷,尿频清长,舌质淡,舌苔薄白,脉细弱。方选龟鹿二仙胶,常用药有龟板胶、鹿角胶、人参、枸杞子、附子、熟地黄等。

肾脏为元阴元阳之脏,阴阳相生相长,需要平衡协调。因此,补肾阴和温肾阳的治法常常配合使用,只是根据肾虚证候的肾阴虚、肾阳虚之偏,而在使用补肾药时有所侧重。小儿常见肝肾同病、脾肾同病或肺肾同病,治疗时要配合养肝、健脾、补肺之品。

(王孟清)

lìshuǐxiāozhǒngfǎ

利水消肿法 (inducing diuresis to remove edema) 具有通阳化气,渗湿利下小便作用,治疗水肿病证的治法。小儿水肿的发生,外因为感受风邪、水湿或疮毒入侵,内因主要是肺、脾、肾三脏功能失调。外感风邪,内传于肺,或疮毒入侵,内归肺脾,多见为小儿阳水;若阳水日久,损伤肺脾,则由实转虚,肺脾气虚,或禀赋不足,脾肾阳虚,则多见为小儿阴水。凡水湿停聚,小便短少而水肿的患儿可用此法治疗。

据临床证候的不同,此法分为宣肺利水法、温阳利水法。①阳水属实证,多用宣肺利水法,即宣发肺气、开泄汗孔,肃降肺气、通调水道,以排除泛溢于肌肤的水湿的治法。阳水常用方有麻黄连翘赤小豆汤、五苓散、五皮饮、越婢加术汤等,常用药有麻黄、连翘、赤小豆、桑白皮、车前子、生姜皮、大腹皮、茯苓皮、薏苡仁、猪苓、泽泻、玉米须等。②阴水属虚证,多用温阳利水法,即温补脾阳、肾阳,化气行水,以通利水道、排除潴留水湿的治法。阴水常用方有防己黄芪汤、实脾饮、真武汤等,常用药有党参、黄芪、桂枝、生姜、白术、山药、防己、莲子、薏苡仁、茯苓、附子、补骨脂等。

此法应用时要注意标本兼顾,即阳水在宣肃肺气、阴水在温补脾肾时,均可视病情适当加用渗湿利水药,如茯苓、猪苓、泽泻、车前子、陈葫芦、玉米须等。阴津亏虚者需慎用此法。

(王孟清)

qūchóng'ānhuífǎ

驱虫安蛔法 (expelling worms and quieting ascaris) 具有驱除肠道诸虫,阻止蛔虫妄动作用的治法。小儿缺乏卫生常识,若食入不洁食物,将虫卵带入胃肠,便形成肠道虫病。湿热内蕴或素体脾胃虚弱,又为诸虫滋生创造了有利条件。患儿常见脐腹作痛,时发时止,或夜间肛门及会阴部瘙痒,或呕吐青黄绿水,或吐出虫体,面色委黄,或青或白,或生虫斑,或嘈杂呕吐清水等。肠道虫病迁延日久,可见肌肉消瘦,腹大胀满而导致疳证。

此法主要分为驱蛔杀虫法、安蛔定痛法,适用于小儿肠道虫病,如小儿蛔虫病、小儿蛲虫病等。①驱蛔杀虫法:杀灭蛔虫并将其驱出体外的治法。用于肠道蛔虫病。方用使君子散、化虫丸,常用药有使君子、槟榔、雷丸、苦楝皮、芜荑等。若患儿便秘不能及时排出虫体,可加用通腑泻下药,如大黄、玄明粉;脾胃薄弱者,可在驱虫之后用异功散、参苓白术散调补脾胃。②安蛔定痛法:安定蛔虫、通腑止痛的治法。用于蛔厥(胆道蛔虫症)、虫瘕(蛔虫性肠梗阻)。蛔厥常用乌梅丸,虫瘕常用驱蛔承气汤。驱虫法中还有驱杀蛲虫、姜片虫、绦虫等的治法。驱蛲虫有大黄与使君子同用,配合百部煎剂灌肠等法;驱姜片虫药物有槟榔、榧子等;驱绦虫药物有槟榔、南瓜子等。

使用驱虫安蛔法时,应先辨

清寄生虫的种类，视其病情的性质、病势的缓急、体质的强弱，恰当配合温中散寒法、清热解毒法、调理脾胃法等。此法具有攻伐作用，故体虚患儿需慎用，或予肥儿丸攻补兼施。

（王孟清）

wǎnyīnjiùyángfǎ

挽阴救阳法（invigorating yin to restore yang）

具有挽救阴津与阳气的作用，治疗阴液欲竭、阳气欲亡等危重证候的治法。包括救阴法与救阳法。救阴法：通过泻热存阴、增液生津、益气救阴，以治疗阴津耗伤甚至消亡病证的方法。救阳法：通过益气回阳、救逆固脱，以治疗阴寒内盛，阳气衰微病证的方法。因阴阳互根，故挽阴与救阳常联合使用。

理论依据 小儿为稚阴稚阳之体，凡外感热病，邪热入里化燥，势必伤阴；邪热炽盛，热甚灼竭阴液；或有吐泻过度，阴液大伤；或为慢性疾病，经久不愈，长期消耗，以致阴气逐渐耗竭，阴伤至极，则为亡阴。疾病过程中，邪势极盛，正气抗邪而致阳气过度消耗；或在大汗、大下、大吐之后，导致津液大量丢失，气随津脱；或大量失血，气随血脱；或素体虚弱，过度劳累，消耗正气，复因剧烈的情志波动，如大惊大恐使阳气消亡；或慢性久病，阳气逐渐消耗，终至亡阳之变。由于阴阳互根，亡阴后可迅速导致亡阳，亡阳后亦可出现亡阴，最后阴阳离决，精气乃绝。为此，应用此法可以及时救治，挽救患儿生命。

适应证 适用于小儿气阳阴津衰竭的危重证候。救阴法主要用于因急剧而大量的汗出、吐泻或失血所致的亡阴证，症见大汗淋漓或有出血表现、呕吐泄泻、

肌肤灼热、手足尚温、口渴喜饮、神识恍惚、脉细数无力等。救阳法主要用于因大汗、大吐泻或大失血，心阳无所依附而暴脱的亡阳证，症见面色苍白、神疲肢厥、冷汗淋漓、气息奄奄、脉微欲绝等。

临床应用 救阴法常用具有增液生津、益气救阴作用的药物组方，如增液汤、生脉散、生脉注射液等，常用药有人参、麦冬、五味子、西洋参等。清热救阴法、泻热存阴法亦属于救阴法范畴。表邪入里，化热伤津，热邪充斥，病势亢盛，症见大热、大汗、大渴、脉洪大者，可用白虎加人参汤清热救阴；邪热入里，病传阳明的里热实证，症见潮热、谵语、手足汗出，腹胀满痛，大便不通者，可用增液承气汤泻热存阴。救阳法常用具有益气回阳、救逆固脱作用的药物组方，如回阳救急汤、参附龙牡救逆汤、四逆汤、参附汤等，常用药有附子、人参、干姜、肉桂、龙骨、牡蛎等。由于阴阳互根，挽阴救阳药常联合组方使用，如使用四逆加人参汤，回阳救逆，益气生津，主治阳气衰微，阴液内竭之证。挽阴救阳法对各种疾病发展到阴津耗伤、阳气虚脱的重症阶段，常有显著疗效，如心力衰竭、心源性休克、中毒性休克、失血性休克，以及急慢性胃肠炎吐泻过多，或急性热病汗出过多引起的循环衰竭等，皆可急用此法挽救之。

注意事项 ①使用此法必须辨证准确，发现阴伤阳衰的早期症状时，便可及时使用。②若病情已至阴竭、阳脱的危重阶段，则应当采用中西医联合方法救治。③若阳热炽盛郁遏于里的真热假寒证，厥证见四肢厥逆、神志不清非阳气虚脱所致者，此法禁用。

④阳气将脱，浮越于外的真寒假热者，或服热药入口即吐者，可佐以寒凉药物或冷服。⑤此法用药属补虚之剂，对于实证不可妄投，以免闭门留寇，加重病情。⑥方中所用附子，无论生用或炮制使用，均宜先煎久煎，以降低毒性。

（王孟清）

érkē yàowù wàizhìfǎ

儿科药物外治法（drug-based external therapies in traditional Chinese medicine pediatrics）

使药物作用于皮肤、孔窍、腧穴等部位或直接作用于病所体表，从而预防与治疗小儿疾病的方法。具有药物直达病所、使用安全、毒副作用相对较小、适应证广泛、易为患儿接受等优点。小儿肌肤薄嫩，脏气清灵，药物容易透达，故外治法在儿科临床中应用广泛，是与内治法同等重要的一类治法。

临床中某些疾病单纯使用外治法便可奏效，如体表的疖肿、口疮等，以及汗证、腹痛、泄泻等轻证。许多情况下，外治法需与内治法联合应用，才能取得更好的疗效。清·吴师机《理瀹骈文·略言》："外治之理，即内治之理，外治之药，亦即内治之药，所异者法耳；医理药性无二，而法则神奇变幻。"可见，外治法与内治法一样，应在中医辨证论治的原则指导下，因人、因时、因证的不同，选用不同的药物，采用不同的方法，选择不同的治疗部位，以达到防治疾病的目的。儿科常用的药物外治法有喷雾疗法、药袋疗法、熏洗疗法、敷贴疗法、直肠给药疗法等。

（王孟清）

pēnwù liáofǎ

喷雾疗法（aerosol therapy）

运用汽化器、喷雾器或雾化器等装

置，使中药注射液形成蒸气、雾粒，供呼吸道吸入或局部喷洒以治疗儿科疾病的方法（图）。多用于治疗呼吸系统疾病，如用清开灵注射液超声雾化后吸入，可以治疗小儿急性扁桃体炎；复方丹参注射液雾化后吸入，治疗小儿毛细支气管炎等。喷雾疗法作为近年比较新型的给药方法，应用范围正在不断扩大，对某些疾病的疗效往往优于口服剂，而且作用迅速，副作用小。

临床应用时由于小儿自理能力差，在雾化吸入过程中，应注意观察患儿面色、呼吸等生理状况，雾化吸入后应帮助患儿将痰液排出。同时注意皮肤及器具消毒，尽量避免接触后感染。中药汤剂因悬浮颗粒较大，不可直接用作雾化吸入。

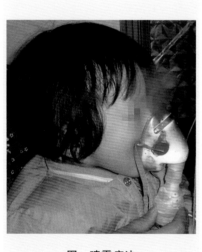

图 喷雾疗法

（王孟清）

dīyào liáofǎ
滴药疗法（dripping method）

将药液或新鲜药汁滴入耳、鼻、眼等处，以治疗小儿疾病的方法。常使用具有清热解毒、消肿散结、活血定痛、明目退翳功效的药物，适用于小儿外感发热、脓耳、耳疔、鼻渊、鼻窒、天行赤眼、乳

蛾等疾病。如治疗小儿外感发热，用一滴清滴鼻剂，通过鼻腔黏膜丰富的血管快速吸收，具有迅速、良好的退热效果，并能避免口服药物经过肝肾解毒可能引起的不良作用。

临床中常以黄芪、细辛、鹅不食草、辛夷、苍耳子等药物为主制成的鼻舒滴鼻液治疗过敏性鼻炎，黄连西瓜霜眼药水滴眼治疗天行赤眼，鲜虎耳草捣汁滴耳治疗脓耳等，均有较好疗效。运用滴药疗法时需注意：①使用的药物若非中成药应先消毒。②有些药液需要水溶解或稀释，必须使用蒸馏水。③眼部用药时，需将药液滴入目内眦 1~2 滴，不可过量。④滴耳的药液温度须与体温接近。有前庭功能障碍者，应慎用滴耳疗法。

（王孟清）

chuīyào liáofǎ
吹药疗法（blowing drug method）

将药末吹入口腔、咽喉、耳、鼻或皮肤创面等处，治疗小儿疾病的方法。药物直接作用于口腔黏膜、鼻腔黏膜及耳道，可提高药物在局部的浓度，起到较好的治疗效果。适用于鹅口疮、口疮、乳蛾、喉风、耳疮、脓耳、鼻渊、鼻窒，以及白喉、丹痧、惊风、癫痫、昏迷痰壅等病证。

吹药时可用喷粉器或自制工具（如细竹管、纸筒等），常用药末有锡类散、珠黄散、冰硼散、通关散、红棉散、西瓜霜等，具有清热解毒、消肿止痛、疏风除痰、祛腐生肌及通关开窍等作用。如红棉散吹耳，可治疗慢性脓耳；西瓜霜喷剂喷咽，可治疗急喉痹；从鼻腔吹入通关散取嚏，以通关开窍等。使用时注意吹药粉末宜细（7 号筛过滤），每次吹药量不

宜过多。

（王孟清）

yàodài liáofǎ
药袋疗法（medicated bag method）

将药物研末，装入袋中制成香袋佩戴，用以防治疾病的方法。药袋的形状可多样，可制成香囊佩挂于胸部，或做成肚兜戴于腹部，或做成药枕枕于头部，或做成马夹、背心穿于身上等。

用于佩挂的香囊常使用具有辟秽防疫、祛风燥湿功效的药物，如山柰、苍术、冰片、白芷、藁本、甘松等，以增强反复呼吸道感染患儿的免疫力。药枕常使用具有宣肺通窍、疏风散寒、清热祛暑功效的药物，如干绿豆皮、干菊花制成的豆菊药枕，用于鼻渊、感冒、疰夏、暑疖、头痛等疾病。肚兜常使用具有温脾散寒、理气止痛、消食除胀、止吐止泻功效的药物，如茴香、艾叶、甘松、山柰、肉桂、丁香等制成的暖脐肚兜，用于治疗脾胃虚寒性的腹痛、泄泻、腹胀、呕吐、厌食等疾病。药袋疗法需在医生指导下，根据病情辨证选择药物制作使用。

（王孟清）

xūnxǐ liáofǎ
熏洗疗法（fumigation and washing therapy）

将药物煎成药液，通过熏蒸、浸泡、洗涤、沐浴等途径，以治疗疾病的方法。包括熏蒸法、浸洗法和药浴法。熏蒸法：利用煮沸的药液蒸气熏蒸皮肤的方法。常用具有疏风散寒、解肌清热、发表透疹、辟秽解毒功效的药物，用于麻疹、感冒、鼻渊、呼吸道感染的预防与治疗，如麻黄、浮萍、芫荽煎煮熏蒸麻疹患儿，可助透疹。浸洗法：将煎煮的药液温度降为温热后，浸泡、洗涤局部的方法。常用具有

疏风通络、舒筋活血、驱寒温阳、祛风止痒功效的药物，用于痹病、痿病、外伤、泄泻、脱肛及多种皮肤病的预防与治疗。熏蒸法、浸洗法临床中常同时使用，先熏后洗，如石榴皮、五倍子、明矾煎汤，先熏后洗肛门以治疗脱肛。药浴法：煎煮多量药液沐浴全身的方法。常用具有发汗祛风、解表清热、透疹解毒、活络蠲痹、祛风止痒功效的药物，用于感冒、麻疹、痹病及荨麻疹、湿疹等皮肤病，如苦参、野菊花、蛇床子、金银花、白芷、黄柏、地肤子、石菖蒲煎汤温浴，治疗全身瘙痒。

熏蒸时需注意，药液应加温至有蒸气上升，但也不可过热（尤其是眼部熏洗），避免烫伤皮肤、黏膜。浸洗与药浴时，药液温度宜适宜，避免烫伤。熏洗过程中注意室内避风，洗毕应及时擦干患处，防止受凉。

（王孟清）

热熨疗法 rèyùn liáofǎ （hot compressing therapy）

将药物、器械或适用的材料加热处理后，对机体局部进行熨敷以治疗疾病的方法。常使用具有温中祛寒、理气止痛、通阳利尿、温经通络功效的药物，以治疗小儿腹痛、泄泻、积滞、癃闭、痹病、痿病、哮喘等疾病。如食盐炒热，装入布袋，熨腹部以治疗腹痛；用生葱、食盐炒热，熨脐周围及少腹，以治疗癃闭；用葱白、生姜、麸皮，炒热后布包，熨腹部，以治疗内寒积滞的腹部胀痛；用吴茱萸炒热，布包熨腹部，治风寒腹痛等。

临床应用时注意：①热熨选药须对症，用药宜精简，以辛香窜透力强的药物为主。②药物应随用随炒，1剂可用2次。③药包温热适度，欠温则药力不能透达，

过烫则损伤皮肤。④须在温室避风条件下进行，以免因热熨后毛孔舒张，感受风寒。⑤治疗期间，需适当休息，忌油腻、生冷，注意饮食卫生。

（王孟清）

涂敷疗法 túfū liáofǎ （smearing and spreading therapy）

将药物制成药液，或调制成药糊、药泥等剂型，涂抹、湿敷于体表局部或穴位处，以治疗疾病的方法。常用具有清热解毒、温中止泻、活血消肿、止咳平喘、利尿摄尿、燥湿收敛功效的药物，治疗发热、痄腮、哮喘、泄泻、腹痛、遗尿、暑疖、湿疹、烧伤等。如用仙人掌、鲜马齿苋、青黛、紫金锭等，调敷于腮部，治疗痄腮；用吴茱萸粉涂敷于足底涌泉穴，治疗流涎及小儿口疮、鹅口疮等；复方湿疹液（马齿苋、连翘、百部、苦参、五倍子、生甘草、白芷，煎液）敷患处以治疗奶癣；用白芥子、胡椒、细辛研末，生姜汁调糊，涂敷肺俞穴，以治疗寒喘等。应用此法时，注意保持敷药部位湿润，有毒药物涂敷时间不宜过长。

（王孟清）

敷贴疗法 fūtiē liáofǎ （spreading and sticking therapy）

将药物制成软膏、药饼，或研粉撒于普通膏药上，敷贴于身体局部以治疗疾病的方法。此法应用不同药物组方，通过局部刺激作用，使血管扩张，促进血液循环，改善周围组织营养；或通过神经反射激发机体的调节作用，使其产生抗体，提高免疫功能，增强体质。应用范围较广，不仅用于治疗体表疾患，如疔、疮、痈、疖、丹毒等，还可治疗泄泻、肺炎喘嗽、哮喘等脏腑病证。一般病在外者敷贴局

部，病在内者敷贴穴位；病位局限者敷贴局部，病变广泛者敷贴要穴。治疗上焦病，敷贴膻中、肺俞、劳宫、内关等穴；治疗中焦病，敷贴神阙、中脘等穴；治疗下焦病，敷贴丹田、关元、涌泉等穴。如用丁香、肉桂等药粉，撒于普通膏药上贴于脐部，治疗寒证泄泻。夏季三伏天时，将延胡索、白芥子、甘遂、细辛研末，以生姜汁调成药饼，中心放少许丁香末，敷于肺俞、膏肓、百劳穴上，治疗哮喘。敷贴药制作膏剂时，应选择适当的溶剂，常用有蜂蜜、酒、醋、饴糖、麻油、动物油脂、黄蜡、白蜡、凡士林等。药膏制剂既要柔软、滑润、无板硬黏着之感，又要充分发挥药物效应。

临床制作时常在药膏中加入适量氮酮等促进透皮渗透剂，以利药物透皮吸收。应用时需注意：①敷贴的药物应尽量选择无毒、无副作用者。②过敏性皮肤或瘢痕皮肤患者，敷药后有灼热疼痛感觉时，应立即取下药膏。③少数患儿局部出现水疱，应避免抓挠，水疱处可外敷消炎药膏，以防感染。④严重过敏体质者，禁用此法。

（王孟清）

擦拭疗法 cāshì liáofǎ （scrubbing therapy）

用消毒药棉棒蘸药液或药末，涂擦口腔、外耳或皮肤患病局部，以治疗疾病的方法。如金银花、甘草煎汤，拭洗口腔，用于口腔内炎症；冰硼散擦拭口腔，或用野菊花煎汤洗涤口腔，治疗小儿口疮、鹅口疮，或用野蔷薇花露，洗拭口腔治疗鹅口疮等。新生儿口腔皮肤黏膜娇嫩，使用此法时应轻柔操作。

（王孟清）

zhícháng gěiyào liáofǎ

直肠给药疗法（rectally delivered therapy）

药物通过直肠进入体内，以治疗疾病的方法。包括灌肠疗法、滴肠疗法及栓剂塞肠等方法。常用于外感发热、胃肠疾病、水毒内闭等病证的治疗，也可用于患儿确实难以口服中药汤剂者。如用蛲虫栓夜间塞入肛门治疗小儿蛲虫病。此法具有吸收较快、显效迅速、制剂要求条件低，给药痛苦小，易被家长及患儿接受等优点，近年来临床应用比较广泛。

（王孟清）

guàncháng liáofǎ

灌肠疗法（enema）

将中药药液用灌肠器从肛门灌入大肠，以治疗疾病的方法。起源较早。早在汉·张仲景《伤寒论》中就有用猪胆汁灌肠治疗便秘的记载。此法主要有保留灌肠法、非保留灌肠法。保留灌肠法：将一定容量的药液从肛门灌入大肠后，让药液在肠道内保留至少30分钟，常用于肛肠局部的炎性病变，如溃疡性结肠炎、痢疾等，选方用药参照内治法。非保留灌肠法：药液不做保留，主要用来稀释和软化粪便，刺激肠蠕动，使粪便容易排出，具有通腑泻下、祛除燥屎邪毒等作用，用于实热燥屎内结、腑气不通，或误服毒物等。灌肠疗法简便易行，药物通过直肠黏膜吸收迅速，生物利用度高，治疗作用维持时间长，且可减少药物对肝脏的毒性作用和副作用，避免某些药物对胃黏膜的不良刺激，故适应范围较广。

（王孟清）

dīcháng liáofǎ

滴肠疗法（rectal instillation）

将中药煎剂或中成药液体制剂，通过直肠滴入给药，以治疗疾病的方法。药物滴入直肠后，可在肠道局部或吸收后通过经脉输布于全身，起到治疗作用。此法适用于儿科的常见病和多发病，如小儿感冒、肺炎喘嗽、咳嗽、哮喘、泄泻、痢疾、便秘等。滴肠疗法常用药与治疗的病种有关，痛苦少、副作用小，尤其适合于口服给药和静脉给药困难的患儿。

使用此法时应注意：①配制滴肠液时避免使用对肠黏膜有刺激作用的药物。②插入肛门的输液管头务必消毒。③输液导管插入肛管时手法应轻柔，避免损伤肠黏膜。④滴肠前患儿需排空大小便。

（王孟清）

érkē fēiyàowù liáofǎ

儿科非药物疗法（non-drug treatment in traditional Chinese medicine pediatrics）

在中医理论指导下，采用推拿、拔罐等非药物方法，以防治疾病的方法。非药物疗法自古以来在儿科临床中运用广泛。1973年中国湖南长沙马王堆汉墓出土的帛书《五十二病方》中，就有用匙边刮擦患儿病变部位以治病的记载。晋·葛洪《肘后备急方》记载了捏脊疗法。明清时期儿科的非药物疗法盛行，出现了一批小儿推拿专著，如《保婴神术按摩经》《小儿推拿方脉活婴秘旨全书》等。

儿科非药物疗法的内容和方法范围很广，常用的有埋藏疗法、割治疗法、拔罐疗法、刮痧疗法、日光疗法、针刺疗法、艾灸疗法、灯火燋法、小儿推拿疗法、音乐疗法、心理疗法、饮食疗法等。这些非药物疗法具有扶正祛邪，调理气机，疏通经络，协调脏腑，调和气血，平衡阴阳的作用，可根据不同疾病适时选用。其中的某些方法，已与现代科学技术结合，衍生出许多传统与现代相结合的创新性治疗方法。如现今理疗采用的一些非药物疗法，声、光、电热、水以及超声波、超短波、微波、离子导入、间动电流、干扰电流和紫外线疗法、泥疗法、激光等，都已与传统的非药物疗法相融合，不断改进，得到广泛应用，在儿科疾病防治中发挥着越来越大的作用。

（王孟清）

máicáng liáofǎ

埋藏疗法（catgut-embedding therapy）

在穴位或其他特定部位，埋入医用羊肠线、猪鬃等易于吸收的异物，使局部形成持久刺激，激发经络、疏通气血，以治疗疾病的方法。是现代医学与传统医学结合的产物，由针刺疗法派生而来。它是根据针刺、经络的原理，将肠线等物品埋藏于穴位中，通过延长刺激时间，加强刺激强度，从而发挥比针刺疗法更持久的治疗作用。

操作方法：选定穴位或特定部位后，局部常规消毒、麻醉，将长约0.5cm的消毒羊肠线或猪鬃置于腰椎穿刺针的套管针内，刺入穴位并行针，得气后用针芯将羊肠线或猪鬃等推出，埋于穴位下肌肉内，退针，局部用消毒纱布覆盖。

埋藏疗法包括羊肠线法、猪鬃埋藏法等。主要用于治疗儿科一些慢性疾病，如哮喘、慢性咳嗽、慢性泄泻、痿病、遗尿等。埋线疗法是一种融多种疗法、多种效应于一体的复合性疗法。它通过针具和药线在穴位内产生的生物物理作用和生物化学变化，将刺激信息和能量通过经络传入体内，调节脏腑功能，发挥神经、体液、免疫等功能的调节作用，从而达到治疗疾病的目的。

埋藏疗法一定要在无菌操作下进行。术中偶见晕针，需立即退针，终止操作，将患儿平卧，一般休息片刻即可。术后5天内局部禁洗涤、污染、揉擦。术后局部若有轻度红、肿、热、痛，可不做处理，数日后可自行消退；若红肿、疼痛加剧，有炎性渗出液，甚至发热，则应按感染处理。

（王孟清）

gēzhì liáofǎ

割治疗法（cutting therapy）

在体表的某些穴位或部位处切开皮肤，用止血钳摘除少量皮下脂肪或结缔组织，并对其局部给予适当刺激，从而治疗疾病的方法。又称割脂疗法。具有调和气血，促进脾胃运化的作用，常用以治疗疳证和哮喘等慢性病证。割治部位常取两手掌大鱼际处。操作方法：将两手掌大鱼际部位消毒后，用大拇指揿住刀口旁约1cm处，用0.4cm宽的平口手术刀直戳割治部位，创口约长0.5cm，然后挤出赤豆大小黄白色脂状物，并迅速剪去，使皮肤复原，再用消毒纱布覆盖其上，若有出血则稍加压迫，然后用绷带包扎。5日后即可解除包扎。在包扎期间，注意防止感染。

（王孟清）

báguàn liáofǎ

拔罐疗法（cupping therapy）

以杯罐为工具，借热力排除其中的空气产生负压，使其吸着于皮肤，造成瘀血现象，以治疗疾病的方法（图）。此法通过物理刺激和负压人为造成毛细血管破裂出血，从而调动人体干细胞修复功能及坏死血细胞吸收功能，促进气血流畅、营卫运行，使之祛风散寒，舒经止痛。常用于肺炎喘嗽、哮喘、腹痛、遗尿等病证。

儿科拔罐临床采用口径较小的竹罐或玻璃罐，拔罐时一般采用闪火法：一手用止血钳或镊子夹住95%酒精棉球，另一手握罐体，罐口朝下，将棉球点燃后立即伸入罐内摇晃数圈后随即退出，迅速将罐扣于治疗部位。留罐时间较短，每次以5分钟为宜，如需再拔，应至局部红斑消退后，至少间隔3天。取罐时注意先以示指按压罐边皮肤，使空气进入罐内，火罐自行脱落，切不可垂直用力硬拔。此法用于肌肉丰厚的部位，一般用于3岁以上儿童，婴儿不用，幼儿慎用，高热惊风、水肿、出血、严重消瘦、皮肤过敏、皮肤感染的小儿不用。

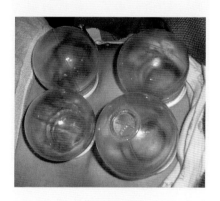

图 拔罐疗法

（王孟清）

guāshā liáofǎ

刮痧疗法（scrapping therapy）

用边缘光滑的刮具如牛角片、嫩竹板、小汤匙等，蘸润滑油或清水，或药液、药油，在体表某些部位反复刮擦，以治疗疾病的方法（图）。具有宣通气血，发汗解表，疏经活络，调理脾胃等功能。五脏背俞穴皆分布于背部，刮治后可使脏腑秽浊之气通达于外，促使周身气血流畅，逐邪外出。

此法临床应用范围较广，儿科以往主要用于痧证，现扩展用于儿科多种肺系疾病和脾系疾病，如感冒、发热咳嗽、风热喉痛、呕吐、腹痛、疳证、伤食所致呕吐腹泻、头昏脑胀、小腿痉挛疼痛、汗出不畅等。根据现代研究分析，此法首先作用于神经系统，借助神经末梢的传导以加强人体的防御功能。其次可作用于循环系统，使血液回流加快，循环增强，淋巴液循环加快，新陈代谢旺盛。同时还有明显的退热镇痛作用。但危重病症、急性传染病，刮治部位皮肤有溃烂、损伤、炎症、饱食后或饥饿时，不宜使用。应用时需注意：①室内要保持空气流通，注意避免感受风寒。②不能干刮，工具必须边缘光滑，没有破损。③刮治时手法轻重适度，由上而下顺刮，并时时蘸植物油或水保持润滑，以免刮伤皮肤。④刮完后应擦干油或水渍，并在青紫处抹少量驱风油，嘱患儿休息片刻。

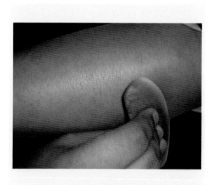

图 刮痧疗法

（王孟清）

rìguāng liáofǎ

日光疗法（sunbath therapy）

利用太阳光线照射身体局部或全部，以增强体质，防治疾病，促进康复的方法。又称日光浴。早在隋·巢元方《诸病源候论·小儿杂病诸候·养小儿候》中已有"时见风日"的记载，认为这样可使小儿"血凝气刚，肌肉硬密，堪耐风寒，不致疾病"。日光秉承天地阳刚之气，使气血充盈流通，肌肤固密，能够暖脉散寒，温经活络，增强机体抵抗力，以达到保健、治病作用。日光包括肉眼不可见、具温热作用的红外线和起化学作用的紫外线，以及可见光线。经研究认为，紫外线能将皮肤中的 7-脱氢固醇转变成维生素 D，可改善钙、磷代谢，防治维生素 D 缺乏性佝偻病和骨软化症，促进各种结核灶钙化、骨折复位后的愈合及防止牙齿松动等。

应用此法时，应尽量多暴露身体皮肤以直接接触阳光，也可根据病变部位的不同，采取背光浴、面光浴、部分肢体浴等。此法一年四季均可进行，对于婴幼儿尤其重要。注意事项：①气温过低时进行日光浴要防止着凉，一般以上午 8~10 时、下午 2~4 时进行较好，因此时紫外线较充足，气温也较适宜。气温过高时可在早、晚阳光相对较弱时进行，或在室外树荫下进行。②照射的时间可根据年龄、体质的强弱而定，年幼、虚弱者时间需短些，年长、强壮者或慢性病患者时间宜长些。

(王孟清)

zhēncì liáofǎ

针刺疗法 (acupuncture therapy)

用不同形制的针具，运用不同手法，刺激身体某些穴位，通过经络调整人体脏腑气血功能，达到防治疾病目的的方法。小儿针刺疗法所用经穴、手法和成人基本相同，但也有一些儿科特定穴位与手法（见小儿推拿穴位、小儿推拿手法）。小儿接受针刺的依从性较差，一般宜采用浅刺、速刺的方法，常不深刺和留针。根据针具的不同形制、用途、刺激

方式等，儿科针刺疗法主要有毫针疗法、三棱针疗法、头针疗法、耳针疗法、腕踝针疗法、激光针疗法等。这些疗法以经络学说、神经学说为理论指导，多于头部、腕踝、耳部取穴，施针便利，不受季节限制。激光穴位照射更避免了金属针刺的缺点，无痛苦、无损伤、无感染，应用日益广泛。常用于治疗遗尿、哮喘、泄泻、痢疾、痿病、痹病等病证。

儿科针刺疗法所选针具一般宜较短、较细；小儿囟门未闭时，头顶部禁止针刺；重要脏器所在处，如胁肋部、背部、肾区、肝区不宜直刺、深刺；大血管走行处及皮下静脉部位的腧穴如需针刺时，应避开血管，使针斜刺入穴位；破伤风、癫痫发作期等针刺时均不宜留针。

(王孟清)

háozhēn liáofǎ

毫针疗法 (acupuncture techniques of filiform needle)

以毫针为针刺工具，在人体经络腧穴上施行一定的操作方法，以通调营卫气血，调整经络、脏腑功能而治疗相关疾病的方法（图）。又称体针疗法。是中国传统针刺术中使用最多、应用范围最广的疗法。一切针刺疗法所能治疗的儿科病证，如遗尿、哮喘、泄泻、腹痛、痢疾、痿病、痹病等，均可用毫针疗法治疗。毫针刺入体

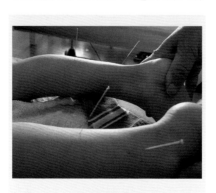

图 毫针疗法

表相应穴位，可促进和调整经络气血运行，协调和恢复机体阴阳平衡，达到扶正祛邪、防治疾病的目的。

临床上具体应用的技术方法有进针、行针、留针、出针等。进针的具体方法，包括指切进针法、夹持进针法、舒张进针法、提捏进针法等（参见针灸学卷）。指切进针法适于短针，夹持进针法适于长针，舒张进针法适于皮肤松弛处（如腹部），提捏进针法适于皮肤浅薄处（如头面部）。针体与腧穴皮肤呈直角垂直进针，称为直刺，适于肌肉丰厚处，如四肢、腹、腰部。针体与腧穴皮肤呈 45°左右，倾斜进针，称为斜刺，适于肌肉浅薄处，或内有重要脏器及不宜直刺、深刺的腧穴。针体与腧穴皮肤呈 15°~25° 角，沿皮刺入，适于肌肉浅薄处（如头面部），一针透二穴也可用此，称为横刺或沿皮刺、平刺。针刺深度，一般以取得针感而又不损伤重要脏器为准。小儿一般宜浅刺。针刺的角度和深度有关，一般来说，深刺多用直刺，浅刺多用斜刺和横刺。对项后正中、大动脉附近、眼区、胸背部的腧穴，尤其要掌握斜刺深度、方向和角度，以免损伤周围组织。毫针刺入，行针得气后留针，留针时间的长短依具体情况而定，小儿宜少留针，甚至不留针。出针时，先以左手拇、示指用消毒干棉球按于针孔周围，右手持针做轻微捻转，并慢慢提针至皮下，最后将针完全退出体外。出针后，应迅速用消毒干棉球揉按针孔，以防出血，称为扪法。出针后亦可不按揉针孔，使邪气外逸，属于针刺补泻法的一种，是开阖补泻的泻法。出针后要核对毫针数目，以免遗漏。并嘱患儿休息片刻，

注意保持局部清洁。应用此法时需注意：①患儿在饥饿、疲劳、精神过度紧张时，不宜针刺。②小儿针刺时手法不宜过重，并应尽量选用卧位。③对出血性疾病、慢性病末期、诊断不明的危笃患儿慎用针刺。

（王孟清）

sānléngzhēn liáofǎ

三棱针疗法（three-edged needle therapy）

用特制的三棱形不锈钢针，刺破穴位或浅表血络，放出少量血液，以治疗疾病的方法。又称放血疗法、刺络疗法。具有活血消肿、开窍泻热、通经活络的作用，主要用于实证和热证，如发热、乳蛾、昏迷、中暑、痹证、积滞、顿咳、急性吐泻、高热惊风等儿科病证。

操作方法主要有点刺法、挑刺法、散刺法和泻血法四种。①点刺法（图）：运用最多。先在针刺部位上下推按，使瘀血积聚一处，右手持针，对准已消毒的部位迅速刺入 1～3mm，立即出针，轻轻挤压针孔周围，使之出血数滴，然后用消毒棉球按压针孔。②挑刺法：左手按压穴位或施术部位，或捏起皮肤，使部位固定，消毒后右手持三棱针迅速刺入皮肤 1mm，倾斜针身挑破皮肤，放出少量血液或黏液。③散刺法：用三棱针在病变局部的周围进行点刺，根据病变部位大小，可刺 10～20 针，针刺深浅须依据局部肌肉厚薄、血管深浅而定。由病变外围向中心环形点刺，达到祛瘀生新，疏经活络的目的。④泻血法：以橡皮管结扎于针刺部位上端，令局部静脉充盈，左手拇指按压于被刺部位，局部消毒后，右手持三棱针对准被刺部位的静脉，迅速刺入 1～3mm 深，即刻将针迅速退出，使血液流出，

亦可轻按静脉上端，以助瘀血排出。应用三棱针疗法时需注意：①点刺放血时，宜轻、宜浅、宜快，出血不宜过多。②防止刺伤深部大动脉。③对于气血两亏的虚证，以及常有自发性出血或损伤后出血不止的患儿，不宜使用。

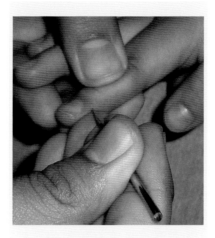

图　三棱针疗法（点刺法）

（王孟清）

tóuzhēn liáofǎ

头针疗法（scalp acupuncture therapy）

根据大脑皮层功能定位理论，在头皮划分出皮层功能相应的刺激区，以针刺激头皮特定的刺激区从而治疗疾病的方法（图）。又称头皮针疗法、颅针疗法。头部与人体内各脏腑器官的功能有密切关系，头面部是经气汇集的重要部位，头针疗法具有疏通经络、流行气血、促进血液循环、改善神经传导功能和调节神经肌肉兴奋性的作用，适用于年长儿中枢神经系统疾病如大脑性瘫痪的治疗。

此法是在传统的针灸医学理论基础上发展起来的。施治时患者取坐位或卧位，选定刺激区后常规消毒。选用 28～30 号、长 1.5～2 寸的毫针，与头皮呈 30° 角，快速将针刺入头皮下，然后缓慢捻转进针，达到一定深度。

运针时只捻转不提插，一般以拇指掌侧面和示指桡侧面夹持针柄，以示指掌指关节快速连续屈伸，使针身左右旋转，捻转速度每分钟应在 200 次左右。进针后持续捻转 2～3 分钟，留针 5～10 分钟，反复操作 2～3 次即可起针。进针后亦可在主要刺激区用电针仪通电，以代替手法运针，频率 200～300 次／分，刺激强度以患儿能耐受为度。每天或隔天针 1 次，10 次为 1 个疗程，休息 1 周，再做第 2 个疗程。应用此法时需注意：①操作时掌握适当的刺激量，注意防止晕针。②头皮血管丰富，容易出血，起针时要认真检查每一针孔有无出血和血肿，如有出血，应用消毒干棉球按压针孔片刻，直到血止。③婴幼儿慎用此法。

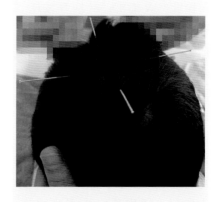

图　头针疗法

（王孟清）

ěrzhēn liáofǎ

耳针疗法（ear acupuncture therapy）

以皮内针、毫针、艾灸、激光照射等刺激耳郭特定穴位，以防治疾病的方法（图）。操作简便，奏效迅速，痛苦较小，应用范围广泛，不仅用于治疗多种功能性疾病，而且对部分器质性疾病亦有一定疗效。常用于治疗各种疼痛性疾病如头痛、偏头痛、三叉神经痛、肋间神经痛等；各

种炎症性病证如喉痹、乳蛾、痄腮、咳嗽、泄泻等；功能紊乱性病证如汗证、遗尿等；过敏与变态反应性病证如鼻衄、哮喘、风团等；神经系统和内分泌系统病证如儿童多动综合征、多发性抽搐症等。

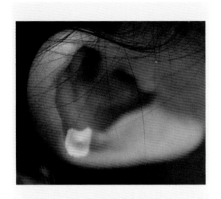

图　耳针疗法

操作时首先在选用的穴区内用探针、火柴头、针柄等按压寻找反应点。针具多选用 0.5 寸短柄毫针，进针时以左手固定耳郭，右手进针。进针深度以穿破软骨但不透过对侧皮肤为度。一般每日 1 次或隔日 1 次，连续 10 次为 1 个疗程，稍停几天后，可续下一个疗程。应用时需注意：①外耳有湿疹、溃疡、冻疮破溃等不宜使用。②施治时消毒应严密，防止耳郭感染。

（王孟清）

wànhuáizhēn liáofǎ

腕踝针疗法（carpus-ankle/wrist-ankle acupuncture therapy）　针刺腕关节、踝关节上方特定刺激点以治疗疾病的方法。适应病症相当广泛，且在不断扩展之中。据不完全统计，迄今已应用于 50 余种病症。对疼痛性疾病，如血管性头痛、牙痛、关节痛等止痛作用明显；对心律失常、面肌痉挛、面肌麻痹、哮喘、皮肤瘙痒症、遗尿等有较好的效果；

对急性结膜炎、近视眼等亦有一定疗效。

腕部、踝部各有 6 个刺激点（图 1～2），而每一刺激点主治与其相一致的同区域病症，故腕踝针取穴的基本方法是在病症所在的同侧同区域选穴治疗（参见针灸学卷腕踝针疗法）。具体取穴时，横膈线以上的病症选腕部刺激点，横膈线以下的病症选踝部刺激点。一般采用 30 号 1.5 寸长毫针，常规消毒，医生左手固定刺激点上部，以拇指拉紧皮肤，右手拇指在下，示、中指在上夹持针柄，针与皮肤呈 30°角，快速进入皮下，然后轻捻针柄，使针体贴着皮肤浅层行进，以针下有松软感为宜。应用时需注意：①如刺激点皮下有较粗的血管，或针刺入后有显著疼痛时，进针点宜适当移位。②偶可引起晕针，如患儿出现头昏、恶心不适时，宜迅速取针，并令患儿平卧。

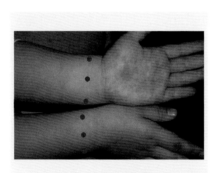

图 1　腕部刺激点

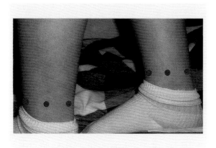

图 2　踝部刺激点

（王孟清）

jīguāngzhēn liáofǎ

激光针疗法（laser acupuncture therapy）　将激光的微细光束照射穴位后，利用其产生的刺激和热作用以治疗疾病的方法。是现代激光技术和传统针灸疗法相结合的产物。具有无损伤、无痛苦、操作简便、较为安全等特点。儿科临床上多用于治疗遗尿、泄泻、肺炎喘嗽、头痛、鼻渊、咳嗽、哮喘、胃脘痛等疾病。

用于穴位照射治疗的激光仪器很多，临床常用的为小功率氦-氖激光治疗仪。主要由放电管、光学谐振腔、激励源三部分组成。功率一般为 1～25mW，波长为 632.8nm。穿透组织的深度为 10～15mm。治疗前，应先检查仪器，然后嘱患者选择合适的体位，调节仪器使光束对准穴位。打开电源开关，这时指示灯亮，氦-氖激光仪发出橘红色的光束，调整输出电钮，使电源表的读数达到额定值的范围，照射距离一般为 20～30mm，最远可到 100mm，皮肤上的光斑需要控制在 3mm 以内。如果用光导纤维照射，需用手（可让患者自己掌握）握住光导纤维对准穴位。每穴照射 2～5 分钟，每次选 2～4 穴。照射 10 次为 1 个疗程，疗程间隔时间为 7～10 日。此法安全性好，很少发生不良反应。若激光照射的剂量过大，也可能发生晕针，表现为头晕、恶心、乏力、出汗等，一旦发生，停止治疗，休息后即可恢复。另外，操作医师需要佩戴激光防护眼镜。

（王孟清）

cì sìfèng liáofǎ

刺四缝疗法［pricking needling at Sifeng（EX-UE 10）］　用三棱针或其他不锈钢针点刺四缝穴，挤出少量淋巴液或血液，以治疗小儿病证的方法（图）。四缝穴是针灸穴位中的经外奇穴，与三焦、命门、肝和小肠有内在联系，位于示指、中指、环指及小指中节横纹中点，是手三阴经所过之处。针刺四缝穴可以清热、除烦、通畅百脉、调和脏腑等，常用于治疗疳证和厌食。

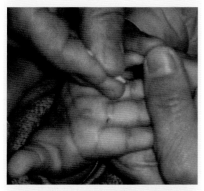
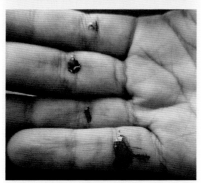

图　刺四缝疗法

操作方法：先用 75% 酒精在四缝穴部位消毒，然后用三棱针浅刺约 0.1 寸深，用手挤出黄白色黏液或血液少许。研究表明，针刺四缝穴可使唾液分泌增多，唾液淀粉酶的作用增强，胰蛋白酶、胰淀粉酶、胰脂肪酶的含量增加；同时能使营养不良合并维生素 D 缺乏性佝偻病患儿血清钙、磷上升，碱性磷酸酶活性降低，钙、磷乘积增加，有助于患儿骨骼生长。临床施治时应注意消毒，患儿治疗后 1 周内最好食用容易消化且富有营养的食物。发热期间或患有其他急性病时，不宜使用此法。

（王孟清）

àijiǔ liáofǎ

艾灸疗法（moxibustion）
用医用艾条或艾炷烧灼或熏灼肌表一定穴位或部位，以防治疾病的方法。具有温经散寒、行气通络、扶阳固脱、升阳举陷、防病保健等多种作用（参见针灸学卷灸法）。儿科常用灸法主要有温和灸、雀啄灸与隔药灸。温和灸（图）是将艾条的一端点燃，对准应灸的腧穴部位或患处，距皮肤 2~3cm，进行熏烤，以患者局部有温热感而无灼痛为度，一般每处灸 5~7 分钟，至皮肤红晕为度。雀啄灸是在施灸时，将艾条点燃的一端与施灸部位的皮肤并不固定在一定距离，而是像鸟雀啄食一样，一上一下活动地施灸。隔药灸是用药物将艾炷与施灸部位的皮肤隔开，进行施灸的方法，如隔姜灸、隔盐灸等。隔姜灸是把鲜姜切成直径大约 2~3cm、厚约 0.2~0.3cm 的薄片，中间以针刺数孔，然后将姜片置于应灸的部位或患处，再将艾炷放在姜片上点燃施灸，当艾炷燃尽，再易炷施灸，灸完所规定的壮数，以使皮肤红润而不起泡为度。隔盐灸用纯净的食盐填敷于脐部，或

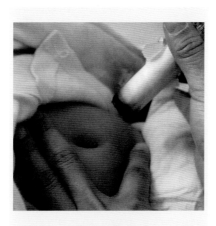

图　温和灸

于盐上再置一薄姜片，上置大艾炷施灸。

理论依据　经络分布于人体各部，内联脏腑，外布体表肌肉、骨骼等组织。正常的机体，气血在经络中周流不息，循序运行。如果由于风、寒、暑、湿、燥、火等外邪侵袭，人体或局部气血凝滞，经络受阻，即可出现一系列功能障碍。艾灸疗法一方面将温热的效应作用于穴位，可以发挥温通经络的作用，同时与药物结合，更加强了祛除阴寒，调和气血，疏通经络，改善脏腑功能的作用，达到防病治病的目的。现代研究表明，艾灸的温热特性能使患儿机体局部毛细血管扩张，组织充血，血流加速，代谢加快，使缺血、缺氧、缺营养的部位得到改善，从而发挥温散寒邪的作用，故可以治疗外感风寒表证及中焦虚寒的呕吐、腹痛、泄泻等症。艾灸的温热作用能加速局部组织代谢，使炎症减轻；可以调节神经兴奋性，从而达到通经止痛的作用，治疗痹病、肢体瘫痪、肿胀疼痛等症；可以调整人体应激性，提高耐受力，调整各种腺体功能，维护生命体征及机体生理功能，故艾灸可升提阳气，回阳救逆，治疗久泻久痢、虚脱及中气下陷等症。

适应证　多用于以下小儿常见病。①小儿呕吐：症见呕吐，吐物酸臭，不思乳食，或口渴唇干，便结，或朝食暮吐，神疲肢冷，或呕吐酸水，胸胁胀痛等。②疳证：症见面色委黄，形体消瘦，腹部膨隆，青筋显露，食欲不振，大便酸臭或时干时稀，头发稀疏，疲倦无力等。③小儿遗尿：症见尿床，小便清长而频数，可伴面色无华，神疲乏力，食欲不振。④小儿泄泻：症见大便一

日几次或十几次，大便稀薄带水和黏液，呈黄色，或混有乳块，伴有呕吐、腹痛、肠鸣等症。此外，对小儿痄腮、顿咳、蛔虫病之蛔厥和虫瘕、小儿夜啼等病症均有一定疗效。

临床应用　儿科艾灸疗法较多取身柱穴为主穴。身柱穴属于督脉，督脉通于脑，故有安神宁志、调理肺气、补益虚损的作用。此外，身柱含有全身支柱的意思，灸该穴有通阳理气、祛风退热、清心宁神、降逆止咳、调理脾胃、促进疲劳恢复等作用，是临床健全神经系统、防治呼吸系统疾病和小儿诸证的灸治主穴。临床观察表明，灸身柱穴对小儿消化不良、吐乳、小儿泄泻、腹胀、食欲不振、精神委靡、夜寐不宁、夜啼、感冒、咳嗽、顿咳、肺炎喘嗽、哮喘、急惊风、疳证、五迟、五软等均有较好的作用。临床应用时常相应配用其他穴位，如小儿夜啼，配神庭、中脘、百会、神门等穴。

肺俞、列缺、太渊、风门、大椎、脾俞、胃俞等穴也是儿科艾灸疗法常用穴位。肺俞穴属足太阳膀胱经，也是肺之背俞穴，是肺之气直接输注于背部的穴位，灸此穴可直接调理肺脏功能，防治呼吸系统各种病症，如咳嗽、气喘、胸闷、咽喉痛、潮热、盗汗、五心烦热等。列缺穴是肺经的络穴，八脉交会穴，与任脉相通，灸此穴具有疏风解表，宣肺通络的功效，可防治咳嗽、气喘、咽喉痛等病症。太渊穴是肺经的输穴、原穴，也是脉之会穴，具有宣肺、理气、调脉的作用，灸此穴可防治咳嗽、气喘、咯血、呕血、烦满胸背痛等。风门穴属足太阳膀胱经，具有宣通肺气、疏散风邪、调理气机、泻热润肺

之功，灸此穴多用于治疗感冒、咳嗽、哮喘、顿咳、咽喉痛等症。大椎穴是养生保健之要穴，在手足六阳经与督脉交会之处，俗称"诸阳之会"，具有振奋人体阳气、强身保健、通阳解表、疏风散寒、退热镇静等作用，灸此穴常用于治疗感冒、咳嗽、气喘、骨蒸盗汗、形寒肢冷、热性病等。脾俞穴属足太阳膀胱经，是脾气输注于背部的穴位，对此穴施灸可直接调脾胃，补后天之本，助消化、利水湿，和营统血，多用于防治腹胀、胃痛、呕吐、消化不良，以及贫血、四肢乏力等消化系统病证。胃俞穴属足太阳膀胱经，是胃气输注于背部的穴位，灸此穴能直接调节胃腑的功能，运用时多与脾俞协同使用，治疗消化系统的疾病，尤其是虚证，如胃脘隐隐作痛、泛酸、呕吐、食不下、腹胀、肠鸣、完谷不化等。

注意事项　由于艾灸以火熏灸，施灸不注意有可能引起局部皮肤的烫伤，凡暴露在外的部位，如颜面、关节部位不要直接灸；某些传染病高热、昏迷、抽风期间，或身体极度衰竭等忌灸。施灸时要思想集中，注意防火、保暖和防暑。要循序渐进，初次使用灸法，注意掌握好刺激量，先少量、小剂量，如用小艾炷，或灸的时间短一些，壮数少一些，以后再加大剂量。施灸时，要用示指和中指置于施灸部位两侧，以感知施灸部位的温度，达到既不烫伤皮肤，又能收到较好疗效的目的。

（王孟清）

dēnghuǒ zhuófǎ

灯火燋法（rush-fire cauterization; burning rush moxibustion）　用灯心草蘸植物油点燃，灼灸人体一定部位或穴位，以治疗疾病的方法。

又称灯火灸。具有疏风散寒、温经通络、活血化瘀、散结消肿、祛风止痒、通经止痛等功效，具备简、便、廉、验、捷的特点。古人用其治疗脐风、惊痫、风痰闭阻、猝死等。清·夏鼎《幼科铁镜》中取囟门、眉心、人中、承浆各1穴，两手拇指少商各1穴，脐心1穴，脐轮沿脐周6穴，共13穴燋治，称灯火13燋，治疗脐风。现代用灯火燋角孙穴治疗痄腮有较好疗效，也常用于头痛、胃脘痛、腹痛、惊风、疳证、泄泻等儿科疾病的治疗。

操作方法：用灯心草蘸植物油（如菜油、麻油、花生油等），燃火，烧灼所选穴位或部位。手法必须迅速，触及皮肤听到"啪"声即离开。此法作用机制虽与艾灸有相似之处，但由于作用时间短暂而热力较强，因此显效较快。施灸时手法要熟练，灯心草蘸油不宜太多，以免点燃之油滴下灼伤皮肤。面部五官区域、大血管及重要器官、黏膜附近，不宜施灸。小儿皮肤娇嫩，取穴宜少；灸后局部应注意清洁，防止感染。邪已入里的实热证及久病体弱、久热消渴、阴虚火旺等证，均不宜采用此法。

（王孟清）

xiǎo'ér tuīná liáofǎ

小儿推拿疗法（infantile massage therapy）　在中医理论指导下，根据小儿生理病理特点，在其体表特定穴位或部位施以推拿手法，以防治儿科疾病或助长益智的方法。

历史源流　小儿推拿疗法历史悠久，早在汉代医书《五十二病方》中就有推拿治疗"婴儿瘛"的记载。隋唐时期，推拿盛行，有小儿按摩专科设置。唐·孙思邈《备急千金要方》载有小

儿膏摩方。明代，《保婴神术按摩经》《小儿推拿方脉活婴秘旨全书》《小儿推拿秘诀》等专著则建立了小儿推拿的专科体系，尤其是成书于1601年的《保婴神术按摩经》记载了推拿手法15种，穴位40多个，基本形成了小儿推拿的特有手法和特定穴位。近现代，小儿推拿疗法则在临床上得到更广泛的应用。

作用机制　此法具有促进气血循行、经络通畅、神气安定的作用，能平衡阴阳、调和脏腑、扶正祛邪。现代研究表明，小儿推拿疗法的不同选穴和手法对于小儿消化系统、神经系统、呼吸系统等有多方面的调节作用，并能增强机体免疫功能。

特点　小儿皮肤柔嫩，反应灵敏，且小儿推拿手法比成人简便，易于操作，只要操作规范则无损伤、无不良反应、有效、安全、易为患儿接受，便于临床推广使用。

适应证　常用于6岁以下，患有发热、泄泻、反复呼吸道感染、腹痛、厌食、咳喘、消化不良、遗尿、夜啼、疳证、痿病、斜颈等病证者。

操作　小儿推拿治疗前，保证室内安静、温度适宜，选择患儿舒适、暴露操作部位、便于医师操作的体位，医师要修剪指甲，洗净双手；准备好介质，常用滑石粉以润滑皮肤，另冬春季节及表寒证宜蘸葱汁、姜汁推，夏秋季节及表热证宜蘸清水、薄荷水推。治疗时，医师要双手温暖、精神专注、态度和蔼，争取患儿配合。同时按证候选择合适介质涂抹，这样既可保护娇嫩皮肤不致擦破，又增强手法的治疗作用。推拿治疗的顺序以操作方便、患儿接受为原则。一般先上肢、继头面、再躯干、后下肢，也可以先主穴、后配穴，或先刺激量小的穴位、后刺激量大的穴位。推上肢部穴位皆只推左手。

注意事项　推拿的时间、次数、强度按患儿的年龄、体质、病证虚实酌定，推拿治疗时注意保护患儿安全。有重大疾病的小儿，如心脏病、肿瘤、皮肤感染性疾病以及肌肤破损、烫伤，正在出血的部位等，不宜采用此法。

（王孟清）

xiǎo'ér tuīná xuéwèi

小儿推拿穴位（acupoints in infantile massage）　运用小儿推拿疗法时的施术部位。是小儿脏腑经络之气输注出入体表的特殊部位，按穴位形成分为两大类：一类是十四经穴、经外奇穴、阿是穴；另一类是小儿推拿特定穴。按穴位分布的部位，分为五大类：头颈部穴位、胸腹部穴位、腰背部穴位、上肢部穴位、下肢部穴位。这些穴位不仅有"点"状，也有"线"状及"面"状。

理论依据　穴位的主要生理功能是输注脏腑经络气血，沟通体表与体内脏腑的联系。内在脏腑气血的病理变化可以反映于体表穴位，通过推拿刺激相应穴位，可以疏通经络，调节脏腑气血，达到防病治病的目的。穴位不仅能治疗该穴所在部位及邻近组织、器官的局部病证，而且能治疗本经循行所及的远隔部位的组织、器官、脏腑的病证。

常用推拿穴位　按分布部位，小儿推拿常用穴位的适应证及临床应用各有侧重，推拿操作时的顺序应根据病情或患儿体位而定，一般是先上肢，继头面，再胸腹、腰背，最后下肢（表）。

表　小儿常用推拿穴位及其适应证、临床应用

	穴位名	位置	图示	适应证	临床应用
头面部	攒竹（天门）	两眉中间至前发际成一直线		感冒，发热，头痛，精神委靡，惊惕不安等	可用于外感表证及内伤杂病；若惊惕、烦躁可与清肝经、揉百会等合用
	坎宫（阴阳）	自眉头沿眉向眉梢成一横线		外感发热，头痛目赤	可用于外感表证及内伤杂病；目赤痛，可与清肝经、掐小天心、清天河水合用
	百会	两耳尖连线头顶中部		头痛，惊风，脱肛，遗尿等	惊风、烦躁，可与清肝经、清心经、掐揉小天心等合用；遗尿、脱肛，可与补脾经、补肾经、推三关、揉丹田等合用

图1　揉百会

续　表

穴位名		位置	图示	适应证	临床应用
	天柱骨	颈后发际正中至大椎成一直线呈线状穴		发热，呕吐，项强，惊风等	外感发热、项强，可与拿风池等合用；呕吐，可与揉板门、揉中脘等合用
胸腹部	胁肋	从腋下两胁至天枢处		胁痛胸闷，痰喘气急，疳证等	胁痛、胸闷、痰喘气急，可与揉膻中、推膻中等合用；疳证，可多搓摩胁肋，加捏脊
	腹	腹部，以中腹为主	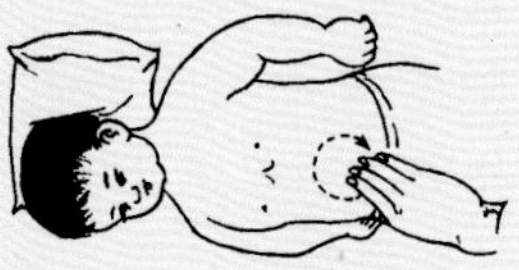 图2　摩腹	消化不良，腹痛腹胀，恶心呕吐等	对于消化道疾病，可与揉中脘、推脾经等合用；常与捏脊法、揉足三里合用，作为小儿保健手法；与揉脐、揉龟尾、推上七节骨合用，是医治小儿泄泻有效的组合手法
	脐	肚脐	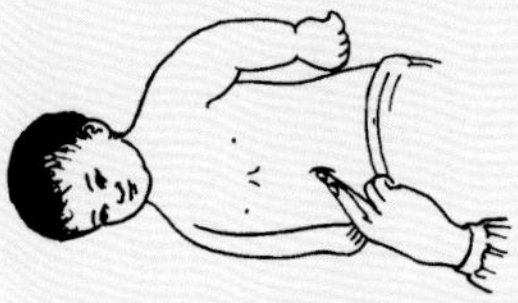 图3　揉脐	泄泻，便秘，腹胀腹痛，疳证等	泄泻、便秘，可与摩腹、揉龟尾、推七节骨等合用；疳证，可与捏脊、揉中脘、揉足三里等合用
腰背部	肺俞	第三胸椎与第四胸椎棘突之间，左右各旁开1.5寸		喘咳，痰鸣，胸闷，胸痛等	多用于肺系疾病，可与推揉膻中、清肺经、揉丰隆等合用；久咳不愈，指揉操作时可蘸少量精细盐，效果更佳
	脾俞	第十一胸椎与第十二胸椎棘突之间，左右各旁开1.5寸		泄泻，积滞，厌食，疳证，四肢乏力等	主要用于脾系疾病，可与揉中脘、推脾经、揉足三里、捏脊等合用
	肾俞	第二腰椎与第三腰椎棘突之间，左右各旁开1.5寸	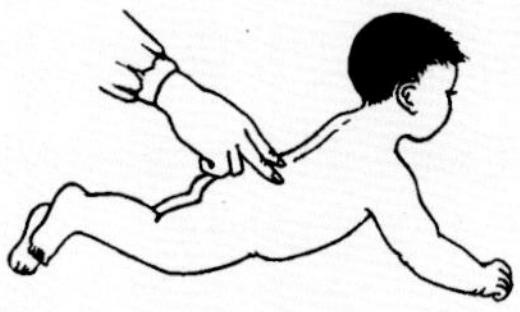 图4　揉肾俞	泄泻，便秘，少腹痛，下肢痿软乏力等	肾虚所致泄泻、便秘，可与补脾经、补肾经、揉上马（上马穴位于小儿手背环指与小指掌指关节后的凹陷中）等合用；下肢痿软乏力，可与捏脊、肢体手法治疗合用
	脊柱	大椎至长强成一直线。是小儿身体上最长的线状穴		发热，惊风，疳证，泄泻，便秘等	清热，在推脊时可蘸少量冰水或酒精，是一种有效的物理降温方法，多与退下六腑、清天河水、推涌泉等合用。捏脊能调阴阳、理气血、和脏腑、通经络、培元气，具有强健身体的功能，是小儿保健常用主要手法之一。多与补脾经、补肾经、推上三关、摩腹、揉足三里等合用，治疗先、后天不足的一些慢性病症，均有一定效果
	七节骨	第四腰椎棘突向下至尾椎骨端（长强）成一直线	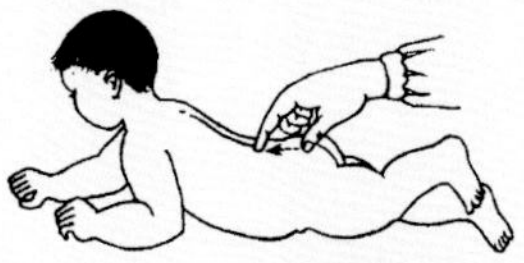 图5　推七节骨	泄泻，便秘，脱肛	推上七节骨能止泻，可与揉龟尾、摩腹、揉脐等合用；还可治疗气虚下陷的脱肛、遗尿，可与揉百会、揉丹田等合用。推下七节骨能通便，可与揉膊阳池穴（膊阳池穴位于手背，腕关节、腕横纹中点凹陷处后3寸处）合用
	龟尾	尾椎骨端（长强穴）	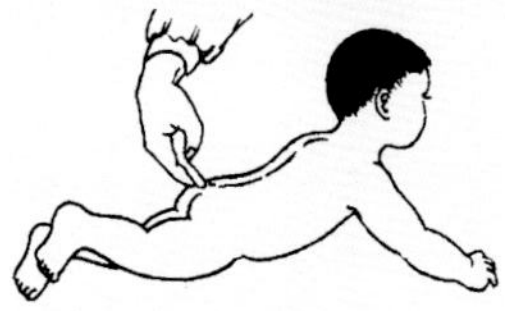 图6　揉龟尾	泄泻，便秘，脱肛，遗尿	能通调督脉之经气，调节大肠（具有双向性）功能。泄泻、便秘，可与推七节骨、摩腹、揉脐等合用；脱肛、遗尿，可与揉丹田、揉百会等合用

续 表

穴位名	位置	图示	适应证	临床应用
上肢部 脾经	拇指末节罗纹面	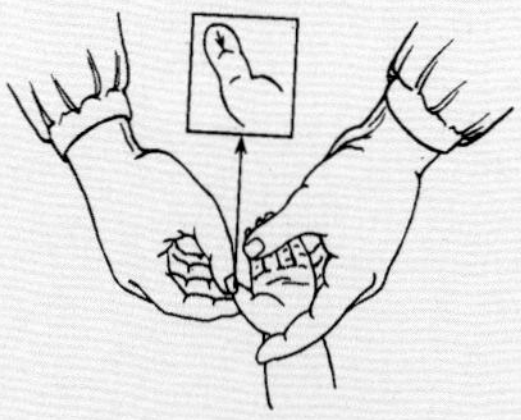 图7 清脾经	泄泻，便秘，食欲不振，消化不良等	补脾经能健脾胃、补气血，食欲不振、消化不良，可与揉中脘、揉脾俞、揉足三里等合用；清脾经能清热利湿，可与清天河水、清大肠等合用
肝经	示指末节罗纹面	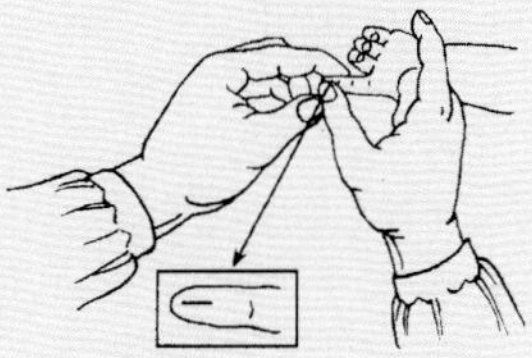 图8 清肝经	烦躁不安，惊风，五心烦热，目赤，口苦咽干等	清肝经能平肝泻火，息风镇惊，解郁除烦，可与清天河水、推涌泉等合用。肝经宜清而不宜补，若肝虚应补时，则需补后加清，或以补肾经代之，称为滋肾养肝法
心经	中指末节罗纹面	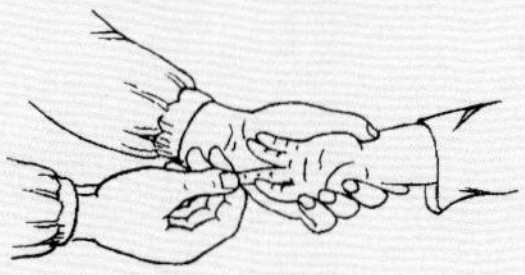 图9 清心经	高热神昏，五心烦热，口舌生疮，小便赤涩，心血不足，惊惕不安等	清心经能清热退心火，可与清天河水、清小肠等合用。心经宜清不宜补，对心烦不安、睡卧露睛等症，需用补法时，可补后加清，或以补肾经代之
肺经	环指末节罗纹面	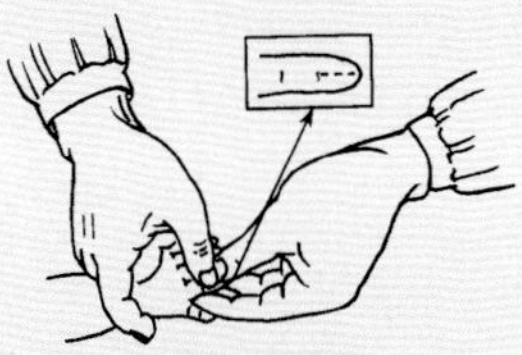 图10 清肺经	感冒，发热，咳嗽，胸闷，气喘，虚汗，脱肛等	补肺经能补益肺气，可与揉肺俞等合用；清肺经能宣肺清热，疏风解表，化痰止咳，可与推膻中、揉风门等合用
肾经	小指末节罗纹面	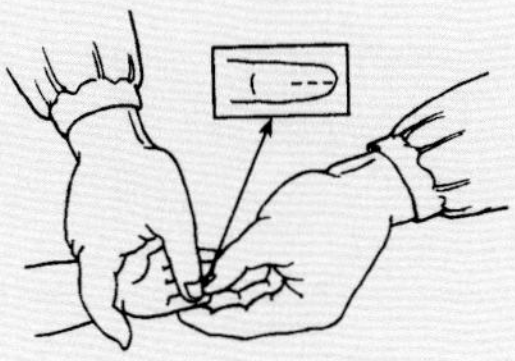 图11 清肾经	先天不足，久病体虚，虚喘，肾虚泄泻，遗尿，膀胱蕴热，小便淋沥刺痛等	补肾经能补肾益髓，温养下元，可与揉肾俞、揉丹田等合用；清肾经能清利下焦湿热，可以清小肠代之
大肠（又称指三关）	示指桡侧缘，自示指端至虎口呈一直线	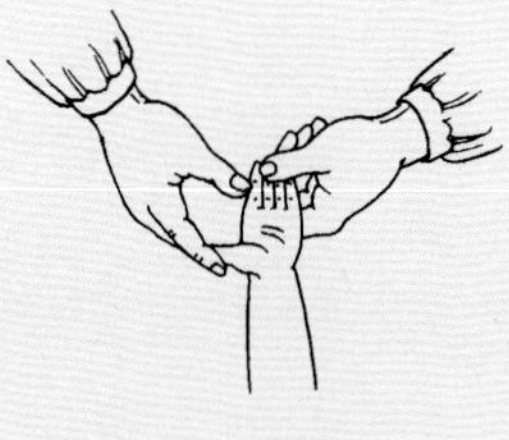 图12 补大肠	泄泻，脱肛，便秘	补大肠能涩肠固脱，温中止泻，可与揉丹田、揉外劳宫、推三关等合用；清大肠能清利肠腑，除湿热，导积滞，可与推六腑、摩腹等合用。亦可用于诊断，即看指纹

续　表

穴位名	位置	图示	适应证	临床应用
小肠	小指尺侧边缘，自指端到指根成一直线	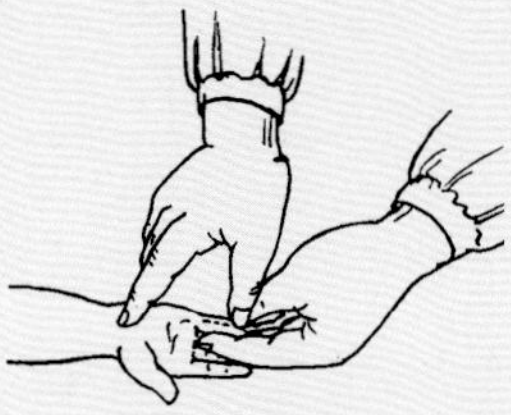 　图13　补小肠	小便赤涩，尿闭，遗尿等	清小肠能清利下焦湿热泌清别浊，可与清天河水合用；补小肠可用于治疗遗尿、尿频，与揉丹田、揉肾俞等合用
四横纹（四缝穴）	掌侧示、中、环、小指近节指间关节横纹处		腹胀，疳证，消化不良等	推四横纹多用于治疗消化不良、疳证，可与补脾经、揉中脘等合用；掐四横纹也有同样效果。也可选用毫针或三棱针点刺四横纹出血
板门	掌侧大鱼际平面	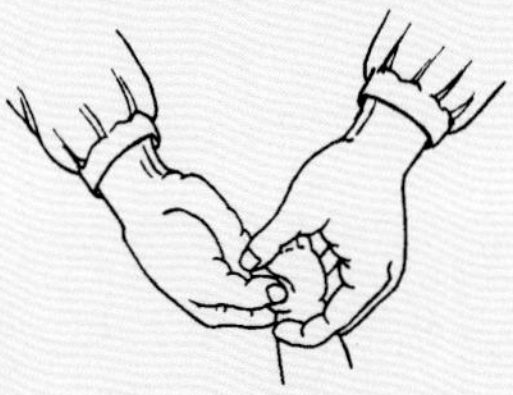 　图14　揉板门	积滞，腹胀，食欲不振，呕吐，泄泻，嗳气等	揉板门能健脾和胃，可与补脾经、揉中脘、揉脾俞等合用；板门推向腕横纹能止泻，腕横纹推向板门能治呕吐
内劳宫	掌心中，屈指时中指、环指之间中点	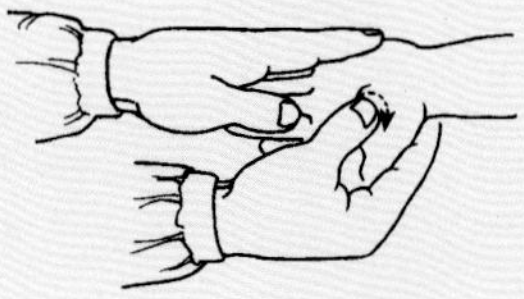 　图15　揉内劳宫	发热，烦渴，目疮，牙龈糜烂，虚烦内热等	揉内劳宫能清热除烦，可与清心经、清天河水等合用
内八卦	手掌面，以掌心为圆心，从圆心至中指根横纹约2/3处为半径所做圆		咳嗽痰喘，胸闷纳呆，腹胀呕吐等	运内八卦能宽胸利膈，理气化痰，行滞消食，可与推脾经、推肺经、揉中脘、按揉足三里等合用
小天心（鱼际交）	掌根、大、小鱼际交接处凹陷中	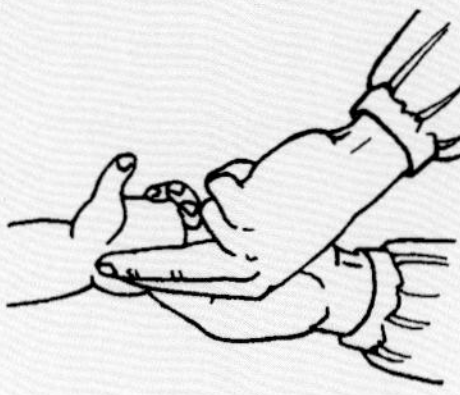 　图16　揉小天心	惊风，抽搐，烦躁不安，夜啼，小便赤涩，目赤痛，疹痘欲出不透	揉小天心能清热、利尿、明目，可与清心经、清小肠、清天河水等合用；掐、捣小天心能镇惊安神，可与清肝经、揉百会、掐人中、掐老龙等合用
运水入土、运土入水	掌侧，拇指根至小指根，沿手掌边缘呈一弧线状		小便赤涩，腹胀，泄泻、食欲不振，便秘等	运土入水能清脾胃湿热，利尿止泻，可与退下六腑（六腑穴位于前臂尺侧边缘，自腕横纹直上至肘横纹成一直线。退下六腑由医师用拇指或示、中二指沿六腑穴自肘推向腕部，又称推〈退〉六腑）合用；运水入土能健脾助运，润燥通便，可与推上三关合用

穴位名	位置	图示	适应证	临床应用
总筋	掌后腕横纹中点		惊风抽搐，口舌生疮，夜啼，潮热等	揉总筋能清心经热，散结止痛，通调周身气机，可与清心经、清天河水等合用；惊风抽搐，多用掐法，可与捣小天心合用
大横纹（手阴阳）	掌侧腕横纹。桡侧纹头尽端称阳池，尺侧纹头尽端称阴池	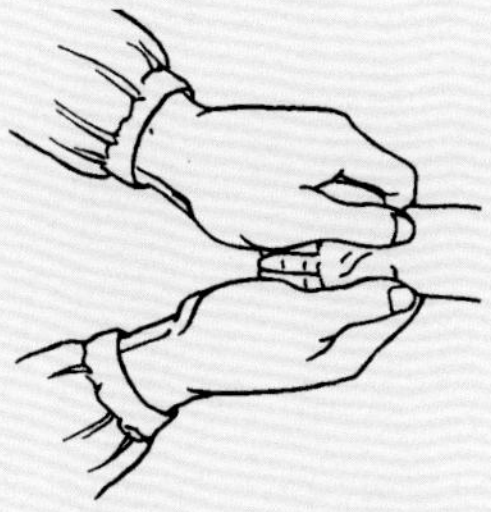 图17　分推大横纹	寒热往来，腹胀，泄泻，呕吐，积滞，烦躁不安	分手阴阳能平衡阴阳，调和气血，行滞消食，可与摩腹、推脾经等合用；实热证阴池宜重分，虚寒证阳池宜重分；合阴阳能行痰散结，可与清天河水等合用。揉总筋、分手阴阳是小儿推拿手部操作的常用手法
十宣	十指指尖，指甲赤白肉际处		高热，神昏，惊厥	掐十宣主要用于急救，有清热、开窍的作用，可与掐老龙、掐人中、大推脊等合用
老龙	中指甲后1分许		急惊风	掐老龙主要用于急救，有醒神开窍的作用。掐之知痛有声者，较易治，不知痛而无声者，一般难治
二扇门	手背部中指掌指关节两侧凹陷处	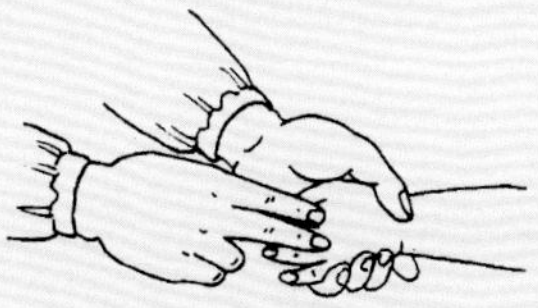 图18　揉二扇门	身热无汗	揉、掐二扇门能发汗透表，退热平喘，是发汗的有效穴。若患儿高热无汗，按揉1~2分钟，即可见汗出。对平素体虚外感的患儿可先固表（用补脾经、补肾经等）而后再用揉、掐二扇门使之发汗
外劳宫	手背部，与内劳宫穴相对		风寒感冒，腹痛泄泻，脱肛，遗尿等	该穴性温，为温阳散寒，升阳举陷佳穴，兼能发汗解表。可与补脾经、补肾经、推三关、揉丹田等合用治疗脱肛、遗尿等
天河水	前臂正中，总筋至曲泽成一直线	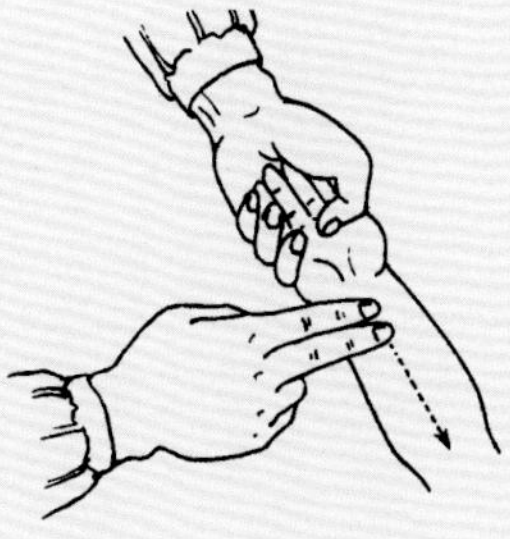 图19　清天河水	外感发热，潮热，内热等一切热证	清天河水性微凉，较平和，能清热解表，泻火除烦，可用于一切热证。外感发热，可与清肺经、推攒竹、推坎宫、揉太阳等合用；内热，可与清心经、清肝经、揉涌泉等合用。打马过天河清热之力大于清天河水，多用于实热、高热等
下肢部　箕门	大腿内侧，髌骨内上角至腹股沟中点一直线	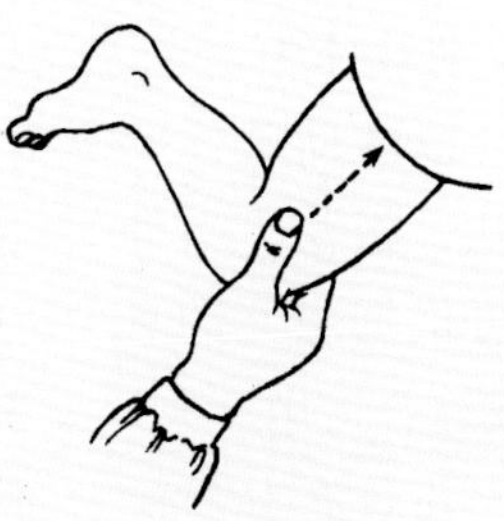 图20　揉箕门	小便赤涩不利，尿闭，水泻等	箕门穴性平和，有较好的利尿作用。尿潴留，可与揉丹田、按揉三阴交等合用；小便赤涩不利，可与清小肠合用

续　表

穴位名	位置	图示	适应证	临床应用
足三里	膝关节外侧间隙下 3 寸，胫骨前嵴外一横指		腹胀，腹痛，泄泻，呕吐，下肢痿、痹等	足三里为足阳明胃经合穴，能健脾和胃，调中理气，导滞通络，是治疗脾系疾病的主穴。腹胀、腹痛，可与摩腹、揉脾俞穴合用；呕吐，可与推天柱骨、分腹阴阳合用；脾虚泄泻，可与推上七节骨、补大肠合用；与捏脊、摩腹合用，可作为小儿保健常规手法；下肢痿病、痹病，可辅局部手法治疗
丰隆	外踝上 8 寸，胫骨前缘外侧 1.5 寸，胫腓骨之间		咳嗽，痰鸣，气喘	揉丰隆能和胃气，化痰湿。主要用于治疗痰涎壅盛，咳嗽，气喘等症，可与揉膻中、揉肺俞、运内八卦等合用
三阴交	内踝上 3 寸，胫骨后缘	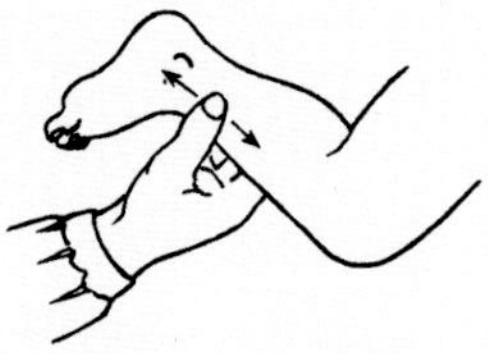 图 21　推三阴交	遗尿，癃闭，小便频数涩痛不利，下肢痹痛等	按揉三阴交能通血脉、活经络、疏下焦、利湿热、通调水道，亦能健脾胃、助运化等，是治疗肾系疾病的主穴。遗尿、尿闭、小便不利，可与揉丹田、推箕门、推肾经等合用；健脾胃，助运化，可与揉中脘、推脾经等合用
解溪	踝关节前横纹中，两筋间凹陷中		惊风，吐泻不止，踝关节屈伸不利	惊风，吐泻，用掐法，可与按百虫，按揉足三里等合用；踝关节屈伸不利，用揉法，可配合其他成人手法合用
委中	腘窝中央，两大筋之间		惊风抽搐，下肢痿软	惊风抽搐，可与按百虫、掐老龙等合用；下肢痿软，可与按揉足三里，按揉股四头肌，胫前肌合用
后承山（承山）	腓肠肌肌腹下陷中		腿痛转筋，下肢痿软	拿承山能止抽搐、通经络，常与拿委中、按揉足三里、拿腓肠肌配合，治疗腓肠肌痉挛、下肢痿软等
涌泉	蜷足时，在足心前 1/3 的凹陷中		发热，五心烦热，呕吐，泄泻	推涌泉能引火归原。退虚热，主要用于治疗五心烦热，烦躁不安等，可与揉上马、运内劳宫等合用；退实热，可与推脊、退下六腑、清天河水等合用。揉涌泉能治吐泻，左揉止吐，右揉止泻

（王孟清　汪受传）

xiǎo'ér tuīná shǒufǎ

小儿推拿手法（infantile massage manipulation）　根据小儿的形体、生理、病理以及特定穴位的形态位置等特点，施术者用手或肢体的其他部分，按各种特定的技巧动作作用于小儿体表，以防治小儿疾病的操作方法。小儿推拿手法约有 100 余种，其中以按捏为主者，如按法、压法、点法、拿法、捏法等；以摩擦为主者，如平推法、擦法、摩法、搓法、揉法等；以振动肢体为主者，如拍法、抖法等；以活动肢体关节为主者，如摇法、扳法、引伸法等。这些手法可根据患儿的具体情况灵活选择或综合运用。

理论依据　小儿具有脏腑娇嫩，形气未充，免疫能力低下，为稚阴稚阳之体的生理特点，从而决定了其对外界环境的被动适应性和依赖性。同时，小儿又为纯阳之体，生长发育最为旺盛，代谢快、吸收快、排泄快、生长也快，极易受外界因素影响。而小儿推拿是一种良性的、有序的、具有双向调节性的物理刺激，易使小儿内脏或形体感应，从而产生功效。小儿的病理特点是发病容易、传变迅速。在外易受风寒湿热等外邪所侵，在内又易被乳食不节所伤，从而易导致感冒、咳嗽、哮喘等肺系疾病及厌食、泄泻、便秘、腹痛等脾系疾病。小儿推拿是运用独特的操作手法，在婴幼儿体表特定的腧穴、经络触摸做功，产生一定的能量，通过信息传递，改善机体脏腑功能，达到提高免疫力、增强抗病能力、保健防病、治病的目的。小儿推拿对脏腑的阴阳平衡有明显的调整作用，如肠蠕动亢进者在腹部和背部适当施以推拿手法，可使其受到抑制而恢复正常；反之，肠蠕动功能减退者，则可促进其蠕动。这种调整阴阳的作用是通过经络、气血而起作用的。

适应证　小儿推拿常用手法有"按、摩、掐、揉、推、运、搓、摇"八法和复式操作法。运用不同的推拿手法，可治疗儿科多种病证，尤其对肺系、脾系疾病以及小儿痹病等病证有较好疗效，常用于小儿感冒、发热、咳嗽、哮喘、肺炎喘嗽、腹痛、泄泻、便秘、呕吐、厌食、疳证、遗尿、夜啼、斜颈、大脑性瘫痪、近视、五迟、五软等病证的治疗。同时，小儿推拿还具有保健作用，可以增强小儿的免疫能力，促进小儿的生长发育。如保健手法"摩腹"和"捏脊"在日常生活中应用广泛。对身材矮小儿童的推拿研究发现，推拿可明显促进其身材增长。对脑瘫患儿的推拿研究观察证明，适当的推拿手法可以健脑益智，促进其智力发育。

临床应用　小儿推拿手法有单式推拿手法和复式推拿手法。

单式推拿手法　包括推法、摩法、按法、揉法、捏法、运法、掐法等。①推法：用拇指的指腹、桡侧，或示、中指的指腹在体表进行直线、弧线、环旋运动。根据操作要领或运动方向的不同，推法可分为直推法、旋推法、分推法、合推法。用拇指的指腹、桡侧，或示指、中指的指腹在体表做单方向的直线运动，称直推法（图1），常用于小儿特定穴中的线状穴和五经穴（脾、肝、心、肺、肾经穴）；用拇指指腹在穴位上做顺时针或逆时针方向的旋转推摩，称旋推法（图2），常用于五经穴、面状穴；用双手拇指桡侧缘、指腹，或用双手示、中指指腹自穴位中间向两边推动，称分推法（图3），适用于头面部、胸腹部、腕掌部及肩胛部；用双手拇指指腹或桡侧自穴位两旁向穴位中间推动，称合推法（图4），适用于腕部阴阳穴、腹部阴阳穴。②摩法：以手掌或手指罗纹面在体表或穴位上，做环旋摩擦运动，主要应用于胸腹部。③按法：以手指指腹或手掌在体表或穴位上逐渐用力按压，稍作停留后逐渐放松的操作方法，适用于全身各部。④揉法：掌根揉法着力面积广，刺激柔和舒适，适用于面积大而又较为平坦的部位，如腰背部、腹部以及四肢。指揉法（图5）施术面积小，动力集中，刺激柔和而深沉，适用于全身各部位或穴位。鱼际揉法最轻柔，多用于头面、胸腹部。⑤捏法：用拇指与屈曲的示指小节桡侧相对用力，或以拇指与示指、中指指端相对用力，挤捏起小儿某部皮肤，并捻转提拿，适用于小儿脊柱及脊柱两侧（背部督脉及两侧夹脊穴、膀胱经）。⑥运法：用拇指桡侧或中指指腹在体表或穴位上做弧形或环形推动，多用于四肢部、头面部的弧线状穴位或圆形穴位。⑦掐法（图6）：用拇指指甲边缘放在一定穴位或部位上掐压，多用于头面及手足部位的穴位。

复式推拿手法　临床中较常用。其中，打马过天河法是以示指、中指在天河水弹打的手法，

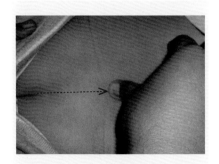

图1　直推法

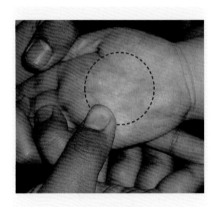

图2　旋推法

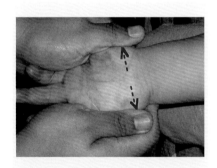

图3　分推法

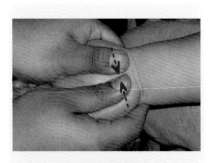

图4　合推法

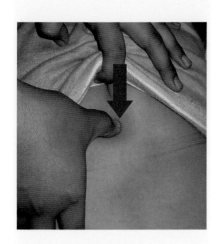

图5 指揉法

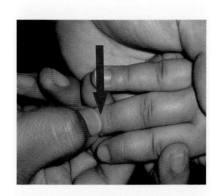

图6 掐法

具有散热、行气、通经的功效，主治小儿感受外邪发热、神昏、呕吐、下利等。二龙戏珠法是以一手按捏或拿阴穴和阳穴，另一手拿摇患儿示、环二指的推拿手法，具有温和通阳、平惊止掐的功效，主治小儿寒热不和之抽搐、惊厥。黄蜂入洞法是以示指、中指同时揉按鼻孔或鼻翼根部的推拿手法，具有解表发汗、宣肺止咳的功效，主治外邪袭肺所致的鼻塞、咳嗽。水底捞月法是在掌心行运法，边推边吹气，具有清热凉血、宁心安神的功效，主治各种发热和因发热所致的烦躁、神昏。双龙摆尾法是捏拿患儿示指和小指并进行牵拉摇动的手法，

具有开闭散结的功效，主治小便不爽、大便秘结。按弦搓摩法是以双掌在胁肋部搓摩的手法，具有疏肝理气、化痰、消食导滞的作用，主治痰饮食滞所致的胸闷气喘、咳嗽咯痰、脘痞腹胀、大便秘结等。凤凰单展翅法是用左手拿捏患儿腕部内、外一窝风处，右手拿捏内、外劳宫并摇动，具有温热顺气化痰之功，主治阴虚内热、痰鸣气喘。

注意事项　小儿脏腑娇嫩，形气未充，肌肤柔弱，耐受力差，因此推拿手法要轻柔深透，适达病所，刺激强度要适宜。一般以推法、揉法次数较多，而摩法时间较长。手法刺激的强度应根据患儿年龄大小、体质强弱、病史长短、病势急缓而定。如病轻患儿，操作时间宜短，用力宜轻，速度宜缓，1～2日推拿1次；病重患儿，操作时间宜长，用力宜重，速度宜快，每日推拿1～2次。小儿推拿手法虽然适应范围广，安全度高，但某些急性损伤如脑、中枢神经损伤，内脏挫裂伤，骨折早期，软组织损伤的出血期；某些出血性疾病如尿血、消化道出血、外伤性出血等；某些感染性疾病如骨髓炎、化脓性关节炎、脑脓肿等；烫伤与溃疡性皮炎的局部；良性和恶性肿瘤等；某些急性传染病如肝炎、肺结核等，均不宜施以推拿手法。

（王孟清　汪受传）

niējǐ liáofǎ

捏脊疗法（pinching spine/dyspepsia pinching therapy）

连续捏拿脊柱部肌肤，以手法疏通督脉，从而防治儿科疾病的方法（图）。又称捏积疗法。属于小儿推拿疗法。常用于治疗小儿疳证之疳积等病证，故又称捏积疗法。

理论依据　通过捏、提等法

作用于背部督脉、足太阳膀胱经而发挥治疗作用。督脉主一身之阳，督脉不通则诸脉不通。各脏腑的经脉均与督脉相连，背部足太阳膀胱经第一侧线分布区为脏腑背俞穴所在，与脏腑密切相关，所以捏脊疗法在振奋阳气、调整脏腑功能方面的作用比较突出。推捏时，同时刺激了各脏腑背俞穴，又使脏腑气血、阴阳，以及脾、胃、肠的功能得到调节，胃肠内的积食得以下运。实验观察证实，捏脊能提高患儿的血红蛋白、血浆蛋白、血清淀粉酶的含量，加强小肠吸收功能。

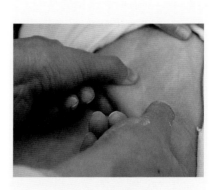

图　捏脊疗法

适应证　此法具有疏通经络、调整阴阳、促进气血运行、改善脏腑功能以及增强机体抗病能力等作用。在健脾和胃方面的功效尤为突出。临床常用于治疗小儿疳证、消化不良、厌食、泄泻、呕吐、便秘等脾系疾病，也用于咳喘、夜啼等病症的治疗。此外，也可作为保健按摩的方法使用。

临床应用　捏脊部位为脊背正中线，从尾骨部起至第七颈椎，即沿着督脉循行路线，从长强穴直至大椎穴。此法是推、捏、拿三种手法的综合运用。在推的过程中进行捏拿，以推为主。两示指紧贴皮肤之上，稍着力于皮下

组织向前推，两拇指轮流向后提拿肌肉，沿督脉连续推捏。在整个捏脊过程中，推、捏、拿三种手法必须协调配合，用力和速度要均匀，手不离督脉。如头面部症状明显（目红赤、痒涩羞明、鼻腔红赤、牙齿松动、牙龈溃烂、面黄肌瘦、唇红烦渴、面红烦急、惊悸咬牙等）者，可捏至风府穴。捏拿完毕，再按肾俞穴。施术时患者的体位以俯卧位或半俯卧位为宜，务使卧平、卧正，使背部平坦松弛。在捏脊的过程中，用力拎起肌肤，称为提法。每捏3次提1下，称为捏三提一法；每捏5次提1下，称为捏五提一法；也可以单捏不提。其中，单捏不提法刺激量较轻，捏三提一法最强。施术时可根据脏腑辨证，在相应的背俞穴部位上用力挟提，以加强针对性治疗作用。如厌食提大肠俞、胃俞、脾俞；呕吐提胃俞、肝俞、膈俞；泄泻提大肠俞、脾俞、三焦俞；便秘提大肠俞、胃俞、肝俞；多汗提肾俞、照明俞、肺俞；尿频提膀胱俞、肾俞、肺俞；烦躁提肝俞、厥阴俞、心俞；夜啼提胃俞、肝俞、厥阴俞；失眠提肾俞、脾俞、肝俞；肺系疾病提肺俞、肾俞、风门等。

注意事项 ①此法一般在空腹时进行，饭后不宜立即捏拿，需休息2小时后再进行。②施术时室内温度要适中，手法宜轻柔。③对于虚弱及幼小的患儿，手法宜轻柔，每日次数不宜过多，每次时间也不宜过长，以3~5分钟为宜。

（王孟清）

yīnyuè liáofǎ

音乐疗法（music therapy） 用音乐对生理和心理产生影响以治疗疾病的方法。是根据宫、商、角、徵、羽五种民族调式音乐的特性与五脏五行的关系来选择曲目，从而治疗疾病。当人处在优美悦耳的音乐环境之中时，神经系统、心血管系统、内分泌系统和消化系统的功能都会得到改善，人体分泌的有利于身体健康的活性物质会增多，体内血管流量和神经传导会得到调节。同时，音乐声波的频率和声压会引起心理上的反应。良性的音乐能提高大脑皮层的兴奋性，改善人的情绪，激发人的感情，振奋人的精神，同时有助于消除心理、社会因素造成的紧张、焦虑、忧郁、恐怖等不良心理状态，提高应激能力。对小儿自闭症、儿童多动综合征、阅读困难症和抑郁症均有疗效。清·吴瑭《温病条辨·解儿难·疳疾论》有"以乐侑食"之说，认为适当的音乐有增进小儿食欲的作用。音乐治疗可每日1~3次，每次以30分钟左右为宜。治疗中不能单一重复一首乐曲，避免久听生厌。治疗的音量应适度，一般以70分贝以下为宜。

（王孟清）

xīnlǐ liáofǎ

心理疗法（mental therapy） 用心理学方法，通过语言或非语言因素，对患儿进行训练、教育和治疗，以减轻或消除身体症状，改善心理精神状态的方法。又称情胜疗法。是根据中医藏象学说五行生克的理论来治疗疾病的。中医认为人有七情，分属五脏，五脏、情志之间存在着五行相制的关系。不良的情志活动会导致人体阴阳偏盛偏衰，使心理活动失去平衡，从而导致疾病的发生。正确运用情志之偏，补偏救弊，则可以纠正阴阳气血之偏，使机体恢复平衡协调而使病愈。如怒与恐、悲与喜、惊与思、乐与愁、喜与怒等，都是彼此相反的情感活动，它们可相互调节控制，使心理重新趋于平衡。现代心理疗法的流派很多，方法各异。常用技术和方法包括认知疗法、暗示、催眠术、精神分析、行为矫正、家庭治疗、团体治疗、生物反馈、气功、瑜伽、体育运动、音乐、绘画、心理剧等。常用于各种适应性心理障碍、身心疾病如哮喘、癔症、儿童多动综合征、强迫症、焦虑症、抑郁症、口吃、遗尿等疾病的治疗。心理疗法是一种辅助治疗手段，应在积极治疗原发病的基础上实施。儿童不宜进行分析性心理治疗。

（王孟清）

yǐnshí liáofǎ

饮食疗法（dietary therapy） 根据中医理论，选用食物或配合适当药物，进行烹调加工，制成具有药用效果的食品，以达到养生保健、防病治病目的的方法。简称食疗。主要有食物疗法与药膳疗法。某些食物具有药物的功能，并且具有和药物一样的"性""味""归经"，这些又被称为药食两用的食品。在中医理论指导下，根据阴阳、五行、脏腑、病因、病机等辨证施食，可达到保健、防治疾病的目的。小儿处在不断生长、发育阶段，需要较多的营养物质，但小儿脏腑娇嫩，属于稚阴稚阳之体，各脏腑功能尚未成熟与完善，病理上易虚易实，临床易于出现热证、阳证，尤其脾常不足，过食生冷、油腻之品极易损伤脾胃，因此饮食疗法尤为重要，小儿在享受美味的同时，可以得到保养调理与治疗。但应用中须按照小儿体质特点和疾病病机选择食物，坚持以调和阴阳、纠正其偏的原则，不应滥用，不能代替药物疗法，且要有针对性，对不同疾病、疾病的不同阶段，要采用不同的饮食疗法，方能取得较好的效果。

（王孟清）

shíwù liáofǎ

食物疗法 (food therapy)

利用食物属性影响机体各方面的功能，从而协助防病治病，使身体保持健康的方法。

理论依据 中医将食物中所含的营养物质称为"精微"，如"水谷之精""后天之精"。人体生命活动处在一个能量不断消耗、又不断得到补充的过程之中，人体吸收"精微"物质后，主要化生为"气血"。一旦饮食供应不足，"气血"就会消减、耗散，生命活动就难以维持。因此，食物是维持人体生命活动的物质基础。同时，食物与药物一样具有四性、五味。食物疗法以食物各自的性味归经、功效而发挥作用，达到祛除病邪、消除病因，调整脏腑、恢复气血、疏通经络、调和阴阳，使人体上下内外平衡协调的目的，从而邪去正安，健康无病。凡属寒性或凉性的食物，同具有寒、凉性质的药物一样，食后能起到清热、泻火甚至解毒的作用，遇到热证或在炎暑、温热疫毒流行的季节即可选用。如粮食中的陈仓米、小米、高粱米、大麦、薏苡仁、赤小豆、绿豆、冬瓜、丝瓜等都具有微寒、寒或凉的偏性，能起到清热或消暑的作用。凡属热性或温性的食物，也与具有温、热性质的药物一样，食后能起到温中、补虚、除寒的作用，寒证、虚证可以选用。肉食中的羊肉、黄牛肉、狗肉、鸡肉等，可作为冬季助暖御寒的保健食品。

现代研究表明，食物疗法对人体具有以下作用。①促进免疫系统及其功能的平衡，避免免疫功能低下或亢进（如变态反应）：有补益作用的血肉类食品、乳蛋类食品一般均有增强免疫功能作用；属凉性的新鲜蔬菜，如菊花脑、枸杞头、马兰头、芥菜等能通过清凉解毒作用祛暑清热、抑制免疫功能亢进。②调整内环境的相对恒定：汗法、清热法对体温有调整作用（如用芫荽、香葱、生姜等发汗，芹菜、菊花脑清热等）；淡渗利尿食物冬瓜、葫芦等能调节水液代谢；芝麻、核桃仁等有通便作用。③调整物质代谢，即合成与分解代谢的平衡：有助肾阳作用的食物羊肉、狗肉、雀肉、鹿肉等可使低下的脱氧核糖核酸（DNA）合成率增加；龟、鳖等滋补肾阴的食物能使亢进的 DNA 合成率下降；银耳、黑木耳能降低血液黏稠度；茶叶具有抗凝血与溶解纤维蛋白的作用等。

适应证 根据食物的四性、五味属性，食物疗法可用于儿科各种病证，尤其适用于脾系疾病如泄泻、疳证、便秘、维生素 D 缺乏性佝偻病等；肺系疾病如咳嗽、感冒、哮喘等；时行疾病如麻疹、水痘、痄腮、顿咳等；肾系疾病如水肿、遗尿、尿频等；心肝系疾病如大脑性瘫痪、贫血、汗证、儿童多动综合征等；其他病证如湿疹、苯丙酮尿症等。

临床应用 应遵循以下原则。

整体原则 ①因时制宜：春季多食蔬菜；夏季多吃清热食物，如冬瓜、丝瓜、绿豆；秋季多食水分丰富的食物，如梨、甘蔗等；冬季多食温性食物，如羊肉、狗肉。②因地制宜：东南沿海地区潮湿，宜食清淡，长于去湿的食物；西北高原地区，气候寒凉，宜食性温热，长于散寒、生津、润燥食物。③因人制宜：儿童宜选用性质平和，易于消化，又能健脾开胃的食物，少用滋腻峻补之品；阳虚体质者宜食温热补益食品；阴血虚体质者宜食养阴补血食品。

辨证施食原则 虚证宜用具有补益作用的食物，并结合脏腑虚损灵活选用。如脾胃虚弱，可食莲子、山药、藕；胃阴不足，多食甘蔗、乌梅等水果，不宜食干果。实证宜选用祛邪之品。如食积中焦，可食山楂、萝卜；气滞胃脘疼痛，可食橘子，不宜食柿子等；感冒，可食发散的芫荽；里实湿热泄泻，可食马齿苋等。

平衡膳食原则 食用食物时，要求食物种类齐全，数量充足，比例适当，避免偏食。因为过食辛热，会导致口干口渴，腹痛便秘；过食寒凉，会导致寒从内生，引起寒性疾病发生。在摄取食物时，应注意营养宜全，备食宜软，用食宜温，三餐宜时，烹调宜淡，进食宜缓，食量宜适，就餐宜静。

注意事项 食物疗法是一种防治疾病、保健的辅助方法，不可作为治疗药物使用。某些情况下有些食物不能食用，否则会导致身体出现偏差，甚至引起病变，此称为食忌。如疮疡、皮肤病患儿，忌发物（引发或加重疾病的食物）；阴虚热盛者忌辛辣动火之品；虚寒泄泻者忌生冷、寒凉之品。一般来说，患病期间忌生冷、油腻腥膻、不易消化食物。某些时令宜少食某些食物，如春夏之际应少食温燥食物，如狗肉、羊肉；秋季应少食辛热之品，多食水果；冬季应少食甘寒食物，多食温热食物等。食物霉烂腐败则不可食，如土豆发芽、发绿者不能食，否则会导致中毒等。

（王孟清）

yàoshàn liáofǎ

药膳疗法 (dietotherapy)

在中

医辨证配膳理论指导下，用药物、食物和调料制成既有药物功效，又有食品美味的特殊食品，以防病治病、强身健体的方法。

理论依据 根据"药食同源"的理论，药材和食物都具有不同的性味（四性：寒、热、温、凉；五味：酸、苦、甘、辛、咸）和功效。药膳所用药物和食物的性、味与五脏的关系十分密切，酸、苦、甘、辛、咸五味分别对五脏起特殊的作用。药膳疗法就是根据两者不同的性味、功效，对人体五脏六腑不同的生理病理而有的放矢地辨证施用。中医学认为，动物脏器是"血肉有情之品""以脏补脏"，容易产生"同气相求"的效果。它的意义不仅是补益人体的脏器，而且通过调整、控制其有关的生理功能，可以达到一定的治疗作用。临床应用药膳疗法遵循辨证施膳原则。辨证施膳从辨证论治发展而来，是根据食性理论，以食物的四性、五味、归经、阴阳属性等与人体生理密切相关的理论和经验作为指导，针对患儿的证候，根据"五味相调，性味相连"的原则，以及"寒者热之，热者寒之，虚者补之，实者泻之"的治疗原则，应用相关的食物和药膳调养患者，以达到促进康复的目的。

适应证 适用范围甚广，可用于儿科各种疾病的辅助治疗，尤适用于慢性虚损性疾病，也可用于预防保健、促进小儿生长发育。某些疾病或疾病中的某个阶段可以用药膳为主加以治疗。临床也可以药食结合辅助治疗疾病，病邪炽盛阶段依靠药物，一旦病邪已衰，可在用药治疗的同时，施以药膳恢复正气，增强患儿抗病能力。药膳疗法还常用于预防保健，特别是亚健康状态的儿童，可以根据体质及身体的具体状况，选用适当的食物辨证施用。

临床应用 应根据食品的治疗作用、制作方法等进行选择。

按药膳功用选择 ①预防保健类药膳：具有补益气血、调理五脏、益智等功效，常用的有人参、太子参、黄芪、西洋参、山药、白术、天麻、茯苓、甘草、当归、首乌、黄精、核桃、大枣、薏苡仁、莲子、枸杞子、阿胶、银耳、龙眼肉等。②祛邪治病类药膳：解表药膳具有发汗、解肌透邪的功效，适用于感冒以及外感病的初期，如葱豉汤（葱白、豆豉）、香薷饮（香薷、厚朴、白扁豆）等。清热药膳具有清热解毒、生津止渴的功效，适用于机体热毒内蕴，或余热未清之证，如白虎汤（石膏、知母、粳米、甘草）、清暑益气汤（西洋参、石斛、麦冬、黄连、竹叶、荷梗、知母、甘草、粳米、西瓜翠衣）等。祛寒药膳具有温阳散寒的功效，适用于机体外寒入侵或虚寒内生的病证，如当归生姜羊肉汤（羊肉、当归、生姜）。消导药膳具有健脾开胃、消食化积的功效，适用于消化不良、食积内停、腹胀等症，如山楂糕、五香槟榔等。通便药膳具有润肠通便的功效，适用于大便干燥之症，如麻仁润肠丸（火麻仁、苦杏仁、大黄、木香、陈皮、白芍）、蜂蜜香油汤（蜂蜜、香油）等。利水药膳具有利水祛湿、通利小便的功效，适用于尿少水肿、小便不利等症，如赤小豆鲤鱼汤（赤小豆、鲤鱼）、茯苓包子等。活血药膳具有活血化瘀、消肿止痛之功，适用于瘀血内停，跌打损伤等症，如益母草膏、当归鸡等。理气药膳具有行气、理气、止痛功效，适用于肝气郁结，胀痛不舒以及气

滞血瘀等证，如陈皮饮。祛痰药膳具有祛痰止咳之功，适用于咳嗽痰多，喉中痰鸣等症，如梨膏糖、瓜蒌饼等。止咳药膳具有宣肺止咳之功，适用于咳嗽等症，如川贝蒸白梨、糖橘饼等。平喘药膳具有止咳平喘之功，适用于哮喘等证，如丝瓜花蜜饮、柿霜糖等。息风药膳具有平肝、息风定惊之功，适用于肝经风热，或虚风内动之症，如菊花茶、天麻鱼头等。安神药膳具有养血补心、镇静安神的功效，适用于失眠多梦、心悸怔忡等症，如柏仁粥、酸枣仁汤等。

按制作方法选择 分为流体类、半流体类、固体类。

流体类药膳 新鲜并含有丰富汁液的植物果实、茎、叶和块根，经捣烂、压榨后得到的汁液供饮用。制作时常用鲜品，如热病后烦渴可用西瓜汁、雪梨汁，血热出血可用鲜荷叶汁。①茶饮类：将作为药膳原料的药物或食物经粉碎加工制成粗末，以沸水冲泡而成。如风寒类肠胃病用姜茶饮、风寒感冒用生姜红糖饮。②汤类：将作为药膳原料的药物或食物经过一定的炮制加工，放入锅内，加清水用文火煎煮，取汁而成。是药膳应用中最广泛的一种剂型，如病后体虚用葱枣汤、维生素D缺乏性佝偻病用枸杞排骨汤等。

半流体类药膳 ①膏类：将药材和食物加水一同煎煮，去渣，浓缩后加糖或炼蜜制成的半流体状的稠膏。具有滋补、润燥之功，适用于久病体虚、病后调养、预防保健者长期调制服用。②粥类：以大米、小米、秫米、大麦、小麦等富含淀粉性的谷类，加入一些具有保健和医疗作用的食物或药物，再加入水一同煮熬而成半

液体的食品。如健脾、开胃、止泻的鲜藕粥。③糊类：由富含淀粉的食料细粉，或配以可药食两用的药材，经炒、炙、蒸、煮等处理水解加工后制成的干燥品。内含糊精和糖类成分较多，开水冲调成糊状即可食用。如润肺止咳的杏仁粉。

固体类药膳　①饭食类：以稻米、糯米、小麦面粉等为基本材料，加入具有补益且性味平和的药物制成的米饭和面食类食品。分为米饭、糕、卷、饼等种类，如益脾安神的茯苓饼、健脾利湿的芸豆卷、健脾助运的健脾八珍糕、益气养血的参枣米饭。②糖果类：以糖为原料，加入药粉或药汁，兑水熬制成固态或半固态的食品。如健脾和胃、祛痰止咳的姜汁糖。③粉散类：将作为药膳的中药细粉加入米粉或面粉之中，用温水冲开即可食用。如补中益气的糯米粉，醒脾和胃、理气止呕的砂仁藕粉。

注意事项　药膳是一种特殊形式的食物，具有其自身的特点和风味。药膳烹调制作是以药物和食物的原汁、原味为主，除了饮食烹调应具有的色、香、味、形和激发人们的食欲外，还应保持药物的有效营养成分，发挥治病强身的独特功效，既具有确切的补益作用，又具有菜肴鲜美的特点，以收到"食助药力，药增食威"的效果。应用药膳疗法时，应注意食物与药物的禁忌，如黄连、甘草、乌梅、桔梗忌猪肉，鳖肉忌薄荷、苋菜，鸡肉忌黄鳝，蜜忌葱，天门冬忌鲤鱼，白术忌大蒜、桃、李，人参忌萝卜等。药膳的药物配伍禁忌，应遵循中药本草学理论，一般参照"十八反"（甘草反甘遂、大戟、海藻、芫花，乌头反贝母、瓜蒌、半夏、白蔹、白及，藜芦反人参、沙参、丹参、玄参、细辛、芍药）和"十九畏"（硫黄畏朴硝，水银畏砒霜，狼毒畏密陀僧，巴豆畏牵牛，丁香畏郁金，川乌、草乌畏犀角，牙硝畏三棱，官桂畏赤石脂，人参畏五灵脂）。忌口是中医理论与实践的重要内容。主要包括三类：①某种病忌某类食物，如肝病忌辛辣，心病忌咸，水肿忌盐、油煎、生冷等食物，肾病忌酸甘，胆病忌油腻，寒病忌瓜果，疮疖忌鱼虾，惊风、癫痫、过敏患者忌食发物等。②某类病忌某些食物，如阴虚内热、痰火内盛、津液耗伤的病症，忌食姜、椒、羊肉之温热燥性饮食；外感未除、喉疾、目疾、疮疡、痧痘之后，忌食芥、蒜、蟹等生风动气之品；湿热内盛之人，忌食饴糖、猪肉、酪酥、米酒等助湿生热之饮食；中寒脾虚、大病之人，忌食西瓜、李子、田螺、蟹、蚌等凉性饮食。③服药后忌食某些食物，如服发汗药忌食醋和生冷食物；服补药忌食用茶叶等。

（王孟清）

zhōngyī értóng bǎojiànxué

中医儿童保健学（health care in traditional Chinese medicine pediatrics）

运用中医理论和中华民族传统育儿经验，研究小儿生长发育规律及影响因素，对儿童群体和个体进行有效干预，以保护并促进儿童身心健康和社会适应能力，保障儿童权利为目的的学科。

简史　中医儿童保健学源远流长，具有特色，千万年来积累了丰富的经验。中国自古以来就认为儿童保健要从先天做起，《左传·僖公二十三年》提出"男女同性，其生不蕃"，周朝已将同姓之间不能结婚列为制度，有效防止了近亲结婚对民族繁衍带来的不利影响；周朝的"文王胎教"已经体现了养胎护胎、胎教等理念，是优孕优生的最早实践记载。《黄帝内经素问·奇病论》："人有生而病颠疾者……病名为胎病。此得之在母腹中时，其母有所大惊，气上而不下，精气并居，故令子发为颠疾也。"表明当时已经认识到若不注意妊娠期调摄，则会产生先天性疾病。后来，北齐徐之才的"逐月养胎法"，更系统提出了妊娠期不同阶段的饮食宜忌。隋·巢元方《诸病源候论·小儿杂病诸候·养小儿候》提出自小儿初生起，就要注意到"不可暖衣……宜时见风日……常当节适乳哺"等保健要领。唐·孙思邈《备急千金要方·少小婴孺方·初生出腹》提出了"凡乳母乳儿……如是十返五返，视儿饥饱节度，知一日中儿乳而足，以为常"，即"按需喂给"的喂养原则。这些儿童保健的要领，至今仍然得到公认。明·万全《万氏家藏育婴秘诀》则集中医儿童保健学之大成，提出了预养、胎养、蓐养、鞠养的育婴四法，系统论述了孕前期、妊娠期、围生期和出生后各阶段的儿童保健方法。中医儿童保健学是围绕保障儿童健康成长和疾病预防展开的。在防病方面，按照"治未病"的思想，古代医籍除了有许多增强体质的儿童养育、药物干预措施外，明清广泛流传的人痘接种预防天花开创了人类免疫接种预防传染病的先河（见人痘接种法）。直到现代，传统的各项儿科保健方法一直在实际应用，并且大量开发了保健食品、保健药品、保健用品，在更广阔的领域为儿童保健服务。

研究范围　以中医学理论为

指导，应用中国传统方法，研究从男女婚配、受孕，到胎儿期的养胎、护胎、胎教，新生儿期、婴儿期、幼儿期、学龄前期、学龄期直至青春期的各个阶段，如何保障优孕优生、生长发育、身心健康、预防疾病。

研究方法 主要有两方面。一是运用中医儿童保健理论、观点，对传统儿童保健方法进行整理、筛选、提炼，将其中在现代社会条件下仍然实用的部分加以推广。二是引进现代科学技术方法，说明传统方法的有效机制、科学内涵，研究新理论、新技术、新方法，开发药食同用的保健食品、调整体质偏颇的保健药品、有利防病辅助治病的保健用品等。在这些研究工作中，要采用现代文献研究方法、循证的临床研究方法，应用各种现代科学仪器设备和技术方法，以及食品科学、药理学、药剂学、中医工程学、计算机技术等，来为中医儿童保健学研究服务。

（杨 燕）

yùyīng sìfǎ

育婴四法（four ways to rise an infant） 妊娠前、妊娠期、围生期、出生后四个时期婴儿的养育方法。出自明·万全《万氏家藏育婴秘诀·卷之一》："预养以培其元，胎养以保其真，蓐养以防其变，鞠养以慎其疾"。提出了妊娠前父母应培养元气、强壮身体，妊娠后孕母应注重护胎、养胎，新生儿出生前后应注意预防意外事故发生，以及出生后的婴儿要精心养育，冷暖适宜，饥饱得当，预防疾病。这四个阶段儿童保健的系统方法，有着重要的指导意义。说明了只有父母身体强壮，才能使小儿先天充足；只有孕母养胎得法，才能生育出健康的宝

宝；只有对婴儿的精心养育，才能预防疾病，使其健康茁壮地成长。这是一个系统的工程，是对前人"不治已病治未病"观点在儿科领域的丰富和发展，也是中医儿童保健学的精髓所在。这一观点和方法对于指导人类优生优育、儿童保健有着积极的意义，至今仍在儿童保健中发挥着重要作用。

（杨 燕）

yùyǎng

预养（health care before pregnancy） 妊娠之前父母做好怀孕各项准备工作的保健方法。是明·万全《万氏家藏育婴秘诀·卷之一》提出的育婴四法之一，即"预养以培其元"。培其元，即培养元气，指孕育之前需要培养元气，男子需慎养其精，女子需慎养其血。男女气血充沛，阴阳调和，有利于受孕、胎成。胎儿的孕育，要在精神愉悦、环境适宜、身体健康的情况下进行。预养强调了孕前保健的重要性。在优生优育思想指导下，孕育之前，要排除男女双方影响生育的遗传性疾病、传染病等；避免体弱、劳倦、吸烟、酗酒，这些可造成男子精子数目不足、活力低下，甚至导致精子畸形以及染色体异常，女子卵细胞成熟及受孕障碍，从而引起不孕、难孕、易流产、胎儿畸形、下一代智力低下等；应注重养生保健，纠正不良生活嗜好及习性；节制房事；男女任何一方患病，均应于孕育胎儿前治愈，这样才能孕育出禀赋元阴元阳充实的下一代。

（杨 燕）

tāiyǎng

胎养（antenatal care） 妊娠期胎儿的养育方法。胎养的思想渊源于汉代《大戴礼记》"文王胎

教"，是明·万全《万氏家藏育婴秘诀·卷之一》提出的育婴四法之一，即"胎养以保其真"。保其真，即养胎和护胎。历代医家从多方面提出了胎养的具体方法（见养胎护胎）。胎儿在母腹中的生长全赖于孕母气血的滋养，孕母气顺血充，则胎儿安康；孕母气血不畅或不足，则胎动不安甚至流产或畸形。孕母在妊娠期应身心愉悦，合理饮食，调节冷暖，防止跌仆，劳逸结合，勿滥用药，这样才能使胎儿发育良好，生长健康，智力聪颖。胎养强调妊娠期保健，注重护胎，提倡胎教，对防止流产、早产及小儿先天性疾病等具有重要意义。

（杨 燕）

rùyǎng

蓐养（intrapartum care） 出生前后（围生期）的胎儿、新生儿的保健方法。"蓐"原意为草席，引申指分娩。是明·万全《万氏家藏育婴秘诀·卷之一》提出的育婴四法之一，即"蓐养以防其变"。防其变，即孕母生产前后，防止胎儿意外情况的发生。通过分娩前后护养的各种措施，使胎儿顺利娩出，预防新生儿产伤及各种疾病，为其发育生长打下良好基础。蓐养强调了做好围生期保健，预防新生儿疾病发生的重要性。古代许多医家对预防新生儿疾病的措施有很多论述，如将剪刀在火上烧灼后再剪断脐带，以预防脐风（新生儿破伤风）发生的断脐法；拭去口中污秽之物，避免吸入体内以产生疾病的拭口法；用黄连、甘草汁拭口及五枝汤沐浴以除胎热、胎毒的祛胎毒法等，都是当时行之有效的好方法。做好蓐养，对于降低围生期的发病率、死亡率有重要意义。

（杨 燕）

jūyǎng

鞠养 (health care in childhood)

出生后小儿养育的保健方法。是明·万全《万氏家藏育婴秘诀·卷之一》提出的育婴四法之一，即"鞠养以慎其疾"。鞠养即抚养，按照正确的喂哺、护养方法养育小儿，以预防疾病的发生。鞠养强调饮食、起居、精神、教育、防病等各方面的保健，如小儿进食不要过饱，不要挑食、偏食；衣着不宜过暖，经常到户外活动，以增强体质；顺应气候变化，提高小儿对寒冷、炎热气候环境变化的适应能力；注意精神调摄，防止七情伤害；根据各年龄期的生理特点实施教育方法；按照各年龄期、时令季节、流行疾病采取防病措施等。中医学提出的儿童鞠养方法，对于小儿疾病预防、健康成长有积极的指导意义。

(杨 燕)

yǎngtāi hùtāi

养胎护胎 (care during pregnancy)

为使胎儿在母腹中获得良好的先天素质而采取的一系列养护措施。生命的起源在于精，男女媾精，阴阳相合，受精怀孕，就产生了新的生命。胎儿的强弱禀受于父母，特别是胎儿在母腹中，与孕母同呼吸，共安危，孕母的体质、营养、用药、起居、环境、情绪等因素，均会影响胎儿的生长发育。因此应高度重视胎儿期的保健，即"养胎护胎"。

历史沿革 历代医家都非常重视胎儿期保健。汉代《大戴礼记》记载的"文王胎教"是中国古代关于做好胎儿期保健可以使下一代聪明、健康、长寿的早期实例，《黄帝内经素问·奇病论》记载的先天性"颠疾"是不注意妊娠期调摄可能造成小儿先天性疾病的早期论述。元·朱震亨《格致余论·慈幼论》："儿之在胎，与母同体，得热则俱热，得寒则俱寒，病则俱病，安则俱安。母之饮食起居，尤当慎密。"明·董宿《奇效良方·小儿初生总说》也指出了养胎护胎的重要性："小儿所禀形质寿命长短者，全在乎精血，二者和而有妊，在母之胎中十月而生……大抵寿夭穷通，聪明愚痴，皆以预定，岂在逃乎？"此外，隋·巢元方《诸病源候论·妇人妊娠病诸候·妊娠候》、唐·孙思邈《备急千金要方·妇人方·养胎》等历代许多著作也分别对怀胎十月的生活起居、饮食、活动和情志等养胎宜忌，进行了详细论述。

基本内容 中国古代历来重视优生优育，并强调从优孕做起。关于养胎护胎有许多文献记载，积累了丰富的经验，并在历代被广泛应用，对于中华民族的健康繁衍发挥了重要的作用。

调摄精神 妇人怀孕，母子一体，气血相通。精神内守有益健康，喜怒哀乐适可而止。周文王之母大任妊娠期间"目不视恶色，耳不听淫声，口不起恶言，令瞽诵诗，道正事"（《大戴礼记·保傅》卢辩注），就是中国古代妊娠期精神调摄的范例。《黄帝内经素问·奇病论》："人生而有病颠疾者……病名为胎病。此得之在母腹中时，其母有所大惊，气上而不下，精气并居，故令子发为颠疾也。"隋·巢元方《诸病源候论·小儿杂病诸候·四五岁不能语候》："人之五脏有五声，心之声为言。小儿四五岁不能言者，由在胎之时，其母卒有惊怖，内动于儿脏，邪乘于心，令心气不和，至四五岁不能言语也。"这些都提出了孕妇不注意精神调摄对胎儿可能带来的伤害。妊娠期间，孕妇应当保持良好的精神状态，避免怒、喜、思、悲、恐、惊、忧七情过度的伤害，还可以每天用柔和的音乐来放松心情、陶冶情操，对于孕妇和胎儿都是有益的。

调节饮食 胎儿的生长发育，全赖母体的气血濡养，孕妇的气血盈亏，又直接与饮食营养及脾胃功能有关，故整个妊娠期都应重视饮食调养，保证胎儿正常生长发育所必需的各种营养素如蛋白质、矿物质（铁、锌、钙等）和维生素的足量供给，并避免过食生冷、辛辣、肥腻之品，以免酿生胎寒、胎热、胎肥等病证。

根据胎儿生长发育的需要，妊娠期不同阶段的饮食也应有所不同。北齐医家徐之才认为：妊娠1~2个月时要"饮食精熟，酸美受御，宜食大麦，无食腥辛之味"，妊娠5个月时则要"食稻麦，羹牛羊，调五味，食甘美"。孕妇在妊娠早期（12周以内）营养要全面，可按口味的偏好调配饮食，不吃或少吃可能加重妊娠反应的刺激性食品；妊娠中期（13~27周）胎儿迅速增长，则必须进食富含各种营养成分的食品；妊娠后期（28周以后）是胎儿生长的高峰期、大脑发育的关键期，更需注意营养丰富，但同时也应防止营养摄入过多而导致胎儿体重过重，影响分娩或增加儿童肥胖的发生率。

饮食调养也要讲究辨证施食，不同体质的孕妇，宜以不同属性的饮食来纠正其偏。素体阴虚火旺者，宜于清淡；阳虚气弱者，宜于温补；脾胃虚弱者，宜于调理脾胃，以助生化之源。

饮食调养还包括嗜好有节。

孕妇应戒烟酒，少饮可乐类饮料及浓茶，少食调味品、过酸或过咸食物、油炸食物。唐·孙思邈《备急千金要方·妇人方·养胎》："妊娠……饮酒，令子心淫情乱，不畏羞耻。"指出孕妇饮酒会造成小儿智力低下，甚至痴呆。

调适寒温　女性妊娠期要经历不同的季节，应注意调摄寒温，顺应天时，减少气候骤变对人体的伤害。同时，怀孕后血聚以养胎，气血相对不足，故易被外邪所侵，引起各种时令疾病。隋·巢元方《诸病源候论·妇人妊娠病诸候》中列举了妊娠杂病14种，其中外感疾病约占半数，明确指出了妊娠期间注意调适起居寒温的重要性。书中强调妊娠期间不能感受外邪，若是患伤寒、时气、温病、热病，不仅伤害孕妇，还能够伤胎、损胎、堕胎，这是世界上关于妊娠期感受邪毒会损伤胎儿的早期记载。所以，要为孕妇创造良好的生活环境，保证居室内空气流通，保持空气新鲜。孕妇的衣着除顺应气候而加减外，还要满足妊娠的特殊要求。面料选择柔软、透气、吸潮、保暖的棉织品为好；衣服大小要随着体形的变化而变化，以宽松舒适为宜；妊娠后期切不可穿过紧的衣服、裤子、鞋、袜等，以免妨碍气血流通。在妊娠期间，尤其是妊娠早期，要避免受到各种感染，特别是病毒感染，否则容易造成流产，或先天畸形等先天性疾病。

劳逸结合　妊娠期间，孕妇应动静相随，劳逸结合。适度活动能使肢体舒展，气血流畅，有利于胎儿正常生长发育及顺利分娩。明·万全《万氏妇人科·胎前》："妇人受胎之后，常宜行动往来，使气血通流，百脉和畅，自无难产。若好逸恶劳，好静恶动，贪卧养娇，则气停血滞，临产多难。"指出了妊娠期间过于安逸、缺少活动的危害性。同时，孕妇亦不可过劳，以免损伤胎元，引起流产或早产。妊娠早期应适当静养，谨防劳伤，以稳固其胎；中期可适当增加活动量，以促进气血运行，适应胎儿迅速生长的需要；后期只能轻微劳作；足月之后，以静为主，安待分娩，但是每天也要安排一定时间做散步等活动；分娩前两周应停止工作。

避免外伤　妊娠期间，孕妇要防止各种有形和无形的外伤，以保护自己和胎儿。清·张曜孙《产孕集·孕忌第四》曾对孕妇提出"十五毋戒示"，包括毋登高、毋作力、毋疾行、毋侧坐、毋曲腰、毋跛倚、毋高处取物、毋久立、毋久坐、毋久卧、毋犯寒热等，尤其要注意保护腹部，避免受到挤压和冲撞。同时，现代无形损伤，如环境污染、噪声、放射线等损伤的机会增多，均可能造成胎儿流产或发育畸形，更值得引起重视。

胎儿在母腹中有赖孕母肾气的维系，肾气足则冲任固，肾气亏则冲任损。唐·孙思邈《备急千金要方·妇人方·养胎》中提出妊娠早期应控制房事，节欲保胎。若房事不节，扰动相火，耗劫真阴，可导致冲任损伤而致胎元不固，造成流产、早产，也易因交合而酿成胎毒，使孕妇及胎儿宫内感染的机会增多。所以，妊娠期间，特别是早期3个月和后期1.5个月，应当停止房事。

审慎用药　很多药物可通过母体进入胎儿体内，而胎儿形质初成，娇嫩异常，易于被药物所伤而影响生长发育。所以，历代医家对孕妇用药都十分谨慎，主张无病不可妄投药物，有病也要谨慎用药，中病即止。宋·陈自明《妇人大全良方·胎教门·娠子论》提出：孕妇如果患病，需要用药物治疗，医生必须按照病情轻重、药性缓急，最好选用性味平和的药物，不必用药过多，如果疾病缓解，便要及时停药。明·张介宾《景岳全书·妇人规·胎孕》指出胎儿受伤的各种原因，其中就包括药物所伤。历代医著提出了多种妊娠禁忌中药，归纳起来可以分为以下3类：毒性药类，如乌头、附子、南星、野葛、水银、轻粉、铅粉、砒石、硫黄、雄黄、斑蝥、蜈蚣等；破血药类，如水蛭、虻虫、干漆、麝香、瞿麦等；攻逐药类，如巴豆、牵牛子、大戟、芫花、皂荚、藜芦、冬葵子等。这些药物药性峻猛，可致损胎及堕胎。

临床意义　中医学对妇女在妊娠期间生活起居、饮食、活动和情志宜忌的诸多论述，至今仍具有重要的现实指导意义。不论从精神调摄、饮食调节、寒温调适，还是劳逸结合、避免外伤、审慎用药等方面，都分别阐述了养胎护胎的注意要点，并较早地认识到妊娠期失于养护的危害性，明确指出了小儿先天性疾病的部分成因。很多观点的科学价值都已被现代临床和实验所证实。这些宝贵经验，对发展中医儿童保健学、优生优育、提高儿童健康水平，有着积极的作用。

（杨　燕）

zhúyuè yǎngtāifǎ

逐月养胎法（month by month care during pregnancy）　依照妊娠不同月份的特点而采用的养胎方法。是北齐医家徐之才总结的魏晋以来妊娠期保健的经验，详尽地论述了胎儿生长发育和孕妇卫生保健等问题，既体现了中医临床辨证论治的思想，也体现了妊娠期中医保健辨证施护的原则，为历代所推崇。基本内容是：从妊娠的第一个月起，孕妇就必须保持居处安静，不能遭受惊吓，同时注意饮食清淡，营养丰富，戒烟戒酒，不要进食可能加重妊娠反应的食品。辛辣炙煿与肥甘厚味不可多食，多食可助湿生热，不仅导致胎热、胎动、胎肥及难产，还可使婴儿出生后多发疮疡疹毒、目赤目烂等疾病。妊娠二个月，除保持居住环境清静外，应禁性生活。妊娠三个月，应静心养息，怡养性情，以安和气血。坐立行走要保持正确姿势，多接触美好的事物，始终保持心情愉快，情绪稳定，不得有惊恐忧思郁怒等刺激。妊娠三个月后，胎儿生长迅速，孕妇要加强营养、增加主食和动物性食物的摄入；此时如能加强精神品德的修养，有助胎儿的正常发育，生子亦容貌端正而且聪明。妊娠四、五个月，孕妇要减少运动和劳累，动作轻柔和缓，保持心平气和。在传染病流行季节，要顺应四时气候变化，尽量少去或不去公共场合，以预防疾病。此时，由于早孕反应的结束和胎儿的迅速生长，孕妇食欲明显增强，应注意饮食有节。若饮食无度，则导致胎儿体重增加过快，形成难产和巨大儿。妊娠六、七个月，孕妇可从事适当的体力劳动，劳逸结合，经常到室外呼吸新鲜空气，并摇身劳肢，舒展百脉，使气血流畅，有益胎儿发育；饮食宜清淡而有节制。妊娠八、九个月时，要注意休息，不得劳累，摄取充足的富有营养的食物，以保证胎儿营养需求；同时，衣服要宽松柔软舒适，衣带不宜束紧，并做好分娩的各项准备工作。妊娠十个月，胎儿期的形体、精神发育完成，瓜熟蒂落，随时准备娩出。中医学"逐月养胎法"的观点和方法，对于做好妊娠期保健，保障孕妇健康和胎儿的正常孕育，有着积极的意义。

(杨燕)

tāijiào

胎教 (fetal education)

用各种科学的方法，调节和影响妊娠期母体的内外环境，促进胎儿发育，提高先天素质的理念。广义的胎教，指在精神、饮食、寒温、劳倦等诸方面，对母亲和胎儿实行的，以促进胎儿的智力和体格发育为目的的保健措施。狭义的胎教，主要指孕妇加强精神品德的修养和教育，保持良好的精神状态，促进胎儿的智力发育。"胎教"一词最早出现在汉代，有人认为胎儿在母体中能够受到孕妇情绪、言行的感化，所以孕妇必需谨守礼仪，给胎儿以良好的影响。关于胎教最早的记载见于汉代《大戴礼记·保傅》："周后妃任成王于身，立而不跛，坐而不差，独处而不倨，虽怒而不詈，胎教之谓也。"近代科学研究表明，妊娠26周左右胎儿的条件反射已基本形成，妊娠中期和晚期是开展胎教的最佳时期。应根据胎儿各感觉器官发育成长的实际情况，有针对性地、积极主动地给予科学的、适当合理的视觉、听觉、触觉等方面的刺激，如光照、音乐、对话、拍打、抚摸等，使胎儿大脑神经细胞不断增殖，神经系统和各个器官的功能得到合理的开发和训练，逐步建立起条件反射，进而促进其大脑功能、躯体运动功能、感觉功能及神经系统功能的成熟，以最大限度地发掘胎儿的智力潜能，达到提高人类素质的目的。

(杨燕)

shí jiàn fēngrì

时见风日 (contacting frequently with wind and sunshine)

经常到户外活动，接受大自然的阳光和空气，使小儿逐渐适应环境及气候变化，以增强体质，提高抗病能力的科学养护观。隋·巢元方《诸病源候论·小儿杂病诸候·养小儿候》："宜时见风日，若都不见风日，则令肌肤脆软，便易损伤……天和暖无风之时，令母将抱日中嬉戏，数见风日，则血凝气刚，肌肉硬密，堪耐风寒，不致疾病。若常藏在帏帐之内，重衣温暖，譬如阴地之草木，不见风日，软脆不任风寒。"指出了阳光、空气、风及户外活动对小儿的重要性。

(杨燕)

yī wù guò nuǎn

衣勿过暖 (avoid excessively warm clothes)

小儿穿衣不能过多的观点。一般情况下，小孩只要比成人多加一件衣服即可。小儿如果长期衣着过暖，易生内热，使汗孔开泄而多汗，导致筋骨软弱，对外界气候变化的适应能力下降，尤其是对寒冷的耐受能力降低，易引起疾病发生。隋·巢元方《诸病源候论·小儿杂病诸候·养小儿候》："小儿始生，肌肤未成，不可暖衣，暖衣则令筋骨缓弱。"唐·孙思邈《备急千金要方·少小婴孺方》也强调"儿衣绵帛特忌厚热，慎之慎之"。但是，当今不少家长唯恐孩子着凉，给孩子尽量多穿衣服，认为这样可以避免感受风寒，而对于长期衣着过暖可能造成的危害认识不足。所以，古人提出的小儿衣着不宜过暖的育儿经验，在当代特别值得宣传推广。

（杨 燕）

新生儿期保健（neonatal health care）

保护新生儿身体健康及防治疾病采取的具体措施。新生儿甫离母腹，所处环境发生了根本性变化，其适应及调节能力常不足，抵抗力弱，故细心调护尤为重要。

生理特点 小儿初生，如嫩草之芽，气血未充，脏腑柔弱，胃气始生，全赖悉心调护，若稍有疏忽，易致患病，甚至夭折。明·虞抟《医学正传·小儿科》："夫小儿之初生，血气未足，阴阳未和，脏腑未实，骨骼未全。"指出了新生儿的特殊生理特点。清·曾鼎《幼科指归·卷一》指出：小儿出生后，要迅速包裹，使其安静入睡，睡醒后会啼哭，啼哭后再睡，听其自然，不要加以干扰。啼哭与安睡是新生儿主要的生理活动，两者交替，才能使其体内气机升降正常、气血上下左右贯通。

特护方法 胎儿在娩出后、开始呼吸前，应立即清除口腔内黏液，以保证呼吸道通畅，以免啼哭时呛入气道。同时，要拭去眼、耳中的污物，并立即进行体表皮肤黏膜，尤其是皮肤皱褶处及前后二阴的清洁护理。新生儿皮肤表面附有一层厚薄不均的胎脂，对皮肤有一定的保护作用，不必马上拭去。胎儿出生后需要立即结扎脐带，断脐后，婴儿开始独立生存，因而将断脐作为先天与后天的分界线。断脐后需要护脐，注意保持清洁、干燥，以及保暖，以防风冷外袭。正常情况下，脐带残端经4～10天后可自然脱落。若护理不当，可因感染而患脐风、脐湿、脐疮。明·

万全《幼科发挥·脐风》："儿之初生，断脐护脐不可不慎……护脐之法，脐既断矣，用软布缠裹，待干自落，勿使犯去也。三朝洗儿，当护其脐，勿使水渍入也。脐落之后，当换抱裙，勿使尿湿浸及脐中也。如此调护，则无脐风之病。"

胎儿出生后，将体表污物、血渍揩拭干净后即可洗澡。洗澡时水温以36～37℃为宜，可在水中加入1枚猪胆汁以祛除污秽，滋润肌肤。第3天再次洗浴，称为"三朝浴儿"，俗称"洗三"。新生儿体温调节功能不全，常出现低体温，故必须特别注意保暖，尤其在寒冷季节和洗浴时更要注意。夏季则需防暑，环境温度不宜过高，衣被不能过厚或包裹过严，以免发生中暑。新生儿的衣着应选择柔软、浅色、吸水性强的纯棉织物。衣服样式宜简单，容易穿脱，宽松而少接缝，不用纽扣、松紧带等，以免损伤娇嫩的皮肤。宋·王怀隐等《太平圣惠方·卷八十二·小儿初生将护法》中提出新生儿穿衣服不能太厚，隋·巢元方《诸病源候论·小儿杂病诸候》提出小儿始生衣着不能过暖，这些记载都有重要指导意义。尿布应柔软且吸水性强，勤换勤洗，有条件者用一次性尿布最好，尿布外不可加用塑料等物品包裹，要保持会阴部清洁干燥。居室应定时开窗通风，保持室内空气清新。新生儿专用的食具和用具用后要消毒。母亲在哺乳和护理前应洗手。尽量减少亲友探视和亲吻，避免交叉感染。注意防止因包被蒙头过严、哺乳姿势不当等造成新生儿窒息。

临床意义 随着医学的发展，新生儿，特别是生后1周内的新生儿发病率和死亡率已明显下降，

但仍显著高于其他时期的小儿。脏腑柔弱、成而未全、全而未壮的小儿生理特点和发病容易、易虚易实、易寒易热的小儿病理特点在新生儿表现得尤其突出。因此，应高度重视新生儿保健，使其能够安全、顺利地度过新生儿期。这对降低新生儿的发病率和死亡率，降低存活新生儿后遗症的发生率至关重要。

（杨 燕）

马牙（noma）

新生儿上腭中线和牙龈部位散在黄白色、碎米大小的隆起颗粒（图）。又称板口黄、珠子黄。因状如脆骨，形似马的牙齿而得名。明·王诩《济世珍宝·补附广嗣方》："小儿口腭牙根生白点名马牙。"西医学认为，马牙是上皮细胞堆积或黏液腺分泌物积留所致，为新生儿特殊的生理现象之一，不影响小儿健康，不应当随便加以处治，出生后数周至数月可自行消失。

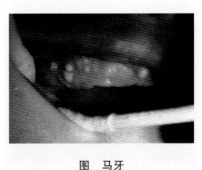

图 马牙

（杨 燕）

螳螂子（buccal swelling）

新生儿口腔两侧颊部稍硬、隆起状的脂肪垫。又称螳螂嘴。清·徐大椿《兰台轨范·卷八》："螳螂子……盖小儿两颐内外皮有两层，中空处有脂膜一块。"民间有些地区对"螳螂子"有切割治疗的现

象。实际上，螳螂子有助于吮乳，日后可自行消退，不必进行切割。若对螳螂子妄加切割，反而会造成损伤、出血、感染等，将会带来不良后果。

（杨 燕）

chūshēng rǔhé

初生乳核（neonatal mammary nodule） 女婴乳房的肿块。有些出生3~5天的女婴，乳房可能会出现蚕豆到鸽蛋大小隆起的肿块，不需要挤压或做其他处理，可在2~3周后自行消退。

（杨 燕）

chūshēng nǚyīng yīndào chūxuè

初生女婴阴道出血（neonatal vaginal bleeding） 有些女婴出生后5~7天，出现的阴道少量血性物流出，持续1~3天自止的现象。又称假月经。一般不需要做特殊处理。

（杨 燕）

tāijì

胎记（birthmark） 皮肤表面出现的形状大小不一的棕褐色斑块。又称母斑。可在出生时就存在，也可在出生几个月后慢慢浮现。胎记是皮肤组织在发育时出现的异常增生，是黄种人的遗传特征之一，对健康无影响，无需治疗。

（杨 燕）

mǔyīng tóngshì

母婴同室（mother and infant stay in the same room after birth） 胎儿出生后与母亲24小时生活在同一居室。是中国人的传统习惯，也是中医历来提倡的新生儿保健要点之一。宋·陈自明《妇人大全良方·拾遗方》："凡新生儿……可近乳母之侧。"说的即是母婴同居一处。胎儿出生后，将其置于母亲身旁，或放于母亲怀中抚抱、亲昵、哺乳、轻拍使其安睡，可使婴儿获得初生时的母爱安抚，

吮吸到母亲的初乳，利于婴儿的早期发育，便于母亲随时观察到小儿的异常表现。中国自古以来所实施的母婴同室的早期抚育方法，已得到世界卫生组织的大力倡导，其科学性已被世界重新认识，并得到认可和广泛推广。

（杨 燕）

qiǎngbǎo

襁褓（swaddling clothes） 专用于包裹婴儿的被、毯等物。襁，指包裹婴儿的布带，褓，指被子。襁褓是中国古代沿用至今的婴儿包裹用品。包裹时，父母将婴儿平放于包被上，使其两腿伸直，两臂放在身体两侧，再将包被下端上叠，左右两侧内叠，包裹婴儿全身，外系布带，仅让头部露于襁褓之外。襁褓的保暖性能好，尤其在冬季使用，可以使婴儿安睡，也方便哺乳和检查更换尿布等护理操作。

（杨 燕）

yàngnǎi

漾奶（milk regurgitation） 婴儿哺乳后有少许奶液从口角流出的现象。婴儿每天可有数次漾奶，多因吃奶过急、喂养姿势不正确或改变体位（如喂奶后即刻给婴儿换尿布等）所致，属正常现象。婴儿除漾奶外，只要没有其他异常表现，则生长发育不受影响，身长、体重会照常增长。漾奶可随着婴儿月龄的增长而逐渐停止，大约于出生后6个月内自然消失。

（杨 燕）

shìkǒufǎ

拭口法（mouth-cleaning method） 胎儿刚出生、开始有呼吸前，由医护人员清除口腔内黏液，以保证呼吸道通畅的方法。唐·孙思邈《备急千金要方·少小婴孺方》："若不急拭，啼声一发，

即入腹成百病矣。"即指拭口的重要性。如果新生儿口腔内黏液不及时清除，一旦啼哭后吸入体内，则可能发生疾病，甚至呛入气管引起窒息。故拭口法是保护新生儿健康的重要方法之一。

（杨 燕）

qūtāidúfǎ

祛胎毒法（removal of fetal toxicity） 为新生儿清除胎毒的方法。胎毒为胎中禀受之毒，主要指热毒。给新生儿服用少量具有清热解毒作用的药物，以清除胎毒，减少遗患，对改善小儿热性体质、减少疾病的发生具有积极作用。胎毒重者，初生时多有面红目赤眵多、烦闹多啼、大便秘结等表现，易发生丹毒、痈疖、湿疹、胎黄、胎热、口疮等病证。

古人祛除胎毒的常用方法有：①黄连法，如宋·刘昉《幼幼新书·卷四·形初保育》中引《集验方》，介绍用黄连汁滴入新生儿口中，可用于胎禀热毒者。②豆豉法，如宋·陈文中《小儿病源方论·卷一》中介绍用淡豆豉煎浓汁，与儿饮三五口，既能下毒，又能助养脾元，消化乳食，宜用于胎毒兼脾虚者。③甘草法，如明·朱橚等《普济方·卷三百六十》中引《医方妙选》方，介绍令儿吮甘草汁，可用于胎毒轻者。④大黄法，如清·骆如龙《幼科推拿秘书·卷四》中介绍用延寿丹。延寿丹为大黄制剂，若无，可取大黄少许，开水浸闷或略煎，以小匙喂儿，粪下为度。现今这些方法临床中很少采用，一般以新生儿出现的症状为依据，采取适当的治疗方法。

（杨 燕）

yǎngzǐ shífǎ

养子十法（ten infant-raising methods） 养育小儿的十种原

则与方法。出自宋·陈文中《小儿病源方论》。古代医家对于小儿的养育积累了丰富的经验和方法，并有许多论述，如隋·巢元方《诸病源候论·养小儿候》、宋代《小儿卫生总微论方·慎论方》、元·曾世荣《活幼口议·小儿常安》等均有记载，但皆不够全面。宋代医家陈文中总结前人经验，结合自己的临床实践，充分考虑小儿的生理、病理特点，从小儿的衣着、乳食、看护、用药等多方面，提出了一系列较为系统的育儿方法，将其归纳为"养子十法"，体现了儿科预防医学思想，对后世儿科护理与保健学术思想的发展，起到了积极作用。

一法：背要暖 背部为诸阳经循行之处，风寒之邪易从背部腧穴进入人体而致病。如伤于肺俞，可表现为咳嗽、气喘等。因此，应注意背部保暖。

二法：肚要暖 肚者，腹也，为脾胃所在之处，肚暖则脾胃运化功能正常，寒则运化功能失健，气机不利，出现腹痛、呕吐、泄泻、厌食等症状。因此，应注意腹部保暖。

三法：足要暖 寒易从足下起，同时，足又为足阳明胃经所司。所以，足部受凉常会引起腹痛、泄泻、发热等症状。因此，应注意足部保暖。

四法：头要凉 头为诸阳经会合之处，阳气比较旺盛。头为髓之海，若大热则脑热汗泄，或颅囟肿起，或头缝开解，或头疮目疾。故头宜凉，即头部不宜包裹过多的衣帽。但同时头部又是人体最高处，易于感受风寒之邪，所以，平时也要注意避免直接吹风着凉。

五法：心胸要凉 心为火脏，心胸部血液循环旺盛，若外受客热，内接心火，则内外俱热，轻则出现口干舌燥、腮红面赤，重则啼叫惊跳，故心胸宜凉。

六法：勿令见非常之物 小儿生长发育不够完善，神气未定，精神未全，忽见非常之物，或见未识之人，或闻鸡鸣犬吠，忽见牛马等畜，或嬉戏惊骇，或忽闻大声而出现惊搐者，是缘于心气虚而致精神离散。所以，小儿，尤其是婴幼儿，要避免骤见非常之物、骤闻非常之声，以免受到惊吓。

七法：脾胃要温 小儿脾胃喜温而恶寒。若是过用寒凉药物，或受寒饮冷，则容易损伤脾胃，造成运化失健，而致呕吐、泄泻、慢惊等症。因此，在小儿临证用药时，宜多用温性药物，慎用寒凉之品。

八法：儿哭未定勿使饮乳 小儿啼哭不安之时，不要即刻给予哺乳。小儿哭闹时，常会有空气吸入腹内，此时哺乳容易引起呛咳、呕吐、腹胀等不适。因此，必须在小儿安静状态下给予哺乳。

九法：勿轻易服用轻粉、朱砂 轻粉，化学名氯化亚汞（Hg_2Cl_2），系有毒药品，虽有下痰功效，但药性冷而易损伤心气。朱砂，是硫化汞（HgS）的天然矿石，虽镇惊安神，但性寒也能损伤心神。所以，若非特殊需要，小儿不要轻易服用这两种药。

十法：少洗浴 新生儿如草木之新芽，未经寒暑，肌肤脆嫩，腠理不密，不宜频繁洗浴。洗浴时若是保护不当，容易感受风寒，出现咳嗽、气喘等症；若是洗浴时损伤小儿娇嫩的皮肤，还容易发生赤游丹等皮肤病。

陈文中认为小儿以阳气为本，无病时在于摄养如法，调护正气。其概括的"养子十法"，大部分是为护阳固阳而设，如"背暖""肚暖""足暖""脾胃要温"等法，均强调要注意固护小儿阳气。陈氏保护脾胃、多用温补的学术思想也颇为后世医家推崇。现代看来，"养子十法"中除"少洗浴"尚有不同观点外，其他方法均有一定的科学性，并广泛应用于儿科实践中，成为后世中医儿科护理学发展的基础。

（杨 燕）

yīng'érqī bǎojiàn

婴儿期保健 (infantile health care)

为保护和增进婴儿身体健康、预防疾病发生所采取的综合性措施。是婴儿期特有的养护理论，包括生活起居、饮食调养、身体锻炼、精神养护、克服不良习惯等方面。婴儿脏腑娇嫩，气血未充，生机勃勃，除合理喂养之外，必须根据这一时期的生理特点安排起居作息，细心调护。

渊源 古代医家对婴儿期保健早有论述。隋·巢元方《诸病源候论·小儿杂病诸候·养小儿候》："宜时见风日，若都不见风日，则令肌肤脆软……天和暖无风之时，令母将抱日中嬉戏，数见风日，则血凝气刚，肌肉硬密，堪耐风寒，不致疾病。若常藏在帏帐之内，重衣温暖，譬如阴地之草木，不见风日，软脆不任风寒。"提出了"时见风日"的科学养护观。明·万全《万氏家藏育婴秘诀·鞠养以慎其疾》、清·曾懿《女学篇·襁褓之制造》等均提出要顺应寒暑天气的变化，只要是天晴无风之日，就要将小儿抱到室外，做户外活动，接受大自然的阳光和空气，以增强体质，促进生长发育，并使之逐渐适应环境、气候的变化，增加抗病能力。唐·孙思邈《备急千金要方·少小婴孺方》："儿衣绵帛特忌厚热，慎之慎之。"强调小儿的衣被不能过于厚热。历代医家关于婴儿期保健提出的"时见风日""不可暖衣"等养护观，是他们从实践中总结出来的，其所倡导的养护措施，确实是增强小儿体质行之有效的好方法。

保健措施 阳光是一切生物体不可缺少的物质，对婴儿尤为重要。应该根据小儿年龄和不同季节的特点，安排各种不同的户外活动。新生儿满月后即可抱到户外呼吸新鲜空气，每日 1~2 次，每次 15 分钟为宜。2~6 个月的婴儿可由 15 分钟逐渐增加至 2 小时。6 个月~1 岁者可延长至 3 小时，并随着月龄的增加而增加。户外活动可使婴儿有更多的机会接触、认识大自然，由于不断受到阳光、空气和风的刺激，吸收紫外线，可增强机体体温调节功能，及对外界环境突然变化的适应能力，进而促进生长发育及预防维生素 D 缺乏性佝偻病的发生。婴儿日光浴一定要在室外，并尽量多暴露皮肤，但小儿肌肤薄嫩，勿在炎日下曝晒，以防灼伤。夏季只能在太阳初升或傍晚时进行，或在室外树荫下进行。

小儿若衣着过暖，易生内热，可蒸迫津液外泄而多汗，使小儿筋骨软弱，易于受到风寒、暑热的伤害。因此，经常训练少穿衣物，是对小儿的一种功能锻炼，可使其肌肤更好地适应外界气温变化，增强对寒冷的耐受能力。民间有"春捂秋冻"之说，讲的是春天气温上升，但时暖时寒，减少衣服不要太快；秋天气温逐渐下降，但时凉时暖，增加衣服也不能太快，强调衣服的增减要逐步进行，这样才能逐渐适应季节气候的变化，减少疾病的发生，小儿亦然。小儿衣着要宽松，不

可紧束而妨碍气血流通，影响骨骼发育。要保持婴儿的清洁卫生，勤洗浴，勤换衣裤，便后注意清洁臀部。

婴儿所需睡眠时间较长，应得以保证。同时，要掌握婴儿睡眠时间逐渐缩短的生理特点，在哺乳、玩耍等日常安排上，注意培养并逐步形成"夜间以睡眠为主、白天以活动为主"的良好作息习惯。还应注意精神调摄，避免暴受惊恐而扰乱心气致病。宋·陈文中《小儿病源方论·养子十法》："勿令忽见非常之物。小儿忽见非常之物，或见未识之人，或鸡鸣犬吠，或见牛马等兽，或嬉戏惊触，或闻大声，因而作搐者，缘心气乘虚而精神中散故也。"指出小儿心气尚虚，若见非常之物，易受惊吓而导致疾病。故对小儿精神的调摄，在其成长中尤为重要。

婴儿脏腑娇嫩，卫外不固，从母体获得的免疫力在 6 个月以后便逐渐消失，而后天免疫尚未建立，故此期易于发生肺系疾病、脾系疾病和传染病。应定期进行体格检查，监测生长发育指标，以便及早发现疾病，及时给予干预和治疗。要合理膳食，注意饮食卫生，降低脾胃病的发病率。婴儿对各种传染病都有较高的易感性，要避免与传染病患者接触，以减少感染机会。同时，应严格按照国家计划免疫程序，为婴儿完成预防接种的基础免疫。

临床意义 婴儿期是小儿生长发育的第一个飞跃期，此时婴儿的生长发育极为迅速，身长、体重日益增加，语言、动作发育、心理活动逐渐成熟和丰富，对营养物质的需求量逐渐增多，保护其脾胃功能尤为重要，不但可以满足婴儿期的营养需求，同时为

成年以后身体的健康打下良好基础。中国传统的婴儿期保健措施，在现今越来越显示出对于增强儿童体质、减少疾病的发生具有积极意义。继承传统经验并加以宣传推广，同时做好婴儿期的喂养、调护和预防接种等各项工作，对于保证婴儿的健康成长具有非常重要的价值。

(杨 燕)

chūshēng rǔbǔ
初生乳哺 （neonatal feeding）

新生儿的哺乳喂养。母乳是婴儿，尤其是 6 个月之内婴儿的最佳食品。特别是新生儿，应以母乳为主要食品，而且需要早期开乳。胎儿娩出后，将其置于母亲身边，给予爱抚，并尽早使其吸吮母亲乳头，促进母亲泌乳。产后 2~3 天乳汁分泌不多时，应鼓励母亲坚持喂哺，以促使母乳分泌，有利于哺乳成功。尽早开乳可减轻婴儿生理性黄疸的症状，减少生理性体重下降及低血糖的发生。母乳喂养，是人类在生物进化过程中自然形成的最适合婴儿生长发育需要的哺喂方式。

(杨 燕)

rǔ wéi xuè huà
乳为血化 （blood transforming into breast milk）

母乳是孕妇产后对摄取的营养物质消化吸收后形成的气血而化生。母乳最适合婴儿的生理需要。明·万全《幼科发挥·脾所生病·调理脾胃》："盖乳者，血所化也，血者，水谷之精气所生也。"清·曾懿《女学篇·自乳之得宜》指出：如果想要子女身体强健，应当采用母乳喂养，这是天地造人而自然产生的喂养方法。可见，婴儿哺育，总以母乳为最佳食品。说明由母亲体内气血化生的母乳是最适合婴儿生长发育需要的，应当大力

提倡母乳喂养。

（杨 燕）

xiànrǔ

呃乳（regurgitation of milk）

乳汁或乳液自婴儿口角不自主流出的现象。又称溢乳、转奶、噎奶、吐露。由胃气上逆产生，与喂哺姿势不当、哺乳过急，以及婴儿胃功能未健有关。少量乳汁溢出对婴儿并无大碍，若呃乳频繁而量多，则可能影响到婴儿的营养需要，甚至发生呛入气管等病变。预防和减少呃乳，要注意喂哺的正确姿势和哺乳方法（见母乳喂养），必要时可采用推拿治疗。

（杨 燕）

mǔrǔ wèiyǎng

母乳喂养（breast feeding）

以母乳为主食，喂哺出生后 6 个月内婴儿的喂养方式。又称母乳喂哺。是人类在进化过程中形成的一种自然喂养方式，也是最理想的喂养方式。母乳是婴儿最好的天然食物，对婴儿的生长发育有着不可替代的作用。世界卫生组织（WHO）与联合国儿童基金会在 2002 年第五届世界卫生大会上提出了《婴幼儿喂养全球战略》，推荐出生后 4～6 个月内的婴儿采取纯母乳喂养。

渊源 初生小儿，哺以母乳为最佳。母乳喂养自古有之，这是一种自然的、传统的喂养方式，古代医家早有论述。如清·曾懿《女学篇·自乳之得宜》："欲子女强，仍宜乳，盖天之生人，食料也随之而生，故婴儿哺育，总以母自乳为佳。每见儿女自乳者，身体较为强壮。"说明母乳是婴儿的天然食料，以母乳喂养的小儿，身体自然强壮。明·龚廷贤《寿世保元·卷八》："儿生四五个月止与乳吃，六个月以后方与稀粥哺之。"指出 6 个月以内的婴儿，

应当以母乳喂养为主，6 个月以后的婴儿应该添加其他辅食了。这一观点与现代婴儿喂养的指导思想完全吻合。

喂养方法 胎儿娩出后，应在 15 分钟～2 小时内尽早开乳。婴儿吸吮母亲乳头，可反射性地促进母亲泌乳，故产后 2～3 天乳汁分泌不多时，应鼓励母亲坚持喂哺，以促使母乳分泌，有利于哺乳成功。母乳喂养时，应由乳母细心观察婴儿的个体需要，按其所需哺乳。《备急千金要方少小婴孺方·初生出腹》："凡乳母乳儿……如是十返五返，视儿饥饱节度，知一日中几乳而足，以为常。"提出视小儿饥饱的具体情况"按需喂给"的观点，这是中国传统的、也是 WHO 提倡的基本喂养原则，不强调统一的喂养时间和乳量，而是根据每个婴儿的生理需要及其消化吸收能力，采取个体化的喂养方法。90% 以上的健康婴儿出生后 1 个月即可建立自己的进食规律。一般情况下，每 2～3 小时喂 1 次，逐步延长到 3～4 小时喂 1 次，夜间逐渐停喂 1 次，以养成良好的作息习惯。每次哺乳时间约 15～20 分钟，也可根据婴儿个体差异适当延长或缩短，以吃饱为度。每次哺乳前，应做好清洁准备：母亲洗手，用湿热毛巾敷乳房、清洁乳头等。喂哺姿势宜取坐位，身体放松，怀抱婴儿，将其头、肩部枕于母亲哺乳侧肘弯部、侧身稍向上，尽量让婴儿吸空一侧乳房后再行另一侧哺乳。哺乳完毕将婴儿抱直，使其头靠母肩，轻拍其背，使吸乳时吞入胃中的空气排出，以减少溢乳。若母亲患有重病、慢性疾病，如严重心脏病、活动性肺结核、乙肝或乙肝病毒携带者、巨细胞病毒感染者、人类免

疫缺陷病毒感染者、糖尿病、恶性肿瘤、精神病及长期应用抗癌药、抗癫痫药、抗精神病药、激素、抗生素等时，不宜哺乳。

临床意义 母亲的乳汁能够化生为婴儿的气血，敷养肌肤，使婴儿百脉调和，三焦颐顺，身体肢节逐渐舒展，骨力逐渐强壮。现代研究，母乳喂养最能满足婴儿的营养需求。母乳中含有最适合婴儿生长发育的各种营养物质，对促进婴儿的体格、智力发育非常重要，也是其他营养素不可替代的。母乳中含有多种免疫因子如各种免疫球蛋白等，具有增强免疫功能、提高抗感染能力，减少疾病发生的作用。母乳不易引起过敏，而牛奶等含有异性蛋白，经肠黏膜吸收后易引起过敏，出现肠道少量出血、泄泻、湿疹等症状。此外，母乳的温度适宜，几乎无菌，直接喂哺不易污染，无需消毒。母乳喂哺时，婴儿吸吮速度及吸吮量可随其需要增减，方便经济。母乳喂养还可增进母婴情感交流，婴儿频繁与母亲皮肤接触，接受爱抚，有利于婴儿心理与社会适应性的发育，又可促进乳母催乳激素的产生和子宫的收缩、复原，抑制排卵，减少乳腺癌、卵巢癌的发病率。故大力提倡母乳喂养，具有极高的科学价值。

（杨 燕）

rǔ guì yǒu shí

乳贵有时（breastfeeding babies at regularly-spaced intervals）

给婴儿喂奶重要的是适时。乳汁是婴儿的生命所系，乳母必须按时喂养。应该顺应小儿脏腑功能的状况来哺乳，根据婴儿的脾胃功能及个体需要，掌握适时哺喂、按需喂给的原则（见母乳喂养），以符合婴儿消化吸收能力、保证

生长发育的需要，不可刻板地对所有婴儿采用统一要求的定时、定量喂养方法。

(杨 燕)

shí guì yǒu jié
食贵有节 (being abstemious in eating and drinking)

儿童的饮食重要的是要有节制。明·万全《万氏家藏育婴秘诀·鞠养以慎其疾》："小儿宜吃七分饱，谓节之也。"所谓有节，首先是数量上的节制，不可过饥或过饱；再者是质量上的调配，要求荤素搭配，既富营养，又易消化，不可片面追求高营养的食品。小儿应按时进餐，相对定量，不多吃零食，不挑食，不偏食。宋·陈文中《小儿病源方论·养子调摄》："养子若要无病，在乎摄养调和。吃热、吃软、吃少，则不病；吃冷、吃硬、吃多，则生病。"小儿知识未开，见到喜爱的食物往往难以自制，节制小儿的饮食要靠父母。如果父母不懂得正确的喂养知识，只知道纵容子女的嗜好，其过食甜腻、生冷之品，就容易产生疾病。强调了培养小儿良好的饮食习惯以及父母养成正确饮食观的重要性。

(杨 燕)

hùnhé wèiyǎng
混合喂养 (mixed feeding)

6个月内婴儿因母乳不足而添加奶粉、牛乳、羊乳或其他代乳品的喂养方式。又称部分母乳喂养。包括补授法和代授法。因母乳不足，婴儿体重增长不达标时，除母乳喂养外，用奶粉或牛羊鲜乳给予补充的方法，为补授法，适宜于4个月内的婴儿。采用补授法时，要求每日母乳喂养的次数照常，每次先哺母乳，再补充其他一定量的代乳品，直到婴儿吃饱。这种喂养方法较代授法为优。代授法则是一日内有一至数次完全用

其他乳品或代乳品代替母乳的方法。代授法不利于母亲泌乳的建立，使用代授法时，仍应坚持母乳喂养，每日应不少于3次，并维持夜间喂乳，以尽量延长母亲泌乳的时间。

(杨 燕)

réngōng wèiyǎng
人工喂养 (artificial feeding)

6个月内的婴儿完全以乳制品、牛乳、羊乳或代乳品等为食物的喂养方式。参与人工喂养的乳制品、乳品、代乳品在营养素的含量、比例及卫生、安全、经济等方面均不如母乳，但如调配得当，供量充足，消毒措施完备，也能在较大程度上满足婴儿的营养及生长发育的需要。

乳制品均是以牛乳为基础配制的。市售的常见乳制品为婴儿配方奶粉，是参照母乳的组成成分，对牛乳的营养组成及比例进行调整和改进，使其营养素成分接近于母乳，含量更适合婴儿生长发育的需要。喂哺婴儿时可直接加温水调制，不需煮沸，饮用方便。因此，婴儿配方奶粉成为人工喂养中乳制品的优先选择。但值得注意的是，婴儿配方奶粉仍不具备母乳的其他优点，尤其是母乳中含有免疫球蛋白、激素、活性酶等的问题，还未得到解决。全脂奶粉是用鲜牛乳经高温灭菌、真空浓缩、喷雾干燥等一系列工艺加工而成的乳制品。加热后的奶粉，蛋白质会发生变性，更利于婴儿的消化和吸收，也可减少致敏的可能。同时，全脂奶粉更便于运输、携带及贮存。缺点是挥发性脂肪、维生素等较鲜牛乳有所丢失。

最常用的乳品为牛乳。牛乳中乳糖含量低于母乳，故每100ml牛乳中可加蔗糖5~8g；所含蛋白

质高于母乳，但以酪蛋白为主，易在胃内形成较大凝块难以消化，故牛乳需加热煮沸后方可饮用，一可灭菌，二可使蛋白质变性，更利于消化；所含矿物质比母乳多3~3.5倍，需适当加水以降低浓度，以免增加婴儿消化道、肾脏的负荷；缺乏母乳中含有的免疫因子，故牛乳喂养的婴儿患感染性疾病的机会可增加。羊乳的营养价值与牛乳大致相同，凝块较牛乳细而软，脂肪颗粒大小与母乳相仿，但铁、叶酸及维生素等含量较少，长期喂哺而不添加辅食，易致婴儿贫血。

大豆类代乳品营养价值较好。制备时应补足所缺成分，可用做3个月以上婴儿的代乳品。3个月以下婴儿消化能力弱，最好不用大豆类代乳品。

同母乳喂养一样，人工喂养亦需要正确的喂哺技巧。特别要注意选用合适的奶瓶、奶嘴、出奶孔，注意喂哺时奶瓶的水平角度等，并保证奶液的合理温度。

(杨 燕)

duànrǔ
断乳 (ablactation)

婴儿到一定月龄时，停止母乳喂哺，完全进食乳品、代乳品及辅食的喂养方式。随着婴儿月龄增长，母乳已不能满足其生长发育的需要，同时婴儿的消化功能也日趋完善，乳牙开始萌出，咀嚼功能增强，加之出生后4~6个月起已逐渐添加辅食，已可适应非流质饮食，故婴儿8~12个月时可以完全断乳。从添加辅食到完全断乳的一段时期称为转奶期。在此期间应逐渐减少哺乳次数，增加辅食量，并试用奶瓶或杯匙喂食。同时需注意不要骤然断奶，避免婴儿因消化功能不适应而产生厌食、积滞、呕吐、泄泻等病证。断奶时

间视母婴情况而定，如婴儿患病或遇酷暑、严冬，可延至婴儿病愈、秋凉或春暖季节，以保证断乳的稳妥性。

（杨　燕）

tiānjiā fǔshí

添加辅食（complementary feeding）

除了给婴儿喂食母乳、乳制品或代乳品外，另在其饮食中添加辅助性食品。无论母乳喂养、人工喂养还是混合喂养的婴儿，都应按时添加辅食，以满足婴儿生长发育的需要，逐渐增强婴儿脾胃功能，以逐步适应普通食品的摄入。明·龚廷贤《寿世保元·卷八》："儿生四五个月只与乳吃，六个月以后方与稀粥哺之。"指出四五个月内的婴儿应当以母乳喂养为主，此后应按一定月龄添加不同的辅食。添加辅食的顺序为：由少到多，由稀到稠，由细到粗，由一种到多种，并在婴儿健康、脾胃功能正常时逐步添加（表）。

（杨　燕）

réndòu jiēzhòngfǎ

人痘接种法（variolation；smallpox inoculation）

取天花患者的痘痂制成浆，接种于健康儿童体内，使其产生免疫力以预防天花的方法。其历史至少可追溯到明代，明·郭子章《博集稀痘方论》中载有用稀痘方给未曾出过天花的儿童饮用以预防的方法。清·俞茂鲲《痘科金镜赋集解》记载明隆庆年间（1567～1572年），宁国府太平县的人痘接种法已有数百年之久，相比英国医生爱德华·詹纳（Edward Jenner）1796年发明的牛痘接种法要早几百年。清·吴谦等《医宗金鉴·幼科种痘心法要旨》中有痘衣法、痘浆法、水苗法、旱苗法4种方法，其中以水苗法最佳，旱苗法次之，痘衣法、痘浆法再次之。清·董含在《三冈识略》中记载用痘浆染衣让未出痘的小儿穿着，诱发其轻症天花等，均是牛痘接种发明前预防天花的实践记载。

人痘接种法体现了中医学"上工治未病"的预防医学思想，并从中国传往世界，对于后世疫苗的发明和推广应用，推进人类与传染病的斗争起了先锋作用。中国古代儿科医学人痘接种法的发明，是世界人工自动免疫学的先驱。

（杨　燕）

jiāmiáofǎ

佳苗法（prepared vaccine）

将佳苗接种于健康儿童，使其产生免疫力以预防天花的人痘接种法。佳苗是用种苗痘痂递相接种后，得到的"苗性平和"的疫苗，又称熟苗，是中国古代预防天花的疫苗之一。佳苗因是经过反复递代接种后的疫苗，故毒力减弱，比直接应用首次取于天花患者痘痂的"时苗"安全性高。采用佳苗被接种者，症状轻而合并症少。

（杨　燕）

bímiáofǎ

鼻苗法（wet variolation）

将鼻苗喷入易感个体的鼻腔内，经鼻黏膜吸收后，可产生免疫力以预防天花的人痘接种法。鼻苗是天花患者体表痘疹的干痂或浆液接种于儿童鼻腔内的疫苗，是中国古代预防天花的疫苗之一，因接种于鼻腔而得名。

（杨　燕）

shuǐmiáofǎ

水苗法（water variolation）

将棉花团蘸水苗后塞入人体鼻腔内，使其产生免疫力以预防天花的人痘接种法。水苗是将天花患者痘痂与净水或人乳混合制作成的疫苗。制作时取痘痂20～30粒，研为细末，和净水或人乳3～5滴，调匀即成。接种时以棉花团蘸后塞入鼻腔内，12小时后取出。通常至第7日时出现发热、痘疹，为种痘成功。

（杨　燕）

hànmiáofǎ

旱苗法（dry variolation）

将旱苗吹入鼻孔内，使其产生免疫力以预防天花的人痘接种法。旱苗是取天花患者痊愈期的痘痂制成的疫苗，是中国古代预防天花的疫苗之一。制作时取天花患者痘痂，研成极细末即成。接种时可将旱苗放置在细管或卷成的纸筒一端，将管口对准小儿鼻孔，吹气使细末进入鼻孔内。接种后通常至第7日时出现发热，为种痘成功。此法因其简便，曾被广泛使用，但所吹痘苗的剂量无严格规定，痘苗入鼻后刺激鼻黏膜也可能使分泌物增多，冲去痘苗而失效，后来已不再应用。

（杨　燕）

yòu'érqī bǎojiàn

幼儿期保健（toddler's health care）

为促进幼儿身心健康所采

表　添加辅食的顺序

月龄	添加的辅食
1～3个月	鲜果汁；青菜水；鱼肝油制剂
4～6个月	米糊、乳儿糕、烂粥；蛋黄、鱼泥、豆腐、动物血；菜泥、水果泥
7～9个月	烂面、烤馒头片、饼干；碎菜、鱼、蛋、肝泥、肉末
10～12个月	稠粥、软饭、挂面、馒头、面包；碎菜、碎肉、油、豆制品等

取的饮食调养、合理起居、开发童蒙及预防疾病等综合性措施。是幼儿期的保健方法。1岁以后，幼儿生长逐渐平稳，食欲较婴儿期的相对旺盛略有下降，饮食结构由以乳食为主转变为以普通饮食为主，乳牙逐渐出齐，但咀嚼功能仍差，脾胃功能仍较薄弱，因此食物宜细、软、烂、碎，荤素搭配，使营养均衡。饮食调养原则为：吃好正餐，少吃零食；避免偏食，纠正厌食；饮食按时，食宜专心；体质调补，适宜得法。要逐渐培养幼儿良好的生活习惯，如规律的睡眠、饭前便后洗手、夜间按时唤醒排尿、睡前及晨起刷牙、自己洗脸洗脚并穿脱衣服等。幼儿能独立行走、跑、跳、爬高、玩玩具、做游戏等后，应注意引导其动作发育，包括手的精细动作的逐渐发展。同时，幼儿期小儿与周围环境的接触增多，语言、动作及思维活动发展迅速，大脑皮质功能进一步完善，智能发育较突出，社会心理发育最为迅速，是启发童蒙，促进智能发育的时期，家长应遇物则教，寓教于乐，使小儿对周边事物，乃至大自然产生浓厚兴趣，并注意语言和数字的训练，增进小儿与他人的情感交流。此外，幼儿生活范围扩大，使其患感染性疾病的机会相对增多；断乳后食物种类转换，而脾胃功能仍较薄弱，易致吐泻、疳证等病证。所以，幼儿要防外感、慎起居、调饮食、讲卫生，才能健康苗壮地成长。

（杨 燕）

xuélíngqiánqī bǎojiàn

学龄前期保健（preschool health care） 为促进学龄前期小儿的体格、智能发育以及防治疾病所采取的综合性措施。3~7岁小儿体格发育稳步增长，大脑皮质功能发育迅速，智能发育较快，是性格形成的关键时期。此期应重视学前教育，使之增长见识，培养良好的学习习惯和道德品质。同时，应注意预防疾病及意外事件的发生，做好保健工作。学龄前期儿童好学好问好模仿，家长应因势利导，循循善诱，遇物则教，在唱歌、讲故事、绘画、剪贴、搭积木、做模型、做游戏、收听收看学前广播电视节目、参观游览等活动中，寓教于乐，使孩子增长知识，开发潜能。明·万全《万氏家藏育婴秘诀·鞠养以慎其疾》："小儿能言，必教之以正言，如鄙俚之言勿语也；能食，则教以恭敬，如亵慢之习勿作也……言语问答，教以诚实，勿使欺妄也；宾客，教以拜揖迎送，勿使退避也；衣服、器用、五谷、六畜之类，遇物则教之，使其知之也；或教以数目，或教以方隅，或教以岁月时日之类。如此，则不但无疾，而知识亦早矣。"此外，学龄前期小儿发病率虽下降，但免疫性疾病如肾炎、风湿病、过敏性紫癜等发病率升高，因此应加强体格锻炼，增强体质，保证一定时间的户外活动，接受日光照射，呼吸新鲜空气，锻炼小儿对气候变化的适应能力，以预防疾病。同时，要避免溺水、外伤、误服药物及食物中毒等意外事件的发生。

（杨 燕）

xuélíngqī bǎojiàn

学龄期保健（school-age health care） 为促进学龄期儿童的体格、智能发育以及防治疾病所采取的综合性措施。学龄期儿童，体格稳步增长，乳牙依次更换为恒牙，除生殖系统外，其他器官的发育到此期末已接近成人水平，智能发育基本完成。儿童开始进入学校学习，是获取知识的重要时期，学校和家庭的共同教育是使孩子健康成长的必要条件，因此，保障学龄期儿童的身心健康就显得更为重要。家长要言传身教，既不能娇生惯养，姑息放纵，也不要操之过急，打骂逼迫，需引导儿童健康发展。要提供适宜条件，培养孩子良好的学习习惯。保证孩子的膳食营养充分而均衡，保证充足的睡眠时间，以满足其体格生长、心理和智力发展、紧张学习和运动等需求。特别要注意减轻过重的学习负担，让孩子生动、活泼、主动地学习，促进其创造性思维的发展。要注意儿童情绪和行为的变化，避免思想过度紧张，减少精神行为障碍性疾病的发生。端正坐、立、行姿势，养成餐后漱口、早晚刷牙、睡前不进食的习惯。同时要对其进行法制教育，建立起履行义务和完成任务的责任感。学龄期儿童发病率进一步降低，但免疫性疾病如哮喘、风湿热、过敏性紫癜、肾炎、肾病综合征等呈上升趋势。要预防和及时治疗各种感染，避免过敏原，减少发病。教育学龄期儿童学习并遵守交通规则，防范意外事故发生。

（杨 燕）

qīngchūnqī bǎojiàn

青春期保健（adolescent health care） 为促进青春期儿童身心的健康发展，以及防治疾病而采取的综合性措施。到了青春期，儿童体格生长再次加速，生殖系统显著发育，组织和器官从稚嫩走向成熟，由能力不足趋向功能健全，两性特征逐渐明显。青春期是人生的第二次生长发育高峰，是从儿童向成人过渡的时期，是心理发育的转折点。做好儿童青春期生理保健和心理保健，对其顺利完成从儿童向成人的过渡，使之身心健康地走向社会，有重要意义。

《黄帝内经素问·上古天真论》指出男子"二八肾气盛，天癸至，精气溢泻，阴阳和，故能有子"，女子"二七而天癸至，任脉通，太冲脉盛，月事以时下，故有子"，明确了男子16岁左右、女子14岁左右进入青春期，其显著特征是性发育。现代儿童进入青春期的年龄则显著提前。儿童进入青春期后，要教会其正确认识和从容应对女孩乳房隆起、月经来潮，男孩喉结显现、胡须长出、发生遗精等生理变化。注意防治这一时期的好发疾病，如青春期甲状腺肿、痤疮、月经不调、包皮过长和包茎等。同时，要重视饮食、营养，保证休息和进行必要的体育锻炼，才能补益精气，保障生长发育的需要。青春期精神发育由不稳定趋于成熟，思考和分析能力增强，感情丰富，但是神经内分泌调节不够稳定，常引起心理、行为、精神方面的不稳定。同时，生理方面的不断变化可能造成不安或易于冲动，环境改变接触增多也会带来适应社会的心理问题。要根据其心理、精神方面的特点，加强教育与引导，正确处理好人际关系，顺利地融入社会。

（杨　燕）

xīnshēng'ér jíbìng

新生儿疾病（neonatal diseases）

新生儿由于家族遗传、养胎护胎不当、分娩产伤以及出生后各种病因产生的新生儿期各类疾病。又称初生儿疾病。按照发病因素的不同，分为先天性疾病或畸形、后天因素致病两类。《黄帝内经素问·奇病论》已经论及先天因素与新生儿疾病有关："人生而有病

颠疾者，病名曰何？安所得之？岐伯曰：病名为胎病。此得之在母腹中时，其母有所大惊，气上而不下，精气并居，故令子发为颠疾也。"隋·巢元方《诸病源候论》阐述了新生儿胎黄、胎寒等疾病的病因证候，宋代《小儿卫生总微论方》记载了"胎内十二证"，元·曾世荣《活幼心书》系统论述了多种新生儿疾病的辨证论治。新生儿甫离母腹，脏腑娇嫩、形气未充的生理特点和发病容易、传变迅速的病理特点表现尤为显著。

新生儿疾病的诊断，除仔细观察疾病的临床表现外，尚需详细询问胎产史、家族史、妊娠期检查记录、围生期记录等，并配合必要的辅助检查。在综合各种信息后，以明确诊断病证。治疗时要充分考虑到新生儿五脏六腑成而未全、全而未壮的生理特点，全面分析正虚、邪实的病机，密切观察病情变化，扶正需固护元阳，祛邪勿伤正气，随时调整治法方药，处方量宜少、药宜精而力专，必要时配合西医急救、手术等治疗。

新生儿的发病率和死亡率均为一生最高峰，因此，新生儿疾病研究具有特别重要的意义。现代对胎怯、胎黄、新生儿硬肿病等的中医药预防和治疗研究取得了重要成果，但中医学对各种新生儿疾病的全面研究还不够深入，需要大力发展。

（汪受传）

tāihán

胎寒（neonatal cold）

小儿在胎时感寒受冷，出生后至半岁以内，出现脏腑寒证多种临床表现的疾病。以面部青白色、腹部疼痛啼哭、不吮乳、甚或呕吐、四肢厥冷为特点。隋·巢元方《诸病源

候论·小儿杂病诸候·胎寒候》对其病因、症状已有论述："小儿在胎时，其母将养取冷过度，冷气入胞，伤儿肠胃，故儿生之后，冷气犹在肠胃之间。其状，儿肠胃冷，不能消乳哺，或腹胀，或时谷痢，令儿颜色素皅，时啼者，是胎寒故也。"元·曾世荣《活幼心书·明本论·胎寒》对此病症状做出补充："孩儿初生百日内，觉口冷腹痛，身起寒粟，时发战慄，曲足握拳，昼夜啼哭不已，或口噤不开，名曰胎寒。"并提出温中散寒的治法："宜以冲和饮、当归散，合和水，煨姜煎服，使之微泄……次用参苓白术散以养胃气，白芍药汤去其寒湿。"此后，历代诸多医家及专著对此病亦有论述。

胎寒主要是孕母在妊娠期罹患热病过服寒凉之剂，或过食生冷瓜果之物，为寒邪所伤，波及胎儿所致，而孕母在妊娠期可因正气内充而暂不出现病状。另外，胎儿在母体内受邪亦无从表现，但当胎儿娩出之后，因胎内所受之寒邪，不能为娇嫩的脏腑化解，则表现出脏腑皆寒的各种症状，形成胎寒病证，故此病与母体受寒密切相关。胎寒有轻重之分。①轻证：面色青白，口中气冷，肢末发凉，腹部阵痛，肠鸣泄泻，大便色青，常伴有不消化食物，夜间啼闹，睡眠欠佳，不思吮乳，或呕吐清水乳液，指纹清淡而细，多在风、气二关。治以温中止泻，理气止痛。方用匀气散加减。②重证：精神委靡，昏昏多睡，颜面口唇苍白，不思食，甚或口噤不开，口鼻呼吸气凉，四肢厥冷，腹部冷痛时啼，时有呕逆，吐出清水或稀涎不化之物，大便色青白呈水状。严重患儿可见腹部胀满而气短，甚则曲手握拳，

呈昏睡状态。指纹多细，颜色青淡或淡红。治以温阳散寒，补气健脾，佐以开窍。方用附子理中丸加减。

胎寒若及时调理治疗，一般预后良好；重证或失治误治，易于发生新生儿硬肿病，甚或病情危重而死亡。

（汪受传）

胎热 tāirè（fetal debility）

小儿在胎时受热，出生后出现脏腑皆热的各种临床表现的疾病。多与孕母妊娠时感受热邪热毒有关，可归属于胎毒之类。临床表现为肤红目赤，心烦惊惕，夜间啼哭，睡卧不安，或有发热，小便短黄，大便秘结，甚至如羊屎状，或口流黏涎，或气促痰稠。宋·钱乙《小儿药证直诀·脉证治法·胎热》："生下有血气，时叫哭，身壮热如淡茶色，目赤，小便赤黄，粪稠，急食乳，浴体法主之。"后世有关胎热的论说皆源于此。元·曾世荣《活幼心书·胎热》《活幼口议·议胎中受病诸症》指出其病因为在胎时母亲感受时气邪毒或外感风热，误服热药，或过食辛热食物，以致热蕴于内，熏蒸胎气，出生后发病为胎热，表现出五脏的种种证候，并提出了木通散、四圣散等治疗方剂。

小儿在胎时，禀受母气而生，其气血筋脉的生成，赖于母体的气血供养；其体质特点的形成，与孕母息息相关。所以，中医学认为，胎儿与孕母同体，母热则子热。若孕母恣食辛辣炙煿之物，或罹患外感热病，或七情郁滞化火，或过服温热药物，均可使母体蕴热并传于胎儿，导致小儿出生后出现一系列热证证候。胎热有轻重之分。①轻证：面色红赤，双目紧闭，眵黄而多，烦躁哭闹，

睡眠不安，时有惊惕，口出热气，喜冷饮，唇干或裂，色红赤，甚则口舌糜烂，或食后作呕，吐出黄涎热臭食物，小便短黄，大便干结，舌苔黄干少津，指纹色紫。治以清泻里热，导滞除烦。方用导赤散合四圣散加减。②重证：高热，惊惕，面目通红，或双目肿痛难睁，眼眵黄黏，喉间痰鸣，气急息粗，小便短黄，大便干硬或秘结不通，甚至出现频频抽搐，昏迷不醒，舌苔色黄或黄黑而干，指纹紫滞，多达气关或已入命关。治以清肝泻热，息风止痉。方用龙胆泻肝汤、羚角钩藤汤加减。

胎热若治疗及时得当，一般预后良好；若失治可形成热性体质而屡发各种热性病证；重证患儿若不及时救治可发生变证甚至死亡。此病预防，应从孕母的饮食、情志、防感热病及治疗用药等多方面注意调护。

（汪受传）

胎怯 tāiqiè（fetal debility）

以新生儿出生时体重低下，身材短小，脏腑形气均未充实为主要表现的疾病。又称胎弱、胎瘦。宋·钱乙《小儿药证直诀·胎怯》指出其主要证候是："生下面色无精光，肌肉薄，大便白水，身无血色，时时哽气多哕，目无精彩。"《小儿药证直诀·杂病证》："胎怯：面黄，目黑精少，白睛多者，多哭。"此后，历代诸多儿科医家及专著对此病均有论述。胎怯相当于西医学的低出生体重儿，指出生体重低于正常体重下限的新生儿，包括早产儿和小于胎龄儿。

病因病机 病因为先天禀赋不足，心、肝、脾、肺、肾五脏受气未充而皆亏虚，尤以脾肾为著，其中又以肾虚更为突出。胎怯儿成胎之际即肾精不充，出生

后，无精以资脾之运化，又得不到后天之精的充养，根本虚则各脏腑无以滋生化育，因而形态、功能均表现为怯弱和不足。

诊断及鉴别诊断 主要根据患儿症状、病史做出诊断。同时要在早产儿和小于胎龄儿之间进行鉴别。

诊断要点 ①有造成先天不足的各种原因，如早产、多胎、孕妇体弱、孕妇患病等，或羊水污染，胎盘、脐带异常等病史。②新生儿出生时有形体瘦小，肌肉瘠薄，面色无华，精神委靡，气弱声低，吮乳无力，筋弛肢软等全身各脏腑虚弱的多种临床表现。③一般出生体重<2500g。

鉴别诊断 胎怯包括了西医学的早产儿和小于胎龄儿，这两种情况应加以鉴别。两者区别主要在于胎龄，还可以从皮肤、头发、耳郭等外形辨别。①早产儿：胎龄未满37周，大多数体重<2500g，身长<46cm。皮肤薄，甚则水肿、皮肤发亮，有毳毛，胎脂多，皮下脂肪少，头发乱如绒线头，耳郭软，缺乏软骨，耳舟不清，指（趾）甲软、多未达到指（趾）端。②小于胎龄儿：又称足月小样儿。胎龄37～42周，体重<2500g，身长、头围大多在正常范围内。皮肤极薄、干燥、脱皮，多皱皮，毳毛少，胎脂少，头发细丝状清晰可数，耳软骨已发育，耳舟已形成，指（趾）甲稍软、已达到指（趾）端。

辨证论治 主要分常证和变证论治，需注意观察、及时发现常证至变证的演变转化。

常证 ①肾精薄弱证：身材短小，形体瘦弱，哭声低微，气息微弱，头大，囟门大，头发稀黄，耳壳薄软，耳舟不清，肌肤欠温，骨弱肢柔，指甲菲薄，指

（趾）甲未达指（趾）端，足纹浅少，睾丸不降，阴囊淡白或松弛，或大阴唇未覆盖小阴唇，可有先天性畸形，指纹淡。治以益精充髓，补肾温阳。方用补肾地黄丸加减。②脾肾两虚证：形体瘦弱，身材偏短，精神委靡，啼哭无力，面色无华，口唇色淡，指甲淡白，皮肤薄嫩，肌肉瘠薄，手足如削，多卧少动，吮乳乏力，饮乳量少，呛乳、溢乳、吐奶，哽气多哕，四肢不温，大便稀溏，便次增多，腹胀，面目黄染，甚至水肿，指纹淡。治以健脾益肾，温运脾阳。方用保元汤加减。③五脏亏虚证：身材短小，形体瘦弱，精神委靡，气弱声低，目无神采，皮肤薄嫩，肌肤不温，胎毛细软，面色无华，唇甲淡白，肌肉瘠薄，痿软无力，筋弛肢软，虚里动疾，时有惊惕，吮乳量少，指甲软或短，指纹淡。治以健脾益肾，培元补虚。方用十全大补汤加减。

变证 ①肺气虚衰证：形体瘦弱，身材短小，多为早产，哭声低弱，反应低下，口唇发绀或全身青紫，面色苍白或青灰，胎毛多或细软，皮肤薄嫩，呼吸浅促或不匀，甚至呼吸困难或暂停，咳嗽无力，四肢厥冷，哺喂困难，指纹紫滞。治以益气固脱，补益肺气。方用独参汤加味。②元阳衰微证：身材短小，形体瘦弱，反应极差，面色苍白或青灰，唇淡，气息微弱，哭声低怯，全身冰冷，肌肤板硬而肿，范围波及全身，皮肤暗红，僵卧少动，吸吮困难，尿少或无尿，指纹淡红或不显。治以温补脾肾，温阳散寒。方用参附汤加味。

中成药治疗 包括口服中成药和中药注射剂。应用中药注射剂时应注意观察其临床不良反应。

口服中成药 ①六味地黄口服液（熟地黄、酒萸肉、山药、泽泻、牡丹皮、茯苓）：用于肾精薄弱证。②补中益气口服液（炙黄芪、党参、炙甘草、当归、炒白术、升麻、柴胡、陈皮）：用于脾肾两虚证。

中药注射剂 ①生脉注射液（红参、麦冬、五味子）：用于肺气虚衰证。②参附注射液（红参、附片）：用于元阳衰微证。

其他疗法 主要是小儿推拿疗法，内治法结合推拿疗法对胎怯儿往往能取得较好的疗效。推拿手法：补脾经30次，掐揉四横纹3~5遍后再用指腹按揉之，运水入土法15~30次，按揉足三里15次，肝俞、脾俞、胃俞处按揉3~5次，捏脊3~5遍。手法须轻柔。功能消食导滞、健脾和胃、镇静安神。用于早产儿呕吐、腹胀、体重低下、胎粪延迟者。

预后转归 轻证经积极治疗后，预后良好。重证若失于救治，易出现变证，死亡率高且随着出生体重的减少而急剧上升，即使存活，也可能对未来的形体增长和智能发育产生不利影响。

预防调护 出生前主要针对孕母，对于孕母的调护，重在日常的饮食起居。出生后主要针对患儿，对患儿的调护，重在精心护养，调补脾肾，增强体质。

预防 ①孕妇年龄不宜过大或过小。有慢性心、肝、肾疾病及体质虚弱的妇女不宜妊娠。②孕妇必须注意营养。不可吸烟、饮酒。若有较严重的妊娠呕吐症，可服用中药调理。③妊娠期保持心情愉悦，注意休息，不做重体力劳动。④妊娠期注意预防及积极治疗各种急性传染病和妊娠高血压综合征等。⑤胎儿期发现胎萎不长者，可由孕母服用补肾培元中药，促进胎儿宫内发育。

调护 ①胎怯儿阳气不足，要注意保暖，根据不同条件采用不同保温措施。②按体重、日龄计算所需热量，初生3~4天，不宜过多喂奶，可采用渐加法。吞咽功能差者可采用胃管喂养，或静脉补充营养液。③保持室内空气新鲜，在不直接吹风情况下开窗换气。一切用品均应消毒后使用，接触患儿应戴口罩、帽子。④新生儿应侧位睡眠，防止呕吐物吸入；勤翻身，预防发生肺炎喘嗽。

（汪受传）

tāiféi

胎肥（neonatal adiposis） 小儿在出生时形质虚肥，满月后逐渐消瘦的疾病。宋·钱乙《小儿药证直诀·脉证治法·胎肥》已有明确论述，指出其主要症状是"生下肌肉厚，遍身血色红，满月以后渐渐肌瘦，目白睛粉红色，五心热，大便难，时时生涎"，并提出可以用"浴体法"治疗。明·薛铠、薛己《保婴撮要·胎证》认为胎肥是孕母胃热所致。明·张介宾《景岳全书·小儿则·初生儿看病法》认为胎肥乃生而虚胖，当收敛其身使之壮实，并提出治肥之法："宜清痰湿，解胎毒，预防其风气，亦不可过用峻厉以伤脾气。"

小儿在胎孕之时，禀母气而生，受母血而长，若孕母在妊娠期恣食辛热温燥肥甘厚腻食物，湿热太过，蕴积体内，流入胞中，胎儿元气受损，血分蕴热，可导致形质虚肥。临床表现：小儿生下虚胖，遍身红色，满月以后逐渐消瘦薄弱，面色白，两眼红，口角流涎，烦热哭闹，不欲吮乳，小便黄短，大便困难，舌质红，舌苔黄腻，指纹紫滞。治以清热利湿。方用大连翘饮加减。可同时配合使用浴体法洗浴小儿，开泄腠理，发汗祛邪。

此病若及时治疗一般预后良好，但不可过用药性峻猛的药物，以伤损伤脾胃。

(汪受传)

tāijīng

胎惊（fetal convulsion） 孕妇养胎失宜，胎儿内蕴风痰，出生后屡发惊风的病证。早在《颅囟经·惊痫癫证治》就已提到"胎惊"。宋·刘昉《幼幼新书·卷第八·胎惊第二》引张涣的论述对胎惊病因、症状做了详细描述："婴儿在母胎中之时……母若调摄失宜，食饮不节，喜怒不常，坐卧当风，遇酒房劳……或乳食失理，洗浴当风，则令儿壮热吐呃，心神不宁，手足抽掣，身体强直，眼目张反，此乃胎惊风病也。"元·曾世荣《活幼口议·议胎中受病诸症》提出痰、热、惊、风四者可致胎惊时发，完善了胎惊病因病机。宋·钱乙《小儿药证直诀》、明·朱橚等《普济方》、清·夏鼎《幼科铁镜》等医著对胎惊均有论述。

胎惊大多是孕母未遵胎教，调摄失宜所致。如孕母情志失调、饮食不节、外感时邪、嗜酒蕴热、房事不节等，致小儿禀赋未充，气血逆乱，风痰内蕴，扰乱心神，以致生后频发抽掣。痰热内蕴，惊气入胎，形成胎惊凤因，以致生后胎惊时发。若胎惊频发日久，顽痰凝滞，气血受损，可致脾肾两虚。临床表现：小儿初生后频频抽搐，壮热烦躁，心神不宁，睡卧不安，啼哭无时，面色青紫，睛斜目闭，牙关紧闭，撮口缩腮，手足抽掣，腰背强直，或伴流涎呕吐，舌淡苔白，指纹紫滞。治以祛风散邪，镇惊化痰顺气。方

用琥珀抱龙丸加减。

胎惊由生前、产时诸多因素导致，治疗一般需有一定疗程。部分患儿病情顽固，反复发作，则预后不良。

(汪受传)

tāixián

胎痫（fetal epilepsy） 由先天因素致病，小儿出生后不久便突然出现以口吐涎沫，两目上视，肢体抽搐，惊掣啼哭，喉中发出异声等为主要表现的疾病。又称胎搐。宋·王怀隐等《太平圣惠方·卷八十五·治小儿胎风诸方》提出"胎风"一证，指出主要临床表现是壮热，夜惊，心神不安，手足抽搐，身体强直，眼目反张，并提出"若风热不除，变成痫疾也"，此处的"痫疾"即为胎痫。元·曾世荣《活幼心书·明本论·痫证》明确提出胎痫的病名："胎痫者，因未产前腹中被惊，或母食酸咸过多，或为七情所汩，致伤胎气，儿生百日内有者是也。"并提出了胎痫的治法方药和预后："先用参苏饮和解，次以不惊丹，或琥珀抱龙丸间投，轻者可愈，重则亦危。"清·陈复正《幼幼集成·胎病论》对胎痫的治疗提出了天麻丸、六味地黄汤等方药。

胎痫是由于先天养胎护胎失宜，导致胎气受损，邪伏于体内所致。如孕母饮食不节，过食酸咸，或因病误食不当药物，或情志失调，遭受严重精神刺激，或起居不慎，过劳或少动，或感受外邪，导致胎儿脏腑之气不得宣通，胎气受损，邪伏命门，遇触诱因，则发为胎痫。临床表现：轻者表现为点头痉挛，口眼相引，脸面肌肉抽动；重者表现为抽搐频繁，四肢甚或全身抽搐，颜面青紫，牙关紧闭，多啼不乳，憋

气吐沫，甚至二便失禁。多伴有五迟、五软。舌淡红，苔薄白或黄，指纹淡隐。治疗先以钩藤散或断痫丸息风定痫，后继以六味地黄丸滋阴补肾化源。胎痫久发者，按小儿癫痫辨证论治。

胎痫轻症若治疗及时得当，可以痊愈；重症或失治误治，则可反复发作难愈，甚至死亡，或造成患儿智能低下。此病重在预防，要加强妊娠期保健，慎防产伤、外伤；已发病者要避免发作诱因，如高热、惊吓、劳累等。一旦发作，要积极治疗，防止后遗症。

(汪受传)

tāihuáng

胎黄（fetal jaundice） 胎禀因素所致，以新生儿遍体皮肤、面目黄染为主要表现的疾病。又称胎疸。隋·巢元方《诸病源候论·小儿杂病诸候·胎疸候》已对胎黄的病因、症状进行了论述，指出病因为"其母脏气有热，熏蒸于胎"，症状为"至生下小儿体皆黄"。历代医家对胎黄的辨证认识不断深入和提高。宋·钱乙《小儿药证直诀·脉证治法·黄相似》指出胎黄"若淡黄兼白者，胃怯，胃不和也"。明·鲁伯嗣《婴童百问》在治疗方面提出茵陈蒿汤等方剂，充实了胎黄的治疗。此病西医学称为新生儿黄疸，包括新生儿血清胆红素升高的一系列情况，但除病理性黄疸外，新生儿还可发生生理性黄疸。约80%的新生儿发生黄疸，与新生儿生理特点和早产、低出生体重、喂养、缺氧、酸中毒、败血症、颅内外出血等诸多因素有关。延迟喂养、呕吐、寒冷、缺氧、胎粪排出较晚等因素可加重生理性黄疸；新生儿溶血症、先天性胆道闭锁、婴儿肝炎综合征、败血症等可造

成病理性黄疸。中医学则认为新生儿生理性黄疸与其脾、肝不足，运化、疏泄失司有关。

病因病机 发病原因主要为胎禀湿蕴。病变脏腑在肝胆、脾胃。发病机制主要为胎中禀受脾胃湿热、寒湿内蕴，或日久气滞血瘀，以致肝失疏泄，胆汁外溢，形成黄疸。

诊断及鉴别诊断 主要根据患儿症状、实验室检查做出诊断。要注意生理性胎黄和病理性胎黄的鉴别。

诊断要点 ①黄疸出现早（出生24小时内），发展快，黄色明显，可消退后再次出现，或黄疸出现迟，持续不退。肝脾常见肿大，精神倦怠，不欲吮乳，大便或呈灰白色。②血清胆红素、黄疸指数显著增高。③尿胆红素阳性，尿胆原试验阳性或阴性。④母子血型测定，用于 ABO 或 Rh 血型不合引起的溶血性黄疸。⑤肝功能可正常。⑥肝炎综合征应做肝炎相关抗原抗体系统检查。

鉴别诊断 ①生理性胎黄：一般生后第2~3天（早产儿在第3~4天）出现黄疸，4~6天最重，足月儿在生后10~14天消退，早产儿可延迟至第3周才消退。血清总胆红素足月儿低于205.2μmol/L，早产儿低于257μmol/L，以未结合胆红素为主，结合胆红素低于34μmol/L。一般情况良好，不伴有其他临床症状。②病理性胎黄：黄疸出现早（出生后24小时以内），进展快，呈进行性加重，消退迟（超过2~3周），或黄疸退而复现。血清总胆红素足月儿高于205.2μmol/L、早产儿高于257μmol/L，或每日上升高于85μmol/L，血清结合胆红素高于34μmol/L。伴贫血，网织红细胞增高，为溶血性黄疸；伴有中毒症状，如神委、不哭、体温不升或有波动，多为败血症；伴有消化道症状，血清胆红素有波动，多考虑新生儿肝炎。

辨证论治 主要分常证和变证论治，临床需注意观察常证至变证的演变转化。

常证 ①湿热郁蒸证：面目皮肤发黄，色泽鲜明如橘，小便黄赤，不欲吮乳，哭闹不安，哭声响亮，口渴唇干，或有发热，腹胀，大便秘结，舌质红，舌苔黄腻，指纹紫。治以清热利湿退黄。方用茵陈蒿汤加味。②寒湿阻滞证：面目皮肤发黄，色泽晦黯，日久难退，四肢欠温，大便溏薄，色灰白，精神委靡，不思进食，小便短少，舌质淡，舌苔白腻。治以温中化湿退黄。方用茵陈理中汤加味。③气滞血瘀证：面目皮肤发黄，颜色逐渐加深，晦黯无华，右胁下痞块质硬，肚腹膨胀，青筋显露，舌质紫，或见瘀斑，舌苔黄。治以行气化瘀消积。方用血府逐瘀汤加减。

变证 ①胎黄动风证：黄疸迅速加重，面目深黄，嗜睡，神昏，抽搐，两目凝视，尖叫，舌质红，舌苔黄腻。治以平肝息风退黄。方用羚角钩藤汤加减。②胎黄虚脱证：黄疸迅速加重，面色苍黄，伴四肢厥冷、水肿、气促、胸腹欠温、神昏，舌淡苔白，脉微欲绝。治以温阳补虚固脱。方用参附汤合生脉散加味。

中成药治疗 包括口服中成药和中药注射剂。应用中药注射剂时应注意观察其临床不良反应。

口服中成药 ①茵栀黄口服液（茵陈、栀子、黄芩、金银花）：用于湿热郁蒸证。②清肝利胆口服液（茵陈、金银花、栀子、厚朴、防己）：用于湿热郁蒸证。

中药注射剂 ①茵栀黄注射液（茵陈、栀子、黄芩、金银花）：用于湿热郁蒸证。②清开灵注射液（胆酸、珍珠母、猪去氧胆酸、栀子、水牛角、板蓝根、黄芩苷、金银花）：用于胎黄动风证。③生脉注射液（红参、麦冬、五味子）：用于胎黄虚脱证。

其他疗法 包括光疗、灌肠疗法和泡浴疗法等。在治疗中应多种方法综合使用，以取得更好效果。

光疗 用蓝光、绿光或白光照射，可使未结合胆红素经过光氧化及异构化作用产生胆绿色、无毒的水溶性双吡咯，经胆汁和尿液排出。但光疗可引起发热、腹泻、血钙水平降低、血小板计数下降等不良反应，强光照射对眼睛和脱氧核糖核酸（DNA）有潜在的损伤危害，应予以重视。目前已改进为蓝光毯治疗仪，在临床推广应用。

灌肠疗法 茵陈、栀子、大黄、黄芩、薏苡仁、郁金。水煎2次，浓缩过滤成25ml，每日1剂，直肠滴注，连用7日。用于湿热郁蒸证。

泡浴疗法 茵陈、白头翁、大黄、黄柏、黄芩。煎汤后患儿泡浴，泡洗水温保持在38~40℃，室温调节至25~28℃，关闭门窗，每次泡洗时间为15分钟，1日1次。用于湿热郁蒸证。

预后转归 生理性胎黄可不予治疗而愈，预后良好。病理性胎黄若治疗及时得当，一般预后良好；重症或失治误治，可发生变证，甚或死亡。

预防调护 主要包括：孕妇妊娠期应注意饮食起居，避免感染邪毒；小儿出生后，应注意护养；患儿应积极治疗，防止发生变证。

预防 ①孕妇妊娠期注意饮食卫生，忌酒及辛热之品。不可滥用药物。②若孕母有肝炎病史，或曾产下病理性胎黄婴儿，产前应测定血中乙肝抗体、抗 A 抗体、抗 B 抗体及其动态变化。预防性措施可按辨证论治原则由孕母服药。同时注意避免其他病毒感染。③注意保护新生儿脐部、臀部和皮肤，避免损伤，防止感染。

调护 ①婴儿出生后密切观察皮肤颜色的变化，及时了解黄疸出现及消退时间。②新生儿注意保暖。有缺氧表现者应常规给氧。早期开奶，促进胎粪早排。③注意观察胎黄婴儿的全身证候，有无精神委靡、嗜睡、吸吮困难、惊惕不安、两目直视、四肢强直或抽搐等症，以便及早发现变证患儿并及时治疗。

(汪受传)

jīxíng

畸形（malformation） 胎儿期发育异常引起的小儿内脏器官或体表的形态缺陷。又称先天畸形。宋代《小儿卫生总微论方·胎中病论》介绍了"胎内十二证"："一双瞽；二只眇；三骈拇；四六指；五体残；六支废；七独肾；八瘖哑；九缺唇；十社老；十一挛拳；十二侏儒。"即12种先天畸形：双目失明、单目失明、拇指示指骈联、六指、身体缺陷、肢体瘫痪、单侧睾丸、失音、兔缺、白化病、手指挛缩、侏儒。书中同时明确记载六指、兔缺可采用手术治疗。明·孙志宏《简明医彀》提及的"透肛"、明·李梴《医学入门》的"初生谷道无孔"，均指先天性肛门闭锁。清·魏之琇《续名医类案》记载了女婴小便从阴道排出的先天性膀胱阴道瘘。由此可见，中国古代对小儿先天畸形已有不少认识。

畸形多为妊娠期调养失宜或其家族遗传所致。若孕母在妊娠期间养胎护胎不慎，感受疫疠邪毒时气，损伤胚胎，则可能造成胎儿生长发育异常，产生畸形。在妊娠早期，胚胎发生期间，脏腑形体未成，最易受到各种病理因素的影响而造成先天畸形。某些畸形可采取手术疗法治愈，如兔缺、六指、先天性肛门闭锁等，但也有部分畸形尚难以取得满意疗效。先天畸形重在预防，需要广泛宣传优生知识，避免近亲婚配或严重的遗传病患者婚配；加强婚前、产前检查，遗传咨询，提倡适龄生育；注意环境保护，减少各种环境致畸因素的危害；对于严重的先天畸形，如能早期诊断，应终止妊娠。

(汪受传)

chūshēng bù tí

初生不啼（neonatal asphyxia） 胎儿出生后迟迟不啼哭、不呼吸，或呼吸断续、微弱而无啼哭的病证。又称寤生、闷脐生、闷气生。记载较早见于唐·孙思邈《备急千金要方·少小婴孺方·初生出腹》："儿生不作声者，此由难产少气故也。"宋代《小儿卫生总微论方·回气论》指出其是难产或冒寒所致。清·夏鼎《幼科铁镜·卓溪家传口诀》提出啼哭无声是肺气欲绝的危症。关于初生不啼的治疗，《备急千金要方》《小儿卫生总微论方》《万氏家藏育婴秘诀》等书提出了捋脐带血、倒悬拍背、服药回阳等多种治法。此病属于西医学的新生儿窒息范畴。

病因主要涉及两方面。一是由于孕妇难产，导致胎儿逼于产门，进退不得，为时过久，则气息闭塞，坠地时不能出声，奄奄如死。二是由于寒气内迫，导致小儿气闭，不能啼哭，甚至气绝而闷死。此病有轻重之分。①轻证：哭声微弱似有似无，呼吸微弱或时断时续，皮肤青紫，四肢欠温，略呈屈曲状，有皱眉动作，舌暗红或青紫。②重证：未闻哭声，未能开始呼吸或偶见微弱的呼吸运动，皮肤苍白，四肢软而无力，无任何伸屈动作，手足厥冷，舌淡白。治疗方法：①脐带向小儿捋之，尽量充其气血。②倒悬甩动，手拍儿背，舒其肺气。③保暖防寒，温水暖脐浴洗，使暖气入腹。④针灸疗法，常用穴位有十宣、涌泉、水沟、百会、素髎等，开其肺气。⑤服药益气温阳，如参附汤滴服急救回阳或用参附注射液静脉滴注。⑥重证者需立即复苏抢救。

初生不啼可通过产前孕母定期检查、临产监护预测，及时做适当处理减少发病。若重证抢救不及时，则预后不良，可致死亡或留下后遗症。

(汪受传)

chūshēng bù rǔ

初生不乳（breastfeeding problems in newborn） 小儿出生后12小时仍不能吮乳的病证。病情轻者称为难乳。记载较早见于隋·巢元方《诸病源候论·小儿杂病诸候》。清·吴谦等《医宗金鉴·幼科心法要诀·初生门上·不乳》："儿生能乳本天然，若吮乳必有缘。"说明新生儿吮乳是其本能，若不能吮乳则属于病态。唐·孙思邈《备急千金要方·少小婴孺方·初生出腹》认为初生不乳是腹中有"痰癖"。宋代《小儿卫生总微论方》认为初生不乳是难产、中寒、伤风、口中秽血入腹等多种原因引起。诸家还提出初生不乳的诊断，要首先排除脐风、鹅口疮、畸形等疾病。关于初生不乳的治疗，清·周震《幼科指南》、《医宗金鉴》等提出了独参汤、理中汤等方药。

病因病机可归纳为三方面。①秽浊郁积：若胎儿在出生之时吞咽羊水、恶血，秽浊之邪郁滞胃肠，扰乱气机，胃失和降，则导致患儿脘腹胀满，不欲吮乳。②寒中脾胃：孕母过服寒凉药品或过食生冷瓜果，或婴儿产时受寒，产后保温欠当，以致寒邪直中婴儿脾胃，损伤阳气，脾阳受损，则温煦失职，运化无力，导致初生不乳。③禀赋不足：父母精血虚损，或妊娠期调摄失宜，精神、起居、饮食、用药不慎等损伤胎元，或分娩时早产、难产、产伤等均可导致婴儿脏腑精气不足，功能不全而不乳。分为三证论治。①秽浊郁积证：面赤唇红，气促声粗，脘腹胀满，啼哭烦躁，频繁呕吐，不进乳水，便结不通，指纹紫滞。治以逐秽通腑。方用小承气汤加减。②脾胃虚寒证：面色苍白或青紫，口鼻气冷，四肢欠温，精神疲倦，啼哭无力而不乳，大便稀溏，指纹淡。治以温中散寒。方用理中汤加减。③元气虚弱证：面色苍白，息弱声低，精神委靡，啼哭无力而不乳，反应迟钝，指纹淡。治以培补元气。先服独参汤，继服四君子汤。

初生不乳可由多种病因引起，若护理喂养得当，针对病因及时治疗，可以康复。若救治不及时，护理失职，则病情转为危重甚至死亡。患儿要注意保温，保持气道通畅，注意乳、水的喂养方法，密切关注其面色、呼吸及二便等的变化。

（汪受传）

chūshēng xiǎobiàn bù tōng
初生小便不通（neonatal retention of urine）
新生儿在出生48小时后仍无排尿的病证。又称闭小便、初生不尿。婴儿一般在出生后24小时内初次排尿，少数在48小时内排尿。元·曾世荣《活幼口议·议初生牙儿证候二十六篇·议闭小便》："小肠乃心之府也，水窦流行，随其气而利之。心气若壅，小便不通。"明·王肯堂《证治准绳》认为小儿初生不尿者，多因在胎时母恣食酿生热毒流入胎中。清·吴谦等《医宗金鉴·幼科心法要诀》提出用导赤散、八正散治疗。清·合信氏《妇婴新说·论小儿初生时病症》提出"将儿下身浸入温水"的通小便之法，同时还提醒应细验尿道有无阻塞，若有应当手术治疗。西医学中各种原因引起的新生儿尿潴留、无尿症属于此病范畴。

此病病因有先天性泌尿系畸形，或者胎热蕴结三焦灼伤津液，或者下焦气闭疏泄无能，或者禀赋元阳亏虚气化无力。治疗应首先检查患儿外阴、尿路有无畸形、梗阻，若有异常，可通过外科手术处理。若无异常，则可辨证论治。①热蕴膀胱证：膀胱胀急，腹满疼痛，尿液不出，啼哭有力，面唇红赤，烦躁不安。治以清热利水。方用导赤散、八正散加减。②元气虚弱证：尿液点滴不下，面色苍白，啼声低弱，神疲乏力，反应迟钝。治以培本固元，温阳利水。方用独参汤合五苓散加减。同时可以配合外治法，如豆豉膏贴脐法。若属尿潴留者可以采用导尿术。

此病可由多种病因引起，经恰当治疗一般预后较好。若小便长时间不得排泄，或者肾气虚衰而无尿，则水毒可泛溢五脏、肌肤，导致肿胀、喘闷、昏迷，甚至死亡。

（汪受传）

chūshēng dàbiàn bù tōng
初生大便不通（neonatal retention of feces）
新生儿出生后2天仍无大便排出的病证。又称锁肚。正常新生儿出生后24小时内排泄大便，若生后2天仍无粪便排出，便为病。古代医家对此病早有论述。隋·巢元方《诸病源候论·小儿杂病诸候·大便不通候》："小儿大便不通者，腑脏有热，乘于大肠故也。脾胃为水谷之海。水谷之精华，化为血气，其糟粕行于大肠。若三焦五脏不调和，热气归于大肠，热实，故大便燥涩不通也。"小儿亦包括新生儿，"热"是大便不通的病因之一。明·王肯堂《证治准绳·幼科·生下胎疾·不大便》："由胎中受热，热毒壅盛，结于肛门，闭而不通，无复滋润，所以如此。"认为初生大便不通为胎中受热，热毒壅盛，失于滋润，以致出生后大便闭而不通。此外，古代医家已认识到先天畸形也可以造成大便不通。如清·吴谦等《医宗金鉴·幼科心法要诀·初生门上·肛门内合》："有因热毒肛门结，或是内合无隙通，清毒宜服黑白散，脂瞒簪通导法精。"指出此病有两种原因，一是热毒壅结，二是"脂膜遮瞒，无隙可通"。此病与西医学的胎粪性肠梗阻、胎粪性便秘、先天性肛门闭锁、先天性巨结肠等疾病有关。

此病多属先天因素影响，主要有三方面。①胎热内蕴：热毒结于大肠，耗伤阴液，肠道失于濡润，则大便秘结不下，肠道因阻而闭。②禀赋不足：小儿先天禀赋不足，元气虚弱，气血亏损，运化失常，疏泄失司，气机不降，积滞于内，则腹部胀满，大便不下。③肛门内合：胎毒干扰胎元，导致肠道发育畸形，肛门闭锁或狭窄，则大便不下。施治时首先要辨清大便不通是因"便结"还是"肛门内合"。若属后者，需手术治疗。若属前者，则可辨证论治。①热蕴大肠证：腹部胀满，大便不通，烦躁多啼，面赤唇红，口干舌燥，不乳，呕吐，指纹红紫。治以清热通腑。方用一捻金加减。②元气虚弱证：腹部柔弱，大便不通，神气怯弱，面色苍白，啼哭无力，吮乳量少，指纹色淡。治以益气扶正，健脾助运。方先用独参汤，继以蜜煎导法。

此病一般经药物或手术治疗可以治愈。若不及时治疗，热毒瘀滞，可致肠腑败坏，甚则阴竭阳脱而死亡。此病的护理甚为重要。对一般大便不通的患儿，可用肥皂头、开塞露等栓入肛门导便；对重症伴呕吐患儿，须防止呕吐物呛入气道。保持外阴清洁，减少粪便、尿液对该处皮肤的刺激。注意观察患儿治疗后的反应，一般大便通利后要及时停药。

(汪受传)

qífēng

脐风（neonatal tetanus） 由于新生儿断脐不洁，风邪秽毒内侵而发生的以唇青口撮，牙关紧闭，苦笑面容，阵发性抽搐，角弓反张为主要表现的疾病。又称初生口噤、撮口、锁口风。一般在初生后4~7天发病，故按其出生后发病日数又称四六风、七日风。晋·皇甫谧《针灸甲乙经》最早明确提出了小儿脐风的病名，指出其主症为目上插、口不开、善惊，可针刺丝竹空、然谷等穴治疗。其后，唐·孙思邈《备急千金要方》、宋·王怀隐等《太平圣惠方》等对此病的病因、预后及

预防等都有论述。宋代《小儿卫生总微论方》已认识到脐风与成人破伤风是同一病原，并提出断脐后用烙脐饼子灸的局部处理方法。明·朱橚等《普济方》提出用火炙剪刀断脐的预防方法。1949年以前，此病的发生率和死亡率都很高，尔后，由于无菌接生法的推广，发病率大大下降，但在边远的山村地区及特殊情况下仍时有发生。此病西医学称为新生儿破伤风。

病因病机 脐风的病原以风邪秽毒为主，即破伤风杆菌，由脐部创口侵入患儿体内而致病。脐风的病因有两种。①断脐处理不当：如断脐器具不洁，或脐带结缚不紧，为外邪所侵。②脐部护理不周：断脐后脐部包敷护理不善，脐端为秽毒所污染。新生儿脏腑娇嫩，御邪力弱，外邪侵入脐中，经脉受阻，营血壅滞，气血运行不畅，经脉为邪毒所闭，肝风内动，则出现四肢抽搐、角弓反张等一系列症状。

诊断及鉴别诊断 诊断时注意询问生产史。需与低钙抽搐、脑损伤、胎惊、婴儿痉挛症等鉴别。

诊断要点 ①多有出生时脐带处理不洁史、初生脐部污染史。②发作性抽搐，牙关紧闭，头项及四肢强直，苦笑面容。遇有光、声、触动等刺激可诱导抽搐发作。③脐部或伤口等处分泌物培养，可查到破伤风杆菌。

鉴别诊断 ①低钙抽搐：无不洁断脐和护理不当史，多见于低体重儿、各种难产儿，主要是由于神经、肌肉的兴奋性增强而抽搐，无苦笑貌，抽搐发作时常伴有不同程度的呼吸改变、心率增快和发绀，血钙降至2mmol/L以下。②脑损伤：其母有急产或

难产史，虽有抽搐，但无牙关紧闭和苦笑面容。抽搐可以轻微地表现为眼球运动，如持续张眼或眨眼；舌运动，如咋舌、咂唇或吸吮。③胎惊：为新生儿发生的惊风证候，多为孕妇精神因素或饮食不调，影响胎儿所致。以壮热抽搐，牙关紧闭，痰涎壅盛等，发于高热之时为特点。④婴儿痉挛症：1岁以内发病，但常于2个月后起病，多发于4~6个月时。每单个发作时间极短；发作次数频繁，短时间可连续成串发作；发作时全身尤其是头部和上身向前屈。

辨证论治 按照主证、兼证分别辨证论治，需注意兼夹症的演变与治疗。急症者应中西医结合治疗，尽早采用破伤风抗毒素、人体破伤风免疫球蛋白、镇静解痉药物、青霉素等治疗。

主证 ①风邪阻络证：有断脐不洁史，生后数天，精神委靡或烦躁不安，多啼善叫，张口不利，吮乳口松，大便不调，小便黄短，舌淡红，舌苔薄白，指纹淡红。治以宣通经络，祛风达邪。方用玉真散合柴葛解肌汤加减。②邪毒入脏证：全身抽搐，苦笑面容，牙关紧闭，颈项强直，角弓反张，口撮不乳，乳涎外溢，啼声不出，吞咽困难，身热，痰壅屏息，面唇青紫，汗出淋漓，小便黄短，大便秘结，舌暗红，舌苔黄厚，指纹青紫。治以解毒清热，息风定搐。方用撮风散加减。③气阴两虚证：抽搐渐缓，口撮渐松，可张口吮乳，四肢强直转为柔和，形体消瘦，动则汗出，肢体少动，舌红绛，舌苔薄，指纹淡。治以益气养阴，健脾和胃。方用人参养荣汤加减。

兼证 ①兼疮毒：脐肿成疮，腐臭溃烂，或伴壮热。可在主方

中加栀子、黄芩、黄连等清热解毒药,外用解毒生肌敛口药局部外敷。②兼咳喘:出现咳喘症状,在主方中加麻黄、杏仁、葶苈子等以宣肺降气,开闭平喘。③兼阳脱变证:面色青灰,四肢厥逆,抽搐无力,呼吸微弱甚则停止。方用参附汤加减。

中成药治疗 ①小儿脐风散(全蝎、猪牙皂、大黄、巴豆霜、当归、炙硇砂、朱砂、人工牛黄):用于风邪阻络证。②玉真散(生白附子、防风、白芷、生天南星、天麻、羌活):用于风邪阻络证。③小儿惊风散(全蝎、炒僵蚕、雄黄、朱砂、甘草):用于邪毒入脏证。④人参养荣丸(人参、土白术、茯苓、炙甘草、当归、熟地黄、白芍、炙黄芪、陈皮、五味子、制远志、肉桂):用于气阴两虚证。

其他疗法 包括灌肠疗法和针刺疗法等。

灌肠疗法 以白附子、羌活、白芷、防风、天麻、天南星为基本方。抽搐剧烈加钩藤、蝉蜕、蜈蚣;发热加金银花、连翘。上述诸药文火煎取30ml,共煎2次,合计60ml,纱布过滤,灌肠,每日1剂。适用于脐风发作时。

针刺疗法 主穴:八鱼穴,包括8个穴。①趾鱼穴:足趾腹部近趾甲处,左右各5穴。②跟鱼穴:足底,足跟前八字纹内,左右各1穴。③眉三鱼穴:位于眉的头、中、尾部,左右各3穴。④眉间鱼穴:两眉正中处。⑤人中鱼穴:鼻柱下沟中部。⑥口周鱼穴:鼻翼旁,口裂纹尽处,左右各1穴。⑦百会鱼穴:两耳尖连线与头顶正中线交点处。⑧指鱼穴:手指指腹近指甲处,左右各5穴。均以毫针或三棱针点刺。一般要求为:取微汗,以肢稍转

温,口唇转红为验。每日1次。不计疗程。在隐发期,可24小时刺1~2次。

预后转归 此病一旦发病,病情凶险,应中西医结合治疗,可提高疗效。若治疗不及时,则可发生变证,甚或死亡。

预防调护 预防主要在于推广无菌接生法,调护要点是尽量保持患儿安静。

预防 ①积极推广无菌接生法,防止脐部感染。②预产期的孕妇要住院待产,防止胎儿娩出后自行断脐。无法确保无菌接生的孕妇,于妊娠晚期注射破伤风类毒素0.5ml两次,注射之间相隔1~2个月。③若急产娩出自行脐断者,应重新消毒断脐端,并予注射破伤风抗毒素3000U。

调护 ①病房保持安静,温度适宜,光线宜偏暗,空气要流通,尽量避免各种刺激,如强光、声音等。②控制痉挛,抽搐时不要做喂药等治疗操作。尽量保持喂奶,维护正常的呼吸功能,随时吸痰,保持呼吸道通畅。

(汪受传)

chūshēng duō tí

初生多啼(drastic cry in infant)

以新生儿长时间啼哭不止为主要表现的疾病。隋·巢元方《诸病源候论·小儿杂病诸候》已对夜啼候、惊啼候、躽啼候等做了描述,其中夜啼指夜间啼哭不安,惊啼指暴受惊恐后啼哭不安,躽啼指小儿因腹痛而曲身啼哭。宋·钱乙《小儿药证直诀·脉证治法》提出夜啼病机为脾脏冷而痛,治以温中,用花火膏主之;惊啼病机为邪热乘心,治当安心,用安神丸主之。明·万全《万氏家藏育婴秘诀·啼哭》指出:"小儿啼哭,非饥则渴,非痒则痛。为父母者,心诚求之,渴则饮之,

饥则哺之,痛则摩之,痒则抓之,其哭止者,中其心也。如哭不止,当以意度。"说明引起多啼的原因众多,必须细心审察,需要辨别各种不适,以及排除各种器质性疾病引起的啼哭。

小儿初离母腹,内外环境改变,又因脏腑娇嫩,心神怯弱、脾常不足,因而惊恐伤心导致神志不安,寒伤脾阳导致气机不利,乳食积滞导致胃气不和等,这些都可使小儿痛苦而引起啼哭。临症时在排除了生活护理不当及器质性病变因素外,可按寒、热、虚、滞、惊五证论治。①脾虚中寒证:频繁啼哭,时哭时止,夜间为甚,啼声低弱,面色青白,恶寒蜷卧,四肢欠温,纳少便溏,肠鸣腹胀,喜温喜按,口唇淡白,舌淡红,舌苔薄白,指纹沉红。治以温脾散寒,理气止痛。方用匀气散加减。②心热内扰证:见灯啼哭或上半夜啼哭尤甚,啼声洪亮,烦躁不安,面赤唇红,小便短黄,大便干结,舌质红,舌尖尤甚,舌苔黄,指纹青紫。治以清心泻热,导赤除烦。方用导赤散加减。③阴血亏虚证:啼哭声嘶,口干少睡,目干少泪,手足心灼热,躁动少眠,小便短少,大便干结,舌淡苔少,指纹色淡。治以养阴补血,宁心安神。方用归脾汤加减。④乳食积滞证:啼哭烦躁,不思乳食,脘腹胀满,口气臭秽,面黄唇焦,或呕吐乳食,大便酸臭,舌红,舌苔厚腻,指纹紫滞。治以消乳化食,和中导滞。方用消乳丸加减。⑤惊恐伤神证:睡时惊惕而哭闹,哭声尖锐,时高时低,时急时缓,神情不安,紧偎母怀,面色乍青乍白,唇舌多正常,指纹青。治以补气养心,镇静安神。方用远志丸加减。可同时配合小儿推拿疗

法，如补脾经、清心经、清小肠、推攒竹、揉五指节、清大肠、摩腹等，简便有效。

多啼有轻重之分，轻者可不治而愈，重者也可能是疾病的早期反映。因此，在未找到多啼的明确病因之前，必须注意观察病情变化，以便及时做出相应处理。

（汪受传）

pánchángqì
盘肠气 (intestinal colic in infant)

以婴儿突然发作的阵发性腹部绞痛、啼哭不宁为主要表现的急性病证。又称盘肠气痛、盘肠钓痛、盘肠内吊。明·鲁伯嗣《婴童百问·盘肠气》论述了其症状和病机："盘肠气者，痛则腰曲干啼，额上有汗，是小肠为冷气所搏然耳，其口闭、脚冷、上唇干是也。"宋代《小儿卫生总微论方·心腹痛论》、清代《幼幼集成·腹痛证治》等均有对盘肠气症状的描述。元·曾世荣《活幼口议·议盘肠》提出了匀气散、钩藤汤等治疗盘肠气的方药。西医学的婴儿肠绞痛属于此病范畴。

盘肠气多是婴儿脾气不足，感受风冷寒邪，搏于肠间所致。婴儿脏腑娇嫩，寒暖不知自调，若护理不当，衣被单薄，腹部为风冷所侵，则寒邪凝滞中焦，搏结肠间，中阳受戕。寒主收引，寒凝则气滞，气滞则血瘀，气机不畅，经络不通而发生腹痛。诊断时要排除腹部脏腑的器质性疾病。其临床表现：阵发性腹部绞痛，痛时弯腰曲背，肠鸣辘辘，面色苍白，两眉紧蹙，额上汗出，哭叫不已，烦躁不安，翻滚不止，不吮乳，四肢发凉，舌苔白或白腻，指纹紫滞。治以温中散寒，理气止痛。方用金铃子散或沉香降气汤加减。同时可配合外治法，如中药外敷，选用温中散寒行气类中药，如木香、沉香、陈皮、白芍、香附、生姜、小茴香、桂枝等，将药物研细末，用纱布袋包，敷于中脘穴，可以缓解痉挛，减轻疼痛。或用针灸疗法，取双侧足三里、天枢、中脘为主穴，随证加减，行补泻后立即去针，针后可加灸。

盘肠气若能及时治疗，一般预后良好。此病的预防要注意平时调节饮食、避免感寒着凉，胎寒病证的新生儿要及早治疗。

（汪受传）

chūshēng shāngfēng
初生伤风 (neonatal cold)

新生儿感受风邪，引起以发热、啼哭、咳嗽、流涕、打喷嚏为主要表现的外感疾病。宋·钱乙《小儿药证直诀·脉证治法·伤风》明确提出了"伤风"的病名、治法、方药及兼夹证等。元·曾世荣《活幼口议·议初生牙儿证候二十六篇》详细论述了新生儿伤风的病因为乳母护持不当而感受风邪或洗浴受冷，症见喷嚏、鼻塞，甚至发热惊悸，治用消风散内服、通关膏外敷等法。元·朱震亨《丹溪治法心要》、明·万全《万氏家藏育婴秘诀》、明·秦景明《幼科金针》等均对初生伤风有所论述。此病类似于西医学的新生儿急性上呼吸道感染。

初生伤风的病因有外感因素和正虚因素。感受外邪以风邪为主，常兼夹寒、热、暑、湿、燥等。新生儿甫出母腹，脏腑柔弱，腠理疏薄，卫外不固，若冷暖失常，如衣被增减失宜，或坐卧当风，或更衣脱帽沐浴冒风，邪从口鼻、皮毛入侵，肺卫首当其冲，卫表不和，肺气失宣，便产生伤风。临床可分为五种类型辨证论治：①外感风寒证：恶寒重，发热轻，无汗或汗出不畅，鼻塞，流清涕，喷嚏，口不渴，咽不红，舌淡，舌苔薄白，指纹浮红。治以解表散寒。方用葱豉汤加减。②外感风热证：发热重，恶风，有汗而热不解，面红目赤，鼻塞，流黄涕甚至脓涕，喷嚏咳嗽，啼哭烦闹，口干而渴，咽红，舌质红，舌苔薄黄，指纹浮紫。治以解表清热。方用银翘散或桑菊饮加减。③外感暑湿证：病发于夏季，发热不畅，精神委靡，鼻塞，流涕，不欲吮乳，或伴呕吐泄泻，舌红，舌苔薄白或腻，指纹紫滞。治以清暑解表。方用新加香薷饮加减。④气虚伤风证：恶寒发热，鼻塞流涕，咳嗽无力，倦怠委靡，气短声低，舌淡，舌苔白，指纹淡红。治以益气解表。方用参苏饮加减。⑤阴虚伤风证：身热烦躁，微恶风寒，微汗或无汗，口渴咽干，手足心热，干咳少痰，舌红，舌苔少，指纹淡紫。治以滋阴解表。方用加减葳蕤汤加减。

此病经正确的护理和治疗可迅速痊愈，但体弱儿感邪后则需给予足够重视，祛邪兼顾扶正，防止发生传变。

（汪受传）

bǎizuì nèisòu
百晬内嗽 (neonatal cough)

小儿自出生至百日内出现的以咳嗽、气憋等为主要表现的呼吸系统疾病。又称百日内嗽、百晬嗽、乳嗽、胎嗽。《黄帝内经》中就有"乳子喘鸣"的记载。隋·巢元方《诸病源候论·小儿杂病诸候》明确提出"百日内嗽"病名。明·鲁伯嗣《婴童百问·百晬内嗽》指出百晬内嗽病情严重，需特别重视，实证当散、虚证当补的治疗原则。明·万全《幼科发挥·肺所生病》提出百晬内嗽的治法：痰多者，宜玉液丸；肺虚者，阿胶散主之。清·陈复正《幼幼集成·百晬嗽论》指出多种病因可引起百晬内嗽："或出胎暴受风寒，或浴儿为风所袭，或解换裸裳，或出怀喂乳，而风寒得以乘之，此病由外来者。或乳汁过多，吞咽不及而呛者，或啼哭未定，以乳哺之，气逆而嗽者，此病出于内生者，皆能为嗽。"此病可见于西医学的新生儿、婴儿的支气管炎、毛细支气管炎、肺炎等疾病。

婴儿五脏六腑全而未壮，形气未充，卫外不固，易感受外邪，或者内呛乳汁，皆可引起肺气宣发肃降失常，气机逆乱而致咳嗽。其临床表现：气粗痰壅，咳嗽，咳后惊悸，呕吐，呛奶，呕逆不得息，精神困倦。属于风邪犯卫者，多伴有表证，如发热或无热，喷嚏，流涕等。治以疏风解表，宣肺止咳，方用桑菊饮加减。属于肺炎喘嗽者，常伴有不思进乳，口中吐沫，发热，气急，喘憋，鼻煽等。病情较轻者，治疗以清热宣肺，化痰止咳为主，方用麻黄杏仁甘草石膏汤合泻白散加减；病情较重者，以解毒、平喘、豁痰为主，方用射干麻黄汤加减。

百晬内嗽是婴儿期常见的呼吸系统疾病，因小儿体质柔弱，一旦发病，容易加重，或耗伤气阴，故当积极救治。若重症未能及时治疗，或失治误治，则易发生变证，甚至造成死亡。

（汪受传）

chūshēng ǒutù
初生呕吐（neonatal vomiting）

以新生儿屡次呕吐乳食，以至形体消瘦为主要表现的病症。宋·钱乙《小儿药证直诀·脉证治法·初生下吐》称之为"初生下吐"："初生下，拭掠儿口中秽恶不尽，咽入喉中故吐，木瓜丸主之。"认为初生呕吐乃因咽下胎中秽浊液体，内扰于胃所致。明·万全《幼科发挥·脾所生病·呕吐》指出小儿呕吐多因乳食之伤，并对呕乳与漾奶、哯乳的鉴别及处理进行了论述。清·吴谦等《医宗金鉴·幼科心法要诀·初生门上·吐不止》对此病的病因进行了补充，认为乃因"秽恶停留胃内成，或缘禀赋胎寒热，或因生时感风寒"，并提出了一捻金、香苏饮、二陈汤、理中汤等治疗方药。

初生呕吐的原因很多，首先应当排除先天性消化道畸形等器质性疾病，然后分辨病因：乳食秽浊伤胃；外风邪犯肠胃；胎前禀受热积；胎前受寒伤阳；惊恐伤肝气逆。但不管何种病因，皆是干犯于胃，胃失和降，气逆于上而产生呕吐。临床可分为五证论治。①乳食伤胃证：呕吐腐臭，不欲吮乳，脘腹胀满，夜卧不安，大便腐臭夹未消化乳块，舌苔厚腻。治以消乳导滞，和胃降逆。方用消乳丸加减。②外邪犯胃证：突发呕吐，胃脘不适或疼痛，伴恶寒发热，鼻塞流涕，全身不适，舌淡苔白，指纹红。治以解表化浊，和胃降逆。方用藿香正气散加减。③胃热气逆证：食入即吐，呕吐频繁，量多臭秽，或伴口渴多饮，面赤唇红，烦躁不安，舌红，苔黄，指纹紫。治以清热和胃，降逆止呕。方用黄连温胆汤加减。④脾胃虚寒证：食久方吐，时作时止，或朝食暮吐，暮食朝吐，吐出物多为清稀痰水，或不消化乳食，面色苍白，精神疲倦，四肢欠温，大便溏薄，舌淡苔白，指纹淡。治以温中散寒，降逆止呕。方用丁萸理中汤加减。⑤肝气犯胃证：呕吐清涎，睡卧惊惕，多啼易怒，舌边红，舌苔薄腻，指纹紫。治以疏肝理气，和胃降逆。方用解肝煎加减。同时，尚可采用董廷瑶"火丁疗法"以止吐：即医师戴手套，示指蘸冰片少许，伸入患儿口内，快速按压在舌根部的"火丁"（腭垂对面的会厌软骨）上后即取出手指。

若是先天性消化道畸形引起的频繁呕吐、食入即吐，需手术治疗。若喂哺不当引起的呕吐，需改进喂哺方法。其余情况均可采用上述治法治疗。护理方面要注意调节乳食和哺乳方法，防止呕吐物呛入气道。

（汪受传）

chūshēng xièxiè
初生泄泻（neonatal diarrhea）

以新生儿大便稀薄或如水样，次数增多为主要表现的病症。宋·钱乙《小儿药证直诀·脉证治法·初生三日内吐泻壮热》："不思乳食，大便乳食不消或白色，是伤食。当下之，后和胃。"《小儿药证直诀·脉证治法·初生三日以上至十日吐泻身温凉》："不思乳食，大便青白色，乳食不消，此上实下虚也。更有兼见证：肺睡露睛，喘气；心惊悸，饮水；脾困倦，饶睡；肝呵欠，顿闷；肾不语，畏明。"指出伤于乳食是初生泄泻常见病因，病涉五脏，有肺心实证、脾肾虚证各种证候，治疗当下其实而补其虚。清·吴谦等《医宗金鉴·幼科心法要诀》载有"脐寒泻"一证，乃断脐后护理失当，风冷侵入，传于大肠所致。西医学的新生儿腹泻属于此病范畴。

新生儿初离母体，脏腑娇嫩，脾常不足，受邪则困，运化失健，水谷不化，精微不布，升降失职，清浊不分，合污下流，则成泄泻。无论感受外邪还是内伤乳食，均可影响脾胃的运化功能而产生泄泻。临床根据寒热虚实分为四证论治。①湿热泻：泻下稀薄如糊状或水样，急迫量多，气味臭秽，色黄或黄绿，小便短少，肛周发红，不欲吮乳，甚则吐乳，腹痛阵作，啼哭烦躁，或有发热，口渴欲饮，舌红苔黄腻，指纹紫。治以清热除湿，升清降浊。方用葛根黄芩黄连汤加减。②风寒泻：大便稀薄、色淡或夹泡沫，气味稍臭，肠鸣腹痛，或伴恶寒发热，咳嗽，流清涕，舌质淡苔薄白，指纹淡红。治以疏风散寒，化湿止泻。方用藿香正气散加减。③伤乳泻：大便稀薄，夹有乳块，气味酸臭或如败卵，脘腹胀满，嗳气酸腐，吮乳减少或拒乳，恶心呕吐，舌苔多白腻，舌质偏红，指纹滞。治以运脾和胃，消乳化滞。方用消乳丸加减。④脾虚泻：病程较长，反复发作，泻下清稀，色淡不臭，食后即泻，小便清长，面色委黄或苍白，精神委靡，哭声低弱，寐时露睛，四肢不温，舌淡苔白，指纹淡。治以健脾益气，助运止泻。方用参苓白术散加减。

此病一般预后良好，但发病于新生儿，若治疗不及时易于转重，可发生伤阴、伤阳之变证，甚则产生危候。预防：提倡母乳喂养，乳食有节，注意饮食卫生，调摄冷暖。护理：室温适宜，空气流通，调节乳食，注意消毒隔离，保持臀部清洁。

（汪受传）

chūshēng biànxiě

初生便血（neonatal hematochezia） 新生儿大小便出血的病症。元·曾世荣《活幼口议·卷之四·议便血》提出："儿生七日之内，大小便有血出者，此由胎气热盛之所致也。"明·薛铠、薛己《保婴撮要·便血尿血》详细论述了便血、尿血的证治，提出了大便出血用加味清胃散、加味小柴胡汤、加味归脾汤、六味地黄丸治疗；小便出血用清心莲子饮、六味地黄丸、火府丹等方药治疗。清·吴谦等《医宗金鉴·幼科心法要诀·失血门·便血》进一步区分"近血"与"远血"，即"脏毒"与"肠风"："若血色暗而浊，肛门肿痛，先血后粪，此为近血，名曰脏毒；若血鲜而清，腹中不痛，先粪后血，此为远血，名曰肠风。"

初生便血包括大便出血和小便出血两类。病机是气火逆乱，血不循经，络伤血溢。若孕母长期过食辛辣，嗜酒无度，蓄积胃肠，积湿蒸热，儿在胎内，受其热毒，阳明热盛，灼伤血络，迫血妄行，湿热之邪流注下焦，或七情刺激，恼怒伤肝，心火偏旺，耗伤肾阴，热移膀胱等，均可引起大小便出血。若小儿禀赋不足，元气虚弱，血失统摄，溢于脉外，亦可见大小便出血。此外，新生儿吞入母亲产道或乳头破裂的血液，或鼻、咽、牙龈流出的血液等亦可引起便血，应当加以辨别。

初生大便出血可分为三证论治：①脾胃虚寒证：大便稀溏，带有血丝，色泽暗淡，腹部隐痛，喜暖喜按，面色委黄，四肢不温，舌淡，舌苔白滑，指纹淡青。治以温中散寒，养血止血。方用黄土汤加减。②脾虚失摄证：大便下血，日久不止，血色紫暗，面色苍白，精神委靡，不欲吮乳，爪甲无华，舌淡，舌苔白，指纹淡。治以益气健脾，养血止血。方用归脾汤加减。③湿热蕴毒证：大便下血，血色鲜红，肛门灼热，啼哭烦躁，面赤唇红，舌红，舌苔黄腻，指纹红紫。治以清热除湿，凉血止血。方用地榆散合槐角丸加减。

初生小便出血可分为三证论治。①膀胱湿热证：小便出血，灼热鲜红，或伴发热，烦躁口渴，面赤口疮，皮肤疮疡，夜寐不安，舌红，舌苔黄腻，指纹深紫。治以清热利湿，凉血止血。方用小蓟饮子加减。②心火亢盛证：小便黄赤，或伴鲜血，烦躁口渴，面赤唇红，夜寐不宁，啼哭不安，或口舌生疮，舌尖红，舌苔黄，指纹紫。治以清心泻火，利尿止血。方用导赤散加减。③脾肾两虚证：小便尿血，色淡不鲜，或伴其他部位出血，日久不愈，面色晦黯，形体消瘦，神疲乏力，不欲吮乳，形寒肢冷，舌淡无华，舌苔白，指纹淡。治以补脾益肾，固摄止血。方用补中益气汤合无比山药丸加减。

此病病因较多，出血不止者要注意检查，排除胃肠、尿路的各种先天性疾病；若兼有其他部位出血，更要检查是否为全身性疾病（尤其是血液病），积极治疗原发病。注意严密观察病情的发展和变化，若出现头昏、心慌、多汗、面色苍白、四肢湿冷等症状，应及时救治，以防产生厥脱之证。

（汪受传）

wǔyìng

五硬（five stiffness） 以手、足、口、头项、肌肉冰冷僵硬、屈伸不利为主要表现的新生儿疾病。明·鲁伯嗣《婴童百问·五硬第二十七问》较早提出了"五硬"病名："五硬者，仰头取气，难以动摇，气壅疼痛连胸膈间，脚手心如冰冷而硬……恐面青心腹硬者，此症性命难保。"后世医著如明·薛铠、薛己《保婴撮要·五硬》、明·王肯堂《证治准绳·幼科》、清·吴谦等《医宗金鉴·幼科心法要诀》、清·陈复正《幼幼集成·五软五硬证治》等对五硬均有论述，并指出主要病位在脾，病机是阳气不荣于四末。但是，各家所说五硬部位略有不同，现代则统一认为五硬为手硬、足硬、口硬、头项硬、肌肉硬，而以肌肉硬为主要临床表现。

病因病机 主要由于小儿先天禀赋不足，胎元不充，元阳不振，加上风寒外袭，寒邪凝固，经络闭阻，阳气不得宣通，气血不营，筋脉、肌肤失于温养，以致头项、手足、肌肉等板硬不柔，屈伸不利，而成五硬之证。早产儿或足月而未成熟的婴儿，先天元阳未充，出生之后调护失宜，一旦感受寒邪则易于发病。脾为气血生化之源，主肌肉四肢，若脾阳虚弱，运化失常，则清阳不布，肌肉经脉失于温养，因而四肢肌肉冰冷硬结，屈伸不利。

诊断要点 ①病史：早产儿或体弱儿；窒息、产伤等所致的摄入不足或能量供给低下；处于寒冷季节或地区，有感受风寒史，或伴有感染病史。②临床表现：手、足、口、头项、肌肉冰冷僵硬，不能用手捏起，可伴水肿，反应低下，或伴有肺炎、肺出血、败血症。③实验室检查：根据需要检测动脉血气、血糖、钠、钾、钙、磷、尿素氮、肌酐、心电图、胸部 X 线检查。

辨证论治 五硬按照虚、实分别辨证论治，需密切关注小儿的生命体征，急症重症当中西医结合治疗。①阳气虚衰证：全身不温，面色㿠白，肌肤硬紧或按之稍陷，头项强硬，仰头取气，难于动摇，胸膈气壅疼痛，呼吸不利，吮乳乏力，难于下咽，手足冰冷，手不能握，足不能举，或见心腹硬实，气息微弱，嗜睡，

小便短，大便少，舌淡，舌苔少，指纹淡。治以温阳逐寒，通经活络。方用参附汤加味。②寒凝血涩证：全身欠温，四肢发凉，肌肤硬紧，难以捏起，其色暗红或紫暗，或红肿如冻伤，面色晦黯，神乏无欲，吮乳减少，哭声低微，手足拘僵，唇干色青或暗，舌青紫，舌苔光，指纹红滞。治以温经回阳，逐寒救逆。方用当归四逆汤加减。③脾阳虚弱证：全身欠温，肌肉发硬，按之凹陷，手足冰凉，屈伸不利，面色委黄，神疲乏力，啼哭无力，吮乳减少，小便清长，大便溏薄，舌淡，舌苔白，指纹淡。治以温补脾阳，益气通络。方用六君子汤加味。④肝肾亏虚证：肢体强硬，关节活动不利，强直变形，手足震颤或不自主运动，动作不协调，或伴失听失明，舌淡，舌苔薄白，指纹沉细。治以滋养肝肾阴精，强筋健骨。方用补肾地黄丸加减。

中成药治疗 包括口服中成药和中药注射剂。应用中药注射剂时应注意观察其临床不良反应。

口服中成药 ①福幼理中丸（去芦人参、炒枣仁、枸杞子、熟地黄、干姜、麸炒白术、生黄芪、当归、酒制山萸肉、盐炒补骨脂、核桃仁、生白芍、去粗皮肉桂）：用于各种证候。②参茸片（人参、鹿茸）：用于阳气虚衰证。③复方丹参片（丹参、三七、冰片）：用于寒凝血涩证。④补中益气口服液（炙黄芪、党参、炙甘草、当归、炒白术、升麻、柴胡、陈皮）：用于脾阳虚弱证。⑤六味地黄口服液（熟地黄、酒萸肉、山药、泽泻、牡丹皮、茯苓）：用于肝肾亏虚证。

中药注射剂 ①香丹注射液（丹参、降香）：用于各种证候。

②参麦注射液（红参、麦冬）：用于气阴两虚证。

其他疗法 包括复温疗法、外治法和针灸疗法等。

复温疗法 是治疗此病的重要措施。将热水袋等置于包被内，或使用热摇篮、电热毯，或成人贴身抱儿于怀，卧于棉被中，使患儿体温逐渐上升。有条件者可用暖箱。轻者，先置于远红外线辐射台上，调节温度至 34℃，解开包被，脱掉棉衣，只穿一身单衣或用单层被单包裹，利用远红外线辐射复温。30 分钟后置于预热到 32℃的暖箱中，恒温复温。重者，先置于远红外线辐射台上，以同样的温度和方法配合按摩复温，60～90 分钟后移入预热到 32℃的暖箱中，每小时升高箱温 1℃（不超过 34℃），恒温复温。

外治法 取韭菜适量，切成约 3cm 长的段，加少量水煮熟，再加适量白酒，候温，用纱布蘸汁擦硬肿处，每日 2 次。或取川楝子、川椒、食盐各适量，炒热后用布包，趁温热熨敷于硬肿患处，每次 1 小时，每日 2～3 次。或取防风、胡椒、干姜、艾叶各适量，加水煎至 2500ml，水温 40～50℃，熏洗硬肿部位，每次 30 分钟，每日 3 次。

针灸疗法 针刺关元、气海、足三里，艾条配生姜片温灸患部。

预后转归 五硬若护理治疗得当，预后良好；重症或失治误治，易发生变证，甚或死亡。

预防调护 以预防为主，尽量减少先天禀赋不足的新生儿出生，新生儿需做好防寒保暖工作。对于患病儿童要加强护理，特别防止并发症发生。

预防 ①加强先天养护，充实胎元之气。要做好妊娠期保健工作，尽量避免早产，减少低体

重儿的产生。②新生儿应注意保暖防寒，特别是严冬季节出生者，应事先提高室温，准备好干暖绒毯，待小儿一出生即包裹御寒。③经常检查新生儿皮肤及皮下脂肪的软硬情况，加强消毒隔离，防止或减少新生儿感染的发生。

调护　①注意消毒隔离，防止交叉感染，防止发生并发症。②注意清洁卫生，经常温浴，勤换睡卧姿势。③给予足够热量，促进疾病恢复，口硬影响进食者，可用滴管喂奶，必要时鼻饲，或静脉点滴葡萄糖注射液、血浆等。④经常进行病变部位按摩，以疏通气血，促使疾病康复。

（汪受传）

xīnshēng'ér yìngzhǒngbìng
新生儿硬肿病（sclerema neonatorum）

由多种原因引起的新生儿局部甚至全身皮肤和皮下脂肪硬化及水肿，常伴有低体温及多器官功能低下的综合征。属于中医学五硬、胎寒范畴。早在隋·巢元方《诸病源候论·小儿杂病诸候·胎寒候》中对此病的病因、症状就有记载，指出其病因为"小儿在胎时，其母将养取冷过度，冷气入胞"。元·曾士荣《活幼心书》对此病有详细的症状描述。明·万全《万氏家藏育婴秘诀》提出此病的治疗"宜服温补之剂"。明·薛铠、薛己《保婴撮要》、明·秦景明《幼科金针》提出用理中丸、匀气散等方药治疗。可见古代医家对此病的病因病机、治法方药等均已有一定的认识。此病主要发生在寒冷季节和北方地区，也可见于夏秋季节，多发生于胎怯儿，除寒冷损伤外，围生期感染也是导致此病发生并使病情加重或出现并发症的重要原因。肺出血是此病最危重的并发症和主要死亡原因，其造成肺

出血的发生率与胎龄、日龄、硬肿程度、酸中毒、出生体重等密切相关，胎龄越小、出生体重越低、硬肿程度越重，发生肺出血的概率越高。重症及并发症患儿应及时采用中西医结合治疗。

病因病机　病因主要有体质因素、感受寒邪两方面，少数为感受温热之邪所致。病变脏腑在脾肾。病理因素主要在血脉瘀阻。主要病机包括阳气虚衰、寒凝血涩。新生儿阳气未充，阴气未长，寒为阴邪，最易伤人阳气，先天禀赋不足之小儿感受寒邪，直中脏腑，伤脾肾之阳，或因生后感受他病，阳气虚衰，致寒邪凝滞，气滞血瘀而发病。另有少数患儿因感受温热之邪，毒热蕴结，耗气伤津，阴液不足，血脉不充，血受煎熬，运行涩滞成瘀，气血流行不畅，亦可致肌肤硬肿。

诊断及鉴别诊断　根据患儿临床表现、病史及实验室检查做出诊断。主要与新生儿水肿、新生儿皮下坏疽进行鉴别。

诊断要点　①病史：发病处于寒冷季节，有环境温度过低或保暖不当史；严重感染史；早产儿或足月小样儿；窒息、产伤等所致的摄入不足或能量供给低下。②临床表现：早期吮乳差，哭声低，反应低下。病情加重后体温 < 35℃，严重者 < 30℃，腋温-肛温差由正值变为负值，感染或夏季发病者不出现低体温。硬肿为对称性，依次为双下肢、臀、面颊、两上肢、背、腹、胸部等，严重时肢体僵硬，不能活动。多器官功能损害：早期心率低下，微循环障碍，严重时休克、心力衰竭、弥散性血管内凝血、肺出血、肾衰竭等。③实验室检查：根据需要检测动脉血气、血糖、钠、钾、钙、磷、尿素氮、肌酐、

心电图，胸部 X 线检查。

鉴别诊断　①新生儿水肿：全身或局部水肿，但不硬，皮肤不红，无体温下降。全身水肿原因可有先天性心脏病、心功能不全、新生儿溶血症、低蛋白血症、肾功能不全、维生素 B_1 或 E 缺乏病等。局部水肿有时为产道挤压所致。②新生儿皮下坏疽：常有难产或产钳产史。多发生于身体受压部位（枕、背、臀）以及受损部位。病变局部皮肤发硬，略红肿，迅速蔓延。病变中央转为软化，呈暗红色。逐渐坏死，形成溃疡，可融合成大片坏疽。

辨证论治　①寒凝血涩证：全身欠温，四肢发凉，肌肤硬肿，难以捏起，硬肿多局限于臀、小腿、臂、面颊等部位，色暗红、青紫，或红肿如冻伤，哭声较低，精神委靡，反应尚可，或伴呼吸不匀，气息微弱，指纹紫滞。治以温经散寒，活血通络。方用当归四逆汤加减。②阳气虚衰证：全身冰冷，肌肤板硬而肿，范围波及全身，气息微弱，僵卧少动，哭声低怯，吸吮困难，反应极差，皮肤暗红，尿少或无，面色苍白，唇舌色淡，指纹淡红不显。治以益气温阳，通经活血。方用参附汤加味。③热毒蕴结证：发热烦躁，面红气粗，肌肤硬肿紫红，尿短赤。严重者不哭、不食、不动，鼻窍出血。唇色紫红，指纹淡滞。治以清热解毒，活血化瘀。方用黄连解毒汤加减。

中成药治疗　①香丹注射液（丹参、降香）：用于各种证候。②鹿茸精注射液（鹿茸）：用于阳气虚衰证。③生脉注射液（红参、麦冬、五味子）：用于气阴虚衰证。

其他疗法　包括复温疗法和泡浴疗法两种，应与内治法结合

使用，以期良效。

复温疗法 轻度者，先置于远红外线辐射台上，调节温度至34℃，解开包被，脱掉棉衣，只穿一身单衣或用单层被单包裹，利用远红外线辐射复温。30分钟后置于预热到32℃的暖箱中，恒温复温。中重度者，先置于远红外线辐射台上，以同样的温度和方法配合按摩复温，60~90分钟后移入到预热到32℃的暖箱中，每小时升高箱温1℃（不超过34℃），恒温复温。

泡浴疗法 将洗净的新鲜芫荽、韭菜放置于高13cm、直径30cm的塑料盆中，加少量温开水，用手充分揉搓至烂后，再加入40~42℃的温开水3000~4000ml。室温保持在26~28℃，把患儿放入盆中，用芫荽、韭菜渣轻擦硬肿部位皮肤约10~15分钟，擦洗完毕，用柔软干净毛巾擦干后，置于婴儿培养箱内，每日2次，4日为1个疗程。

预后转归 此病若治疗及时得当，一般预后良好；重症或失治误治，可发生变证，甚或死亡。

预防调护 患儿的护理要特别重视重症患儿的病情观察与及时处理。

预防 ①做好孕妇保健，尽量避免早产，减少低体重儿的产生。②严冬季节出生的小儿应注意保暖，事先提高室温，准备好干暖绒毯，待小儿一出生即包裹御寒。③出生1周内的新生儿，应经常检查皮肤及皮下脂肪的软硬情况，加强消毒隔离，防止或减少新生儿感染的发生。

调护 ①注意消毒隔离，防止交叉感染。②患儿衣被、尿布应清洁柔软干燥，睡卧姿势须勤更换，严防发生并发症。③应给足够热量，促进疾病恢复，对吮

吸能力差的新生儿，可用滴管喂奶，必要时鼻饲，或静脉点滴葡萄糖注射液、血浆等。

（汪受传）

qíshī

脐湿（umbilical wet） 以新生儿脐带脱落后，脐部湿润不干，渗出液体，或脐孔周围微见红肿为主要表现的疾病。又称脐湿肿。早在《颅囟经·杂证》中就已提出"脐中不干"一病。宋·王怀隐等《太平圣惠方·卷八十二·治小儿脐肿湿久不瘥诸方》论述了脐湿的病因及护理："夫小儿脐湿者，亦由断脐之后，洗浴伤于湿气，水入脐口，致令肿湿，经久不干也。凡断脐后，便久著热艾厚裹，不得令儿尿湿著脐，切须慎之。"其后多部医著论述了此病，并指出若不及时治疗，可转化成脐疮。此病属于西医学的新生儿脐炎范畴。

脐湿多因断脐后护理不当，如新生儿洗浴不慎，脐带为水湿所侵，或脐部受尿液浸渍，或脐带过早脱落，水湿浸于脐部形成。临床表现以局部为主：脐带脱落后，脐部有少量水液浸渍不干，局部微红，脐肿不甚，全身状况良好。治以祛湿清热，收敛固涩，轻者可仅用渗脐散干撒脐部。

此病一般预后较好，但若不及时处置，可演变成脐疮。此病重在预防：新生儿断脐时，必须严格无菌操作；断脐后要保持脐部干燥清洁，勤换尿布，防止尿便及洗浴等湿渍。

（汪受传）

qíchuāng

脐疮（umbilical sore） 新生儿脐部皮肤出现红肿热痛，甚则糜烂，脓水溢出的疮疡类疾病（图）。又称脐中生疮。较早见于隋·巢元

方《诸病源候论·小儿杂病诸候·脐疮候》："脐疮，由初生断脐洗浴不即拭燥，湿气在脐中，因解脱遇风，风湿相搏，故脐疮久不瘥也。"明·万全《万氏家藏育婴秘诀·卷之二》提出了治疗和预防方法："脐疮者，其带因有所犯而落，故根未敛，溃肿而成疮也。宜白龙骨、枯矾、黄柏三味为末敷之，甚妙。要宜常看，勿使抱裙之内有尿湿也。"清·吴谦等《医宗金鉴·幼科心法要诀》进一步提出了金黄散等治疗方药。此病属于西医学的新生儿脐炎范畴。

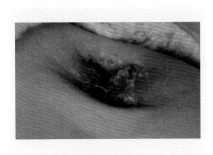

图　脐疮

脐疮主要是由于新生儿断脐后脐部护理不周，或脐带过早脱落皮肤摩擦破损，风、湿、热诸邪入侵，壅于脐部，郁而不散，继而化热生疮成脓。病变虽在脐的局部，但肚脐内系脏腑，若不能及时控制，则邪毒内侵而扩散，可引起全身性病变。脐疮据脐部红肿热痛，甚则糜烂溢脓的表现即可做出诊断。临床可分常证和变证论治。①常证：热毒内侵证表现为脐部红肿热痛，或呈糜烂，脓水流溢，发热，面赤唇红，啼哭烦躁，口干欲饮，舌红苔黄，指纹紫。治以清热解毒，疏风散邪。方用五味消毒饮加减。邪伤气血证表现为脐部溃烂，色暗红或紫，脓血流出，久不收敛，低热汗出，精神委靡，面色苍白，

不欲吮乳，夜卧不安，舌淡苔白，指纹紫。治以益气养血，解毒生肌。方用解毒内托汤加减。②变证：邪陷厥阴证表现为脐部红肿溃烂，脓血流溢，向周围蔓延，不吮乳，嗜睡或昏迷，抽搐。治以清热开窍，息风定惊。方用羚角钩藤汤加减。脐疮治疗时配合外治法可增强疗效，如使用如意金黄散或云南白药外敷，脐部脓成未溃时应切开排脓。

此病若治疗及时得当，一般预后良好；失治误治引起全身病变之重症者则病情危重。预防与护理极为重要。预防主要包括：新生儿断脐后，应注意对脐带残端的保护，防止尿便及洗浴浸渍，保持清洁干燥；让脐带残端自然脱落。调护主要包括：脐部换药时注意局部消毒，若形成干痂，切不可强剥，以免发生出血及伤及肉芽；防止脐疮脓液外溢污染健康皮肤，造成其他感染。

(汪受传)

qíxuè

脐血（umbilical bleeding） 新生儿脐带创口处或脐底部渗出血液的现象。元·朱震亨《丹溪治法心要·小儿科·小儿杂病》已记述此病，并提出用"白石脂细末贴之"的治法。明·万全《万氏家传幼科指南心法·卷之上》对脐血的病因、治法做了论述，指出其病因为"断脐将息大失宜，客水邪风侵入"，可"外用枯矾粘贴"治疗。

脐血的病因主要有三方面。①断脐结扎失宜：断脐打结过松未能阻断血络，或结扎过紧损伤血络，均可导致创口处溢血。②胎热内盛：若孕母饮食不节，情志内伤，或妊娠期过服热药，患病失治，导致热毒蕴积传于胎儿，分娩后小儿内热炽盛，迫血妄行，或加之感受外邪，则血从脐内溢出。③禀赋不足：患儿先天禀赋不足，导致脏腑虚弱，气不摄血，血失统摄，则离经外溢发生脐血。脐血的治疗要分清原因。若因脐带结扎失宜者，应重新结扎。主要分三证论治。①胎热内盛证：起病较急，脐部溢血，色鲜红，面赤唇焦，口干，烦躁，睡眠不宁，甚或吐衄、便血，肌肤紫斑，舌红苔黄，指纹红紫。治以清热凉血，宁血止血。方用清热地黄汤加减。②气不摄血证：病程迁延，脐部出血量少，血色暗淡质稀，面色少华，唇淡，四肢不温，哭声细弱，舌淡苔白，指纹淡。治以益气健脾，摄血止血。方用归脾汤加减。③阴虚内热证：病势较缓，脐部出血量少，两颧潮红，咽干口燥，午后潮热，手足心热，舌红绛少苔。治以滋阴清热，凉血止血。方用茜根散加减。还可以配合其他疗法，如口服中成药云南白药、三七片，外治法如将桑螵蛸粉、白及粉、煅石膏粉、参三七粉，任选一种或数种，撒敷于脐带创口上。

脐血一般预后较好。若出血过多，或同时伴呕血、便血等其他出血，需做相关检查，以明确出血病变做相应处理。若并发颅内出血者则病情危重、预后较差。

(汪受传)

qítū

脐突（umbilical hernia） 小肠或腹腔脂膜突入脐中，以脐部凸起，啼哭、屏气时加重为主要表现的先天发育缺陷。元代对脐突即有明确认识，元·曾世荣《活幼心书·明本论·脐风撮口》："有脐突一证……产后旬日外，脐忽光浮如吹，捻动微响，间或惊悸作啼。"清·吴谦等《医宗金鉴·幼科心法要诀·初生门上·脐突》认为脐突乃胎热所致，并提出内服清热消毒饮、外敷二豆散的治疗方法。清·陈复正《幼幼集成·胎病论》则提出脐突为小儿多啼所致，可以用乱发烧灰、枯矾等份为细末，敷于凸脐上，以膏药贴之自消。此病相当于西医学的婴儿脐疝。

脐突的病因分为内、外两类。①内因：小儿禀赋不足，腹壁肌肉薄嫩松弛，或先天发育不全，脐孔未全闭合。②外因：小儿啼哭过多、剧烈咳嗽、努挣用力（如便秘），致使脐环松大，小肠、腹腔脂膜突入脐中，膨出隆起，形成脐突。临床表现以局部为主：脐部呈半球状或囊状突起（图），虚大光浮，大小不一，小如红枣，大如胡桃，以指按之，肿物可推回腹内，啼哭叫闹努挣时则又突起。脐部皮色如常，精神可，食纳正常。治疗以压脐法外治压迫为主，先将突出脐部的小肠脂膜推回腹内，再以纱布棉花包裹光滑质硬的薄片，垫压脐部，外用纱布包扎。若脐突直径大于2cm，患儿年龄大于2岁，用上述方法治疗无效者，可以手术治疗。一般预后较好，大多数可用压脐法治疗，或随年龄的增长脐疝孔逐渐闭合。不愈者可手术治愈。

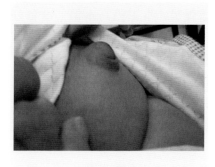

图 脐突

(汪受传)

chìyóudān

赤游丹 (wandering erysipelas)

以新生儿皮肤赤肿如丹，形如云片，游走不定为主要表现的疾病。又称丹毒、赤游风、赤游火丹。早在隋·巢元方《诸病源候论·小儿杂病诸候》中就较为全面地列举了各种小儿丹毒，此后历代文献沿袭引用并加以发挥。如宋·钱乙《小儿药证直诀·脉证治法》、元·朱震亨《丹溪治法心要·小儿科》、清·吴谦等《医宗金鉴·幼科心法要诀·初生门》等均对赤游丹的病因病机、临床表现、治法方药有所记载。明·陈实功《外科正宗·小儿赤游丹》则全面地论述了赤游丹，指出其病因与先天胎毒、后天受热等因素有关，临床表现为"先发身热、啼叫、惊搐，次生红肿光亮发热，瞬息游走，发无定处"，治疗方药有升麻葛根汤、大连翘饮、消毒清热饮、五福化毒丹及"砭血"等。此病西医学也称为丹毒。

护理不善，皮肤受损，以致风热邪毒入侵，客于血脉，搏于血气，发于肌肤；或由于内有积热，外受风热毒邪，乘隙侵入经脉，随气血游走，外发于肌表；也可由于孕母热毒蕴结于内，搏于气血，化为热毒，传于胎儿，生后蒸发于外而发为赤游丹。主要分两证论治。①风热火毒证：多见于臀部，局部红赤肿胀，灼热疼痛，形如云片，边缘隆起，界限分明，常呈游走性，可伴有高热烦躁，或见恶心、呕吐、泄泻、便秘，舌质红，舌苔黄或腻，指纹紫。治以疏风清热解毒。方用普济消毒饮加减。②毒传心肝证：局部皮肤焮热肿痛，壮热，唇燥口干，烦躁不安，甚则神昏、抽搐，舌红绛少苔，指纹紫。治以凉血清热解毒，开窍息风。方

用清瘟败毒饮加减。此病可同时配合其他疗法，如用如意金黄散或玉露膏等外敷于小面积赤游丹以解毒消肿；或对于下肢赤游丹，患部消毒后，用七星针或三棱针叩刺患部皮肤，放血泄毒。

赤游丹重在预防和护理，要保持皮肤清洁、干燥，避免皮肤擦伤，注意臀部清洁，若患有湿疹应积极治疗。一般预后良好，少数可以出现毒邪内攻而成危重证候。

(汪受传)

hóusūngān

猴狲疳 (gluteal exfoliative dermatitis in infant)

胎中感受遗毒所致的新生儿臀部红赤无皮的病证（图）。又称猴子疳、猢狲疳、猴疳疮。重者皮肤发红可蔓延至全身。清·高秉钧《疡科心得集·辨胎火胎毒及猴狲疳论》提出了"猴狲疳"的病名，指出"如或臀肿焮烂，红赤无皮，或亦有焮赤遍体者，此即名猴狲疳"，认为"缘其父曾患下疳杨梅恶疾，服轻粉升药，遏抑毒气在内，故遗毒于胎元"导致此病的发生，并提出以"猴疳化毒丹"治疗。清·曹沧洲《曹沧洲医案·卷下》记载了作者用清热解毒法治疗此病的验案。

猴狲疳的病因主要是胎中毒邪。孕母感受毒邪，蕴结于内，传至胎中，小儿初生毒气发于肌肤而患此病。临床表现：新生儿臀部焮肿溃烂，从肛门或阴囊边红晕，可继发溃疡或感染，甚至发展至遍身。治疗以清热解毒为主。方用猴疳化毒丹合五味消毒饮加减。同时可以配合外治法，如用黄连油或青黛散敷于患部。

此病病情急重，需及时救治，否则症情发展则病危。

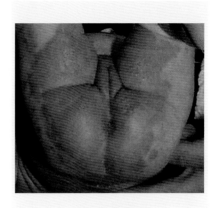

图 猴狲疳

(汪受传)

chūshēng rùchuāng

初生蓐疮 (bedsore)

由于胎毒内蕴，新生儿肌肤发生疮疡的疾病。宋代《小儿卫生总微论方·胎中病论》已提出"蓐疮"病名："儿自初生至七日内外，因胎毒攻发，身生疮者，名曰蓐疮，谓在产草上生疮也。"清·吴谦等《医宗金鉴·外科心法要诀·婴儿部·婴儿疮疡》认为婴儿疮疡的病因有乳母七情生火、小儿过食干焦厚味生火、六淫之气感受等多种，指出治疗仿效痈疽治法，有发表、攻里、托里、消毒等内治法和外治法，但婴儿肌体脏腑柔脆，应当见效即止，不可过剂。

母孕之时，或因患病过服温热之剂，或因喜食温燥辛热之物，或由七情郁滞化火，皆可使热聚而成毒，蕴结血分，传至胎儿，胎儿受之，在娩出之后，胎毒发而为病。临床表现：新生儿头面腿臂等处散在疮疡小结，大小不等，红赤肿胀，灼热疼痛，或可见水疱、流脓等，并逐渐蔓延，或伴发热，烦躁，啼哭不止，不欲吮乳，溲赤，便秘，舌红，舌苔黄腻，指纹紫滞。治以清热解毒。方用清热解毒丸加减。可同时外用黄连粉、青黛香油调涂。

此病若及时治疗，一般预后良好；若是重症，或失治误治，引起走黄内陷则病情危重，甚至死亡。

(汪受传)

xiǎo'ér fèixì jíbìng

小儿肺系疾病 (pediatric disease of the lung system)

小儿由于感受外邪、养护失宜、冷暖不调等产生的呼吸系统疾病。又称小儿呼吸系统疾病。包括感冒、咳嗽、肺炎喘嗽、哮喘、反复呼吸道感染等疾病，以鼻塞、流涕、喷嚏、咽痛、咳嗽、气喘、发热等症状为主。肺主一身之气，主皮毛，司呼吸，故气之为病，呼吸出入、宣发肃降失司是肺系疾病的主要病机。小儿从出生到成年，处于不断生长发育的过程中，肺常不足的生理特点和发病容易、传变迅速的病理特点表现突出，其生理病理特点决定了小儿易患肺系疾病，如治疗不及时可迅速转变为重症，甚至危及生命。因此，小儿肺系疾病在儿科疾病发病率中占首位，肺系疾病的研究具有重要的意义。虽然现代对感冒、咳嗽、肺炎喘嗽、哮喘、反复呼吸道感染等常见小儿肺系疾病的中医药预防和治疗研究取得了重要成果，但对于肺系疾病系统、全面的研究还有待深入，特别是在发挥中医药特色无病防病、有病防变，探索不同病因产生的肺系疾病的辨证论治规律及预后评估等方面，需要大力发展。

(李燕宁)

xiǎo'ér gǎnmào

小儿感冒 (common cold in children)

小儿外感风邪后发生的以发热、鼻塞流涕、喷嚏、咳嗽为主要表现的疾病。又称小儿伤风。是小儿时期常见的肺系疾病之一。小儿感冒之后，易出现夹痰、夹滞、夹惊的兼证。此病病名首先由宋·杨士瀛《仁斋直指方·诸风》提出："治感冒风邪，发热头疼，咳嗽声重，涕唾稠粘。"后世医家多沿用此名，并与伤风通用。清·林佩琴《类证治裁·伤风》又提出"时行感冒"一病，为感受四时不正之气所致，发病呈流行性，且病情常较一般感冒为重。此病一年四季均可发生，以冬春季节及气候骤然变化时发病率较高。任何年龄小儿均可发病，婴幼儿更为常见，年幼体弱者临床表现多较重，证情复杂。

病因病机 小儿感冒主要是感受风邪所致，常兼寒、热、暑、湿、燥等。小儿脏腑娇嫩，肌肤疏薄，卫外不固，加之寒暖不能自调，易于感受外邪，常因四时气候骤变，冷热失常，外邪乘虚侵袭，酿成感冒。病变部位主要在肺，可累及肝脾。病机关键为肺卫失宣。伤于风者，上先受之，肺为五脏之华盖，故首当其冲。小儿肺脏娇嫩，喜清肃，主一身之表，外合皮毛，司腠理开阖，开窍于鼻，外邪自皮毛、口鼻侵入，客于肺卫，导致卫表失司，腠理开合失常，卫阳被遏，肺气失宣，因而出现发热恶寒、鼻塞流涕、喷嚏、咳嗽等症。肺脏受邪，失于清肃，气机不利，津液凝聚为痰，以致痰阻气道，故可见咳嗽加剧，喉间痰鸣，此为感冒夹痰。如受邪加重，或素体虚弱，可导致肺气郁闭，发展成肺炎喘嗽。小儿脾常不足，感受风邪，往往影响运化功能，稍有饮食不节，每致乳食停积不化，阻滞中焦，则脘腹胀满，不思乳食，或伴有呕吐、泄泻等症，此为感冒夹滞。小儿神气怯弱，肝气未盛，感邪之后，热扰肝经，容易导致心神不宁，睡卧不实，出现一时性惊厥，此为感冒夹惊。

诊断及鉴别诊断 小儿感冒以临床表现为主做出诊断，病原学诊断用于明确病因。主要需与急性传染病早期、急性感染性喉炎进行鉴别。

诊断要点 ①气候骤变，冷暖失调，或与感冒患者接触，有感受外邪病史。②有发热、恶风寒、鼻塞、流涕、喷嚏、咳嗽等典型症状。③感冒伴有兼证者，可见咳嗽加剧、喉间痰鸣；或脘腹胀满、不思饮食、嗳腐吞酸、大便失调；或烦躁不宁、惊惕抽风等表现。④血常规检查：病毒感染者白细胞计数正常或偏低，细菌感染者白细胞计数升高，中性粒细胞增多。⑤病原学检查：鼻咽分泌物病毒分离、抗原及血清学检测可明确病原，咽拭子培养可有病原菌生长，链球菌引起者血中抗链球菌溶血素O增高。

鉴别诊断 ①急性传染病早期：感冒常为各种传染病的前驱症状，如麻疹、流行性脑脊髓膜炎、百日咳、脊髓灰质炎等，应结合流行病学史、临床表现及实验室检查综合分析，并观察病情演变加以鉴别。②急性感染性喉炎：此病初起仅表现发热、微咳，当患儿哭闹时可闻及声音嘶哑，病情较重时可闻及犬吠样咳嗽及吸气性喉鸣。

辨证论治 按照主证、兼证分别辨证论治，需注意观察兼证，若感冒减轻而兼证加重需要注意有无其他并发症发生。

主证 ①风寒感冒：恶寒，发热，无汗，鼻塞，流清涕，喷嚏，咳嗽，痰稀白易咯，面色白，头身痛，口不渴，咽痒、不红，舌淡红，舌苔薄白，脉浮紧，指纹浮红。治以疏风解表散寒。方用荆防败毒散加减。②风热感冒：

发热，恶风，有汗或少汗，鼻塞，流浊涕，喷嚏，咳嗽，痰稠色白或黄，面色红赤，哭闹不安或烦躁不宁，头痛，口渴，小便黄赤，咽红肿痛，舌质红，舌苔薄黄，脉浮数，指纹浮紫。治以疏风解表清热。方用银翘散加减。③暑邪感冒：夏季发病，壮热，汗出热不解，头晕头痛，鼻塞，喷嚏，身重困倦，面色红赤，哭闹不安或烦躁不宁，咽红肿痛，口渴欲饮或口干不欲饮，纳呆，恶心呕吐，泄泻，小便短赤，舌质红，舌苔黄腻，脉数，指纹紫滞。治以清暑解表化湿。方用新加香薷饮加减。④时疫感冒：突然出现恶寒、发热、头痛、全身酸痛等症，起病急骤，传播迅速，传染性强，常可引起大流行。见小儿时行感冒。

兼证　①夹痰证：感冒兼见咳嗽较剧，痰多，喉间痰鸣，舌苔厚腻，脉浮滑或滑数。风寒夹痰者宜辛温解表，宣肺化痰，方用荆防败毒散合二陈汤、三拗汤加减；风热夹痰者宜辛凉解表，清肺化痰，方用银翘散合桑菊饮、黛蛤散加减。②夹滞证：感冒兼见脘腹胀满，不思饮食，口气秽臭，恶心呕吐，吐物酸腐，大便酸臭，或腹痛泄泻，或大便秘结，舌苔垢腻，脉滑。治以疏风解表兼以消食导滞。风寒夹滞者方用荆防败毒散，风热夹滞者方用银翘散，均加用保和丸加减。③夹惊证：感冒兼见惊惕、惊叫，烦躁不宁，甚至骤然两目凝视，肢体抽搐，口唇发绀，舌质红，脉浮弦或弦数。治以解表兼以清热镇惊。方用银翘散合镇惊丸加减。

中成药治疗　①午时茶颗粒（苍术、柴胡、羌活、防风、白芷、川芎、广藿香、前胡、连翘、陈皮、山楂、枳实、炒麦芽、甘

草、桔梗、紫苏叶、厚朴、红茶、六神曲）：用于风寒感冒夹滞证。②小儿豉翘清热颗粒（连翘、淡豆豉、薄荷、荆芥、炒栀子、大黄、赤芍、青蒿、槟榔、厚朴、黄芩、半夏、柴胡、甘草）：用于风热感冒和感冒夹滞证。③小儿感冒颗粒（广藿香、菊花、连翘、大青叶、板蓝根、地黄、地骨皮、白薇、薄荷、石膏）：用于风热感冒。④藿香正气口服液（苍术、陈皮、姜制厚朴、白芷、茯苓、大腹皮、生半夏、甘草浸膏、广藿香油、紫苏叶油）：用于暑邪感冒。⑤清开灵颗粒（胆酸、猪去氧胆酸、水牛角、黄芩苷、金银花）：用于时疫感冒和感冒夹惊证。⑥清热化滞颗粒（酒炒大黄、焦槟榔、大青叶、北寒水石、焦山楂、薄荷、化橘红、草豆蔻、广藿香、前胡、焦麦芽）：用于风热感冒夹滞证。⑦小儿金丹片（朱砂、橘红、川贝母、胆南星、前胡、玄参、清半夏、大青叶、木通、桔梗、荆芥穗、羌活、西河柳、地黄、炒枳壳、赤芍、钩藤、葛根、牛蒡子、天麻、甘草、防风、冰片、水牛角浓缩粉、羚羊角粉、薄荷脑）：用于风热感冒夹惊证。

其他疗法　包括药浴、灌肠、拔罐、针灸疗法等。

药浴疗法　①风寒感冒：羌活 30g、独活 30g、细辛 5g、防风 30g、苏叶 30g、白芷 30g、桂枝 20g、葱白 30g、淡豆豉 30g。煎水 3000ml，候温沐浴。1 日 1~2 次。②风热感冒：金银花 30g、连翘 30g、柴胡 30g、桑叶 30g、大青叶 30g、薄荷 20g、蝉蜕 30g、栀子 30g。煎水 3000ml，候温沐浴。1 日 1~2 次。③暑邪感冒：香薷 30g、金银花 50g、连翘 50g、柴胡 30g、防风 30g、淡豆豉 30g、

扁豆花 30g、生石膏 50g、鸡苏散 50g、板蓝根 50g。煎水 3000ml，候温沐浴。1 日 1~2 次。

灌肠疗法　主要用于风热感冒，尤其适用于小儿不能服药时。常用药：柴胡、生大黄、薄荷、荆芥、防风、石膏、黄柏、黄芩、金银花、连翘等。外寒里热者加桂枝、细辛；夹湿者加藿香、佩兰、苍术；夹滞者加枳实；夹惊者加钩藤、蝉蜕。药物按小儿口服量，加水浓煎至所需量（30~100ml/次），做保留灌肠，保留 20~30 分钟。1 日 1~2 次。

拔罐疗法　在大椎、肺俞穴处拔罐，1 日 1 次。用于风寒感冒证。留罐时间不宜太长，防止皮肤烫伤。

针灸疗法　①艾灸疗法：取大椎、风门、肺俞。用艾灸 1~2 壮，依次灸治，每穴 5~10 分钟，以皮肤表面温热为宜。1 日 1~2 次。用于风寒感冒证。②针刺疗法：取大椎、曲池、外关、合谷。用泻法，留针 15 分钟。1 日 1 次。用于风热感冒证。

转归预后　小儿感冒经治疗一般预后良好。但需注意观察外邪由表入里之变化，若转变为肺炎喘嗽或哮喘发作等，则病情加重。若是感冒邪毒侵心，则可发生病毒性心肌炎等并发症。

预防调护　经常发生感冒等肺系疾病的患儿病后要按照反复呼吸道感染辨证治疗，以增强体质，减少发病。感冒发病期间要做好调护，可促使顺利康复。

预防　①注意体格锻炼，多参加户外活动，增强体质。②注意随气候变化增减衣物，尤其气温骤变时。勿长期衣着过暖。③冬春感冒流行时，少去公共场所，避免感染。

调护　患病期间，多饮开水，

给予易消化食物。高热患儿及时物理降温。做好口腔护理。注意观察病情变化，及早发现和处理。

(李燕宁)

xiǎo'ér shí xíng gǎnmào

小儿时行感冒（influenza in children） 小儿感受四时不正疫疬之气，以突然恶寒、发热、头痛、全身酸痛等为主要表现，并呈流行性的感冒病证。又称时疫感冒。病名首见于清·林佩琴《类证治裁·伤风论治》："时行感冒，寒热往来，伤风无汗，参苏饮、人参败毒散、神术散。"此病一年四季均可发生，冬春两季较为多见。起病急骤，传播迅速，传染性强，常可引起大流行。西医学的小儿流行性感冒属于此病范畴。

病因病机 发病主要与气候突变、寒温失常，造成疫邪流行有关，如春季应暖而反寒，冬季应寒而反温等，非时之气夹时行疫毒邪气侵袭人体而致病。小儿脏腑娇嫩、形气未充，若起居不慎，寒温不调，饮食失宜等，均可使卫外功能减弱，外邪易于侵袭而发病。病机关键为邪袭肺卫，腠理开合失司。外感时邪由鼻口而入，肺主卫外，外邪入侵首先犯肺，卫气失于宣发，可见发热、头痛、恶寒等症。肺主呼吸，开窍于鼻，上系咽喉，肺气失宣，清窍不利，因而出现鼻塞流涕、咳嗽、喷嚏、咽痛等症。如若感受暑湿之邪，则湿困中焦，除有卫表症状外，还可出现脘痞、恶心等症。若热扰肝经，容易导致心神不宁，睡卧不实，出现一时性惊厥。

诊断及鉴别诊断 以流行病学史、临床证候，结合实验室病原学检查做出诊断。主要与普通感冒、急性传染病早期进行鉴别。

诊断要点 ①有流行病学史，流行季节一个单位或地区出现大量上呼吸道感染患者，或医院门诊上呼吸道感染患者明显增多，患者临床表现相似。②突然起病，恶寒、高热、头痛、头晕、全身酸痛、乏力等中毒症状明显，可伴咽痛、流涕、流泪、咳嗽等感冒症状，也有伴恶心、呕吐、泄泻等症状者。③血常规检查：白细胞计数正常或偏低，淋巴细胞计数升高。④病原学检查：鼻咽分泌物或口腔含漱液分离出流行性感冒病毒；疾病初期和恢复期双份血清抗流感病毒抗体滴度升高4倍或以上；呼吸道上皮细胞病毒抗原阳性；标本经敏感细胞过夜增生1代后呈抗原阳性。

鉴别诊断 ①普通感冒（见小儿感冒）：无流行病学史，年长儿上呼吸道局部症状重，全身中毒症状较轻，多无头痛、头晕、全身酸痛。结合病原学检查可鉴别。②急性传染病早期：感冒常为各种传染病的前驱症状，如麻疹、流行性脑脊髓膜炎、流行性乙型脑炎、百日咳、脊髓灰质炎等，应结合流行病学史、临床表现及实验室检查综合分析，并观察病情演变加以鉴别。

辨证论治 按所感病邪不同，分为风热、风寒、暑湿、热毒等证型。①风寒束表证：发热，恶寒较重，无汗，头痛，身痛，流清涕，多喷嚏，稍有咳嗽，无痰或有少量白色稀薄痰液，咽部不红，舌苔薄白，脉浮紧。治以辛温解表。方用荆防败毒散加减。②风热犯表证：发热较重，稍有恶寒，有汗不多，头痛，咳嗽，痰少而黏稠，或咽喉肿痛，口干欲饮，舌红，舌苔薄黄，脉浮数。治以辛凉解表。方用普济消毒饮加减。③暑湿困遏证：发热，恶寒，无汗或少汗，头痛，四肢困倦或疼痛，心烦口渴，胸闷脘痞，泛恶，小便黄或大便泄泻，舌苔薄黄腻，脉濡数。治以清暑化湿解表。方用新加香薷饮、甘露消毒丹加减。④热毒壅肺证：高热，大汗，咳嗽，痰黏难咯，口渴喜冷饮，咽痛，目赤，溲赤便干，舌红苔黄厚，脉数。治以清肺解毒。方用白虎汤合黄连解毒汤加减。

预防调护 患儿应卧床休息，多饮水。流行期间尽量避免去公共场所，一旦发生疫情，应及时隔离患儿。对已有流行趋势的地区，可用下列方法预防：①食醋熏蒸法，可对空气消毒，预防传染。②用板蓝根、蚤休、贯众水煎代茶饮服。

(李燕宁)

bíyuān

鼻渊（sinusitis） 以鼻流浊涕，量多不止，常湿无干为主要表现的鼻病。又称脑漏。首见于《黄帝内经素问·气厥论》："胆移热于脑，则辛頞鼻渊。鼻渊者，浊涕下不止也。"明·张介宾《景岳全书·卷二十七·鼻证》："凡鼻渊脑漏，虽为热证，然流渗既久者，即火邪已去，流亦不止，以液道不能局固也。故新病者，多由于热；久病者，未必尽为热证……其有漏泄既多，伤其髓海，则气虚于上……此非补阳不可。"说明此病有寒热虚实之分。明·万全《万氏家藏育婴秘诀·治鼻》："肺为气之主，通窍于鼻。鼻，清气出入之道路也……内因脑热，鼻流浊涕不止，名曰鼻渊。久而不已，必衄血。"其认识到鼻渊日久不愈，可变生他证。此病是儿科常见病，以5岁以上儿童患病较多。秋冬季节气候寒冷时，发病率明显升高。西医学的鼻窦炎属于此病范畴。

病因病机 病因有虚实之分。实证多责之于感受外邪、饮食失节、情志违和；虚证多责之于久病体虚，邪毒久羁。鼻为肺窍，位居头部，胆气通于脑，脾土生肺金。故无论外邪犯肺、饮食伤脾、情志损肝或久病体虚，邪毒久羁，皆可致邪气上干于鼻，留滞不去而发为此病。如明·龚廷贤《寿世保元·卷六·鼻病》所言："夫鼻者肺之候，时常和则吸引香臭矣。若七情内郁、六淫外伤、饮食劳役之过，则鼻气不能宣调，清道壅塞，即为病也……此皆脏腑不调，邪气郁于鼻，而清道壅塞矣。"

诊断及鉴别诊断 以临床证候结合鼻腔检查、鼻窦影像学检查做出诊断。主要与鼻窒、伤风鼻塞等进行鉴别。

诊断要点 ①多有伤风鼻塞反复发作史。②以大量黏性或脓性鼻涕为主症，常伴有鼻塞，头痛或头昏、嗅觉减退，头痛部位局限于前额、鼻根部或颌面部、头顶部等，并有一定的规律性。③鼻腔检查见黏膜充血、肿胀，鼻腔或后鼻孔有较多的黏性或脓性分泌物。④X线或CT检查见鼻窦腔模糊、密度增高及混浊，或有液平面。

鉴别诊断 ①鼻窒（慢性鼻炎）：两者均见鼻塞、流涕，但鼻窒以鼻息不畅，时轻时重，反复发生，甚或窒塞不通，不闻香臭，经久不愈为特征，鼻腔检查见下鼻甲肿胀为主。鼻窦影像学检查可帮助鉴别诊断。②伤风鼻塞：两者均有鼻塞、流涕和头痛，但伤风鼻塞病程短，早期流清涕，后期为黏涕，下鼻甲肿胀；鼻渊病程相对较长，鼻涕混浊量多，以中鼻甲肿大为主，中鼻道或嗅裂可见脓涕。

辨证论治 从寒、热、虚、实辨证论治。①肺经风热证：鼻塞，流浊涕量多，嗅觉减退，头痛，或伴发热恶寒，咳嗽痰多，舌边尖红，苔薄黄，脉浮数。治以疏风清热，宣肺通窍。方用银翘散合苍耳子散加减。②胆腑郁热证：鼻塞，涕多色黄而浊，嗅觉减退，头痛较甚，口苦咽干，头晕耳鸣，急躁易怒，便干尿黄，舌质红，苔黄腻，脉弦数。治以清泻肝胆，利湿通窍。方用龙胆泻肝汤加减。③脾胃湿热证：鼻塞涕多，色黄混浊，缠绵不愈，嗅觉减退，头昏或头胀，食欲不振，倦怠乏力，胸脘痞闷，大便溏薄，舌质红，苔黄腻，脉濡数。治以清热利湿，泻浊通窍。方用甘露消毒丹加减。④肺气虚寒证：鼻塞，遇风则重，涕浊色白，嗅觉减退，面白自汗，气短懒言，语声低微，畏寒易感，舌质淡，苔薄白，脉细弱。治以温肺补气，散寒通窍。方用温肺止流丹加减。⑤脾气虚弱证：鼻塞，涕浊量多，动则尤甚，嗅觉减退，纳呆食少，头昏乏力，腹胀便溏，舌质淡或边有齿印，苔白腻，脉细弱。治以补中益气，健脾利湿。方用补中益气汤或参苓白术散加减。

中成药治疗 ①鼻渊通窍颗粒（辛夷、苍耳子、麻黄、白芷、薄荷、藁本、黄芩、连翘、野菊花、天花粉、地黄、丹参、茯苓、甘草）：用于肺经风热证。②藿胆丸（广藿香叶、猪胆粉）：用于胆腑郁热证。③香菊胶囊（化香树果序、夏枯草、野菊花、黄芪、辛夷、防风、白芷、甘草、川芎）：用于肺经风热证。④鼻渊舒口服液（胶囊）（苍耳子、辛夷、薄荷、白芷、黄芩、栀子、柴胡、细辛、川芎、黄芪、川木通、桔梗、茯苓）：用于肺经风热证、胆

腑郁热证。

其他疗法 包括外治法、针灸疗法等。

外治法 ①熏鼻法：药用制川乌、制草乌、金银花、薄荷、柴胡、钩藤、玄参、白芷。加水，文火煎30分钟，趁热取药液。由鼻腔蒸气吸入，从口中吐出，每次15分钟左右，每日2次。用于肺经风热证、胆腑郁热证、脾胃湿热证。②吹鼻法：擤鼻散（薄荷、生硼砂、乌梅，共为细末），每次取少许，吹入鼻孔，每日2~3次。用于协助宣通鼻窍。

针灸疗法 ①针刺疗法：主穴取迎香、攒竹、上星、禾髎、印堂、阳白；配穴取合谷、列缺、足三里、三阴交。每次取主穴和配穴各1~2穴，每日针刺1次，7~10日为1个疗程。用于肺经风热证、胆腑郁热证、脾胃湿热证。②艾灸疗法：主穴取迎香、四白、上星；配穴取足三里、三阴交、肺俞、脾俞、肾俞、命门。每次取主穴及配穴各1~2穴，每日1次，7日为1个疗程。用于肺气虚寒证、脾气虚弱证。

转归预后 急性起病者，治疗及时得当，可获痊愈。病程较长者，需长期治疗，或可致喉痹、乳蛾、耳胀、耳闭或脓耳等病。

预防调护 ①去除病因，积极防治伤风鼻塞、鼻窒及邻近器官的疾病。②注意正确的擤鼻方法，保持鼻腔通畅，以利于鼻窦内分泌物的排出。③禁食辛辣刺激食物。④锻炼身体，增强体质，提高机体抵抗力。

（李燕宁）

bíqiú

鼻鼽（allergic rhinitis） 以反复发作的鼻痒、喷嚏、流涕、鼻塞等为主要表现的鼻病。又称鼽嚏。首见于《黄帝内经素问·脉解》：

"所谓客孙脉则头痛、鼻衄、腹肿者，阳明并于上，上者则其孙络太阴也，故头痛、鼻衄、腹肿也"。金·刘完素《素问玄机原病式·六气为病·热类》："衄者，鼻出清涕也。"说明当时已认识到鼻鼽是以鼻流清涕为主要表现的鼻部疾病。明·张介宾《景岳全书·卷二十七·鼻证》："鼻涕多者，多由于火。故曰肺热甚则鼻涕出。"清·沈金鳌《杂病源流犀烛·卷二十三·鼻病源流》："又有鼻鼽者，鼻流清涕不止，由肺经受寒而成也。"认识到寒、热均可致此病。小儿鼻鼽多在 3 岁以前发病，呈季节性发作或加重。西医学的变应性鼻炎属于此病范畴。

病因病机 病因有内外之分。外因多责之于感受外邪、吸入异味、饮食不节；内因责之于脏腑虚损，肺脾肾三脏功能失调。肺为水之上源，脾为水谷之海，肾主水。小儿感受外邪或吸入异味，肺气失宣，通调失职，或饮食伤脾，脾失健运，或禀赋不足，久病体虚，肾失温化，以致肺脾肾三脏功能失调，津液输布障碍，壅滞肺窍，出现鼻塞、鼻痒、喷嚏、流涕等症，而发为鼻鼽。病变部位主要在肺，常累及脾、肾。病机关键为肺脾肾三脏功能失司，津液输布失调，外风、内风相合而留伏于内。其病迁延、反复发作，则与禀赋体质异常、伏风留着有关。

诊断及鉴别诊断 以临床证候结合鼻腔检查、免疫学检查做出诊断。需与伤风鼻塞进行鉴别。

诊断要点 ①此病有常年性和季节性之分。可有过敏史及家族史。②具有突发性和反复发作的特点。以鼻痒、阵发性喷嚏、大量清水样鼻涕、鼻塞为主要表现，可伴有眼痒、咽痒、腭痒等症状，或伴有哮喘、湿疹等疾病。③鼻腔检查发作期见鼻黏膜苍白水肿，积有清稀浊涕。间歇期上述体征多不明显。④免疫学检查如变应原测试、血清 IgE 检测等有助于此病的诊断。

鉴别诊断 伤风鼻塞：初起也有鼻痒、喷嚏、流涕、鼻塞等症状，但无突然发作、迅速消失等特点，病程较短，常伴发热、恶寒、头痛、周身不适等全身症状。

辨证论治 分肺、脾、肾，寒、湿、热辨证论治，但各证候均需适当加用疏散外风、扶正息风、敛表御风等消风药物。①肺气虚寒证：鼻塞，鼻痒，喷嚏连连，清涕量多，嗅觉减退，畏风怕冷，面色苍白，语声低怯，气短懒言，或伴咳嗽，舌质淡，苔薄白，脉细弱。治以温肺固表散寒。方用黄芪桂枝五物汤合温肺止流丹加减。②肺经伏热证：鼻塞鼻痒，喷嚏流涕，畏风烦热，口干咽痒，或伴咳嗽，舌质红，苔薄黄，脉数。治以清肺通窍。方用辛夷清肺饮加减。③脾虚湿聚证：发作性鼻痒鼻塞，喷嚏清涕，头重头昏，面色委黄，倦怠乏力，食少便溏，舌淡胖、边有齿痕、苔薄白，脉弱无力。治以健脾益气化湿。方用参苓白术散加减。④肾阳不足证：鼻塞鼻痒，喷嚏连作，清涕量多，形寒肢冷，腰膝酸软，小便清长，夜尿频或遗尿，舌质淡，苔薄白，脉沉细。治以温补肾阳。方用金匮肾气丸加减。

中成药治疗 玉屏风颗粒（口服液）（黄芪、白术、防风）：用于肺气虚寒证。

其他疗法 可用外治法、针灸疗法等辅助治疗。

外治法 ①滴鼻法：退敏滴鼻液（细辛、白术、苍耳子、茯苓、猪苓、浮萍）滴鼻，1 日 3 次。用于肺气虚寒证。②吹鼻法：碧云散（川芎、鹅不食草、细辛、辛夷、青黛），取细末少许，吹鼻内，1 日 2～3 次。用于肺经伏热证。③塞鼻法：辛夷、白芷、防风、乌梅、五味子、苍耳子、鹅不食草、甘草，混合研粉，以干棉球蘸药粉塞入鼻内，1 日 2～3 次。用于肺经伏热证。

针灸疗法 ①针刺疗法：主穴取迎香、印堂、风池、风府、足三里；配穴取上星、合谷、禾髎、肺俞、脾俞、肾俞、三阴交。每次主穴、配穴各取 1～2 穴，1 日 1 次，10 次为 1 个疗程。用于各证。②艾灸疗法：取足三里、命门、百会、气海、三阴交、涌泉、上星、印堂、身柱、膏肓、肺俞、脾俞、肾俞等穴。悬起灸或隔姜灸。用于脾虚湿聚证、肾阳不足证。③耳针疗法：取神门、内分泌、内鼻、肺、脾、肾、肾上腺、皮质下等穴。埋针，或以王不留行贴压以上穴位，每次取 3～5 穴，两耳交替。用于各证。④敷贴疗法：白芥子、甘遂、细辛、麝香分别研末，按 20：10：10：0.6 的比例和匀，在夏季初伏、中伏和末伏分 3 次用姜汁调敷，贴于肺俞、膏肓、百劳等穴，每次贴 30～60 分钟后除去。连续应用 3 个夏季。用于肾阳不足证。

转归预后 一般预后良好。若失治误治，病情迁延，可并发鼻窦炎、鼻息肉、哮喘等疾病。

预防调护 ①注意环境卫生，保持室内清洁、湿度，避免接触香水、化妆品、花草、宠物及污染空气等。②注意个人卫生，保持鼻腔清洁，经常更换、清洗、烘干床上用品，避免骤然进出冷热悬殊的环境。③合理饮食，富含营养，多食新鲜蔬菜及水果，保证水的供给，少食鱼虾、冷饮、坚果类及花生等。④加强体育锻炼，常按摩鼻部迎香穴，坚持冷水洗脸，增加抵抗能力。⑤对已发病者，尽量查清过敏原，作为防护参考。

(李燕宁)

bízhì

鼻窒（nasal blockade；nasal obstruction）

以鼻息不畅，时轻时重，反复发生，甚或窒塞不通，不闻香臭，经久不愈为主要表现的慢性鼻病。又称鼻齆。首见于《黄帝内经素问·五常政大论》："少阴司天，火气下临，肺气上从，白起金用，草木眚，火见燔焫，革金且耗，大暑以行，咳嚏鼽衄鼻窒。"隋·巢元方《诸病源候论·小儿杂病诸候·鼻塞候》："肺气通于鼻。气为阳，诸阳之气上荣头面。其气不和，受风冷，风冷邪气入于脑，停滞鼻间，即气不宣和，结聚不通，故鼻塞也。"指出此病为风冷袭肺，肺气失宣所致，鼻塞不通为其主要症状。西医学的慢性鼻炎属于此病范畴。

病因病机　病因有虚实之分。实证多责之于风邪（风寒、风热）郁肺；虚证多责之于肺、脾气虚。鼻为肺窍，位居面部中央，肺脾受邪，气机不利，或禀赋不足，久病体弱，肺脾气虚，均可致肺气失宣，脾失健运，浊邪留滞不去，壅阻鼻窍，乃发此病。也有因久病入络，气滞血瘀，气血壅滞鼻窍而为病者。

诊断　根据反复伤风感冒史，以间歇性或交替性鼻塞不通为主症，结合鼻腔检查可做出诊断。

辨证论治　①肺经蕴热证：鼻塞时轻时重，或交替性鼻塞，鼻涕色黄量少，鼻气灼热，或有头昏不清，咳嗽痰黄，舌红苔薄黄，脉数。治以清热宣肺通窍。方用黄芩汤加减。②肺气虚寒证：鼻塞不通，或交替性鼻塞，鼻流清涕，面色少华，气短懒言，恶风畏寒，平素易感，舌淡苔薄白，脉细弱。治以温肺散寒通窍。方用温肺止流丹加减。③脾虚湿困证：交替性或持续性鼻塞，经久不愈，涕白而黏，头身困重，体倦乏力，纳呆便溏，舌淡或边有齿痕，舌苔薄白腻，脉缓无力。治以健脾化湿通窍。方用参苓白术散加减。④气滞血瘀证：鼻塞较甚，昼轻夜重，或活动后减轻，鼻涕黏稠，不易擤出，头昏胀痛，舌质暗或有瘀点，脉细或涩。治以行气活血通窍。方用通窍活血汤加减。可结合外治法，如中药滴鼻剂滴鼻、中药超声雾化经鼻吸入、中药注射液下鼻甲注射等，亦可选用针灸疗法。

转归预后　早期经及时恰当治疗，多能痊愈。少数患儿可因失治误治，病重体虚，而持续数年之久。长期不愈者，可引发鼻渊、鼻槁、耳胀、耳痹以及其他呼吸系统疾病。

预防调护　①注意体格锻炼，多晒太阳，呼吸新鲜空气，及时治疗伤风感冒及鼻部邻近病灶。②注意脾胃功能的调理，规律饮食，富含营养。③劳逸适度。④养成清洗鼻腔，擤净浊涕的习惯。⑤避免长时间使用血管收缩剂滴鼻。

(李燕宁)

xiǎo'ér rǔ'é

小儿乳蛾（infantile tonsillitis；infantile nippled moth）

以咽喉两侧喉核红肿疼痛、吞咽不利，或化脓为主要表现的咽喉疾病。又称蛾风、喉蛾。因其形似乳头，状如蚕蛾而得名。金·张从正《儒门事亲·喉舌缓急砭药不同解》首先对此病有描述："热气上行，结薄于喉之两旁，近外肿作，以其形似，是谓乳蛾。一为单、二为双也。"指出其病机为热结于喉而肿。发于一侧者为单乳蛾，发于两侧者为双乳蛾；发病急骤者，为急乳蛾；伴脓性分泌物者，为烂乳蛾；病程久，反复发作，或经久不愈者，为慢乳蛾；病久肥大石硬不消者，为石蛾。此病是儿科临床常见病、多发病，多见于3岁以上小儿，一年四季均可发病。西医学的小儿扁桃体炎属于此病范畴。

病因病机　病因有虚实之分。实证多责之于感受风热邪毒、嗜食炙煿；虚证多责之于久病体虚，虚火上灼。咽喉为肺胃之门户，无论外邪犯肺、饮食伤脾或久病体虚，虚火上灼者，皆可致火热壅聚于咽喉，灼腐肌膜而发为病。诚如明·窦梦麟《疮疡经验全书·卷之一》所言："咽喉有数症，有积热、有风热、有客热、有病后余毒未除，变化双乳蛾者。"

诊断及鉴别诊断　以临床证候结合局部检查做出诊断。主要与丹痧、白喉等进行鉴别。

诊断要点　①常有感冒或咽痛反复发作史。②以咽痛、吞咽不利为主症。急乳蛾起病急，病程短，咽部疼痛剧烈，吞咽时加剧，并伴全身症状；慢乳蛾多由急乳蛾反复发作或其他热性病发展而来，病程长，可有咽干痒或疼痛、咽部异物感。喉核过大时可出现呼吸困难，一般全身症状不显著。③局部检查：喉核红肿，可单侧或双侧，大小不一，表面可见黄白色脓点，重者可连成假膜，但不超出喉核范围，易于拭去，不留出血创面。慢乳蛾可见喉核肿大或触之石硬，表面凹凸不平、色暗红，隐窝口可见黄、白色脓性物，颌下臖核常肿大。

鉴别诊断 ①丹痧（猩红热）：与急乳蛾均可见发热、咽喉红肿疼痛，喉核肿大，但前者发热1天后出现全身弥漫性猩红色小丘疹，并伴草莓舌、环口苍白圈、线状疹等。②白喉：两者均可见喉核红肿，但白喉发热同时声音嘶哑，检查可见咽部白色或灰白色假膜，不易擦去，强行擦去容易出血，并很快再生，咽拭子培养可见白喉杆菌。

辨证论治 按虚、实辨证论治。①风热外袭证：咽喉干燥、灼热、疼痛，吞咽不利，喉核红肿，表面可见少量黄白色腐物，发热，微恶风，头痛，咳嗽，舌质红，苔薄黄，脉浮数。治以疏风清热，利咽消肿。方用银翘散加减。②胃火炽盛证：咽喉灼热、疼痛剧烈，吞咽不利，喉核红肿，有黄白色腐物，甚者腐脓成片，高热烦躁，口渴引饮，口臭便干，舌红苔黄厚，脉洪数。治以清热解毒，利咽消肿。方用清咽利膈汤加减。③肺肾阴虚证：咽喉干痒，如有异物，疼痛不甚，喉核暗红，肿大，表面凹凸不平，或有细白星点腐物，低热颧赤，手足心热，干咳少痰，舌红少苔，脉细数。治以滋阴润肺，清利咽喉。方用百合固金汤加减。④痰瘀互结证：咽干不适，如有异物，或咽部刺痛，吞咽困难，反复发作，迁延不愈，咽部暗红，喉核肥大，表面凹凸不平，咳嗽痰黏，不易咯出，舌质暗红，有瘀点，苔白腻，脉细涩。治以活血化瘀，祛痰利咽。方用会厌逐瘀汤合二陈汤加减。

中成药治疗 ①小儿咽扁颗粒（金银花、射干、金果榄、桔梗、玄参、麦冬、人工牛黄、冰

片）：用于风热外袭证。②西瓜霜润喉片（西瓜霜、冰片、薄荷素油、薄荷脑）：用于胃火炽盛证。③百合固金丸（百合、生地黄、熟地黄、麦冬、白芍、当归、川贝母、玄参、桔梗、甘草）：用于肺肾阴虚证。

其他疗法 包括外治法、针刺疗法及烙啄疗法等。

外治法 ①含漱法：取金银花、甘草、桔梗适量，水煎含漱，1日数次。用于风热外袭证。②雾化吸入：取双黄连口服液10ml，雾化吸入，1日1~2次，5日为1个疗程。用于风热外袭证。③吹药法：取山豆根、金果榄、大黄、硼砂、冰片、青黛、射干，研为极细末，每次取少许均匀吹入咽喉，1日3~4次。用于胃火炽盛证。④敷贴疗法：口疮散（吴茱萸、黄连、黄芩、连翘以2：1：2：2比例研极细粉末混匀），每日临睡前取药粉20g，用醋适量调和，捏成小饼状，外敷于双足心涌泉穴处，次晨取下，1日1次，3日为1个疗程，连用2个疗程。用于胃火炽盛证。

针刺疗法 ①主穴取合谷、内庭、曲池；配穴取天突、少泽、鱼际。每次取主穴和配穴各1~2穴，每日针刺1~2次，用泻法，5日为1个疗程。用于风热外袭证、胃火炽盛证、痰瘀互结证。②主穴取大杼、风门、百劳、身柱；配穴取合谷、曲池、足三里、颊车。每次取主穴和配穴各1~2穴，每日针刺1次，用平补平泻法，5日为1个疗程。用于肺肾阴虚证。

烙啄疗法 ①烙治法：用特制的金属烙铁烧红，避开口腔内组织蘸香油后直接烧烙扁桃体，当听到烙铁烙着的"嗞啦"声音后立即取下，不宜停留。一支烙

铁烧烙1次后须更换，再用同样操作方法烧烙。每次每侧扁桃体烙治3烙，每周烙治2次，5周为1个疗程。用于慢乳蛾。在慢乳蛾急性发作时，可暂停烙治1~2次，待急性发作控制后再继续烙治。②啄治法：术者持扁桃体手术弯刀，在扁桃体上做雀啄样动作，每刀深度约2~3mm，每侧3~5次，伴少量出血，以吐2~3口血为适度。同法做对侧扁桃体。每隔3~4天1次，5次为1个疗程，一般不超过2个疗程。用于慢乳蛾。

转归预后 急性起病者，治疗及时得当，可获痊愈。病程较长，迁延不愈或反复发作者，可引起耳胀、喉痹、喉痈、痹病、心悸、怔忡、水肿等。

预防调护 ①注意口腔卫生，教育小儿养成刷牙漱口的好习惯，及时治疗邻近组织疾病。②饮食有节，少食辛辣炙煿之品。③生活有规律，锻炼身体，增强体质，提高机体抵抗力。尽量避免与感冒患儿接触。④乳蛾急性发作者应彻底治愈，以免病情迁延，缠绵难愈。

(李燕宁)

jírǔ'é

急乳蛾（acute nippled moth；acute tonsillitis） 以起病急骤，发热，咽喉肿痛，喉核肿大，状如蚕蛾为主要表现的咽喉疾病。又称急蛾风。清·郑梅涧《重楼玉钥·卷上·双鹅风》："由肺经积热，受风邪凝结感时而发，致生咽喉之旁，状如蚕蛾……红肿疼痛，不能吞咽。"指出此病由肺经积热，复受外邪引起，以咽喉红肿，难以吞咽为主要症状。西医学的急性扁桃体炎属于此病范畴。

此病多由外感风热时邪，结于咽喉；或饮食失节，积滞内停，

积久化热，上蒸咽喉所致。病位主要在肺胃。邪热上熏，搏结咽喉为基本病理改变。根据病前有冒风、伤食史，急性起病，有咽喉红肿疼痛、吞咽不利、发热等症，结合咽喉检查可做出诊断。辨证论治：①风热外袭证（图1）：咽喉红肿疼痛，吞咽不利，喉核肿大，发热，微恶风，头痛，咳嗽，舌质红，舌苔薄黄，脉浮数。治以疏风清热，利咽消肿。方用银翘散加减。②肺胃热盛证（图2）：咽喉疼痛剧烈，吞咽困难，饮食难入，喉核肿大，有黄白色腐物，甚者腐脓成片，高热烦躁，口渴引饮，口臭便干，舌红苔黄厚，脉洪数。治以清热解毒，利咽消肿。方用清咽利膈汤加减。可结合外治法，如中药超声雾化吸入、中成药（冰硼散、珠黄散等）吹咽、中药含漱等，亦可选用针刺疗法。

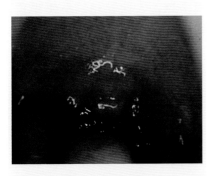

图1 风热外袭证

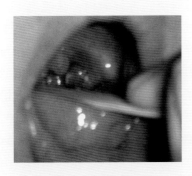

图2 肺胃热盛证

此病若治疗及时恰当，一般恢复较快；若失治误治，病情迁延，可反复发作，形成慢乳蛾，甚至因邪毒内侵，引发痹病、心悸、水肿等疾病。

（李燕宁）

慢乳蛾（chronic nippled moth；chronic tonsillitis）

以喉核肿大，咽部干痒微痛，哽咽不利，经久不愈为主要表现的慢性咽喉疾病。又称虚火乳蛾、慢蛾风。明·陈实功《外科正宗·咽喉论》："夫咽喉虽属于肺，然所致有不同者，自有虚火、实火之分……肿痛微红，脉虚无力，午后痛者属阴虚，宜滋阴降火；肿痛色白，咯吐多涎，上午痛者属阳虚，宜补中健脾。"首先提出"虚火乳蛾"的病名，并对其临床表现及治疗进行了详细论述。此病常由急乳蛾反复发作演变而来，也可因急性热病或鼻部疾患而诱发。西医学的慢性扁桃体炎属于此病范畴。

病因有虚实之分。实证多责之于邪热久羁，炼液成痰，痰阻血瘀，痰瘀互结于咽喉；虚证多责之于素体阴虚，或热病伤阴，虚火上炎，熏灼咽喉。病位在肺、脾、肾。根据急乳蛾反复发作史、急性热病史、鼻部疾患史；患儿有咽部不适，咽干，咽痒或轻痛，有异物感，不同程度的咳嗽、咯痰或呼吸、吞咽不畅等症状；检查见扁桃体暗红而不光滑，挤压时隐窝口溢出黄、白色分泌物可做出诊断。辨证论治：①肺肾阴虚证：咽喉干痒，如有异物，疼痛不甚，喉核暗红、肿大，表面凹凸不平，或有细白星点腐物，低热颧赤，手足心热，干咳少痰，舌红少苔，脉细数。治以滋阴润肺，清利咽喉。方用百合固金汤加减。②痰瘀互结证：咽干不适，

如有异物，或咽部刺痛，吞咽困难，反复发作，迁延不愈，咽部暗红，喉核肥大，表面凹凸不平，咳嗽痰黏，不易咯出，舌质暗红，有瘀点，舌苔白腻，脉细涩。治以活血化瘀，祛痰利咽。方用会厌逐瘀汤合二陈汤加减。若乳蛾肿大明显，影响呼吸，反复发病者，宜配合烙治法及啄治法（见急乳蛾），或手术摘除。

（李燕宁）

石蛾（stony moth；tonsil hypertrophy）

以咽喉两侧乳蛾肥大，僵固不消为主要表现的咽喉疾病。清·张宗良《喉科指掌·乳蛾门第二·石蛾》："此症或胎生，或因本原不足……乃肝火老痰结成恶血，凡遇辛苦风热即发。"认识到此病既可由先天因素所致，也可由生后体虚，痰、火、瘀结于咽喉，遇外感引发。主要发生于学龄前儿童，以婴幼儿多见。西医学的扁桃体生理性肥大、增生型慢性扁桃体炎属于此病范畴。

此病多由小儿感受外邪，肺气失宣，津聚成痰，痰阻血瘀，痰瘀互结，蕴结咽喉，乳蛾肿大，久羁不去所致。也可因禀赋不足，痰瘀凝结咽喉而成。患儿有急乳蛾反复发作史或出生后即见乳蛾肥大史；平素无明显不适，偶感咽干、咽痒、咽部异物感等，乳蛾过度肥大时可出现咽喉梗塞、吞咽不利、语言含混、呼吸不畅、睡眠打鼾等。局部检查：增生型慢性扁桃体炎可见扁桃体肿大暗红，表面凹凸不平，隐窝口宽大，挤压腭舌弓时可有黄白色点状物溢出，触之质硬；扁桃体生理性肥大者则见扁桃体光滑色淡，触之柔软，隐窝口清晰，挤压时无脓性分泌物溢出。辨证论治：咽干咽痒，如有异物，咳嗽痰黏，

不易咯出，甚或咽喉梗塞，吞咽不利，言语含混，呼吸不畅，睡眠打鼾，舌暗红或有瘀点，舌苔白腻，脉弦涩，为痰瘀互结证。治以活血化瘀，祛痰利咽。方用会厌逐瘀汤合二陈汤加减。可配合外治法、烙啄疗法（见急乳蛾）等治疗。若病情迁延不愈或乳蛾过大影响呼吸、睡眠时，可行手术切除。

患儿应加强体育锻炼，多做户外活动，适时增减衣服，以增强体质，防止诱发急乳蛾而加重病情。饮食宜清淡、富含营养，少食或忌食辛辣炙煿食品。

（李燕宁）

喉痹

hóubì

喉痹（throat obstruction；pharyngitis） 以咽部红肿疼痛，或咽干不适为主要表现的咽喉疾病。根据起病急慢、病程长短不同，分为急喉痹和慢喉痹。此病记载首见于1973年中国湖南长沙马王堆汉墓出土的帛书《五十二病方》："其所产病：颔痛、喉痹、臂痛、肘外痛为四病。"《黄帝内经素问·阴阳别论》亦有记载："一阴一阳结，谓之喉痹。"王冰注："一阴谓心主之脉，一阳谓三焦之脉也。三焦心主脉并络喉，气热内结故为之痹。"阐明了喉痹的发病机制，即邪气郁结于厥阴少阳两经。明·张介宾《景岳全书·杂证谟·咽喉》："喉痹一证……虽多由火，而复有非火症者，不可不详察也。盖火有真假，凡实火可清者，即真火症也；虚火不宜清者，即水亏症也。且复有阴盛格阳者，即真寒症也。"认识到此病虽多由热邪治病，但有寒热虚实之不同。喉痹是儿科临床常见病、多发病，一年四季均可发生，但以冬春季节多见。西医学的急性咽炎和慢性咽炎属于此病范畴。

病因病机 病因有内外之分。外因多责之于感受外邪，尤以风热为多见；内因责之于肺胃热盛、虚火上炎。咽喉为肺胃之门户，若小儿调护不周，外感风寒或风热，肺气失宣，或嗜食辛辣炙煿之品，脾胃积热，或热病伤阴，虚火上灼，或久病体虚，命门火衰，虚阳上浮，以致邪气上干于咽喉，气血壅滞，出现咽痛、咽痒、咽干等症状，发为喉痹。主要病变部位在肺胃，病久可以及肾。邪结咽喉，气血壅滞为其基本病理改变。诚如清·郑梅涧《重楼玉钥·卷上》所说："夫咽喉者生于肺胃之上……肺胃和平则体安身泰。一有风邪，热毒蕴积于内传在经络，结于三焦，气凝血滞，不得舒畅，故令咽喉诸症种种而发。"

诊断及鉴别诊断 以临床证候结合咽喉部检查做出诊断。主要需与乳蛾、喉痈、急喉风等进行鉴别。

诊断要点 ①多有感冒或咽痛反复发作史。②以咽痛、咽部不适为主症。急喉痹者，起病较急，咽部疼痛明显，吞咽时加重，可伴发热、头痛及全身不适等症；慢喉痹者，则以咽部不适为主，可见咽干、咽痒、灼热、微痛、异物感以及刺激性咳嗽等症。③咽部检查：急喉痹可见咽部黏膜充血，咽后壁淋巴滤泡增生或脓点散在，软腭及腭垂红肿等；慢喉痹则见咽部黏膜及咽后壁充血，毛细血管扩张，淋巴滤泡增生明显或脓点等。④血常规检查及咽拭子培养有助于病原学诊断。

鉴别诊断 ①小儿乳蛾：两者均有咽喉红肿疼痛，但喉痹主要病变在咽部，喉核红肿不明显，而乳蛾病变主要在喉核，为单侧或双侧喉核肿大。②喉痈：两者均有咽喉部疼痛，但喉痈起病急，多高热，咽喉部剧痛、红肿，吞咽障碍，可化脓，血常规检查外周血白细胞及中性粒细胞计数升高明显。③急喉风：虽亦可出现咽部红肿疼痛，但以发病急骤，突然出现声音嘶哑、变音，犬吠样咳嗽及吸气性呼吸困难为主要特征，可资鉴别。

辨证论治 从寒、热、虚、实辨证论治。①外邪侵袭证：咽痛不适，吞咽不利。偏于风寒者，咽痛较轻，伴恶寒发热，身痛，咳嗽痰稀，口不渴，舌淡红，舌苔薄白，脉浮紧。治以疏风散寒，解表利咽，方用六味汤加减。偏于风热者，咽痛较重，吞咽尤甚，发热恶风，头痛口微渴，或咳嗽，舌尖红，舌苔薄黄，脉浮数。治以疏风清热，消肿利咽。方选银翘散加减。②肺胃热盛证：咽部疼痛较剧，吞咽困难，发热，口渴多饮，大便秘结，小便短黄，舌质红，舌苔黄，脉数有力。治以清热解毒，消肿利咽。方用清咽利膈汤加减。③阴虚肺燥证：咽部干燥，灼热微痛，午后或多言后加重，口渴不欲饮，舌红少苔，脉细数。治以滋阴清肺，降火利咽。方用养阴清肺汤加减。④肺脾气虚证：咽部干燥、微痛，哽咽不利，平素易感，倦怠乏力，少气懒言，语声低微，大便溏薄，舌质淡，舌苔薄白，脉沉迟。治以补肺健脾，益气利咽。方用玉屏风散合补中益气汤加减。⑤肾阳虚弱证：咽部异物感，咽干微痛，口干不欲饮，面色苍白，语声低微，形寒肢冷，腰膝冷痛，小便清长，下利清谷，舌质淡嫩，舌体胖，舌苔白，脉沉细弱。治以补益肾阳，温阳利咽。方用肾气丸加减。

中成药治疗 ①清咽滴丸（薄荷脑、青黛、冰片、诃子、甘草、人工牛黄）：用于风热外袭证。②六神丸（人工牛黄、人工麝香、蟾酥、珍珠、冰片、雄黄）：用于肺胃热盛证。③金果饮（地黄、玄参、西青果、蝉蜕、麦冬、胖大海、南沙参、太子参、陈皮、薄荷素油）：用于阴虚肺燥证。

其他疗法 可用外治法、针灸疗法等辅助治疗。

外治法 ①含漱法：用金银花、连翘、薄荷、甘草适量，水煎含漱，1日2~3次。用于风热外袭证。②吹药法：取冰硼散，每次少许，吹入患处，1日3~4次。用于肺胃热盛证。③敷贴疗法：取吴茱萸为末，醋调成饼状，每晚临睡前敷于涌泉穴，1日1次，2周1个疗程。用于肺脾气虚证、肾阳虚弱证。

针灸疗法 ①针刺疗法：主穴取合谷、内庭、曲池、太溪、照海；配穴取尺泽、内关、复溜、列缺。每次取主穴和配穴各2~4穴，每日针刺1次，用泻法，7~10日为1个疗程。用于急喉痹。②艾灸疗法：合谷、足三里、肺俞、天突、气舍、璇玑。悬起灸或隔姜灸，每次选2~3穴，1日1次，10次1个疗程。用于慢喉痹。

转归预后 急性起病者，治疗及时得当，可获痊愈。病久而反复发作者，往往症状顽固，较难治愈。

预防调护 ①及时彻底治疗鼻塞、鼻窒、鼻渊等邻近器官的疾病，以防诱发。②注意防寒保暖，居住环境注意空气清新、流通。③锻炼身体，增强体质，提高机体抵抗力，可减少此病的发作。④饮食有节，起居有常，忌食辛辣刺激食物。

（李燕宁）

jíhóufēng

急喉风（acute throat wind; acute laryngeal infection）　以发病急骤，呼吸困难，痰涎壅盛，喉鸣，语言难出，声音嘶哑，甚至窒息为主要表现的急性咽喉疾病。又称紧喉风、缠喉风、锁喉风、走马喉风。因其来势急骤如风，故名急喉风。病名最早的记载见于元·沙图穆秀克《瑞竹堂经验方·咽喉门》，但仅有灯草治法而无具体症状描述。明·张介宾《景岳全书·卷二十八·咽喉》较详细地描述了其症状："锁喉风证……无病而喉窍紧涩，息难出入，不半日而紧涩愈甚……问其喉，则无肿无痛也；观其貌，则面青瞪目不能言语；听其声，则喉窍之细如针，抽息之窘如线，伸颈挣命求救，不堪之状甚可怜也。"清·邢建明《咽喉秘授·急喉风》指出风火与顽痰凝结不化，壅塞咽喉是引发此病的病机所在。此病多发于冬春季节，任何年龄均可发病，婴幼儿因喉部解剖生理特点尤易罹患，且症状较重，若不及时救治，可导致死亡。清·沈善谦《喉科心法·卷上》："缠喉风即是走马喉风，突然而起，声音不能出，汤水不能入，痰症壅塞闭胀，势如绳索绞喉，不急治，便马上有死亡危险，所以抢救刻不容缓。"西医学的急性喉炎、喉梗阻属于此病范畴。

平素喜食辛辣炙煿，肺胃积热，复遇风邪外袭，外风内热夹痰上壅咽喉；或患时行热病，温毒疫邪化火，火热灼津成痰，痰火上攻咽喉，致气血凝结，脉络瘀阻，痰涎壅盛，气道阻塞而发为急喉风。也有因喉部外伤、异物、过敏等因素而为病者。根据有喂养不当、外感、喉部外伤、异物、过敏以及禀赋不足等病史；

以吸气性呼吸困难、喉鸣、声音嘶哑、痰涎壅盛等为主要症状不难做出诊断。呼吸困难程度一般分为四度。Ⅰ度：安静时无呼吸困难，活动或哭闹时出现吸气性喉鸣、鼻翼煽动及轻度三凹征（胸骨上窝、锁骨上窝及肋间隙于吸气时向内凹陷）。Ⅱ度：安静时即出现上述呼吸困难表现，活动时加重，但不影响睡眠和进食。Ⅲ度：吸气性呼吸困难明显，喉鸣较响，三凹征显著，伴有烦躁，不能入睡。Ⅳ度：吸气性呼吸困难严重，坐卧不安，面白唇青，冷汗淋漓，甚或神昏肢冷，脉微欲绝等。辨证论治：①风痰袭喉证：发热恶寒，头痛流涕，咳嗽声重，喉间痰鸣，声如犬吠，声音嘶哑，吞咽不利，饮水呛咳，甚则吸气困难，胸高胁陷，面唇青紫，烦躁不安，苔白腻，脉弦滑。治以疏风散邪，涤痰开窍。方用麻黄杏仁甘草石膏汤合礞石滚痰丸加减。②痰火上扰证：高热烦躁，咽喉肿痛，声音嘶哑，咳嗽气急，喉中痰鸣，声如拽锯，喘息鼻煽，甚或语言难出，胸高胁陷，面唇青紫，躁扰不宁，乱动如狂，汗出如雨，舌质红绛，苔黄或腻，脉滑数。治以清热解毒，消痰利咽。方用黄连解毒汤合导痰汤加减。可结合外治法，如中药粉剂吹喉、中药超声雾化经鼻吸入、中药离子透入、中药煎水含漱，亦可选用针灸疗法。病情危重者应中西医结合治疗，喉梗阻严重者须及时做气管切开手术。

此病来势急骤，演变迅速，早期若能及时恰当治疗，预后良好；若病情迁延，失治误治，可迅速出现窒息或死亡。预防调护：①注意锻炼身体，增强体质，避免吹风受凉。②饮食宜富含营养，易于消化，忌食辛辣刺激性食物。③患病后要注意居室及周围环境安静，保持室内适宜温度、湿度。④饮食宜少量多次，避免呛咳或过饱。⑤加强护理，严密观察病情，防止突然窒息死亡。

（李燕宁）

hóuyōng

喉痈（throat abscess） 发生于咽喉及其邻近部位的脓肿。临床以发热，咽痛，流涎，吞咽不利，言语不清，局部红肿高突，甚或烦躁、拒食、呼吸困难为特征。根据发病部位不同名称有异。生于喉关者，称喉关痈；生于会厌者，称会厌痈；生于喉底者，称里喉痈；生于颌下者，称颌下痈。"喉痈"病名最早由隋·巢元方《诸病源候论·卷三十·咽喉等诸候·喉痈候》提出："六腑不和，血气不调，风邪客于喉间，为寒所折，气壅而不散，故结而成痈。"可发生于任何年龄小儿，其中喉关痈多见于较大儿童，里喉痈则以 3 岁以下婴幼儿多见。此病相当于西医学的扁桃体周围脓肿、咽后壁脓肿等病。

病因病机 病因有内外之分。外因责之于感受风热邪毒，或由咽部异物及外伤后染毒转变而来；内因责之于肺胃积热。咽喉为肺胃之门户，小儿外感风热邪毒，由口鼻或皮毛而入，内犯于肺，肺热炽盛，上灼咽喉，或过食肥甘、辛辣、炙煿，肺胃积热，复感外邪，内、外邪毒相互搏结，上熏咽喉，以致气血凝滞，热盛肉腐，出现发热、咽部肿痛、吞咽不利等，发为喉痈。正如宋·赵佶等《圣济总录·卷第一百二十三·咽喉门·咽喉生痈》所说："肺气上通于喉咙，胃经外连于咽嗌。其气和平，则呼吸咽纳，无所妨碍，若脾肺壅热，熏发上焦，

攻于咽喉，结聚肿痛，不得消散，热气炽盛，致结成痈。"

诊断及鉴别诊断 根据临床证候结合口腔外部超声扫描及颈部 X 线检查可做出诊断，病原学检查有助于病因诊断。小儿喉痈由于发病部位的不同，均有其不同的症状特点及体征，可做出相应诊断。主要与急乳蛾、急喉风等鉴别。

诊断要点 ①多有感冒、咽部异物或外伤后感染史。②起病较急，常见发热、咽痛、烦躁、拒食、言语不清等症。病情严重者，可出现咳嗽声嘶、面唇发绀、呼吸困难、昏迷惊厥，甚或大出血等症。③咽部检查：扁桃体周围脓肿可见患侧腭舌弓上段及软腭明显红肿隆起，腭垂水肿偏向健侧，扁桃体被推向内下方；咽后壁脓肿可见咽后壁一侧隆起，黏膜充血，较大的脓肿可将病侧的腭咽弓和软腭向前推移；咽旁脓肿可见病侧扁桃体及咽侧壁突向咽中线，但咽部充血较轻。④颈部 X 线检查：咽后壁脓肿可见颈椎前的软组织隆起，有时可见脓液平面。⑤口腔外部超声检查：扁桃体周围脓肿可见扁桃体周围无回声区，边界清楚，周围组织回声增高，有时无回声区内有散在的点状或斑片状无回声区。⑥脓肿局部穿刺抽脓培养有助于病原学诊断。

鉴别诊断 ①急乳蛾：与喉痈均可见发热、咽痛、流涎、吞咽困难、甚或拒食等症，但前者病变部位在喉核，以喉核红肿，或有黄白色脓点为特征；后者的病变部位在咽喉间及其相邻部位，以局部红肿高突为特征。②急喉风：虽亦可出现咽部红肿疼痛，但以发病急骤，突然出现声音嘶哑、变音，犬吠样咳嗽及吸气性

呼吸困难为主要特征。

辨证论治 按分期辨证治疗，但对重症患儿则应中西医结合救治。①热结咽喉证（初期）：发热恶寒，头痛，咳嗽，咽痛，流涎，吞咽不利，甚或拒食，舌质红，舌苔薄黄，脉浮数。治以清热解毒，消肿止痛。方用五味消毒饮加减。②化腐成脓证（成脓期）：高热持续，咽痛加剧，痛引耳窍，吞咽困难，言语不清，甚则张口、呼吸困难，烦躁不安，舌质红，舌苔黄腻，脉实有力。治以泻热解毒，消肿排脓。方用仙方活命饮加减。③气阴耗伤证（恢复期）：身热已退，咽痛亦减，咽干口燥，五心烦热，神疲懒言，小便黄赤，大便干结，舌红少苔，脉细数。治以益气养阴，清解余毒。方用沙参麦冬汤加减。

其他疗法 可用外治法、针刺疗法等辅助治疗。

外治法 ①冰硼散（冰片、煅硼砂、朱砂、玄明粉）：吹喉，每次少许，1 日 3~4 次。用于喉痈初期及成脓期。②喉症丸（板蓝根、人工牛黄、冰片、猪胆汁、玄明粉、青黛、雄黄、硼砂、蟾酥、百草霜）：含化，每次 3~5 粒，1 日 2 次。用于喉痈初期及成脓期。

针刺疗法 ①毫针疗法：咽喉肿痛者，选合谷、内庭、太冲穴；张口困难者，选患侧颊车、地仓穴，用泻法。每日 1 次，5~7 日为 1 个疗程。②三棱针疗法：痈肿未成脓时，可用三棱针于局部黏膜浅刺，以泻热消肿止痛。高热者，用三棱针刺少商、商阳或耳尖，放血数滴，以泻热解毒。

转归预后 若治疗及时得当，多数预后良好。若失治误治，病情迁延，则可发生严重的并发症，

甚或造成死亡。

预防调护 ①锻炼身体，增强体质，冷暖适宜，防治外邪侵袭。②积极治疗咽喉部急慢性疾病。③多饮水，注意休息，忌食辛辣刺激之品。

（李燕宁）

xiǎo'ér késou
小儿咳嗽（cough in children）
感受外邪或脏腑功能失调，导致肺气宣发肃降失职，引起以咳嗽为主要表现的小儿肺系疾病。咳与嗽含义不同，有声无痰为咳，有痰无声为嗽，有声有痰谓之咳嗽。清·陈飞霞《幼幼集成·咳嗽证治》："凡有声无痰谓之咳，肺气伤也；有痰无声谓之嗽，脾湿动也；有声有痰谓之咳嗽，初伤于肺，继动脾湿也。"此病一年四季均可发生，尤以冬春季节、气候冷热变化时多发。任何年龄小儿皆可发病，以婴幼儿为多见。西医学的气管支气管炎属于此病范畴。

病因病机 病因有内外之分。外因责之于感受外邪，以感受风邪为主，是引起小儿咳嗽的主要原因；内因责之于饮食失节、素体肺虚，或久病及肺。肺为娇脏，性喜清肃，主宣发肃降，外合皮毛，开窍于鼻。无论外邪犯肺、饮食伤脾、素体肺虚或久病及肺，皆可致肺气清肃之令不行，宣肃功能失常而发生咳嗽。正如清·叶桂《临证指南医案·卷二·咳嗽》所说："咳为气逆，嗽为有痰，内伤外感之因甚多，确不离乎肺脏为患也。"

诊断及鉴别诊断 以临床表现结合肺部听诊、理化检查做出诊断。需与肺炎喘嗽、肺痨等进行鉴别。

诊断要点 ①病前多有感冒等病史。②以咳嗽为主要症状。③肺部听诊：两肺呼吸音粗糙，或有少量不固定干啰音、痰鸣音，咳嗽或体位变化后可减少或消失。④胸部X线检查：多阴性或仅见肺纹理增粗、紊乱。⑤血常规检查：白细胞计数多正常或减少，细菌感染者可增多。⑥病原学检查：鼻咽或气管分泌物标本做病毒分离或细菌培养可阳性。病后1~2周测血清肺炎支原体抗体滴度1：160以上，提示为肺炎支原体感染。

鉴别诊断 ①肺炎喘嗽：以气喘、咳嗽、痰壅、发热为主症，严重时唇甲青紫，烦躁不安等。肺部听诊闻及固定的细湿啰音。胸部X线检查见斑片状或不均匀大片状阴影。②肺痨（原发型肺结核）：以低热、咳嗽、盗汗为主症。多有结核病接触史，结核菌素试验≥20mm，痰液结核杆菌培养阳性，胸部X线检查显示活动性原发型肺结核改变，纤维支气管镜检查可见支气管结核病变。

辨证论治 分外感咳嗽、内伤咳嗽辨证论治。

外感咳嗽 ①风寒袭肺证：咳嗽频作，痰稀色白易咯，鼻塞，喷嚏，流清涕，恶寒，发热，无汗，咽痒声重，口不渴，头痛，全身酸痛，舌质淡红，舌苔薄白，脉浮紧或指纹浮红。治以疏风散寒，宣肺止咳。方用华盖散加减。②风热犯肺证：咳嗽不爽，痰稠色黄难咯，鼻流浊涕，发热，恶风，有汗，咽痛，口渴，头痛，舌质红，舌苔薄黄，脉浮数或指纹浮紫。治以疏风清热，宣肺止咳。方用桑菊饮加减。③风燥伤肺证：干咳无痰，或痰少难咯，或痰中带血，咽干鼻干，口干欲饮，咽痒咽痛，发热，大便干，舌红少津，舌苔薄而干，脉浮数或指纹浮紫。治以润燥止咳，疏

风宣肺。方用桑杏汤加减。

内伤咳嗽 ①痰热蕴肺证：咳嗽痰多，痰稠色黄难咯，发热口渴，面赤心烦，或伴气促，小便短赤，大便干结，舌质红，舌苔黄腻，脉滑数或指纹紫滞。治以清肺化痰，肃肺止咳。方用清金化痰汤加减。②痰湿蕴肺证：咳嗽声重，痰多色白而稀，喉间痰鸣，胸闷纳呆，口不渴，神疲肢倦，大便溏薄，舌质淡，舌苔白腻，脉滑或指纹紫滞。治以燥湿化痰，肃肺止咳。方用二陈汤合三子养亲汤加减。③阴虚肺热证：干咳无痰，或痰少难咯，或痰中带血，咽痛声嘶，口舌干燥，潮热盗汗，五心烦热，形体消瘦，大便干结，舌红少苔，脉细数或指纹紫。治以滋阴润燥，养阴清肺。方用沙参麦冬汤加减。④肺脾气虚证：咳嗽无力，痰稀色白，久延难愈，神疲自汗，气短懒言，面白少华，少食纳呆，反复感冒，舌质淡，舌苔薄白，脉细无力或指纹淡。治以益气补肺。方用六君子汤加减。

中成药治疗 ①三拗片（麻黄、苦杏仁、甘草、生姜）：用于风寒袭肺证。②通宣理肺口服液（紫苏叶、前胡、桔梗、苦杏仁、麻黄、甘草、陈皮、半夏、茯苓、枳壳、黄芩）：用于风寒袭肺证。③小儿咳喘灵口服液（麻黄、金银花、苦杏仁、板蓝根、石膏、甘草、瓜蒌）：用于风热犯肺证。④蛇胆川贝液（蛇胆汁、平贝母、杏仁水、薄荷脑）：用于风热犯肺证。⑤橘红痰咳液（化橘红、蜜百部、茯苓、半夏、白前、甘草、苦杏仁、五味子）：用于痰湿蕴肺证。⑥小儿百部止咳糖浆（蜜百部、苦杏仁、桔梗、桑白皮、麦冬、知母、黄芩、陈皮、甘草、制天南星、枳壳）：用于痰热蕴肺

证。⑦罗汉果玉竹冲剂（罗汉果、玉竹）：用于阴虚肺热证。⑧润肺膏（莱阳梨清膏、党参、蜜黄芪、蜜紫菀、蜜百部、川贝母）：用于肺脾气虚证。

其他疗法 可用饮食疗法、针灸疗法、拔罐疗法、小儿推拿疗法等辅助治疗。

饮食疗法 ①葱白粥：糯米60g，生姜5片，连须葱白5段，加入米醋适量，煮粥饮用。用于风寒袭肺证。②鸭梨1个，杏仁9g，冰糖适量，水煎服。用于风热犯肺证。③薏苡仁10g，山药、粳米各200g，同煮粥食。用于痰湿蕴肺证。④川贝母6g，雪梨1个，冰糖适量，水煎服。用于肺阴亏虚证。

针灸疗法 针刺取穴：①天突、曲池、内关、丰隆。②肺俞、尺泽、太白、太冲。每日取1组，两组交替使用，每日1次，15次为1个疗程，中等刺激或针后加灸。用于肺脾气虚证。

拔罐疗法 先用三棱针刺大椎穴，并在周围上下左右分别针刺，以微量出血为佳，后用火罐拔于穴位上，30分钟左右起罐。用于风热犯肺证。

推拿疗法 清肺经，按天突，推膻中，开璇玑，揉乳旁，揉乳根，擦背。外感咳嗽推攒竹，推坎宫，黄蜂入洞，拿风池，推上三关，退下六腑，拿合谷；内伤咳嗽加揉二马，按揉气海，揉肺俞，揉肾俞。

转归预后 经早期恰当治疗，预后良好。若失治误治，病情迁延，可发展为肺炎喘嗽等病。

预防调护 ①注意体格锻炼，多参加户外活动，增强体质。②感冒流行时，少去公共场所，并根据气候变化适当增减衣服。③一旦感冒，应积极进行治疗，

以免病情进展。④咳嗽时，应注意休息，多饮开水，饮食富含营养易于消化，居室温湿度适宜，保持空气新鲜。

（李燕宁）

fèiyán chuǎnsòu

肺炎喘嗽（pneumonia with dyspneic cough） 发生于小儿的以气喘、咳嗽、咯痰痰鸣、发热为主要表现的肺部感染性疾病。重者可见张口抬肩，呼吸困难，面色苍白，口唇青紫等症状。病名首见于清·谢玉琼《麻科活人全书·气促发喘鼻煽胸高第五十一》："气促之症，多缘肺热不清所致……如肺炎喘嗽，以加味泻白散去人参甘草主之。"是对麻疹病程中出现的咳嗽、喘促、鼻煽等症的合并症命名。此病一年四季均可发生，以冬春季节及气候变化时发病率较高。任何年龄小儿均可发病，尤以婴幼儿多发，年龄越小，发病率越高，病情重者越多。西医学的小儿肺炎属于此病范畴。

病因病机 病因有内外之分。外因责之于感受风邪，或由感冒、咳嗽等疾病转变而来，或由麻疹、顿咳等疾病合并发生；内因责之于小儿肺气亏虚，卫外不固。小儿外感风邪，由口鼻或皮毛而入，侵犯肺卫，肺气失司，化热灼津，炼液成痰，阻于气道，清宣肃降功能失职，以致肺气郁闭，出现咳嗽、气喘、痰鸣、鼻煽等证候，形成肺炎喘嗽。病变部位主要在肺，常累及脾，亦可内窜心肝。痰热是其病理产物，病机关键为肺气郁闭。

诊断及鉴别诊断 以临床证候结合肺部听诊、X线检查做出诊断，病原学诊断用于明确病因。主要需与咳嗽、支气管异物、哮喘进行鉴别。

诊断要点 ①起病较急，主症为气喘、咳嗽、咯痰痰鸣、发热。②病情严重时，常见喘促不安，烦躁不宁，面色苍白，口唇青紫发绀，或高热不退。③新生儿患肺炎时，常以不乳、精神委靡、口吐白沫等症状为主，而无上述典型表现。④肺部听诊：可闻及较固定的中细湿啰音，常伴干啰音，如病灶融合，可闻及管状呼吸音。⑤胸部X线检查：见肺纹理增多、紊乱，肺部透亮度降低或增强，可见小片状、斑片状阴影，也可出现不均匀的大片状阴影。⑥血常规检查：细菌性肺炎白细胞计数升高，中性粒细胞增多；病毒性肺炎白细胞计数正常或降低，有时可见异型淋巴细胞。⑦细菌培养、病毒分离和鉴别可获得相应的病原学诊断，病原特异性抗原检测常有早期诊断价值。

鉴别诊断 ①小儿咳嗽（急性支气管炎）：以咳嗽为主症，喘促少见，无发热或低热，肺部听诊呼吸音粗糙或有不固定的干湿啰音。②支气管异物：吸入异物可致肺部感染，根据异物吸入史、突然出现呛咳、胸部X线检查可助鉴别，纤维支气管镜检查可确定诊断。③小儿哮喘：以喉中哮鸣音与气息喘促为主症，有反复发作病史。

辨证论治 按照常证、变证辨证论治，需注意观察常证至变证的演变转化，变证重症应中西医结合治疗。

常证 ①风寒郁肺证：恶寒发热，头身痛，无汗，鼻塞流清涕，喷嚏，咳嗽，气喘鼻煽，痰稀白易咯，可见泡沫样痰，或闻喉间痰鸣，咽不红，口不渴，面色淡白，纳呆，小便清，舌淡红，舌苔薄白，脉浮紧，指纹浮红。

治以辛温宣肺，止咳平喘。方用华盖散加减。②风热郁肺证：发热恶风，头痛有汗，鼻塞流清涕或黄涕，咳嗽，气喘，咯黄痰，或闻喉间痰嘶，鼻翼煽动，声高息涌，胸膈满闷，咽红肿，口渴欲饮，纳呆，便秘，小便黄少，面色红赤，烦躁不安，舌质红，舌苔薄黄，脉浮数，指纹浮紫。治以辛凉宣肺，清热化痰。方用银翘散合麻黄杏仁甘草石膏汤加减。③痰热闭肺证：发热，有汗，咳嗽，咯痰黄稠或喉间痰鸣，气急喘促，鼻翼煽动，声高息涌，呼吸困难，胸高胁满，张口抬肩，口唇发绀，咽红肿，面色红，口渴欲饮，纳呆，便秘，小便黄少，烦躁不安，舌质红，舌苔黄腻，脉滑数，指纹紫滞。治以清热涤痰，开肺定喘。方用麻黄杏仁甘草石膏汤合葶苈大枣泻肺汤加减。④毒热闭肺证：壮热不退，咳嗽剧烈，痰黄稠难咯或痰中带血，气急喘促，喘憋，呼吸困难，鼻翼煽动，胸高胁满，胸膈满闷，张口抬肩，鼻孔干燥，面色红赤，口唇发绀，涕泪俱无，烦躁不宁或嗜睡，甚至神昏谵语，呛奶，恶心呕吐，口渴引饮，便秘，小便黄少，舌红少津，苔黄腻或黄燥，脉洪数，指纹紫滞。治以清热解毒，泻肺开闭。方用黄连解毒汤合麻黄杏仁甘草石膏汤加减。⑤阴虚肺热证：咳喘持久，时有低热，手足心热，干咳，痰量少或无痰，咯痰带血，面色潮红，口干、口渴欲饮，神疲倦怠，夜卧不安，形体消瘦，盗汗，便秘，小便黄少，病程迁延，舌红少津，舌苔少或花剥，脉细数，指纹淡红。治以养阴清肺，润肺止咳。方用沙参麦冬汤加减。⑥肺脾气虚证：久咳、咯痰无力，痰稀白易咯，气短，喘促乏力、动则喘甚，低热起伏，面白少华，神疲乏力，形体消瘦，自汗，纳差，口不渴，便溏，病程迁延，反复感冒，舌质淡红，舌体胖嫩，舌苔薄白，脉无力或细弱，指纹淡。治以补肺益气，健脾化痰。方用人参五味子汤加减。

变证 ①心阳虚衰证：面色苍白，唇指发绀，呼吸浅促、困难，四肢不温，多汗，胁下痞块，心悸动数，虚烦不安，神委淡漠，小便减少，舌质淡紫，脉疾数、细弱欲绝，指纹紫滞。治以温补心阳，救逆固脱。方用参附龙牡救逆汤加减。②邪陷厥阴证：壮热不退，口唇发绀，气促，喉间痰鸣，烦躁不安，谵语狂躁，神识昏迷，口噤项强，角弓反张，四肢抽搐，舌质红绛，脉细数，指纹紫。治以清心开窍，平肝息风。方用羚角钩藤汤加减合牛黄清心丸。

中成药治疗 包括口服中成药和中药注射剂。应用中药注射剂时应注意观察其临床不良反应。

口服中成药 ①通宣理肺口服液（紫苏叶、前胡、桔梗、苦杏仁、麻黄、甘草、陈皮、半夏、茯苓、枳壳、黄芩）：用于风寒郁肺证。②羚羊清肺散（羚羊角粉、赤芍、板蓝根、连翘、金银花、知母、天花粉、琥珀、甘草、朱砂、石膏、冰片、栀子、芦根、水牛角浓缩粉、川贝母、桔梗、僵蚕）：用于风热郁肺证、痰热闭肺证。③儿童清肺口服液（麻黄、桑白皮、黄芩、苦杏仁、石膏、甘草、瓜蒌皮、板蓝根、法半夏、浙贝母、橘红、紫苏子、葶苈子、紫苏叶、细辛、薄荷、枇杷叶、白前、前胡、石菖蒲、天花粉、青礞石）：用于痰热闭肺证。④天黄猴枣散（制天麻、人工牛黄、猴枣、胆南星、珍珠、僵蚕、珍珠层粉、全蝎、冰片、薄荷脑）：用于痰热闭肺证。⑤安宫牛黄丸（散）（牛黄、郁金、水牛角浓缩粉、黄芩、黄连、雄黄、栀子、朱砂、冰片、人工麝香、珍珠、金箔）：用于毒热闭肺证、邪陷厥阴证。⑥玉屏风颗粒（口服液）（黄芪、白术、防风）：用于肺脾气虚证。

中药注射剂 ①清开灵注射液（胆酸、珍珠母、猪去氧胆酸、栀子、水牛角、板蓝根、黄芩苷、金银花）：用于痰热闭肺证、毒热闭肺证、邪陷厥阴证。②炎琥宁注射液（穿心莲内酯）：用于痰热闭肺证、毒热闭肺证。③参附注射液（红参、附片）：用于心阳虚衰证。

其他疗法 可用敷贴疗法、拔罐疗法等辅助治疗。

敷贴疗法 ①肉桂、公丁香、川乌、草乌、乳香、没药、红花、当归、川芎、赤芍、透骨草。高热、气喘者，可加用黄芩、黄连、大黄。研末，凡士林调，敷贴于肺俞穴或啰音处。用于辅助治疗肺部湿啰音明显者。②炙白芥子、前胡、公丁香、肉桂、桃仁、细辛。研末，凡士林调，敷贴于肺俞、膈俞、膻中等穴。用于肺脾气虚证。

拔罐疗法 取肺俞、肺热（第三胸椎棘突下旁开0.5寸）、阿是穴。辅助治疗啰音吸收不良。

转归预后 若治疗及时得当，一般预后良好；重症或失治误治，可发生变证，甚或死亡。

预防调护 经常发生呼吸道感染的小儿应在平时用扶正固本的中药增强体质、减少发病，一旦发病，要预防肺炎喘嗽的发生。对重症患儿的护理要特别注意病情观察，一旦有变要及时救治。

预防 ①注意个人卫生，保

持室内空气新鲜。②加强体育锻炼，增强体质。③气候冷暖多变时，随时增减衣服。④感冒流行期勿去公共场所，谨防感受外邪。

调护 ①饮食宜清淡富有营养，多喝开水。②保持安静，病室空气新鲜。③保持气道通畅，及时清除呼吸道分泌物，变换体位，以利痰液排除。④对于重症患儿要加强巡视，密切观察病情变化，及早发现变证并及时处理。

(汪受传)

mǎpífēng

马脾风 (acute asthma in children)

肺炎喘嗽患儿出现暴喘胀满的危急重症。肺炎喘嗽患儿若突然出现喘促、鼻煽、胸高胁胀、发热、神闷烦乱、便秘、尿黄等症状，视为病情危急，古代医家称之为马脾风。较早见于元·杜思敬《济生拔粹·田氏保婴集》："暴喘，俗传为马脾风也，大小便硬，且急下之，用牛黄夺命散，后用白虎汤平之。"明·王肯堂《证治准绳·幼科·马脾风》论述了此病病因病机。清·吴谦等《医宗金鉴·幼科心法要诀·喘证门·马脾风》："暴喘传名马脾风，胸高胀满胁作坑，鼻窍煽动神闷乱，五虎一捻服最灵。"明确了此病的临床主症，提出了治疗主方，具有重要的临床指导价值。

马脾风起病急，病情重，属于肺炎喘嗽急重症。主要是由于肺热壅盛，心火内亢，炼液成痰，痰火交结，肺气闭郁，宣发肃降失司而发暴喘。临床表现以突然发作的喘促不安为特点，主要证候为肺胀喘满，鼻翼煽动，胸高气急，胁凹起伏，痰壅如潮，面唇指甲青紫，闷乱烦躁，便秘尿黄，舌苔黄厚腻或黄焦，脉滑数。治以清热泻肺，涤痰通腑，同时需要益气宁心防其喘脱。方用五

虎汤加减，合用一捻金。此病病势急骤，变化迅速，极易由实转虚，造成阳气虚脱，故上述诸症不必悉具，但见一二主症则应当及早治疗。同时注意患儿病情变化，若见心阳虚衰证候，应及时给予益气温阳救逆治疗，如参附龙牡救逆汤，以防范虚脱；危症应配合西医抢救治疗。

(汪受传)

xiǎo'ér xiàochuǎn

小儿哮喘 (asthma in children)

以发作性的哮鸣气促，呼气延长为主要表现的小儿肺系疾病。又称齁喘。哮指声响，喘指气息，哮必兼喘，故通称哮喘。病名最早见于宋·王执中《针灸资生经·喘》："因与人治哮喘，只缪肺俞，不缪他穴。"元·朱震亨《丹溪心法·卷二·哮喘》认识到哮喘主要由痰饮所致。明·薛铠、薛己《保婴撮要·作喘》："喘急之症，有因暴惊触心者，有因寒邪壅盛者，有因风邪外客者，有因食咸酸而痰滞者，有因膏粱积热熏蒸清道者。"指出外感、饮食、情志因素都可以诱发哮喘。明·万全《幼科发挥·肺所生病·喘嗽》："或有喘疾，遭寒冷而发，发则连绵不已，发过如常，有时复发，此为宿疾，不可除也。"认识到此病反复发作，难以根治的临床特点。此病是儿科常见病、多发病，发病有明显的遗传倾向，初发年龄以 1~6 岁多见。冬春两季及气候骤变时易于发作，夜间和清晨发作者居多。西医学的支气管哮喘、喘息性支气管炎属于此病范畴。

病因病机 病因有内外之分。外因责之于感受外邪、饮食失节、接触异物异味、情志不调及劳倦过度；内因责之于肺脾肾三脏功能失调，痰饮留伏。痰乃水液代

谢产物，其形成与肺、脾、肾三脏功能失调密切相关。肺为水之上源，脾胃为水谷之海，肾主人体津液。小儿肺脏娇嫩，脾常不足，肾常虚。若外邪伤肺，或肺气虚弱，治节无权，则水聚为痰；饮食伤脾，或劳倦过度，脾气受损，运化失司，则水停为痰；禀赋不足，或久病及肾，肾失蒸化，阳虚则水泛为痰，阴虚则炼液为痰。哮喘的发病，是外因作用于内因的结果。痰饮留伏体内，复遇外感、食伤、异物异味、过劳及情绪激动等诱因，则一触即发，反复不已。发作时，痰气交阻气道，痰随气升，气因痰阻，相互搏击，气机升降不利，以致呼吸困难，气急喘促，喉间痰鸣哮吼。正如清·李用粹《证治汇补·卷之五·哮病章》所说："哮即痰喘之久而常发者，因内有壅塞之气，外有非时之感，膈有胶固之痰，三者相合，闭拒气道，搏击有声，发为哮病。"

此病发作期，因于外感风寒，或内伤生冷，或素体阳虚、寒痰内伏者，发为寒性哮喘；因于外感风热，或风寒化热，或素体阴虚、痰热内伏者，发为热性哮喘。若是外寒未解，内热已起，可见外寒内热之证。发作期之后，若是风痰恋肺未消，气逆未平，肺脾肾亏虚之证已显，则成虚实夹杂之证，是为迁延期。哮喘患儿，本为禀赋异常、肺脾肾三脏不足之体质，反复发作，又常导致肺之气阴耗伤、脾之气阳受损、肾之阴阳亏虚，因而形成缓解期痰饮留伏，表现为肺脾气虚、脾肾阳虚、肺肾阴虚的不同证候。所以，此病的发作期以邪实为主，迁延期邪实正虚，缓解期以正虚为主，形成三期邪正虚实演变转化的复杂证候。

诊断及鉴别诊断 以病史、临床证候结合辅助检查做出诊断。主要与肺炎喘嗽、气管异物等进行鉴别。

诊断要点 ①多有婴儿期过敏史，或家族哮喘史。②有反复发作的病史。发作多与某些诱发因素有关，如气候骤变，受凉受热，感受外邪，进食或接触某些过敏物质。③常突然发作，发作前多有喷嚏、咳嗽、胸闷等先兆症状。发作时咳嗽阵作，喘促气急，喉间哮鸣，甚则不能平卧，烦躁不安，口唇青紫。④肺部听诊：发作时两肺闻及散在或弥漫的哮鸣音，以呼气相明显，呼气延长。继发感染者，可闻及湿啰音。⑤血常规检查：白细胞计数多正常，嗜酸性粒细胞计数可升高。合并细菌感染时，白细胞计数及中性粒细胞计数可升高。⑥胸部 X 线检查：可见肺纹理增多及肺气肿。⑦肺功能测定：可见峰流速值或一秒钟最大呼气量减低。⑧过敏原试验：用可疑的抗原做血或皮肤试验有助于明确过敏原。

鉴别诊断 ①肺炎喘嗽：以气喘、咳嗽、痰壅、发热为主症。肺部听诊可闻及固定细湿啰音，以深吸气末明显。胸部 X 线检查可见两肺点片状阴影。无过敏史及反复发作史。②气管异物：多有异物吸入史，以突然呛咳、呼吸困难为主症，胸部 X 线及支气管镜检查可以协助诊断。

辨证论治 分发作期、迁延期、缓解期辨证论治。

发作期 ①风寒束肺证：气喘咳嗽，喉间哮鸣，痰稀色白，多泡沫，形寒肢冷，鼻塞，流清涕，面色淡白，唇青，恶寒无汗，舌质淡红，舌苔白滑或薄白，脉浮紧，指纹红。治以温肺散寒，涤痰定喘。方用小青龙汤合三子养亲汤加减。②痰热阻肺证：咳嗽喘息，声高息涌，喉间哮吼痰鸣，痰稠黄难咯，胸膈满闷，身热，面赤，鼻塞流黄稠涕，口干，咽红，尿黄，便秘，舌质红，舌苔黄，脉滑数，指纹紫。治以清肺涤痰，止咳平喘。方用麻黄杏仁甘草石膏汤合苏葶丸加减。③外寒内热证：喘促气急，咳嗽痰鸣，咯痰黏稠色黄，胸闷，鼻塞喷嚏，流清涕，或恶寒发热，面赤口渴，夜卧不安，大便干结，小便黄赤，舌质红，舌苔薄白或黄，脉滑数或浮紧，指纹浮红或沉紫。治以解表清里，定喘止咳。方用大青龙汤加减。

迁延期 ①风痰内蕴、肺脾气虚证：咳喘减而未平，静时不发，活动则喘鸣发作，面色少华，易于出汗，平素易感冒，晨起及吹风后易作喷嚏、流涕，神疲纳呆，大便稀溏，舌质淡，舌苔薄白或白腻，脉细弱，指纹淡滞。治以祛风化痰，补益肺脾。方用射干麻黄汤合人参五味子汤加减。②风痰内蕴、肾气亏虚证：气喘、喉间哮鸣久作未止，动则喘甚，喘促胸满，咳嗽，喉中痰鸣，痰多质稀、色白、易咳，面色欠华，畏寒肢冷，神疲纳呆，小便清长，舌质淡，舌苔薄白或白腻，脉细弱或沉迟，指纹淡滞。治以泻肺祛痰，补肾纳气。偏于上盛者方用苏子降气汤加减；偏于下虚者方用都气丸合射干麻黄汤加减。

缓解期 ①肺脾气虚证：反复感冒，气短自汗，咳嗽无力，神疲懒言，形瘦纳差，面白少华或委黄，便溏，舌质淡胖，舌苔薄白，脉细软，指纹淡。治以健脾益气，补肺固表。方用人参五味子汤合玉屏风散加减。②脾肾阳虚证：动则喘促，咳嗽无力，气短心悸，面色苍白，形寒肢冷，脚软无力，腹胀纳差，大便溏泄，夜尿多，发育迟缓，舌质淡，舌苔薄白，脉细弱，指纹淡。治以健脾温肾，固摄纳气。方用金匮肾气丸加减。③肺肾阴虚证：喘促乏力，咳嗽时作，干咳或咯痰不爽，面色潮红，形体消瘦，潮热盗汗，口咽干燥，手足心热，便秘，舌红少津，舌苔花剥，脉细数，指纹淡红。治以养阴清热，补益肺肾。方用麦味地黄丸加减。

中成药治疗 ①小青龙口服液（麻黄、桂枝、白芍、干姜、细辛、法半夏、五味子、炙甘草）：用于风寒束肺证。②哮喘宁颗粒（黄芩、牡丹皮、桂枝、甘草）：用于痰热阻肺证。③玉屏风颗粒（口服液）（黄芪、白术、防风）：用于肺脾气虚证。④固本咳喘片（党参、白术、茯苓、麦冬、五味子、补骨脂、甘草）：用于脾肾阳虚证。⑤麦味地黄丸（麦冬、五味子、熟地黄、山药、酒萸肉、茯苓、泽泻、牡丹皮）：用于肺肾阴虚证。

其他疗法 可用针灸、推拿、敷贴疗法等辅助治疗。

针灸疗法 ①主穴：定喘、天突、内关。外感配合谷；咳嗽配尺泽、太渊；痰多配中脘、足三里。针刺 1 日 1 次，7~10 天为 1 个疗程。用于发作期。②大椎、肺俞、足三里、关元、脾俞。每次取 3~4 穴，针刺加灸，隔日 1 次。在好发季节做预防性治疗。

推拿疗法 先用推法，依次横推胸腹部（以华盖、膻中为重点）、腰背部（自上而下，以肺俞、膈俞、命门为重点）、脊柱及其两侧；接着按肺俞、膈俞。1~2 日 1 次，10 次为 1 个疗程。用于缓解期。

敷贴疗法 白芥子21g，延胡

索 21g，甘遂 21g，细辛 21g，共研细末，分成 3 份，每 10 天使用 1 份。用时取药末 1 份，加生姜汁调和成如硬币大小，分别贴肺俞、心俞、膈俞、膻中穴，2～4 小时揭去。敷贴时间为每年夏天的初伏、中伏、末伏 3 次，连用 3 年。用于缓解期。

转归预后 一般预后良好，多数经正规合理治疗可完全缓解，大部分婴幼儿哮喘随年龄增长，发作可逐渐减少，以至痊愈。但也有部分患儿因症情顽固、失治误治、病情迁延而遗患终生，甚或危及生命。

预防调护 ①加强自我管理教育，多参加户外活动，适当锻炼，增强体质。②避免冒风，预防感冒，避免各种诱发因素，积极治疗和清除感染病灶。③冬春感冒流行时，少去公共场所，避免感染。④患病期间多休息，饮食清淡，忌食寒凉油腻、辛辣酸甜及海鲜等容易引起过敏的食物。

（李燕宁）

fèiwěi

肺痿（lung flaccidity/atrophic lung disease） 由肺脏痿弱，功能低下所致的以咳逆上气，咯吐浊唾涎沫，反复发作为主要表现的慢性虚损性疾病。又称肺萎。病名首见于汉·张仲景《金匮要略·肺痿肺痈咳嗽上气病脉证治第七》："寸口脉数，其人咳，口中反有浊唾涎沫者何？师曰：为肺痿之病。"隋·巢元方《诸病源候论·脾胃病诸候·肺痿候》："肺主气，为五脏上盖。气主皮毛，故易伤于风邪。风邪伤于腑脏，而血气虚弱，又因劳役、大汗之后，或经大下而亡津液，津液竭绝，肺气壅塞，不能宣通诸脏之气，因成肺痿也。"明确提出肺痿的成因是外邪犯肺，或劳役汗下过度，

阴津亏耗，肺气受损，壅塞而成。宋代《小儿卫生总微论方·咳嗽论》："咳嗽……肺热也……即肺虚痿。"强调小儿肺痿多由肺热伤津耗气所致。此病多继发于呼吸道的热性病之后，也可由其他疾病转化而来。西医学的支气管扩张症、肺不张、肺间质纤维化等病属于此病范畴。

病因病机 病因有内外之分。外因责之于感受外邪，或由哮喘、气管异物、肿瘤等转化而来；内因责之于禀赋不足，肺脏虚损，卫外不固。肺为娇脏，不耐寒热，喜润恶燥。凡感受外邪，入里化热，灼伤肺津，或禀赋不足，素体阳虚，或大病久病，耗气伤阳，肺中虚寒，气不化津，均可致肺失濡养，痿弱功能低下而发此病。病位主要在肺，常累及脾肾诸脏。病机关键为肺气受损，津液耗伤，肺叶痿弱不用。正如清·喻嘉言《医门法律·肺痈肺痿门》所言："肺痿者，其积渐已非一日，其寒热不止一端，总由胃中津液不输于肺，肺所失养，转枯转燥，然后成之。"

诊断及鉴别诊断 以临床证候结合胸部 X 线、肺功能等相关检查做出诊断。主要与肺痈、肺痨等进行鉴别。

诊断要点 ①有禀赋不足或多种慢性肺系疾病史。②以咳逆上气，咯吐浊唾涎沫为主症。③胸部 X 线检查：可见肺纹理粗乱或蜂窝状阴影，或肺透亮度增高，肺体积缩小，或肺部粒状、毛玻璃状、网状阴影等。④肺功能、肺核素扫描、支气管造影、肺部 CT 等检查有助于原发病的诊断。

鉴别诊断 ①肺痈（肺脓肿）：以咳嗽胸痛，咯吐腥臭脓痰，甚或咯吐脓血为主症，起病

较急，常伴寒战、高热等症状，与肺痿不难鉴别。但肺痈失治误治，病程久延，也可转为肺痿。②肺痨（肺结核）：以咳嗽、咯血、潮热、盗汗为主症，结合痰培养、OT 试验阳性及胸部 X 线检查等可与肺痿鉴别。肺痨后期也可转化为肺痿。

辨证论治 小儿肺痿以虚证居多，应按虚热、虚寒或寒热夹杂辨证论治。①肺脏虚热证：久咳气急，咳声不扬，咯吐浊唾涎沫，质稠而黏，不易咯出，或痰中带血，口燥咽干，午后潮热，形体消瘦，皮毛干枯，舌干红，脉虚数。治以滋阴清热，润肺生津。方用麦门冬汤或养阴清肺汤加减。②肺脏虚寒证：咳嗽气短，日久不愈，咯吐涎沫，清稀量多，口淡不渴，畏寒自汗，少气懒言，小便频数或遗尿，舌淡苔润，脉虚弱。治以温肺健脾，益气祛寒。方用甘草干姜汤或生姜甘草汤加减。③寒热夹杂证：咯吐浊唾涎沫，质稠黏或清稀，气急喘促或短气不足以息，口渴或不渴，或咯唾脓血，咽喉干燥，下利肢凉，形寒气短等。治以寒热平调，温清并用。方用麻黄升麻汤加减。

中成药治疗 ①金水宝胶囊（发酵虫草菌粉）：用于肺脏虚寒证。②养阴清肺丸（地黄、玄参、麦冬、川贝母、牡丹皮、白芍、薄荷、甘草）：用于肺脏虚热证。

饮食疗法 ①西洋参炖水鸭：西洋参 10g，水鸭半只，加水炖烂，盐调味服食，1 日 1 次。用于肺脏虚热证。②银耳炖冰糖：银耳 15g，冰糖 10g，加水适量煮服，1 日 1 次。用于肺脏虚热证。③百合 30g 煮粥，1 日 1 次。用于肺脏虚热证。④人参核桃炖瘦肉：人参 10g，核桃肉 6g，猪瘦肉适量，加水炖烂，盐调味服食，1

日1次。用于肺脏虚寒证。

转归预后 肺痿属难治之疾，病程长，致死率高，宜早期发现，及早治疗，方能减轻病情，改善预后。若失治误治，病程迁延，可致病情逐渐恶化或出现严重并发症甚至死亡。

预防调护 ①加强身体锻炼，增强体质，提高抗病能力。②积极治疗咳喘等肺部疾病，防止其向肺痿转变。③居室宜空气新鲜，温湿度适宜，避免烟尘刺激。④饮食易消化，富含营养，多饮开水，忌食辛辣、生冷、肥甘之物，以免助湿生痰，加重病情。

(李燕宁)

fèizhàng
肺胀（lung distension） 多种慢性呼吸系统疾病反复发作，迁延不愈，导致肺气胀满，以胸部满闷，喘咳上气，痰多心悸，面色晦滞，肢体水肿为主要表现的疾病。首见于《灵枢经·胀论》："肺胀者，虚满而喘咳。"元·朱震亨《丹溪心法·咳嗽》指出肺胀与痰瘀互结碍滞气机相关。明·薛铠、薛己《保婴撮要·作喘》："先喘而后胀者，主于肺，先胀而后喘者，主于脾。"提出肺胀与肺、脾相关。清·沈金鳌《杂病源流犀烛·脏腑门·咳嗽哮喘源流》："肺胀喘急，睡不安，痰少，甚者干咳无痰，乃肾水枯涸邪火独炎所致。"强调肺胀除肺、脾外，与肾也密切相关。此病多由先天禀赋不足、哮喘、肺炎喘嗽、久咳等反复发作引起，发病无明显季节性，年龄越小病情越重，严重者可出现神昏、惊厥、出血、喘脱等危重证候。西医学的肺气肿、肺源性心脏病等属于此病范畴。

病因病机 病因有内外之分。外因多责之于感受外邪，或由哮喘、肺炎喘嗽、久咳等疾病转化而来；内因责之于禀赋不足或久病肺虚，卫外不固。肺主气，外合皮毛，开窍于鼻，职司卫外。小儿感受外邪，由口鼻、皮毛而入，首先犯肺，致肺失宣肃，津聚成痰，痰阻气道，肺气宣降失常，则为喘咳。喘咳日久，肺气耗伤，复感外邪，如此往复，肺气益伤，病势益深。脾为肺之母，肾为肺之子。肺虚日久，累及脾肾，脾虚失于转输，肾虚不能温化，则水津停滞，留饮为患。肺与心脉相通，肺虚不能辅助血行，则心血瘀阻。肺脾肾三脏虚损与痰浊、水饮、瘀血交结为患，互为因果，从而出现胸部胀满，喘咳上气，痰多心悸，面色晦滞，肢体水肿等证候，形成肺胀。病变部位首先在肺，继则累及脾肾，后期及心。病理属性为本虚标实，痰浊、水饮、瘀血是其病理产物。病机关键为肺气胀满，不能敛降。

诊断及鉴别诊断 以临床证候结合理化检查做出诊断。主要与小儿哮喘、先天性肺囊肿等进行鉴别。

诊断要点 ①慢性气管、肺、胸部疾病史。②起病较缓慢，主症为喘促、胸闷、咳嗽、咯痰。③日久病情严重者，可见心悸气短，动则尤甚，面唇发绀，肢体水肿，甚或喘脱，神昏谵语，出血等。④胸部体征：可见胸廓膨隆呈桶状；听诊呼吸音减弱、遥远或消失；叩诊有轻度或明显的鼓音。⑤胸部X线检查：可见病侧肋间隙增宽，患区透明度增强，膈肌位置下移，运动受限。两侧肺气肿时，心影狭小；单侧者心影移向健侧。肺源性心脏病时，右下肺动脉干扩张，右心室增大。⑥心电图检查：肺源性心脏病时可见右心室扩大，电轴右偏，肺

型P波等。⑦血气分析：肺源性心脏病时可见低氧血症和（或）高碳酸血症。

鉴别诊断 ①小儿哮喘：虽然也可出现喘息、咳嗽、咯痰，胸部X线检查示肺纹理增多、紊乱和肺气肿等，但患儿属于过敏体质，有反复发作史，肺功能激发和舒张试验等有助于鉴别。②先天性肺囊肿：较大囊肿压迫气管或支气管时，可出现干咳、气促、喘息及不同程度的呼吸困难，甚至发绀等，胸部X线检查示肺囊肿的透亮区无肺纹理及典型的肺叶分布，侧位片常显示较清晰的界线。

辨证论治 按寒、热、虚、实辨证论治。①痰浊壅肺证：胸闷气短，咳嗽多痰，色白而黏，夹有泡沫，腹胀纳少，畏风易汗，舌质暗，苔薄腻，脉弦滑。治以化痰降气，健脾益肺。方用苏子降气汤合三子养亲汤加减。②痰热郁肺证：咳嗽喘息，气急胸闷，烦躁目胀，痰黄质稠，或伴身热，汗出口渴，溲赤便干，舌质红，苔黄厚或黄腻，脉滑数。治以清肺化痰，降逆平喘。方用越婢加半夏汤或桑白皮汤加减。③肺脾气虚证：咳嗽气短，痰鸣喘急，甚则唇青发绀，张目露睛，倦怠乏力，少气懒言，舌苔白滑，脉数无力。治以补气温阳。方用保元汤加减。④肺肾气虚证：咳嗽气喘，呼吸气冷，动则心悸，气怯神疲，畏寒肢冷，面色㿠白，大便不实，甚则完谷不化，小便清长，或遗尿，舌质淡，苔薄白，脉沉弱。治以补肺益肾，纳气平喘。方用人参胡桃汤合右归饮加减。⑤阳虚水泛证：心悸头眩，咳嗽短气，咯痰清稀，口唇发绀，面浮肢肿，小便不利，舌胖质暗，苔白滑，脉沉细。治以温肾健脾，

化饮利水。方用真武汤合五苓散加减。

中成药治疗 ①猴枣散（猴枣、羚羊角粉、人工麝香、煅月石、伽楠香、川贝母、青礞石、天竺黄）：用于痰浊壅肺证。②复方蛇胆川贝末（川贝母、蛇胆汁、半夏等）：用于痰热郁肺证。③金匮肾气丸（地黄、山药、山茱萸、桂枝、附子、泽泻、茯苓、牡丹皮）：用于阳虚水泛证。④固肾定喘丸（附片、牡丹皮、牛膝、盐补骨脂、砂仁、车前子、茯苓、盐益智仁、肉桂、山药、泽泻、金樱子肉）：用于肺肾气虚证。

其他疗法 可用针灸疗法、饮食疗法等辅助治疗。

针灸疗法 ①针刺疗法：喘息难以控制时，取肺俞、列缺、心俞、内关、气海、足三里；痰多不易咯出者，取足三里、丰隆、天突。用平补平泻法。每日1次，7~10日为1个疗程。用于肺胀急性发作期。②艾灸疗法：平时常艾灸大椎、肺俞、肾俞、命门、足三里、三阴交。用于阳虚水泛证。

饮食疗法 ①白果仁、甜杏仁各100g，胡桃仁、花生仁各200g，共捣烂和匀。每晨用20g，加水1小碗，煮沸，打入鸡蛋1个，加冰糖适量顿服，连用半年。用于肺肾两虚证。

转归预后 小儿肺胀及时治疗，预后尚好。若失治误治，迁延不愈，则易出现神昏、惊厥、出血、喘脱等危症。

预防调护 ①锻炼身体，增强体质，提高机体免疫力。②积极治疗原发病，防止其向肺胀转变。③肺胀应早发现、早治疗，疾病流行期减少外出，天气变化时及时增减衣物。④患病后居处宜清洁，避免烟尘刺激，并注意休息，多饮开水，饮食富含营养、

易于消化，忌食生冷及油腻之品。⑤保持呼吸道通畅，痰多无力咯出时应帮助排痰。

（李燕宁）

fèiyōng

肺痈（lung abscess） 热毒瘀结于肺，以致肺叶生疮，肉败血腐，形成脓疡，以发热、咳嗽、胸痛、咯吐大量腥臭脓痰，甚至脓血相兼为主要表现的呼吸系统疾病。又称肺疽、肺疮。记载首见于《黄帝内经素问·大奇论》："肺之雍，喘而两胠满。"汉·张仲景《金匮要略·肺痿肺痈咳嗽上气病脉证治第七》："风伤皮毛，热伤血脉。风舍于肺，其人则咳……热之所过，血为之凝滞，畜结痈脓，吐如米粥。"指出肺痈的成因是外感风热邪毒，留滞于肺，致血液凝滞不散，蓄结痈脓。此病多由肺炎喘嗽转化而来，也可由皮肤疮毒痈疽传经入脏引起。发病无明显季节性及年龄差异。西医学的肺脓肿属于此病范畴。

病因病机 病因有内外之分。内因责之于正气不足，御邪能力减弱，或痰热素盛，蕴积于内；外因责之于感受外邪，或由肺炎喘嗽、疮毒痈疽转变而来。小儿感受外邪，由口鼻或皮毛而入，内犯于肺，化热伤及肺络，或与素蕴痰热搏结，熏灼肺络，以致热盛肉腐，血败成脓，出现发热、咳嗽、胸痛、咯吐腥臭脓痰等症，形成肺痈。病变部位主要在肺，病机关键为邪热壅肺，腐败蓄结痈脓。

诊断及鉴别诊断 以临床证候结合胸部X线检查做出诊断，病原学检查有助于病因诊断。主要与肺炎喘嗽、肺痨等进行鉴别。

诊断要点 ①病前常有肺炎喘嗽或皮肤疮毒痈疽史。②常急性起病，以寒战、高热、咳嗽或

胸痛、咯出大量脓痰为主要特征。③病变侧叩诊可呈浊音，呼吸音减弱，可闻及支气管呼吸音或湿啰音。④胸部X线检查：见肺部大片浓密阴影，或有液平的圆形空洞。⑤血常规检查：白细胞计数及中性粒细胞计数明显升高。⑥病原学检查：痰涂片染色检查有助于病原体诊断。怀疑血源性肺脓肿者做血培养，可发现致病菌。伴有脓胸或胸腔积液者可做胸膜腔穿刺液病原学检查。

鉴别诊断 ①肺炎喘嗽（大叶性肺炎）：亦可出现发热、咳嗽、胸痛、咯痰带血等症状，且与肺痈早期X线检查表现相似。但前者病程短，痰量不多，且肺炎链球菌引起者很少继发肺痈，若为金黄色葡萄球菌引起者继发多发性肺痈，周围可见气囊样变。②肺痨（空洞性肺结核）：多数起病缓慢，且以低热、消瘦为主症，咳嗽轻微，少痰。形成空洞时X线检查示空洞周围炎症反应不明显，且有新旧病灶并存，同侧或对侧肺野常有播散性病灶，空洞内无或仅有少量液平，有肺痨患者接触史，痰中可找到结核菌。

辨证论治 按分期辨证论治，对重证患儿应中西医结合治疗。①风热郁肺证（初期）：发热恶寒，咳嗽，痰白而黏，胸痛，咳时尤甚，呼吸不利，口干鼻燥，舌苔薄黄，脉浮滑数。治以疏散风热，清肺化痰。方用银翘散加减。②毒盛肉腐证（成痈期）：高热寒战，汗出烦躁，胸闷疼痛，转侧不利，咳嗽气急，咯吐脓痰，其味腥臭，口干咽燥，舌苔黄腻，脉象洪数。治以清热解毒，散结消痈。方用千金苇茎汤合葶苈大枣泻肺汤加减。③毒结脓溃证（溃脓期）：咯吐脓血，或痰如米粥，腥臭异常，或痰血相兼，胸

痛烦闷，甚则喘不能卧，身热面赤，烦渴喜饮，舌质红，舌苔黄腻，脉滑数。治以清热解毒，排脓祛脓。方用桔梗汤合千金苇茎汤加减。④气阴耗伤证（恢复期）：身热渐退，咳嗽痰少，胸胁隐痛，精神疲倦，纳食欠佳。偏正虚者，常伴面色苍白，气短自汗，肢倦懒言，舌淡苔白，脉象沉细；偏邪恋者，低热盗汗，消瘦心烦，口燥咽干，舌红少苔，脉象细数。治以益气养阴，扶正祛邪。偏于正虚者，方用沙参麦冬汤加减；偏于邪恋者，方用沙参麦冬汤合桔梗汤加减。

中成药治疗 ①银翘解毒片（金银花、连翘、薄荷、荆芥穗、淡豆豉、牛蒡子、桔梗、淡竹叶、甘草）：用于初期风热郁肺证。②穿心莲片（穿心莲）：用于成痈期毒盛肉腐证。③连翘败毒丸（连翘、金银花、苦地丁、天花粉、黄芩、黄连、大黄、苦参、荆芥穗、防风、白芷、羌活、麻黄、薄荷、柴胡、当归、赤芍、甘草）：用于溃脓期毒结脓溃证。

其他疗法 可用饮食、针刺和推拿疗法等辅助治疗。

饮食疗法 ①马齿苋粥：马齿苋30g，白米50g，煮粥食用。用于成痈期毒盛肉腐证。②冬瓜籽饮：冬瓜籽50g，红糖适量，捣烂，开水冲服。用于溃脓期毒结脓溃证。③薏米百合猪肺汤：薏苡仁150g，百合60g，猪肺300g，将猪肺洗净后加适量清水，煲汤，食盐调味服食。用于恢复期气阴耗伤证。

针刺疗法 主穴取肺俞、膻中、支沟、大陵、风门、足三里。热甚加大椎、鱼际；胸痛甚加内关；咯血加天突。1日1次，留针30分钟，7~10日1个疗程。用于溃脓期毒结脓溃证。

推拿疗法 重点按肺俞、大椎、尺泽、曲池、合谷、少商、天突穴。用于初期风热郁肺证。

转归预后 小儿肺痈经及时恰当治疗，大多可获痊愈。少数因失治误治、排脓不及时，肺痈巨大者，则可致重症，甚或危及生命。

预防调护 ①适当锻炼，增强体质。②寒温适度，起居有节，预防外感。③及早彻底治疗肺炎喘嗽、皮肤疮毒痈疽等原发疾病。④密切观察病情变化，出现高热不退、咯吐脓痰时，应做全身检查，特别是胸部X线检查，以早期发现肺痈，及时治疗。⑤患病期间多休息，饮食宜清淡，多食蔬菜、水果，忌油腻厚味及其他刺激、海腥发物。⑥溃脓期注意体位引流，大咯血者防止窒息或气随血脱。

（李燕宁）

fǎnfù hūxīdào gǎnrǎn

反复呼吸道感染（recurrent respiratory tract infections） 由多种原因引起的在单位时间内上、下呼吸道感染反复发作超过规定次数的临床综合征。简称复感。此病类似于古代医籍中的体虚感冒、虚人感冒。《灵枢经·百病始生》："风雨寒热，不得虚，邪不能独伤人。卒然逢疾风暴雨而不病者，盖无虚，故邪不能独伤人，此必因虚邪之风，与其身形，两虚相得，乃客其形。"明确提出正气不足，复感外邪是导致反复呼吸道感染的重要原因。明·薛铠、薛己《保婴撮要·肺脏》："若脾气虚冷不能相生，而肺气不足，则风邪易感。"强调脾肺气虚可引起此病。清·吴德汉《医理辑要·锦囊觉后编》："要知易风为病者，表气素虚；易寒为病者，阳气素弱；易热为病者，阴气素衰。"认

识到体质因素与易感外邪的关系。此病是儿科临床常见病、多发病，好发于6个月~6岁小儿，尤以1~3岁幼儿多见。一年四季皆可发病，但以冬春季节、气候变化剧烈时尤易反复不已，夏季有自然缓解的趋势，一般待学龄期前后明显好转。此病若治疗不当，可继发疳证、水肿、痹病等。

病因病机 病因有内外之分。外因责之于喂养不当、少见风日、用药不当等；内因责之于禀赋不足，体质柔弱。小儿肺、脾常不足，肾常虚。肺主皮毛，开窍于鼻，职司卫外；脾主肌肉四肢，开窍于口，为气血生化之源；肾藏精，主生长发育，济一身之阴阳。故凡乳食伤脾，气血乏源，或少见风日，肌肤柔弱，或用药不当，损伤正气，或禀赋不足，体质柔弱，致正气不足，卫外功能薄弱者，外邪便乘虚而入犯于肺系。因正与邪的消长变化，导致小儿反复呼吸道感染。病变部位主要在肺、脾、肾三脏，病机关键为正虚邪伏。

诊断及鉴别诊断 主要根据单位时间内罹患上、下呼吸道感染的次数做出诊断。需与鼻鼽、哮喘等进行鉴别。

诊断要点 ①＜2岁的小儿，每年呼吸道感染≥12次，其中气管支气管炎≥3次、肺炎喘嗽≥2次。2+~5岁小儿，每年呼吸道感染≥10次，其中气管支气管炎≥2次、肺炎喘嗽≥2次。5+~14岁小儿，每年呼吸道感染≥9次，其中气管支气管炎≥2次、肺炎喘嗽≥2次。②若按半年计算，则要求呼吸道感染≥6次，其中下呼吸道感染≥3次（其中肺炎喘嗽≥1次）。

鉴别诊断 ①鼻鼽：可突然出现鼻塞、喷嚏、流清水样涕

及鼻痒症状；鼻腔检查发作期双侧鼻黏膜苍白、肿胀，下鼻甲水肿；鼻分泌物涂片可见嗜酸性粒细胞。②小儿哮喘：也呈反复发作性，但多有过敏史，发作时以咳嗽、气喘、哮鸣、呼气延长为主症。

辨证论治　按分期辨证论治。感染期以邪实为主，有表证者按风寒、风热、外寒里热之不同，有无夹滞、夹痰、夹惊之兼证而治之；当邪毒入里，出现咳喘时，则按小儿咳嗽、肺炎喘嗽加以辨治。迁延期邪毒渐平，肺脾肾虚象显露，治以扶正为主，兼以祛邪。恢复期则以固本为要。①肺脾气虚证：反复外感，面黄少华，形体消瘦，肌肉松软，少气懒言，气短，食少纳呆，口不渴，多汗，动则易汗，或大便溏薄，舌质淡，舌苔薄白，脉无力，指纹淡。治以补肺固表，健脾益气。方用玉屏风散合六君子汤加减。②营卫失调证：反复外感，恶风、恶寒，面色少华，四肢不温，多汗易汗、汗出不温，舌淡红，舌苔薄白，脉无力，指纹淡红。治以温卫和营，益气固表。方用黄芪桂枝五物汤加减。③脾肾两虚证：反复外感，面色委黄或面白少华，形体消瘦，肌肉松软，鸡胸龟背，腰膝酸软，形寒肢冷，四肢不温，发育落后，喘促乏力，气短，动则喘甚，少气懒言，多汗易汗，食少纳呆，大便溏烂，或五更泄泻，夜尿多，舌质淡，舌苔薄白，脉沉细无力。治以温补肾阳，健脾益气。方用金匮肾气丸合理中丸加减。④肺脾阴虚证：反复外感，面白颧红少华，食少纳呆，口渴，盗汗自汗，手足心热，大便干结，舌质红，舌苔少或花剥，脉细数，指纹淡红。治以养阴润肺，益气健脾。方用生脉散合沙

参麦冬汤加减。

中成药治疗　①保儿宁颗粒（黄芪、防风、白术、茯苓、山药、芦根、鸡内金）：用于肺脾气虚证。②玉屏风颗粒（口服液）（黄芪、白术、防风）：用于营卫失调证。③槐杞黄颗粒（槐耳菌质、枸杞子、黄精）：用于脾肾阴虚证中以肺肾阴虚为主者。④龙牡壮骨颗粒（党参、黄芪、山麦冬、炒白术、山药、茯苓、大枣、炒鸡内金、醋龟甲、醋南五味子、龙骨、煅牡蛎、甘草、乳酸钙、葡萄糖酸钙、维生素 D_2）：用于脾肾两虚证。⑤胚宝胶囊（羊胎盘）：用于脾肾两虚证。⑥百合固金丸（白芍、百合、川贝母、当归、生地黄、甘草、桔梗、麦冬、熟地黄、玄参）：用于肺脾阴虚证。

其他疗法　可用外治法、针灸疗法、推拿疗法等辅助治疗。

外治法　①白芥子3份，细辛2份，甘遂1份，皂荚1份，五倍子3份，冰片0.05份，共研细末。每次1~2g，姜汁调成糊状，敷于双肺俞穴，外用胶布固定，于三伏天每伏1次，每次4~6小时。用于各证型秋冬季好发者。②五倍子粉2g，加食醋适量调成糊状，睡前敷脐，1日1次，连用5~7天。用于各证型多汗者。

针灸疗法　①大椎、肺俞、足三里、肾俞、关元、脾俞，每次取3~4穴，轻刺加灸，隔日1次。用于好发季节前做预防性治疗。②黄芪注射液，每次0.3ml，双侧足三里穴位注射，每周1次，连用4周。用于肺脾气虚证。

推拿疗法　采用常规推拿手法，掐商阳，揉太阳，揉耳后高骨，推攒竹，推坎宫，推三关，辅加腧穴按摩，1日1次，疗程1个月。用于此病多汗者。

转归预后　主要发生于幼儿期，随年龄增长或经恰当治疗，多数病情逐渐好转，预后较好。但也有少数患儿因失治误治，疾病迁延而继发疳证、水肿、痹病等，影响小儿生长发育。

预防调护　①注意环境卫生，避免污染，保持室内空气清新。适当活动，多晒太阳，按时预防接种。②注意天气变化，及时加减衣物。③感冒流行时少去公共场所，避免感染。④多休息，多饮开水，进易消化食物。⑤积极防治维生素D缺乏性佝偻病、营养不良、贫血等慢性病。⑥汗出较多者，用干毛巾随时擦干，勿吹风着凉。

（李燕宁）

xiǎo'ér píxì jíbìng

小儿脾系疾病（pediatric disease of the spleen system）　由饮食不节等因素导致的小儿脾胃系统疾病。此类疾病以食欲不振、饮食不化、大便稀薄或秘结、恶心呕吐、腹痛腹胀、形体消瘦、面色无华等饮食受纳运化失常、气血营养失充表现为主要症状，包括泄泻、积滞、厌食、呕吐、腹痛、胃脘痛、便秘、疳证等疾病。

脾胃位于中焦，脾主运化、升清和统摄血液，脾为后天之本，气血生化之源；胃主受纳，腐熟水谷。脾胃共主饮食物的消化、吸收及水谷精微输布，以营养全身。人出生之后，机体生命活动的延续和气血津液的生化，均有赖于脾胃运化的水谷精微，如同自然界土地生发万物一样，故脾胃又称中土。脾健胃和，则气血津液化生有源，全身上下内外得以滋养。若脾胃失健，生化乏源，则气血不足，全身失于滋养。脾胃同属中焦，脾为脏，属阴，喜燥恶湿，其运化水谷的功能主要

通过脾气的上升来完成，故脾以升为健。胃为腑，阳土，喜润恶燥，为水谷之海，其受纳腐熟水谷的功能主要通过胃气的下降来完成，故胃以降为和。脾与胃经络相互连属，互为表里，共同完成水谷的受纳与运化功能。而脾胃正常的纳运功能，又取决于脾胃是否升降相和、燥湿相济。故脾胃病证的发生，是由于各种原因引起的脾胃燥湿失常、升降失司、纳运失和所致，临床表现出胃纳或脾运失健或二者兼而有之的各种症状。

宋·钱乙《小儿药证直诀·脉证治法》："脾主困。实则困睡，身热，饮水；虚则吐泻，生风。""脾病，困睡，泄泻，不思饮食。"小儿脾常不足，又因饮食不节、喂养不当、营养失调，以及先天脾胃虚弱等均可损伤脾胃功能，出现各种脾系疾病。小儿一旦脾胃发生病变，影响气血津液正常化生，病及全身，进而影响小儿正常的生长发育。所以，调治脾胃是中医儿科学中十分重要的环节。而调治小儿脾胃的关键是通过对脾胃燥湿升降的调整，以恢复正常的纳运功能，故用药宜平和，不可过于攻伐。同时，根据小儿的生理特点，还应注意配合饮食调理，使用外治法、推拿疗法等。

（许 华）

ékǒuchuāng

鹅口疮（thrush） 以小儿口腔、舌上散布白色屑状物，状如鹅口为主要表现的疾病（图）。又称鹅口、雪口。首见于隋·巢元方《诸病源候论·小儿杂病诸候·鹅口候》："小儿初生口里白屑起，乃至舌上生疮，如鹅口里，世谓之鹅口。此由在胎时受谷气盛，心脾热气熏发于口故也。"指出了

鹅口疮的临床表现及发病原因。此病临床常见于体质虚弱、营养不良、久病久泻的婴幼儿，以及长期使用广谱抗生素或免疫抑制剂的小儿，以新生儿多见。西医学亦称此病为鹅口疮，为念珠菌感染所致，属口腔念珠菌病。

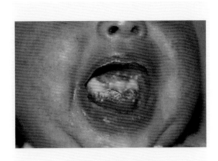

图 小儿鹅口疮

病因病机 因胎热内蕴，或大病、久病、体质虚弱，或调护不当，口腔不洁，感受秽毒之邪所致，主要病位在心脾，心脾积热为主要病理变化。舌为心之苗，心脉布于舌上，口为脾之窍，脾络布于舌下，邪毒蕴积心脾，循经熏灼口舌，漫生白屑，发为鹅口疮。若素体阴亏，或久病及肾，肾阴亏虚，虚火循经上炎，可致虚证鹅口疮。也有因脾阳虚损，湿浊上泛，复感邪毒，蕴结口舌，白屑堆积，发为此病者。

诊断及鉴别诊断 诊断的主要依据为口腔黏膜散布白屑状物，应注意与小儿口疮、白喉、残留奶块相鉴别。

诊断要点 ①舌上、颊内、牙龈或上腭、唇内散布白屑状物，可融合成片。②重者可向咽喉处蔓延，影响吮乳及呼吸，偶可累及食管、肠道、气管等。③取白屑涂片镜检，可见白色念珠菌芽孢及菌丝。

鉴别诊断 ①小儿口疮：口舌黏膜上出现黄白色溃疡，周围

红赤，局部灼热疼痛。②白喉：多在咽、扁桃体甚则咽喉部、鼻腔形成灰白色假膜，坚韧，不易擦去，若强力擦除则易出血，声音嘶哑，犬吠样咳嗽，全身症状严重；而鹅口疮之白屑松浮较易剥离，全身症状较轻。③残留奶块：其外观与鹅口疮相似，但以棉棒沾温开水轻轻擦拭即可除去，其下黏膜正常。

辨证论治 根据临床表现，鹅口疮可分为心脾积热证与虚火上浮证。①心脾积热证：口腔舌面满布白屑，周围黏膜红赤较甚，面赤，唇红，烦躁不宁，或伴发热，吮乳多啼，口干或渴，小便黄赤，大便干结，舌质红，舌苔黄厚，脉滑数或指纹紫滞。治以清心泻脾。方用清热泻脾散加减。②虚火上浮证：口腔舌上白屑稀散，周围黏膜红晕不著，形体消瘦，颧红盗汗，手足心热，可伴低热，虚烦不安，舌质红，舌苔少，脉细数或指纹淡紫。治以滋阴潜阳，引火归原。方用知柏地黄丸加减。若口腔舌上白屑散在，颜色较淡，面色委黄，大便稀溏，舌淡苔腻，属脾虚湿泛者，治以健脾益气，和胃化湿。方用参苓白术散加减。

中成药治疗 ①健儿清解液（金银花、菊花、连翘、山楂、苦杏仁、陈皮）：用于心脾积热证。②知柏地黄丸（知母、黄柏、熟地黄、山茱萸、牡丹皮、茯苓、泽泻、山药）：用于虚火上浮证。

其他疗法 常配合外治药直接用于口腔，轻者单用外治法即可见效。推拿、耳针疗法也可以据情选用。

外治法 ①冰硼散、青黛散、珠黄散、桂林西瓜霜喷剂，任选1种，每次适量，涂敷患处。用于心脾积热证。②吴茱萸10g，研为

细末，用醋调成糊状，敷于两足心，每晚 1 次，次日晨起除去。用于虚火上浮证。

推拿疗法　清心，清胃，揉小天心，按揉小横纹，掐揉四横纹，清天河水，退六腑，用于心脾积热证；揉二马，补肾经，推小横纹，清天河水，水底捞明月，揉涌泉，用于虚火上浮证。

耳针疗法　取口、心、胃、内分泌穴，用王不留行贴压。

转归预后　此病一般症状较轻，治疗及时，预后良好；若邪盛正虚，白屑堆积，蔓延至鼻腔、咽喉、气道、胃肠，则可影响吮乳、呼吸、消化，甚或造成危险。

预防调护　①加强妊娠期卫生保健，孕母营养丰富全面，避免过食辛热炙煿之品，及时治疗阴道霉菌病。②注意小儿口腔清洁，喂奶器具及时煮沸消毒，避免过烫、过硬食物及不必要的口腔擦拭，防止损伤口腔黏膜。③提倡母乳喂养，及时添加辅食，积极治疗原发病。④不滥用广谱抗生素、免疫抑制剂。⑤对患儿应注意饮食调护，营养全面，富含维生素，多饮温开水，避免刺激性食物，可用 2% 碳酸氢钠溶液于哺乳前后清洁口腔，注意观察病情变化，如患儿白屑堆积，上下蔓延，应立即处理。

(许华)

xiǎo'ér kǒuchuāng

小儿口疮（infantile oral ulcer; oral aphthae in children）

以牙龈、舌体、两颊、上颚等处出现黄白色溃疡，疼痛，或伴发热、流涎为主要表现的疾病（图）。若满口糜烂，色红作痛者，称为口糜；发生于口唇两侧者，称为燕口疮。"口疮"病名首见于《黄帝内经素问·气交变大论》："岁金不及，炎火乃行……民病口疮，甚则心痛。""小儿口疮"首见于隋·巢元方《诸病源候论·小儿杂病诸候·口疮候》："小儿口疮，由血气盛，兼将养过温，心有客热熏上焦，令口生疮也。"此病可单独发生，也可伴发于其他疾病之中。发病无明显季节性，以婴幼儿多见。西医学的口炎属于此病范畴。

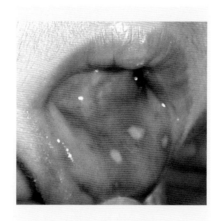

图　小儿口疮

病因病机　多由感受外邪，心脾积热；或调护不当，秽毒内侵；或久病体弱，虚火上浮等所致。心开窍于舌，脾开窍于口，胃经络齿龈，肾经连舌本，故口疮的病位主要在心、脾、胃、肾。外感风热之邪，或夹毒夹湿，由口鼻侵入，侵袭肺卫，化热化火，内乘心脾，火热循经上炎，熏灼口舌则生口疮。若孕母过食辛辣厚味之品，致使胎热内蕴移于胎儿；或调护失宜，喂养不当，嗜食肥甘厚腻，蕴而生热；或口腔不洁，秽毒内侵，致内外合邪，火热蕴积心脾，循经上炎，导致口舌生疮。若禀赋不足，素体阴虚；或久患热病，或久泻不止，耗伤阴液，肾阴亏虚，水不制火，虚火上炎，熏灼口舌，亦发为口疮。

诊断及鉴别诊断　依据口腔黏膜有溃疡即可诊断。注意与鹅口疮、手足口病相鉴别。

诊断要点　①往往有外感发热，或喂养不当、过食炙煿的病史。②初起口腔内黏膜发生红肿或疱疹，继而糜烂，形成溃疡，牙龈、舌体、两颊、上腭等处出现黄白色溃疡点，大小不等，重者满口糜腐，疼痛流涎，可伴发热或颌下淋巴结肿大。③细菌感染者血白细胞计数增高，中性粒细胞增多；病毒感染者白细胞计数正常或偏低。

鉴别诊断　①鹅口疮：多发生于新生儿及久病体弱的婴幼儿，以口腔及舌上、牙龈等处布满白屑，周围有红晕为特点。一般无疼痛、流涎。②手足口病：是由病毒感染引起的急性传染病，多见于 4 岁以内小儿，夏秋季流行，除口腔黏膜疱疹、溃疡外，伴手、足、臀部皮肤出现斑丘疹、疱疹。

辨证论治　根据临床表现，可分为四证论治。①风热乘脾证：口腔溃疡较多，以口颊、上颚、牙龈、口角、咽部等处溃烂为主，亦可先见疱疹继而破溃后形成溃疡，周围焮红，疼痛拒食，烦躁多啼，口臭涎多，面赤口渴，小便短赤，大便秘结，或伴发热恶风，咽红肿痛，舌质红，舌苔薄黄，脉浮数或指纹浮紫。治以疏风清热，泻火解毒。方用银翘散加减。②脾胃积热证：颊内、上颚、唇角、牙龈等处黏膜出现破损溃烂，色白或黄，呈圆形或椭圆形，溃疡较深，大小不一，有的融合成片，甚则满口糜烂，边缘鲜红，灼热疼痛，恶进饮食，口臭，涎多黏稠，可有发热，面赤唇红，烦躁不安，小便短赤，大便秘结，舌质红，舌苔黄，脉数或指纹紫滞。治以清泻脾胃，通腑泻火。方用凉膈散加减。③心火上炎证：口腔溃疡或糜烂，以舌边尖为多，红肿灼热，疼痛较重，心烦不宁，叫扰啼哭，面赤唇红，口干欲饮，进食困难，小便短赤，大便干结，舌边尖红，舌苔薄黄，脉细数或指纹紫滞。治以清心泻火，引热下行。方用泻心导赤汤加减。④虚火上浮证：口腔溃疡较少，稀散色淡，周围淡红，疼痛不显，口流清涎，不甚臭秽，口干不渴，颧红盗汗，手足心热，虚烦不寐，神气困乏，时消时发，经久不愈，大便偏干，舌红少苔，脉细数或指纹淡紫。治以滋阴降火，引火归原。方用六味地黄丸加肉桂。

中成药治疗　①牛黄解毒片（人工牛黄、雄黄、石膏、大黄、黄芩、桔梗、冰片、甘草）：用于风热乘脾证、脾胃积热证、心火上炎证。②知柏地黄丸（知母、黄柏、熟地黄、山茱萸、牡丹皮、茯苓、泽泻、山药）：用于虚火上浮证。

其他疗法　尚可应用外治法、推拿疗法等。

外治法　①冰硼散：取少许涂敷口腔患处。用于风热乘脾证、心火上炎证。②锡类散：取少许涂敷口腔患处。用于虚火上浮证。③吴茱萸10g，研为细末，用醋调成糊状，敷于两足心，每晚1次，次日晨起除去。用于虚火上浮证。

推拿疗法　①推天柱骨，揉天突，清胃，清板门。用于风热乘脾证。②清天河水，清小肠，捣小天心。用于心火上炎证。③补肾，揉二马，分手阴阳，清天河水，推涌泉。用于虚火上浮证。

转归预后　一般预后良好，少数体质虚弱者，口疮可反复发生，迁延难愈。

预防调护　口疮的预防和调护很重要，若是调护适宜，可不

发病或发病后迅速获愈。

预防　①保持口腔清洁，注意饮食卫生，餐具应经常消毒。②食物宜新鲜、清洁，多食新鲜蔬菜和水果，不宜过食肥甘厚腻之食物。③避免乳食及饮料过烫，给新生儿、小婴儿清洁口腔时，动作宜轻，避免损伤口腔黏膜。

调护　①选用金银花、板蓝根、大青叶、甘草煎汤，频频漱口。②注意口腔外周皮肤卫生，颈项处可围上清洁毛巾，口中涎水流出及时擦干。③饮食宜清淡，忌辛辣刺激、粗硬及过咸、过甜、过烫食物。④患病期间注意休息，多饮水，保持大便通畅。

（许　华）

yànkǒuchuāng

燕口疮（angular stomatitis；perleche）　口唇两侧生疮，以色白糜烂、疼痛，或湿烂有液为主要表现的疾病（图）。又称口角疮、燕口、口吻疮。因疮疡发生于口角而得名。病名较早见于隋·巢元方《诸病源候论·小儿杂病诸候·燕口生疮候》："此由脾胃有客热，热气熏发于口，两吻生疮，其疮白色，如燕子之吻，故名为燕口疮也。"指出了其发病机制、症状和名称的由来。

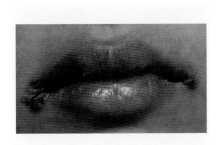

图　小儿燕口疮

此病一年四季均可发病，无明显季节性。发病年龄以婴幼儿多见，多由脾胃积热上攻口唇所致，治以清热、除湿、解毒，内

服方用清胃散、凉膈散加减，外用青黛散涂敷。此病属于小儿口疮，辨证论治、预防调护等内容见小儿口疮。

（许　华）

kǒumí

口糜（aphtha）　以口腔黏膜溃疡，满口糜烂，色红作痛为主要表现的疾病（图）。病名首见于《黄帝内经素问·气厥论》："膀胱移热于小肠，膈肠不便，上为口糜。"清·沈金鳌《杂病源流犀烛·口齿唇舌源流》较系统地阐述了心热、肺热、膀胱移热、三焦火盛、中焦不足、阴亏火泛等不同因素所致口糜的症状及治疗方法。此病多见于体质素弱，或病后之乳幼儿。常由脏腑积热熏灼口舌而致，尤以心脾积热为多。治疗以清热、泻火、解毒为主。此病属于小儿口疮，辨证论治、预防调护等内容见小儿口疮。

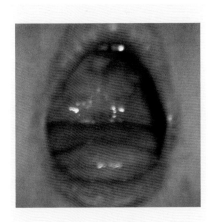

图　小儿口糜

（许　华）

liúxián

流涎（salivation）　小儿涎液不自觉地从口中流溢出来的病证。又称滞颐，俗称流口水。因涎液常滞渍于颐下而名滞颐。病名出自隋·巢元方《诸病源候论·小儿杂病诸候·滞颐候》："滞颐之病，是小儿多涎唾流出，渍于颐下，

此由脾冷液多故也。"历代医家多以脾胃虚寒论治,明·薛铠、薛己《保婴撮要·滞颐》将此病分为脾经实热、脾经虚热、胃经实热、胃经虚热、中气下陷、食积内热等进行辨证治疗,论述较为全面。常见于3岁以内小儿,四季均可发病。

病因病机 禀赋不足、脾胃虚弱与乳食损伤是主要病因。病位在脾胃。脾之液为涎,脾开窍于口,廉泉乃津液之道路。小儿先天禀赋不足或久病失养,致脾胃虚弱,运化失职,廉泉失约,不能收敛津液,涎从口出而滞于颐。若乳食不节,或过食肥甘厚腻之品,脾胃积热,上蒸于口,廉泉穴开,也可使口中涎液流溢。

诊断及鉴别诊断 小儿涎液过多,不自觉地从口中流溢出来,浸渍于两颐及胸前,不仅衣服被浸润而常湿,且口腔周围潮红,甚或出现粟粒样红疹及糜烂,而全身状况均佳者,可诊断为流涎。需与小儿口疮、鹅口疮鉴别。小儿口疮常可见到流涎,但检查口舌黏膜上可见到黄白色溃疡,周围红赤,局部灼热疼痛。鹅口疮多发生于新生儿及久病体弱的婴幼儿,以口腔及舌上、牙龈等处布满白屑,周围有红晕为特点,一般无疼痛、流涎。另外,小儿6个月左右乳牙初萌,涎液分泌量增加,而此时小儿吞咽涎液的功能尚未健全,多余涎液外流,乃生理性流涎,不属病态。若流涎小儿同时见舌头常伸出口外、智力障碍,见于先天愚型(唐氏综合征),难以治疗。

辨证论治 ①脾胃积热证:口角流涎,涎液稠黏,颐肤红赤,甚则口角赤烂,唇红,口臭,口渴引饮,大便秽臭或燥结,小便短黄,舌质红,舌苔厚腻,脉滑数,指纹紫滞。治以清热泻脾。方用清热泻脾散加减。②脾胃虚寒证:涎液清稀,多如漏水,颐肤湿烂作痒,面白唇淡,四肢欠温,大便稀溏,小便清长,舌淡苔白,脉沉缓,指纹淡红。治以温中健脾。方用温脾散加减。

中成药治疗 ①牛黄清心丸(牛黄、黄芩、黄连、栀子、郁金、朱砂):用于脾胃积热证。②缩泉丸(山药、益智仁、乌药):用于脾胃虚寒证。

其他疗法 尚可使用敷贴疗法、针刺疗法等进行治疗。

敷贴疗法 ①肉桂散:肉桂研细末,醋适量调成糊饼状,敷贴于两足涌泉穴。用于脾胃虚寒证。②吴茱萸散:吴茱萸研细末,醋适量调成糊饼状,敷贴于两足涌泉穴。虚证、实证均可用。

针刺疗法 ①脾胃实热证:取廉泉、合谷、曲池。针刺,不留针,泻法。②脾胃虚寒证:取廉泉、足三里。针刺,不留针,补法。③耳针疗法:口、舌、肾上腺、脾,王不留行贴压。

转归预后 流涎是小儿常见病证,一般症状较轻。涎液长期浸渍颐下及胸前,易导致颐部皮肤潮红、糜烂,应积极治疗。预后良好。

预防调护 ①注意饮食卫生,乳食有节。勿暴饮暴食、过食肥甘厚味,以免损伤脾胃。②勿常吻、捏小儿腮部,以免刺激涎液分泌过多。③勤换兜布,用柔软纱布揩拭涎液以防局部皮肤受损。

(许 华)

ènì

呃逆 (hiccup)

小儿胃气冲逆而上,引起以喉间呃呃有声为主要表现的病证。又称哕、哕逆。其声短促,与嗳气沉长不同。《黄帝内经素问·宣明五气》将此病称为"哕":"胃为气逆为哕为恐。"即提出此病病位在胃,病机为胃气上逆。汉·张仲景《金匮要略·呕吐哕下利病脉证治第十七》将其分为属寒、属虚热、属实三证论治,为后世按寒热虚实辨证论治奠定了基础。西医学的胃、膈肌痉挛和神经性呃逆等属于此病范畴。

病因病机 病位在胃、膈。病机关键为胃失和降,胃气上逆动膈,并与肺失肃降、肝失条达、肾气不纳等有关。小儿感受寒邪,或过食生冷,过服寒凉药物,致寒气蕴于胃,胃失和降,气逆动膈而呃逆。过食肥甘厚味,或过用温补,或饮食过饱、过快,致食积停滞,郁积肠胃,气机壅塞,皆可化热化火,胃火上冲动膈,发为呃逆。小儿情志怫郁,肝失条达,肝气横逆犯胃;或素体脾阳虚弱,或久病、吐泻、虚损误攻损伤中气,脾胃虚弱;或胃阴不足,不得润降,均可致胃失和降,胃气上逆动膈而呃逆不止。

诊断与鉴别诊断 结合临床证候、诱因做出诊断。需与干呕、嗳气进行鉴别。

诊断要点 ①以喉间呃呃连声,声短而频,不能自止为主症。②常伴胸膈痞闷,胃脘嘈杂灼热,嗳气,情绪不安等症。③多有饮食不当、情志不遂、受凉等诱发因素,起病较急。④呃逆控制后,做胃肠钡剂X线透视及内镜等检查,有助于诊断。

鉴别诊断 ①干呕:属于小儿呕吐范畴,其特点为胃气上逆,冲咽而出,其声长而浊,多伴恶心,与呃逆其声短促而频不同。②嗳气:呃逆的特点为声短而频,令人不能自制;嗳气的特点则是声长而沉缓,多可自控。

辨证论治 有寒热虚实之分,

以和胃降逆为基本治疗法则。

实证 ①胃中寒冷证：呃声沉缓有力，胃脘不舒，得热则减，得寒则重，饮食减少，口不渴，舌苔白，脉迟缓。治以温中散寒，降逆止呃。方用丁香散加减。②胃火上逆证：呃声洪亮，冲逆而出，口臭烦渴，多喜冷饮，小便短赤，大便秘结，舌红，舌苔黄，脉滑数。治以清热和胃，降逆止呃。方用竹叶石膏汤加减。③气机郁滞证：呃逆连声，脘腹胀满，情志不畅则发作，情志转舒则缓解，或有恶心，口苦食少，舌苔薄白。治以顺气解郁，降逆止呃。方用五磨饮子加减。④乳食停滞证：呃声短频有力，厌食，脘腹胀满，嗳腐吞酸，舌苔厚腻。治以消食导滞，和胃降逆。方用保和丸加减。

虚证 ①脾胃阳虚证：呃声低长无力，气不得续，泛吐清水，脘腹不舒，喜温喜按，面色苍白，手足不温，食少便溏，舌质淡，舌苔薄白，脉细弱。治以温补脾胃，和中降逆。方用理中丸加减。②胃阴不足证：呃声短促而不得续，口干咽燥，烦躁不安，不思饮食，大便干结，舌质红，舌苔少或花剥，脉细数。治以益胃养阴，和胃止呃。方用益胃汤加减。

其他疗法 可使用敷贴、针灸等辅助治疗。①针刺内关、膈俞、中脘、足三里。用于呃逆各证。②吴茱萸研细末，醋适量调成糊饼状，敷贴两足涌泉穴。用于呃逆各证。

转归预后 呃逆一证，病情轻重差别极大。一时性呃逆，大多轻浅，只需简单处理，甚至可不药而愈。持续性或反复发作者，服药后亦多治愈。若慢性危重病证后期出现呃逆者，多为病情恶化，胃气将绝，元气欲脱的危候。

新生儿由于神经发育不完善，神经反射不协调，容易发生膈肌痉挛。温度的变化是膈肌痉挛的常见原因，如气温的变化、食物的温度、冷空气吸入、进食过快等均可引起膈肌痉挛而产生呃逆。随着婴幼儿的成长，神经系统发育逐渐完善，呃逆也会逐渐减少。

预防调护 ①培养良好的饮食习惯，饮食不要急、快、冰、烫，要细嚼慢咽；小儿在啼哭气郁之时，不宜进食。②呃逆发生之后，较大儿童可令其做深呼吸，也可听音乐、讲故事，使之转移注意力，舒缓情绪。③保持精神舒畅，避免过喜、暴怒等情志刺激。④新生儿产生呃逆时可以喝些温开水，或者抱起轻拍背部，可缓解呃逆症状。⑤用拇指指甲掐小儿内关穴，有止呃逆的作用。

（许 华）

xiǎo'ér ǒutù

小儿呕吐（vomiting in children）

胃失和降，气逆于上，以胃中乳食从口而出为主要表现的病证。一般认为，有物有声谓之呕，有物无声谓之吐，有声无物谓之哕。呕与吐经常同时发生，故称呕吐。《黄帝内经素问·脉解》："食则呕者，物盛满而上溢，故呕也。"隋·巢元方《诸病源候论·小儿杂病诸候·呕吐逆候》："儿啼未定，气息未调，乳母匆遽以乳饮之，其气尚逆，乳不得下，停滞胸膈，则胸满气急，令儿呕逆变吐。又，乳母将息取冷，冷气入乳，乳变坏，不捻除之，仍以饮儿，冷乳入腹，与胃气相逆，则腹胀痛。气息喘急，亦令呕吐。又，解脱换易衣裳，及洗浴露儿身体，不避风冷，风冷因客肌腠，搏血气则热，入于胃则腹胀痛，而呕逆吐也。"指出小儿呕吐可以

由哺乳不当、母乳污染、感受风寒等多种病因所致。此病任何年龄均可发生，以新生儿、乳婴儿最为多见，且无季节性。呕吐是儿科常见病证，除脾系疾病外，其他多种急慢性疾病中，也常出现呕吐症状。西医学的急慢性胃肠炎、消化道功能紊乱、贲门痉挛、幽门痉挛、肠梗阻、胰腺炎、胆囊炎等病症中出现的呕吐，均属于此病范畴。

病因病机 主要病因有感受外邪，饮食不当，情志不遂，脾胃虚寒，暴受惊恐等。这些因素使胃失和降，胃气上逆，导致呕吐。病位在胃。①外感因素：感受风寒暑湿燥火六淫之邪，或秽浊之气，邪犯胃腑，气机不利，胃失和降，气逆于上则呕吐。②饮食因素：小儿胃腑小且薄弱，若喂养不当，乳食过多，或进食太急，较大儿童恣食生冷、厚味、油腻等不易消化食物，乳食积滞，壅塞中焦，以致胃不受纳，脾失健运，气机升降失调，胃气上逆而呕吐。③情志因素：环境不适，所欲不遂，或被打骂，均可致情志怫郁，肝气不舒，横逆犯胃，食随气逆而致呕吐。④暴受惊恐：小儿神气怯弱，易受感触，若骤见异物，暴受惊恐，惊则气乱，恐则气下，气机逆乱，横逆犯胃，胃失和降，气逆而上则发呕吐。小儿素蕴痰热，偶遇跌仆惊恐，一时气血逆乱，痰热上涌，发为夹惊吐。⑤脾胃虚寒：先天禀赋不足，脾胃素虚，中阳不足，或乳母平时喜食寒凉生冷之品，乳汁寒薄，儿食其乳，脾胃受寒，或小儿恣食瓜果生冷，冷积中脘，或患病后寒凉克伐太过，损伤脾胃，皆可致脾胃虚寒，胃气上逆而呕吐。上述病因，既可单独致病，亦常错杂为患。

诊断及鉴别诊断 诊断主要依据病史及临床表现。需与漾奶、呃逆相鉴别，特别注意排除因全身或腹部器官器质性疾病引起的呕吐。

诊断要点 ①病史：有感受外邪、乳食不节、饮食不洁、情志不畅等病史。②临床表现：乳食痰涎等从胃中上涌，经口而出。常伴有嗳腐食臭，恶心纳呆，胃脘胀闷等症。重症呕吐者，有阴伤液竭之象，如饮食难进，形体消瘦，神委烦渴，皮肤干瘪，囟门及目眶下陷，啼哭无泪，口唇干红，呼吸深长，甚至尿少或无尿，神昏抽搐，脉微细欲绝等症。

鉴别诊断 ①漾奶：为小儿哺乳后，乳汁自口角溢出。多由于哺乳过急过量所致，而非病态。教其正确的哺乳方法，或随着年龄增长，可逐渐自愈。②呃逆：以喉间呃呃连声，声短而频，不能自止为主症。③注意排除各种急腹症、颅脑疾病、感染性疾病、药物与食物中毒等，需结合病史、临床症状、腹部体征、实验室检查等帮助鉴别。

辨证论治 根据临床表现，小儿呕吐可分为以下证型论治。①外邪犯胃证：突然呕吐，起病较急，伴流涕、喷嚏、恶寒发热、头身不适，大便未解或便稀不化，舌苔白或腻，脉浮。治以疏风解表，和中止呕。方用藿香正气散加减。②乳食积滞证：呕吐乳片或不消化食物残渣，呕吐频频，以吐为快，呕哕声洪，吐物酸臭，口渴多饮，面赤唇红，烦躁哭闹，拒食拒乳，脘腹胀痛拒按，小便短少色黄或黄浊，舌质红，舌苔黄腻，脉滑数有力，指纹紫滞。治以消食导滞，和胃降逆。伤乳者用消乳丸加减、伤食者用保和丸加减。③胃热气逆证：食入即

吐，呕吐频繁，呕秽声洪，吐物酸臭，口渴多饮，面赤唇红，烦躁少寐，舌红苔黄，脉滑数，指纹紫滞。治以清热泻火，和胃降逆。方用黄连温胆汤加减。④脾胃虚寒证：食后良久方吐，或朝食暮吐，暮食朝吐，吐物多为清稀痰水或不消化乳食残渣，伴面色苍白，精神疲倦，四肢欠温，食少不化，腹痛便溏，舌淡苔白，脉迟缓无力，指纹淡。治以温中散寒，和胃降逆。方用丁萸理中汤加减。⑤肝气犯胃证：呕吐吞酸，嗳气频作，胸胁胀痛，烦闷不舒，每因情志不遂而呕吐加重，易怒易哭，舌边红，舌苔薄腻，脉弦。治以疏肝理气，和胃降逆。方用解肝煎加减。⑥惊恐呕吐证：跌仆惊恐后呕吐清涎，面色青或白，心烦乱，睡卧不安，或惊惕哭闹，舌脉无明显异常，指纹青。治以疏肝理气，健脾镇惊。方用定吐丸加减。

中成药治疗 ①藿香正气口服液（广藿香油、大腹皮、白芷、紫苏叶油、茯苓、苍术、生半夏、陈皮、姜制厚朴、甘草浸膏）：用于外邪犯胃证。②香砂养胃丸（木香、砂仁、白术、陈皮、茯苓、半夏、醋香附、枳实、豆蔻、姜厚朴、广藿香、甘草、生姜、大枣）：用于脾胃虚寒证。③玉枢丹（山慈菇、红大戟、千金子霜、五倍子、麝香、雄黄、朱砂）：用于外邪犯胃证。

其他疗法 尚可用敷贴、推拿、针刺疗法等辅助治疗。

敷贴疗法 ①吴茱萸 30g，葱、生姜各少许。共捣如饼，蒸熟贴脐。用于脾胃虚寒证。②大蒜 5 瓣，吴茱萸 10g 研末。大蒜去皮捣烂，与吴茱萸拌匀，揉成直径 2cm 大小的圆形药饼，外敷双足心。用于脾胃虚寒证。

推拿疗法 ①乳食积滞证：补脾经，揉板门，横纹推向板门，运内八卦，揉中脘，分腹阴阳，按揉足三里。②胃热气逆证：清脾胃，清大肠，退六腑，运内八卦，横纹推向板门，清天河水，推天柱骨，推下七节骨。③脾胃虚寒证：补脾经，横纹推向板门，揉外劳宫，推三关，揉中脘，推天柱骨。④惊恐呕吐证：清肝经，掐揉五指节，揉小天心，分手阴阳，推天柱骨，运内八卦，横纹推向板门。

针刺疗法 ①毫针疗法：主穴取中脘、足三里、内关，配穴取公孙、胃俞。热盛加合谷；寒盛加上脘、大椎；食积加下脘；肝郁加阳陵泉、太冲；胃阴不足加内庭。实证用泻法，虚证用补法。②耳针疗法：选用胃、肝、交感、皮质下、神门。

转归预后 若能及时寻找病因，治疗及时，预后良好。经常或长期呕吐，则损伤胃气，胃纳失常，可导致津液耗损，气血亏虚，影响生长发育。

预防调护 做好预防工作，可减少小儿呕吐的发生。对于呕吐患儿，要做好护理，特别防止小儿呕吐物呛入气道。

预防 ①哺乳时不宜过急，以防空气吞入。哺乳后，将小儿竖抱，轻拍背部，使吸入的空气排出，然后再让其平卧。②喂养小儿时，食物宜清淡而富有营养，不进辛辣、炙煿和有腥臊膻臭异味的食物、饮料等。③饮食清洁卫生，不吃腐败变质食品，不恣食生冷。防止食物及药物中毒。

调护 ①呕吐者，应专人护理，安静休息，消除恐惧心理，抱患儿取坐位，头向前倾，用手托扶前额，使呕吐物吐出顺畅，避免呛入气管。②呕吐较轻者，

可进少量易消化流质或半流质食物；较重者应暂禁食，然后用生姜汁少许滴入口中，再用米汁内服，必要时补液。③服用中药时少量多次频服。药液冷热适中，但热性呕吐者药液宜冷服，寒性呕吐者药液宜热服，避免病邪与药物格拒而加重呕吐。

（许　华）

xiǎo'ér xièxiè

小儿泄泻 （infantile diarrhea）

以大便次数增多、粪质稀薄或如水样为主要表现的疾病。又称腹泻。早在《黄帝内经》中就已有多种泄泻的论述，如"飧泄""濡泻""洞泄""溏泄""滑泄"等。《灵枢经·论疾诊尺》："婴儿病……大便赤瓣，飧泄，脉小者，手足寒，难已；飧泄，脉少，手足温，泄易已。"隋·巢元方《诸病源候论·小儿杂病诸候》称为"下利"，宋代以后统称为"泄泻"，其中尤以宋·刘昉《幼幼新书》论述最为详尽。"泄"与"泻"具有不同的含义，一般以大便溏薄而势缓者为泄，大便清稀如水而直下者为泻。明·万全《幼科发挥·脾所生病·泄泻》："泄泻二字，亦当辨之。泄者，谓水谷之物泄出也；泻者，谓胃肠之气下陷也。"泄泻一年四季都可以发病，尤以夏秋两季为多；秋冬季节发生的泄泻多为轮状病毒引起，又称"秋季腹泻"。发病年龄以婴幼儿为主，其中 6 个月~2 岁的小儿发病率最高。泄泻是造成小儿营养不良、生长发育障碍和死亡的主要因素，是儿科重点防治的四病之一。西医学也称此病为腹泻病。

病因病机　常见发病因素有感受外邪、伤于饮食、脾胃虚弱与脾肾阳虚等。小儿脏腑薄弱，卫外不固，极易被外邪所袭，外感风、热、寒、暑诸邪常与湿邪相合而致泻，尤以夏秋之季的暑湿之邪多见，故有"无湿不成泻""湿胜则濡泻"之论。脾喜燥而恶湿，湿热之邪，蕴结脾胃，困阻中焦，下注大肠，传化失职，导致泄泻发生。暑热之邪，伤人最速，易耗气伤津，故每致热迫大肠，骤成暴泻。若腹受风寒，寒邪客于脾胃肠道，寒凝气滞，中阳被困，运化失职，则泄泻清稀，粪多泡沫；风寒郁阻，气机不得宣通，常见肠鸣腹痛；如外感风寒，邪在卫表，还可见发热恶寒等风寒表证。小儿脾常不足，运化力弱，乳食不知自节，由于调护失宜，乳哺不当，饮食失节或过食生冷瓜果及不消化食物，皆能损伤脾胃。脾伤则运化功能失职，清浊不分，并走大肠，而发生泄泻，大便酸臭或如败卵。若小儿素体脾虚，或久病迁延不愈，或用药攻伐过度，皆能使脾胃虚弱。胃弱则腐熟无能，脾虚失运，水谷不化，精微不布，不能分清别浊，水反为湿，谷反为滞，合污而下，而致泄泻，大便稀薄，色淡不臭。久病久泻，脾虚及肾，每致肾阳不足，命门火衰，则脾失温煦，阴寒内盛，便下澄澈清冷、完谷不化，泄泻不能自控。

诊断及鉴别诊断　依据病史及临床表现即可诊断。主要与小儿痢疾相鉴别。

诊断要点　①排便次数较平时明显增多，重者多达 10 次以上，呈淡黄色，大便稀薄，重者如水样，或如蛋花汤样。或褐色而臭，可有少量黏液。或伴有恶心、呕吐、腹痛、发热、口渴等症。②有乳食不节、饮食不洁或感受时邪的病史。③轻型腹泻：起病可急可缓，以胃肠道症状为主。食欲不振，偶有溢乳或呕吐，大便次数增多，一般在每日 10 次以下，大便性状变稀，无明显脱水及全身中毒症状。重型腹泻：常急性起病，也可由轻型加重转化而成。大便每日达 10 次以上，除有较重的胃肠道症状外，还有较明显的脱水、电解质紊乱及全身中毒症状，如发热、烦躁、精神委靡、嗜睡甚至昏迷、休克。④按病程长短，可分为急性腹泻（病程<2 周）、迁延性腹泻（病程 2 周~2 月）和慢性腹泻（病程> 2 月）。

鉴别诊断　需与小儿痢疾相鉴别，其要点在于大便的性状及伴随症状。小儿痢疾亦有大便溏薄、便次增多，但大便多混有黏冻脓血或为血便或果酱样大便，并伴有腹痛、里急后重症状，腹部检查左下腹有压痛；大便镜检脓细胞、红细胞增多，大便培养可有痢疾杆菌生长，或可见阿米巴滋养体。

辨证论治　按常证、变证辨证论治。

常证　①湿热泻：大便水样，或如蛋花汤样，泻势急迫，量多次频，气味秽臭，或夹少许黏液，腹痛阵作，发热，烦躁哭闹，口渴喜饮，食欲不振，或伴呕恶，小便短黄，舌质红，舌苔黄腻，脉滑数，指纹紫。治以清肠解热，化湿止泻。方用葛根黄芩黄连汤加减。②伤食泻：大便稀溏，夹有乳凝块或食物残渣，气味酸臭，或如败卵，脘腹胀满，便前腹痛，泻后痛减，腹部胀痛拒按，嗳气酸馊，或有呕吐，不思乳食，夜卧不安，舌苔厚腻或微黄，脉滑实或指纹滞。治以运脾和胃，消食化滞。方用消乳丸、保和丸加减。③风寒泻：大便清稀，夹有泡沫，臭气不甚，肠鸣腹痛，或伴恶寒发热、鼻流清涕、咳嗽，舌质淡，舌苔薄白，脉浮紧或指纹淡红。治以疏风散寒，化湿和中。方用藿香正气散加减。④脾虚泻：大便稀溏，色淡不臭，常食后即泻，时轻时重，面色委黄，形体消瘦，神疲倦怠，舌淡苔白，脉缓弱或指纹淡。治以健脾益气，助运止泻。方用参苓白术散加减。⑤脾肾阳虚泻：久泻不止，大便清稀，澄澈清冷，完谷不化，或见脱肛，形寒肢冷，面白无华，精神委靡，寐时露睛，小便色清，舌淡苔白，脉细弱或指纹色淡。治以温补脾肾，固涩止泻。方用附子理中汤合四神丸加减。

变证 ①气阴两伤证：泻下过度，质稀如水，精神委靡或心烦不安，目眶及囟门凹陷，皮肤干燥或枯瘪，啼哭无力无泪，口渴引饮，小便短少，甚至无尿，唇红而干，舌红少津，舌苔少或无苔，脉细数。治以健脾益气，酸甘敛阴。方用人参乌梅汤加减。②阴竭阳脱证：泻下不止，次频量多，精神委靡，表情淡漠，面色青灰或苍白，哭声微弱，啼哭无泪，尿少或无，四肢厥冷，舌淡无津，脉沉细欲绝。治以挽阴回阳，救逆固脱。方用生脉散合参附龙牡救逆汤加减。

中成药治疗 ①葛根芩连丸（葛根、黄芩、黄连、炙甘草）：用于湿热泻。②保济丸（苍术、厚朴、葛根、稻芽、茯苓、广东神曲、钩藤、菊花、蒺藜、木香、天花粉、广藿香、化橘红、白芷、薏苡仁、薄荷）：用于伤食泻。③藿香正气口服液（苍术、陈皮、姜制厚朴、白芷、茯苓、大腹皮、生半夏、甘草浸膏、广藿香油、紫苏叶油）：用于风寒泻。④健脾八珍糕（党参、白术、茯苓、山药、薏苡仁、莲子、芡实、白扁豆、陈皮）：用于脾虚泻。⑤附子理中丸（制附子、党参、炒白术、干姜、甘草）：用于脾肾阳虚泻。

其他疗法 可用针灸、推拿、敷贴疗法等辅助治疗。

针灸疗法 ①针刺疗法：主穴取足三里、中脘、天枢、脾俞。配穴取内庭、气海、曲池。发热加曲池；呕吐加内关、上脘；腹胀加下脘；伤食加刺四缝；便如水样加水分。实证用泻法，虚证用补法，1日1～2次。②艾灸疗法：取足三里、中脘、神阙。艾灸或隔姜灸。用于脾虚泻、脾肾阳虚泻。

推拿疗法 ①清补脾土，清大肠，清小肠，退六腑，揉小天心。用于湿热泻。②推板门，清大肠，补脾土，摩腹，逆运内八卦，点揉天突。用于伤食泻。③揉外劳宫，推三关，摩腹，揉脐，揉龟尾。用于风寒泻。④推三关，补脾土，补大肠，摩腹，推上七节骨，捏脊，重按肺俞、脾俞、胃俞、大肠俞。用于脾虚泻。

敷贴疗法 小儿腹泻贴：贴于脐部，每次1贴，48小时换药1次。用于风寒泻、脾虚泻、脾肾阳虚泻。

转归预后 轻者预后良好，重者极易伤津耗液，导致气阴两伤，甚至出现阴竭阳脱之危候；若久泻迁延不愈者，常可导致疳证或慢惊风。

预防调护 小儿泄泻发病率较高，多种因素均可导致此病，应针对不同病因进行预防。对已患病小儿，要注意观察、护理。

预防 ①注意饮食卫生：加强卫生宣教，对水源和食品卫生严格管理。食品应新鲜、清洁，凡变质的食物不可喂养小儿，食具必须消毒。②大力倡导母乳喂养，科学、合理添加辅食。小儿在添加辅食时必须从少到多，从稀到稠，从细到粗，由一种到多种，在婴儿健康、消化功能正常时逐步添加。③增强体质：平时应加强户外活动，提高对自然环境的适应能力，注意小儿体格锻炼，增强体质，提高机体免疫力，避免感染各种疾病。④避免不良刺激：小儿日常生活中应防止过度疲劳、惊吓或精神过度紧张。⑤避免交叉感染：感染性腹泻易引起流行，对新生儿，以及托幼机构及医院应注意消毒隔离，发现腹泻患儿和带菌者要隔离治疗，粪便应做消毒处理。⑥合理应用抗生素：避免长期滥用广谱抗生素，以免肠道菌群失调，招致耐药菌繁殖引起肠炎。

调护 ①合理喂养，患儿继续原来的饮食，不应禁食，食欲不振和发热期应减少奶或其他食品摄入量。继续母乳喂养，如患儿非母乳喂养，年龄在6个月以内，可用患儿日常食用的奶或奶制品继续喂养。如患儿年龄在6个月以上，按已经习惯的日常饮食喂养，但应少量多次地喂食。②注意腹部保暖，以免腹部受凉，肠蠕动加快，腹泻加重。患儿每次大便后，要用温水洗净臀部，涂些甘油、护肤脂或爽身粉，并及时更换尿布，以免皮肤受粪便浸渍和潮湿尿布摩擦而破溃成"红臀"。③预防及纠正脱水：轻型泄泻给予口服补液，严重脱水者要立即送医院给予静脉输液。④轻型泄泻应及时治疗，以免拖延成为重型泄泻。

（许 华）

xiǎo'ér yànshí

小儿厌食（infantile anorexia）以长期食欲不振，厌恶进食，食量减少，甚至拒食为主要表现的疾病。是小儿常见的脾胃病证，各个年龄都可发生，以1~6岁小儿多见，城市儿童发病率较高。发病无明显季节性，但夏季暑湿当令，可使症状加重。患儿除食欲不振外，其他症状不明显，预后良好。但病程长者，可造成气血化生不足，抵抗力差，容易罹患其他疾病，甚则转为疳证。中医古代文献中虽无小儿厌食的病名，但有用恶食、不思食、不嗜食等不同的病证名对此病进行描述。隋·巢元方《诸病源候论·小儿杂病诸候·时气病后不嗜食面青候》："时气之病，是四时之间，忽有非节之气伤人，客于肌肤，与血气相搏，故头痛壮热。热歇之后，不嗜食而面青者，是胃内余热未尽，气满故不嗜食也。"记载了热病导致脾胃气滞，致胃不受纳的证候。西医学的消化功能紊乱、微量元素缺乏症等以厌食为主要表现时，可参照此病进行中医治疗。

病因病机　主要病因有喂养不当，疾病损伤脾胃，先天不足，情志失调等。病机为脾胃运化失健。①喂养不当：为小儿厌食的主要原因之一。小儿脏腑娇嫩，脾常不足，乳食不知自节。若家长缺乏育婴保健知识，婴儿期未按期添加辅食，或片面强调给予高营养饮食，如过食肥甘、煎炸炙煿之品，超越脾胃正常运化功能，损伤脾胃之气；或小儿生活无规律，进食不按时，贪吃零食、冷饮，饮食偏嗜，饥饱无度，均可损伤脾肾，产生厌食。②多病久病，损伤脾胃：脾为阴土，喜燥恶湿，得阳则运；胃为阳土，喜润恶燥，得阴则和。小儿脾胃虚弱，若罹患温热病、泄泻、肝肾疾病，或伤及脾气，或耗损胃阴；或误用攻伐，峻加消导；或过用苦寒损脾伤胃，过用温燥耗

伤胃阴；或病后未能及时调理，或夏伤暑湿，脾为湿困，均可使受纳运化失常，而致厌食。③先天不足，后天失调：胎禀怯弱，元气不足，五脏皆虚，脾胃尤显薄弱，出生之后即食欲欠振，不思乳食，若后天又失于精心护养，则脾胃虚怯，食欲难以增进而厌食。④情志失调，思虑伤脾：小儿神气怯弱，易受惊恐。若失于调护，猝受惊吓或打骂，或所欲不遂，或环境变迁等，均可致其情志抑郁，肝失条达，气机不畅，横逆犯脾，形成厌食。

诊断及鉴别诊断　诊断主要依据病史及临床表现。主要与积滞、疳证、小儿疰夏进行鉴别，其鉴别要点在于病史、精神状态、伴随症状等。

诊断要点　①长期（一般指2个月以上）食欲不振、食量减少而无其他疾病者。②面色少华，形体偏瘦，但精神尚好，活动如常。③有喂养不当史，如婴儿期未及时添加辅食，进食无定时定量，过食生冷、甘甜之物，好吃零食及偏食等。

鉴别诊断　①积滞：积滞指乳食停积中脘，积而不消，气滞不行，除食欲不振、不思乳食外，伴见嗳气酸腐，大便酸臭，脘腹胀痛，有伤食病史。厌食患儿不思进食，进食甚少，一般无脘腹胀满疼痛等食积征象。②疳证：因脾胃受损、气阴耗伤所致，除多见食欲不振外，尚有形体消瘦、面黄发枯、神疲或烦躁等特征。③小儿疰夏：以食欲不振为主症，发病只在夏季，至秋后便自行恢复正常。伴全身倦怠乏力，大便不调或有发热等症。厌食虽可起病于夏，但秋后不会自行恢复正常，而持久胃纳不开，且不伴便溏、身热等症。

辨证论治　根据临床表现，小儿厌食可分为以下五证论治。①脾失健运证：食欲不振，厌恶进食甚至拒食，面色少华，精神尚可，口淡乏味，时有流涎，嗳气呃逆，恶心，大便软溏，舌淡红，舌苔薄白或腻，脉濡，指纹淡红。治以健脾助运，消食开胃。方用不换金正气散加减。②脾胃湿热证：不思进食，厌恶进食甚至拒食，口渴不欲饮，肢体倦怠，口臭，时有恶心，甚则呕吐，大便干结或臭秽，小便黄少，舌红，舌苔薄黄腻，脉滑数，指纹紫滞。治以清热燥湿，健脾助运。方用藿朴三仁汤加减。③脾胃气虚证：不思饮食，厌恶进食甚至拒食，面色少华，神疲倦怠，少气懒言，形体偏瘦，唇色淡，口淡乏味，脘腹胀，大便稀溏，舌淡胖边有齿印，色淡红，舌苔薄白，脉细软，指纹淡红。治以健脾益气，佐以助运。方用异功散加味。④脾胃阴虚证：不思进食，厌恶进食，面色少华，口渴喜冷饮，唇红，手足心热，汗多浸衣，形体偏瘦，大便燥结，小便黄少，舌红，舌苔花剥，脉细数，指纹紫或红。治以滋脾养胃，佐以助运。方用养胃增液汤加减。⑤肝旺脾虚证：食欲不振，厌恶进食，形体偏瘦，两胁胀满，平素烦躁易怒，夜寐欠安，兴奋躁动，口苦泛酸，嗳气呃逆，大便失调，舌红，舌苔薄黄，脉细小弦，指纹紫滞。治以疏肝健脾，理气和胃。方用柴胡疏肝散加减。

中成药治疗　①启脾丸（人参、白术、茯苓、甘草、陈皮、山药、莲子、山楂、六神曲、麦芽、泽泻）：用于脾失健运证。②小儿健脾丸（人参、白术、茯苓、甘草、陈皮、法半夏、白扁豆、山药、莲子、南山楂、桔梗、

砂仁、六神曲、麦芽、玉竹）：用于脾胃气虚证。

其他疗法 尚可用针刺、推拿疗法等辅助治疗。

针刺疗法 ①脾失健运证：取脾俞、足三里、阴陵泉、三阴交。用平补平泻法。②脾胃气虚证：取脾俞、胃俞、足三里、三阴交。用补法。③脾胃阴虚证：取足三里、三阴交、阴陵泉、中脘、内关。用补法。

推拿疗法 ①脾失健运证：补脾土，运内八卦，清胃经，掐揉掌横纹，摩腹，揉足三里。②脾胃气虚证：补脾土，运内八卦，揉足三里，摩腹，捏脊。③脾胃阴虚证：揉板门，补胃经，运八卦，分手阴阳，揉二马，揉中脘。

转归预后 一般症状较轻，及时调理治疗，预后良好。若迁延不愈，水谷精微摄取不足，无以化生气血，可导致全身消瘦，转为疳证。

预防调护 此病多因饮食不节、喂养不当产生，调节饮食是预防和调护的重要环节。

预防 ①掌握正确的喂养方法，饮食起居按时、有度，纠正恣食膏粱厚味、饮冷甜食、偏嗜零食、妄加滋补的不良习惯。根据不同年龄给予富含营养、易于消化、品种多样的食品。母乳喂养或人工喂养的婴儿4个月后均应逐步添加辅食。②出现食欲不振时，要及时查明原因，采取针对性治疗措施。对病后胃气刚刚恢复者，要逐渐增加饮食，切勿暴饮暴食而致脾胃复伤。③注意精神调护，培养良好的性格，教育孩子要循循善诱，切勿训斥打骂，变换生活环境要引导逐步适应，防止惊恐恼怒损伤。

调护 ①纠正不良饮食习惯。

饮食定时定量，荤素搭配。鼓励多食蔬菜、水果及粗粮，饮食多样化，讲究色香味，以促进食欲，不滥服补品、补药。②遵照"胃以喜为补"的原则，先从小儿喜欢的食物着手，诱导开胃，待其食欲增进后，再按营养的需求调配食物。③注意生活起居，加强精神调护，保持良好情绪，按照科学育儿要求，既不随其所欲，也不随便打骂，更不能强迫进食，以免形成思想负担。

(许 华)

shìyì

嗜异（paroxia） 小儿喜食非食物性异物，难以控制地进行咀嚼和吞食的病证。又称异食癖。早在宋·钱乙《小儿药证直诀·诸疳》就有相关描述："脾疳，体黄腹大，食泥土，当补脾，益黄散主之。"明·龚廷贤《寿世保元·小儿初生杂症论方·吃泥土》："小儿爱吃泥土，乃脾虚胃热所致，面色青黄，或者虫动。"指出了嗜异的症状、发病机制和病因。此病各年龄均可发生，多见于1~5岁小儿。

小儿脏腑娇嫩，脾常不足，若先天脾胃功能薄弱，或饮食不洁，虫积于内，或喂养不当，久病吐泻等均可损伤脾胃，受纳运化失常，嗜食异物；脾胃湿滞，郁久化热，胃热内蓄，食欲异常，嗜吃泥土杂物。病变部位在脾胃。根据嗜好进食泥土等非食物性异物的临床表现即可做出诊断。临床可按虫积、脾虚、胃热辨证论治。①虫积证：嗜食异物，面色苍黄，体瘦腹胀，食欲失常，时时腹痛，大便不调，或有大便下虫，脉弦细。治疗先以驱虫消积，方用使君子散加减；继以调理脾胃，方用参苓白术散加减。②脾虚证：嗜食异物，形体消瘦，面

色委黄无华，神疲喜眠，四肢乏力，食少纳呆，大便溏薄，唇舌色淡，脉细弱而滑。治以健脾益气，和中消积。方用肥儿丸加减。③胃热证：偏食异物，口渴喜饮，心烦喜怒，消谷善饥，腹胀不适，口臭，便秘，尿黄，舌红，舌苔黄腻，脉滑数。治以清胃泻火。方用清热泻脾散加减。也可选用刺四缝疗法辅助治疗。

此病经治疗大部分预后良好，但也有顽固难愈者，需精心调护。①注意养成良好饮食习惯，不偏食、挑食。②注意个人卫生，饭前便后必须洗手。③多食含锌食物，如牡蛎、瘦肉、猪肝、鱼类、蛋黄、枸杞子等。对嗜异患儿不可责罚打骂，要多加关爱，积极引导纠正。

(许 华)

jīzhì

积滞（food accumulation and stagnation） 小儿内伤乳食，停聚中焦，气滞不行导致，以不思乳食，食而不化，脘腹胀满或伴疼痛、呕吐、大便酸臭溏薄或秘结为主要表现的脾胃病证。又称食滞。伤于乳者又称乳积、伤于食者又称食积。积滞之名，较早记载于宋·刘昉《幼幼新书》，书中多处提及治疗积滞的方药。明·丁毅《医方集宜·脾胃门》："积滞之病，面色委黄，腹胀浮肿，多睡食少，大便滞涩，小水如油，或吐泻酸臭，皆积之证也。"概括了积滞的临床症状。明·万全《万氏家藏育婴秘诀·伤食证治》："伤之轻者，损谷自愈也。损之不减，则用胃苓丸以调。调之者，调其脾胃，使乳谷自消化也。调之不减，则用保和丸以导之。导之者，谓腐化乳食，导之使去，勿留胃中也。"指出"损之""调之""导之"均为

治疗积滞的法则。此病多见于婴幼儿，可以单独出现，也常在感冒、泄泻、疳证中合并出现，脾胃虚弱，先天不足，以及人工喂养的婴幼儿容易反复发病。西医学的消化功能紊乱、功能性消化不良等属于此病范畴。

病因病机 主要病因是小儿乳食不节，伤及脾胃，致脾胃运化功能失调；或脾胃虚弱，腐熟运化不及，乳食停滞不化。病机为乳食停积，气滞不行。①乳食伤脾：小儿脾常不足，胃肠嫩弱，饮食不知自节。若喂养不当，饮食无度，则易为乳食所伤。伤于乳者，多因哺乳不节，过急过量，或人工喂养，冷热不调，停积胃肠，成为乳积；伤于食者，多因调护失宜，暴饮暴食，或零食乱投，贪食生冷，或过食肥甘厚味、煎炸炙煿、坚硬难化之物，饮食不化，则成食积。②脾虚夹积：小儿脏腑稚嫩，脾常不足，胃气虚弱是其生理特点之一，若禀赋不足，脾胃素弱；或病后失调，脾气亏虚；或过服苦寒攻伐之品，致脾胃虚寒，腐熟运化不及，乳食稍增，即停滞不化，而形成虚中夹实的积滞。

诊断及鉴别诊断 诊断主要依据病史及临床表现。需要与厌食、疳证进行鉴别。

诊断要点 ①有伤乳、伤食史。②以不思乳食，食而不化，腹部胀满，大便溏泄或便秘为特征。③可伴有烦躁不安，夜间哭闹或呕吐等症。④大便检查有不消化食物残渣或脂肪球。

鉴别诊断 ①小儿厌食：主要由脾胃失和，纳化失职引起，以不思进食、食量减少为特征，多无脘腹胀满等症状，且起病多较缓慢，病程较长，一般持续2个月以上。②疳证：可由厌食或

积滞发展而成，以形体消瘦为特征，可伴有性情烦躁或精神委靡、饮食异常、面黄发枯、肚腹膨胀、青筋暴露或腹凹如舟等症，病程较长，影响生长发育，且易并发其他疾病。

辨证论治 根据临床表现，积滞可分为以下三证论治。①乳食内积证：乳食不思或少思，脘腹胀满、疼痛拒按，呕吐食物、乳片，夜寐不安，哭闹不宁，大便酸臭或秘结，舌淡红，舌苔白垢腻，脉弦滑，指纹紫滞。治以消乳化食，导滞和中。乳积者用消乳丸加减；食积者用保和丸加减。②食积化热证：不思乳食，口干，脘腹胀满、腹部灼热，午后发热，心烦易怒，夜寐不安，小便黄，大便臭秽或秘结，舌红，舌苔黄腻，脉滑数，指纹紫。治以清热导滞，消积和中。方用枳实导滞丸。③脾虚夹积证：不思乳食，食则饱胀，呕吐酸馊，腹满喜按、喜俯卧，夜寐不安，面色委黄，形体消瘦，神疲肢倦，大便稀糊或溏，夹食物残渣，唇舌色淡，舌苔白腻，脉细滑，指纹淡滞。治以健脾助运，消积化滞。方用健脾丸加减。

中成药治疗 ①化积口服液（鸡内金、三棱、莪术、槟榔、雷丸、茯苓、乌贼骨、红花、鹤虱、使君子仁）：用于乳食内积证。②清热化滞颗粒（酒炒大黄、焦槟榔、大青叶、北寒水石、焦山楂、薄荷、化橘红、草豆蔻、广藿香、前胡、焦麦芽）：用于食积化热证。③枳实导滞丸（大黄、枳实、六神曲、茯苓、黄芩、黄连、白术、泽泻）：用于积滞较重，郁而化热证。④小儿香橘丸（木香、陈皮、苍术、白术、茯苓、甘草、白扁豆、山药、莲子、薏苡仁、山楂、麦芽、神曲、厚

朴、枳实、香附、砂仁、半夏、泽泻）：用于脾虚夹积证。⑤香砂六君子丸（广木香、砂仁、炒党参、炒白术、茯苓、炙甘草、炒广陈皮、制半夏）：用于脾虚夹积证。

其他疗法 可以用针刺、推拿等疗法。

针刺疗法 ①取足三里、中脘、梁门。乳食内积加内庭、天枢；积滞化热加曲池、大椎；烦躁加神门；脾虚夹积加四缝、脾俞、胃俞、气海。实证以泻法为主，辅以补法；虚证以补法为主，辅以泻法。②针刺四缝穴：取小号三棱针或26号1.5cm毫针，在四缝穴处快速点刺，挤压出黄黏液或血滴。用于乳食内积证。

推拿疗法 ①乳食内积证：揉板门，运内八卦，推四横纹，揉按中脘、足三里，推下七节骨，分腹阴阳。②食积化热证：以上取穴加清天河水，清大肠。烦躁不安加清心平肝，揉曲池。③脾虚夹积证：运内八卦，摩中脘，清补大肠，揉按足三里，捏脊。

转归预后 此病是伤于乳食，滞而不消，病情进展转化而成。若治疗及时，及早查明病因，预后良好。积久不消，迁延失治，影响小儿营养和生长发育，可转化成疳证。

预防调护 以饮食调理为主。

预防 ①提倡母乳喂养，乳食定时定量，不宜过饥过饱，选择易于消化和富于营养的食物。②随年龄及生长发育需要，逐步添加各种辅食，注意遵循由一种到多种、由少到多、由稀到稠的辅食添加原则。

调护 ①患儿应及时查明原因，同时暂时控制饮食，给予药物调理，积滞消除后，再逐渐恢复正常饮食。②注意病情变化，

给予适当处理。呕吐者，可暂停饮食，并给予生姜汁数滴加少许糖水饮服；腹胀者，可揉摩腹部；便秘者，可予蜂蜜水冲服，严重者予以开塞露外导；脾胃虚弱者，常灸足三里穴。

(许 华)

shíjī

食积 (food accumulation)

小儿食物停积在胃肠不能消化的病证。又称宿食不消。食积与乳积相对而言，均属于积滞范畴。小儿脾胃嫩弱，饮食失调，致伤脾胃，食积停滞于内，六淫病邪侵于外而致，症见腹胀，腹痛，呕吐，泄泻，食欲减退等。

病因病机 病因主要为饮食内积，脾胃虚弱。病机为饮食停滞不化，气滞不行。①正虚因素：小儿素体脾阳不足，或因病后失调，脾气虚损，或过用寒凉攻伐之品，致脾胃虚寒，腐熟运化不及，饮食稍有增加则易于停滞不消，形成食积。②食伤因素：多因饮食喂养不当，如饱食无度，杂食乱投，生冷不节，食物坚硬不化，或嗜食甘肥厚腻，不易消化，皆可损伤脾胃，受纳运化失职，升降失调，积而不消，乃成食积。

诊断及鉴别诊断 诊断以伤食后发生脘腹胀满疼痛为要点。应与厌食、疳证鉴别。

诊断要点 ①有伤食史。②饮食不思或少思，脘腹胀痛，呕吐酸馊，大便溏泄，臭如败卵或便秘。③烦躁不安，夜间哭闹或有发热等症。④大便检查有不消化食物残渣或脂肪球。

鉴别诊断 ①小儿厌食：长期食欲不振，厌恶进食，一般无脘腹胀满、大便酸臭等症。②疳证：可由厌食或积滞发展而成，以形体消瘦为主症，可伴有精神

不振或烦躁、饮食异常、面黄发枯、肚腹膨胀、青筋暴露或腹凹如舟等症，病程较长，影响生长发育，且易并发其他疾病。

辨证论治 根据临床表现，食积可分为两证论治。①饮食内积证：不思饮食，脘腹胀满，疼痛拒按，或有嗳腐吞酸，恶心呕吐，烦躁哭闹，低热，夜眠不安，手足心热，大便秽臭，舌质红，舌苔白厚或黄厚腻，脉象弦滑，指纹紫滞。治以消食化积，和中导滞。方用保和丸加减。②脾虚夹积证：神倦乏力，面色委黄，形体消瘦，不思乳食，食则饱胀，腹满喜按，大便稀溏酸腥，夹有不消化食物残渣，舌质淡，舌苔白腻，脉细滑，指纹淡滞。治以健脾益气，消积化滞。方用健脾丸加减。

中成药治疗 ①化积口服液（鸡内金、三棱、莪术、槟榔、雷丸、茯苓、乌贼骨、红花、鹤虱、使君子仁）：用于饮食内积证。②小儿香橘丸（木香、陈皮、苍术、白术、茯苓、甘草、白扁豆、山药、莲子、薏苡仁、山楂、麦芽、神曲、厚朴、枳实、香附、砂仁、半夏、泽泻）：用于脾虚夹积证。

其他疗法 可用针刺疗法、推拿疗法等。

针刺疗法 ①取足三里、中脘、梁门。饮食内积加内庭、天枢；积滞化热加曲池、大椎；烦躁加神门；脾虚夹积加四缝、脾俞、胃俞、气海。实证以泻法为主，辅以补法，虚证以补法为主，辅以泻法。②针刺四缝穴：取小号三棱针或26号1.5cm毫针，在四缝穴快速点刺，挤压出黄黏液或血滴。

推拿疗法 ①饮食内积证：揉板门，运内八卦，推四横纹，

揉按中脘、足三里，推下七节骨，分腹阴阳。②脾虚夹积证：运内八卦，摩中脘，清补大肠，揉按足三里。

转归预后 此病是伤于饮食，滞而不消，病情进展转化而成。若治疗及时，及早查明病因，预后良好。积久不消，迁延失治，影响小儿营养和生长发育，可转化为疳证。

预防调护 提倡饮食定时定量，不宜过饥过饱，选择易于消化和富有营养的食物。患儿应及时查明原因，同时暂时控制饮食，给予药物调理，食积消除后，逐渐恢复正常饮食。

(许 华)

rǔjī

乳积 (milk stagnation)

婴儿哺乳失宜，停滞不化，以呕吐泄泻为主要表现的病证。又称乳滞。积滞证候之一。症见呕吐泄泻，吐出物与泄下物均有未消化的乳瓣，且有乳臭气，可伴有面色青黄、发热、口渴、多睡、口疮、身渐黄瘦等症。

病因病机 病因主要为乳食内积，脾胃虚弱。病机为乳汁停积不化，气滞不行。①乳伤因素：多因乳哺不节，啼哭即乳；或人工喂养，食乳过量；或乳液变质，冷热不调。上述皆能停积胃中，壅而不化，成为乳积。②正虚因素：小儿素体脾气不足，或因病后失调，脾气虚损，或过用寒凉攻伐之品，致脾胃虚寒，腐熟运化不及，乳汁稍有增加则易于停滞不消，形成乳积。

诊断及鉴别诊断 诊断要点：①有伤乳史。②乳食不思或少思，脘腹胀痛，呕吐酸馊，大便溏泄，臭如败卵或便秘。③烦躁不安，夜间哭闹或有发热等症。④大便有不消化乳瓣。需与小儿厌食鉴

别：厌食者长期食欲不振，厌恶进食，一般无脘腹胀满、大便酸臭等症。而乳积除有不思乳食外，还伴有呕吐泄泻，吐出物与泄下物均有未消化乳瓣，且有乳臭气。

辨证论治　乳食内积证：呕吐泄泻，吐出物与泄下物均有未消化的乳瓣，且有乳臭气，伴有面色青黄，发热，口渴，多睡，口疮，身渐黄瘦。治以消乳化积，健脾和中。方用消乳丸加减。

其他疗法　还可以使用推拿、针刺等疗法。①推拿疗法：揉板门，运内八卦，推四横纹，揉按中脘、足三里，推下七节骨，分腹阴阳。②针刺四缝穴：取小号三棱针或26号1.5cm毫针，在四缝穴快速点刺，挤压出黄黏液或血液少许。③针刺疗法：取足三里、中脘、梁门、内庭、天枢。以泻法为主，辅以补法。

转归预后　此病是伤于乳食，积而不消，病情进展转化而成。若治疗及时，及早查明病因，预后良好。积久不消，反复发生，迁延失治，可以影响小儿营养和生长发育，甚至转化成疳证。

预防调护　提倡母乳喂养，哺乳适合婴儿个体需要，不宜过饥过饱。随年龄及生长发育需要，逐步添加各种辅食，适时断奶。

(许　华)

fùzhàng

腹胀（abdominal distension）　以小儿腹部胀满，按之无积块为主要表现的病证。病名出自《黄帝内经素问·玉机真脏论》："脉盛，皮热，腹胀，前后不通，闷瞀，此谓五实。"隋·巢元方《诸病源候论·小儿杂病诸候·腹胀候》较早指出小儿腹胀病因为脏腑嫩弱、风冷邪气、热入于腹等："腹胀，是冷气客于脏故也。小儿脏腑嫩弱，有风冷邪气客之，搏于脏气，则冷腹胀。若脾虚冷移入于胃，食则不消；若肠虚冷气乘之，则变下利。"腹胀可见于小儿任何年龄，一年四季均可发生。可单独出现，也可发生于多种疾病过程中，如急、慢性胃炎、胃溃疡、肠梗阻、习惯性便秘、急性感染性疾病如败血症、重症肺炎、伤寒、手术后肠麻痹、低钾血症等病均可出现腹胀症状。本篇所述腹胀，主要指非器质性疾病引起的，以消化道功能紊乱为主要原因导致的腹胀。

病因病机　此病有虚实之分。实证多因湿热蕴结，食积脾胃，气滞湿阻以及热郁血瘀等所致。虚证因先天禀赋不足，久病脾虚，或药物攻伐损伤脾胃等所致。病变脏腑主要在肝脾和肠。小儿饮食喂养不当，偏食嗜食，饥饱无度，杂食乱投，生冷不节，或过食肥甘厚腻、柿子、大枣等不易消化之物，停聚中焦，均会损伤脾胃，使脾失健运，升降失节，气机阻滞，不能正常运行而致脘腹胀满。小儿肝常有余，易木亢侮土，且小儿神气未充，娇惯小儿多有任性，所欲不遂，情志不舒畅，肝气因而郁结，气机失调，可致气滞腹胀。夏秋季节外感湿热之邪，不得宣化，壅滞于中焦，气机郁阻，使脾胃升降功能失调，以致胸闷腹胀。小儿多食冷饮或衣被过薄，感受寒邪，寒邪直中脾胃，使脾阳不振，不能温化水谷，精微物质不能吸收输布，壅积于中焦而成腹胀。

诊断及鉴别诊断　诊断要点为腹部胀满而按之无板硬无积块。当与臌胀、水肿、积聚相鉴别。

诊断要点　①腹部胀满不舒，或见腹部外形胀大而按之无积聚、痞块为主要特点，可伴腹痛、大便不调等症状。②有感受外邪、乳食不节、情志不舒、虫结胃肠等病史。③必要时可做腹部B超、X线检查进一步明确诊断，排除器质性疾病。

鉴别诊断　①臌胀：以腹部胀大如鼓，皮色苍黄，腹壁青筋暴露为特点，与腹满不舒、按之无积聚明显不同。②小儿水肿：亦可有腹胀之症，但腹部叩诊有移动性浊音，兼有全身水肿；腹胀则无全身水肿，腹部叩诊无移动性浊音。③积聚：积者腹内结块，有胀痛或刺痛，按之腹内有坚实之块；聚者以腹内气聚，攻窜胀痛时作时止为特点，这两者与腹胀之胀满不舒、按之濡软、触之无形不同，可资鉴别。

辨证论治　根据临床表现分为实胀、虚胀两类，治疗以行气消胀为大法。

实胀　①食积腹胀：脘腹胀满，疼痛拒按，乳食不思，食欲不振或拒食，嗳腐恶心，呕吐酸馊乳食，烦躁哭闹，夜卧不安，或发热，大便秽臭，舌质红，舌苔白厚或腻。治以消食导滞，行气消胀。方用消乳丸或保和丸加减。②湿热腹胀：脘痞腹胀，头身困重，恶心、呕吐，口渴不欲饮，纳少，大便秘结，小便黄赤，舌质红，舌苔黄腻。治以清热祛湿，行气导滞。方用三仁汤加减。③寒湿腹胀：腹满而胀，胸闷心烦，饮食乏味，口淡口水较多，或伴发热恶寒，恶心呕吐，腹痛而泻，舌苔白腻。治以温中散寒，行气消胀。方用厚朴温中汤加减。④气结腹胀：腹胀怒则加重，情志不舒，可伴两胁疼痛，口苦咽干，或呕恶纳差、呃逆、嗳气，舌红苔白，脉弦。治以疏肝解郁，行气消胀。方用逍遥散加减。

虚胀　①脾虚腹胀：腹胀纳呆，食则胀甚，食而不化，神倦乏力，面色委黄，大便溏薄或夹不消化食物，舌淡苔白，脉细无力。治以健脾益气，理气助运。方用香砂六君子丸加减。②津亏腹胀：腹胀，大便干结难排，食少饮多，口干舌燥，五心烦热，形体偏瘦，小便短黄，手足心热，舌红少津，舌苔少或花剥，脉细数。治以滋阴润肠，运脾消胀。方用益胃汤加减。

中成药治疗 ①保和丸（六神曲、连翘、焦山楂、茯苓、制半夏、炒莱菔子、陈皮、炒麦芽）：用于食积腹胀。②木香顺气丸（木香、砂仁、醋香附、槟榔、甘草、陈皮、厚朴、枳壳、苍术、青皮、生姜）：用于气结腹胀。③香砂六君子丸（广木香、砂仁、炒党参、炒白术、茯苓、炙甘草、炒广陈皮、制半夏）：用于脾虚腹胀。

其他疗法 可用推拿、针灸、敷脐疗法等辅助治疗。

推拿疗法 推脾经、摩腹、按揉足三里、按揉内关与涌泉。

针灸疗法 ①毫针疗法：针刺上脘、中脘、下脘、足三里、内关。气滞者加章门、肝俞；湿热者加胆俞、三焦俞；食积者加大肠俞；阴虚者加肝俞、行间、肾俞等。②梅花针：点刺腹部。③艾灸疗法：中脘、神阙、足三里、内关。阴虚者忌用。④耳针疗法：取脾、胃、大肠点，王不留行贴压。

敷脐疗法 麸片、食醋、碎食盐、莱菔子放入锅内，炒至麸片微黄为度，加入葱白变软即可，混匀后敷患儿脐部，纱布固定。

转归预后 一般功能性腹胀预后良好。若是器质性病变、感染性中毒性疾病、急腹症等发生的腹胀，全身情况严重者，预后较差。

预防调护 根据病因，注意腹部保暖、科学饮食，培养孩子良好的饮食习惯，保证大便通畅。

预防 ①提倡母乳喂养，乳食宜按照小儿脾胃功能给予，不应过饥过饱。随年龄增长，逐渐添加相应的辅助食品，适度补充纤维食物，不应偏食、挑食。食品宜新鲜清洁，不应过食生冷、肥腻之物。②平时应保持良好进食习惯，不宜进食太快，或边走边吃，避免吞进空气；常用吸管喝饮料也可能吸进大量空气进入胃部，引起腹胀，应引起注意。③多与孩子沟通，防止焦躁、忧虑、悲伤、沮丧、抑郁等不良情绪。④注意锻炼身体，每天坚持适量室外运动。

调护 ①患儿应暂时控制饮食。少食易在肠胃部产生气体的食物，如土豆、面食、糖等；少喝碳酸饮料；不食不易消化的食物，如炒大豆、硬煎饼等硬性食物；不乱服滋补品。腹胀症状消除后逐渐恢复正常饮食。②腹胀明显者可以顺时针揉摩腹部。

（许 华）

xiǎo'ér fùtòng

小儿腹痛 （abdominal pain in children） 以胃脘以下、脐部四周以及耻骨以上部位疼痛为主要表现的病证。包括大腹痛、脐腹痛、少腹痛和小腹痛。大腹痛，指胃脘以下，脐部以上腹部疼痛；脐腹痛，指脐周部位疼痛；少腹痛，指小腹两侧或一侧疼痛；小腹痛，指下腹部的正中部位疼痛。腹痛病名始载于《黄帝内经素问·举痛论》："厥气客于阴股，寒气伤及少腹，血泣在下相引，故腹痛引阴股。"隋·巢元方《诸病源候论·小儿杂病诸候·腹痛候》专论小儿腹痛，认为"小儿腹痛多由冷热不调。冷热之气与

脏腑相击，故痛也"，同时，还论述了冷热腹痛不同的症状。明·秦景明《症因脉治·腹痛论》将腹痛作为独立篇章而明确定义："痛在胃之下，脐之四旁，毛际之上，名曰腹痛。"明·王肯堂《证治准绳·幼科·腹痛》归纳前人经验，列有寒痛、积痛、虫痛、锁肚痛、盘肠钓痛、癥瘕痛等腹痛类别，对小儿腹痛的论述较前人更为完善。腹痛可见于任何年龄与季节，儿童腹痛最为常见。导致腹痛的因素很多，可分为全身性疾病及腹部以外器官疾病产生的腹痛、腹部器官器质性疾病产生的腹痛以及功能性腹痛。本篇主要阐述儿童的功能性腹痛，以腹痛为主要表现的腹部器官器质性疾病可参照本篇内容辨证论治，同时应明确病因并给予相应治疗。

病因病机 因腹内有肝、胆、脾、胃、大肠、小肠、肾、膀胱等脏腑，且有手三阴经、足三阴经、足少阳胆经、足阳明胃经及冲脉、任脉、带脉等经脉循行，故凡外感、内伤等因素影响上述脏腑经脉功能，致气机郁滞，经脉不通者，均可发生腹痛。引起小儿腹痛的原因以感受寒邪、乳食积滞、热结胃肠、气滞血瘀为多见。小儿脏腑柔弱，乳食不知自节，寒温不知自调。若调护不当，则外易为邪气侵扰，内易为乳食所伤。伤于寒者，或衣被单薄，腹部受寒，或过食生冷寒凉之品，寒邪客于胃肠；伤于乳食者，或暴饮暴食、临卧多食，或恣食肥甘、辛热，或误食馊腐不洁之物，脾胃肠道受伤；其他如感受外邪，入里化热，热结阳明；或跌仆损伤、术后腹部脉络受损；或腹内脏器久病成瘀；或情志怫郁，肝失条达均可引起腹痛。六

腑以通为用，经脉以流畅为顺，脾胃为气机升降之枢纽，肝喜条达而恶抑郁，小儿经脉未盛，易受邪扰。若调护失宜，邪阻经脉，气血运行不畅，则致腹痛。由于感邪不同，体质有异，临床有腹部中寒、乳食停滞、胃肠结热、气滞血瘀等证候之不同。小儿因稚阳未充，易感寒邪，故以腹部中寒腹痛为多见。又有因先天不足，或后天失调，损伤中阳，以致中阳不振，寒自内生，脏腑、经脉失于温煦，则导致脾胃虚寒腹痛。总之，腹痛的病变部位主要在六腑、经脉，也可累及肝、脾二脏。病机关键为脏腑气机不通，经脉涩滞不畅。

诊断及鉴别诊断 主要依据病史及临床表现做出诊断。需与腹胀、胃脘痛相鉴别。

诊断要点 ①胃脘以下、脐部四周以及耻骨以上部位发生疼痛。包括大腹痛、脐腹痛、少腹痛和小腹痛。常有反复发作史，腹痛可以自行缓解。②疼痛的性质有钝痛、胀痛、刺痛、掣痛等不同，但小儿常难以诉说清楚。婴幼儿不能言语，腹痛多表现为啼哭。腹痛之疼痛常时作时止、时轻时重，若疼痛持续不止，或逐渐加重，要注意排除器质性疾病产生的腹痛。③伴随腹痛发生的症状一般不多，可有啼哭不宁、腹胀、肠鸣、嗳气等，若是持续性吐泻或腹胀板硬，必须注意做好鉴别诊断。④符合以下特点者，可诊断为再发性腹痛：腹痛突然发作，持续时间不长，能自行缓解；腹痛以脐周为主，疼痛可轻可重，但腹部无明显体征；无伴随的病灶器官症状，如发热、呕吐、腹泻、咳嗽、气喘、尿频、尿急、尿痛等；腹痛多次反复发作，每次发作时症状相似。

鉴别诊断 ①腹胀：腹痛是以胃脘以下、脐周以及耻骨以上部位发生的疼痛为主症。而小儿腹胀是以小儿腹部胀满不舒为主症，并以按之柔软、压之不痛为主要特点。②胃脘痛：胃处腹中，与肠相连，腹痛常伴有胃痛症状，胃痛亦时有腹痛表现，常需鉴别。腹痛的部位在胃脘以下，而胃痛的部位则在剑突下的胃脘之处，常伴有恶心、嗳气等胃部症状。

辨证论治 分寒、热、虚、实、积、瘀辨证论治。①腹部中寒证：腹部疼痛，阵阵发作，痛处喜按，得温则舒，遇寒痛甚，肠鸣辘辘，面色苍白，痛甚者额冷汗出，唇色紫暗，肢冷，或兼吐泻，小便清长，舌淡红，舌苔白腻，脉沉弦紧，指纹红。治宜温中散寒，理气止痛。方用养脏汤加减。②乳食积滞证：脘腹胀满，疼痛拒按，或腹痛欲泻，泻后痛减，乳食不思，或有嗳腐恶心，呕吐酸馊乳食，烦躁哭闹，夜卧不安，时时啼哭，大便秽臭，矢气频作，舌淡红，舌苔厚腻，脉象沉滑，指纹紫滞。治以消食导滞，行气止痛。方用香砂平胃散加减。③胃肠结热证：腹部胀满，疼痛拒按，大便秘结，烦躁不安，潮热口渴，手足心热，唇舌鲜红，舌苔黄燥，脉滑数或沉实，指纹紫滞。治以通腑泻热，行气止痛。方用大承气汤加减。④脾胃虚寒证：腹痛绵绵，时作时止，痛处喜温喜按，面色少华，精神倦怠，手足清冷，乳食减少，或食后腹胀，大便稀溏，唇舌淡白，脉沉缓，指纹淡红。治以温中理脾，缓急止痛。方用小建中汤合理中丸加减。⑤气滞血瘀证：腹痛经久不愈，痛有定处，痛如锥刺，或腹部癥块拒按，肚腹硬胀，青筋显露，舌紫暗或有瘀点，

脉涩，指纹紫滞。治以活血化瘀，行气止痛。方用少腹逐瘀汤加减。

中成药治疗 ①藿香正气口服液（广藿香油、苍术、陈皮、姜制厚朴、白芷、茯苓、大腹皮、生半夏、甘草浸膏、紫苏叶油）：用于腹部中寒证。②木香槟榔丸（木香、槟榔、枳壳、陈皮、青皮、香附、醋三棱、莪术、黄连、黄柏、炒牵牛子、芒硝、大黄）：用于乳食积滞证。③附子理中丸（制附子、党参、炒白术、干姜、甘草）：用于脾胃虚寒证。④四磨汤口服液（木香、槟榔、枳壳、乌药）：用于气滞血瘀证。

其他疗法 尚可用敷贴、推拿、针刺等疗法。

敷贴疗法 ①公丁香、白豆蔻、肉桂、白胡椒，共研细末，每用1.5g，填敷脐中。用于腹部中寒证、脾胃虚寒证。②淡豆豉、生姜、葱白，切细，加青盐炒烫，装入布袋热敷肚腹疼痛处。用于脾胃虚寒证。③生葱头捣烂炒熟热敷肚脐。用于脾胃虚寒证。

推拿疗法 ①腹部中寒证：揉一窝风，揉外劳宫。②乳食积滞证：清脾胃，顺运八卦，推四横纹，清板门，清大肠。③胃肠积热证：顺运八卦，清胃，退六腑，推四横纹。④脾胃虚寒证：揉外劳宫，清补脾，顺运八卦。

针刺疗法 主穴取足三里、合谷、中脘。寒性腹痛加灸神阙；食积加内庭；呕吐加内关。一般取患侧，亦可取双侧。实热、积滞证用泻法，寒证可用温针灸，虚证用补法。

转归预后 功能性腹痛一般经上述辨证治疗，预后良好。再发性腹痛常反复发作，需较长疗程。若有原发性病灶导致的腹痛，随原发病的治疗，腹痛可消失。如果腹痛暴急，迅速伴有腹胀、

便血、高热、谵语，甚至大汗淋漓，四肢厥冷等症，需做出病因诊断、及时抢救。

预防调护 预防主要在于避免受寒着凉、乳食有节。调护在于注意观察病情，及时判断器质性疾病引起的腹痛并加以处理。

预防 ①避免感受寒邪，注意腹部保暖。②小儿乳贵有时，食贵有节，不宜暴饮暴食、过食生冷瓜果肥甘厚味、进食不洁变质食物。③每餐后稍事休息，勿剧烈运动。

调护 ①剧烈腹痛或持续不止者应卧床休息，加强观察，按时查体温、脉搏、血压和排泄物，随时检查腹部体征，并做必要的其他辅助检查，明确诊断，及时处理。②消除患儿的恐惧心理，避免情绪激动。③根据病因给予相应的饮食调护。如食积腹痛，宜控制饮食；虫积腹痛，忌用甜食，适当给予酸味食品；虚寒腹痛，宜甘温之味；胃肠积热，忌肥甘厚味和辛辣之品，必要时冷敷。④寒性腹痛者应温或热服药液；热性腹痛者应冷服药液；伴呕吐者药液要少量多次分服，也可以加用生姜汁入药。

(许华)

wèiwǎntòng

胃脘痛（gastric abscess） 以胃脘部疼痛为主要症状，常伴有胀满、泛酸、嗳气、恶心呕吐等临床表现的病证。又称胃痛、脘痛。古代中医文献中记载的心下痛，亦多指胃脘痛。此病的论述始见于《黄帝内经素问·六元正纪大论》："木郁之发……民病胃脘当心而痛。"隋·巢元方《诸病源候论·小儿杂病诸候·心腹痛候》称小儿胃脘痛为"心腹痛"，并阐述其病因病机："小儿心腹痛者，肠胃宿挟冷，又暴为寒气所加，

前后冷气重沓动，与脏气相搏，随气上下，冲击心腹之间，故令心腹痛也。"此病一年四季均可发病，多发于学龄前期及学龄期儿童。西医学的急慢性胃炎、胃及十二指肠溃疡、胃结石、胃黏膜脱垂、胃痉挛、十二指肠炎、消化功能紊乱等疾病出现的上腹胃脘部疼痛者，均属此病范畴。

病因病机 常见病因有寒邪客胃、饮食伤胃、肝气犯胃和脾胃虚弱等。胃主受纳腐熟水谷，若寒邪客于胃中，寒凝不散，阻滞气机，可致胃气不和而疼痛；或因饮食不节，饥饱无度，或过食肥甘，食滞不化，气机受阻，胃失和降引起胃痛；肝疏泄气机，对脾胃之气有调控作用，如因恼怒抑郁，气郁伤肝，肝失条达，横逆犯胃，亦可发生胃痛；若劳倦内伤，久病脾胃虚弱，或禀赋不足，中阳亏虚，胃失温养，内寒滋生，中焦虚寒而痛；亦有气郁日久，瘀血内结，气滞血瘀，阻碍中焦气机，而致胃痛发作。总之，胃脘痛发生的病机分为虚实两端，实证为气机阻滞，不通则痛；虚证为胃腑失于温煦或濡养，失养则痛。

诊断及鉴别诊断 诊断主要依据诱因、临床表现及伴随症状。主要与心痛、腹痛相鉴别，鉴别要点在于疼痛发生的部位。

诊断要点 ①以胃脘部疼痛为主症。②常伴胃脘痞闷胀满、嗳气、泛酸、恶心呕吐等症。③发病常与饮食不节、情志不畅、劳累受寒等有关。

鉴别诊断 ①心痛：古代有些文献把胃脘痛与心痛混称。其鉴别要点在于病位，疼痛的性质、程度，疾病的预后也大有不同。心痛病位在胸中，疼痛急且如刀割，痛彻胸背，发时心悸、憋闷，

患者常有濒死的感觉，一般病情较重。②腹痛：其鉴别要点在于病位。腹痛病位在胃脘以下、脐周，以及耻骨以上整个腹部，包括大腹痛、脐腹痛和少腹痛。胃脘位于剑突下、脐之上，与肠相连。腹痛、胃痛常相互影响，有时二者可并见，故又有心腹痛之称。加之儿童常不能正确表述疼痛部位，所以临床需仔细体检，根据具体证候进行诊断。

辨证论治 分实证、虚证辨证论治。

实痛 ①饮食积滞证：胃脘疼痛，胀满拒按，嗳腐恶心，或有呕吐不消化食物，吐后痛减，不思乳食，大便不爽，舌质红，舌苔厚腻，脉滑，指纹紫滞。治以消食导滞，行气止痛。方用保和丸加减。②寒凝气滞证：胃痛暴作，疼痛剧烈，以绞痛为主，畏寒喜暖，得温而减，遇寒痛甚，口淡不渴，或喜热饮，舌淡苔白，脉弦紧或弦迟，指纹淡红。治以温胃散寒，行气止痛。方用良附丸加味。③湿热中阻证：胃脘疼痛，灼热拒按，痛势急迫，嘈杂，口干口苦，口渴不欲饮，大便不畅，小便黄赤，舌红苔黄腻，脉滑数，指纹紫滞。治以清热利湿，理气和胃。方用清中汤加减。④肝胃不和证：胃脘胀满，攻撑作痛，怒则加重，脘痛连胁，嗳气或矢气后减轻，口苦咽干，嘈杂吐酸，心烦易怒，舌红苔黄，脉弦数，指纹紫。治以疏肝理气，和胃止痛。方用柴胡疏肝散加减。⑤瘀血阻络证：胃痛如针刺或刀割，痛处固定，拒按，疼痛持久，或见吐血、黑便，舌质紫暗或有瘀斑，脉涩，指纹沉滞。治以化瘀通络，理气和胃。方用活络效灵丹合失笑散加减。

虚痛 ①脾胃虚寒证：胃痛

隐隐,喜暖喜按,空腹痛重,得食则减,时呕清水,纳少,神疲,手足欠温,大便溏薄或夹不消化食物,舌质淡,舌苔薄白,脉沉缓,指纹淡。治以温中健脾,和胃止痛。方用黄芪建中汤合理中汤加减。②脾胃阴虚证:胃脘隐隐灼痛,空腹时加重,食少饮多,口干舌燥,皮肤欠润,形体偏瘦,小便短黄,大便干结,舌红少津,舌苔少或花剥,脉细数。治以养阴益胃,缓急止痛。方用益胃汤合芍药甘草汤加减。

中成药治疗 ①枳实导滞丸(大黄、枳实、六神曲、茯苓、黄芩、黄连、白术、泽泻):用于饮食积滞证。②三九胃泰颗粒(三叉苦、九里香、两面针、木香、黄芩、茯苓、地黄、白芍):用于湿热中阻证。③左金丸(黄连、吴茱萸):用于肝胃不和证。④香砂养胃丸(木香、砂仁、白术、陈皮、茯苓、半夏、醋香附、枳实、豆蔻、姜厚朴、广藿香、甘草、生姜、大枣):用于气滞湿阻证。⑤小建中合剂(桂枝、白芍、蜜甘草、生姜、大枣):用于脾胃虚寒证。

其他疗法 ①热熨法:食盐适量炒热,敷熨胃痛部位。用于寒凝气滞证。②针刺疗法:取中脘、期门、内关、足三里、阳陵泉。用泻法。用于肝胃不和证。取脾俞、胃俞、中脘、内关、足三里。用补法,配合灸治。用于脾胃虚寒证。③耳针疗法:取胃、脾、交感、神门、皮质下。④穴位注射法:常用穴位为足三里、胃俞。

转归预后 病之初多属实证,表现为寒凝、食积、气滞之候;病情发展,寒邪郁久化热,或食积日久,蕴生湿热,或气郁日久化火,气滞而致血瘀,可出现寒热互结等复杂证候。日久耗伤正气,则可由实转虚,转为阳虚、阴虚,或虚劳之证。亦有因气滞血瘀,瘀久生痰,痰瘀互结,内生积块;或因血热妄行,久瘀伤络,或脾不统血,引起吐血、便血等,皆属胃脘痛的常见变证。胃脘痛一般预后较好,实证治疗较易,邪气去则胃气安;虚实并见者治疗难度较大,且经常反复发作。若影响进食,化源不足,则正气日衰,形体消瘦。若伴有吐血、便血,量大难止,兼见大汗淋漓,四肢不温,脉微欲绝者,为气随血脱的危急之候,如不及时救治,亦可危及生命。

预防调护 胃脘痛患者要重视生活调摄,尤其是饮食与精神方面的调摄。饮食应少食多餐、营养丰富、清淡易消化,不宜过食生冷、辛辣食物,切忌粗硬饮食,暴饮暴食,或饥饱无常。应保持精神愉快,避免忧思恼怒及情绪紧张。注意劳逸结合,避免劳累,病情较重时,需适当休息。

(许 华)

zhēngpǐ

癥癖(fixed and movable abdominal mass) 腹腔内结聚成块的病证。癥,指腹中有硬块,固定不移者。隋·巢元方《诸病源候论·癥瘕病诸候》说:"癥者,由寒温失节,致脏腑之气虚弱,而食饮不消,聚结在内,染渐生长块瘕,盘牢不移动者,是癥也。言其形状,可征验也。若积引岁月,人即柴瘦,腹转大,遂致死。"指出癥多是饮食不节,胃气衰,脾气弱,邪正相搏,气血痰瘀积于腹中所致。症见腹中积块,固定不移,痛或不痛,或兼见胁痛腹胀、吐逆、饮食不下、消瘦等症。癖,指痞块生于两胁,有时寻摸不见,有时可以触及者。隋·巢元方《诸病源候论·癖病

诸候》:"因饮水浆过多,便令停滞不散,更遇寒气积聚而成癖。癖者,谓僻侧在于两胁之间,有时而痛是也。"宋·赵佶等《圣济总录·卷第七十二·久积癥癖》:"癥之为病,虽有形证,推之不动;癖之为病,僻在胁肋,按之水鸣,此皆饮食留滞所致也。不即治,日渐增长,盘结牢固,邪气日盛,令人正气衰微。累岁不已,甚则身瘦腹大,名曰久积癥癖。"

临床表现为胁下结块,开始比较柔软,渐渐增大而变硬,如继续发展,扩大到肚脐以下,则病根已深。此病还可伴潮热,头出虚汗,腹部膨大,青筋暴露,甚则毛发焦枯,肌肉消瘦,口渴喜饮,面色青黄等;若病延日久,气血衰耗,往往导致虚脱。西医学中,多种原因引起的小儿肝脾肿大、腹腔肿瘤、炎性包块等,多属"癥"的范畴;胃肠功能紊乱、不完全性肠梗阻等所致的包块,则与"癖"关系密切。

病因病机 多为饮食失调,情志所伤,感受寒湿,病后体虚,或黄疸、痢疾等经久不愈,使脏腑失和,气机阻滞,瘀血内停,或兼痰湿凝滞,而成癥癖。①饮食失调:小儿脾胃柔脆,脏腑娇嫩,调护不当,乳食失调,势必伤及脾胃,使脾胃不能消化水谷,水谷不化,则容易停滞而生湿生痰,使邪积胸中,气血流行不畅,脏腑功能衰退,以致气滞血涩,复感寒气,凝聚不散,留结成块,结于胁下,则成癖疾。痰食与气血相搏结,使瘀血留滞,脉络壅塞成块,而成癥证。②情志所伤:小儿肝常有余,肝易亢而侮脾,且小儿神气未充,易受惊吓。若情志违和,暴受惊恐,或被责骂,恼怒伤肝,肝气郁结,或思虑伤

脾，清阳不升，浊阴不降，气机壅滞或逆乱，聚而不散，则成癥证；若积聚日久，气血瘀滞，脉络瘀阻，结而成块者，则成癥证。③感受寒湿：小儿伤于寒者，或衣被单薄、腹部受寒，或过食生冷寒凉之品、寒邪客于胃肠。寒湿侵袭，内伤于脾，使脾阳不运，湿痰内聚，阻滞气机，滞而不畅，则致癥证；若气滞痰阻，血行障碍，使脉络瘀滞，则成癥证。④他病转化：黄疸、疟疾、久泻、久痢，日久不愈，使脏腑功能失调，气机阻滞，瘀血内停，或兼痰湿凝滞，而成癥癖。总之，癥癖的病因相同，病机、证候有别。癥证可由癖证转化而成，亦有不经癖证而直接成癥者。在病机方面，肝脾的功能失调，则直接影响到气、血、津液的正常运行，以致气滞、血瘀、痰凝而成此证。

诊断及鉴别诊断　根据体征、症状及病史可做出诊断。需与腹胀鉴别，癥证又需与癖证鉴别。

诊断要点　①腹腔内有可扪及的包块。②常有腹部胀闷或疼痛不适等症状。③常有饮食不节、感受寒邪或黄疸、久泻、久痢等病史。

鉴别诊断　①腹胀：以小儿腹部胀满不舒为主症，并有按之柔软、压之不痛的特点。是小儿自觉症状，无块状物可扪及。癥癖则是腹内结块，或痛或胀，不仅有自觉症状，而且有结块可扪及。②癥证与癖证：癥就是积，指腹内结块有形可征，固定不移，病属血分，形成的时间较长，病情较重；癖指痞块生于两胁，有时寻摸不见，有时可以触及者，病在气分，病程较短，病情一般较轻。

辨证论治　分癥证与癖证辨证论治。

癥证　①气滞血阻证：腹部积块质软不坚，固定不移，胀痛不适，舌紫暗或有瘀点，脉涩，指纹紫滞。治以理气消积，活血散瘀。方用柴胡疏肝散合失笑散加减。②瘀血内结证：腹部积块明显，质地较硬，固定不移，隐痛或刺痛，腹壁青筋暴露（图），形体消瘦，纳谷减少，面色晦黯黧黑，面颈胸臂或有血痣赤缕，舌质紫或瘀斑瘀点，脉细涩，指纹紫滞。治以祛瘀软坚，佐以扶正健脾。方用膈下逐瘀汤合六君子汤加减。③正虚瘀结证：久病体弱，积块较硬，隐痛或剧痛，饮食大减，肌肉瘦削，神倦乏力，面色委黄或黧黑，甚则面肢水肿，舌质淡紫或光剥无苔，脉细数，指纹紫滞。治以补益气血，活血化瘀。方用八珍汤合化积丸加减。

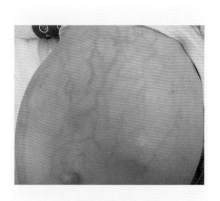

图　癥证-瘀血内结证

癖证　①肝气郁结证：腹中结块柔软，时聚时散，攻窜胀痛，脘胁胀闷不适，舌苔薄，脉弦数。治以疏肝解郁，行气散结。方用逍遥散、木香顺气散加减。②食滞痰阻证：腹胀或痛，腹部时有条索状物聚起，按之胀痛更甚，便秘，纳呆，舌苔腻，脉象沉滑，指纹紫滞。治以理气化痰，导滞散结。方用六磨汤加减。

中成药治疗　①化积丸（青皮、丁香、砂仁、龟甲、槟榔、广木香、莪术、猪牙皂、阿魏、鳖甲、枳实、甘草、广陈皮、枳壳、三棱、黑丑、白丑）：用于癥证气滞血阻证。②木香顺气丸（木香、醋香附、槟榔、青皮、陈皮、厚朴、苍术、枳壳、砂仁、甘草、生姜）：用于癖证肝气郁结证。

其他疗法　①单验方1：甲鱼1只，用黄泥封固，焙黄去泥，研细末。每服6g，每日3次，红糖调冲服。用于癥证正虚瘀结证。②单验方2：醋炒三棱、莪术、黑丑、白丑、槟榔、茵陈各20g，研细末，醋糊为丸。每服2g，每日2次。用于癥证瘀血内结证。此方只可短期服用，不可久服。②敷贴：二仙膏（明矾、雄黄）或三圣膏（石灰、大黄、桂心）外敷痞块处。用于癥癖各证。

转归预后　癖证初起治疗及时、恰当，可望好转或治愈，一般预后较好；日久不愈，则可转成癥证。癥证一般预后较差，治疗比较困难，但也要结合理化检查，明确病因，结合病因、证候进行治疗，部分患儿可望治愈或缓解。

预防调护　饮食有节，起居有时，注意冷暖，调畅情志。黄疸、疟疾、久泻、久痢等患儿病情缓解后，要继续清除湿热余邪，调畅气血，以防邪气残留。癥癖患儿宜进食营养丰富、易于消化的食物，避免饮食过量，忌食生冷油腻，防止感寒受冷，避免寒湿积滞，损伤脾胃，凝滞气血。

(许　华)

xiǎo'ér biànmì

小儿便秘（constipation in children）　大便干燥坚硬、秘结不通、排便次数减少、间隔时间延长，或虽便意频而排出困难的病证。又称便闭、大便难、大便不通、大便秘涩。早在隋·巢元方《诸病源候论·小儿杂病诸候·大便不通候》就有关于小儿便秘的论述:"小儿大便不通者,脏腑有热,乘于大肠故也。"后世医家对小儿便秘的机制及辨证论治阐述更趋详尽,如明·万全《万氏家藏育婴秘诀》提出,小儿便秘当辨其虚实缓急,有可下、不可下者,根据辨证选用汤、丸、散剂以及外治疗法等。此病可发生于小儿任何年龄,一年四季均可发病。由于排便困难,部分小儿食欲不振,睡眠不安,或便时用力,引起肛裂、脱肛或痔疮。若便秘长期未得到适宜治疗,还可影响患儿身心健康及生长发育。

病因病机 多种病因可引起小儿便秘,常见的有以下四种。①饮食因素:小儿乳食不知自节,若喂养不当,饥饱失常,损伤脾胃;或进食过少,气血生化乏源,脾气运化无力;或过食辛辣香燥、油煎炙煿之品,少食蔬菜,致胃肠积热;或过食生冷肥甘等难以消化之物损伤脾胃,致运化失常,乳食停滞中焦,久而成积,积热蕴结而致脏腑传导失常,引起便秘。②燥热内结:小儿为稚阴稚阳之体。若过用辛温药物,或过少饮水,使津液不足,肠腑失于滋润;或热病后阴伤肺燥,病及大肠;或胎热素盛,燥热内结肠腑等,均可导致肠道津液不足,不能濡润,传导不利而便秘。③情志因素:久坐少动,或情志失和,或环境和生活习惯突然改变,导致气机郁滞,脾胃肠运化传导功能失常,糟粕内停,不得下行,致大便秘结。小儿常因贪玩而抑制排便,或某些原因使小儿排便时过度紧张,影响了正常排便反射的建立也可发病。④正虚因素:小儿脏腑娇嫩,气血未

充。若禀赋不足,或后天失调,或吐衄便血,或壮热大汗,或因病过用发汗、通利、燥热之剂,耗气损阴伤津,致身体虚弱,气血虚衰。气虚则脾胃运化传导无力,血虚则津液不足以滋润大肠,均可致大便下行不利。病久及肾,真阴渐亏,则肠道随之干涸;阴损及阳,则温煦无权,不能蒸化津液,温润肠道,使糟粕难行而致便秘。

诊断及鉴别诊断 诊断以大便干燥或秘结不通,排便困难,次数减少为要点。需与肠结进行鉴别。

诊断要点 ①大便干燥或秘结不通,次数减少,间隔时间延长,常2日以上排便1次。②虽大便间隔时间如常,但排便艰涩,粪质坚硬。③便意频频,但难以排出或难以排净。④可伴有腹胀、腹痛、食欲不振、夜寐不安、生长发育迟缓。长期便秘者可诱发肛裂、痔疮、脱肛。

鉴别诊断 便秘需与肠结进行鉴别:两者皆有大便秘结。肠结(肠梗阻)多为急病,因大肠传导梗阻所致,表现为腹部疼痛拒按,大便完全不通,且无矢气与肠鸣音,进食则吐,严重者可吐出粪便。便秘多为慢性久病,因大肠传导失常所致,表现为腹部胀满,大便干结艰行,可有矢气和肠鸣音,或有恶心欲吐,食纳减少。

辨证论治 分实秘、虚秘辨证论治。

实秘 ①食积便秘:大便闭结,脘腹胀满,不思乳食,或恶心呕吐,手足心热,小便短黄,舌苔黄腻,脉沉有力,指纹紫滞。治以消积导滞,清热化湿。方用枳实导滞丸加减。②燥热便秘:大便干结,排出困难,甚至秘结

不通,面红身热,口干口臭,腹胀或痛,小便短赤,或口舌生疮,舌质红,舌苔黄燥,脉滑数,指纹紫滞。治以清热润燥,导滞通便。方用麻子仁丸加减。③气滞便秘:大便秘结,欲便不得,嗳气频作,胁腹痞闷胀痛,舌质红,舌苔薄白,脉弦,指纹滞。治以疏肝理气,导滞通便。方用六磨汤加减。

虚秘 ①气虚便秘:虽有便意,大便不干硬,但努挣乏力,难于排出,挣则汗出气短,便后乏力,面色白,神疲懒言,舌淡,舌苔薄,脉弱,指纹淡。治以健脾益气,润肠通便。方用黄芪汤加减。②血虚便秘:大便干结,努挣难下,面白无华,唇甲色淡,头晕心悸,舌淡嫩,舌苔薄白,脉细弱,指纹淡。治以滋阴养血,润肠通便。方用润肠丸加减。

中成药治疗 ①枳实导滞丸(大黄、枳实、六神曲、茯苓、黄芩、黄连、白术、泽泻):用于食积便秘。②麻仁丸(火麻仁、苦杏仁、大黄、枳实、姜厚朴、炒白芍):用于燥热便秘。③补中益气口服液(炙黄芪、党参、炙甘草、炒白术、当归、升麻、柴胡、陈皮):用于气虚便秘。④通便灵(番泻叶、当归、肉苁蓉):用于血虚便秘。

其他疗法 ①外治法:大黄10g,烘干研末,以酒适量调成糊状,涂脐部,纱布覆盖固定,再以热水袋外敷10分钟。用于燥热便秘。②饮食疗法:润肠散(南瓜子、松子、黑芝麻、花生仁、白糖等量),将南瓜子、松子炒香去壳,加入炒香的黑芝麻和花生仁,一起研细后加入白糖。温开水冲服。用于血虚便秘。

转归预后 一般症状较轻,治疗及时,预后良好。若便秘日

久，常会引起其他症状。部分患儿由于腑气不通，浊阴不降，可引起腹胀，甚至腹痛、头晕、食欲减退、睡眠不安等。个别患儿由于便时努挣，往往引起肛裂或脱肛。

预防调护 ①注意饮食，婴儿应适时添加辅食，幼儿应多吃蔬菜、水果，适当补充粗粮，多饮水。②不宜多食油炸炙煿之品，忌香燥辛热食物。③经常参加体育锻炼，避免少动久坐、久卧。④避免情志刺激，保持精神舒畅。⑤养成定时排便习惯。⑥患儿应饮食清淡，多饮水，多食含膳食纤维多的食物，如蔬菜，香蕉、梨、猕猴桃等水果。⑦纠正不良进食习惯。⑧大便干硬时，可将甘油栓或蜜煎导之类纳入肛门，使大便易于排出。

(许华)

xiǎo'ér tuōgāng

小儿脱肛（infantile prolapse of rectum） 小儿肛管、直肠外翻而脱垂于肛门之外的病症。又称人洲出、截肠痔。隋·巢元方《诸病源候论·小儿杂病诸候·脱肛候》最早记载此病，并论述了其病因："脱肛者，肛门脱出也。肛门、大肠之候。小儿患肛门脱出多因痢，大肠虚冷，兼用躴气，故肛门脱出，谓之脱肛也。"元·曾世荣《活幼心书·脱肛》对小儿脱肛的病因证治已有较全面的论述，提出了温补固摄与清热泻火两大治疗原则，采用内外兼治的方法。此病多见于2~4岁小儿，男女发病率无差别，无季节性。多因中气不足、气虚下陷或湿热下注于大肠所致。西医学的直肠脱垂（包括直肠黏膜或直肠全层脱出）属此病范畴。

病因病机 病因主要有正虚因素和食伤因素。小儿气血未旺，元气不实，或禀赋怯弱，若久泻伤脾、久痢伤阴、久哭耗气、久咳伤气等，最易发生脱肛；或因中气不足，气虚下陷不能收摄所致；或因肺肾两虚，固摄无力而致；或因气血两虚，湿热下注，固摄失权而脱出。小儿脾常不足，运化力弱，乳食不知自节，由于饮食不节或不洁，恣食辛辣厚味，以致湿热滋生，蕴结胃肠，下迫肛门，亦发为脱肛。

诊断及鉴别诊断 主要根据病史及临床症状进行诊断。需与西医学的直肠息肉、严重肠套叠相鉴别。

诊断要点 ①多发生于2~4岁小儿。②常同时患有某些增高腹压的疾病，如顿咳、慢性咳嗽、慢性泄泻、慢性痢疾、便秘等。③排便时，直肠从肛门脱出，便后可自行回缩至肛门内，或必须用手帮助可托回。④脱出直肠呈球形，表面呈放射状纵沟者，为不完全性直肠黏膜脱垂；脱出直肠呈圆锥形，表面有多数折叠状环沟者，为完全性直肠脱垂；脱出长度大于10cm者，为乙状结肠脱出。⑤经常脱垂者，直肠黏膜受摩擦刺激而充血、水肿、溃疡、出血，甚至坏死。

鉴别诊断 ①直肠息肉：如果息肉附着的位置低或有较长的蒂，可在排便时脱出至肛门外。息肉呈带蒂的葡萄状或颗粒状突出，色鲜红，可活动，易出血。脱肛的脱出部分成环状，粉红色，表面光滑常可见黏膜皱襞，一般无疼痛，亦少出血。②严重肠套叠：肠套叠常见于2岁以下婴幼儿，严重者偶有从肛门翻出，似直肠脱垂的Ⅲ度脱垂，如用手指检查，可触及直肠肛管与脱垂肠管间的黏膜反折，常伴有严重脱水、中毒甚或休克等症状。

辨证论治 根据临床表现，小儿脱肛多属虚证，也有属于实证者，故从虚、实辨证论治。①中气下陷证：直肠脱出肛外，一般多在便后脱出，病久虚甚者，咳嗽、打喷嚏即可脱出。脱出肠端一般不能自行还纳，需用手托回。伴有面色少华，口唇淡白，气短，便溏，纳少，腹胀，舌质淡，舌苔薄白，脉缓弱，指纹淡。治以补中益气，升举固脱。方用补中益气汤加减。②湿热下注证：直肠脱出肛外，脱出的直肠黏膜充血、水肿，甚至糜烂，肿痛者常有血性黏液流出，肛周潮热、瘙痒。伴有面赤身热，口干口臭，热泻或便秘，舌质红，舌苔黄腻，脉滑数，指纹紫滞。治以清肠解热，除湿升阳。方用葛根黄芩黄连汤合升阳除湿汤加减。③脾肾两虚证：直肠脱出不收，肛门松弛，常见神疲乏力，遗尿或小便频数，久泻不止，畏寒怕冷，夜啼，舌质淡，舌苔薄白，脉沉弱，指纹淡。治以温补脾肾，升阳固脱。方用大补元煎加减。

中成药治疗 ①补中益气丸（炙黄芪、党参、炙甘草、炒白术、当归、升麻、柴胡、陈皮）：用于中气下陷证。②甘露消毒丹（茵陈、栀子、黄芩、石菖蒲、藿香、豆蔻、薄荷、滑石、木通、枳壳、川贝母、连翘、射干）：用于湿热下注证。③十全大补丸（党参、茯苓、炒白术、炙甘草、熟地黄、酒白芍、当归、川芎、炙黄芪、肉桂）：用于脾肾两虚证。

其他疗法 ①外治法：乌梅10g、明矾6g，加水2000ml，煎汤，坐浴。②针刺疗法：虚证取大肠俞、承山、百会、长强、关元、足三里，及肛周3点、9点。实证取大肠俞、承山、百会、长强、曲池、阴陵泉。③小儿推拿疗法：揉外劳宫，补脾，清补大肠，上推七节骨，用于中气下陷证。食欲不振改用清补脾经；脾肾阳虚，肢冷滑泄者加揉二马。对于湿热下注证，可用清大肠，运八卦，揉外劳宫，清六腑。

转归预后　一般症状较轻，有自愈倾向，积极治疗原发病，增强体质，预后良好。若经规范治疗而脱肛仍然复发时，可手术治疗。

预防调护　①纠正不良排便习惯，积极防治便秘。②注意饮食卫生，避免暴饮暴食，节制刺激性饮食，以减轻对直肠的不良刺激。③注意改善营养不良的状况，以提高机体免疫力，增强体质。④及时治疗可使腹压增加的疾病，如顿咳、泄泻、便秘等。⑤患儿饮食宜清淡、易消化，平时宜多食香蕉、芝麻、蔬菜、蜂蜜等食品，保持大便通畅。⑥不宜进行剧烈活动及重体力劳动，避免采取蹲位姿势排便，可采取坐位排便。⑦对于脱出者，可用棉花或纱布蘸食油少许，轻轻将肛门托回。复位后又立刻脱出或平时一直脱出在外者，则于复位后用纱布叠成厚垫压住肛门，然后用胶布将两臀部拉紧粘固。

（许　华）

gānzhèng

疳证（malnutrition；gan）　由于喂养不当，或多种疾病影响，致使脾胃受损，气液耗伤而形成的慢性营养不良性疾病。简称疳，又称疳病、疳疾。隋·巢元方《诸病源候论·虚劳病诸候·虚劳骨蒸候》记载："蒸盛过伤，内则变为疳，食人五脏。"宋·王怀隐等《太平圣惠方·卷八十六·小儿五疳论》首先将疳作为儿科专有疾病。"疳"有两种含义：一为"疳者甘也"，谓其病多由于过食肥甘所致；二为"疳者干也"，泛指气血津液不足，而造成全身消瘦，肌肤干瘪的临床症状。前者言其病因，后者言其病机及主症。临床以面黄肌瘦，毛发焦枯，肚大青筋暴露，精神委靡为特征。

疳证病因复杂，分类名目繁多。如以五脏分类及病因病机命名的有心疳、肝疳、脾疳、肺疳、肾疳、疳痨、哺露疳、蛔疳等；以主要症状命名的有疳肿胀、丁奚疳、疳热、疳渴、疳泻、疳痢、疳黄等；以病变部位命名的有脑疳、眼疳、口疳、牙疳、脊疳、鼻疳等。各年龄小儿均可罹患疳证，以5岁以下小儿多见。发病无明显季节性；经济不发达地区发病率较高。西医学的蛋白质-能量营养不良、多种维生素及微量元素缺乏症，以及由此而引起的合并症均属此病范畴。

病因病机　病因较多，以饮食不节，喂养不当，营养失调，疾病影响，药物过伤以及先天禀赋不足等为常见。主要病变脏腑在脾胃。脾胃长期受损，气血津液耗伤为其基本病机，病情演变可涉及五脏。脾胃为后天之本，气血生化之源。脾健胃和，纳化正常，则气血津液化生有源，五脏六腑、四肢肌肉、筋骨皮毛得以濡润滋养。若脾胃受损，纳化失健，生化乏源，气血津液亏耗，则脏腑、肌肉、筋骨、皮毛无以濡养，日久则形成疳证。宋·钱乙《小儿药证直诀·诸疳》："疳皆脾胃病，亡津液之所作也。"疳证因脾胃受损程度不一，病程长短有别，而病情轻重差异悬殊，一般有由浅入深，由轻至重，由脾胃而至其他脏腑的过程。初起以脾胃不和为主，进一步发展，呈现出本虚标实、虚实夹杂之证；若由脾虚而发展至全身，五脏皆虚，则为元气衰惫，全身极度虚羸的疳证重证——干疳。病至晚期，亦可因阴竭阳绝而猝然虚脱。

诊断及鉴别诊断　主要依据病史、临床表现进行诊断。需与厌食、积滞进行鉴别。

诊断要点　①有喂养不当或病后饮食失调及长期消瘦史。②形体消瘦，体重比正常同龄儿童平均值低15%以上，面色无华，毛发稀疏枯黄；严重者干枯羸瘦，体重可比正常平均值低40%以上。③饮食异常，大便干稀不调，有脘腹膨胀等明显脾胃功能失调症状。④兼有精神不振，或好发脾气，烦躁易怒，或喜揉眉擦眼，或吮指磨牙等症。⑤贫血者，血红蛋白及红细胞减少。⑥出现肢体水肿，属于疳肿胀者，血清总蛋白大多在45g/L以下，血清白蛋白常在20g/L以下。

鉴别诊断　①小儿厌食：为喂养不当，脾胃运化功能失调所致，主要症状为长时期食欲不振、食量减少，无明显消瘦，精神状态尚好，一般病在脾胃，不涉及他脏，预后良好。②积滞：以不思乳食、食而不化、脘腹胀满、大便酸臭为特征，与疳证以形体消瘦为特征有明显区别。但两者也有密切联系，若积久不消，损伤脾胃，影响水谷精微化生，致形体日渐消瘦，可转化为疳证。

辨证论治　分常证、兼证辨证论治。

常证　①疳气：形体消瘦，面黄少华，毛发稀疏，食欲不振或能食善饥，精神欠佳，易发脾气，大便或溏或秘，舌淡，舌苔薄白或微黄，脉细。治以调脾健运。方用资生健脾丸加减。②疳积：形体明显消瘦，肚腹膨胀，甚则青筋暴露，面黄无华，毛发稀疏结穗，精神不振或易烦躁激动，睡眠不宁，或伴动作异常，食欲不振或多食多便，舌淡，舌苔薄腻，脉细数。治以消积理脾。方用肥儿丸加减。③干疳：极度消瘦，面呈老人貌，皮肤干瘪起皱，大肉已脱，皮包骨头，精神委靡，目光无彩，啼哭无力，毛发干枯，腹凹如舟，杏不思食，大便秘结或清稀，时有低热，口唇干燥，舌红嫩，舌苔少，脉沉细。治以补益气血。方用八珍汤加减。

兼证 包括肝疳、心疳、脾疳、肺疳、肾疳、眼疳、口疳、疳肿胀、疳痨、丁奚疳、哺露疳等，辨证论治等分别见各条目。

中成药治疗 ①肥儿丸（煨肉豆蔻、木香、六神曲、炒麦芽、胡黄连、槟榔、使君子仁）：用于疳气及疳积之轻证。②人参健脾丸（人参、麸炒白术、山药、木香、茯苓、砂仁、炙黄芪、酸枣仁、远志、陈皮、当归）：用于疳积。③十全大补丸（党参、炒白术、茯苓、炙甘草、当归、川芎、酒白芍、熟地黄、炙黄芪、肉桂）：用于干疳。

其他疗法 尚可采用针刺、推拿等疗法。

针刺疗法 ①刺四缝疗法：用于疳气、疳积。②毫针疗法：以足太阴脾经、足阳明胃经经穴及背俞穴为主（中脘、气海、足三里、商丘、脾俞、胃俞）。用补法，夹积者用平补平泻，中等刺激，不留针，针后可配合艾灸。用于疳气、疳积轻证。③耳针疗法：取胃、脾、小肠、三焦、神门。常规消毒后，将王不留行或磁珠附在胶布中央，敷贴在选用的耳穴上。用于疳气、疳积。

推拿疗法 ①推三关，退六腑，分阴阳，推脾土，运土入水，推板门，揉阴陵泉、足三里，揉胃俞，揉腹，摩脐，为消补兼施。

用于疳气。腹泻加推上七节骨；呕吐加推天柱骨；腹胀加揉天枢；发热加推天河水。②捏脊疗法：常规捏脊，重提大椎、脾俞、胃俞。用于疳证各期。背部有皮肤感染或出血者勿用此法。

转归预后 轻证若能合理补充营养，纠正不良饮食习惯，积极治疗各种原发疾病，预后良好。若病久失治，迁延日久，脾胃虚衰，津液消亡，气血亏虚，可渐至五脏皆虚的干疳重证，严重者随时可阴竭阳脱而死亡。

预防调护 ①提倡母乳喂养。②喂养要定时、定量、定质，纠正贪吃零食、饮食偏嗜、饥饱不均等不良饮食习惯。③添加辅食要遵循先稀（菜汤、米汤、果汁）后干（奶糕、鸡蛋黄）、先素（菜泥、豆制品）后荤（鱼泥、肉末）、先少后多的原则。④断乳后，应给予品种多样，易于消化又富有营养的食物。⑤患儿要定期监测身高、体重及病情变化。⑥加强眼部及口唇部护理，防止眼疳、口疳的发生。⑦对重症患儿要注意观察面色、精神、饮食、二便、哭声的变化，及时和医生联系，做相应处理。⑧根据病情需要配制相应食谱，有助小儿早日康复。

（许 华）

gānqì

疳气（mild malnutrition） 疳证初期病程未久，仅表现为形体略见消瘦的证候。为疳证病情较轻的一种。"疳气"名出于《颅囟经·疳痢证治》。明·王肯堂《证治准绳·幼科·疳》引史演山说："发作之初，名曰疳气。"病因为饮食喂养不当或被其他疾病损伤脾胃所致，造成脾胃不和，运化失健，肌肤失养。临床表现为形体略见消瘦，面色少华，毛发稀

疏，精神不振，易发脾气，夜寐不安，食欲不振，或食多便多，大便干稀不调等。治以调和脾胃，益气助运。方用资生健脾丸加减。

（许 华）

gānjī

疳积（gan disease with food stagnation） 疳证夹有积滞的病证。以形体消瘦明显，肚腹胀大，甚则青筋暴露，面色委黄，毛发稀黄结穗，精神烦躁，夜卧不宁，或见揉眉挖鼻，吮指磨牙，食欲不振，嗜食异物等为主要表现。"疳积"名出宋·钱乙《小儿药证直诀·诸方》："牛黄丸治小儿疳积。"宋·刘昉《幼幼新书·卷二十六·疳积第五》："茅先生疳积候：面黄身瘦，肚膨胀，发立，身热，肚中微痛，因疳盛而传。"病因多由脾胃气虚，又饮食不节或虫踞肠腑，以致脾虚而夹有积滞所致。疳证主症是形体消瘦，积证主症是肚腹膨胀。积又有气积、食积、虫积、血积之不同。气积者腹胀叩之如鼓，食积者胀在脘腹部叩之实音，虫积者腹胀按之有块推之可散，血积者腹壁青筋暴露按之胁下有痞块。治宜消积理脾，和中清热。方先用平胃散、消食丸，继用肥儿丸加减。用药常取党参、茯苓、白术、甘草健脾益气；青皮、陈皮、枳实、大腹皮理气消积；麦芽、六神曲、山楂、鸡内金消食化积；使君子、槟榔、芜荑、芦荟杀虫消疳；丹参、郁金、莪术、三七活血消痞。

（许 华）

gāngān

干疳（chronic infantile malnutrition） 疳证的重证。症见全身羸瘦，皮肤干枯，两目干燥凹陷，或畏光，夜热不安，啼哭无泪，腹部胀满，口干唇燥，或颈项倒斜。宋·王怀隐等《太平圣惠

方·卷八十七·治小儿干疳诸方》：“身体壮热，或则憎寒，舌涩口干，睡多盗汗，皮肤枯燥，发竖毛焦，乳食虽多，肌肉消瘦，四肢无力，好睡昏昏，日往月来，转加尪瘵，故号干疳也。”论述了干疳的表现症状及转归。此证多因小儿乳食不调，心脾积热，久病不已，气血津液耗损所致。为疳证迁延日久，或病因未除，失于调治，脾胃日趋衰败，津液消亡，气血亏耗，渐至五脏皆虚而形成，为疳证重证。若发展至气血亏虚至极，则阴竭而阳绝，后期可因虚致脱，全身衰竭而亡。治宜健脾益气养血，方用八珍汤加减。若是接近气阳虚竭之时，要及时用参附龙牡救逆汤救治。此证虽气血大亏，但因脾胃受纳运化力弱，故治疗时必须顾护胃气，不可峻补，更不能过用滋腻，会碍滞脾气。故在方中要酌加运脾之陈皮、六神曲、麦芽之类，并同时注意饮食调养，食治药治兼施，才能缓收效验，使患儿逐渐康复。

（许 华）

gāngān

肝疳（malnutrition involving liver; liver gan disease） 疳证合并肝经病变的证候。是疳证兼证之一。主要临床表现为面目、爪甲发青，眼涩不能睁开，昏暗雀盲成为眼疳，同时伴有肚大青筋，体瘦，摇头揉目，大便色青等。肝疳证名出于《颅囟经·病证》：“小儿：一、眼青揉痒是肝疳。”清·吴谦等《医宗金鉴·幼科心法要诀·疳证门·肝疳》：“肝疳面目爪甲青，眼生眵泪涩难睁，摇头揉目合面卧，耳流脓水湿疮生，腹大青筋身羸瘦，燥渴烦急粪带青。”论述了其临床表现。此证由于乳食失调，肝经受热所致。治

以清肝泻热。方用泻青丸加减。若见发生眼疳，治以养肝明目。方用石斛夜光丸加减。

（许 华）

xīngān

心疳（malnutrition involving heart; heart gan disease） 疳证合并心经病变的证候。又称惊疳。是疳证兼证之一。临床表现为面黄颊赤，眼白中有红丝，壮热，有汗，烦躁，口舌生疮，胸膈烦闷，睡喜伏卧，食欲不振，肌肉消瘦，小便赤涩，或有虚惊等。心疳证名出于《颅囟经·病证》：“小儿：一、眼青揉痒是肝疳……六、舌上生疮是心疳。”清·夏鼎《幼科铁镜·辨疳疾》：“心疳者，面黄颊赤，小便赤涩，口舌生疮，烦渴。”论述了心疳的临床表现。此证因小儿恣食肥甘，积滞生热，热传心经所致。热重者，治以清心泻热，用泻心导赤汤加减。病久心气不足者，治以理脾补心，用四君子汤加当归、茯神。

（许 华）

pígān

脾疳（malnutrition involving spleen; spleen gan disease） 疳证合并脾经湿热的证候。又称食疳。是疳证的常见兼证。以面黄身热，肚腹膨胀，好吃泥土，水谷不消，泄下酸臭，困睡，食少，消瘦为主要表现。脾疳证名出于《颅囟经·病证》：“小儿：一、眼青揉痒是肝疳……七、爱吃泥土是脾疳。”明·龚信《古今医鉴·诸疳》：“疳在脾，则面黄身热，肚胀腹大，好食泥土，水谷不消，泄下酸臭，困睡，减食，肌瘦。”论述了脾疳的临床表现。此证由脾经蕴郁湿热所致。治以攻积杀虫为主，用集圣丸。积去后，继以调理脾胃，用参苓白术散。

（许 华）

fèigān

肺疳（malnutrition involving lung; lung gan disease） 疳证合并肺经病变的证候。又称气疳。是疳证兼证之一。以面色苍白，气逆时而咳嗽，毛发枯焦，肌肤干燥，鸡皮疙瘩，恶寒发热，常流清涕，鼻颊生疮等为主要临床表现。肺疳证名出于《颅囟经·病证》：“小儿：一、眼青揉痒是肝疳……三、肉色鼻中干是肺疳。”清·吴谦等《医宗金鉴·幼科心法要诀·疳证门》：“面白气逆时咳嗽，毛发焦枯皮粟干，发热憎寒流清涕，鼻颊生疮号肺疳。”论述了肺疳的临床表现。此证由于乳食不调，壅热积聚，伤传肺经所致。治宜先用生地清肺饮疏解之，继用甘露饮清之。日久肺虚者，宜益气之剂，当以补肺散主之。

（许 华）

shèngān

肾疳（malnutrition involving kidney; kidney gan disease） 疳证合并肾经病变的证候。又称骨疳。是疳证兼证之一。主要表现为上热下冷，寒热时作，牙龈生疮，耳焦脑热，手足逆冷，呕吐滑泄，下部生疮，脱肛不收，夜啼哭闹，甚则骨骼生长不良。骨疳证名出于《颅囟经·病证》：“小儿：一、眼青揉痒是肝疳。二、齿焦是骨疳。”清·吴谦等《医宗金鉴·幼科心法要诀·疳证门·肾疳》：“肾疳……解颅鹤膝齿行迟，骨瘦如柴面黑黧，齿龈出血口臭气，足冷腹痛泻哭啼。”论述了肾疳的临床表现。此证多因先天不足，禀赋虚弱，并患有解颅、鹤膝、五迟等病证，复因嗜食肥甘，不知节制，以致脏腑伏热，津液耗伤，日久肾阴枯涸而成。偏肝肾阴虚者治以滋肾养肝，扶元益阴，方用九味地黄丸加减。偏脾

肾亏虚者治以扶元补肾，益气健脾，方用调元散加减。

（许 华）

眼疳 yǎngān （malnutrition involving eyes; eye gan disease）

疳证合并眼部病变的证候。是在疳证基础上发展而来，初起双目痒涩赤烂，继则红肿热痛，不时流泪，畏光羞明，渐渐出现白睛生翳，遮瞒全眼，并有口渴善食而消瘦，头发焦黄，下泄，腹胀，鼻干等症状。宋·王怀隐等《太平圣惠方·卷八十七·治小儿眼疳诸方》："邪热之气，上攻于目，则令脑热目痒，或赤烂生疮，或生障翳，渐渐遮睛，久而不瘥，损眼名眼疳。"论述了眼疳的临床表现。此证为疳证肝阴虚火炎上攻于眼所致。脾虚肝亢，则性情急躁，咬指磨牙等；肝阴不足，精气不能上注于目，目失所养，则目涩干痒、目翳遮睛。治以养血柔肝，滋阴明目，方用杞菊地黄丸合谷精草散加减。

（许 华）

口疳 kǒugān （oral gan disease）

疳证合并口腔病变的证候。是在疳证基础上发展而来，症见口舌生疮，甚或满口糜烂，秽臭难闻，面赤心烦，夜卧不宁，小便短黄，或吐舌弄舌等。出于《颅囟经·卷上·疳痢证治》："保童丸：治小儿孩子诸色疳候……脑疳、口疳，腹上筋脉青。"清·陈复正《幼幼集成·诸疳证治》："小儿口疳破烂。"指出了其主症。小儿疳证，久病脾病及心，心失所养，心火内炽，循经上炎，则口舌生疮，导致口疳。治宜清心泻火，滋阴生津，方用泻心导赤散加减，同时外用冰硼散或珠黄散涂患处。

（许 华）

疳肿胀 gānzhǒngzhàng （gan disease with edema and abdominal distention）

疳证合并水肿的证候。以全身或目胞、四肢水肿，面色无华，神疲乏力，纳少便溏，小便短少等为主要症状。首见于宋·刘昉《幼幼新书·卷二十六·疳肿第十三》，称"疳肿"："茅先生：疳肿，塌气丸。"明·鲁伯嗣《婴童百问·疳伤第八十问》："疳肿胀者，虚中有积，其毒气交并，故令腹肚肿胀，由是脾复受湿，故令头面脚手虚浮是也。"论述了疳肿胀的病因病机。此证因疳证日久，脾阳虚衰，或脾病及肾，脾肾阳虚，气不化水，水湿泛滥肌肤所致。治以温阳化气利水。偏脾阳虚者，用防己黄芪汤合五苓散加减；偏肾阳虚者，用真武汤加减。

（许 华）

疳痨 gānláo （malnutrition consumption）

肺疳的重证，以面色㿠白，骨蒸潮热，午后两颧潮红，精神疲倦，时有干咳或咽痛，睡中盗汗为临床表现的病证。疳痨证名出于《颅囟经·卷上·疳痢证治》："地黄煎方：治孩子疳劳，肺气热，咳嗽，四肢渐瘦，心肺干。"明·万全《万氏家藏育婴秘诀·诸疳》："儿童十六岁以下，其病为疳，十六岁以上，其病为痨。疳痨皆气血虚惫，乃脾胃受病之所致。"论述了疳痨的病因病机及发病年龄。此证多见于大龄儿童，即疳证虚热而骨蒸，兼有咳嗽盗汗等症，多由肺脾虚损所致。治以消疳除热，方用月华丸、鳖甲散加减。

（许 华）

丁奚疳 dīngxīgān （T-shaped malnutrition）

干疳中肢体黄瘦如柴，项细腹大，其形似"丁"字的证候。又称疔奚病。隋·巢元方《诸病源候论·小儿杂病诸候·大腹疔奚候》："小儿疔奚病者，由哺食过度，而脾胃尚弱，不能磨消故也。哺食不消，则水谷之精减损，无以荣其气血，致肌肉消瘠，其病腹大颈小，黄瘦是也。"论述了丁奚疳的临床表现及病因病机。此病乃因长期脾胃虚损，气血衰惫，不能荣养全身各个脏腑、四肢肌肉所致。症见肌肉干涩，手足枯细，面色委黄无华，项细腹大，肚脐突出，尻臀无肉，食多吐逆，泄泻无度，精神倦怠，啼哭不已，骨蒸潮热，燥渴烦急。此证系疳证的重证，治疗及调护等见干疳。

（许 华）

哺露疳 bǔlùgān （lactational malnutrition）

小儿因乳哺不调而产生的疳证。临床表现为面黄肌瘦，呕吐呃逆，或吐虫，心烦，口渴，时有低热等。隋·巢元方《诸病源候论·小儿杂病诸候·哺露候》："小儿哺乳不调，伤于脾胃，脾胃衰弱，不能饮食，血气减损，不荣肌肉。"论述了哺露疳的病因病机。清·吴谦等《医宗金鉴·幼科心法要诀·疳证门·哺露疳》指出此证病因为乳食不节，损伤脾胃，主要症状是全身羸瘦如柴，呕吐食物，或有呕吐蛔虫，烦闹口渴，头颅囟门不合，时有低热等。治疗以改进乳食，调理脾胃为主，方用消乳丸加减。如有吐虫可用集圣丸消积杀虫；如迁延日久，肚大青筋暴露者，用人参丸以攻补兼施。

（许 华）

齿龄 chǐxiè （grinding of teeth）

小儿睡眠时牙齿相互磨切有声的病证。

又称龂齿，俗称磨牙。证名首见于《灵枢经·热病》："热病不可刺者有九……九曰热而痉者死，腰折、瘛疭、齿噤龂也。"隋·巢元方《诸病源候论·牙齿病诸候·龂齿候》："龂齿者，是睡眠而相磨切也。此由血气虚，风邪客于牙车筋脉之间，故因睡眠气息喘而邪动，引其筋脉，故上下齿相磨切有声，谓之龂齿。"论述了小儿龂齿的症状及病因病机。此证多由心胃火热，或血气两虚，以致睡眠中上下牙齿相互磨切有声。心胃火热者，治以清热泻火，方用清胃散加减；血气两虚者，治以养血益气，方用归脾汤加减；若因于虫者，治以驱虫安蛔，方用乌梅丸加减；湿滞困脾者，治以和脾化湿，方用藿香正气散加减。

(许 华)

dānchúnxìng féipàng

单纯性肥胖 (simple obesity)

小儿长期能量摄入超过消耗，使体内脂肪过多积聚，致体重超过一定范围的慢性营养障碍性疾病。95%~97%肥胖症患儿不伴有明显的神经、内分泌及遗传代谢性疾病，称为单纯性肥胖；而由各种内分泌、遗传、代谢性疾病所致的肥胖，称为继发性肥胖。中医没有"肥胖症"病名，但古代文献中有相关论述。清·张志聪《黄帝内经灵枢集注·九针十二原第一》记载："津液者，水谷气味之所生也。中焦之气，蒸津液，化其精微，发泄于腠理，淖泽注于骨，补益脑髓，润泽皮肤……溢于外则皮肉膏肥，余于内则膏肓丰满……气味所生之津液，从内之膏肓，而淖泽于外。是以膏肥之人，其肉淖而皮纵缓，故能纵腹垂腴。"说明膏脂由水谷化生，来源于中焦脾胃。因饮食不节，嗜食膏粱厚味，可发生肥胖。

近年来，小儿单纯性肥胖发病率有升高趋势，其中10%~30%发展为成人肥胖症，而后者与心血管疾病、非胰岛素依赖型糖尿病、高脂血症等疾病有关。

病因病机 病因多与先天禀赋、饮食失调、多食少动、外感湿邪有关。肥胖症的发生主要与脾、胃、肝、肾及肺相关，无论何种原因导致的肥胖都因脾、胃、肝、肾、肺诸脏功能失调，痰湿、膏脂积于体内，蕴于皮下而发病。脾胃为后天之本，气血生化之源，小儿脾常不足，肾常虚，乳食过度，水谷不能及时腐熟输布，痰湿内生；或外感湿邪，内外相合，化生痰浊；或先天肾精不足，肾气不化，蒸腾失常，痰湿内生，蕴于皮下而致肥胖。青少年多为胃热滞脾，食欲亢进，过多水谷淤积体内，化为膏脂；加之长期饮食不节，损伤脾胃，运化失常，湿浊内生，进而碍滞脾气，水谷运化失司，加重湿浊内生，并可溢于肌肤，阻滞经络；或脾病及肾，脾肾阳虚，水湿运化无权，加重体内湿浊，瘀脂泛溢肌肤而发肥胖。长期饮食不节，损伤脾胃，脾胃不能散布水谷精微及运化水湿，致使湿浊停聚肌肤，人体臃肿不实。过食肥甘厚味，损伤脾胃，湿热熏蒸，炼液为痰，痰浊膏脂瘀积，致使形体肥胖。此病初起，膏脂堆积较少，临床可无任何症状；随着膏脂、痰浊增多，兼有水湿、血瘀、气滞者，或侵心肺、扰肝胆、着肢体，可直接威胁人体的健康。重度肥胖者痰湿、膏脂之邪日久入络，阻滞血脉，损及五脏，可出现胸痹、眩晕诸证。

诊断及鉴别诊断 诊断要点：①小儿体重超过同年龄、同性别、同身高正常儿均值的20%即可诊

断为肥胖症，其中超过20%~29%为轻度肥胖；超过30%~39%为中度肥胖；超过40%~59%为重度肥胖；60%以上者为极度肥胖。②除外某些内分泌、代谢、遗传、中枢神经系统疾病引起的继发性肥胖以及药物引起的肥胖。鉴别诊断：应与器质性疾病引起的肥胖相鉴别，如皮质醇增多症、甲状腺功能减退（肿而致假性肥胖）、下丘脑病变、假性甲状旁腺功能减退等引起的肥胖，随着器质性疾病的好转和痊愈，肥胖症即会消失。

辨证论治 多从痰、湿论治，也有属于阳虚、阴虚证候者。①胃热湿阻证：形体肥胖，倦怠懒动，多食易饥，脘腹胀满，面色红润，口臭，或口渴喜饮，头胀眩晕，胃脘灼痛嘈杂，得食则缓，或大便秘结，舌质红，舌苔黄腻，脉滑。治以清胃泻火，佐以消导。方用小承气汤合保和丸加减。②脾虚痰湿证：形体肥胖，神疲乏力，身体困重，胸闷脘胀，饮食如常或偏少，嗜睡多汗，既往多有暴饮暴食史，小便不利，便溏或便秘，舌淡胖边有齿印，舌苔薄白或白腻，脉濡细。治以健脾益气，渗利水湿。方用参苓白术散合防己黄芪汤加减。③痰浊内盛证：形盛体胖，身体重着，肢体困倦，胸膈痞满，痰涎壅盛，头晕目眩，呕不欲食，口干而不欲饮，嗜食肥甘，神疲嗜卧，舌苔白腻或白滑，脉滑。治以燥湿化痰，理气消痞。方用导痰汤加减。④脾肾阳虚证：形体肥胖，颜面虚浮，神疲嗜卧，气短乏力，腹胀便溏，自汗气喘，动则更甚，畏寒肢冷，下肢水肿，尿昼少夜频，舌淡胖苔薄白，脉沉细。治以温补脾肾，利水化饮。方用真武汤合苓桂术甘汤加减。⑤阴虚

内热证：形体肥胖，头昏眼花，头胀头痛，腰痛酸软，五心烦热，低热，舌尖红苔薄，脉细弦数。治以滋阴养血，减肥降脂。方用杞菊地黄丸加减。

其他疗法 ①毫针疗法：胃热湿阻证，取曲池、支沟、四满、三阴交、内庭、腹结穴；脾虚痰湿证，取内关、水分、天枢、关元、丰隆、三阴交、列缺穴；脾肾两虚证，取内关、足三里、天枢、曲池、丰隆、梁丘、支沟穴。②耳针疗法：可采用耳穴贴压或埋针。常用穴有内分泌、神门、肺、胃、脾、贲门、口等。③饮食疗法：鉴于儿童处于生长发育的关键阶段以及肥胖治疗的长期性，提供的能量既要低于机体的能量消耗，又要能满足营养的需要，故应选用低脂肪、低碳水化合物、高蛋白的食谱。此外，为满足小儿食欲，避免饥饿感，可选择体积大、饱腹感明显而热能低的蔬菜食品，同时要保证供给适量维生素、矿物质和水，并培养儿童良好的饮食习惯。④运动疗法：适当运动可促使脂肪分解，减少胰岛素分泌，使脂肪合成减少，加强蛋白质合成，促进肌肉发育。活动量以运动后轻松愉快，不感到疲劳为原则。运动处方：测试个体最大氧消耗，以个体最大有氧能力的50%为平均训练强度，制订训练计划。每日训练1~2小时，每周训练5天，12周为1个疗程。⑤心理疗法：有一定辅助作用。即帮助患儿认识肥胖症的危害，树立信心，克服困难，加强运动，减轻体重。

转归预后 轻度肥胖可无症状，对生活健康影响不明显，预后较好。中、重度肥胖可伴有多种症状，不仅影响健康，严重时可危及生命，预后较差，尤其当合并有消渴、眩晕、头痛、胸痹心痛等疾病时，预后更差。因此，必须采用综合治疗措施，配合改变不良生活方式，如合理安排饮食结构、运动等。及早控制体重的增加，防治与肥胖相关的并发症，严格控制体重，才能改善肥胖症的转归预后。

预防调护 从婴儿期开始预防，不要过早添加固体食物，肥胖家庭更应及早预防。对于肥胖症患儿，首先必须使其了解肥胖的危害性，认识到长期综合治疗的必要性，必须有信心、有耐心、主动地配合治疗。饮食结构宜低糖、低脂、低盐，提倡多纤维饮食，适当补充蛋白质和维生素等必要的营养物质；忌暴饮暴食，忌吃零食，宜细嚼慢咽，食量能少不多，尤以晚餐不宜多食。还可针对病情，配合药膳疗法。根据身体情况，选择慢步、快走、慢跑、骑车、爬楼、拳击及各种家务劳动等适量运动，并持之以恒。减肥速度要循序渐进，使体重逐渐减轻，接近正常体重，不宜骤减，且不能降低体力。

（许 华）

yíngyǎngxìng quētiěxìng pínxuè

营养性缺铁性贫血（nutritional iron deficiency anemia） 体内铁缺乏致使血红蛋白合成减少而引起的贫血病症。临床以小细胞低色素性贫血、血清铁蛋白减少和铁剂治疗有效为特点。属于中医学血虚、委黄、虚劳、疳证、黄肿等范畴。轻度贫血可无明显症状，中度及以上的贫血，可出现头晕乏力、纳呆、烦躁等症，并有不同程度的面色苍白、指甲口唇和睑结膜苍白。明·孙文胤《丹台玉案·黄胆门·黄肿》："人有病黄肿者，不可误以为黄胆。盖黄胆者，遍身如金，眼目俱黄，而面无肿状。黄肿之黄，则其色带白，而眼目如故。虽同出脾胃，而病形不同，医当审而治之……而黄肿之症，则湿热未甚，而多虫积食积之为害也。或偶吞硬食过多，碍其脾家道路，经久不消，脾家失运化之权，浊气上腾，故面部黄而且浮，手足皆无血色。有虫者，又吐黄水，毛发直指，皮肤不泽，且好食生米茶叶之类是也。"这里所说的黄肿，指的就是贫血的委黄面容及低蛋白血症的水肿表现，并明确提出其是由食积、寄生虫等引起。缺铁性贫血是小儿最常见的一种贫血，尤以6个月~3岁的婴幼儿发病率高，严重危害小儿健康，是重点防治的小儿常见病之一。

病因病机 病因有饮食失调、护理不当、禀赋不足、脾胃虚弱、久病不愈、脏腑虚损、亡血失血、感染诸虫等。由于孕母体弱，或妊娠期失于调护，饮食摄入不足或偏食、挑食，或疾病影响、药物克伐等，致使孕母气血化生不足，影响胎儿生长发育，先天肾精不足、气血匮乏可致此病。小儿生机蓬勃，发育迅速，但又脾常不足，脾胃运化功能薄弱。若饮食不节，恣食肥甘厚味生冷，饥饱无常；或母乳不足，未能及时添加辅食；或长期偏食、挑食、少食等，皆可损伤脾胃，致使气血生化乏源，造成贫血。大病、久病，或病后失调，或感染诸虫耗气伤血，或长期小量失血，损伤脾胃，化源不足，气血无以资生，甚则损及肾、心、肝等诸脏，使气血亏虚，精气耗夺而成贫血。总之，此病病因颇为复杂，病变脏腑主要在脾、肾、心、肝，尤以脾胃病变最为明显。血不养心，心神失养，可见心脾两虚证；病情久延，精血亏虚，肝肾失养，则见肝肾阴虚证；若血虚日久，阴损及阳，由脾及肾，可见脾肾阳虚证。贫血严重者，可气随血脱，而出现厥脱危证。

诊断及鉴别诊断 根据临床表现与血液学检查可做出诊断。需与营养性巨幼细胞贫血及珠蛋白生成障碍性贫血相鉴别。

诊断要点 ①病史：有明确的缺铁病史，如铁供给不足、吸收障碍、需要增多或慢性失血等。②临床表现：发病缓慢，皮肤黏膜逐渐苍白或苍黄，以口唇、口腔黏膜及甲床最为明显，神疲乏力，食欲不振。年长儿有头晕等症状。部分患儿可有肝脾肿大。③贫血为小细胞低色素性，平均血红蛋白浓度（MCHC）<31%，红细胞平均体积（MCV）<80fl，平均血红蛋白（MCH）<27pg。④3 个月~6 岁血红蛋白<110g/L，6 岁以上血红蛋白<120g/L。⑤血清铁、总铁结合力、运铁蛋白饱和度、红细胞原卟啉、血清铁蛋白等异常。⑥铁剂治疗有效：用铁剂治疗 6 周后，血红蛋白上升20g/L 以上。⑦病情分度：轻度：血红蛋白 6 个月~6 岁 90~110g/L，6 岁以上 90~120g/L；红细胞（3~4）×10^{12}/L。中度：血红蛋白 60~90g/L；红细胞（2~3）×10^{12}/L。重度：血红蛋白 30~60g/L；红细胞（1~2）×10^{12}/L。极重度：血红蛋白<30g/L；红细胞<1×10^{12}/L。

鉴别诊断 ①营养性巨幼细胞贫血：以维生素 B_{12} 缺乏和（或）叶酸缺乏为主要病因，临床除贫血表现外，并有神经系统表现，重者出现震颤、肌无力等。血象呈大细胞性贫血。骨髓象增生明显活跃，以红细胞系统增生为主，各期幼红细胞均出现巨幼变。②珠蛋白生成障碍性贫血：

又称地中海贫血，有家族史，特殊面容，肝脾肿大，血涂片靶形红细胞，血红蛋白电泳、地中海贫血基因检查可明确诊断。

辨证论治 以血虚证为主，可结合五脏、气血阴阳辨证论治。①脾胃虚弱证：神疲，倦怠乏力，形体消瘦，少气懒言，面色苍白或委黄，唇甲色淡，肌肉松弛，食欲不振，大便稀溏，舌质淡，舌苔薄白，脉细无力。治以健运脾胃，益气养血。方用参苓白术散合当归补血汤加减。②心脾两虚证：神疲，倦怠乏力，少气懒言，语声不振，头晕目眩，心悸，怔忡，健忘，面色委黄或苍白，唇甲色淡，毛发干枯，肌肤不泽，肌肉松弛，食欲不振，夜寐不安，注意力涣散，舌质淡，舌苔薄白，脉细弱。治以补脾养心，益气生血。方用归脾汤加减。③肝肾阴虚证：头晕耳鸣，两目干涩，两颧潮红，五心烦热，口干咽燥，腰膝酸软，发育迟缓，唇甲色淡，毛发枯黄，肌肤不泽，爪甲枯脆，夜寐不安，舌红少津，舌苔少、光剥或无苔，脉细数。治以滋养肝肾，益精生血。方用左归丸加减。④脾肾阳虚证：神疲，肢冷畏寒，面色苍白，唇甲淡白，发黄稀少，肌肉松弛，食欲不振，小便清长，大便稀溏或完谷不化，水肿，发育迟缓，囟门迟闭，智力下降，舌淡胖有齿痕，舌苔薄白，脉沉迟。治以温补脾肾，益阴养血。方用右归丸加减。

中成药治疗 ①复方阿胶浆（阿胶、党参、红参、熟地黄、山楂）：用于脾胃虚弱证。②归脾丸（党参、白术、黄芪、龙眼肉、酸枣仁、木香、当归、远志、甘草、茯苓、大枣、生姜）：用于心脾两虚证。③养血饮口服液（当归、黄芪、鹿角胶、阿胶、大枣）：用

于脾胃虚弱证、心脾两虚证。④小儿生血糖浆（熟地黄、山药、大枣、硫酸亚铁）：用于肝肾阴虚证。

其他疗法 ①饮食疗法：鸭血、糯米、薏苡仁、百合、莲子肉、山药各 30g，大枣 10 枚，煮粥。婴儿饮米汤及烂粥，儿童吃粥。②小儿推拿疗法：补脾经（左侧）、推三关（左侧）各 100 次，摩腹 3~5 分钟，捏脊 3~5 次。隔日 1 次，10 次为 1 个疗程。

转归预后 轻中度贫血一般症状较轻，治疗及时，预后良好。重度贫血或长期轻中度贫血可导致脏腑功能失调，影响儿童健康成长，还可因气血不足，御邪力弱，易于感受外邪。

预防调护 提倡母乳喂养，及时添加辅食；养成良好的饮食习惯，合理配置膳食结构。纠正偏食、挑食、零食等不良习惯。贫血患儿要预防外感，随气候变化及时增减衣服。重度贫血应避免剧烈运动，注意休息；饮食易消化，且富有营养，多食含铁丰富且铁吸收率高的食品，如肝、瘦肉、动物血、鱼等。

（许 华）

zàishēngzhàng'àixìng pínxuè

再生障碍性贫血（aplastic anemia） 多种原因引起的骨髓造血干细胞、造血微环境损伤，以致骨髓造血功能衰竭，出现以全血细胞减少为主要特征的疾病。简称再障。小儿再障分为先天性与获得性两大类。先天性再生障碍性贫血又称范可尼综合征，是一种常染色体隐性遗传性疾病，特点是骨髓功能衰竭、多发性先天畸形、易患肿瘤性疾病。获得性再生障碍性贫血分为急性再障与慢性再障两类。急性再障起病急，病程短，预后差；慢性再障起病

缓，病程长。小儿再障以急性居多，男性略多于女性。此病属中医学虚劳、血虚、血证等范畴。汉·张仲景《金匮要略·血痹虚劳病脉证并治第六》首先提出"虚劳"病名，隋·巢元方《诸病源候论·虚劳病诸候》详细地论述了虚劳的原因及各类证候，其中有诸多描述与再障相似。

病因病机 迄今为止，再障的病因不清，其可能的诱因包括化学物质、药物、物理因素、生物因素等。发病机制主要与骨髓干细胞受损，骨髓造血微环境缺陷以及免疫损伤有关。中医学认为，此病病因为六淫、邪毒、饮食不节、七情等伤及气血、脏腑，尤其影响到脾、肾、肝、心及骨髓，因而出现血虚及虚劳诸证。脾为后天之本，胃乃水谷之海，脾胃为气血生化之源；心主血，既行血以维持全身各脏腑的正常功能，又参与血的生成；肾为先天之本，藏精生髓；肝藏血，与肾同源，精血可相互转化。故脾、肾、心、肝功能正常，则气血化生充盈，五脏六腑、四肢筋骨皮肉得以濡养。若六淫邪毒直中三阴，可使脾、肾、肝三脏受损，入血伤髓；饮食不节，可伤及脾胃，气血化生乏源；七情妄动，大怒伤肝，思虑过度，劳伤心脾等。当这些致病因素影响上述脏腑及造血功能时，就会出现虚劳、血虚证候。气虚不能摄血则出血，阴虚则生内热；若日久精血虚衰，骨髓枯竭，卫外不能，邪毒乘虚而入，劳伤血络或迫血妄行，故此病常反复出现出血、发热、血虚三方面的症状。气血亏虚，血脉运行无力，瘀血阻滞，新血难以再生，使此病缠绵难愈。

诊断及鉴别诊断 诊断主要根据临床表现、外周血象及骨髓检查，并排除其他疾病。需与急性白血病、阵发性睡眠性血红蛋白尿症、骨髓增生异常综合征等相鉴别。

诊断要点 ①全血细胞减少，网织红细胞绝对值减少（如二系减少，其中必须有血小板减少）。②一般无脾肿大。③骨髓至少1个部位增生减低或重度减低（有条件应做骨髓活检）。④除外其他全血细胞减少的疾病，如阵发性睡眠性血红蛋白尿症、骨髓增生异常综合征、急性白血病等。⑤一般抗贫血药物治疗无效。

根据上述标准诊断为再障后，再进一步分为急性再障或慢性再障。急性再生障碍性贫血（重型再障Ⅰ型）：①起病急，贫血呈进行性加剧，常伴严重感染、出血。②除血红蛋白进行性下降外须具备下列3项中2项：网织红细胞<1%，绝对值<15×10⁹/L；白细胞明显减少，中性粒细胞绝对值<0.5×10⁹/L；血小板<20×10⁹/L。③骨髓象：多部位增生减低，三系造血细胞明显减少，非造血细胞明显增多，淋巴细胞增多（>70%），骨髓小粒中非造血细胞明显增加。慢性再生障碍性贫血：①起病慢，病情进展缓慢，贫血轻度或中度，感染和出血均较轻。②网织红细胞、白细胞、血小板3项中至少有2项减少（包括血小板减少）；③二至三系细胞减少（巨核细胞系必须减少），淋巴细胞增多（>30%），骨髓小粒中非造血细胞增多。若慢性再障病情加重，网织红细胞、白细胞、血小板减少如急性再障者，为重型再障Ⅱ型。

鉴别诊断 ①急性白血病：低增生性急性白血病也有全血细胞减少，但常有肝脾肿大，血中可见幼稚细胞，骨髓中原始或幼

稚细胞增多，可与再障相鉴别。②阵发性睡眠性血红蛋白尿症：网织红细胞常高于正常，反复出现血红蛋白尿，出血少见，常有黄疸，酸化血清溶血试验、糖水试验、尿含铁血黄素试验均阳性，以上各点有助于与再障鉴别。但有时再障与阵发性睡眠性血红蛋白尿症可同时存在或互相转化。③骨髓增生异常综合征：骨髓增生活跃或明显活跃，有的骨髓中原始细胞、早幼细胞增多，三系中均可见到病态造血。

辨证论治 根据临床表现，可分为四证论治。①温毒髓枯证：起病急骤，面色苍白，壮热不退，皮肤大片瘀斑瘀点，斑色红紫，鼻衄齿衄，烦躁口渴，便干尿黄，或便血尿血，头晕乏力，舌淡苔黄，脉浮数无根。治以清热泻火，凉血解毒。方用凉血解毒汤加减。②气血两虚证：面色无华，口唇色淡，爪甲不泽，心悸气短，头晕目眩，体倦乏力，食少纳呆，大便稀溏，或肌衄、鼻衄、齿衄，舌淡苔白，脉细无力。治以益气补血。方用人参养荣汤或八珍汤加减。③肾阴虚衰证：面色苍白，唇甲色淡，指甲枯脆，肌肤不泽，皮肤紫斑，时有鼻衄齿衄，或尿血便血，低热盗汗，五心烦热，两目干涩，眩晕乏力，便干尿黄，舌淡红少苔，脉细数。治以滋阴补肾。方用菟丝子丸加减。④脾肾阳虚证：起病缓慢，面色及唇甲苍白，精神不振，畏寒肢冷，体倦乏力，食少便溏，少气懒言，夜尿频多，肌衄、鼻衄、齿衄，或尿血便血，舌淡苔白，脉沉细弱。治以温补脾肾，益气养血。方用右归丸加减。

中成药治疗 ①清热地黄丸（生地黄、白芍、牡丹皮、侧柏叶、荷叶炭、白茅根、姜炙栀子、

大黄炭、水牛角浓缩粉）：用于温毒髓枯证。②再造生血片（菟丝子、红参、鸡血藤、阿胶、当归、女贞子、黄芪、益母草、熟地黄、白芍、制何首乌、淫羊藿、黄精、鹿茸、党参、麦冬、仙鹤草、白术、枸杞子、墨旱莲、补骨脂）：用于气血两虚证。③右归丸（熟地黄、山药、酒萸肉、枸杞子、菟丝子、鹿角胶、盐杜仲、肉桂、当归、炮附片）：用于脾肾阳虚证。

其他疗法　①饮食疗法：牛骨髓、精猪肉、红枣肉各等份，熬膏。用于气血两虚证。②耳针疗法：取穴皮质下、肾上腺、肝、肾、脾、肠、内分泌、脊柱。用于慢性再障。

转归预后　急性再障预后甚差，如未能得到有效治疗者，大多数短期内死亡。慢性再障经过治疗后大多数能长期存活，少数患者死亡，死亡原因主要为感染及出血，有些合并继发性含铁血黄素沉着症，死于肝脏功能衰竭、心力衰竭或糖尿病等。

预防调护　此病属于重症，预防、调护均十分重要。

预防　①慎用损害造血系统的药物，如氯霉素、保泰松等，必须使用时，要严格掌握适应证，加强血象观察，及时采取适当措施。②长期接触能引起此病的化学、物理因素的人员，应严格执行防护措施，定期到医院检查；严格遵守操作规程，防止有害的化学和放射性物质污染周围环境。

调护　①重型再障患者须绝对卧床休息；慢性再障患者如无自发性出血，血红蛋白已升到能耐受一般活动者，可参加一定的体力活动。②避免辛辣、刺激、过冷、过硬食物，禁食海鲜品，

给予高蛋白、高维生素、易消化食物，对于有出血倾向者给予无渣半流质饮食，少进食带刺、骨的食物，以防因刺伤而引起出血和感染。③注意患者的出血倾向：如皮肤黏膜出血、鼻衄、牙龈出血、眼底出血等，给予对症和止血处理；发生胃肠道大出血或存在颅内出血的危险时，应立即报告医生，同时准备好各种抢救药物及用物，协助抢救。④此病患者机体免疫力较低，要重视个人和环境的清洁卫生。白细胞减少者应行保护性隔离以减少感染，一旦发生感染，应及早到医院诊治。⑤注意口腔清洁及肛门卫生：坚持饭后、睡前漱口，防止口咽部溃疡。常用漱口液有生理盐水、复方硼酸溶液、1%双氧水、碳酸氢钠溶液等；坚持便后用1/5000高锰酸钾溶液坐浴，防止肛门周围发生坏死性溃疡而导致败血症。⑥预防出血：根据病情适当活动，活动时防止滑倒或外伤，以免伤后出血。禁止用硬毛牙刷刷牙、牙签剔牙，进食宜慢，避免口腔黏膜及牙龈受损。预防鼻腔黏膜干燥，必要时涂油保护，禁止挖鼻孔，以免损伤鼻腔黏膜，引起出血。注意小便颜色，青春期女性患儿注意月经量及时间。若出现头痛、头晕、恶心等，应及时检查治疗。⑦严格遵医嘱服药，不能自行调整或减量，定期复查血常规及肝、肾功能。

（许　华）

báixuèbìng

白血病（leukemia）　造血干细胞增殖分化异常引起的恶性增殖性疾病。临床特点为白血病细胞在骨髓中恶性增生，并浸润至其他组织与器官，产生发热、贫血、出血、肝脾淋巴结肿大等一系列临床表现。白血病是一组形态学、

细胞遗传学等差异较大的恶性疾病。按白血病细胞分化程度及病理分类可分为急性白血病与慢性白血病；按白血病细胞的起源主要分为急性髓系白血病、慢性髓系白血病和急性淋巴细胞白血病、慢性淋巴细胞白血病。小儿白血病以急性为主，其中急性淋巴细胞白血病占75%~80%，急性髓系白血病占15%~20%，慢性髓系白血病等其他类型白血病的发病率极低。中医学虽无"白血病"病名，但与白血病相关的临床表现在历代医籍中都有论述，散见于急劳、热劳、虚劳、温病、血证、癥积、痰核等病证。宋·赵佶等《圣济总录·虚劳门·热劳》记述："热劳之证，心神烦躁，面赤头疼，眼涩唇焦，身体壮热，烦渴不止，口舌生疮，食饮无味，肢节酸疼，多卧少起，或时盗汗，日渐羸瘦者是也。"《圣济总录·虚劳门·急劳》又曰："急劳之病，其证与热劳相似，而得之差暴也，缘禀受不足，忧思气结，荣卫俱虚，心肺壅热，金火相刑，脏气传克，或感外邪，故烦躁体热，颊赤心忪，头痛盗汗，咳嗽咽干，骨节酸疼，久则肌肤销铄，咯涎唾血者，皆其候也。"指出了热劳、急劳的临床证候与白血病相似。白血病是儿童时期最常见的恶性疾病，占15岁以下儿童恶性肿瘤的25%~30%，20岁以下青少年恶性肿瘤的25%。随着医疗水平的提高，以往威胁儿童健康的感染性疾病已得到一定控制，儿童急性白血病则成为近年来严重威胁儿童健康，导致儿童死亡的主要疾病之一。

病因病机　白血病病因至今仍不完全清楚，可能与遗传因素、感染因素、环境因素（如电离辐射、化学因素等）、生活方式等有

关。发病机制尚未完全明确，目前认为与造血干细胞增殖调节异常、多能干细胞或祖细胞分化成熟障碍、癌基因活化等有关。中医学认为，此病病因有先天禀赋不足，正气虚损；外邪侵袭，邪毒内伏，药毒内伤，饮食不节，情志所伤，劳倦过度，他病内损等。小儿脏腑娇嫩，形气未充，易为外邪侵袭，对外来病毒、细菌、化学药物或放射线等邪毒因素，均较成人敏感。每当机体正气不足时，或先天已有"胎毒"内伏，邪毒内侵或毒自内发，邪蕴骨髓，损伤脏腑骨髓，热毒之邪自骨髓向外蒸发，弥漫三焦，脏腑壅滞，气分热盛。内热熏蒸，伤及营阴，骨髓受损，发生血虚。热毒熏蒸，灼伤脉络，迫血妄行，阳络伤则血外溢而鼻衄、齿衄、舌衄、咯血、吐血、肌衄；阴络伤则血内溢而尿血、便血、崩漏；甚则大出血而气随血脱。或瘀血内阻，经脉瘀滞，瘀热相搏，血不循经，或由于病久耗伤气血，气虚不能摄血，形成血证；小儿纯阳之体，感邪之后易从热化，营血热炽而见高热持久不退；热毒炼津为痰，痰瘀热毒，交织为患。邪毒潜伏经络，阻碍气血运行，气滞血瘀痰阻，结于胁下可形成癥块、肝脾及淋巴结肿大、骨痛等。小儿肝常有余，邪毒泛滥，侵及厥阴，肝阳升逆，上扰清窍则见头痛、眩晕、呕吐、颈项强直，甚至抽搐、昏迷等证。邪毒深伏骨髓，日久消灼精血，可致阴阳气血亏损。又因小儿脏气清灵，随拨随应，罹患此病经治疗后，邪毒由盛转衰，正气渐复，病情可以缓解；由于邪毒未尽，当正气内虚时，又易复发。总之，此病主要为禀赋不足，正气虚损，外邪侵袭，邪毒内伏而发病。病情发展中虚实夹杂，正邪相争贯其始终，若正不胜邪则阴阳离决而死亡。

诊断及鉴别诊断 诊断主要根据临床表现、外周血象及骨髓检查，并排除其他疾病。需与类白血病反应、再生障碍性贫血、传染性单核细胞增多症相鉴别。

诊断要点 ①临床表现：发热、贫血、乏力、出血及肝、脾、淋巴结等脏器浸润灶表现。②血象改变：原始细胞、幼稚细胞的百分数及形态。③骨髓检查：原始细胞、幼稚（或早幼）细胞异常增多及形态改变，原始细胞加幼稚细胞≥30%。④尽可能做单克隆抗体免疫分型及细胞遗传学检查。⑤除外类白血病反应及其他骨髓增生异常性疾病。

鉴别诊断 ①类白血病反应：外周血白细胞增多、显著增多和（或）出现幼稚白细胞者。通常有感染、中毒、肿瘤、失血、溶血、药物等原因。一般而言，去除诱因后类白血病反应即可恢复正常，而且外周血中红细胞及血小板不受影响，骨髓无白血病样改变。②再生障碍性贫血：此病临床有贫血、出血、发热、全血象降低等表现，易与低增生性急性白血病混淆。但是此病肝、脾、淋巴结不肿大，骨髓增生低下而无原始细胞、幼稚细胞比例增高现象。③传染性单核细胞增多症：此症为 EB 病毒感染所致。临床有发热，皮疹，咽峡炎，肝、脾、淋巴结肿大等表现；血象白细胞增多以淋巴细胞增多为主，且变异淋巴细胞常达 10% 以上。临床表现及血象易与急性白血病相混淆，但骨髓象无原始淋巴细胞、幼淋巴细胞出现。

辨证论治 一般需采用西药化疗治疗，中药治疗有改善症状、增强和巩固疗效、减轻化疗副作用等效果。根据临床表现，小儿白血病的中医辨证治疗主要分辨邪正相争产生的虚、实证候，分别处理。①邪毒炽盛证：起病多急，壮热烦渴，头痛，唇焦，鼻衄或尿血、便血，皮肤瘀点瘀斑，尿赤，便秘，瘰疬痰核，或胁下痞块坚硬胀满，胸骨闷痛，甚则神昏谵语，或口舌生疮，咽喉肿痛，牙龈肿胀，咳嗽黄痰，肛门灼痛，舌质红绛或有瘀斑，苔黄腻，脉数。治以清热泻火，凉血解毒。方用清瘟败毒饮加减。②气阴两虚证：低热不退，或午后潮热，五心烦热，头晕耳鸣，汗出乏力，肢体酸软，纳呆痞满，或恶心呕吐，皮下瘀点瘀斑，鼻齿衄血，口咽干燥，身痛骨痛，胁下痞块缩小或消失，舌质红或淡红，苔少，脉细数或虚数。治以益气养阴，清热解毒。方用生脉饮合清营汤加减。③气血两虚证：面色委黄或苍白无华，倦怠乏力，心悸气短，动则尤甚，汗出，四肢不温，唇甲色淡，纳呆，虚烦，或有瘀点瘀斑，舌质淡，舌体胖大或有齿痕，苔薄白，脉虚大或见濡细。治以补益气血，扶正化毒。方用八珍汤合清热地黄汤加减。④痰瘀互结证：痰核多见，腹有癥积，周身骨或关节疼痛，胸腹胀痛，肌肤瘀斑，舌质紫暗。治以活血化瘀，解毒消癥。方用桃红四物汤合鳖甲煎丸加减。

中成药治疗 ①六神丸（珍珠、人工牛黄、人工麝香、雄黄、蟾酥、冰片）：用于邪毒炽盛证。②人参养荣丸（人参、土白术、茯苓、炙甘草、当归、熟地黄、白芍、炙黄芪、陈皮、制远志、肉桂、五味子）：用于气血两虚证。③大黄䗪虫丸（熟大黄、土鳖虫、水蛭、蛴螬、虻虫、地黄、黄芩、桃仁、炒苦杏仁、干漆、白芍、甘草）：用于痰瘀互结证。

其他疗法 ①外治法：取紫金锭适量，研末，酌加米醋或温开水，调成糊状，1日2～3次，外涂患处。适用于绿色瘤。②耳针疗法：取穴心、肝、肾、脾、肠、皮质下、肾上腺、交感等，用王不留行埋贴按压，起辅助治疗作用。

转归预后 儿童急性淋巴细胞白血病的自然病程平均为3个月，如不治疗多数患儿在6个月内死亡。近20年来，由于化疗方案的不断改进及新药的出现，临床上越来越准确的危险度或预后因素评估与早期强化疗的使用，以及造血干细胞移植、脐血干细胞移植等疗法的应用，小儿急性淋巴细胞白血病的预后已大为改观，目前被认为是一种可治愈的恶性肿瘤。儿童急性髓系白血病的预后则较差。婴儿白血病的预后也不佳，骨髓复发是治疗效果差的主要原因，中枢神经系统复发、联合复发和治疗相关毒性死亡也较儿童常见。

预防调护 此病为儿科重症，做好预防减少发病，加强对患儿的调护十分重要。

预防 ①避免接触有害因素：孕妇和小儿均应避免接触有害化学物质、电离辐射等引起白血病的因素。接触毒物或放射性物质时，应加强各种防护措施；避免环境污染，尤其是室内环境污染；注意合理用药，慎用细胞毒药物等。②大力开展各种感染性疾病的防治，尤其是病毒感染性疾病，做好预防接种。③做好优生工作，防止某些先天性疾病，如唐氏综合征、先天性再生障碍性贫血等。④加强体育锻炼，注意饮食卫生，保持心情舒畅，劳逸结合，增强机体抵抗力。

调护 ①加强护理，卧床休息并加高蛋白、高维生素饮食。②做好保护性隔离，应与有感染的患者隔离。对粒细胞缺乏的患儿，力争创造条件给予单间病房或层流病室。③积极防治继发感染，坚持口腔、会阴部及皮肤清洁护理。

（许 华）

xiǎo'ér xīnxì jíbìng

小儿心系疾病 （pediatric disease of the heart system）

由先天因素、久病失养、外感邪毒、正气不足等原因引起小儿心脏系统病理变化产生的疾病。以胸痹心悸、惊惕不安、烦闹啼哭、神识昏迷、多汗多动、健忘痴呆等为主要症状，包括胸痹、心悸、夜啼、汗证、健忘、多寐、不寐、儿童多动综合征等疾病。

《黄帝内经素问·痹论》："脉痹不已，复感于邪，内舍于心。"即说明了血脉不和、复感外邪会影响到心脏。隋·巢元方《诸病源候论·小儿杂病诸候》阐述了小儿卒死候、中风候、惊啼候、心腹痛候等心脏系统疾病的病因病机与证候。宋·钱乙《小儿药证直诀·五脏所主》说："心主惊。实则叫哭发热，饮水而摇；虚则卧而悸动不安。"说明心病主惊，有实证、虚证之分。明·王肯堂《证治准绳·幼科》中提出了自汗、盗汗等疾病的治法方药。心位于胸中，心包围护其外，心为五脏六腑之大主，主神志，主血脉，其华在面，开窍于舌，与小肠相表里。心与小肠病变，常表现为心主血脉的功能失常和心主神志的功能失调，出现心悸怔忡、心烦易惊、夜啼多汗、少血出血、行为失常、神识失聪等症。

小儿具有"心常有余"的生理病理特点，在生理上有利于智能的发育，但在病理状态下可出现心火炽盛的情况；小儿为稚阴稚阳之体，易出现心阴虚、心血虚、心气虚，甚至心阳虚衰等病理改变。心火炽盛可上熏口舌，引起口舌生疮等；亦可下移于小肠，发生淋证等。近年来，西医学的小儿病毒性心肌炎、小儿情志性疾病等日渐增多，中医药对这些疾病的辨证论治研究不断取得新进展。

（王雪峰）

xiōngbì

胸痹 （chest impediment）

小儿以胸部闷痛，甚则胸痛彻背，喘息不得卧为主症的疾病。轻者仅感胸闷如窒，呼吸欠畅；重者有胸痛；严重者心痛彻背，背痛彻心。胸痹的有关记载最早见于《灵枢经·五邪》："邪在心，则病心痛。"论述了心痛的病因。《黄帝内经素问·脏气法时论》："心病者，胸中痛，胁支满，胁下痛，膺背肩胛间痛，两臂内痛。"论述了心痛的部位。汉·张仲景《金匮要略·胸痹心痛短气病脉证治第九》："胸痹之病，喘息咳唾，胸背痛，短气，寸口脉沉而迟，关上小紧数……"明确指出了"胸痹"的病名及临床表现。

病因病机 此病的发生多与寒邪内侵、饮食不调、情志失节、劳倦内伤、体虚等因素有关，病机有虚实两方面，实为寒凝、血瘀、气滞、痰浊，痹阻胸阳，阻滞心脉；虚为气虚、阴伤、阳衰，肺、脾、肝、肾亏虚，心脉失养。在此病的形成和发展过程中，大多因实致虚，亦有因虚致实者。小儿胸痹的主要病机为心脉痹阻，病位在心，涉及肝、肺、脾、肾等脏。

诊断及鉴别诊断 以临床表现结合心电图等相关检查做出诊断，可进一步做病原学检查以明确病因。主要需与悬饮、胃脘痛等相鉴别。

诊断要点 ①以胸部闷痛为主症，多见心前区憋闷疼痛，甚则痛彻左肩背、咽喉、胃脘、左上臂内侧等部位，呈反复发作性，一般持续几秒到几十分钟，休息或用药后可缓解。②常伴有心悸、气短、自汗，甚则喘息不得卧，严重者胸痛剧烈，持续不解，汗出肢冷，面色苍白，唇甲青紫，脉散乱或微细欲绝，可发生猝死。

鉴别诊断 ①悬饮：两者均有胸痛。悬饮为胸胁胀痛，持续不解，多伴有咳唾、转侧、呼吸时疼痛加重，肋间饱满，并有咳嗽、咯痰等肺系证候，X线检查可见胸腔积液。②胃脘痛：心与胃脘部位相近，故有"胃脘当心而痛"之说。胸痹之不典型者，其疼痛可在胃脘部，极易混淆。但胃脘痛与饮食有关，以胀痛为主，局部有压痛，持续时间较长，常伴有泛酸、嘈杂、嗳气、呃逆等胃部症状。

辨证论治 ①瘀血内阻证：心胸疼痛，如刺如绞，痛有定处，入夜尤甚，甚则心痛彻背，背痛彻心，或痛引肩背，伴有胸闷，日久不愈，舌质紫暗，有瘀斑，舌苔薄，脉弦涩。治以活血化瘀，通脉止痛。方用血府逐瘀汤加减。②气滞心胸证：心胸满闷，时欲太息，情志不遂诱发或加重，或兼脘部胀闷，得嗳气或矢气则舒，舌苔薄或薄腻，脉细弦。治以疏肝理气，活血通络。方用柴胡疏肝散加减。③痰浊闭阻证：胸闷重而心痛微，痰多气短，肢体沉重，形体肥胖，倦怠乏力，纳呆便溏，咯吐痰涎，舌体胖大且边

有齿痕，舌苔浊腻或白滑，脉滑。治以通阳泄浊，豁痰宣痹。方用瓜蒌薤白半夏汤合涤痰汤加减。④寒凝心脉证：猝然心痛如绞，心痛彻背，多因气候骤冷或骤感风寒而发病或加重，形寒，甚则手足不温，胸闷气短，心悸，面色苍白，舌苔薄白，脉沉紧或沉细。治以辛温散寒，宣通心阳。方用枳实薤白桂枝汤合当归四逆汤加减。⑤气阴两虚证：心胸隐痛，时作时休，心悸气短，动则益甚，倦怠乏力，声息低微面色㿠白，易出汗，舌质淡红，舌体胖且边有齿痕，舌苔薄白，脉虚细缓或结代。治以益气养阴，活血通脉。方用生脉散合人参养荣汤加减。⑥心肾阴虚证：心痛憋闷，心悸盗汗，虚烦不寐，腰酸膝软，头晕耳鸣，口干便秘，舌红少津，舌苔薄或剥，脉细数或促代。治以滋阴清火，养心和络。方用天王补心丹合炙甘草汤加减。⑦心肾阳虚证：心悸而痛，胸闷气短，动则更甚，自汗，面色㿠白，神倦怯寒，四肢欠温或肿胀，舌质淡胖，边有齿痕，舌苔白或腻，脉沉细迟。治以温补阳气，振奋心阳。方用参附汤合右归饮加减。

中成药治疗 包括口服中成药和中药注射剂。应用中药注射剂时应注意观察其临床不良反应。

口服中成药 复方丹参片（丹参、三七、冰片）、速效救心丸（川芎、冰片）、五灵止痛胶囊（五灵脂、蒲黄、冰片）：用于气滞血瘀证。

中药注射剂 复方丹参注射液（丹参、降香）：用于气滞血瘀证。

其他疗法 可应用针刺、推拿疗法等辅助治疗。危重症应采用中西医结合治疗。

针刺疗法 ①毫针疗法：膻中和内关；巨阙和间使。两组交替取穴，1日1次。②耳针疗法：取心、交感、皮质下、神门，每次2~3穴。

推拿疗法 按摩上脘、中脘、下脘、神阙、关元、心俞、厥阴俞或夹脊压痛点等，1日1次。

转归预后 此病虽属儿内科急症、重症，但只要及时诊断处理，病情一般都能得到控制和缓解。若失治误治，或患儿不遵医嘱，失于调摄，则病情进一步发展，出现心胸猝然大痛，持续不解，伴气短喘促，四肢不温或逆冷青紫等真心痛表现，甚至发生猝死。

预防调护 此病对儿童健康危害较大，需注意预防疾病发生，积极治疗引起小儿胸痹的相关疾病。一旦发病，应在积极治疗的同时做好调护工作，密切观察病情，谨防重症的发生，并做好及时抢救措施。

预防 ①避免情绪过于激动或喜怒忧思无度，保持心情平静愉快。②注意生活起居，寒温适宜，防止感受外邪。③注意饮食调节，不宜过食肥甘，宜低盐饮食，多吃水果以及富含纤维食物。④坚持适当的体育锻炼，使气血调畅，利于康复。

调护 发作期患儿应立即卧床休息，加强护理及监护。密切观察舌、脉、体温、呼吸、血压及精神情志变化，必要时给予吸氧、心电监护及保持静脉通道畅通，并做好抢救准备。缓解期注意适当休息，保证充足睡眠，坚持做力所能及的活动。

(王雪峰)

xiǎo'ér xīnjì

小儿心悸（infantile palpitations）

小儿自觉心中悸动，惊惕不安，

甚则不能自主的病证。一般多呈发作性，每因情志波动或劳累过度而发作，常伴胸闷、气短、失眠、健忘、眩晕、耳鸣等症。其中自觉恐惧而悸动不宁为惊悸；心悸不宁、躁动不安，症状持续而较重为怔忡。此病多见于能主诉症状的较大儿童，在婴幼儿可见心前区明显搏动。

病因病机 ①久病体虚：先天禀赋不足，素体虚弱，或久病失养，劳欲过度，气血阴阳亏虚，以致心失所养，发为心悸。②饮食劳倦：嗜食肥甘厚味，煎炸炙煿，蕴热化火生痰，或伤脾滋生痰浊，痰火扰心而致心悸。劳倦太过伤脾，或久坐久卧伤气，引起生化之源不足，而致心血虚少，心失所养，神不潜藏，发为心悸。③七情所伤：平素心虚胆怯，突遇惊恐或情怀不畅，悲哀过极，忧思不解等七情扰动，忤犯心神，心神动摇，不能自主而心悸。④感受外邪：感受风寒湿三气，内舍于心，痹阻心脉，心之气血运行受阻，发为心悸；或风寒湿热之邪，由血脉内侵于心，耗伤心之气血阴阳，亦可引起心悸。⑤药物中毒：药物过量或其毒性较剧，损害心气，甚则损伤心脏，引起心悸。病位在心，但其发病与脾、肾、肺、肝功能失调相关。多为虚证或虚实夹杂证。

诊断及鉴别诊断 以临床表现为主，可结合心电图检查协助诊断和鉴别诊断。主要需与胸痹的心痛相鉴别。

诊断要点 ①自觉心搏异常，或快速，或慢速，或跳动过重，或忽跳忽止，呈阵发性或持续不解，神情紧张，心慌不安，不能自主。②伴有胸闷不适，易激动，心烦寐差，颤抖乏力，头晕等。③脉象可见数、疾、促、结、代、

沉、迟等变化。④常由情志刺激如惊恐、紧张、劳倦过度、饮酒饱食等原因诱发。

鉴别诊断 与胸痹心痛鉴别：胸痹心痛可伴见心悸症状，表现为心慌不安，脉结或代，但以胸闷心痛为主症。此外，胸痹心痛中的真心痛，以心前区或胸骨后出现刺痛，牵及肩胛两背，并常伴较突出的心悸症状，脉或数、或迟、或脉律不齐，常因劳累、感寒、饱餐、情绪波动等诱发，多呈短暂发作，甚者心痛剧烈不止，唇甲发绀或手足青冷至节，呼吸急促，大汗淋漓，脉微欲绝，直到晕厥，病情危笃。

辨证论治 ①心虚胆怯证：心悸不宁，善惊易恐，坐卧不安，少寐多梦而易惊醒，食少纳呆，恶闻声响，舌苔薄白，脉细略数或细弦。治以镇惊定志，养心安神。方用安神定志丸加减。②心血不足证：心悸气短，头晕目眩，失眠健忘，面色无华，神疲乏力，纳呆食少，腹胀便溏，舌淡红，脉细弱。治以补血养心，益气安神。方用归脾汤加减。③阴虚火旺证：心悸易惊，心烦失眠，五心烦热，口干，盗汗，思虑劳心则症状加重，伴有耳鸣，腰酸，头晕目眩，舌红少津，舌苔薄黄或少苔，脉细数。治以滋阴清火，养心安神。方用天王补心丹合朱砂安神丸加减。④心阳不振证：心悸不安，胸闷气短，动则尤甚，面色苍白，形寒肢冷，舌淡苔白，脉虚弱，或沉细无力。治以温补心阳，安神定悸。方用桂枝甘草龙骨牡蛎汤合参附汤加减。⑤水饮凌心证：心悸，胸闷痞满，渴不欲饮，下肢水肿，形寒肢冷，伴有眩晕，恶心呕吐，流涎，小便短少，舌淡苔滑或沉细而滑。治以振奋心阳，化气利水。方用

苓桂术甘汤加减。⑥瘀阻心脉证：心悸，胸闷不适，心痛时作，痛如针刺，唇甲青紫，舌质紫暗或有瘀斑，脉涩或结或代。治以活血化瘀，理气通络。方用桃仁红花煎合桂枝甘草龙骨牡蛎汤加减。⑦痰火扰心证：心悸时发时止，受惊易作，胸闷烦躁，失眠多梦，口干口苦，大便秘结，小便短赤，舌红苔黄腻，脉弦滑。治以清热化痰，宁心安神。方用黄连温胆汤加减。

中成药治疗 ①柏子养心丸（柏子仁、党参、炙黄芪、川芎、当归、茯苓、制远志、酸枣仁、肉桂、醋五味子、半夏曲、炙甘草、朱砂）：用于心虚胆怯证。②天王补心丸（丹参、当归、石菖蒲、党参、茯苓、五味子、麦冬、天冬、地黄、玄参、制远志、炒酸枣仁、柏子仁、桔梗、甘草、朱砂）：用于阴虚火旺证。

其他疗法 尚可采用针灸疗法作为辅助治疗。①毫针疗法：主穴取内关、心俞、神门、三阴交。配穴：脉数疾取间使；脉缓迟取素髎；胸闷痛取膻中。用补法。②耳针疗法：取心、皮质下、交感、神门、胸区。

转归预后 主要取决于本虚标实的程度，治疗是否及时、恰当。心悸仅为偶发、短暂、阵发者，一般易治，或不药而解；反复发作或长时间持续发作者，较为难治。

预防调护 重视自我调节情志，保持乐观开朗的情绪，使气血条达，心气和顺。生活起居有规律，预防外邪侵袭。饮食有节，勿过饱，勿食肥甘厚味。

预防 ①加强妊娠期保健，特别是妊娠早期，积极预防风疹、时行感冒等病毒性疾病。②加强体育锻炼，增强体质，有病早治，

慎用各种影响心率的药物。

调护 ①消除患儿顾虑，使其精神愉快轻松，室内保持安静。②患儿需卧床休息。缓解后适当活动，记录每次发作的时间及脉象。③饮食饥饱适宜，清淡而富于营养，有水肿者，低盐或无盐进食，不喝浓茶。④重症患儿应密切观察病情，及时记录呼吸、心率、心律、脉搏、血压等变化，及时对症处理。若患儿脉结代、心动悸，面色青灰，四肢厥冷，大汗淋漓，脉细数欲绝，应及时抢救。⑤准时服药。特别是强心、纠正心律失常的西药要注意掌握好适应证、用法、剂量、疗程，必要时在心电监护下使用。

（王雪峰）

bìngdúxìng xīnjīyán

病毒性心肌炎（viral myocarditis）

病毒侵犯心脏引起的心肌局灶性或弥漫性炎性病变。以神疲乏力，面色苍白，心悸，气短，肢冷，多汗为临床表现。中医古代医籍对此病无专门记载，但根据临床主要症状，可归属于中医学温病、心悸、胸痹、怔忡、猝死等范畴。《黄帝内经素问·痹论》对此病有相关记载："复感于邪，内舍于心。"认识到了心脏有病，为感受邪气所致。明·鲁伯嗣《婴童百问·慢惊第十六问》："心藏神而恶热。小儿体性多热，若感风邪，则风热搏于脏腑，其气郁愤，内乘于心，令儿神志不宁，故发为惊。若惊甚不已，则悸动不宁，是为惊悸之病。"进一步说明小儿易患此病的生理特点以及病理变化。此病一年四季均可发生，冬末春初或夏秋之交发病较多。发病年龄以 3～14 岁小儿多见。在病毒流行期内，可有 4%～6% 的小儿心肌明显受累。近年来，小儿病毒性心肌炎发病呈上升趋势。

病因病机 病因有内外之分。外因责之于邪毒侵心，内因责之于正气亏虚，而气阴虚损则是此病发病的主要病理基础。小儿脏腑娇嫩，形气未充，腠理疏松，易感外邪而发病。风热邪毒从鼻咽而受，由卫表而入，先犯于肺，继侵心脉；或湿热邪毒由口而入，先犯胃肠，继侵心脉。此病病机是毒、热、虚、瘀所引起的心之气血阴阳受损、心主血脉功能失常。病位主要在心，常涉及肺、脾、肾等相关脏腑。病程中以邪实正虚，或以虚为主，或虚中夹实者多见。病机变化多端，严重者可出现心阳暴脱的变证。

诊断及鉴别诊断 以临床表现结合心电图等相关检查做出诊断，可进一步做病原学检查以明确病因。需与风湿性心肌炎、心内膜弹力纤维增生症等相鉴别。

诊断要点 ①临床诊断依据：心功能不全、心源性休克或心脑综合征；心脏扩大（X 线、超声心动图检查具有表现之一）；心电图改变：以 R 波为主的 ≥2 个主要导联（I，II，aVF，V_5）的 ST-T 改变持续 4 天以上伴动态变化，及其他严重心律失常；CK-MB 升高或心肌肌钙蛋白（cTnI 或 cTnT）阳性。②病原学诊断依据：自心内膜、心肌、心包（活体组织检验、病理）或心包穿刺液检查发现以下之一者可确诊：分离到病毒；用病毒核酸探针查到病毒核酸；特异性病毒抗体阳性。③确诊依据：具备临床诊断依据两项，可临床诊断。发病同时或发病前 1～3 周有病毒感染的证据支持诊断者；同时具备病原学确诊依据之一者，可确诊为病毒性心肌炎；具备病原学参考依据之一者，可临床诊断为病毒性心肌炎；凡不具备确诊依据，应注意随诊，根据病情变化，确诊或除外心肌炎。

鉴别诊断 ①风湿性心肌炎：年长儿童较常见。主要表现为心率加快与体温不成比例，心尖部第一心音减弱，常出现收缩期吹风样杂音，有时可闻及心包摩擦音，严重者可并发心力衰竭。②心内膜弹力纤维增生症：多于 1 岁以内发病。主要表现为充血性心力衰竭。心电图多呈左心室肥大，可同时出现 ST-T 改变，以及房室传导阻滞。X 线检查以左心室扩大为明显，左心缘搏动减弱，肺纹理增多。也可由心肌炎发展而来。

辨证论治 ①风热犯心证：发热，低热绵延，或不发热，鼻塞流涕，咽红肿痛，咳嗽有痰，肌肉酸楚疼痛，头晕乏力，心悸气短，胸闷胸痛，舌质红，舌苔薄，脉数或结代。治以清热解毒，宁心复脉。方用银翘散加减。②湿热侵心证：寒热起伏，全身肌肉酸痛，恶心呕吐，腹痛泄泻，心悸胸闷，肢体乏力，舌质红，舌苔黄腻，脉濡数或结代。治以清热化湿，宁心复脉。方用葛根黄芩黄连汤加减。③气阴亏虚证：心悸不宁，活动后尤甚，少气懒言，神疲倦怠，头晕目眩，烦热口渴，夜寐不安，舌光红少苔，脉细数或促或结代。治以益气养阴，宁心复脉。方用炙甘草汤合生脉散加减。④心阳虚弱证：心悸怔忡，神疲乏力，畏寒肢冷，面色苍白，头晕多汗，甚则肢体水肿，呼吸急促，舌质淡胖或淡紫，脉缓无力或结代。治以温振心阳，宁心复脉。方用桂枝甘草龙骨牡蛎汤加减。病情严重，心阳暴脱者可见大汗淋漓，四肢厥冷，唇绀息弱，脉微细欲绝。治以回阳救逆，益气敛阴。可加人参、附子、干姜、麦冬、五味子。⑤痰瘀阻络证：心悸不宁，胸闷憋气，心前区痛如针刺，脘闷呕恶，面色晦黯，唇甲青紫，舌体胖，舌质紫暗，或舌边尖见有瘀点，舌苔腻，脉滑或结代。治以豁痰化瘀，宁心通络。方用瓜蒌薤白半夏汤合失笑散加减。

中成药治疗　包括口服中成药和中药注射剂。应用中药注射剂时应注意观察其临床不良反应。

口服中成药　生脉饮（红参、麦冬、五味子）：用于气阴亏虚证。

中药注射剂　①生脉注射液（红参、麦冬、五味子）：用于气阴亏虚证。②参麦注射液（红参、麦冬）：用于心阳虚衰，气阴欲脱，血压下降者。③参附注射液（红参、附片）：用于心阳虚衰，阳气欲脱者。④丹参注射液（丹参）：用于痰瘀阻络证。

其他疗法　可应用针刺疗法作为辅助治疗。危重症应采用中西医结合治疗。①针刺疗法：主穴取心俞、巨阙、间使、神门、血海，配穴取大陵、膏肓、丰隆、内关。用补法，得气后留针30分钟，隔日1次。②耳针疗法：取心、交感、神门、皮质下，隔日1次。针刺或用王不留行压穴，用胶布固定，每日按压2~3次。

转归预后　此病临床表现轻重不一。多数患者预后良好。如能及早诊断和治疗，经数周、数月至数年可渐痊愈，演变成心肌病的可能性不大。但少数呈暴发过程的重症心肌炎，虽然发生率低，但可发生急性充血性心力衰竭、心源性休克、严重心律失常，甚至猝死。有少数迁延不愈转成慢性，形成顽固性心律失常。

预防调护　此病严重危害儿童健康，需注重预防。一旦发病，必须在积极治疗的同时做好调护工作，尤其要密切观察，严防重症的发生，早期发现，尽快治疗。

预防　①增强体质，积极预防呼吸道或肠道病毒感染。②避免过度劳累，不宜剧烈运动。防止精神刺激。

调护　①急性期应卧床休息，一般需休息3~6周。重者宜卧床6个月~1年，待体温稳定3~4周后，心衰控制、心律失常改善、心电图改变好转时，患儿可逐渐增加活动量。②患儿烦躁不安时，给予镇静剂，尽量保持安静，以减少耗氧量，减轻心肌负担。饮食宜营养丰富而易消化，少食多餐，忌食肥甘厚腻或辛辣之品。③密切观察患儿病情变化，一旦心率明显加快或减慢、严重心律失常、呼吸急促、面色青紫，立即采取各种抢救措施。④进行药物治疗的同时，应重视患儿心理治疗。有研究表明，病毒性心肌炎对儿童的心理健康有较明显的影响，病情重的儿童行为异常检出率较高，故心理健康教育十分重要，应加强指导患儿放松心情，合理用药，积极配合治疗。

（王雪峰）

yètí

夜啼（night crying；nocturnal crying）　婴儿白天能安静入睡，入夜则啼哭不安，时哭时止，或每夜定时啼哭，甚则通宵达旦的病证。《颅囟经·卷上·病证》对此病已有记载："初生小儿，至夜啼者，是有瘀血腹痛，夜乘阴而痛则啼。"隋·巢元方《诸病源候论·小儿杂病诸候·夜啼候》："小儿夜啼者，脏冷故也。"均指出了小儿夜啼的病名及发病原因。明·万全《万氏家藏育婴秘诀》提出夜啼需与小儿生理性啼哭、疾病不适引起的啼哭加以鉴别。此病发病无明显季节性，多见于6个月内的婴儿。

病因病机　新生儿初离母腹，由胎内环境转变为胎外环境，又因脏腑幼嫩，阴阳二气稚弱，调节及适应能力差，不论外感六淫，还是内伤乳食，都可导致脏腑功能失调，阴阳气血失于平衡。一旦感到痛苦只能用啼哭来表达，病愈而啼止。寒则痛而啼，热则烦而啼，惊则神不安而啼。寒、热、惊为此病主要病因病机。

诊断及鉴别诊断　以临床表现做出诊断。但临证须详细询问病史，仔细检查，必要时辅以相关实验室检查，排除外感发热、口疮、肠套叠、腹痛等疾病引起的啼哭。需与婴儿的生理性啼哭、病理性啼哭相鉴别。

诊断要点　①入夜定时（多在半夜时）啼哭不止，表现轻重不一，但白天安静。②一般无发热、呕吐、泄泻、口疮、疖肿、外伤等表现。

鉴别诊断　①生理性啼哭：小儿夜间若哺食不足或过食，尿布潮湿未及时更换，环境及衣被过冷或过热，襁褓中夹有硬件异物等，均可引起婴儿不适而啼哭，采取相应措施后则婴儿啼哭即止。有些婴儿因不良习惯而致夜间啼哭，如夜间需开灯而寐之拗哭，摇篮中摇摆方寐、怀抱方寐、边走边拍方寐等，不良习惯纠正后后啼哭可停止。这类啼哭均为生理性哭闹，哭时声调一致，无其他症状表现。②病理性啼哭：中枢神经系统疾病如新生儿中枢神经系统感染或颅内出血，常有音调高、哭声急的"脑性尖叫"声；消化系统疾病如各种肠道感染或消化不良时，可由肠痉挛引发腹部阵痛，哭声呈阵发性，时发时止，昼夜无明显差异；脱水时哭声无力或嘶哑；急腹症（如肠套叠）可引起突然嚎叫不安，伴面色苍白、出汗等症状；维生素 D 缺乏性佝偻病及手足搐搦症患儿常好哭、烦闹不安；疳证患儿常好哭，但哭声无力；甲状腺功能减退症患儿由于声带发生黏液性水肿，虽能哭闹，但哭声发哑；其他常见病如感冒、疝气、口腔炎、疱疹性咽峡炎、中耳炎、皮肤感染、蛲虫病等，都可伴有夜间哭闹，但均有相应的其他症状。

辨证论治　①脾虚中寒证：啼哭时哭声低弱，时哭时止，睡喜蜷曲，腹喜摩按，四肢欠温，吮乳无力，胃纳欠佳，大便溏薄，小便清，面色青白，唇色淡红，舌苔薄白，指纹多淡红。治以温脾散寒，理气止痛。方用乌药散合匀气散加减。②热扰心经证：啼哭时哭声较响，见灯尤甚，哭时面赤唇红，烦躁不宁，身腹俱暖，大便秘结，小便短赤，舌尖红，舌苔薄黄，指纹多紫。治以清心导赤，泻火安神。方用导赤散加减。③惊恐伤神证：夜间突然啼哭，似见异物状，神情不安，时作惊惕，紧偎母怀，面色乍青乍白，哭声时高时低，时急时缓，舌苔正常，指纹色紫，脉数。治以定惊安神，补气养心。方用远志丸去朱砂或琥珀抱龙丸加减。④脾虚肝旺证：入夜而啼，哭声无力，烦躁叫扰，辗转不安，纳少，肚腹膨大，面黄发稀，寐中盗汗，大便色青，舌淡红，舌苔薄白，指纹紫滞或淡。治以健脾柔肝，消积宁神。方用逍遥散加减。

中成药治疗　①琥珀抱龙丸（山药、朱砂、甘草、琥珀、天竺黄、檀香、枳壳、茯苓、胆南星、枳实、红参）：用于惊恐伤神证。

②小儿七星茶（薏苡仁、稻芽、山楂、淡竹叶、钩藤、蝉蜕、甘草）：用于脾虚肝旺证。

其他疗法　还可采用针灸、推拿、外治法等辅助治疗。

针灸疗法　①针刺疗法：取中冲穴。不留针，浅刺出血，1日1次。用于热扰心经证。②艾灸疗法：将艾条燃着后在神阙周围温灸，不触到皮肤，以皮肤潮红为度。1日1次，连灸7日。用于脾虚中寒证。

推拿疗法　①分阴阳，运八卦，平肝木，揉百会、安眠（翳风与风池连线中点）。脾虚中寒证加补脾土，揉足三里、三阴交、关元；热扰心经证加泻小肠，揉小天心、内关、神门；惊恐伤神证加清肺金，揉印堂、太冲、内关。②按摩百会、四神聪、脑门、风池（双），由轻到重，交替进行。患儿惊哭停止后，继续按摩2~3分钟。用于惊恐伤神证。

外治法　将艾叶、干姜粉炒热，用纱布包裹，熨小腹部，从上至下，反复多次；或用丁香、肉桂、吴茱萸等量研细末，置于普通膏药上，贴于脐部。用于脾虚中寒证。

转归预后　若调护治疗得当，一般预后良好。

预防调护　养成良好的饮食睡眠习惯，注意对婴儿喂养及生活起居的调护。

预防　①注意防寒保暖，但勿衣被过暖。②孕妇及乳母不可过食寒凉及辛辣热性食物。③养成良好的睡眠习惯，勿抱着睡、勿通宵开灯睡。④注意突然的高音、异常的声音刺激，免受惊吓。

调护　①注意保持周围环境安静祥和，检查衣服被褥有无异物刺伤皮肤。②婴儿无故啼哭不止，要注意寻找原因，如饥饿、过饱、闷热、寒冷、虫咬、尿布浸渍、衣被刺激等，除去引起啼哭的原因。

（王雪峰）

xiǎo'ér hànzhèng

小儿汗证（sweating disease in children）　小儿在安静状态下，正常环境中，全身或局部出汗过多，甚则大汗淋漓的病证。多发生于 5 岁以内的小儿。隋·巢元方《诸病源候论·小儿杂病诸候》中载有专篇"头身喜汗出候"和"盗汗候"："小儿有血气未实者，肤腠则疏，若厚衣温卧，腑脏生热，蒸发腠理，津液泄越，故令头身喜汗也""盗汗也，眠睡而汗自出也。小儿阴阳之气嫩弱，腠理易开，若将养过温，因睡卧阴阳气交，津液发泄，而汗自出也"。宋·钱乙《小儿药证直诀·脉证治法》将小儿汗证分"喜汗""盗汗""太阳虚汗""胃怯汗"进行论述，并提出了具体治法。《小儿药证直诀·记尝所治病二十三证》中载有小儿汗证的最早医案。可见，古代医家对小儿汗证已有了较全面的认识。

汗是由皮肤排出的一种津液。汗液能润泽皮肤，调和营卫，排泄废物。小儿由于形气未充、腠理疏薄，加之生机旺盛、清阳发越，在日常生活中，比成人容易出汗。若因天气炎热，或衣被过厚，或喂奶过急，或剧烈运动，出汗较多，而无其他疾苦，不属病态。小儿汗证有自汗、盗汗之分。睡中出汗，醒时汗止者，称盗汗；不分寤寐，无故出汗者，称自汗。

病因病机　病因有体质因素、疾病因素、药物因素等。病机如下述。①表虚不固：小儿脏腑娇嫩，皮毛疏松，腠理不密，阳气发泄，平时容易汗出；或外感之后，余邪未清，表卫不固，亦可时时汗出。②营卫失调：先天禀赋不足，阴阳气血虚弱，卫外不固，营不内守，可见汗出过多；或大病之后，气血受损，营卫失和，正气未复，亦汗出不已。③气阴两虚：后天失养，脾胃受损，气血虚弱，动则汗出；或因感冒辛温发散太过，虚其表而耗其气，损其阳而泄其阴，迫津外泄而成汗证。④脾胃积热：若恣食肥甘，积滞不化郁而生热，或热病后里热郁于脾胃，积热蒸迫津液外泄则多汗。

诊断及鉴别诊断 依据临床表现即可诊断。需与脱汗、战汗进行鉴别。

诊断要点 ①白天或夜间全身或某些部位汗出较正常小儿为多。②无其他病证特点。③排除环境等客观因素的影响。

鉴别诊断 ①脱汗：发生于病情危笃之时，大汗淋漓，或汗出如油；伴有肢冷、脉微、呼吸低弱，甚至神识不清等。②战汗：恶寒发热时全身战栗，随之汗出淋漓，或但热不寒，或汗出身凉，过候再作，常出现在热病过程中。

此外，当小儿在病程中汗出过多时，要注意是否罹患下列疾病。①急慢性感染性疾病：如伤寒、大叶性肺炎、败血症、脊髓灰质炎前驱期、感染性多发性神经根炎、结核病等。②结缔组织疾病：如风湿热活动期、类风湿病、系统性红斑狼疮、结节性多发性动脉炎等。③营养性疾病：如维生素D缺乏性佝偻病活动期、Ⅱ～Ⅲ度营养不良等。④代谢性疾病：如糖尿病、尿毒症等。⑤内分泌功能异常疾病：如甲状腺功能亢进症、肾上腺皮质功能亢进症等。

辨证论治 ①卫表不固证：自汗为主，时时汗出，以头部及胸背部为多，动则尤著，神疲乏力，面色少华，平素易感冒，舌质偏淡，舌苔薄白，脉细弱。治以益气固表，敛汗止汗。方用玉屏风散合牡蛎散加减。②营卫不和证：自汗为主，汗出遍身，或恶风，不发热，或伴有低热，精神倦怠，胃纳欠佳，舌淡红，舌苔薄白，脉细缓。治以调和营卫。方用黄芪桂枝五物汤加味。③气阴不足证：以盗汗为主，汗出较多，神委不振，形体消瘦，或低热，口干，唇红，舌质红，舌苔少，脉细弱。治以益气养阴。方用黄芪生脉饮加味。④阴虚火旺证：盗汗为主，头身汗出较多，甚则淋漓不止，形体消瘦，口渴颧红，烦躁易怒，夜寐不宁，唇燥口干，便秘尿赤，舌尖红起刺，舌苔光或剥，脉数。治以滋阴降火。方用当归六黄汤加减。⑤脾胃积热证：自汗盗汗并见，头额心胸四肢多汗，病程较短，面色黄，颊红，口臭纳呆，腹胀腹痛，或肚腹胀大，大便或秘或泻，夹有不消化食物残渣，小便或黄或如米泔，睡卧不宁，龂齿易惊，或夜间潮热，舌苔黄腻较厚，脉滑。治以清热消积。方用凉膈散加减。

中成药治疗 ①黄芪生脉饮（黄芪、党参、麦冬、五味子）：用于气阴不足证。②麦味地黄口服液（麦冬、五味子、熟地黄、茯苓、泽泻、牡丹皮、山药、酒萸肉）：用于阴虚火旺证。

其他疗法 可采用外治法、饮食疗法等辅助治疗。

外治法 ①牡蛎粉、五倍子粉等量，调匀，适量外扑；或用龙骨、牡蛎等份，研极细末，每晚睡前外扑。用于卫表不固证。②五倍子粉适量，温水或醋调成糊状，外敷脐部。或与明矾等量，各研细末，入温水调匀，做成药饼如铜钱大小，每次临睡前调成糊状，敷脐部，再用胶布固定。用于阴虚火旺证。

饮食疗法 ①黑豆煮烂，每日适量食之。用于卫表不固证。②鸭血、糯米适量，煮烂食之。用于营卫不和证。③扁豆、红枣适量，煮烂，食汤及豆。用于气阴不足证。

转归预后 治疗得当，一般预后良好。若不治或治之无效，易患外感疾病。

预防调护 平日注意增强小儿体质。患儿应特别注意更换浸湿的衣物，以免受凉感冒，加重病情。

预防 ①进行适当的户外活动与体育锻炼，增强体质。②注意病后调理，避免直接吹风，以免受凉感冒。③合理喂养，饮食有节，避免饥饱无度及肥甘过度，以免损伤脾胃。

调护 ①减少剧烈活动，注意个人卫生。保持皮肤干燥，汗多时用柔软干毛巾或纱布擦干，勿用冷毛巾，避免着凉。②多饮开水，忌食辛散食品及药物。③注意调节室内的温度、湿度。

（王雪峰）

zìhàn

自汗（spontaneous sweating）小儿不分寤寐，无故汗出过多的病证。多见于2～7岁儿童，男孩发病率高于女孩。"自汗"病名首见于宋·陈言《三因极一病证方论·自汗证治》："夫自汗，多因伤风伤暑及喜怒惊恐、房室虚劳，皆能致之。无问昏醒，浸浸自出者，名曰自汗。"指出了自汗的病因多为伤风伤暑及情志异常、身体虚弱所致。明·王肯堂《证治准绳·幼科·自汗》详尽阐述了此病的治法方药："表虚自汗，秋冬用桂；春夏用黄芪……若阳气偏虚……治法当用参芪甘温益气之药，使阳气外固而津液内藏，则汗止矣。"

小儿自汗多由体虚所致，主要病因为禀赋不足，调护失宜，也有责之于外感六淫或内伤杂病者。阴阳脏腑气血失调，营卫不和，卫阳不固，腠理开阖失司，则汗液外泄。根据其不分寤寐、无故汗出过多的症状特点即可做出诊断。临床可按以下证候辨证论治。①肺卫不固证：以头部、肩背部出汗明显，动则尤甚，神疲乏力，面色少华，平时易患感冒，舌质淡，舌苔薄白，脉细无力。治以益气固表。方用玉屏风散合牡蛎散加减。②营卫不和证：汗出遍身而不温，畏寒恶风，不发热，或伴有低热，精神疲倦，胃纳不振，舌质淡红，舌苔薄白，脉缓。治以调和营卫。方用黄芪桂枝五物汤加减。③气阴两虚证：常伴盗汗，形体消瘦，神委不振，心烦少寐，或伴低热、口干、手足心灼热，哭声无力，口唇淡红，舌质淡，舌苔少或见剥苔，脉细弱或细数。治以益气养阴。方用生脉散加味。

此病一般预后良好，但重症者可致津耗气伤，易患呼吸道感染等疾病，故应当及时调治。预防与调护：①进行适当的户外活动和体育锻炼，增强体质。②积极治疗各种急慢性疾病，注意病后调理，避免直接吹风。③注意个人卫生，勤换内衣，用干毛巾拭汗，避免受凉感冒。④汗多者应注意补充水分及容易消化而营养丰富的食物。⑤慎用或忌用辛散之药物或食品，以防腠理开泄，汗出更多。

（王雪峰）

盗汗 （night sweating）

睡中出汗，醒时汗止，以头面、颈项、背部出汗为主，汗出黏腻的病证。《黄帝内经》中称之为"寝汗"。"盗汗"一名出自汉·张仲景《金匮要略·血痹虚劳病脉证并治第六》："男子平人，脉虚弱细微者，喜盗汗也。"但此所指的盗汗为虚劳病的一个症状，而非独立病名。"小儿盗汗"之名出自隋·巢元方《诸病源候论·小儿杂病诸候·盗汗候》："盗汗者，眠睡而汗自出也。小儿阴阳之气嫩弱，腠理易开，若将养过温，因于睡卧，阴阳气交，津液发泄而汗自出也。"明·薛铠、薛己《保婴撮要·盗汗》指出："盗汗者，睡则汗出、寤则汗收也。自汗属阳虚、盗汗属阴虚。"更加明确了盗汗的概念和病机，亦提出了补肾养阴、养血清热、清心降火、消积清热等多种治法和方剂。

小儿盗汗有生理性和病理性之分。生理性盗汗多因睡前活动过多或进食过多所致。病理性盗汗因入睡之时，卫气入里，腠理不固，加上阴虚所生之虚热蒸津外泄，故睡时汗出；醒后卫气复归于表，腠理固密，虽阴虚内热，也不能蒸津外出，故醒后汗止。小儿盗汗据其睡中出汗、醒时汗止的表现特点，即可做出诊断。

临床按以下分型辨证论治。①阴虚内热证：盗汗，头身出汗较多，甚则淋漓不止，形体消瘦，口渴颧红，烦躁易怒，夜寐不宁，唇燥口干，便秘尿赤，舌尖红起刺，苔光或剥，脉数。治以滋阴降火。方用当归六黄汤加减。②气阴两虚证：汗出较多，形体消瘦，神委不振，心烦少寐，或伴低热、口干、手足心灼热，哭声无力，口唇淡红，舌质淡，苔

少或见剥苔，脉细弱或细数。治以益气养阴。方用黄芪生脉饮加味。③脾胃积热证：可伴自汗，头额心胸四肢多汗，病程较短，面色黄，两颊红，口臭纳呆，腹胀腹痛，大便或秘或泻，夹有不消化食物残渣，小便黄，睡卧不宁，或有夜间潮热，舌苔黄腻，脉滑。治以清热导滞，理脾消积。方用曲麦枳术丸合清热泻脾散加减。小儿盗汗配合外治法可增强疗效，如五倍子粉适量，温水或醋调成糊状，每晚临睡前敷脐中，橡皮膏固定。

此病若及时治疗，一般预后良好。预防与调护：①进行适当的户外活动和体育锻炼，增强小儿体质。②积极治疗各种急慢性疾病，注意病后调理。③避免直接吹风，以免受凉感冒。④合理喂养，饮食有节，避免饥饱无度及肥甘过度，以免损伤脾胃。⑤保持皮肤干燥，汗多时用柔软干毛巾擦拭，勿用湿冷毛巾，以免着凉。⑥慎用或忌用辛散食品及药物。⑦保持室内适宜的温度和湿度，有利于患儿的体温调节。

（王雪峰）

健忘 （amnesia）

以脑力衰减、记忆力差、遇事易忘为主要表现的疾病。病名首见于宋·王怀隐等《太平圣惠方·卷四·补心益智及治健忘诸方》："夫心者，精神之本，意智之根，常欲清虚，不欲昏昧，昏昧则气浊，气浊则神乱，心神乱则血脉不荣，气血俱虚，精神离散，恒多忧虑，耳目不聪，故令心智不利而健忘也。"并沿用至今。《黄帝内经》称之为"喜忘""善忘"；《备急千金要》《外台秘要》称之为"多忘"。

病因病机 健忘多与心脾两虚，心肾不交，痰浊内扰，情志

失常，肾精亏虚等内因有关。小儿先天不足或后天失养，心脾气血耗伤，不能上荣于脑，脑髓失养，则健忘；因过思伤脾或嗜食肥甘，脾失健运，痰浊内蕴，上蒙清窍，而致遇事善忘；或情志失调，肝气郁滞，影响到气血正常运行而健忘；小儿先天不足，肾精亏虚，髓海未充，神明失聪，脑失所养，更易健忘。此病病位在脑，可涉及心、脾、肾等脏，脑髓空虚是其基本病理变化。多为虚证，以心脾两虚、肾精亏虚多见。

诊断及鉴别诊断 诊断以临床表现为主，可结合 CT、脑血流图、脑地形图等检查辅助诊断。需与痴呆相鉴别。

诊断要点 以记忆力差、遇事常常遗忘为主要临床表现。头颅 CT、脑血流图、脑地形图等检查一般无异常。

鉴别诊断 小儿痴呆多指小儿神经发育缓慢，以致动作和语言发育延迟，学习困难，社会适应不良等。痴呆是因智能减退，不晓其事；而健忘是善忘前事，思维意识正常。

辨证论治 ①心脾不足证：遇事善忘，精神疲倦，睡卧不实，心悸纳差，舌淡，舌苔薄白，脉细弱。治以补养心脾。方用归脾汤加减。②心肾亏虚证：记忆力差，眩晕耳鸣，心烦寐差，腰膝酸软，舌红少苔，脉细数。治以滋养心肾。方用六味地黄丸合补心丹加减。③痰瘀内阻证：健忘，头晕而痛，身体困重，胸闷脘痞，心悸不宁，舌暗，苔腻，脉沉弦。治以祛痰化瘀。方用黄连解毒汤合麻黄杏仁甘草石膏汤加减。④肾精亏虚证：记忆力差，遇事善忘，形体疲惫，腰酸腿软，头晕耳鸣，五心烦热，舌红，脉细数。治以补肾填精。方用河车大造丸加减。

中成药治疗 ①人参归脾丸（人参、白术、茯苓、炙黄芪、当归、龙眼肉、酸枣仁、远志、木香、炙甘草）：用于心脾不足证。②柏子养心丸（柏子仁、党参、炙黄芪、川芎、当归、茯苓、制远志、酸枣仁、肉桂、醋五味子、半夏曲、炙甘草、朱砂）：用于心脾不足证。③读书丸（人参、远志、石菖蒲、菟丝子、生地黄、地骨皮、五味子、酸枣仁、当归、川芎）：用于心肾亏虚证。

其他疗法 可采用针灸疗法辅助治疗，取列缺、心俞、神门、中脘、足三里、少海穴。针刺，每日 1 次，5 次为 1 个疗程，间隔 2 日，再做第 2 个疗程，共做 4~12 个疗程。

转归预后 若治疗及时得当，一般预后良好。若是因器质性疾病引起的健忘，则需查明病因，针对病因治疗。

预防调护 对于健忘患儿应给予更多的关心和沟通，培养其良好的生活及学习习惯。

预防 ①注意孕产期保健，提倡优生优育。②按患儿各年龄阶段合理喂养及饮食。③注意防止小儿脑外伤、中毒及中枢神经系统感染。

调护 ①家长及老师要关心体谅患儿，对其进步及时给予表扬和鼓励。②帮助患儿树立信心，培养学习兴趣。

（王雪峰）

duōmèi

多寐（somnolence） 以白天发作、难以控制的入睡，唤之能醒，醒后又睡为主要表现的疾病。又称嗜睡、多卧、嗜卧。以精神疲倦、不分昼夜时时欲睡为临床特征。《灵枢经·口问》认为睡眠现象和阴阳二气有关，清醒是阳气

盛的表现，入睡是阴气盛的结果："阳气尽，阴气盛，则目瞑；阴气尽而阳气盛，则寤矣。"宋·王怀隐等《太平圣惠方·卷三·治胆热多睡诸方》认为胆热多寐的病因病机为："由荣卫气涩，阴阳不和，胸膈多痰，脏腑壅滞，致使精神昏浊，昼夜耽眠，此皆积热不除，肝胆气实，故令多睡也。"清·沈金鳌《杂病源流犀烛·不寐多寐源流》总结前人治疗经验提出："体重或浮而多寐，湿胜也，宜平胃散加防风、白术。食方已即困倦欲卧，脾气弱不胜食气也，俗名饭醉，宜六君子汤加山楂、神曲、麦芽。四肢怠惰而多寐，气弱也，宜人参益气汤。"西医学的发作性睡病、神经官能症与多寐症状类似者，可参考此病中医辨证论治。

病因病机 病因有阳气虚衰、脾胃气虚、湿邪困阻、瘀血阻窍、痰热内蕴。阳气虚衰多见于禀赋不足或久病患儿，脾胃气虚多为思虑劳倦所致。久居湿地，感受外湿，或过食生冷瓜果，损伤脾胃，导致内湿；或久病血行不利，或外伤导致络脉瘀滞，均可引起小儿多寐。在诸多病因中，以阳虚与湿困最为多见。阳虚则阴盛，故懈怠嗜卧；湿困则清阳不升，疲困多寐。此病病位在脑，可涉及脾、肾等相关脏腑。病机以虚为主，或虚中夹实。

诊断及鉴别诊断 以临床表现做出诊断，可结合脑电图等相关检查。主要与昏迷、厥证等相鉴别。

诊断要点 ①多有反复发作史。②不论白天黑夜，不分场合地点，精神委顿，随时可以入睡，呼之亦能觉醒，但未几又入睡，严重影响正常生活。③发热患儿，或热病后期，昏昏欲睡，为热病

邪正相争表现，不应以多寐论治。④需排除能导致意识障碍的严重器质性病变和感染性疾病。

鉴别诊断 ①昏迷：不省人事，神志不清，意识丧失，是临床上严重的证候。有少数浅昏迷患儿，虽偶有呼之能醒者，但最多不过偶能睁目示意而已，与多寐完全不同。②厥证：多有诱因，或正值大病之际，突然昏倒，不省人事，呼之不应，且伴有四肢逆冷，脉微欲绝之阴阳离决征象。

辨证论治 ①阳气虚衰证：精神疲惫，终日嗜睡，懒于言语，畏寒肢冷，舌淡苔薄，脉沉细无力。治以益气温阳。方用附子理中汤加减。若兼见思维迟钝，记忆力减退，甚或健忘，属髓海不足，治宜益肾填精。偏肾阳虚者用右归丸；偏肾阴虚者用左归丸。②脾气不足证：精神倦怠，嗜睡，食少，面色萎黄，四肢无力，舌苔薄白，脉虚弱。治以益气升清。方用补中益气汤加减。③湿邪困脾证：头重如裹，昏昏嗜睡，肢体沉重，胸闷泛恶，纳谷减少，大便稀溏，舌苔白腻，脉濡。治以燥湿健脾。方用参苓白术散加减。④痰热内蕴证：精神委顿，形体肥胖，昼夜嗜睡，胸闷痰多，舌苔厚腻，脉滑。治以化痰醒神。方用温胆汤加减。⑤瘀血阻窍证：头昏头痛，神倦嗜睡，病程较久，或头部有外伤史，舌质紫暗或有瘀斑，脉涩。治以化瘀通络。方用通窍活血汤加减。

中成药治疗 ①附桂八味丸（附子、肉桂、熟地黄、山药、山茱萸、泽泻、茯苓、牡丹皮）：用于阳气虚衰证。②补中益气丸（炙黄芪、党参、炙甘草、炒白术、当归、升麻、柴胡、陈皮）：用于脾气不足证。③复方丹参片（丹参、三七、冰片）：用于瘀血阻窍证。

其他疗法 可采用针刺、足浴疗法等辅助治疗。

针刺疗法 ①针刺治则以理气化痰，调神醒脑为主。湿邪困脾、阳气虚衰、肾精不足者可针灸并用，补法或平补平泻法。以督脉为主，针刺百会、四神聪、印堂、丰隆、足三里。湿邪困脾加脾俞、三阴交；阳气虚衰加气海、关元、脾俞、肾俞；肾精不足加关元、肾俞。②耳针疗法：去脑点、枕、内分泌、脾、肝、神门。每次选用3~5穴，毫针浅刺，留针30分钟，也可用王不留行贴压。③梅花针：选百会、风池、太阳等穴，常规消毒后，以梅花针轻轻叩打之，力度掌握在皮肤微微出血为佳。1日1次，10~15次为1个疗程。

足浴疗法 黄连15g，肉桂10g。置盆内，加入开水后闷泡15~30分钟，待药液温度降至50℃左右，浴足，并反复揉搓。每日早晚各1次。

转归预后 此病临床表现轻重不一，多数患者预后良好。

预防调护 此病影响儿童正常生活，需注重预防。一旦发病，必须在积极治疗的同时做好调护工作。

预防 ①注意生活起居，寒温需适宜，勿久居潮湿之地。②增加体育锻炼，增强体质，振奋精神。

调护 ①饮食要节制肥甘厚味，选取清淡而营养丰富的食物。②保持室内空气新鲜。

(王雪峰)

bùmèi

不寐 (insomnia) 经常不能获得正常睡眠的病证。又称失眠，目不瞑，不得眠。主要表现为睡眠时间、深度的不足，轻者入睡困难，或寐而不酣，时寐时醒，或醒后不能再寐，重者彻夜不寐。《黄帝内经》详细论述了此病病因，《灵枢经·大惑论》：“卫气不得入于阴，常留于阳。留于阳则阳气满，阳气满则阳跷盛；不得入于阴则气虚，故目不瞑矣。”《灵枢经·邪客》：“阴虚故目不瞑。”《黄帝内经素问·逆调论》：“胃不和则卧不安。”汉·张仲景将此病病因分为外感与内伤两大类，并提出“虚劳虚烦不得眠”。明·张介宾《景岳全书·杂证谟·不寐》指明了此病的病性：“有邪者多实证，无邪者皆虚证。”

病因病机 病因主要有饮食、情志、劳逸失调和病后体虚。①饮食不节：暴饮暴食，致宿食停滞，脾胃受损，痰热中阻，上扰清窍，胃气失和，阳气浮越于外，致不寐。浓茶、咖啡、长期嗜食肥甘厚味也可造成不寐。②情志失常：喜怒哀乐等情志过极均可导致脏腑功能失调，而发生不寐。情志不遂，暴怒伤肝，肝气郁结，肝郁化火，邪火扰动心神，神不安而不寐；或由五志过极，心火内炽，扰动心神而不寐；或由喜笑无度，心神激动，神魂不安而不寐；或由暴受惊恐，导致心虚胆怯，神魂不安，夜不能寐。③劳逸失调：劳倦太过则伤脾，过逸少动亦致脾虚气弱，运化不健，气血生化乏源，不能上奉于心，以致心神失养而不寐。或因思虑过度，伤及心脾，心伤则阴血暗耗，神不守舍而不寐。④病后体虚：久病血虚，心血不足，心失所养，心神不安而不寐。小儿不寐的病因虽多，但病机总属阳盛阴衰，阴阳失交，一为阴虚不能纳阳，一为阳盛不得入于阴。病位主要在脑，可涉及脾、肝、肾等相关脏腑。病机以邪实正虚，或以虚为主，或虚中夹实者多见。

诊断及鉴别诊断 依据临床表现做出诊断。主要需与一时性失眠、生理性少寐、其他病痛引起的失眠相鉴别。

诊断要点 ①轻者入寐困难或寐而易醒，醒后不寐，连续3周以上，重者彻夜难眠。②常伴有头痛、头昏、心悸、健忘、神疲乏力、心神不宁、多梦等症。③常有饮食不节，情志失常，劳倦、思虑过度，病后体虚等病史。

鉴别诊断 不寐单纯以失眠为主症，表现为持续的、严重的睡眠困难。若因一时性情志影响或生活环境改变引起的暂时性失眠不属病态。若因其他病痛引起失眠者，则应首先治疗其他相关疾病。

辨证论治 ①肝火扰心证：不寐多梦，甚则彻夜不寐，急躁易怒，伴头晕头胀，目赤耳鸣，口干而苦，不思饮食，便秘溲赤，舌红苔黄，脉弦而数。治以疏肝泻火，镇心安神。方用龙胆泻肝汤加减。②痰热扰心证：心烦不寐，胸闷脘痞，泛恶嗳气，伴口苦，头重，目眩，舌偏红，舌苔黄腻，脉滑数。治以清化痰热，和中安神。方用黄连温胆汤加减。③心脾两虚证：不易入睡，多梦易醒，心悸健忘，神疲食少，伴头晕目眩，四肢倦怠，腹胀便溏，面色少华，舌淡苔薄，脉细无力。治以补益心脾，养血安神。方用归脾汤加减。④心肾不交证：心烦不寐，入睡困难，心悸多梦，伴头晕耳鸣，腰膝酸软，潮热盗汗，五心烦热，咽干少津，舌红少苔，脉细数。治以滋阴降火，交通心肾。方用六味地黄丸合交泰丸加减。⑤虚烦不寐证：触事易惊，终日惕惕，胆怯心悸，伴

气短自汗，倦怠乏力，舌淡，脉弦细。治以益气镇惊，安神定志。方用安神定志丸合酸枣仁汤加减。

中成药治疗 ①逍遥丸（柴胡、当归、白芍、炒白术、茯苓、薄荷、炙甘草）：用于肝火扰心证。②归脾丸（党参、白术、黄芪、甘草、茯苓、远志、酸枣仁、龙眼肉、当归、木香、大枣、生姜）：用于心脾两虚证。③知柏地黄丸（知母、黄柏、熟地黄、山茱萸、牡丹皮、茯苓、泽泻、山药）：用于心肾不交证。

其他疗法 可以选用针刺疗法治疗。①毫针疗法：主穴选四神聪、神门、三阴交。心脾两虚证加心俞、脾俞；心肾不交证加心俞、肾俞、太溪。②耳针疗法：主穴选神门、心、皮质下、垂前。痰热扰心证加耳背、心、脾；心脾两虚证加脾、小肠；心肾不交证加肾；心胆气虚证加胆。

转归预后 预后视病情而定。病程不长，病因比较单纯者预后较好；病程长，病情易于反复者疗效欠佳；如病因不除或治疗失当，易产生变证和坏证。如痰热扰心证者，病情加重有成狂成癫之可能。

预防调护 不寐与情志变化关系较大，故除药物治疗外，还应针对患儿的心理状态进行疏导。

预防 积极调整心理情志，克服过度紧张、兴奋、焦虑、抑郁、惊恐、愤怒等不良情绪，做到喜怒有节，保持精神舒畅，尽量以放松的、顺其自然的心态对待睡眠。

调护 ①建立有规律的作息制度，从事适当的体力活动或体育锻炼，增强体质，持之以恒，促进身心健康。②养成良好的睡眠习惯。晚餐要清淡，不宜过饱，更忌浓茶、咖啡及吸烟。睡前避

免从事紧张和兴奋的活动，养成定时就寝的习惯。③睡眠环境要安宁，床铺要舒适，卧室光线要柔和，并减少噪声，去除各种影响睡眠的外在因素。

（王雪峰）

értóng duōdòng zōnghézhēng

儿童多动综合征（attention deficit hyperactivity disorder） 以与患儿年龄不相称的明显注意力不集中，不分场合的过度活动，情绪冲动并伴有认知障碍和学习困难，智力正常或接近正常等为主要临床表现的疾病。又称注意力缺陷多动症、注意力缺陷多动障碍、轻微脑功能障碍。是一种较常见的儿童时期行为障碍性疾病。中医古代文献中无此病名，但有与此病相关的记载。《黄帝内经素问·生气通天论》："阴平阳秘，精神乃治。"为应用阴阳学说论治此病提供了理论依据。元·朱震亨《格致余论·相火论》认为妄动是相火亢盛所为："太极动而生阳，静而生阴，阳动而变，阴静而合……火内阴而外阳，主于动者也，故凡动皆属火……相火易起，五性厥阳之火相煽，则妄动矣。"此病与中医病证中躁动、健忘、失聪等有关。其好发年龄为学龄期。男孩发病率较高，男女比例为（4~9）：1。

病因病机 病因包括先天禀赋不足，后天护养不当，病后及情志失调，产伤外伤等。①先天不足，元阴亏虚，脑髓失养，元神失守，则注意力不易集中，多动多语，记忆力差。②过食肥甘、辛辣、生冷之物，或病后失养等，心神失养，阴阳失调，则注意力涣散，心神不宁。③因产伤及其他外伤引起气血瘀滞，经脉不畅，心肝失养，则心神不宁，行为冲动。④小儿为稚阴稚阳之体，脾

常不足，情绪不稳，加之环境、教育等因素影响，心神不定，脾意不藏，则冲动任性，躁动不安。此病主要病位在心、肝、脾、肾。病理性质多为本虚标实，以阴虚为本，以痰浊、瘀血为标。动为阳、静为阴，此病主要病机为阴阳平衡失调，即阳动有余，阴静不足。

诊断及鉴别诊断 诊断以临床表现为主，结合脑电图、脑地形图检查，参考乙酰胆碱皮内试验、酚妥拉明皮内试验等。主要需与正常顽皮儿童、孤独症、多发性抽搐症相鉴别。

诊断要点 如下述。

注意力不集中（至少具备下列6条）：①常常不能仔细地注意细节，或在做功课或其他活动中出现漫不经心的错误。②在完成任务或做游戏时常常无法保持注意力，往往有始无终。③别人对其讲话时常常显示出没在听的状态。④常常无法始终遵守指令，无法按时完成功课。⑤常常遗失生活必需品，如作业本、书、笔、玩具等。⑥常回避或极其厌恶家庭作业。⑦易被外界刺激吸引。⑧组织任务和活动的能力常常受损。

活动过度（至少具备下列3条）：①双手或双足常常不安稳或坐着时蠕动。②不能静坐于自己的座位上。③常在不适当的场合奔跑或登高爬梯。④难于安静地参与娱乐活动。⑤表现出持久的运动过分，社会环境或他人的要求无法使其显著改观。

冲动性（至少具备下列1条）：①常在他人提问未完时其答案即脱口而出。②在游戏或有组织的场合不能排队或按顺序等候。③经常打扰或干涉他人。④常说话过多，不能对社会规则做出恰当的反应。

以上症状均持续至少6个月以上。

7岁以前起病。

排除其他精神发育障碍性疾病，如孤独症。

体格检查动作不协调，如翻手试验、指鼻和指指试验、对指试验、跟膝试验阳性可作为辅助诊断。

脑电图检查约半数以上有异常，多表现为慢波活动增多。脑地形图检查多有慢波增多，大脑皮层功能调节差等改变。

乙酰胆碱皮内试验、酚妥拉明皮内试验可做参考，前者阳性率较高。

鉴别诊断 ①正常顽皮儿童：虽有时注意力不集中，但大部分时间能正常学习；上课和集体活动时能遵守纪律，一旦出现小动作，一经指出即能自我制约而停止。②孤独症：常有活动过多，易冲动和注意力集中困难的症状，与严重的儿童多动综合征非常相似。但其不能与周围人建立感情联系，行为表现重复单一，严重的社会交往障碍和语言功能障碍是与儿童多动综合征的根本区别。③多发性抽搐症（抽动-秽语综合征）：有不自主地运动性抽搐和发声性抽搐，表现为频繁挤眼、皱眉、耸肩、摇头，或喉中不自主发出异常声音。

辨证论治 ①肾虚肝亢证：多动难静，急躁易怒，冲动任性，难以控制，神思涣散，动作笨拙，注意力不集中，五心烦热或两颧发红，睡眠不宁，或学习成绩低下，记忆力欠佳，或有遗尿，腰酸乏力，舌红苔薄，脉弦细。治以滋水涵木，平肝潜阳。方用杞菊地黄丸加减。②心脾两虚证：神思涣散，注意力不集中，神疲肢倦，少寐，多动不安，头晕健忘，思维缓慢，做事有头无尾，食少便溏，面色委黄，舌淡苔白，脉弱无力。治以健脾养心，益气宁神。方用归脾汤合甘麦大枣汤加减。③痰火内扰证：多动多语，烦躁易怒，冲动任性，难以制约，兴趣多变，注意力不集中，胸闷烦热，懊恼不眠，口苦食少，口渴多饮，便干溲赤，舌红苔黄腻，脉滑数。治以清热化痰，宁心安神。方用黄连温胆汤加减。

中成药治疗 ①静灵口服液（熟地黄、山药、茯苓、牡丹皮、远志、泽泻、龙骨、女贞子、黄柏、知母、五味子、石菖蒲）：用于肾虚肝亢证。②杞菊地黄丸（枸杞子、菊花、熟地黄、酒萸肉、牡丹皮、山药、茯苓、泽泻）：用于肾虚肝亢证。③天王补心丸（丹参、当归、石菖蒲、党参、茯苓、五味子、麦冬、天冬、地黄、玄参、制远志、炒酸枣仁、柏子仁、桔梗、甘草、朱砂）：用于心脾两虚证。④人参归脾丸（人参、白术、茯苓、炙黄芪、当归、龙眼肉、酸枣仁、远志、木香、炙甘草）：用于心脾两虚证。

其他疗法 可采用针刺、推拿疗法等辅助治疗。

针刺疗法 ①毫针疗法：主穴取内关、太冲、大椎、曲池。注意力不集中者配穴取百会、四神聪、大陵；行为活动过多者配定神、安眠、心俞；情绪烦躁易怒者配神庭、膻中、照海。得气后留针30分钟，1日1次。②耳针疗法：取心、神门、交感、脑点，毫针刺。取兴奋点、脑干、皮质下、肾，用王不留行压穴，胶布固定，每日按压2~3次。

推拿疗法 揉内关、神门，按揉百会，摩腹，按揉足三里，捏脊，擦督脉、膀胱经第一侧线，

1 日 1 次。肾虚肝亢证加揉肾俞、命门，清肝经；心脾两虚证加补脾经、揉心俞。

转归预后　经积极治疗的患儿预后较好，只有少数到成人时有人格障碍。未经治疗或很少治疗的患儿，随年龄增长，无目的性的过度活动会降低，但约有1/3患儿会有遗留症状，或反社会人格障碍，或焦虑症和类神经分裂症等。

预防调护　应给予良好的教育和正确的心理疏导，合理安排作息时间，养成良好的生活及学习习惯；努力营造一个和谐、温馨的家庭和社会环境。

预防　①注意孕产期保健，保持心情愉快，营养均衡，提倡优生优育，防止妊娠疾病及产伤。②合理喂养及饮食，多吃新鲜蔬果，尽量控制含色素、香精、糖精、防腐剂的食品及饮料摄入。③注意防止小儿脑外伤、中毒及中枢神经系统感染。

调护　①家长及老师要关心体谅患儿，对患儿的进步应及时给予表扬和鼓励，教育要循序渐进，切勿急躁、训斥打骂。②帮助患儿树立信心，明确学习目的，消除紧张情绪，培养学习兴趣和自制能力。③加强对患儿的行为管理，谨防患儿破坏性、危险性行为的发生。

(王雪峰)

xiǎo'ér gānxì jíbìng

小儿肝系疾病（pediatric disease of the liver system）
由于先天禀赋、感受外邪、情志内伤等原因引起小儿肝脏系统病理变化产生的疾病。以抽搐动风、肢体拘挛、四肢不用、胁痛黄疸等为主要症状，包括癫痫、惊风、疼病、多发性抽搐症、黄疸、痹病、痿病、大脑性瘫痪等疾病。

肝藏血，主疏泄，五行属木，在体合筋，开窍于目，其华在爪，在志为怒，与胆互为表里。具有保持周身气机疏通畅达的作用。肝气具有主升、主动、主散的特点，其生理功能主要表现在调节精神情志，促进消化吸收以及维持气血津液的运行等方面。《黄帝内经素问·至真要大论》："诸风掉眩，皆属于肝。"这种由于肝阳过于亢奋，由内而生的风，并非外感六淫之风邪，称之为"内风"。因而，在临床辨证中，将具有抽搐、痉挛、震颤、动摇、头痛眩晕等症状的病证都归属于肝，惊风是自古至今的儿科要证。明·万全提出了小儿"肝常有余"的观点，指出小儿肝气未实、经筋刚柔未济的特点，表现为好动，易发惊惕、动风。人的情志活动与肝的疏泄功能密切相关。肝气疏畅条达，则气血调和，心情开朗。肝失疏泄，气机不畅，则情志压抑郁闷，或烦躁易怒。近年来，人们越来越重视情志因素对儿童疾病的影响，精神行为异常的疾病如多发性抽搐症等是目前儿科临床的常见疾病。中医药在小儿肝系疾病的治疗、康复中发挥着重要作用。

(马　融)

xiǎo'ér diānxián

小儿癫痫（epilepsy of children）
以突然仆倒，昏不识人，口吐涎沫，两目上视，肢体抽搐，惊掣啼叫，喉中发出异声，片刻即醒，醒后如常为主要表现，具有反复发作特点的疾病。又称痫病、痫证。20 世纪 70 年代中国湖南长沙马王堆汉墓出土的帛书《五十二病方》中就有关于小儿癫痫的记载。宋·陈言《三因极一病证方论·癫痫叙论、癫痫证治》提出了"癫痫"病名及发病原因：

"夫癫痫病，皆因惊动，使脏气不平，郁而生涎，闭塞诸经，厥而乃成；或在母胎中受惊，或少小感风寒暑湿，或饮食不节，逆于脏气，详而推之，三因备具。"历代医家对小儿癫痫的命名很多，根据病机属性有阴痫、阳痫；根据病因和症状的不同有惊痫、风痫、食痫、痰痫、瘀血痫；根据病变部位有颠疾、筋癫、骨癫、脉癫、痫瘈、筋挛等；根据发作时的声音特点有马痫、羊痫、猪痫、犬痫、鸡痫、牛痫；按五脏主病区别有心痫、肝痫、脾痫、肺痫、肾痫。小儿癫痫是临床常见病，据 5 省（区）农村地区 2002 年 55616 人的随机整群抽样调查报告，患病率为 7.0‰，活动性癫痫患病率为 4.6‰，年发病率 28.8/10 万人口，其中在 9 岁以前发病者近 50%。癫痫是中西医共用之病名，但其含义不尽相同。西医学的癫痫范围较广，而中医学的癫痫，从古籍所记载的发作时症状看，主要指西医学癫痫中的全身强直-阵挛性发作。

病因病机　病因有先天与后天之分。先天之因主要为胎中受惊，妊娠期调护失宜；后天之因包括风、痰、惊、瘀、食等。病位主要在肝、心、脾、肾。病机可归纳如下。①顽痰内伏：痰之所生，常因小儿脾常不足，内伤积滞，水聚为痰，痰阻经络，上逆窍道，阻滞脏腑气机升降之路，致使阴阳气不相顺接，清阳被蒙，窍闭神匿，因而作痫。②暴受惊恐：儿在母腹之中，动静莫不随母，若母惊于外，则胎感于内，生后若有所犯，则引发癫痫。小儿神气怯弱，元气未充，尤多痰邪内伏，若乍见异物，猝闻异声，或不慎跌仆，暴受惊恐，可致气机逆乱，痰随气逆，蒙蔽清窍，阻滞经络，则发为癫痫。③惊风频发：外感瘟疫邪毒，化热化火，火盛生风，风盛生痰，风火相煽，痰火交结，可发惊风。惊风频作，未得根除，风邪与伏痰相搏，进而扰乱神明，闭塞经络，亦可继发癫痫。④颅脑外伤：难产手术或颅脑外伤，血络受损，血溢络外，瘀血停积，脑窍不通，以致精明失主，昏乱不知人，筋脉失养，抽搐顿作，即发为癫痫。

诊断及鉴别诊断 根据其临床表现、发作特点，结合脑电图便可明确诊断。需与屏气发作、癔症、多发性抽搐症、昏厥、习惯性阴部摩擦、症状性癫痫等相鉴别。

诊断要点 ①主症：猝然仆倒，不省人事，四肢抽搐，项背强直，口吐涎沫，牙关紧闭，目睛上视。瞳仁散大，对光反射迟钝或消失。②反复发作，可自行缓解。③急性起病，经救治多可恢复，日久频发者，可导致智力低下、健忘等症。④病发前常有先兆症状，发病可有诱因。⑤脑电图表现异常。

鉴别诊断 ①屏气发作：每次发作都存在诱因。其发作过程是，哭喊之后呼吸暂停（呼气相），继之面色青紫或苍白，意识丧失，少数患儿可有角弓反张、强直抽搐或尿失禁。②癔症：多见于年长儿，与精神因素密切相关。昏厥后缓慢倒下，不受伤，面色无改变，瞳孔反射正常，发作后能记忆。癔症性抽搐杂乱无规律，不伴有意识丧失和二便失禁。暗示疗法可终止其发作，脑电图正常。癔症性发作与周围环境有关，常在引人注意的时间、地点发作，周围有人时发作加重。③多发性抽搐症：多从反复眨眼开始，呈波浪式进展，逐步发展

至颈、肩、四肢及全身。可有脑电图异常，多无特异性，无痫性放电波。④昏厥：多发生于立位时，很少发生于卧位。发生前有头晕、眼花、面色苍白、腹部不适等前驱症状。可见面色苍白、血压降低，脉搏慢而弱，无呼吸暂停，极少见抽搐。发作时脑电图主要为慢波，发作后正常。⑤习惯性阴部摩擦：发作时面色红润，神志清楚，无真正的抽动。分散注意力可终止发作。脑电图正常。⑥症状性癫痫：由已知的脑病变引起，包括脑的器质性、结构性病变，或生化代谢等原因，如脑发育畸形、缺氧性脑损伤、颅内肿瘤、先天性代谢病等。

辨证论治 小儿癫痫在发作时症状严重，但就诊时往往一切正常，部分患儿甚至无证可辨。因此，在非发作期可参考发作时的症状表现、病史、诱因、患儿体质、脑电图等资料进行辨证。①惊痫：起病前常有惊吓史，发作时惊叫，吐舌，急啼，神志恍惚，面色时红时白，惊惕不安，如人将捕之状，四肢抽搐，舌淡红苔白，脉弦滑，乍大乍小，指纹色青。治以镇惊安神定志。方用镇惊丸加减。②痰痫：发作时痰涎壅盛，喉间痰鸣，瞪目直视，神志恍惚，状如痴呆、失神，或仆倒于地，手足抽搐不甚明显，或局部抽动，智力逐渐低下，或头痛、腹痛、呕吐、肢体疼痛，骤发骤止，日久不愈，舌苔白腻，脉弦滑。治以顺气豁痰开窍。方用涤痰汤加减。③风痫：发作常由外感发热引起，发作时突然仆倒，神志不清，颈项及全身强直，继而四肢抽搐，两目上视或斜视，牙关紧闭，口吐白沫，口唇及面部色青，舌苔白，脉弦滑。治以平肝息风止痉。方用定痫丸加减。

④瘀血痫：发作时头晕眩仆，神识不清，单侧或四肢抽搐，抽搐部位及动态较为固定，头痛，大便干硬如羊矢，舌红少苔或见瘀点，脉涩，指纹沉滞。治以活血通窍息风。方用通窍活血汤加减。⑤脾虚痰盛证：发作频繁或反复发作，神疲乏力，面色无华，时作眩晕，食欲欠佳，大便稀薄，舌淡苔薄白，脉细软。治以健脾化痰。方用六君子汤加味。⑥脾肾两虚证：发病年久，屡发不止，时有眩晕，智力迟钝，腰膝酸软，神疲乏力，少气懒言，四肢不温，睡眠不宁，大便稀溏，舌淡红苔白，脉沉细无力。治以补益脾肾。方用河车八味丸加减。

中成药治疗 医痫丸（生白附子、制天南星、制半夏、猪牙皂、炒僵蚕、制乌梢蛇、蜈蚣、全蝎、白矾、雄黄、朱砂）：用于惊痫。

其他疗法 可以采用针刺疗法、埋藏疗法等辅助治疗。癫痫持续状态需结合西医疗法，对难治性癫痫可以分别试用中医、西医或中西医结合治疗。

针刺疗法 ①毫针疗法：实证取人中、合谷、十宣、涌泉。用泻法。虚证取大椎、神门、心俞、丰隆、内关。平补平泻法。均为隔日1次。癫痫持续状态取内关、人中、风府、大椎、后溪、申脉，或长强、鸠尾、阳陵泉、筋缩，或头维透率谷、百会透强间。②耳针疗法：取胃、皮质下、神门、枕、心。每次选用3~5穴，留针，间歇捻针。或埋针3~7天。用于癫痫发作频繁，难以控制者。

埋藏疗法 常用穴：大椎、腰奇、鸠尾。备用穴：翳风。每次选用2~3穴，埋入医用羊肠线，常用穴和备用穴轮换使用。

用于癫痫发作较重的患儿。

转归预后 大部分患儿经过恰当的治疗可获得缓解，维持缓解3年以上者可评为痊愈。反复发作者发作末期可出现明显的智能障碍和脑萎缩。此病一般预后尚可，伴有脑部病变者病情往往难以得到控制。

预防调护 良好的生活习惯、合理的护理可有效降低小儿癫痫的发作频度，能够尽可能地避免由于疾病发作而带来的继发伤害。

预防 ①妊娠期保健：孕妇应保持心情舒畅，情绪稳定，避免精神刺激，避免跌仆或撞击腹部。②预防产伤、外伤：孕妇应定期进行产前检查，临产时注意保护胎儿，及时处理难产，使用产钳或胎头吸引器时要特别慎重，避免窒息，注意防止颅脑外伤。③防受惊恐：禁止观看恐怖性影视剧，避免惊吓。④防止后遗症：对急惊风、小儿暑温、小儿疫毒痢等病证治疗必须彻底，除痰务尽，慎防留有痰湿阻络扰心等后遗症。

调护 ①控制发作诱因，如高热、惊吓、紧张、劳累、情绪激动等。在发作期禁止玩电子游戏机等。②禁止患儿到水边、火边玩耍，或持刀剪锐器，以免发生意外。③抽搐时，切勿强力制止，以免扭伤。应使患儿保持侧卧位，用纱布包裹压舌板放在上下牙齿之间，促使呼吸通畅、痰涎流出，以免咬伤舌头或发生窒息。④抽搐后，往往疲乏昏睡，应保证患儿休息，避免噪声，不宜急于呼叫，使其正气得以恢复。

(马 融)

jīngfēng

惊风（infantile convulsion） 以抽搐、昏迷为主要表现的小儿常见急、危、重病证。又称惊厥，俗称抽风。

隋代之前的医家往往"惊痫"并称，或称之为"发搐""瘛"等。隋·巢元方《诸病源候论·小儿杂病诸候·惊候》："小儿惊者，由血气不和，热实在内，心神不定，所以发惊，甚者掣缩变成痫。"记载了惊候，并说明可以发展为癫痫。宋·王怀隐等《太平圣惠方》中明确将惊风与癫痫区分，并创立了急惊风、慢惊风的命名，对急惊风的证候有详细描述。宋·钱乙《小儿药证直诀·脉证治法》认为心主惊、肝主风是惊风的发病基础，指出急惊风的病位在心肝，慢惊风的病位在脾胃，提出急惊风用凉泻，慢惊风用温补的治疗原则，对急、慢惊风从阴阳属性、病理转归及治疗原则诸方面，做出了创见性的论述，规范了后世对于急、慢惊风的分类辨证。明·万全认识到惊风可由多种原因和疾病引起，并将脐风发搐、泄利发搐等归入急惊风，拓宽了急惊风的范畴，提出惊风不愈可以变瘫、变痫、变喑，对惊风的变证及预后有了更进一步的认识。清·吴瑭《温病条辨·解儿难》认为惊风病因以外感六淫为主，提出了寒痉、风温痉、温热痉、暑痉、湿痉、燥痉、内伤饮食痉、客忤痉、本脏自病痉等九候，充实了惊风的病因学说，还指出治病必求本，提出了辨因治本的观点。在治法上，清·夏鼎《幼科铁镜·阐明发惊之由兼详治惊之法》提出了"疗惊必先豁痰，豁痰必先祛风，祛风必先解热……解热必先驱邪"的论点，对临床具有重要的指导意义。

惊风可发生在许多疾病之中，年龄越小，发病率越高，以1~5岁儿童多见，7岁以上则逐渐减少。其病情往往比较凶险，变化迅速，甚至危及儿童生命。古代医家认为惊风是一种恶候。朝鲜·许浚《东医宝鉴·杂病篇卷之十一·小儿》："小儿疾之最危者，无越惊风之证。"西医学称此证为小儿惊厥。其中伴有发热者，多为颅外、颅内感染性疾病所致；不伴有发热者，多为水及电解质紊乱、低血糖、药物中毒、食物中毒、遗传代谢性疾病、脑外伤、癫痫、脑瘤等疾病所致。

惊风的主要临床表现，可归纳为四证（见惊风四证）、八候（见惊风八候）。四证即热、痰、惊、风；八候为搐、搦、颤、掣、反、引、窜、视。八候的出现，表示惊风已在发作，但惊风发作时，八候不一定全部出现。惊风的发病有急有缓，证候表现有虚有实、有寒有热，因而临床一般分为急惊风、慢惊风两大类。凡起病急暴、属阳属实者，称为急惊风；凡病久中虚、属阴属虚者，称为慢惊风。慢惊风中若出现纯阴无阳的危重证候，称为慢脾风。

(马 融)

jíjīngfēng

急惊风（acute infantile convulsion） 起病急暴，病证性质属阳属实的惊风病证。主要临床表现为高热、抽风、昏迷等一系列症状，被归纳为惊风四证，即热、痰、惊、风，急惊风发病时往往四证俱备。

病因病机 病因主要是感受外邪、内蕴湿热、暴受惊恐，以感受外邪最常见。主要病机是热、痰、惊、风相互影响，互为因果。肝主风、心主惊，故病位主要在肝、心。小儿外感时邪，易从热化，热盛生痰，热极生风，痰盛发惊，惊盛生风，则发为急惊风。

①外感时邪：包括六淫之邪和疫疠之气。小儿肌肤薄弱，卫外不固，若冬春之季，寒温不调，气候骤变，感受风寒或风热之邪，邪袭肌表或从口鼻而入，易于传变，郁而化热，热极生风；小儿元气薄弱，真阴不足，易受暑邪，暑为阳邪，化火最速，传变急骤，内陷厥阴，引动肝风；暑多夹湿，湿蕴热蒸，化为痰浊，蒙蔽心窍，痰动则风生；若感受疫疠之气，则起病急骤，化热化火，逆传心包，火极动风。②内蕴湿热：饮食不洁，误食污秽或毒物，湿热疫毒蕴结肠腑，内陷心肝，扰乱神明，而致痢下秽臭，高热昏厥，抽风不止，甚者肢冷脉伏，口鼻气凉，皮肤花斑。③暴受惊恐：小儿元气未充，神气怯弱，若猝见异物，乍闻异声，或不慎跌仆，暴受惊恐，惊则气乱，恐则气下，致使心失守舍，神无所依，轻者神志不宁，惊惕不安；重者心神失主，痰涎上壅，引动肝风，亦可发为惊风。

诊断及鉴别诊断　以临床表现结合既往病史，必要时结合脑电图以明确诊断。由于临床表现以神昏、抽搐为主，因此需与癫痫、脐风、厥证等进行鉴别。

诊断要点　①多见于3岁以下婴幼儿，5岁以上则逐渐减少。②以四肢抽搐，颈项强直，角弓反张，神志昏迷为主要临床表现。③有感受各种外邪，或暴受惊恐史。④有明显的原发疾病，如感冒、肺炎喘嗽、疫毒痢、疟腮、暑温等。中枢神经系统感染者，神经系统检查病理反射阳性。⑤必要时可做大便常规、大便细菌培养、血培养、脑脊液等检查协助诊断。

鉴别诊断　①小儿癫痫：发作多有突然仆倒，不省人事，四肢抽搐，口吐白沫或作畜鸣声，须臾抽搐停止，神情如常。一般不发热，年长儿较为多见，有反复发作史，可有家族史，脑电图检查可见癫痫波。②脐风：以唇青口撮，牙关紧闭，苦笑面容，甚至四肢抽搐，角弓反张为主症，与急惊风有相似之处。但脐风只见于新生儿，多出现在生后4~7天，因断脐时处理不当，被秽邪风毒侵入所致，根据病史、发病年龄、典型症状等不难鉴别。③厥证：由于阴阳失调、气机逆乱引起，以突然昏倒，不省人事，四肢厥逆为主要表现的病证。其鉴别要点在于，厥证四肢厥冷而无肢体抽搐、强直等表现。

辨证论治　①风热动风证：起病急骤，发热，头痛，鼻塞，流涕，咳嗽，咽痛，随即出现烦躁、神昏、惊风，舌苔薄白或薄黄，脉浮数。治以疏风清热，息风定惊。方用银翘散加减。②气营两燔证：起病较急，壮热多汗，头痛项强，恶心呕吐，烦躁嗜睡，抽搐，口渴便秘，舌红苔黄，脉弦数。病情严重者高热不退，反复抽搐，神志昏迷，舌红苔黄腻，脉滑数。治以清气凉营，息风开窍。方用清瘟败毒饮加减。③邪陷心肝证：起病急骤，高热不退，烦躁口渴，谵语，神志昏迷，反复抽搐，两目上视，舌质红，苔黄腻，脉数。治以清心开窍，平肝息风。方用羚角钩藤汤加减合安宫牛黄丸。④湿热疫毒证：持续高热，频繁抽风，神志昏迷，谵语，腹痛呕吐，大便黏腻或夹脓血，舌质红，舌苔黄腻，脉滑数。治以清热化湿，解毒息风。方用黄连解毒汤合白头翁汤加减。⑤惊恐惊风证：暴受惊恐后惊惕不安，身体颤栗，喜投母怀，夜间惊啼，甚至惊厥、抽风，神志

不清，脉律不整，指纹紫滞。治以镇惊安神，平肝息风。方用琥珀抱龙丸加减。

中成药治疗　①小儿回春丹（牛黄、珍珠粉、天竺黄、胆南星、煅青礞石、川贝母、制半夏、制南星、黄连、胡黄连、菖蒲、麝香、朱砂）：用于风热动风证。②安宫牛黄丸（牛黄、郁金、水牛角浓缩粉、黄芩、黄连、雄黄、栀子、朱砂、冰片、人工麝香、珍珠）：用于邪陷心肝证。③牛黄镇惊丸（牛黄、全蝎、炒僵蚕、珍珠、人工麝香、朱砂、雄黄、天麻、钩藤、防风、琥珀、胆南星、制白附子、制半夏、天竺黄、冰片、薄荷、甘草）：用于惊恐惊风证。④羚羊角粉（羚羊角）：用于急惊风各证。

其他疗法　可以采用针刺疗法、小儿推拿疗法等辅助治疗。惊风发作时常需同时使用西医疗法止痉。

针刺疗法　①毫针疗法：急惊风中的外感惊风，取穴水沟、合谷、太冲、手十二井（少商、商阳、中冲、关冲、少冲、少泽），或十宣、大椎。上穴均施行捻转泻法，强刺激。水沟穴向上斜刺，用雀啄法。手十二井或十宣点刺放血。湿热惊风，取穴水沟、中脘、丰隆、合谷、内关、神门、太冲、曲池。上穴施以提插捻转泻法，留针20~30分钟，留针期间3~5分钟施术1次。②耳针疗法：取穴神门、脑（皮质下）、心、脑点、交感。强刺激，每隔10分钟捻转1次，留针60分钟。

推拿疗法　惊风欲作时，大敦穴上拿之，或解溪穴拿之。惊风发作时，身向前屈者，将委中穴掐住；身向后仰者，掐膝眼穴。牙关不利，神昏窍闭，掐合谷穴。

转归预后 大部分患儿经过及时治疗可获得满意的疗效。如病情严重，惊厥持续时间较长，造成脑缺氧，可导致脑细胞的不可逆损伤。

预防调护 提高预防意识可明显减少儿童患病过程中出现惊风的可能。及时合理的调护可以避免因惊风产生的继发伤害。

预防 ①加强体育锻炼，增强体质。②避免时邪感染；注意饮食卫生，不吃腐败变质食物；避免跌仆惊骇。③按时免疫接种，预防传染病。④有高热惊厥史的患儿，在发热初期，及时给予解热降温药物，必要时加服抗惊厥药物。⑤对于暑温、疫毒痢的患儿，要积极治疗原发病，防止惊风反复发作。

调护 ①抽搐发作时，切勿强制按压，以防骨折。应将患儿平放，头侧位，并用纱布包裹压舌板，放于上、下牙齿之间，以防咬伤舌体。②保持呼吸道通畅。痰涎壅盛者，随时吸痰，同时给氧。③保持室内安静，避免刺激。④随时观察患儿面色、呼吸及脉搏变化，防止疾病突然变化。

(马 融)

mànjīngfēng

慢惊风（chronic infantile convulsion） 病程持久，患儿体质虚弱，病证性质属阴属虚的惊风病证。发病来势缓慢，抽搐无力，时作时止，反复难愈，常伴有瘫痪、昏迷等症。

病因病机 ①脾胃虚弱：由于暴吐暴泻，或他病妄用汗、下之法，导致中焦受损，脾胃虚弱，脾土既虚，则肝旺，肝亢化风，致成慢惊之证。②脾肾阳虚：若胎禀不足，脾胃素虚，复因吐泻日久，或误服寒凉，伐伤阳气，以致脾阳式微，阴寒内盛，不能

温煦筋脉，而致时时搐动之慢脾风。③阴虚风动：急惊风迁延失治，或温热病后期，阴液亏耗，肝肾精血不足，阴虚内热，灼烁筋脉，以致虚风内动而成慢惊风。患儿体质多羸弱，素有脾胃虚弱或脾肾阳虚，而致脾虚肝亢或虚极生风。此外，也有急惊风后祛邪未尽，而致肝肾阴虚，虚风内动。病位在肝、脾、肾。性质以虚为主，也可见虚中夹实证。

诊断及鉴别诊断 以病程、临床表现做出诊断，同时注意结合病史及各项相关检查以确定原发病诊断。需与急惊风相鉴别。

诊断要点 ①具有急惊风、长期泄泻、反复呕吐、解颅、维生素D缺乏性佝偻病、初生不啼等病史。②多起病缓慢，病程较长。症见面色苍白，嗜睡无神，抽搐无力，时作时止；或两手颤动，筋惕肉瞤，脉细无力。③根据患儿的临床表现，结合血液生化、脑电图、脑脊液、头颅CT等检查，以明确诊断原发病。

鉴别诊断 急惊风：起病暴急，病程短，昏迷明显，高热，舌苔黄，脉数有力，病证性质属阳属实属热。慢惊风：起病缓慢，病程长，昏迷不明显，低热或无发热，舌苔白腻或黄，脉细无力，病证性质属阴属虚属寒。

辨证论治 ①脾虚肝亢证：精神委靡，嗜睡露睛，面色委黄，不欲饮食，大便稀溏，色带青绿，时有肠鸣，四肢不温，抽搐无力，时作时止，舌淡苔白，脉沉弱。治以温中益气，缓肝理脾。常用缓肝理脾汤加减。②脾肾阳衰证：精神委顿，昏睡露睛，面白无华或灰滞，口鼻气冷，额汗不温，四肢厥冷，溲清便溏，手足蠕动震颤，舌质淡，舌苔薄白，脉沉微。治以温补脾肾，回阳救逆。

常用固真汤合逐寒荡惊汤加减。③阴虚风动证：精神疲惫，形容憔悴，面色委黄或时有潮红，虚烦低热，手足心热，易出汗，大便干结，肢体拘挛或强直，抽搐时轻时重，舌绛少津，苔少或无苔，脉细数。治以育阴潜阳，滋肾养肝。常用大定风珠加减。

其他疗法 可以采用小儿推拿疗法、针灸疗法等辅助治疗。

推拿疗法 运五经，推脾土，揉脾土，揉五指节，运内八卦，分阴阳，推上三关，揉涌泉，掐足三里。

针灸疗法 ①针刺疗法：取穴脾俞、胃俞、中脘、天枢、气海、足三里、太冲，太冲穴施捻转泻法，余穴皆用补法，用于脾虚肝亢证。取穴脾俞、肾俞、章门、关元、印堂、三阴交，诸穴均用补法，用于脾肾阳衰证。取穴关元、百会、肝俞、肾俞、曲泉、三阴交、太溪、太冲，诸穴均用补法，用于阴虚风动证。②艾灸疗法：取穴大椎、脾俞、命门、关元、气海、百会、足三里，用于脾虚肝亢证、脾肾阳衰证。

转归预后 此证病势缠绵，因原发疾病多样，预后视原发疾病的不同而有很大差异。

预防调护 积极预防与合理护理可以改善患儿体质，提高生活质量。

预防 ①加强体育锻炼，增强体质，提高抗病能力。②注意饮食卫生，避免食入不洁食物。③积极治疗原发病，尤其要防止急惊风反复发作。

调护 ①抽搐发作时，切勿强行牵拉，以防伤及筋骨。②保持呼吸道通畅。痰涎壅盛者，随时吸痰，同时给氧。③抽搐时要禁食。搐止后以流质素食为主，

不会吞咽者，给予鼻饲。病情好转后，给予高营养、易消化食物。④对于长期卧床的患儿，要经常改变体位，勤擦澡，多按摩，防止发生褥疮。

（马 融）

mànpífēng
慢脾风（chronic convulsion due to spleen disorder）

慢惊风病程中，出现面白无华、四肢厥冷，甚至心悸气促、脉微细欲绝等纯阴无阳的危重证候。宋·钱乙认识到慢惊风中有一种脾虚生风无阳之证，治疗当用温补，虽未言及慢脾风之名，但病状描述即为此证。宋代《小儿卫生总微论方·卷四惊痫论·发搐阴阳（附天吊慢脾风）》中承袭了钱乙学说，明确了慢脾风的命名："小儿亦有因惊所传，或诸病久变，见此证者，皆因脾胃虚怯，而生风所为也，故俗谓慢脾风矣。"明·王大伦《婴童类萃·急慢惊风论》对慢脾风的证治有了较为系统的论述："慢脾风者，或泄泻、或呕吐、或痢久饮食不进，元气虚极乃变此症，须温脾和胃，扶元气为主，驱风豁痰次之。"

此病多发生在暴泻久泻之后，体内阳气衰竭，病至于此，为虚极之候，阳虚极而生内风。病机为脾肾阳虚。病因为胎禀不足，脾胃素虚，复因吐泻日久，或误服寒凉，伐伤阳气，以致脾阳式微，阴寒内盛，不能温煦筋脉，而致时时搐动。临床除精神委顿，昏睡露睛，面白无华或灰滞，口鼻气冷，额汗不温，四肢厥冷，溲清便溏，手足蠕动震颤等阳气虚衰症状外，还可见心悸气促、脉微细欲绝等危象。治以温补脾肾，回阳救逆。方用固真汤合逐寒荡惊汤加减。慢脾风为亡阳欲脱之证，上述症状但见一二者，

即应投以益气回阳固脱之品，不可待诸症悉具再用药，否则延误时机，可危及患儿生命。

（马 融）

jīngfēng sìzhèng
惊风四证（four syndromes of infantile convulsion）

急惊风病证中的热、痰、惊、风四个主要症状。是对急惊风患儿出现的高热、痰壅、昏迷、抽搐等一系列主要临床症状的概括。元·曾世荣《活幼心书·明小儿四证八候》首先提出惊风有"四证八候"："四证者，惊、风、痰、热是也。"临床中热症分表热、里热，或温病之卫分、气分、营分、血分之热，主要表现是高热目赤，唇颊鲜红，烦渴饮冷，便秘溲赤，甚至神昏谵语。痰有壅于咽喉的有形之痰、蒙蔽心窍的无形之痰，主要表现是痰涎壅盛，喉中痰鸣，声如拽锯，咳嗽气促，神志不清或昏迷。惊指惊惕、惊悸、神志失常的证候，主要表现是神昏谵语惊叫，恐惧不安。风指抽搐动风，主要表现是牙关紧闭，口角牵引，两目窜视，四肢抽搐，项背强直，甚至角弓反张。

（马 融）

jīngfēng bāhòu
惊风八候（eight manifestations of infantile convulsion）

惊风病证中出现的搐、搦、颤、掣、反、引、窜、视八种抽搐症状。搐：肘臂伸缩；搦：十指开合；颤：手足头身动摇；掣：势如相搏；反：颈项强直，角弓反张；引：手臂如挽弓射箭；窜：目珠斜视，或偏左或偏右；视：直视似怒，睛露不活。元·曾世荣《活幼心书·明小儿四证八候》首先详论"四证八候"："八候者，搐、搦、掣、颤、反、引、窜、视是也。搐者，两手伸缩；搦者，十指开

合；掣者，势如相扑；颤者，头偏不正；反者，身仰向后；引者，臂若开弓；窜者，目直似怒；视者，睛露不活。"八候的出现，表示惊风已在发作。但惊风发作时，八候不一定全部出现。

（马 融）

jīngbìng
痉病（convulsive disease）

以项背强直，四肢抽搐，甚至口噤，角弓反张为主要表现的病证。又称瘛。可单独发病，但多数并发于其他疾病过程中。《黄帝内经》认为痉是由外邪侵袭，壅阻经络所致。《黄帝内经素问·至真要大论》："诸痉项强，皆属于湿……诸暴强直，皆属于风。"《黄帝内经素问·气厥论》："肺移热于肾，传为柔痉。"汉·张仲景《金匮要略》提出表实无汗为刚痉、表虚有汗为柔痉，认为表证过汗、风病误下、疮家误汗、产后血虚、汗出中风等可以致痉，外邪侵袭后，津液受伤，筋脉失养是痉病的病因。明·张介宾《景岳全书·杂证谟·痉病》详细论述了痉病的证候："痉之为病，即《内经》之痉病也，以痉作痓，盖传写之误耳。其证则脊背反张，头摇口噤，戴眼项强，四肢拘急，或见身热足寒，恶寒面赤之类皆是也。"清代随温病学说的发展，对痉病的认识亦更加完善。清·吴瑭《温病条辨·痉病瘛疭总论》："痉者，强直之谓，后人所谓角弓反张，古人所谓痉也。"《温病条辨·痉有寒热虚实四大纲论》又将其概括为四大证候："六淫致病，实证也；产后亡血，病久致痉，风家误下，温病误汗，疮家发汗者，虚痉也。风寒、风湿致痉者，寒证也；风温、风热、风暑、燥火致痉者，热痉也。"

病因病机　病因可分为外感

与内伤两方面。外感是风寒湿邪，侵袭人体，壅阻经络，气血不畅，热灼津液动风而致痉；内伤是阴虚血少，筋脉失养，虚风内动而致痉。其病位在筋脉，属肝之所主。病机如下述。①外邪侵袭：风寒湿邪，壅滞经络，气血运行不畅，筋脉失养，抽搐拘急；外感或为温热之邪，或寒邪郁而化热，热盛于里，消灼津液，筋脉失于濡养；病邪深入营血，引动肝风，扰乱神明。②阴血亏虚：素体阴虚血虚，或因失血过多，或因误用汗下之法，以致亡血失精，津伤液脱，失于濡养，筋脉拘急。

诊断及鉴别诊断 依据项背强直，四肢抽搐等临床表现可以诊断。需与癫痫、厥证、中风、颤证、破伤风等疾病进行鉴别。

诊断要点 ①起病突然，以项背强直，四肢抽搐，甚至口噤、角弓反张为主要表现。②病情危重时可有神昏谵妄等意识障碍。③痉挛抽搐多呈持续性，不经治疗往往难以自行恢复。④发病前多有外感或内伤病史。

鉴别诊断 ①小儿癫痫：发作时突然昏仆，口吐涎沫，双目上视，四肢抽搐，喉发异声，片刻后自行苏醒，一如常人。既往有类似发病史。②厥证：由于阴阳失调，气机逆乱，导致突然昏倒，不省人事，四肢逆冷。③中风：以半身不遂、口眼㖞斜为主要特征。④颤证：是一种慢性病证，表现为头颈、手足不自主的颤抖、动摇，颤动幅度小，频率快，多呈持续性。⑤破伤风：多因金创外伤，伤口不洁所致，表现为项背强直，四肢抽搐，角弓反张。痉挛多始于头面部，口噤，苦笑面容，渐延及四肢、全身。

辨证论治 ①邪壅经络证：头痛，项背强直，四肢抽搐，恶寒，发热，无汗，肢体酸痛困重，甚则口噤，舌苔白腻，脉浮紧。治以祛风散寒，燥湿和营。方用羌活胜湿汤加减。②热盛津伤证：发热胸闷，口噤齘齿，手足挛急，项背强直，腹胀便秘，咽干口渴，心烦急躁，甚则角弓反张，神昏谵妄，舌红绛，舌苔黄腻，脉弦数。治以泻热存津，养阴增液。方用增液承气汤加减。③阴血亏虚证：项背强急，四肢麻木搐搦，双目直视，口噤不开，头晕目眩，神疲气短，舌质淡，舌苔薄白，脉细数。治以滋阴养血，息风止痉。方用四物汤合大定风珠加减。

中成药治疗 ①紫雪丹（石膏、寒水石、滑石、磁石、玄参、木香、沉香、升麻、水牛角、羚羊角、人工麝香、朱砂、丁香、芒硝、硝石、甘草）：用于高热烦躁，神昏谵语，惊风抽搐。②安宫牛黄丸（牛黄、人工麝香、水牛角浓缩粉、珍珠、朱砂、雄黄、黄连、黄芩、栀子、郁金、冰片）：用于邪入心包，高热惊厥，神昏谵语。

其他疗法 可以采用针刺疗法辅助治疗。实证取水沟、劳宫、涌泉，用泻法。虚证取大椎、神门、丰隆、内关、太冲，用平补平泻法。1日2次。必要时结合西药抗惊厥治疗。

转归预后 预后由于发病原因的不同，差异较大。治疗及时者，预后较好；如病情危重，或救治不当，可能危及生命，或在疾病后遗留有头痛、癫痫、痴呆等证。

预防调护 ①锻炼身体，增强体质，抵御外邪侵袭。②外感疾病治疗时应注意及时清解，固护阴液，慎用汗下之法。③发作时要保护舌体，避免咬伤；保持

呼吸道畅通，防止窒息；肢体抽搐强烈者，不应强力按压或捆绑，以免出现骨骼、关节损伤。

（马　融）

duōfāxìng chōuchùzhèng
多发性抽搐症（multipleties）

以不自主运动、发声性抽搐为特点，病程中既有运动障碍，又常与强迫、多动等行为以及情绪障碍共存的综合征。又称抽动障碍，曾称抽动-秽语综合征。临床表现为不自主、突发、快速、无节律、方式固定且反复发生的运动和发声，患者自觉抽搐无法抗拒，但通过自我意识，可在短时间内克制。常因心理紧张、情绪波动而加重，睡眠时明显减轻，当全神贯注于某项活动中时，抽搐会随之减少，甚至完全停止。

运动性抽搐是此病早期的主要症状，常由眼、面部开始，继而逐渐发展至颈、肩、上肢、躯干及下肢，可分为简单运动性抽搐与复合运动性抽搐两类。常见简单运动性抽搐有眨眼、挤眉、缩鼻、噘嘴、努舌、做怪相、摇头、耸肩、甩臂、握拳、搓指、挺胸、扭腰、收腹、踮脚、抖腿、步态异常等。复合运动性抽搐多为特异形态动作，如跳、蹲、旋转、触摸、模仿他人动作等。发声性抽搐多出现在发病1年后，可单独存在，也可与复合运动性抽搐伴随发生。发声部位为喉、鼻、舌等，呈爆破音，如咳声、吼叫声、呼噜声、喷鼻声、气喘声、咂舌声等，还可出现秽语、重复语言、模仿他人语言。

此病作为一种和神经递质系统紊乱相关的疾病，中医古代文献中无确切的记载，但根据其主要临床表现，有一些相关的描述。如宋·钱乙《小儿药证直诀·肝有风》记载了"目连劄"（见目

剞）。明·王肯堂《证治准绳·幼科·慢惊》："水生肝木，木为风化，木克脾土，胃为脾之腑，故胃中有风，瘛疭渐生，其瘛疭症状，两肩微耸，两手下垂，时复动摇不已。"这种"两肩微耸，两手下垂，时复动摇不已"的症状即为运动性抽搐的表现，并将其归属于瘛疭、慢惊风、肝风等范畴。此病发病无季节性，男孩患病率高于女孩，起病在 2～12 岁之间，病程持续时间长，可自行缓解或加重。

病因病机 病因有先后天之分。先天之因为禀赋不足、产伤、窒息；后天之因包括感受外邪、饮食不节、思虑过度以及情志失调。病位主要在肝，常涉及心、脾两脏。病机为肝风痰火胶结。肝藏血，主疏泄，体阴而用阳，为风木之脏，其声为呼，其变动为握。肝的疏泄功能与人体气机密切相关，肝失疏泄，气机不畅，则情志压抑郁闷，甚至烦躁易怒。小儿肝常有余，经筋刚柔未济，性恶静好动，易发惊惕、动风。先天不足、劳倦思虑过度、久病耗伤者，筋脉虚弱而致虚风内动；外邪侵袭、饮食内伤、情志不遂者，化火生风而致肝亢动风。风盛痰生，痰随风走，流窜经络，上犯清窍，则见挤眉眨眼、摇头耸肩。脾主运化水湿，开窍于口，脾失健运，痰浊内生，则见性情乖戾，口舌蠕动，喉发异声。心主神明，风痰化火上扰，神不守舍，则见秽语、呼叫不能自制。

诊断及鉴别诊断 诊断主要依据美国精神病学会《精神神经疾病诊断统计手册·抽动障碍》第 5 段（DSM-Ⅴ）。由于临床表现以运动性抽搐为主，因此需与风湿性舞蹈病、肌阵挛、儿童多动综合征等进行鉴别。

诊断依据 ①具有多种运动性抽动和一种或多种发声性抽动，但不一定同时存在。所指的抽动为突然、快速、反复性、非节律性、刻板的运动或发声。②1 天内发作多次抽动（通常是一阵阵发作），病情持续或间歇发作超过 1 年，其无抽动间歇期连续不超过 3 个月。③上述症状引起明显的不安，显著地影响社交、学习和其他重要领域的活动。④发病于 18 岁前。⑤上述症状不是直接由某些药物（如兴奋剂）或内科疾病（如亨廷顿舞蹈病或病毒感染后脑炎）引起。

鉴别诊断 ①风湿性舞蹈病：风湿热的主要表现之一，6 岁以上儿童多见，女孩发病率高。主要临床表现为四肢较大幅度、无目的、不规则的舞蹈样动作，肌张力降低，生活自理困难，抗风湿治疗有效。②肌阵挛：癫痫发作的一个类型，或脑高度节律异常疾病的表现，具有发作性，持续时间短暂，常伴意识障碍，脑电图异常，抗癫痫药物治疗有效。③儿童多动综合征：以注意力不集中和动作过多为特点，与此病不自主抽搐有明显区别，但有时两种疾病可合并发生。

辨证论治 ①气郁化火证：面红目赤，烦躁易怒，挤眉眨眼，噘嘴喊叫，摇头耸肩，发作频繁，抽搐有力，大便秘结，小便短赤，舌红苔黄，脉弦数。治以清肝泻火，息风镇惊。方用清肝达郁汤加减。②痰火扰心证：头面、躯干、四肢肌肉抖动，频繁有力，喉中痰鸣，怪声不断，甚至口出狂言秽语，烦躁口渴，夜寐不宁，舌质红，舌苔黄腻，脉弦数。治以泻火涤痰，清心安神。方用礞石滚痰丸加减。③脾虚肝旺证：精神疲惫，面色委黄，睡卧露睛，

食欲不振，肌肉抖动，喉中怪声，时作时止，轻重不一，舌淡苔白腻，脉沉弦无力。治以益气健脾，平肝息风。方用缓肝理脾汤加减。④阴虚风动证：形体消瘦，两颧潮红，性情乖戾，五心烦热，挤眉眨眼，摇头耸肩，口出秽语，肢体震颤，舌质红绛，舌苔光剥，脉细数无力。治以滋阴潜阳，柔肝息风。方用大定风珠加减。

中成药治疗 ①泻青丸（龙胆、栀子、酒大黄、羌活、防风、川芎、当归、青黛）：用于气郁化火证。②琥珀抱龙丸（琥珀、天竺黄、檀香、红参、茯苓、甘草、山药、枳实、胆南星、枳壳、朱砂）：用于痰火扰心证。③杞菊地黄丸（枸杞子、菊花、熟地黄、山药、酒萸肉、茯苓、泽泻、牡丹皮）：用于阴虚风动证。

其他疗法 可以采用针刺疗法、小儿推拿疗法以及心理治疗等辅助治疗。必要时可结合西医疗法。

针刺疗法 ①毫针疗法：主穴取太冲、风池、百会，配以印堂、迎香、地仓、内关、丰隆、神门。平补平泻法。②耳针疗法：皮质下、神门、心、肝、肾。每次选用 2～3 穴，埋针。

推拿疗法 推脾土，揉脾土，五指节，运内八卦，分阴阳，推上三关，揉涌泉、足三里。

心理治疗 对患儿进行支持性心理治疗、行为治疗，对家长进行指导。解除患儿的各种心理困扰，使患儿及家长正确认识此病，正确处理可能遇到的各种问题，如家庭矛盾、学习压力、他人歧视等，保持积极的治疗态度。

转归预后 预后良好，发展呈慢性病程，病情波动较大，存在周期性缓解与复发，需进行长时间的药物治疗，绝大部分患儿

于青春期后症状消失或缓解。

预防调护 建立良好的生活习惯，培养广泛的兴趣爱好，树立健康的人生观、世界观，提高面对困难时的心理承受能力，可以有效降低儿童患病率。

预防 ①围生期保健：孕妇宜保持心情舒畅，情绪稳定，生活规律，营养均衡，避免精神刺激以及可能导致胎儿发育异常的因素。②培养儿童良好的生活习惯，减轻儿童学习负担和精神压力。③引导儿童自发产生健康的兴趣爱好（如艺术、体育等）。

调护 ①做好健康宣教，耐心讲解相关知识，使患儿与家长正确认识疾病，给予安慰和鼓励，避免精神刺激。②合理安排患儿的生活与教育。③饮食清淡、富含营养、易于消化，避免食用含色素、香精、防腐剂等添加剂的食品与膨化食品。④增加户外活动，积极进行体育锻炼，增强自信，改善体质。

（马　融）

tóutòng

头痛（headache） 头颅上半部（眉弓以上至枕中）范围内疼痛的病证。又称头风。在小儿时期较为常见，既可单独出现，也可出现于多种急慢性疾病中。此病证在历代中医文献中，根据病因病机的不同，有着不同的名称。《黄帝内经素问·风论》认为头痛的最主要病因是风寒之邪侵犯头脑，因而有"脑风""首风"等称谓。汉·张仲景《伤寒论》六经条文中，明确提出了太阳病、阳明病、少阳病及厥阴病的头痛。金·李杲在此基础上补充了太阴、少阴头痛，完善了六经病变头痛的理论，引导了头痛分经辨治用药的源流。并将头痛分为外感、内伤，根据病因及症状提出伤寒头痛、湿热头痛、偏头痛、真头痛、气虚头痛、血虚头痛、厥逆头痛等类型。明·王肯堂《证治准绳·杂病·头痛》辨析了头痛与头风的关系："医书多分头痛、头风为二门，然一病也，但有新久去留之分耳。浅而近者名头痛，其痛卒然而至，易于解散速安也；深而远者为头风，其痛作止不常，愈后遇触复发也。"

病因病机 头痛的病因不外乎外感与内伤，小儿头痛则具有外感多、内伤少，实证多、虚证少的特点。头为"诸阳之会"，又是髓海所在，五脏精华之血、六腑清阳之气，皆上注于头。六淫之邪外袭，上犯颠顶，邪气稽留，阻遏清阳，窍穴闭塞；或内伤诸疾导致气血逆乱，瘀阻络脉，脑失所养，均可致头痛。外感头痛虽为六淫侵袭，但以风邪为主。风为百病之长，每兼夹时气而发病，且伤于风者，上先受之。小儿脏腑娇嫩，藩篱不固，易感外邪，邪阻清阳，气血不畅，络阻窍闭，发为头痛；小儿为纯阳之体，外邪易从火、从热而化，邪热炽盛，气壅脉满，故而头痛。内伤头痛则与肝、脾、肾三脏有关，小儿肝常有余，易被扰动，肝郁化火，肝阳上亢，上扰清空而致头痛；脾、肾分别为后天、先天之本，小儿两脏皆有不足，肾精亏乏，髓海空虚，脾胃虚弱，生化乏源，营血不能上荣脑髓，均可导致头痛。

诊断及鉴别诊断 依据头痛的症状特点以及相关检查指标进行诊断。需与某些疾病过程中所出现的头痛兼证，如癫痫发作性头痛、五官科疾病引起的头痛、外伤后头痛、高血压头痛、颅内感染引起的头痛等相鉴别。

诊断要点 ①头痛部位多在头部一侧额颞、前额、颠顶，或左或右辗转发作，或呈全头痛。头痛的性质可为跳痛、刺痛、胀痛、昏痛、隐痛，或头痛如裂等。头痛每次发作可持续数分钟、数小时、数天，也有持续数周者。②隐袭起病，逐渐加重或反复发作。③应查血常规，测血压，必要时做腰穿、骨穿、脑电图。有条件时做经颅多普勒、CT、磁共振等检查以明确头痛的病因，排除器质性疾病。

鉴别诊断 ①癫痫发作性头痛：头痛是癫痫的临床表现之一，在全身强直-阵挛性发作后，由于大脑动脉扩张，引起弥漫性头痛，少数患者头痛是癫痫发作的唯一症状，多为钝痛和胀痛，脑电图异常，抗癫痫治疗有效。②五官科疾病引起的头痛：近视、散光、鼻炎、鼻窦炎、中耳炎、龋齿等均可引起头痛，可经相关检查进行诊断。③外伤后头痛：头痛集中在伤侧，呈持续性，伴有头晕、乏力等，在精神紧张，劳累等刺激后产生或加重。④高血压头痛：全身血压突然升高引起爆炸性、震动性头痛，有慢性高血压的儿童可能有轻度的觉醒时枕区头痛。⑤颅内感染引起的头痛：头痛剧烈，可伴有高热，喷射性呕吐，颈项强直，甚至惊厥。

辨证论治 ①风寒头痛：头痛时作，痛连项背，恶风畏寒，遇风尤甚，鼻塞流涕，舌红苔薄白，脉浮。治以疏风散寒。方用川芎茶调散加减。②风热头痛：头颅胀痛，甚则头痛欲裂，恶风，面红目赤，口渴欲饮，便秘溲黄，舌红苔薄黄或黄，脉浮数。治以疏风清热。方用芎芷石膏汤加减。③风湿头痛：头痛如裹，肢体困重，胸闷纳呆，小便不利，大便溏薄，黏滞不爽，舌苔白腻，脉濡。治以祛风胜湿。方用羌活胜湿汤加减。④肝阳头痛：头晕头痛，烦躁易怒，夜寐不安，面赤口苦，舌红苔黄，脉弦有力。治以平肝潜阳。方用天麻钩藤饮加减。⑤痰浊头痛：头痛昏蒙，时作眩晕，胸脘痞闷，神疲乏力，面色无华，食欲欠佳，大便稀薄，舌淡，舌苔白腻，脉滑细。治以益气健脾，燥湿化浊。方用半夏白术天麻汤加味。⑥肾虚头痛：头痛日久，屡发不止，每兼眩晕，智力迟钝，腰膝酸软，神疲乏力，耳鸣少寐，舌红少苔，脉沉细无力。治以滋阴补肾。方用大补元煎加减。此外，临床治疗头痛，还可按照头痛的部位，参考经络的循行路线，选用不同的"引经药物"，协同原方起到直达病所的目的。如疼痛部位在头后部，下连颈项的太阳经头痛，可选用羌活、蔓荆子、川芎；疼痛部位在前额、眉棱处的阳明经头痛，可选用葛根、白芷、知母；疼痛部位在头部两侧、连及耳部的少阳经头痛，可选用柴胡、黄芩、川芎；疼痛部位在头顶的厥阴经头痛，可选用吴茱萸、藁本。

中成药治疗　正天丸（羌活、川芎、钩藤、细辛、麻黄、独活、当归、桃仁、红花、地黄、白芍、防风、白芷、鸡血藤、黑顺片）：用于外感风邪、瘀血阻络、血虚失养、肝阳上亢引起的多种头痛。

其他疗法　可以采用针灸、推拿疗法等辅助治疗。

针灸疗法　①外感头痛：选穴以头部的风穴、手阳经及督脉穴位为主。风寒头痛取风池、风府、风门、后溪、束骨为主穴；风热头痛取风池、头维、大椎、合谷、列缺、曲池为主穴；风湿头痛取风池、风门及远端腧穴治疗，可配合艾灸百会以祛寒散湿。

②内伤头痛：病程长，病位深，治疗时应将头部与远端相结合，远端腧穴以足阳经为主，配合手阳经及其他穴位。前额痛属阳明经，取上印堂、头维、内庭、合谷；枕部头痛属太阳经，取玉枕、后顶、昆仑；侧头痛属少阳经，取悬厘、率谷、足临泣、外关；颠顶痛属厥阴经，取四神聪、太冲。

推拿疗法　①外感头痛：用拇指点法或屈拇指点法点按风池、大椎、风门、肺俞；用拇指按揉法按揉印堂、鱼腰、太阳、头维、角孙；用抹法分抹前额；在两侧颞部用扫散法治疗；用一指禅推法推背部两侧膀胱经，重点在肺俞、膈俞；用拿法拿肩井、曲池、合谷。②内伤头痛：用一指禅推法或屈指推法，沿颈部两侧膀胱经上下往返操作；用拇指按揉法按揉风池、风府、天柱；用一指禅偏峰推法，从印堂开始向上沿前额发际至头维、太阳，往返3~4遍，重点在印堂及太阳；用五指拿法，从头顶至风池，拿到风池后改为三指拿法，并沿颈项两侧向下拿至肩井，往返4~5遍；在腰骶部用擦法，重点在肾俞、命门、腰阳关，以透热为度。

转归预后　绝大部分患儿经过及时治疗可获得满意疗效，一般预后良好。

预防调护　①及时增减衣帽，以适应季节、气候变化。②增加户外活动，积极进行体育锻炼，增强免疫力。③尽可能避免惊吓、紧张、劳累、情绪激动等诱发因素。④注意饮食调摄，不可过食，忌食辛辣刺激、肥甘厚味的食物。⑤保持环境安静，光线不宜过强。

（马　融）

cándòuhuáng

蚕豆黄（favism）　食用蚕豆或蚕豆制品（如豆浆、酱油等）、闻吸蚕豆花粉后出现黄疸的疾病。又称蚕豆病。症见周身不适，疲倦乏力，发热恶寒，头晕头痛，恶心呕吐，纳呆腹痛，全身皮肤、目睛黄染（图），尿色深红，严重者可出现昏迷、休克、肾衰竭。乳母食用蚕豆，婴儿食母乳后也可发病。患此病者若是服用药物如阿司匹林、伯氨喹啉、磺胺异噁唑、呋喃西林、牛黄、黄连、珍珠粉等，亦可发病。此病可发生于任何年龄，9岁以下儿童多见，中国长江以南为疾病高发地区，尤以广东、广西、云南、四川为著，北方地区较为少见。此病西医学称为葡萄糖-6-磷酸脱氢酶（G-6-PD）缺陷症，是一种常见的遗传性代谢性疾病。

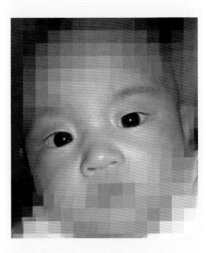

图　小儿蚕豆黄

此病病因有内外之分。内因为禀赋有异，脾胃虚弱，外因为饮食不节。其病位在肝胆、脾胃。病机主要为湿。湿阻中焦，脾胃升降功能失常，影响肝胆疏泄，以致胆汁外溢肌肤，下注膀胱，致使身目小便俱黄。临床应注重询问病史，近日蚕豆或蚕豆制品的饮食史与家族遗传史是明确诊断的关键。临床症见全身皮肤、目睛黄染，疲倦乏力，可伴发热恶寒，恶心呕吐，小便短赤，甚则色如酱油，舌苔黄腻，脉弦滑数。治以清热利湿化浊。方用茵陈五苓散加减，中成药可用茵栀黄注射液静脉滴注。

此病发病越急，病情越重。轻症患者，随病程发展，临床症状逐渐减轻而自愈。重症患者可出现神昏、抽搐，甚至合并休克、肾衰竭，如得不到积极救治，可于发病后 1~2 天内死亡。在蚕豆黄高发地区进行群体普查，宣传疾病知识，发现患者后，嘱其禁食蚕豆、蚕豆制品及相关药物，及时防治感染，是预防此病的有效手段。

（马 融）

bìbìng

痹病（arthralgia；bi disease）
由外邪侵袭人体，闭阻经络，致使肌肉、筋骨、关节出现疼痛、酸楚、麻木、重着、无力，或关节僵硬、屈伸不利、肿大灼热，甚至变形为主要表现的病证。又称痹证。《黄帝内经素问·痹论》对痹病的病因病机、证候分类、治疗及转归预后等做了详细的论述，如"风、寒、湿三气杂至，合而为痹。其风气胜者为行痹、寒气胜者为痛痹、湿气胜者为着痹也。"同时，还根据感邪季节、患病部位将其分为五痹，并以整体观阐述了与五脏的关系："以冬遇此者为骨痹，以春遇此者为筋痹，以夏遇此者为脉痹，以至阴遇此者为肌痹，以秋遇此者为皮痹……五脏皆有合，病久而不去者，内舍于其合也。故骨痹不已，复感于邪，内舍于肾。筋痹不已，复感于邪，内舍于肝。脉痹不已，复感于邪，内舍于心。肌痹不已，复感于邪，内舍于脾。皮痹不已，复感于邪，内舍于肺。"并对其疾病演变指出："其入脏者死，其留连筋骨者痛久，其留连皮肤者易已。"历代医家根据其不同的症状特点，赋予了不同的命名，发展了治疗方药。汉·张仲景《金匮要略》中有湿痹、血痹、历节之名，所创桂枝芍药知母汤、乌头汤等，至今为临床常用。元·朱震亨《格致余论》称之为"痛风"。明·王肯堂《证治准绳》称膝关节肿大者为"鹤膝风"，手指关节肿大者为"鼓槌风"。清·李中梓《医宗必读》对痹病的治疗主张适当采用祛风、散寒、除湿外，行痹参以补血、痛痹参以补火、着痹参以补脾益气，提出"治风先治血，血行风自灭"的治疗原则；清·叶桂认为痹久不愈，邪入于络，应用活血化瘀法治疗，并重用虫类药物搜风剔络，对临床有重要的参考价值。

病因病机 病因有内外之分。外因为感受风、寒、湿、热等外邪；内因为禀赋不足、素体虚弱、正气亏虚、腠理不密。因其易受外邪侵袭，且在感邪之后，正气不足，则气血运行不畅，易于痹阻筋脉。其主要病因病机归纳如下。①风寒湿邪，侵袭人体：久居湿地，触冒雨露，或气候骤变，寒热不调，以致风寒湿邪乘虚而入，注于经络，留于关节，气血运行不畅而为痹。感邪偏胜不同，则临床证候有所差异。风邪善行而数变，痹痛游走不定，故名行痹；寒邪其性凝滞，气血痹阻不通，疼痛剧烈，故名痛痹；湿邪黏滞重着，肌肤麻木，关节沉重，痛有定处，故名着痹。②感受热邪，或郁久化热：感受风热之邪，与湿相并，风、湿、热合邪为患。小儿为纯阳之体，感邪后易从热化，或素体阳盛，或阴虚内热，或风寒湿痹日久不愈，邪留经络关节，郁而化热，均可致关节红肿疼痛，形成热痹。

痹病日久，会出现以下病理变化：①病程日久，缠绵难愈，气血运行不畅逐渐加重，瘀血痰浊痹阻经络，可出现皮肤瘀斑、关节周围结节、关节肿大、屈伸不利等。②病久气血耗伤，呈现不同程度气血亏虚的证候。③病久不愈，正气易虚，复感于邪，病及脏腑，出现脏腑痹的证候。

诊断及鉴别诊断 以临床表现为主，参考实验室检查指标即可诊断。需与痿病鉴别。

诊断要点 ①以四肢大关节走窜疼痛为主，伴重着、酸楚、麻木、关节屈伸不利，有些病情进展也可逐渐累及小关节。②病前多有咽痛、乳蛾史，或涉水淋雨、久居湿地。③可伴有发热，四肢环形红斑，或结节性红斑。可累及心脏。④实验室辅助检查：咽拭子培养、血清抗链球菌溶血素 O、血沉、C-反应蛋白等检查有助于风湿热的诊断；血沉、C-反应蛋白、类风湿因子、抗核抗体、X 线等检查有助于幼年类风湿关节炎的诊断。

鉴别诊断 小儿痹病与小儿痿病的鉴别：①痛与不痛：痹病以关节疼痛为主，而痿病为肢体力弱，并无疼痛症状。②肢体活动障碍：痹病因疼痛而影响活动，而痿病是无力运动。③肌肉萎缩：痿病病初即有肌肉萎缩，而痹病因疼痛或关节僵直不能活动，日久废而不用才导致肌肉萎缩。

辨证论治 痹病因感邪性质侧重的不同而有差异，常见证候如下。①行痹：肌肉酸楚疼痛，屈伸不利，可涉及肢体多个关节，疼痛呈游走性，疾病初起可见发热、恶风等表证，舌红苔薄白，脉浮。治以祛风通络，散寒除湿。方用防风汤加减。②痛痹：肢体关节疼痛剧烈，痛有定处，遇寒加重，得热痛减，昼轻夜重，关节不能屈伸，痛处不红，触之不热，舌淡苔白滑，脉弦紧。治以温经散寒，祛风除湿。方用乌头汤加减。③着痹：肢体关节、肌肉重着酸痛，痛处固定，下肢为甚，手足沉重，活动不便，或伴有肿胀，肌肤麻木不仁，遇阴雨天气加重，舌苔白腻，脉濡缓。治以除湿通络，祛风散寒。方用薏苡仁汤加减。④风湿热痹：起病急骤，游走性关节疼痛，局部红肿灼热，痛不可触，屈伸不利，得冷则舒，可有皮下结节或红斑，常伴有发热、恶风、汗出、口渴、烦躁不安等全身症状，舌红苔黄，脉滑数。治以清热通络，祛风除湿。方用白虎加桂枝汤合宣痹汤加减。⑤痰瘀痹阻证：痹病日久，肌肉关节刺痛，固定不移，关节肤色紫暗，肿胀僵直，按之质硬，或关节僵硬变形，不能屈伸，有硬结、瘀斑，面色黧黑少华，舌质紫暗或有瘀斑，苔白腻，脉弦涩。治以化痰行瘀，蠲痹通络。方用双合汤加减。⑥虚痹：痹病日久，反复不愈，肌肉关节疼痛，时轻时重，关节肿胀僵直，或僵硬变形，不能屈伸，面色委黄无华，舌质淡，舌苔薄白，脉沉细无力。治以补益气血，滋养肝肾。方用独活寄生汤加减。

中成药治疗 ①风湿寒痛片（青风藤、桂枝、羌活、独活、牛膝、桑寄生、茯苓、附子、秦艽、鹿茸、威灵仙、薏苡仁、党参、黄芪、枸杞子、白术、当归、赤芍、木香、延胡索、黄芩）：用于风寒湿痹。②痹祺胶囊（马钱子粉、地龙、党参、茯苓、白术、甘草、川芎、丹参、三七、牛膝）：用于虚痹。

其他疗法 可以采用针灸疗法、小儿推拿疗法以及熏洗疗法等辅助治疗。

针灸疗法 主穴应根据疾病辨证选取：风寒湿痹取足三里、阴陵泉；风湿热痹取曲池、阴陵泉；痰瘀痹阻证取丰隆、阴陵泉、三阴交；虚痹取合谷、三阴交。配穴多根据局部取穴原则选取：手指关节疼痛屈伸不利取八邪；腕关节疼痛屈伸不利取阳池、阳溪；肘关节疼痛取尺泽；肩关节疼痛取肩髃、肩髎、肩贞；足趾关节疼痛取八风；踝关节疼痛取昆仑、照海；膝关节疼痛取膝眼、犊鼻；背部（脊椎关节）疼痛取夹脊穴。风寒湿痹在针刺操作时当少针、多灸、久留，以温中散寒；风湿热痹当多针、少灸、不留针，以清热；痰瘀痹阻证属实证，当用针法、泻法以祛病邪；虚痹则应以灸法、补法扶正为主。

推拿疗法 风湿类疾病多伴有骨质疏松，故手法要轻；刺激过强的手法如扳法等尽量避免使用，摇法和拔伸法也应注意掌握力度，以免发生意外。应以放松、刺激、松解、结束四步进行。痹病累及四肢关节较多，上肢推拿取坐位，滚上肢、肩部；循经点按、拿手三阴、三阳经；摇肩、肘、腕关节；捻手指。下肢推拿取仰卧位，掌推腿部；拿股四头肌；揉拿血海、梁丘；小腿部循经按揉；摇踝关节；按压足底；捻足趾。上肢部及肩部可取肩井、肩中俞、肩外俞、天髎、臑俞、肩髎、肩髃、臑会、天泉、手五里、尺泽、曲泽、少海、肘髎、天井、肘尖、小海、手三里、外关、偏历、内关、间使、列缺、太渊、神门、大陵、养老、阳谷、阳池、阳溪、腕谷、鱼际、劳宫、少府、少商、后溪、前谷、少泽、少冲、合谷、八邪等穴。下肢部可取血海、梁丘、膝阳关、内外膝眼、曲泉、阴谷、阴陵泉、阳陵泉、膝关、足三里、上巨虚、下巨虚、丰隆、飞扬、三阴交、复溜、交信、太溪、照海、中封、解溪、丘墟、昆仑、申脉、太冲、行间、公孙、太白、大都、隐白、陷谷、内庭、厉对、足临泣、侠溪、足窍阴、至阴等穴。

熏洗疗法 ①羌活、防风、川牛膝、当归、红花、防己、透骨草、甘草节、食盐、葱头，共煎汤，兑烧酒，趁热熏洗患处。用于风湿痹痛证。②祛风活血洗方：羌活、川红花、独活、桂枝、当归、荆芥、防风、秦艽、路路通，水煎熏洗患处。用于风湿痹痛证，活动受限。③干姜、干辣椒、乌头、木瓜，加水煮，趁热熏患部，然后用净毛巾蘸药汁热敷患处。用于着痹。

转归预后 预后与体质的强弱、感邪的轻重、治疗是否得当以及护理颐养等因素密切相关。疾病初发，病邪轻浅，正气未虚，治疗及时有效者，多数可以痊愈。而感邪深重，或病发反复，缠绵难愈，或失治误治使病邪深入至筋骨脉络，关节僵硬变形，甚至损及脏腑，造成病势不可逆转，则预后不良。

预防调护 增强体质，避免潮湿阴冷的生活、学习环境，寒冷气候等致病因素，对疾病的预防和康复有着积极的意义。

预防 ①尽量避免居住环境与学习场所寒冷、潮湿。②气候骤变季节，应及时添衣加被，注意保暖。③运动后，避免汗出当风，冷水浴。④加强体育锻炼，提高免疫力。

调护 ①发病初期，应积极治疗，防止疾病传变，深入脏腑。②行走不便时，要防止跌倒摔伤，以免骨折。③病重者应卧床休息，长期卧床时，要经常翻身，防止褥疮发生，保持肢体功能位，以利于恢复关节功能。④饮食清淡、富于营养、易于消化。⑤保持积极乐观的心情。

(马 融)

xiǎo'ér wěibìng

小儿痿病 (flaccidity syndrome in children)

因邪热伤津或气阴不足而致肌肉筋脉失养，以肢体筋脉弛缓，软弱无力，活动不利，日久伴有肌肉萎缩，甚至瘫痪为主要表现的病证。又称痿证。以下肢痿弱为主者名"痿躄"，"痿"指肢体痿弱不用，"躄"指下肢软弱无力，不能步履。

《黄帝内经素问·痿论》指出此病的主要病机是"肺热叶焦"，肺燥不能输精于五脏，而致五体失养，产生痿软证候，将此病分为皮、脉、筋、骨、肉五痿，认为湿热是痿病的主要发病原因。同时，还提出了"治痿者独取阳明"的观点，成为指导临床治疗的重要法则。《黄帝内经素问·生气通天论》："因于湿，首如裹；湿热不攘，大筋软短，小筋弛长，软短为拘，弛长为痿。"描述了痿病的主要临床症状。金·张从正《儒门事亲·指风痹痿厥近世差玄说》将风、痹、厥与痿进行了鉴别，强调"痿病无寒"，对其病机做了进一步的探讨，认为"痿之为状……由肾水不能胜心火，心火上烁肺金，肺金受火制，六叶皆焦，皮毛虚弱急而薄著，则生痿躄"。元·朱震亨继承张从正的学说，力纠"风痿混同"之弊，在辨证上分列湿热、湿痰、气虚、瘀血之别，提出需"泻南方，补

北方"，其南方指火、北方指水，即清热泻火、滋补阴津的治疗原则。西医学的多发性神经炎、运动神经元疾病、脊髓病变、重症肌无力、周期性麻痹等疾病中具有肢体痿软无力，不能随意运动等症状者，均属于此病范畴。

病因病机 外感温热毒邪，内伤情志，饮食劳倦，先天禀赋不足，跌打损伤以及接触神经毒性药物，均可导致五脏受损，精津不足，气血亏耗，肌肉筋脉失养，发为痿病。其病因病机主要如下述。①肺热伤津，津伤失布：温热毒邪内侵，或病后余邪未尽，或温病高热持续，皆令内热燔灼，伤津耗气，肺热叶焦，津伤失布，不能润泽五脏，五体失养而痿弱不用。②湿热侵淫，气血不运：久处湿地或涉水冒雨，感受外来湿邪，湿热侵淫经脉，营卫运行受阻，气血运行不畅，筋脉失于滋养，弛纵不收而成痿。抑或饮食不节，损伤脾胃，内生湿热，阻碍运化，导致脾运失输，筋脉失养而成痿。③脾胃亏虚，精微不输：脾胃为后天之本，素体脾胃虚弱，或久病成虚，中气受损，更兼小儿脾常不足，则受纳、运化、输布的功能失常，气血津液生化乏源，无以濡养五脏，运行气血，因而筋骨失养，关节不利，肌肉瘦削，肢体痿弱不用。④肝肾亏损，髓枯筋痿：肾为先天之本，先天禀赋不足，肾精亏虚，或劳役过度，罢极本伤，阴精亏损，髓海空虚，筋脉枯痿，而生痿病。⑤跌仆损伤，瘀阻脉络：跌仆损伤，瘀血阻络，新血不生，经气运行不利，脑失神明之用，发为痿病。

诊断及鉴别诊断 诊断以具有肢体筋脉弛缓，软弱无力，活动不利等临床表现为主要依据。

需与痹病、风痱等疾病鉴别。

诊断要点 ①肢体经脉弛缓，软弱无力，活动不利，甚则肌肉萎缩，弛纵瘫痪。②可伴有肢体麻木、疼痛，或拘急痉挛。严重者可见排尿障碍，呼吸困难，吞咽无力等。③常有久居湿地、涉水淋雨史，或有药物史、家族史。④结合西医学诊断做相应理化检查，如CT、磁共振、肌电图等。

鉴别诊断 ①痹病：疾病后期由于肢体关节疼痛，不能运动，肢体长期失用，瘦削枯萎。痿病肢体关节一般无疼痛，而痹病则均有疼痛，可行鉴别。②风痱：亦称偏枯、半身不遂，指中风后一侧肢体偏废不用，可伴有语言謇涩、口眼㖞斜，日久则患肢肌肉枯瘦。

辨证论治 ①肺热津伤证：起病急，初起发热多汗，热退后突然出现肢体软弱无力，皮肤干燥，心烦口渴，呛咳少痰，咽喉不利，小便黄赤，大便干燥，舌红苔黄，脉细数。治以清热润燥，养阴生津。方用清燥救肺汤加减。②湿热侵淫证：起病较缓，肢体逐渐出现困重，痿弱无力，以下肢为重，兼见水肿，麻木不仁，喜凉恶热，胸脘痞闷，小便赤涩热痛，舌红苔黄腻，脉滑数或濡数。治以清热利湿，通利筋脉。方用加味二妙散加减。③脾胃虚弱证：肢体痿软无力，逐渐加重，甚则肌肉萎缩，神倦气短，面色少华，纳呆腹胀，大便溏薄，舌淡苔白，脉细。治以补中益气，健脾升清。方用补中益气汤合参苓白术散加减。④肝肾亏虚证：肢体痿软不用，肌肉萎缩，形销骨立，腰脊酸软，头晕耳鸣，或有二便失禁，舌红少苔或无苔，脉细数。治以补益肝肾，滋阴清热。方用虎潜丸加减。⑤瘀阻脉

络证：体质虚弱，四肢痿弱，肌肉瘦削，肌肤甲错，麻木不仁，时有拘挛疼痛，舌质紫暗或有瘀点、瘀斑，脉细涩。治以活血散瘀，益气养营。方用补阳还五汤合圣愈汤加减。

中成药治疗 ①二妙丸（苍术、黄柏）：用于湿热侵淫证。②补中益气丸（炙黄芪、党参、炙甘草、炒白术、当归、升麻、柴胡、陈皮）：用于脾胃虚弱证。③健步虎潜丸（熟地黄、龟甲、锁阳、枸杞子、菟丝子、补骨脂、杜仲炭、人参、黄芪、秦艽、防风、当归、白芍、木瓜）：用于肝肾亏虚证。

其他疗法 可以采用针灸疗法、小儿推拿疗法、饮食疗法、康复疗法等辅助治疗。

针灸疗法 ①湿热侵淫证：取大椎、腰阳关、命门、曲池、合谷、手三里、足三里、三阴交、麻痹部位相应的夹脊穴。吞咽不利，语言困难加天柱、廉泉；呼吸困难，胸如束带加膻中、尺泽。用强刺激泻法，不留针。夹脊穴与督脉腧穴的针感要求向胸胁部、腰骶部放射。取天柱穴应注意深度，防止刺伤延髓。②脾胃虚弱证：取脾俞、胃俞、命门、足三里、解溪、曲池、合谷、两侧夹脊穴。食欲不振，腹胀便秘加中脘、天枢。用补法或平补平泻法，可于针后加温灸。③肝肾亏虚证：取肝俞、肾俞、腰阳关、命门、足三里、三阴交、太溪、曲池、合谷。低热盗汗加复溜、阴郄；手足下垂加外关、养老、悬钟、解溪。脊背穴位用中刺激补法，四肢穴位用补法，加温灸。④梅花针叩打法：以梅花针叩打阳明经脉，配合患部穴位。用于瘫痪后期手足下垂、肌腱挛缩者。

推拿疗法 下肢取阴廉、承山、昆仑筋用拿法；揉捏伏兔、承扶、股门部肌筋；腰阳关、环跳、足三里、委中、犊鼻、解溪、内庭，用点法；搓揉股肌，3~5次。上肢取肩井筋，用拿法；揉捏臂臑、手三里、合谷部肌筋；肩髃、曲池，用点法；搓揉臂肌，3~5次。

饮食疗法 ①大麦、薏苡仁、土茯苓，同煎为粥，煮熟后去土茯苓。用于湿热浸淫证。②黄芪、猪脊骨，水煎，盐调味服食。用于脾胃虚弱证。③牛骨髓粉烤干、黑芝麻，略炒香后研为细末，加白糖适量合拌，每服10g，1日2次。用于肝肾亏虚证。

转归预后 预后与病因、病程有关。外邪致痿，务必及时救治，以免形成痼疾。多数早期急性病例，病情轻浅，治疗效果较好，功能易于恢复；内伤致病或慢性迁延性病例，病程迁延日久，病势缠绵，脏气虚弱、百节弛纵难收，筋肉萎废不用，治疗极其困难，但通过药物、针灸、推拿与理疗综合作用，可望延缓病情进展，甚至获得部分功能的恢复。

预防调护 ①由于痿病病因与久处湿地，触冒湿邪，外感温热毒邪密切相关，故避免住所、学习场所阴暗潮湿，增强体质，抵御外邪侵袭，对预防此病有积极意义。②加强心理调护，养成良好生活习惯，饮食清淡、富于营养，忌食辛辣刺激、肥甘厚味。③患儿应适当运动，病情轻者可自行锻炼，病重者可由他人协助进行患肢的功能锻炼，以促进肢体的气血运行。如因肌肉无力而坐卧少动，日久则气血运行不畅，肌肉萎缩逐渐加重。④呛咳，吞咽、呼吸困难者，应注意观察，勤翻身拍背，避免出现意外。⑤瘫痪者应注意肢体保暖，保持肢体功能位，以防肢体挛缩和关节僵硬。肌肤麻木、存在知觉障碍者，日常生活护理中要避免冻伤或烫伤。

（马　融）

dànǎoxìng tānhuàn

大脑性瘫痪 (cerebral palsy)

在儿童脑发育时期（胎儿期与新生儿期）由多种原因导致的非进行性脑损害及发育缺陷的疾病。简称脑瘫。可引起永久性的，但可以变化的中枢性运动障碍以及姿势异常，并伴有癫痫、智力低下、感知觉障碍、语言及精神行为异常。中医历代医家对此病无系统的认识，但根据其临床表现，可归属于五迟、五软、五硬、痿病（见小儿痿病）等范畴。大脑性瘫痪是导致小儿机体运动残疾的主要疾病之一，其发病率国外报道为1.5‰~5‰。1997~1998年中国对黑龙江省等六省（区）1~6岁儿童进行的脑瘫流行病学调查显示患病率为1.92‰，男女比例约为（1.13~1.57）∶1。

病因病机 病因主要为先天禀赋不足。发病主要与肾、脾、肝三脏关系密切。肾藏精，主骨生髓，为先天之本；脾为后天之本，运化水谷精微，主四肢肌肉；肝藏血，主筋。先天不足，脏气虚弱，肾、肝、脾功能失调，骨弱筋弛，肌肉不丰，髓海失充，而致此病，多属虚证；或久病入络，血瘀痰阻，闭塞脑窍，亦可见虚实夹杂证。其病机可归纳如下。①肝肾亏虚：脑为髓之海，依赖于肾之精气的化生。肾藏精，肝藏血，精血同源，共养脑髓，若肝肾之精血不足，无以充养，脑髓空虚，出现失明、失聪、痴呆等。肝主筋，肾主骨，肝肾亏虚，则见肢体不自主运动，关节僵硬，手足震颤，动作不协调等。

②脾肾两虚：脾为后天之本，运化饮食水谷之精微，以荣养四肢肌肉。肾精亏虚，脾失运化，则筋骨、肌肉失养，出现颈项弛弱，头不能举，四肢虚软，身不能立，吸吮、咀嚼困难，肌肉松软无力。③肝强脾弱：脾胃虚弱，肝木亢盛，则肢体强直拘挛，强硬失用，烦躁易怒。木旺乘土，而使脾土更虚，致肌肉瘦削，如此循环往复，病程愈久，病势愈沉。④痰瘀阻络：疾病日久，血瘀痰凝，阻于络脉，上蒙清窍，则见智力低下。气血运行不畅，络脉瘀阻，则毛发枯槁，面色无华，肢体僵硬，活动不灵。

诊断及鉴别诊断 诊断主要依据病史及体格检查。导致脑损伤的原因、脑损伤的早期症状以及脑损伤的神经学异常，神经系统影像学检查可以发现颅脑结构的异常，对探讨病因及判断预后有帮助。合并癫痫者，可通过脑电图检查协助诊断癫痫类型以指导治疗。由于脑瘫患儿的中枢性运动障碍为非进行性，因此需与进行性疾病所致的中枢性瘫痪、正常小儿的一过性发育落后、先天性肌营养不良及各种进行性神经肌肉疾病鉴别。

诊断要点 ①导致脑损伤的原因：家族因子（家族内存在遗传性疾病）、妊娠因子（烟酒不良嗜好、严重疾病、病毒感染、贫血、多胎、高龄产妇等）、分娩因子（前置胎盘、胎盘早剥、羊水异常、脐带异常、产程过长、剖宫产等）、新生儿因子（畸形、产伤、感染、窒息等）。②脑损伤的早期症状：肌张力低下和反应迟钝、张力障碍、哺乳困难、体重增加不良与痉挛发作。③脑损伤的神经学异常：运动发育迟缓、姿势异常、反射异常、肌张力异常。

鉴别诊断 ①婴儿脊髓性进行性肌萎缩：常染色体隐性遗传病，出生后 3~6 个月出现对称性肌无力、肌张力低下、腱反射减低或消失，呈进行性加重，患儿智力正常。②脑白质营养不良：常染色体隐性遗传病，1~2 岁发病前运动发育正常，发病后症状呈进行性加重，表现为步态不稳、语言障碍、视神经萎缩，最终呈现大脑强直。③先天性肌营养不良：原发于肌肉的遗传性疾病，多有家族史。临床特征为缓慢进行性加重的对称性肌无力、肌肉萎缩，可伴有心肌受累。多见于儿童和青少年，可见"翼状肩胛""游离肩""小腿肌肉假性肥大"等特征性表现。④吉兰-巴雷综合征：起病前 1~4 周有上呼吸道或消化道感染症状，以四肢对称性无力为首发症状，可自远端向近端发展或相反，或远近端同时受累，并可波及躯干，重症可累及呼吸肌而出现呼吸麻痹，瘫痪为弛缓性。严重者可出现肢体远端的肌肉萎缩，可伴有肢体远端的感觉异常和手套状、袜套状感觉减退。症状进展迅速，约半数病例在 1 周内达到高峰，最长者可达 8 周，一般在症状稳定后 1~4 周开始恢复。脑脊液检查可见蛋白细胞分离现象。

辨证论治 采用脏腑辨证。手足震颤徐动，智力低下者，多病在肝肾；四肢肌肉软弱无力者，多病在脾肾；肢体强直拘挛，肌肉瘦削者，多病在肝脾。治疗以补肾、健脾、柔肝为主，病久痰瘀阻络，虚实夹杂者，应在益气养血补法的基础上，佐以化瘀通络，涤痰开窍。①肝肾亏虚证：肢体不自主运动，关节活动不灵，手足震颤徐动，动作不协调，或语言不利，或失明失聪，舌质淡，

舌苔薄白，脉细软。治以滋补肝肾，强筋健骨。方用六味地黄丸合虎潜丸加减。②脾肾两虚证：颈项弛弱，头不能举，四肢虚软，身不能立，吸吮、咀嚼困难，肌肉松软无力，面白少华，舌质淡，舌苔薄白，脉沉无力。治以健脾补肾，生肌壮骨。方用补中益气汤合补肾地黄丸加减。③肝强脾弱证：肢体强直拘挛，强硬失用，烦躁易怒，遇外界刺激后加重，食少纳呆，肌肉瘦削，舌体胖大，可见齿痕，舌苔白微腻，脉沉弦。治以柔肝健脾，益气养血。方用缓肝理脾汤合八珍汤加减。④痰瘀阻络证：出生后反应迟钝，智力低下，肌肤甲错，毛发枯槁，口流痰涎，吞咽困难，关节僵硬，肌肉松软，动作不自主，或伴癫痫发作，舌质紫暗，可见瘀斑，舌苔少或白腻，脉沉涩。治以化瘀通络，涤痰开窍。方用通窍活血汤合涤痰汤加减。

其他疗法 可以采用小儿推拿疗法、针灸疗法以及外治法等。痉挛严重者可以通过矫形手术，达到减轻痉挛、改善肌力平衡、矫正畸形、稳定关节的目的。

推拿疗法 采用按、揉、捏、拿等手法作用于患肢。肌张力较高时手法宜轻柔，反之则重。用摇、扳、拔伸等手法改善肌腱的挛缩，使患肢尽量恢复于功能位。

肝肾亏虚证 穴位点按取穴：肝俞、肾俞、阳陵泉、悬钟、太溪、太冲。配穴：下肢运动障碍者加环跳、委中、承山；上肢运动障碍者加曲池、手三里、外关、合谷、后溪；膝关节伸展无力者加内外膝眼、阴市、梁丘；足内翻者加昆仑、丘墟；足外翻者加三阴交、商丘；尖足者加足三里、解溪；智力落后者加百会、四神聪；斜视者加睛明、四白、鱼腰。

循经推按：足太阳膀胱经（承扶至昆仑），足少阳胆经（环跳至悬钟）。

脾肾虚弱证 穴位点按取穴：夹脊穴、肾俞、脾俞、关元、气海、足三里、曲池。配穴：腰肌无力者加腰阳关；智力落后者加百会、四神聪。循经推按：足阳明胃经（髀关至解溪），手阳明大肠经（肩髃至合谷）。

肝强脾弱证 穴位点按取穴：脾俞、肝俞、足三里、曲池、太冲。配穴：项软者加大椎、风池；腰软者加夹脊穴；膝关节伸展无力者加内外膝眼、血海、梁丘。循经推按：足阳明胃经（髀关至解溪），足厥阴肝经（阴廉至太冲）。

痰瘀阻络证 穴位点按取穴：足三里、阴陵泉、丰隆、血海、膈俞、肺俞。配穴：听力障碍者加听宫、听会；语言謇涩者加廉泉；口角流涎者加地仓、颊车；关节僵硬者加委中、尺泽；智力落后者加百会、四神聪。循经推按：足阳明胃经（髀关至解溪），手太阴肺经（云门至鱼际）。

针灸疗法 ①毫针疗法：智力低下取百会、四神聪、智三针；语言障碍取通里、廉泉、金津、玉液；颈项软瘫取天柱、大椎、列缺；流涎取上廉泉、地仓；吞咽困难取廉泉、天突；上肢瘫取肩髃、曲池、手三里、三间；下肢瘫取环跳、足三里、阳陵泉、悬钟；腰部软瘫取肾俞、腰阳关；剪刀步取髀关、风市；尖足取解溪、太白；足内翻取丘墟、昆仑、承山外1寸；足外翻取商丘、太溪、承山内1寸；二便失禁取上髎、次髎、中极、关元。根据肢体瘫痪部位不同，分别针刺夹脊穴的不同节段。肌力低下患儿，针刺后可加温灸。②头针疗法：

取运动区、足运感区。上肢瘫痪取对侧顶颞前斜线中2/5；下肢瘫痪取对侧顶颞前斜线上1/5及顶旁线。

外治法 黄芪、当归、川芎、鸡血藤、红花、伸筋草，加水煮沸。将药液倒入浴盆中，待温度适宜，用药液洗浴，每次浸洗30分钟，隔日1次。

转归预后 对于脑瘫患儿，早期诊断、早期治疗具有积极意义。脑组织在婴儿期，尤其是在新生儿期，正处于迅速生长发育阶段，而脑损伤也处于初级阶段，运动障碍与姿势异常尚未固化，在这一时期，脑的恢复力强、代偿力高、可塑性好。近年来研究表明，如果能够得到早期诊断、早期治疗，除极严重者外，大多数患儿均可得到改善，甚至治愈或正常化。

预防调护 普及此病相关知识，注重优生优育及围生期保健，对疑似患儿早期干预，能够有效降低发病率，提高治愈率，减少患病儿童的致残率。

预防 ①优生优育：婚前进行健康检查，筛查遗传病、代谢病、传染病，尽可能减少如反复流产、高龄产妇、病毒感染等高危因素对胎儿的影响。②妊娠期保健：孕妇宜保持心情舒畅，情绪稳定，保证充足营养，避免外伤及接触有毒或放射性物质，避免精神刺激。③妊娠后期应定期及时进行产前检查，条件允许时应尽量采用顺产方式，但如出现胎盘、羊水、脐带异常等剖宫产指征时，须及时处理，不要犹豫。④分娩时注意产程变化，防止新生儿窒息、缺血缺氧性脑病的发生；密切观察新生儿黄疸，必要时进行光疗和换血，防止胆红素脑病的发生。⑤出生后完善新

儿护理，避免感染、外伤。

调护 ①母亲的细致观察是疾病能够被早期发现的关键。应注意观察小儿是否存在自发运动减少、姿势异常、受到刺激及哭闹时身体发硬、好打挺、手足激烈活动、易激惹、持续哭闹、哺乳困难等现象，以便于早期诊断。②增加与患儿的交流沟通，使其感受到他人的信任和尊重，鼓励患儿多与他人交往，不要理会社会上对脑瘫患者的误解及歧视，消除恐惧心理，锻炼社交能力。③帮助患儿克服依赖心理，培养其独立意识，使其生活能够自理，减轻家长负担。④康复治疗重在坚持，这对患儿家长的精力、经济能力以及心理状况都是极为严峻的考验。如能在早期干预的基础上，克服困难，持之以恒，最终可能获得满意的疗效。

(马 融)

xiǎo'ér shènxì jíbìng

小儿肾系疾病 (pediatric disease of the kidney system)

小儿肾脏系统功能失常产生的疾病。以生长发育、水液代谢等肾和膀胱病变为主，包括由此产生的五迟、五软、解颅、性早熟、遗尿、水肿、尿血、淋证等疾病。

肾脏是人体先天之本，元阴元阳寓于肾，肾藏精，主生长发育、主全身水液代谢。肾所藏之精是儿童生长发育及各种功能活动的基础，凡小儿生长发育异常、水液代谢紊乱的疾病均属于此类。隋·巢元方《诸病源候论·小儿杂病诸候》已经提出了多种小儿肾系疾病的命名及其病因证候，如"解颅候""肿满候""齿不生候""数岁不能行候""尿血候""小便不通利候""诸淋候""遗尿候"等。宋·钱乙《小儿药证直诀·脉证治法》提出了"肾主

虚"的辨证纲领,认为肾病以虚证居多,小儿虚证重证多属于肾虚。历代医家如宋·杨士瀛、明·王肯堂、清·陈复正等对于小儿肾系疾病都有不少论述,并被沿用至今。

肾藏精,主生殖和人体生长发育。小儿肾常虚,若先天禀赋不足,肾气虚弱,再得不到后天的充养,则可导致生长发育迟缓,如五迟、五软等病证。若因先天或后天因素形成阴虚内热体质,可导致肾阴亏虚、相火旺盛,青春期发育提前,引起性早熟。肾主一身之水,在人体水液代谢中起着主导作用,若是封藏失职,气化不利,则膀胱排尿功能失常、浊气不出而精微外泄,产生水肿、遗尿、尿频、尿血等各种病变。通过调补先天后天、调节肾阴肾阳平衡,在治疗小儿先天禀赋不足、后天生长发育不良类疾病方面有较好的疗效;在治疗水液代谢失常类疾病方面也有一定的效果,但对于肾脏的顽症如难治性肾病综合征等,如何提高疗效、如何形成中西医结合的优化治疗方案,还需进一步研究。

(丁樱)

xiǎo'ér shuǐzhǒng

小儿水肿 (edema in children)

因感受外邪、饮食失调或劳倦过度,导致体内水液潴留,泛滥肌肤,出现以头面、眼睑、四肢、腹背,甚至全身水肿为特征的病证。小儿水肿是从水肿病证中演化出的病名,在中医历代文献中有诸多不同的称谓。最早记载见于中国湖南长沙马王堆汉墓出土的帛书《五十二病方》,书中提到"肿囊"的症状和治疗。《黄帝内经素问·阴阳别论》曰:"三阴结,谓之水。"提出"水"的病名。汉·张仲景首次提出"水气

病"。小儿水肿的记述首见于隋·巢元方《诸病源候论·小儿杂病诸候·肿满候》:"小儿肿满……其挟水肿者,即皮薄如熟李之状也。"元·朱震亨在前人基础上将水肿分为阳水与阴水两大类。这一分类方法对指导临床辨证有重要意义。小儿水肿以学龄前期及学龄期儿童多见,男性多于女性。阳水(见小儿阳水)起病急,水肿以眼睑颜面为重,按之随手而起;阴水(见小儿阴水)病程较长,反复发作,水肿遍于全身而以下肢为重,按之凹陷难起。西医学的急性肾小球肾炎、慢性肾小球肾炎、肾病综合征、继发性肾炎等属于此证范畴。

病因病机 病因主要是风邪袭表、疮毒内犯、外感水湿、饮食不节,及禀赋不足、久病体虚。病机为肺失通调,脾失转输,肾失开合,三焦气化不利,封藏失职,水液输布失常,水湿停聚,精微下泄。阳水属实证,阴水多属虚证或本虚标实证。病初偏于邪盛,多与风、湿、热、毒、瘀有关;病至后期,肺、脾、肾俱虚,精微外泄,肾络瘀阻,转以正虚为主,肾虚尤著。同时,肺、脾、肾三脏相互联系,相互影响。若肾虚水泛,上逆于肺,则肺气不降,失其通调水道之职,促使肾气更虚、膀胱失职,加重水肿;反之,肺受邪传入肾,亦是同样的结果。脾与肾相制相助,若脾虚不能制水,水湿壅盛必损其阳,故脾虚进一步发展,必然导致肾阳亦衰;反之,肾阳衰不能温养脾阳,脾肾俱虚,亦可使水肿加重。此外,久病入络,瘀血阻滞,三焦水道不利,往往可使水肿顽固难愈。

诊断及鉴别诊断 以临床表现结合既往病史、实验室检查可

明确诊断。需与鼓胀相鉴别。

诊断要点 ①水肿先从眼睑或下肢开始,继及四肢和全身。轻者仅眼睑或足胫水肿,重者全身皆肿,甚则腹大胀满,气喘不能平卧。更严重者可并发低钠、低钾、低钙血症,甚至出现低血容量休克或意识不清、视力障碍、头痛、呕吐、抽搐等脑病症状。②可有乳蛾、心悸、疮毒、紫癜以及久病体虚等病史。③应做尿常规、24小时尿蛋白定量、血常规、血沉、血浆白蛋白、血尿素氮、肌酐、体液免疫以及心电图、肾脏B超等检查,必要时行肾脏穿刺检查,以明确诊断。

鉴别诊断 鼓胀:单纯腹部膨胀,叩之呈可移动性浊音,面色苍黄,腹壁青筋暴露,四肢多不肿,反见瘦削,后期可伴见轻度肢体水肿。

辨证论治 首先须辨阳水、阴水,区分其病理属性。阳水由风、寒、热、毒诸邪导致水气潴留;阴水多因脾肾虚弱,而致气不化水,久则可见瘀阻水停。其次应辨病变之脏腑,在肾、脾、肺、心之差异。最后,对于虚实夹杂,多脏共病者,应仔细辨别本虚标实之主次。

阳水 ①风水相搏证:眼睑水肿,继而四肢,甚则胸腹,皮肤光亮,按之凹陷随手而起,小便短黄,多有血尿,兼有发热恶风、咳嗽、肢痛、喉核红肿疼痛,苔薄白,脉浮。治以疏风利水。方用麻黄连翘赤小豆汤加减。②湿毒浸淫证:眼睑水肿延及全身,皮肤光亮,尿少色赤,身发疮疡,甚则溃烂,恶风发热,舌质红,舌苔薄黄,脉浮数或滑数。治以宣肺解毒,利湿消肿。方用麻黄连翘赤小豆汤合五味消毒饮加减。③水湿浸渍证:全身水肿,

下肢明显，按之没指，小便短少，多有血尿，身体困重，胸闷纳呆，泛恶，舌苔白腻，脉沉缓，起病缓慢，病程较长。治以运脾化湿，通阳利水。方用五苓散合五皮饮加减。④湿热壅盛证：遍体水肿，皮肤绷急光亮，胸脘痞闷，烦热口渴，小便短赤，或大便干结，舌红，舌苔黄腻，脉沉数或濡数。治以分利湿热。方用疏凿饮子加减。

阴水 ①脾阳虚衰证：身肿日久，腰以下为甚，按之凹陷不易恢复，脘腹胀闷，纳减便溏，面色无华，神疲乏力，四肢倦怠，小便短少，舌质淡，舌苔白腻或白滑，脉沉缓或沉弱。治以健脾温阳利水。方用实脾饮加减。②肾阳虚衰证：水肿反复消长不已，面浮身肿，腰以下为重，按之凹陷不起，尿量减少或反多，腰酸冷痛，四肢厥冷，怯寒神疲，面白无华，重者心悸胸闷，喘促难卧，腹大胀满，舌质淡胖，苔白，脉沉细或沉迟无力。治以温肾助阳，化气行水。方用真武汤合黄芪桂枝五物汤加减。③瘀水互结证：水肿延久不退，肿势轻重不一，四肢或全身水肿，以下肢为主，皮肤瘀斑，伴有腰痛，或胁下癥瘕积聚，或伴有血尿，唇舌紫暗，舌有瘀点瘀斑，苔少，脉沉细涩。治以活血祛瘀，化气行水。方用桃红四物汤合五苓散加减。此外，凡水肿日久者，多有瘀血阻滞，治疗常配以活血化瘀法，有血行助水行的作用。

中成药治疗 包括口服中成药和中药注射剂。应用中药注射剂时应注意观察其临床不良反应。

口服中成药 ①银黄口服液（金银花、黄芩）：用于阳水，风水相搏证、湿毒浸淫证。②肾炎消肿片（香加皮、大腹皮、陈皮、

姜皮、泽泻、茯苓、苍术、关黄柏、桂枝、益母草、椒目、冬瓜皮）：用于阴水，脾阳虚衰证。③肾康宁片（黄芪、淡附片、益母草、锁阳、丹参、茯苓、泽泻、山药）：用于阴水，肾阳虚衰证。④强肾片（鹿茸、山药、山茱萸、熟地黄、枸杞子、丹参、补骨脂、牡丹皮、桑椹、益母草、茯苓、泽泻、盐杜仲、人参茎叶总皂苷）：用于阴水，肾阳虚衰证。⑤雷公藤多苷片：用于水肿各证型。

中药注射剂 ①丹参川芎嗪注射液（丹参、盐酸川芎嗪）：用于水肿各证型。②红花注射液（红花）：用于水肿各证型。

敷贴疗法 腹水糊：商陆100g，麝香1g，葱白或鲜姜适量。将商陆研极细末，每次取药末3~5g，和葱白一茎，捣绒成膏，再加凉开水适量，调成糊状；取麝香粉0.1g，放入神阙穴内，再将调好的药糊敷在上面，盖以纱布，胶布固定。用于阴水，脾阳虚衰证、肾阳虚衰证。

转归预后 凡水肿初起，由于外邪侵袭引起的水肿，只要及时治疗，合理调养，预后一般较好。若病程较长，反复发作，正虚邪恋，则缠绵难愈。若肿势较甚，症见唇黑、缺盆平、脐突、足下平、背平或见心悸、唇干、气急喘促不能平卧，甚至尿闭、下血，均属病情危重。若久病正气衰竭，浊邪上犯，肝风内动，预后多不良，每易出现脱证，应密切观察病情变化，及时处理。

预防调护 水肿初期肿势重者，予无盐饮食，待肿势渐退则改为低盐，最后恢复普通饮食。忌食辛辣、酒烟等刺激性食品。若因摄养不足者，不必过于强调忌盐，此外，尚需注意摄生，起居有时，

预防感冒，避免过度疲劳。

预防 ①预防感冒，保持皮肤清洁，避免抓破皮肤，彻底治疗各种皮肤疮疖，锻炼身体，增强体质，提高免疫力。②防止水湿外侵。生活环境潮湿者，宜迁居干燥处。③注意休息。

调护 ①发病早期应卧床休息，待血压恢复正常、其他症状消退或基本消失后，可逐渐增加活动。②患病期间应限制钠盐及水的摄入，对早期尿少的患儿应予无盐饮食，至小便增多，水肿消退，可给低盐饮食。③肾炎或肾病时，尽量避免使用对肾脏有损害的药物。

(丁 樱)

小儿阴水 (yin edema in children)

因肺脾气虚，或久病脾虚及肾，致使脾肾阳虚，气不化水，水湿泛溢，出现身体水肿的病证。此类水肿虽涉及肾，但非先天本虚，多为后天脾虚发展所致。临床可见肿处皮肤松弛、按之凹陷不易恢复、甚则按之如泥，兼见小便少但不赤涩、大便溏薄、神疲气怯等里、虚、寒证，病程较长。明·王大伦《婴童类萃·水肿论》："阴水，色多青白，大便溏泄，小便清利，四肢厥冷。"近代医家陈守真在《儿科萃精·水肿门·阴水》中提出："小儿阴水，因脾肾虚弱而成，脾虚不能制水，肾虚不能主水，以致外泛作肿，内停作胀。若二便不实，身不热，心不烦者，古法主实脾饮。"临床中如阳水久延不退，正气日渐消耗，水邪日盛，亦可转为阴水。阴水往往迁延难愈、容易反复发作，预后较差。患儿不可长期忌盐，饮食中可加少量食盐，以增强患儿食欲，可予进食有利水功效的蔬菜及健脾之品，

如山药、薏苡仁、冬瓜、丝瓜、葫芦等，要进适量奶、蛋、鱼、肉之品，以保证患儿营养供给。阴水一般病情沉顽，但近些年来，中医辨证论治加雷公藤，或中西医结合治疗，使疗效得到了显著提高。

（丁樱）

xiǎo'ér yángshuǐ

小儿阳水（yang edema in children）

由外感风邪或皮肤疮毒侵袭后，致使体内水湿不化，出现溢于头面四肢形成的水肿病证。小儿皮肤薄嫩，腠理不固，外邪侵袭后，易传于肺，致使肺失肃降，水道通调失职；若加之脾虚，水湿不化，留于体内，溢于肌表，而成水肿。临床可见水肿从眼睑颜面先起、肿处皮肤绷紧光亮、按之凹陷即起，兼见烦热、口渴、小便赤涩、大便秘结等表热实证。一般病程较短，病本在脾，标在肺。明·王大伦《婴童类萃·水肿论》："阳水，色多青黄，身热口渴，大小便秘涩。"近代医家陈守真在《儿科萃精·水肿门·阳水》中提出："小儿阳水，因湿热内郁，水道阻塞，外攻肌表，以致外肿内胀，发热，口渴心烦，小便短赤，大便秘结。治宜泄水，热盛烦渴者，古法主大圣川散。"若小儿阴水复感外邪，水肿剧增，也可急则治其标，先按阳水论治。阳水初期需注意饮食忌盐及腌制品、海鲜、公鸡、鹅等禽类，以及辣椒等辛辣食物，宜食清淡利水之品，如冬瓜、芹菜、萝卜等。阳水起病急，病程短，只要正确治疗，特别是及时控制严重合并症，一般预后较好。

（丁樱）

xiǎo'ér niàoxiě

小儿尿血（hematuria in children）

以小便中混有血液或伴有血块，排尿无疼痛为主要表现的疾病。又称溺血、溲血、小便血。属于中医学血证范畴。临床中随出血量多少不同，小便可呈淡红色、鲜红色、茶褐色或夹血块，是儿科临床常见病证之一。中医对尿血的论述最早见于《黄帝内经素问·气厥论》："胞移热于膀胱，则癃，溺血。"汉·张仲景《金匮要略·五脏风寒积聚病脉证并治第十一》："热在下焦者，则尿血。"此病可发于任何年龄和季节，可见于多种疾病过程中，其中98%见于泌尿系统疾病。

病因病机　病因有外感和正虚之分。外感包括风热之邪犯肺、湿热之邪蕴结下焦及疮毒内侵入血。正虚责之于小儿脾常不足，失于健运，统摄无权；或素体阴虚，虚火灼络；或病久气阴两虚，固摄无力，阴虚火旺灼络。主要病机特点为本虚标实，虚实夹杂。小儿脾常不足，气血亏虚，卫外不固，易反复招致外邪侵袭；风热犯肺，母病及子，热邪入肾，肾经上络于咽，热邪循经亦可入肾；阴虚火旺，灼伤膀胱血络；或风热湿热灼伤脉络；或气虚统摄无力；或邪热耗津炼液致瘀血内停，均可致血液不循常道，溢于脉外，发为尿血。其病变部位主要在肾与膀胱，与五脏皆有联系。热、虚、瘀是其病理因素，互为因果，致血尿反复发作，病情缠绵难愈。

诊断及鉴别诊断　以临床表现结合尿红细胞计数等做出诊断，尿红细胞形态、尿钙、尿细菌培养、泌尿系彩超等用于明确血尿来源。主要需与血淋、石淋、外伤尿血等相鉴别。

诊断要点　尿色呈淡红、鲜红、洗肉水样色，甚或夹杂血块。青春期少女首先应排除月经出血，还要除外前后阴出血污染及药物使尿着色。①镜下血尿：尿色可正常，新鲜清晨中段离心尿红细胞≥3个/高倍视野；或尿沉渣红细胞计数>8×10^6/L；或12小时尿沉渣红细胞计数>50万。3次以上可诊断为血尿。②肉眼血尿：用肉眼能够辨认的血尿。一般当尿红细胞>2.5×10^9/L（即1000ml尿中含1ml血液），常呈洗肉水色。

鉴别诊断　①血淋（见小儿淋证）：二者均以小便出血为主症，血淋同时伴小便淋沥，排尿时疼痛不适，而尿血多无疼痛。②石淋：尿中可夹砂石，小便艰涩或刺痛，或尿线突然中断，或小腹拘急或腰腹绞痛，砂石排出则痛止。③外伤尿血：尿血前有跌打损伤病史，外伤导致膀胱血络损伤，一般伤愈后血尿即止。

辨证论治　按照实证、虚证辨证论治。注意观察虚实之间的转化。

实证　①风热犯肺证：多见于疾病早期，恶寒发热，咽干咽红，扁桃体肿痛，咳嗽，口渴欲饮，尿色鲜红，舌红苔薄白或薄黄，脉浮数，指纹浮紫。治以疏风宣肺，清热止血。方用银翘散加减。②膀胱湿热证：起病突然，小便短涩频数，色鲜红，伴发热，口渴欲饮，可伴有头面肢体水肿，腰部酸困，少腹胀满，大便秘结，舌质红，舌苔黄腻，脉滑数，指纹紫滞。治以清热利湿，凉血止血。方用八正散合小蓟饮子加减。③热毒迫血证：恶寒发热，烦躁，口渴喜饮或皮肤疮毒，尿色鲜红，可伴鼻衄、便血、皮肤紫癜等，舌质红，舌苔黄，脉弦数，指纹紫滞。治以泻火解毒，凉血止血。方用黄连解毒汤合清热地黄汤加减。④心经郁热证：心烦难寐，口舌生疮，小便热灼红赤，尿色鲜红，舌尖红，舌苔黄，脉数，指纹紫滞。治以清心泻火，凉血止血。方用导赤散合小蓟饮子加减。⑤肝经郁热证：尿色鲜红或暗红，平素心烦易怒，胸胁胀满不舒，口苦口干，舌质红，舌苔薄黄，脉弦数，指纹紫滞。治以疏肝泻热，凉血止血。方用丹栀逍遥散加减。

虚证　①阴虚火旺证：尿血经常发作，色鲜红或淡红，咽干咽红，头晕耳鸣，心烦，手足心热，盗汗，腰膝酸软，舌红少苔，脉细数，指纹淡紫。治以滋阴降火，凉血止血。方用知柏地黄丸合二至丸加减。②气阴两虚证：尿血缠绵不愈，尿色鲜红或淡红，面色无华，神疲乏力，易感冒，潮热盗汗，手足心热，咽干咽红，舌淡苔薄白，脉细数，指纹紫。治以益气养阴，凉血止血。方用六味地黄丸合二至丸。③脾虚失摄证：久病尿血，色淡红，面色委黄，乏力倦怠，易感冒，纳差，大便偏稀，舌淡苔白，舌体胖大，脉细弱，指纹淡。治以补脾摄血。方用补中益气汤合归脾汤加减。④肾气不固证：久病尿血，色淡红或清长，劳则加重，伴头晕耳鸣，腰背酸痛，手足发凉，大便稀溏，舌淡苔薄白，脉沉细，指纹淡。治以补肾益气，固摄止血。方用右归丸加减。

虚实夹杂证　①邪热留恋证：少量血尿迁延不愈，形体尚实，舌红苔黄腻，脉细。治以清热凉血。方用小蓟饮子加减。②瘀血内阻证：久病不愈或多有外伤史，尿色暗红，或夹有血块，腹痛拒按，或可触及包块，时有低热，舌质紫暗或有瘀点，苔薄，脉细涩或沉细。治以行滞化瘀，活血止血。方用茜根散合失笑散加减。

中成药治疗　包括口服中成

药和中药注射剂，中药注射剂主要用于血瘀证。

口服中成药　①银翘解毒片（金银花、连翘、薄荷、荆芥、淡豆豉、牛蒡子、桔梗、淡竹叶、甘草）：用于风热犯肺证。②八正合剂（瞿麦、车前子、萹蓄、大黄、滑石、川木通、栀子、甘草、灯心草）：用于膀胱湿热证。③冬虫夏草制剂（百令胶囊、至灵胶囊、金水宝胶囊等）：用于气阴两虚证。④阿魏酸哌嗪片（川芎提取物）：用于瘀血内阻证。⑤归脾丸（党参、白术、黄芪、龙眼肉、酸枣仁、木香、当归、远志、甘草、茯苓、大枣、生姜）：用于脾虚失摄证。⑥清热止血颗粒（生地黄、水牛角、知母、当归、墨旱莲、生蒲黄、虎杖、三七、甘草）：用于阴虚火旺兼血瘀证。

中药注射剂　①红花注射液：用于血瘀证显著者。②丹参酮针：用于尿血各证。

针刺疗法　①毫针疗法：取血海、三阴交、中极、关元、气海、肾俞等。实证用泻法，虚证用补法。②耳针疗法：肾、膀胱、内分泌等穴。取 1~2 穴，埋针3~5 天。

转归预后　小儿尿血较成人尿血易于治疗。外感尿血容易治愈；内伤尿血中，阴虚火旺、劳伤气阴、脾肾不固等所致者需要较长时间治疗，且容易反复。病程短者，较易治；病程长，反复发作，耗伤气阴，可导致气阴亏虚，甚则阴损及阳，阴阳两伤，则预后较差。

预防调护　多数尿血患儿常在感染后症状反复或加重，故平素应增强体质，一旦发病，要注意休息，防止病情加重。

预防　①加强锻炼，增强体质，防止外邪入侵。②节制饮食，

避免过食辛辣、肥甘厚腻之品。③注意个人卫生，勤换内裤、尿布，保持外阴清洁。④及时治疗感冒、紫癜、疮疖等疾病。⑤避免不必要的导尿及泌尿系创伤性检查。

调护　①注意休息，避免剧烈运动。②饮食清淡，忌食辛辣肥腻之品。③尿血时观察尿色深浅变化及有无血块夹杂，并记录尿量。④肉眼血尿期间，注意患儿心理调护，避免引起患儿恐慌。

（丁　樱）

lóngbì

癃闭（retention of urine）　以小便量少，排尿困难，点滴而出，甚则小便全无为主要表现的疾病。又称闭癃。急者可见小便点滴全无，即"闭"，俗称小便不通；病势较缓者表现为小便点滴短少，即"癃"，俗称小便不利，二者程度上有缓急差别。病名首见于《黄帝内经素问·宣明五气》："膀胱不利为癃，不约为遗溺。"《黄帝内经素问·标本病传论》："膀胱病，小便闭。"《灵枢经·本输》："三焦者……实则闭癃，虚则遗溺，遗溺补之，闭癃则泻之。"可见《黄帝内经》对癃闭的病因、病机、病位等均做了精辟论述。此病发生无季节性，任何年龄小儿均可发病。西医学的各种原因引起的尿潴留、无尿症，其中最常见的疾病为急性肾损伤，均属于此证范畴。

病因病机　病因有外感、内伤之别。外感多为感受湿热之邪，阻滞膀胱，或热邪壅肺，肺失肃降，水道失利。内伤责之于肺脾肾虚弱，或心火炽盛、肝郁气滞等，致三焦气化不利；湿浊及瘀血作为病理产物，停于体内，使气机运行失畅，加重水道壅塞，致使病情缠绵反复。病机如下述。

①小儿感受风热之邪，上焦肺气失于肃降，通调失职。②素体脾虚或饮食不慎，致中焦脾气不化，脾虚不能升清降浊。③禀赋不足或病久伤阴，致下焦肾气不化，肾阳亏虚气不化水，或肾阴不足水道枯竭，而见小便不利，甚或小便不通。其病变部位主要在肾与膀胱，与肺、脾、肝等脏腑均相关。病机关键为三焦气化不利，肾与膀胱气化失司。

诊断及鉴别诊断 以临床表现结合 X 线、B 超、肾功能检查等做出诊断，明确病位。需与关格、淋证相鉴别。

诊断要点 ①以全日总尿量明显减少，小便点滴而出，或闭塞不通，而尿道无疼痛为临床特征。②病情严重时，伴头晕、恶心、呕吐、水肿、喘促、无尿意，甚则神昏抽搐。③可选择肛门指诊、腹部 B 超及 X 线、膀胱镜、肾功能检查等明确诊断。当出现尿闭的严重症状时，可表现为血肌酐、尿素氮升高，水、电解质紊乱。

鉴别诊断 ①小儿淋证：以尿次频且排尿时刺痛为主要特征，每日小便总量基本正常。②关格：以小便不通和呕吐并见为主要临床表现，常伴有皮肤瘙痒，口中尿味，甚则神昏抽搐。上见呕逆为"格"，下见小便不通为"关"。癃闭等病晚期可表现为关格。

辨证论治 按照虚、实辨证论治。需注意虚实间的演变转化，并按照急则治其标的原则，采用中西医结合治疗的方法以解危急。

实证 ①膀胱湿热证：小便点滴不通，或尿量极少，短赤灼热，小腹胀满，口苦口黏，口渴但不欲饮，咽红，纳差，舌红，舌苔黄腻，脉滑数，指纹紫滞。治以清热利湿，通利小便。方用

八正散加减。②肺热壅盛证：小便点滴而出，或小便全无，面色红赤，发热有汗，咽干咽痛，呼吸急促或咳嗽，咯吐黄痰，咽红肿，口渴欲饮，便秘，舌质红，舌苔薄黄，脉浮数，指纹紫。治以清泻肺热，通利水道。方用清肺饮合麻黄杏仁甘草石膏汤加减。③心经热盛证：小便不利或点滴难出，小腹拘急，烦躁不安，口舌生疮，咽红，口渴欲饮，面色红赤，便秘，舌尖红，舌苔薄黄，脉数，指纹紫滞。治以清心泻火，通利小便。方用导赤散加减。④肝郁气滞证：小便不通或通而不畅，腹部、胸胁胀满，心烦易怒，平素性情暴躁，或情志抑郁，舌红，舌苔薄黄，脉弦数，指纹紫滞。治以疏肝理气，通利小便。方用沉香散加减。⑤湿浊内闭证：少尿或无尿，恶心呕吐，呼吸困难，面色灰黯，口唇发绀，烦躁不宁或嗜睡，甚至神昏谵语，口中尿味，舌红，舌苔腻，脉弦滑，指纹紫滞。治以清心和胃，降逆泄浊。方用黄连温胆汤加减。⑥瘀血阻滞证：病程迁延反复，小便点滴而下或时通时阻，或尿如细线，小腹胀满疼痛，口渴不欲饮，面色晦黯或黧黑，神疲倦怠，便秘，舌紫暗，或有瘀点，脉涩，指纹滞。治以行瘀散结，通利水道。方用代抵当丸加减。

虚证 ①脾虚水停证：小腹坠胀，欲解小便而不得出，或量少不畅，面色白，精神倦怠，乏力懒言，气短声低，纳差，大便稀溏，舌质淡，舌苔薄白，脉细弱无力，指纹淡红。治以益气升清，化气利水。方用春泽汤合补中益气汤加减。②肾气不充证：小便不通或点滴不爽，排出无力，腰膝酸软，或耳鸣不聪，或面色白，畏寒肢凉，舌淡，脉沉迟；

或两颧潮红，心烦，手足心热，盗汗，舌红少苔，脉细数。肾阳不足者治以温阳益气，方用济生肾气丸；阴虚者治以滋阴潜阳，方用知柏地黄丸加味。

中成药治疗 ①通关滋肾丸（知母、黄柏、肉桂）：用于膀胱湿热证。②五苓散（茯苓、猪苓、泽泻、炒白术、肉桂）：用于湿浊内闭证。③补中益气丸（炙黄芪、党参、炒白术、升麻、当归、陈皮、柴胡、炙甘草）：用于脾虚水停证。④癃闭舒胶囊（补骨脂、益母草、金钱草、海金沙、琥珀、山慈菇）：用于肾气不充证。

其他疗法 包括催嚏法、敷贴疗法、针刺疗法等。

催嚏法 用消毒棉签，刺激鼻中取嚏或喉中探吐。或用皂角末 0.3~0.6g，吹鼻取嚏。

敷贴疗法 ①独蒜头 3 个，栀子 3 枚，盐少许。捣烂后摊于纸上，敷贴脐部。②食盐 500g，葱白 250g。锅内炒热，用布包裹，温而不烫时，熨脐周及小腹部，冷则更换。③豆豉 12g，栀子 9g，加青葱一握，盐 1 匙。共捣成饼敷贴关元穴。④田螺 1 只，或活蝼蛄 2~3 只，加盐 1 匙，麝香 0.15g。共捣烂，调敷于脐下。

针刺疗法 ①膀胱湿热证：三阴交、阴陵泉、膀胱俞、中极、复溜。提插捻转用泻法。②肺热壅盛证：尺泽、曲池、三焦俞、合谷、中极。毫针刺，用泻法，多不留针。③脾虚水停证：脾俞、三阴交、足三里、关元。毫针刺，用补法，针后可加灸。④肾气不充证：肾俞、阴谷、三阴交、中极、关元等穴。毫针刺，用补法。

转归预后 取决于病情的轻重及救治是否及时。若病轻邪不盛，正气未大伤，得到及时有效治疗，尿量逐渐增多，病情可逐

渐好转直至痊愈；若病重正衰邪盛，由"癃"转"闭"，则病情加重，其则可导致死亡。一般膀胱有尿者预后良好；膀胱无尿者，若病程短，全身状况较好，预后尚可，反之则预后差。

预防调护 平素需加强锻炼，改变不良生活习惯，一旦发病，要预防尿闭的发生。尿闭时要特别注意观察患儿病情与对危重症的及时处理。

预防 ①锻炼身体，增强抵抗力。②保持心情舒畅，消除紧张情绪，切忌忧思恼怒。③消除外邪入侵和湿热内生的有关因素，诸如憋尿、穿开裆裤、过食肥甘辛辣、贪凉等。

调护 ①情志调理：加强心理护理，做好心理疏导，解除患儿紧张情绪。②密切观察病情变化，准确记录出入量，便于判断病情转变。③急慢性肾衰竭所致者，应限制水及钠盐、高钾饮食摄入。

(丁樱)

shènbìng zōnghézhēng

肾病综合征 (nephrotic syndrome)

由多种病因引起的肾小球基底膜通透性增加，导致血浆内大量蛋白质从尿中丢失的临床综合征。简称肾病。临床有"三高一低"的四大特征：①大量蛋白尿。②低白蛋白血症。③高脂血症。④明显水肿。①②两项为必备条件。此病属于中医学水肿范畴，且多为阴水。汉·张仲景首次提出"水气病"，其在《金匮要略》中特设"水气病脉证并治"一篇。隋·巢元方《诸病源候论·小儿杂病诸候·肿满候》："小儿肿满……其挟水肿者，即皮薄如熟李之状也。"首次提出小儿水肿的病名。发病多为学龄前期儿童，尤以3~5岁为发病高峰。男女比

例为3.7：1。肾病综合征按病因可分为原发性、继发性和先天性三种类型。此处主要叙述原发性肾病综合征。

病因病机 小儿禀赋不足，久病体虚，外邪入里，致肺脾肾三脏亏虚是主要病因。肺脾肾三脏功能虚弱，气化、运化功能失常，封藏失司，精微外泄，水液停聚，则是主要病机。病延日久，正越虚，邪越盛，故此病常见虚实夹杂之证。病初偏于邪盛，多与风、湿、热、毒、瘀有关；病至后期，肺、脾、肾俱虚，肾络瘀阻，转以正虚为主，肾虚尤著。在整个病变过程中，以脾肾功能失调为中心，阴阳气血不足为病变之本，外邪、水湿、血瘀为病变之标。总之，肾病的病因病机涉及内伤、外感，关系脏腑、气血、阴阳，均以正气虚弱为本，邪实蕴郁为标，属本虚标实、虚实夹杂的病证。

诊断及鉴别诊断 以临床表现结合尿液、血生化检查做出诊断。主要需与营养性水肿、心源性水肿、肝性腹水相鉴别。

诊断要点 此病分为单纯型肾病和肾炎型肾病。

单纯型肾病 具备四大特征。①大量蛋白尿：蛋白尿定性多在+++以上，24小时尿蛋白定量≥50mg/kg。②低白蛋白血症：血浆白蛋白 < 30g/L，婴儿 < 25g/L。③高脂血症：血浆胆固醇：儿童>5.72mmol/L，婴儿>5.2mmol/L。④不同程度的水肿。其中以①②为必备条件。

肾炎型肾病 除具有以上四大特征外，还具有以下四项中的一项或多项。①明显血尿：尿中红细胞>10个/HP（2周内3次离心尿检查）。②反复或持续高血压：学龄期儿童 > 130/90mmHg，

学龄前期儿童>120/80mmHg，排除因用激素所致者。③氮质血症：血浆非蛋白氮>35.7mmol/L 或尿素氮 > 10.7mmol/L，并排除血容量不足所致者。④血总补体量（CH_{50}）或补体 C_3 反复降低。

鉴别诊断 除在肾病范围内鉴别原发性肾病综合征、继发性肾病综合征及先天性肾病综合征外，尚应与下列可出现水肿的病证相鉴别。①营养性水肿：严重的营养不良与肾病均可见凹陷性水肿，小便短少，低白蛋白血症。但肾病有大量蛋白尿，而营养性水肿无尿检异常，且有形体消瘦等营养不良病史。②心源性水肿：严重的心脏病也可出现水肿，以下垂部位明显，但呈上行性加重，有心脏病史及心衰症状和体征，而无大量蛋白尿。③肝性腹水：肾病水肿严重时可出现腹水，此时应与肝性腹水相鉴别。肝性腹水以腹部胀满有水、腹壁青筋暴露为特征，其他部位无明显水肿或仅有轻度水肿，有肝病史而无大量蛋白尿，生化检查血清酶类明显升高，病变部位主要在肝脏。

辨证论治 辨证重点是要区分本证与标证，本证为虚、标证多实，但临床上本证与标证并见即本虚标实证也属常见。

本证 ①肺脾气虚证：全身水肿，面目为著，尿量减少，气短乏力，纳呆便溏，自汗出，易感冒，或有上气喘息、咳嗽，舌质淡胖，舌苔薄白，脉虚弱。治以益气健脾，宣肺利水。方用防己黄芪汤合五苓散加减。②脾肾阳虚证：全身明显水肿，按之深陷难起，以下肢为甚，面白无华，畏寒肢冷，神疲蜷卧，小便短少，可伴有胸水、腹水，纳少便溏，恶心呕吐，舌淡胖，舌苔薄滑，脉沉细无力。治以温肾健脾，化

气行水。偏肾阳虚者，方用真武汤合黄芪桂枝五物汤加减；偏脾阳虚者，方用实脾饮加减。③肝肾阴虚证：水肿或重或轻，头痛头晕，心烦躁扰，口干咽燥，手足心热或有面色潮红，目睛干涩或视物不清，痤疮，失眠多汗，舌红苔少，脉细数。治以滋阴补肾，平肝潜阳。方用知柏地黄丸加减。④气阴两虚证：面色无华，神疲乏力，汗出，易感冒，或有水肿，头晕耳鸣，手足心热，口干咽燥或长期咽痛，咽部暗红，舌质稍红，舌苔少，脉细弱。治以益气养阴，化湿清热。方用六味地黄丸加黄芪。

标证　①外感风邪证：发热，恶风，无汗或有汗，头身疼痛，流涕，咳嗽，或喘咳气急，或咽痛、喉核肿痛，舌苔薄，脉浮。外感风寒者，治以辛温宣肺祛风，方用麻黄汤加减；外感风热者，治以辛凉宣肺祛风，方用银翘散加减。②水湿证：全身水肿，肿甚者可见皮肤光亮，腹胀水臌，水聚肠间，辘辘有声，或见胸闷气短，心下痞满，甚有喘咳，小便短少，舌质淡，舌苔白腻，脉沉。一般从主证治法，伴水臌、悬饮者可短期采用补气健脾，逐水消肿法。方用防己黄芪汤合己椒苈黄丸加减。③湿热证：皮肤脓疱疮、疖肿、疮疡、丹毒等；或口黏口苦，口干不欲饮，胸闷纳差等；或小便频数不爽、量少，有灼热或刺痛感，色黄赤浑浊，小腹坠胀不适；或有腰痛，恶寒发热，口苦便秘；舌质红，舌苔黄腻，脉滑数。临床应区分上、中、下三焦湿热之不同。上焦湿热以皮肤疮毒为特征，治以清热解毒燥湿，方用五味消毒饮加减；中焦湿热以口黏口苦、胸闷纳差、苔黄腻为主症，治以清热化浊利

湿，方用甘露消毒丹加减；下焦湿热以小便频数不爽、量少、尿痛、小腹坠胀不适为特点，此外下焦湿热之轻症可无明显症状，但尿检有白细胞、脓细胞、尿细菌培养阳性，治以清热利水渗湿，方用八正散加减。④血瘀证：面色紫黯或晦黯，眼睑下发青，发黯，皮肤不光泽或肌肤甲错，有紫纹或血缕，常伴有腰痛或胁下有癥瘕，唇舌紫暗，舌有瘀点或瘀斑，苔少，脉弦涩。治以活血化瘀。方用桃红四物汤加减。⑤湿浊证：纳呆，恶心或呕吐，身重困倦或精神委靡，水肿加重，舌苔厚腻，血尿素氮、肌酐增高。治以利湿降浊。方用温胆汤加减。

中成药治疗　①肾康宁片（丹参、淡附片、茯苓、黄芪、山药、益母草、泽泻、锁阳）：用于脾肾阳虚、水湿血瘀证。②肾炎消肿片（桂枝、泽泻、陈皮、苍术、茯苓、姜皮、大腹皮、冬瓜皮、益母草、香加皮、关黄柏、椒目）：用于脾虚湿困证。③六味地黄丸（熟地黄、牡丹皮、酒萸肉、山药、泽泻、茯苓）：用于肝肾阴虚证。④强肾片（鹿茸、山药、山茱萸、熟地黄、枸杞子、丹参、补骨脂、牡丹皮、桑椹、益母草、茯苓、泽泻、盐杜仲、人参茎叶总皂苷）：用于气血两虚兼血瘀者。

其他疗法　可用外治法帮助利尿消肿，饮食疗法也有助于增强体质和消除水肿。

外治法　①消水膏：大活田螺1个，生大蒜1片，鲜车前草1根。将田螺去壳，用大蒜瓣和鲜车前草共捣烂成膏状，取适量敷入脐孔中，外加纱布覆盖，胶布固定。待小便增多，水肿消失时，即去掉药膏。用于轻度水肿者。②逐水散：甘遂、大戟、芫花各

等量，共研成极细末。每次1~3g，置脐内，外加纱布覆盖，胶布固定。每日换药1次，10次为1个疗程。用于治疗水肿。

饮食疗法　①黄芪炖母鸡：炙黄芪120g，嫩母鸡1只（约1000g）。将鸡去毛及内脏，纳黄芪于鸡腹中，文火炖烂，放食盐少许，分次食肉喝汤。用于肺脾气虚证。②黄芪杏仁鲤鱼汤：生黄芪60g，桑白皮、杏仁各15g，生姜3片，鲤鱼1尾（约250g）。将鲤鱼去鳞及内脏同上药一起煎煮至熟，去药渣食鱼喝汤。用于脾虚湿困证。③黄芪山药粥：炙黄芪60g，山药、茯苓各20g，莲子、芡实各10g，共煮为粥，送服五子衍宗丸。用于脾肾两虚证。④鲫鱼冬瓜汤：鲫鱼120g，冬瓜皮60~120g，先将鲫鱼去鳞，剖去肠脏，与冬瓜皮同煎，炖汤不放盐，喝汤吃鲫鱼。用于肾病各种水肿及蛋白尿。

转归预后　此病的转归预后与病理变化关系密切。按病理变化可分为微小病变型肾病、系膜增生性肾小球肾炎、膜性肾病、系膜毛细血管性肾小球肾炎及局灶节段性肾小球硬化等，其中微小病变型肾病预后最好，局灶节段性肾小球硬化和系膜毛细血管性肾小球肾炎预后差。

预防调护　预防重在防止和及时治疗感染。水肿期重视调护，注意休息和适当控制食盐。

预防　①寻找病因，若有皮肤疮疖痒疹、龋齿或扁桃体炎等病灶应及时处理。②接触日光，呼吸新鲜空气，防止呼吸道感染。保持皮肤及外阴、尿道口清洁，防止皮肤及尿道感染。

调护　①水肿明显者应卧床休息，病情好转后逐渐增加活动。②显著水肿期和严重高血压时应

短期限制水钠的摄入，病情缓解后不必继续限盐。活动期供盐每日 1~2g。③水肿期应给予清淡易消化食物。蛋白质摄入量应控制在每日 1.5~2.0g/kg，避免过高或过低。④水肿期，每日应准确记录患儿水液的出入量、体重变化及电解质情况。

（丁 樱）

jíxìng shènxiǎoqiú shènyán

急性肾小球肾炎（acute glomerulonephritis）

多种病因导致肾小球免疫介导性损伤，以急性起病，多有前期感染，以血尿、蛋白尿、水肿和高血压，或伴有肾功能不全等为特点的肾小球疾病。有狭义和广义之分。广义指一组发病机制不一，但均具备上述临床特征的肾小球疾病，称为急性肾炎综合征。有明确链球菌感染史的肾小球疾病，称为急性链球菌感染后肾小球肾炎。小儿绝大多数属后者，故此处所述急性肾小球肾炎即指此。

此病属于中医学水肿范畴，部分以血尿为主要表现者属血证中的尿血。《灵枢经·论疾诊尺》："视人之目窠上微肿，如新卧起状，其颈脉动，时咳，按其手足上窅而不能起者，风水肤胀也。"汉·张仲景《金匮要略》载有风水、皮水的症状及病因，与此病相似。宋·钱乙《小儿药证直诀》根据儿科的特点，强调了在水肿发生中，脾土不能制肾水的机制，并初步描述了水肿的变证，与小儿急性肾小球肾炎合并心衰的症状相类似。元·朱震亨以阴阳为纲，将水肿分为"阴水"和"阳水"，对临床有重要的指导意义。清·吴谦等《医宗金鉴·幼科心法要诀·水肿门·水肿总括》："小儿水肿，皆因水停于肺脾二经。"指出了其发病机制。关于此

病治疗，《黄帝内经素问·汤液醪醴论》提出"去菀陈莝……开鬼门，洁净府"，即用发汗、利小便的方法，可使水肿去除。后世在此基础上增加逐水、清热、利湿等多种治疗方法，都是目前临床常用的治法。此病是小儿时期常见的一种肾脏疾病，可发生于任何年龄的小儿，尤以 3~12 岁儿童多见，2 岁以下少见。男女比例约为 2∶1。一年四季均可发病，多发于夏秋季节。发病与咽炎、扁桃体炎、中耳炎、脓疱疮、猩红热等感染史有关。

病因病机 病因有内外之分。外因主要是感受风邪、湿热、疮毒，内因主要是正气不足。病机是由于正气不足，感受外邪，导致机体阴阳失衡，肺脾肾三脏功能失调，通调、运化、开阖失司，引起水液代谢障碍，水湿泛溢于肌肤而出现水肿，水湿不下行而小便短少，同时邪热瘀结于肾，迫血妄行而出现尿血等。

诊断及鉴别诊断 以临床表现结合尿液、血生化检查做出诊断。主要需与肾病综合征、IgA 肾病、原发性急进性肾小球肾炎相鉴别。

诊断要点 ①典型的急性肾小球肾炎多数在发病 1 周前有呼吸道或皮肤链球菌感染史或其他急性感染史。大多在急性感染症状减轻或消退后，才出现肾炎的表现。②急性起病，以水肿、血尿、蛋白尿、高血压，或伴有肾功能不全为特点。70%的病例有水肿，一般水肿仅累及眼睑和颜面部，呈非凹陷性，尿量减少。水肿轻重与尿量呈正相关性。起病即有肉眼血尿或镜下血尿。1/3~2/3 患儿病初有高血压，常为 120~150/80~100mmHg。同时可伴有乏力、头晕等全身症状。

重症早期可并发高血压脑病、急性肾衰竭、急性充血性心力衰竭。急性期一般为 2~4 周，当尿量增加、水肿消退、血压下降、血尿及蛋白尿减少时，即标志病程进入恢复期。非典型性病例可无水肿、高血压及肉眼血尿，仅见镜下血尿。③实验室检查：尿检红细胞增多，尿红细胞形态严重变形、多型改变，为肾小球性血尿，沉渣中可见红细胞管型。尿蛋白可在+~++之间，且与血尿程度呈正相关，也可见透明、颗粒管型。抗链球菌溶血素 O 可增高，抗脱氧核糖核酸酶 B 和抗透明质酸酶升高，纤维蛋白降解产物（FDP）增多。血清总补体及 C_3 可一过性下降，6~8 周恢复正常。非链球菌感染后肾炎（如病毒或其他细菌性肾炎）补体 C_3 不降低。

鉴别诊断 ①肾病综合征：两者均以水肿及尿液改变为主要特征。肾病综合征以大量蛋白尿为主，伴低蛋白血症及高脂血症，水肿多为凹陷性；急性肾小球肾炎以血尿为主，不伴有低蛋白血症及高脂血症，水肿多为紧张性。②IgA 肾病：多于急性上呼吸道感染后 2 日内发生血尿，有时伴蛋白尿，多无水肿及高血压，补体 C_3 正常。病情常反复发作。部分病例鉴别困难时，需行肾脏活检以资鉴别。③原发性急进性肾小球肾炎：起病与典型的急性肾小球肾炎相似，但表现为进行性少尿、无尿及迅速发展的肾衰竭，终至尿毒症。急性肾炎综合征表现持续 1 个月以上不缓解时，应及时行肾活检以资鉴别。

辨证论治 按照常证、变证辨证论治，需注意观察常证至变证的演变转化。变证重症应中西医结合治疗。

急性期 有常证和变证的区

别，需分辨后分证论治。

常证 ①风水相搏证：水肿自眼睑开始迅速遍及全身，以头面部肿势为著，皮色光亮，按之凹陷随手而起，尿少色赤，微恶风寒或伴发热，咽红咽痛，鼻塞咳嗽，舌质淡，舌苔薄白或薄黄，脉浮或指纹浮红或浮紫。治以疏风宣肺，利水消肿。方用麻黄连翘赤小豆汤合五苓散加减。②湿热内侵证：头面肢体水肿或轻或重，小便短赤，或见尿血，头身困重，烦热口渴，口苦口黏，脘闷纳差，大便溏而不爽，舌质红，舌苔黄腻，脉滑数。治以清热利湿，凉血止血。方用黄芩滑石汤合小蓟饮子加减。③热毒炽盛证：全身水肿，尿少色赤，皮肤疮毒或咽喉肿烂，口苦口渴，心烦，或有发热，大便秘结，舌红苔黄，脉滑数或浮数。治以清热解毒，利湿消肿。方用五味消毒饮加减。④寒湿壅盛证：全身水肿，以肢体及腰以下为重，伴身重困倦，脘闷纳呆，小便短少浑浊，舌淡，舌苔白腻，脉沉缓。治以通阳利水，渗湿消肿。方用五苓散合五皮饮加减。

变证 ①邪陷心肝证：肢体头面部水肿，头痛目眩，烦躁不安，视物不清，口苦，恶心呕吐，甚至昏迷抽搐，小便短赤，舌质红绛，舌苔黄糙，脉弦数，指纹紫。治以平肝泻火，清心利水。方用羚角钩藤汤合龙胆泻肝汤加减。②水凌心肺证：全身水肿明显，频咳气急，胸闷心悸，不能平卧，烦躁不安，面色苍白，指甲青紫，舌质暗红，舌苔白腻，脉沉细无力。治以泻肺逐水，宁心安神。方用己椒苈黄丸加减。③水毒内闭证：全身水肿，少尿或尿闭，色如浓茶，头晕头痛，恶心呕吐，嗜睡，甚则昏迷，舌

质淡胖，舌苔垢腻，脉滑数或沉细数。治以通腑降浊，解毒利尿。方用温胆汤合附子泻心汤加减。

恢复期 ①阴虚邪恋证：乏力头晕，手足心热，腰酸盗汗，或有反复咽红，舌红，舌苔少，脉细数。治以滋阴补肾，兼清余热。方用知柏地黄丸合二至丸加减。②气虚邪恋证：身倦乏力，面色委黄，纳少便溏，自汗出，易于感冒，舌淡红，舌苔薄白，脉缓弱。治以健脾益气，兼以化湿。方用参苓白术散加减。

中成药治疗 包括口服中成药和中药注射剂。应用中药注射剂时应注意观察其临床不良反应。

口服中成药 ①银黄口服液（金银花、黄芩）：用于风水相搏证、热毒炽盛证。②复方肾炎片（丹参、黄芪、茯苓、牵牛子、车前子、白茅根、芦根、黄精、半枝莲）：用于风水相搏证、湿热内侵证、热毒炽盛证。③肾炎康复片（西洋参、人参、地黄、炒杜仲、山药、白花蛇舌草、黑豆、土茯苓、益母草、丹参、泽泻、白茅根、桔梗）：用于阴虚邪恋证、气虚邪恋证。④知柏地黄丸（知母、黄柏、熟地黄、山茱萸、山药、牡丹皮、茯苓、泽泻）：用于阴虚邪恋证。

中药注射剂 ①清开灵注射液（胆酸、珍珠母、猪去氧胆酸、栀子、水牛角、板蓝根、黄芩苷、金银花）：用于热毒炽盛证、邪陷心肝证。②炎琥宁注射液（穿心莲内酯）：用于风水相搏证、热毒炽盛证。③参附注射液（红参、附片）：用于水凌心肺证。

其他疗法 可以用敷贴疗法、针灸疗法等辅助治疗。

敷贴疗法 ①二丑方：黑丑、白丑（煅）、牙皂（煅）、木香、沉香、乳香、没药、琥珀。上药

用砂糖研末，调和，外贴气海。用于急性期水肿兼有腹部胀气者。②三鲜消肿方：鲜老丝瓜皮、鲜冬瓜皮、鲜玉米须。共捣烂，外敷于神阙穴，盖塑料膜，外用胶布固定，用于急性期水肿。③麻蒜外敷方：紫皮大蒜、蓖麻子。共捣糊状，分别敷于腰部及足心，外用纱布包扎固定，为避免蒸发降低药效，可外用塑料膜覆盖。用于急性期各型水肿。

针灸疗法 选取肺俞、列缺、合谷、阴陵泉、水分、三焦俞。针刺均用泻法。咽痛配少商；面部肿甚配水沟；高血压配曲池、太冲。

转归预后 若治疗及时得当，一般预后良好。重症或失治误治，可发生变证，甚或死亡。95%的病例能完全恢复，少于5%的病例可有持续尿异常，死亡病例少于1%。目前主要死因是急性肾衰竭。

预防调护 经常发生呼吸道感染的小儿应在平时采用扶正固本的中药增强体质、减少发病，一旦发病，要及时有效治疗，预防急性肾小球肾炎的发生。急性肾小球肾炎患儿的护理，要特别重视重症患儿的病情观察与及时处理。

预防 ①加强体育锻炼，增强体质，增加抵抗力。②积极预防各种感染，已患感染性疾病者及时治疗。

调护 ①彻底治疗呼吸道、皮肤、中耳等各部位感染。②饮食上应给予富含维生素的高热量饮食。③急性起病后应卧床休息2~3周，直至肉眼血尿消失，水肿消退，血压正常后，可下床轻微活动。血沉正常后可上学，但应避免重体力劳动。尿沉渣细胞计数正常后方可恢复体力活动。

④有水肿和高血压的患者应控制食盐在每日 2~3g。尿少者还应适量限水，水入量＝尿量＋400ml，并给予优质蛋白。⑤少尿和肾衰者还应限制钾的摄入。肾功能正常者控制蛋白质在每日 40~70g，因为过低的蛋白质摄入不利于肾脏的修复，过高则易促使肾脏硬化。⑥对于重症患儿要加强巡视，密切观察病情变化。

（丁 樱）

xiǎo'ér lìnzhèng
小儿淋证 (stranguria in children)

以小便频数短涩、淋漓刺痛，或有发热腰痛为主要表现的病证。又称小儿淋病。"淋"之名称始见于《黄帝内经素问·六元正纪大论》，称为"淋""淋閟"。隋·巢元方《诸病源候论·小儿杂病诸候·诸淋候》："小儿诸淋者，肾与膀胱热也……故令水道不利，小便淋沥，故谓为淋。"指出了淋证的病因病机。临床上将小儿淋证分为热淋、石淋、气淋、血淋、寒淋五种。西医学的急慢性尿路感染、泌尿系结石等疾病属于此证范畴。

病因病机 病因为外感湿热、饮食不节、禀赋不足。①外感湿热：因外阴不洁，湿热邪毒从下侵入、上犯膀胱，或由小肠邪热、心经火热等他脏热邪传入膀胱，发为淋病。②饮食不节：多食、喜食辛热肥甘之品，脾胃运化失常，积湿成热，下注膀胱，乃成淋病。③禀赋不足：肾与膀胱先天畸形或久淋不愈，耗伤正气，膀胱容易感受外邪，而致此病。隋·巢元方《诸病源候论·诸淋候》对淋病的病机做了高度概括："诸淋者，由肾虚而膀胱湿热故也。"即淋证为湿热蕴结下焦，肾与膀胱气化不利所致。

诊断及鉴别诊断 以小便症状、全身症状结合尿液检查等做出诊断。需与癃闭鉴别，血淋需与尿血鉴别。

诊断要点 以小便频数，淋沥涩痛，小腹拘急隐痛为各种淋证的主症，需结合各种淋证的不同临床特征，确定不同的淋证类型。还需结合尿常规、尿培养、彩超、X 线、肾盂造影等检查做出疾病诊断。

鉴别诊断 ①淋证与癃闭：两者都有小便量少，排尿困难等症状。但淋证尿频而尿痛，且每日排尿总量多为正常；癃闭则无尿痛，每日排尿量少于正常，严重时甚至无尿。②血淋与小儿尿血：两者都有小便出血，尿色红赤，甚至尿出纯血等症状。但尿血多无疼痛之感；血淋小便滴沥、疼痛难忍。故一般以痛者为血淋、不痛为尿血。

辨证论治 临床将小儿淋证分为热淋、石淋、气淋、血淋、寒淋五种论治。①热淋：小便频数，点滴而下，急迫不爽。尿色黄赤，灼热刺痛，小腹胀满或痛引脐中，大便秘结，婴儿小便时哭闹不安。舌质红，舌苔黄，脉滑数或濡数，指纹紫。治以清热解毒，利湿通淋，方用八正散加减。若表现热郁少阳，寒热往来者，治以和解少阳，通淋利湿，方用小柴胡汤加减。②石淋：突然发病，小便刺痛艰难，有时尿流中断，尿中时有砂石。或腰际疼痛，小腹剧痛，小便短赤或血尿，或伴见发热、恶心、呕吐，舌质红，舌苔黄腻，脉滑数。治以清热利湿，通淋排石，方用石韦散加减。③气淋：尿有余沥，结涩不通，少腹胀满疼痛，舌苔薄白，脉弦。治以理气疏导，通淋排尿，方用沉香散加减。④血淋：小便热涩刺痛，尿色深红，或夹有血块，疼痛满急加剧，或见心烦，舌尖红，舌苔黄，脉滑数，指纹紫。治以清热通淋，凉血止血，方用小蓟饮子加减。⑤寒淋：小便频数短涩，淋漓刺痛，少腹作痛，肢体不温，身体乏力，或面色苍白，舌体胖，舌质淡，脉沉细，指纹红。治以温阳散寒，止痛利水，方用五苓散加肉桂、小茴香。

中成药治疗 ①分清五淋丸（木通、盐车前子、黄芩、茯苓、猪苓、黄柏、大黄、萹蓄、瞿麦、知母、泽泻、栀子、甘草、滑石）：用于热淋。②龙胆泻肝丸（龙胆、栀子、黄芩、柴胡、泽泻、木通、车前子、生地黄、当归、甘草）：用于热淋。③三金片（金樱根、菝葜、羊开口、金沙藤、积雪草）：用于各种淋证。

其他疗法 可以用坐浴法、饮水运动疗法、针刺疗法等辅助治疗。

坐浴法 金银花、蒲公英、地肤子、艾叶、赤芍、生姜、通草，各适量。水煎，坐浴，1 日 1~2 次，每次 30 分钟。用于热淋。

饮水运动疗法 每日大量饮水 700~1500ml，保持尿量在每小时 300ml 以上。大量饮水增加尿量，降低尿内盐类浓度，减少沉淀机会，有预防结石再发和结石增大的作用，并使小结石随尿顺利排出。用于石淋。

针刺疗法 主穴取肾俞、大肠俞、膀胱俞。热淋配委中、束骨、阴陵泉，泻法；石淋配委中、足三里、阴陵泉，平补平泻；气淋配合谷、太冲、阴陵泉，平补平泻；血淋配内关、血海、三阴交，泻法；寒淋配关元、足三里、阴陵泉，补法。

转归预后 若治疗及时得当，

一般预后良好。重症或失治误治，或合并其他疾病者病情较重，严重者甚至导致死亡。

预防调护 经常发生泌尿道感染的小儿应尽早排除泌尿系统畸形，平时采用扶正固本的中药增强体质、减少发病。小儿淋证的护理要特别重视重症患儿的病情观察与及时处理。

预防 ①注意个人卫生，不坐泥地，勤换内裤，尽早穿封裆裤。婴儿要用一次性尿布并及时更换，大小便后要注意清洗臀部。②加强体育锻炼，增强体质。③感冒流行期间勿去公共场所，防止感受外邪。

调护 ①饮食宜清淡，少食辛辣刺激品，多饮开水。②急性期患儿需卧床休息，尽量多饮水。③石淋患儿应大量饮水，变换体位，多做蹦跳运动以利结石排除。④重症患儿要加强巡视，密切观察病情变化。

（丁樱）

rèlìn

热淋（heat stranguria） 以小便频数短涩，淋漓刺痛，或伴发热腰痛为主要表现的疾病。是小儿淋证中最常见的一种。隋·巢元方《诸病源候论·小儿杂病诸候·热淋候》："热淋者，三焦有热气，传于肾与膀胱，而热气流入于胞而成淋也。"西医学的小儿尿路感染属于此病范畴。

此病多为小儿卫生习惯差，会阴部外感湿热，下迫膀胱，气化失司，而致小便频数，灼热刺痛，发为热淋。①膀胱湿热证：小便频数，点滴而下，急迫不爽。尿色黄赤，灼热刺痛，小腹胀满或痛引脐中，大便秘结，婴儿小便时哭闹不安，或有发热。舌质红，舌苔黄，脉滑数或濡数，指纹紫。治以清热解毒，利湿通淋。

方用八正散加减。②热郁少阳证：若有寒热往来，烦闹不安，恶心呕吐，不思进食，小便不爽疼痛。治以和解少阳，通淋利湿。方用小柴胡汤加减。

此病一般预后良好，但若未能得到及时、有效治疗易于转为慢性而反复发病。急性期患儿需卧床休息，尽量多饮水。发热患儿饮食宜清淡，忌食辛辣刺激食品。预防主要包括：增加营养，提高免疫力。加强儿童卫生教育，注意卫生，不坐泥地，勤换内裤。尽早穿封裆裤。婴儿要用一次性尿布并及时更换。大便后擦肛门时，不要往前污染前阴，便后要清洗臀部，并注意先洗前阴后洗后阴。

（丁樱）

shílìn

石淋（urolithic stranguria） 以小便滴沥，尿中排出砂石，或小便突然中断，或茎中疼痛，伴或不伴腰痛为主要表现的疾病。又称砂淋、沙石淋。小儿淋证中的一种。隋·巢元方《诸病源候论·小儿杂病诸候·石淋候》："石淋者，淋而出石也，肾主水，水结则化为石，故肾客砂石。肾为热所乘，热则成淋。"西医学的小儿泌尿系结石属于此病范畴。

此病多为下焦湿热，气滞血瘀，脾肾亏虚导致肾虚，膀胱被湿热所乘，小便不利，聚而成石。临床多见下焦湿热证：突然发病，小便刺痛艰难，有时尿流中断，尿中时有砂石，或腰际疼痛，小腹剧痛，小便短赤或血尿，或伴见发热、恶心、呕吐，舌质红，舌苔黄腻，脉滑数。治以清热利湿，通淋排石。方用石韦散加减。若是无症状而在 B 超、X 线检查时发现患有此病，也可以按此方法治疗。药物治疗无效而症状严

重者需考虑碎石疗法、手术治疗。

此病一般预后良好，肾绞痛时可用针灸止痛或指压腰背部阿是穴止痛。热敷、热浴、电疗等都有一定的缓解疼痛的效果。预防主要包括：平时少在烈日下嬉戏或活动。多饮开水，增加活动量，宜食清淡食物。

（丁樱）

xiǎo'ér niàopín

小儿尿频（frequent micturition; frequent urination） 以小便频数而无疼痛为主要表现的病证。《黄帝内经素问·脉要精微论》："水泉不止者，是膀胱不藏也。""水泉不止"即为尿频，是膀胱不能收敛的缘故。隋唐时期多将尿频归入淋证中论述，至宋·刘昉《幼幼新书》将小儿尿频与淋证分别论述。明清时期，医家对此病病因的认识争鸣较多，且逐渐深入，有火热、肾虚、脾虚之不同。西医学的神经性尿频属于此证范畴。

病因病机 尿频的发生，是由于脾肾气虚，膀胱气化功能失常；或病久不愈，损伤肾阴而致阴虚内热；或者湿热蕴结下焦。病位在肾与膀胱。病机以虚为主，也有属下焦湿热蒸迫者。肾气不足，膀胱失约；肺脾气虚，水津不布；肾阴不足，心火过亢等皆是脏腑虚弱为患，属虚。湿热内蕴，传于下焦，蒸迫膀胱则属实。临床上虚实之间也可互相转化，脏腑虚弱，卫外不固，易感外邪，外感风热、湿热内侵则可见虚中有实之象；湿热内蕴日久可损伤肾气而见肾气亏虚之证。

诊断及鉴别诊断 以小便频数而无疼痛的特征即可诊断。注意与其他有尿频症状的疾病鉴别。

诊断要点 ①年龄：多见于婴幼儿时期。②症状：醒时尿频，

点滴淋沥，甚则数分钟1次，但入睡时即消失。反复发作，无其他明显不适。③实验室检查：尿常规、尿培养无阳性发现。

鉴别诊断 主要需与小儿淋证区别。两者均有小便频数的症状，而尿频无尿痛，淋证一般有尿痛；尿频只发生于日间，淋证则昼夜均发；尿频的尿液检查无异常，淋证的尿液检查可见白细胞、红细胞增多。

辨证论治 ①肾气不足证：小便频数，点滴而下，体弱神疲，面白少华，少气懒言，便溏溲清，手足不温，或见方颅、鸡胸、齿迟，舌质淡边有齿痕，舌苔白，脉沉细无力。治以温肾化气，固涩下元。方用桑螵蛸散加减。②肺脾气虚证：小便频数，点滴而出，不能自控，入睡即止，面色委黄，容易出汗，形体消瘦，精神倦怠，食欲不振，舌质淡，舌苔白，脉缓弱。治以益气补肺，固摄缩尿。方用补中益气汤合缩泉丸加减。③阴虚内热证：小便频数，五心烦热，盗汗，口干欲饮，大便干结，舌尖嫩红，舌苔少，脉细数无力。治以滋补肾阴，清其虚热。方用知柏地黄丸加减。④湿热下注证：起病较急，小便频数短赤，尿道灼热，尿液淋沥混浊，小腹坠胀，婴儿则时时啼哭不安，常伴有发热，烦躁口渴，头痛身痛，恶心呕吐，舌质红，舌苔薄腻微黄或黄腻，脉数有力。治以清热利湿，通利膀胱。方用八正散加减。

中成药治疗 ①济生肾气丸（熟地黄、山茱萸、牡丹皮、山药、茯苓、泽泻、肉桂、制附子、牛膝、车前子）：用于肾气不足证。②知柏地黄丸（知母、黄柏、熟地黄、山茱萸、牡丹皮、茯苓、泽泻、山药）：用于阴虚内热证。

③缩泉丸（山药、益智仁、乌药）：用于脾肾两虚证。

其他疗法 可采用饮食疗法、小儿推拿疗法、针灸疗法等配合治疗。

饮食疗法 狗肉250g，黑豆100g。炖汤，分次服。用于肾气不足证。

推拿疗法 每天下午揉丹田200次，摩腹20分钟，揉龟尾30次，较大儿童可用擦法，横擦背俞、八髎，以热为度。用于脾肾两虚证。

针灸疗法 取委中、阴谷、复溜、照海，针后可加灸太溪。腰背酸痛加关元、肾俞；多汗补复溜，泻合谷；尿频、尿急、尿痛加中极、阴陵泉；气阴两虚加中脘、照海；肾阳不足加关元、肾俞。湿热下注另用委中、下髎、阴陵泉、束骨、曲泉。

转归预后 小儿尿频多属功能性病变，预后良好。但因脾肾亏虚，需坚持较长时间治疗方能逐渐纠正。

预防调护 ①合理饮食，避免食入过甜、过咸饮食。②营造舒适宽松的生活环境，解除精神压力，放松情绪。③注意休息，加强锻炼，增强体质。

(丁樱)

xiǎo'ér yíniào

小儿遗尿（infantile enuresis） 3岁以上的小儿睡中小便自遗，醒后方觉的病症。又称尿床、遗溺。正常小儿1岁以后白天已逐渐能控制小便，3岁以后夜间亦能自主控制小便，若仍频发睡眠中尿出不觉，则为遗尿。《灵枢经·本输》中已有相关记载："三焦者……入络膀胱，约下焦。实则癃闭，虚则遗溺。""遗尿"一名最早出自汉·张仲景《伤寒论·辨阳明病脉证并治》："三阳合病，

腹满身重，难以转侧，口不仁、面垢、谵语、遗尿。"

病因病机 多与肺、脾、肾、膀胱、三焦功能失调有关，其中尤以肾气不足、膀胱虚寒为多见。肾为先天，职司二便；膀胱主藏尿液，与肾相为表里。肾气不足，就会导致下焦虚寒，气化功能失调，闭藏失司，不能约束水道而遗尿。肺主敷布津液，脾主运化水湿，肺脾二脏共同维持正常水液代谢。若肺气虚则治节不行而水道制约无权，气虚下陷，固摄无权，决渎失司，膀胱不约，津液失藏，即所谓上虚不能制下是也。小儿脾常不足、肾常虚。先天不足，久病及肾，易致肾气不足，津液失于固摄而遗尿。心藏神，肾藏志，心肾失交，水火不济，故夜梦纷纭，梦中尿床，或欲醒而不能，或深睡不醒，小便自遗。肝主疏泄，肝之经脉循绕阴器，抵少腹。肝经郁热或为饮食所伤，脾胃湿热积滞，疏泄失调，郁而化火，火热内迫，下注膀胱发为遗尿。此外，尚有不良习惯而成者。

诊断及鉴别诊断 年龄结合遗尿次数可做诊断。需与尿失禁、尿频、热淋鉴别。

诊断要点 ①小儿经常睡中小便自遗，醒后方觉。3岁后每周≥5次、5岁后每周≥2次。②尿常规及尿细菌培养无异常。③部分患儿腰骶部X线检查显示隐性脊柱裂，泌尿系X线造影可能见结构异常。

鉴别诊断 ①尿失禁：清醒时小便不能约束而漏出，不分窹寐，不论昼夜，出而不禁。多见于先天发育不全或脑病后遗症的患儿。②小儿尿频（神经性尿频）：白昼尿频尿急，入睡后消失。③热淋（泌尿系感染）：排尿

时有尿频、尿急、尿痛等症,白天清醒时也急迫难耐而尿出,小便常规检查有白细胞或脓细胞。

辨证论治 ①下元虚寒证:每晚尿床,甚至多次,小便清长,面色苍白少华,神疲乏力,肢冷畏寒,舌淡苔白滑,脉沉无力。治以温补肾阳,固涩止遗。方用菟丝子散加减。②脾肾两虚证:尿量多,尿色清,寐深不易唤醒,面色㿠白,精神不振,纳呆便溏,舌淡苔薄白,脉沉缓。治以温补脾肾,固脬缩尿。方用六君子汤合五子衍宗丸加减。③肺脾气虚证:睡中遗尿,量不多但次数频,面色无华,神疲乏力,少气懒言,食欲不振,大便溏薄,自汗出,易感冒,舌淡苔薄白,脉缓弱。治以补肺健脾,固摄止遗。方用补中益气汤合缩泉丸加减。④心肾失交证:梦中尿出如白天小便状,白天多动少静,寐不安宁,易哭易惊,记忆力差,或五心烦热,形体较瘦,舌红苔少,脉沉细而数。治以清心滋肾,安神固脬。方用交泰丸合导赤散加减。⑤肝经湿热证:睡中遗尿,小便黄而尿少,性情急躁,夜梦纷纭,或夜间磨牙,手足心热,面赤唇红,口渴饮水,甚或目睛红赤,舌红苔黄腻,脉滑数。治以清热利湿,缓急止遗。方用龙胆泻肝汤加减。

中成药治疗 ①夜尿宁(肉桂、桑螵蛸、盐制补骨脂、大青盐):用于下元虚寒证。②缩泉丸(山药、益智仁、乌药):用于脾肾两虚证。③补中益气丸(炙黄芪、党参、炙甘草、炒白术、当归、升麻、柴胡、陈皮):用于肺脾气虚证。④龙胆泻肝丸(龙胆、柴胡、黄芩、栀子、泽泻、木通、车前子、当归、生地黄、甘草):用于肝经湿热证。⑤知柏地黄丸

(知母、黄柏、熟地黄、山茱萸、牡丹皮、山药、茯苓、泽泻):用于阴虚火旺证。

其他疗法 可用针刺疗法、小儿推拿疗法、外治法等。

针刺疗法 ①毫针疗法:主穴取肾俞、关元、膀胱俞、中极,配穴取三焦俞、委中、三阴交、阳陵泉,每次各选1~2穴。睡眠较深者加神门、心俞;面色苍白少华,自汗者加肺俞、尺泽。②针刺夜尿点(掌面小指第2指关节横纹中点处):每次留针15分钟,隔日1次,7日为1个疗程。③耳针疗法:取皮质下、神门、内分泌、肾、肺、脾。

推拿疗法 ①揉丹田200次,摩腹20分钟,揉龟尾30次(较大儿童可用擦法)。横擦肾俞、八髎,以热为度。②补脾土、肾水各800次,推气关300次,揉百会50次,每日下午进行,7日为1个疗程。

外治法 ①五倍子、何首乌各15~30g,研末。每次1g,醋调敷于脐部,以纱布覆盖。每晚1次,连用3~5次。②覆盆子、金樱子、菟丝子、五味子、仙茅、补骨脂、山茱萸、桑螵蛸各60g,丁香、肉桂各30g,研末装瓶备用。每次1g,填入脐中,滴1~2滴乙醇或白酒后,外用暖脐膏固定,3天换药1次。

转归预后 一般预后良好,无严重后果。但疗程较长,必要时应多种疗法结合使用。

预防调护 ①每晚按时唤醒幼儿排尿,逐渐养成自控的排尿习惯。②白天勿使小儿玩耍过度疲劳,晚间不要嬉闹、学习等以免过于兴奋、紧张。③消除遗尿对小儿情绪的影响,给予信心和支持,切忌打骂。④白天可正常饮水,晚餐不进流质食物,睡前

尽量不喝水和饮料,中药汤剂也在日间服用。⑤尿湿衣物卧具后要及时更换,保持外阴干燥清洁。

(丁 樱)

jiělú

解颅(metopism) 颅囟应合而不合,以颅缝开解,头颅增大,叩之呈破壶音,目珠下垂如落日状为主要表现的小儿疾病(图)。多见于6个月~7岁的小儿。此病名最早出现于汉代的《华佗神方·华佗儿科神方·华佗治小儿解颅神方》,宋·钱乙《小儿药证直诀·脉证治法》提出解颅是由"肾气不成""肾虚"所致。元·朱震亨《平治荟萃·解颅》认为此病多由于母气虚与热而产生。明·万全则认为此病除因肾气不足外,亦可为"肾肝风热"而致。西医学的先天性或后天性脑积水属于此病范畴。

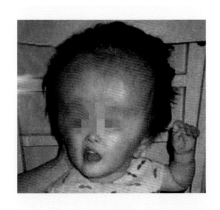

图 解颅

病因病机 病因分为先天因素和后天因素。先天因素多和肾精不足有关,后天因素多由疾病影响所致,造成脑络瘀阻、水湿潴留。病机有虚有实,亦有虚中夹实。具体可分为以下三种:①先天禀赋不足,肾气亏损,肾虚不能生髓主骨而致。②大病之后,肾阴耗损,水不涵木,肝火偏亢,髓热。③感受热邪,炼液成痰,脑络阻塞,气血瘀滞不通。

诊断及鉴别诊断 通过临床表现，结合颅脑 CT、X 线等辅助检查做出诊断。主要与慢性硬脑膜下血肿、维生素 D 缺乏性佝偻病、头大畸形相鉴别。

诊断要点 ①头颅呈普遍均匀性增大，且增长速度过快、骨缝分离，前囟明显饱满而扩大，头皮青筋暴露。颅部叩诊呈破壶音，头重颈肌不能支持而下垂，两眼下视。可有烦躁、嗜睡、食欲不振，甚至呕吐、惊厥。②CT 检查提示脑实质菲薄，脑组织面积减少，脑室增宽扩大。头颅 X 线检查可见骨板变薄，颅缝分离，蝶鞍增宽。眼底检查可见视神经萎缩或乳头水肿。

鉴别诊断 ①慢性硬脑膜下血肿：头颅增大较慢，硬脑膜下穿刺可得较多的红色或黄色液体，眼底视盘水肿或常有出血。伴随智力障碍及精神症状。②维生素 D 缺乏性佝偻病：头颅增大多为方形，无颅缝分离和脑室扩大，主要为颅骨板的中心有软骨堆积，且常伴随汗多、枕秃、肋骨外翻等。③头大畸形：头颅大，增长快，有明显的智力不足，无眼球下转现象，脑室造影正常。

辨证论治 ①肾气亏损证：头颅明显增大，囟门宽裂，面色淡白，神情呆钝，眼球下垂呈"落日状"，头大颈细，前倾而不能竖立，食少便溏，舌淡苔少，脉弱，指纹淡青，严重者可见斜视、呕吐、惊厥。治以补肾强筋。方用补肾地黄丸加减。②肾虚肝亢证：颅缝裂开，前囟门宽大，眼球下垂，白多黑少，目无神采，心烦不安，手足心热，筋惕肉瞤，时或惊叫，口干舌红，脉沉细数，指纹紫红。治以滋肾养阴，平肝息风。方用知柏地黄丸合三甲复脉汤加减。③脾虚水泛证：囟门宽大，颅缝开解，面色淡白，精神倦怠，纳呆便溏，脘腹胀满，舌淡苔薄白或白腻，脉细弱，指纹淡红。治以温脾利水。方用附子理中汤合五皮散加减。④热毒壅滞证：头颅日见增大，囟门高胀，颅缝合而复开，两目下垂，发热气促，烦躁哭闹，面赤唇红，或见两目斜视，四肢痉挛，小便短赤，大便秘结，舌红苔黄，脉多弦数，指纹紫滞。治以清热解毒，化瘀通络。方用犀地清络饮加减。⑤瘀血阻络证：头颅膨大，颅缝开解不合，青筋暴露，神情呆滞，或聋哑失语，智能低下，四肢瘫痪，唇舌发紫，或舌有瘀斑，脉弦或虚数，指纹色紫或隐青而淡滞。治以化瘀通窍。方用通窍活血汤加减。

中成药治疗 ①河车大造丸（紫河车、熟地黄、天冬、麦冬、杜仲、牛膝、黄柏、龟甲）：用于肾气亏虚证。②知柏地黄丸（知母、黄柏、熟地黄、山药、山茱萸、泽泻、茯苓、牡丹皮）：用于肾虚肝亢证。③附子理中丸（制附子、党参、炒白术、干姜、甘草）：用于脾虚水泛证。④牛黄抱龙丸（牛黄、胆南星、天竺黄、茯苓、琥珀、人工麝香、全蝎、炒僵蚕、雄黄、朱砂）：用于热毒壅滞证。⑤脑得生丸（三七、川芎、红花、葛根、山楂）：用于瘀血阻络证。

其他疗法 可以用敷贴疗法、针刺疗法等辅助治疗。

敷贴疗法 ①封囟散：通草、白芷、露蜂房、青皮、陈皮、白僵蚕、红花。共研末，以酒、童便、面粉调成糊状。用时涂于头颅，再用纱布包裹，并保持湿润，1 日 1 次。用于各证型。②黛矾散：青黛、枯矾、雄黄、红花。共研末，以苦参煎液合胆汁调敷囟门，令保持湿润，1 日 1 次。用于热毒壅滞证。

针刺疗法 百会透四神聪，风府透哑门，风池透大杼、大椎，三焦俞透肾俞，三阴交透复溜。平补平泻，分组轮换，每次 2～3 组穴位，隔日 1 次，10 次为 1 个疗程。

转归预后 此病属顽疾重病，治疗较困难。分流手术治疗是目前常用方法，部分轻症可用中药治疗。围手术期及术后可配合中医药治疗及康复物理疗法，但常留有后遗症。

预防调护 ①加强婚前体检。避免妊娠期感染。②预防围生期危险因素，安全生产，谨防围产儿窒息或产伤。③饮食注意补充蛋白质、脂肪、维生素和微量元素。④做好心理护理，帮助患儿家长树立信心，积极配合治疗。

（丁 樱）

wǔchí

五迟 (five retardations) 小儿站立、行走、头发、牙齿、语言等的生长发育显著迟于正常儿童的病证。以婴幼儿多见。相关记载最早见于隋·巢元方《诸病源候论·小儿杂病诸候》"齿不生候""数岁不能行候""头发不生候"，记载了牙齿、行走、头发的生长发育迟缓的现象。嗣后，历代医家多有阐发。清·张璐《张氏医通·婴儿门上》明确指出"五迟者，立迟、行迟、齿迟、发迟、语迟是也"，并指出诸迟之候"皆胎弱也"。清·吴谦等《医宗金鉴·幼科心法要诀·杂症门·五迟》提出："小儿五迟之证，多因父母气血虚弱，先天有亏，致儿生下筋骨软弱，行步艰难，齿不速长，坐不能稳，要皆肾气不足之故。"指出了五迟的病因为父母气血虚弱，先天不足。西医学的小儿智能迟缓、大脑发育不全、维生素 D 缺乏性佝偻病等多种慢性疾病均属于此病范畴。

病因病机 主要是先天禀赋不足，后天调摄失养，脾肾不足，累及五脏所致。肾为先天之本，主骨生髓，具有促进骨骼生长发育和资生骨髓、脑髓、脊髓的作用。先天胎禀怯弱，肾精亏虚，骨髓生化乏源，不能营养骨骼，则可出现骨骼脆弱无力而见立迟、行迟；齿为骨之余，肾藏精而其华在发，肾精不足，故见发迟、齿迟。脾胃为后天之本、气血生化之源，小儿生长发育所需营养全依赖于脾胃运化所产生的水谷精微，饮食失节，调摄失宜或疾病影响，导致脾胃损伤，则化源不足，五脏失养，影响小儿正常的生长发育，也可出现五迟。肝藏血，在体合筋，肝血不足，血虚失养，也可见发迟；肝血亏虚，筋骨失养则可见立迟、行迟。心主血脉，开窍于舌，心气不足，脑髓不充，则智力发育不全，语言发育迟缓。

诊断及鉴别诊断 主要根据发病年龄及体格检查做出诊断。需与痿病、五软相鉴别。

诊断要点 凡小儿生长发育较正常儿童迟缓，即超过 12 个月头发稀细黄枯，未见萌牙，不能平稳站立，18 个月尚不能行走，不会说"妈妈""爸爸"以外的字等。五迟不一定悉具，但见一、二迟者也可分别做出诊断。

鉴别诊断 ①小儿痿病：以下肢不能随意运动碍于行走为主症，与立迟、行迟的发育迟缓有别。②五软：以头项、口、手、足、肌肉软弱无力为主症，以运动障碍为特点。可与五迟伴见。

辨证论治 ①脾胃虚弱证：头发稀疏萎黄，牙齿生长迟缓或生而牙质不良，囟门宽大，逾期不合，形体瘦弱，生长缓慢，肌肉松软，面色淡白，食欲不振，大便溏薄，舌淡苔白，脉沉迟无力。治以补益脾肾。方用六味地黄丸合四君子汤加减。②肝肾亏损证：坐、立、行的发育明显迟于正常同龄儿，甚至四五岁还不能行走，或者伴有头发生长和乳齿萌出的延迟；平素活动甚少，容易疲倦，肢体无力，睡眠不实，面色不华，形体瘦弱，舌淡苔少，脉沉细无力。治以补益肝肾。方用加味六味地黄丸加减。③心肾不足证：语言发育迟缓，智力低下，常伴有立、行、发、齿等迟缓症状，精神呆滞，疲乏无力，食欲不振，大便多秘，舌淡苔薄，脉缓无力。治以补肾养心。方用菖蒲丸合五加皮散加减。

中成药治疗 ①六味地黄丸（熟地黄、酒萸肉、山药、泽泻、牡丹皮、茯苓）：用于肝肾亏损证。②金匮肾气丸（桂枝、附子、地黄、山药、牡丹皮、山茱萸、茯苓、泽泻）：用于肾气亏虚证。

其他疗法 可以用艾灸疗法、饮食疗法、外治法等辅助治疗。语迟应增加语言训练。

艾灸疗法 ①艾灸足两踝，每次 3 壮，1 日 1 次。用于行迟。②艾灸心俞穴，每次 3 壮，1 日 1 次。用于语迟。

饮食疗法 ①桑椹：久服可黑发，健步利关节。②龙眼肉：常服能益智，安神。③公鸡骨架 1 具，火烤焙黄，加入生晒参，共研细末，按患儿年龄酌用，红枣煎汤送服。适用于立迟、行迟。

外治法 ①川芎、熟地黄、山药、当归、白芍、炙甘草，共为细末，汤调擦齿根，1 日 3 次。用于齿迟。②石菖蒲、艾叶、川芎、羌活、穿山甲、茯苓、五味子，共研细粉，用鸡蛋清或麻油调匀，外敷关元、囟门，夜敷晨取，10 日为 1 个疗程。用于立迟、行迟。

转归预后 五迟包括多种生长发育迟于同年龄正常儿童的情况，其病因、证候轻重有很大的差别，故预后转归也大有不同。轻者经恰当治疗和调护可以痊愈，先天性重症患儿则可能遗留终生残疾。

预防调护 以预防为主，特别要注意避免先天因素致病。患病后加强调护有助提高疗效。

预防 ①大力宣传优生优育，避免近亲结婚。婚前进行健康检查，以减少先天性遗传性疾病的发生。②孕母妊娠期保持心情舒畅，营养丰富，多晒太阳，慎用对胎儿有害的药物，以避免损伤胎元之气。③婴儿出生后应加强调护，提倡母乳喂养，及时添加辅食，保证营养均衡。并适当进行体格锻炼。

调护 五迟属虚弱之病，患病后首要加强饮食调理，以富有营养和易消化的食物为主，并应注意定时定量。

（丁 樱）

wǔruǎn

五软（five flaccidities） 以小儿头项、口、手、足、肌肉软弱无力为主要临床表现的病证。头项软指颈项软弱无力头部不能抬举；口软指口唇软弱吸吮无力；手软指上肢软弱活动无力；足软指下肢软弱活动无力；肌肉软指全身肌肉软弱无力运动功能下降。多发生于 6 岁之内的小儿，是小儿时期的虚弱病证之一。此病名最早见于元·曾士荣《活幼心书·五软》："禀赋元虚髓不充，六淫之气易来攻，头兼手足身羸弱，此证各为五软同。"明·薛铠、薛己《保婴撮要·五软》："五软者，头项、手、足、肉、口是也。"沿用至今。西医学的进行性肌营养不良、大脑发育不全、维生素D缺乏性佝偻病、大脑性瘫痪、脊髓灰质炎后遗症等多种疾病，以及因抚育不当而产生上述症状者，均属于此证范畴。

病因病机 多由父母体质素虚，精血不足，或母妊娠期间疾病缠绵，以致胎元失养；或因生后调护失宜，气血虚弱所致。脾主运化，为后天之本，主肌肉及四肢，开窍于口，脾健则四肢健壮、灵活有力；肾主骨生髓，通于脑，肾精充足，则骨骼坚韧有力，耐久立而强劳作，脾肾两虚，则化源不足而见五软。肝藏血主筋，肾藏精主骨，肝肾精血充足，筋骨得养，运动灵活有力，若因素禀阴亏，或疾病影响，伤津耗液，致肝肾亏损，筋骨失养，则见头项、四肢痿软不用。脾为气血生化之源，若因疾病或调护失宜，损伤脾胃，脾失健运，生化乏源，气血不荣四肢、口唇，则见手、足、口软，不养肌肉，则肌肉软弱。

诊断及鉴别诊断 主要根据发病年龄及体格检查做出诊断。需与痿病、五迟相鉴别。

诊断要点 以头项、口、手、足、肌肉松弛软弱无力为特征。五软不一定全部出现，或见一、二软，或见于局部。多为先天因素、产时因素以及后天抚育喂养因素等所致。

鉴别诊断 ①小儿痿病：虽有肢体软弱无力，但以下肢不能随意运动为多见，不伴有头项、口等部位肌肉软弱无力，多因后天疾病影响所致。②五迟：立迟、行迟是指发育障碍，站立行走功能显著迟于正常儿童水平，与五软的头项、手足软弱无力有别。

辨证论治 主要根据五软部位范围及兼症辨证论治。①脾肾两虚证：头项软弱不能抬举，口软唇弛，吸吮咀嚼困难，手足弛缓无力，不能握举和站立，肌肉松软，失于弹性，发育较同龄正常儿落后，精神委靡，面色苍白，肢冷，大便溏泄，舌淡苔白，脉沉迟无力。治以温补脾肾。方用补肾地黄丸加减。②肝肾亏损证：头项软弱，挺而不坚，口唇松软，舌舒缓动，手握无力，步行蹒跚，容易跌倒，肌肉萎缩，酸软无力，心烦不寐，潮热盗汗，舌红少苔，脉沉细数。治以滋补肝肾。方用六味地黄丸加减。③气血亏虚证：肢体软弱，肌肉松弛，神情呆滞，智力迟钝，面色苍白，形瘦神疲，倦怠乏力，纳差便溏，舌淡苔薄白，脉弱无力。治以益气养血。方用八珍汤加减。

中成药治疗 ①六味地黄丸（熟地黄、酒萸肉、山药、泽泻、牡丹皮、茯苓）：用于肝肾亏损证。②补中益气丸（炙黄芪、党参、炒白术、当归、升麻、柴胡、陈皮、炙甘草、生姜、大枣）：用于脾气亏虚证。③当归补血丸（黄芪、当归）：用于气血亏虚证。

其他疗法 可以用外治法、针刺疗法、穴位注射法、艾灸疗法等辅助治疗。

外治法 ①取生附子、生南星各等量，以适量姜汁调和如膏状，取药膏摊贴在胶布中间，敷贴于天柱穴上，隔日换1次。主治小儿头项软。②取五加皮适量，研成细末，用酒调成糊状，涂颈椎骨上，每日数次。主治小儿头项软。

针刺疗法 ①毫针疗法：取大椎、安眠、哑门、陶道、百会、印堂、内关、合谷、足三里，1日1次。用于各种证型。②耳针疗法：取心、肾、肝、脾、皮质下、脑干，隔日1次。用于各种证型。③头针疗法：根据病变部位出现的运动障碍，结合大脑皮层的功能定位，上肢瘫痪选择用对侧顶颞前斜线中2/5，下肢瘫痪选对侧顶颞前斜线上1/5及顶旁线，面瘫、流涎及运动性失语选对侧顶颞前线下2/5，感觉障碍取对侧顶颞后斜线，小脑病变选枕下旁线，手功能障碍选运动区，精神失常选情感区。1日1次，15次为1个疗程。

穴位注射法 足三里穴注射5%当归注射液，隔日1次，10次为1个疗程。

艾灸疗法 艾灸两足踝，1日1次，用于气血亏虚证。

转归预后 五软由多种病因造成，转归预后差别很大。若主要因后天调护失宜所致者，经恰当治疗与调护，预后良好；若因先天性疾病或后天性脑病后遗症等产生者，治疗困难，预后欠佳。

预防调护 以预防为主，要注意避免先天、后天的各种因素致病。患病后加强调护有助康复。

预防 ①加强卫生宣教工作，普及妊娠期、哺乳期保健常识和育儿知识。②母妊娠期间应加强保护，避免一切有损胎儿发育的不利因素，如中毒、外伤等。③婴儿出生后注重优育，合理喂养，增加活动，增强体质。

调护 ①平时宜用按摩法以锻炼肌力，1日2次。每次30分钟，可促进血液循环和肌肉活动，利于五软的恢复。②加强营养，平时可食用芡实、山药等，补脾充肌。

（丁 樱）

xìngzǎoshú

性早熟（progenesis） 女孩8岁

以前，男孩 9 岁以前出现青春期特征即副性征的内分泌疾病。性征与真实性别一致者为同性性早熟，不一致者为异性性早熟。性早熟因引发原因不同而分为中枢性性早熟（真性性早熟）和外周性性早熟（假性性早熟）。真性性早熟中无特殊原因可查明者，称为特发性性早熟（体质性性早熟）。假性性早熟常出现部分性征，如单纯乳房早发育或阴毛早现，而性腺未成熟，性征表现可以同性或异性。近年来，真性性早熟发病率有逐渐上升趋势，女孩发病率为男孩的 4～5 倍，80%～90%的女性患儿为特发性性早熟，而男性患儿真性性早熟属特发性者仅约 40%，故对男性真性性早熟尤应注意探察原发疾病。此病在古代医学文献中论述较少，现代由时毓民等于 1981 年首次报道中医中药治疗此病，近年来研究逐渐深入。随着生活水平的提高以及外源性激素的广泛存在，性早熟患儿逐渐增多。中医学认为，性早熟的病变主要在肾、肝两脏，发病原因主要是小儿肾脏阴阳平衡失调，肾阴不足，相火亢盛，也可因疾病或精神因素导致肝失疏泄，肝郁化火，肝火上炎，以致天癸早至，副性征提前出现。

病因病机　病机可能与小儿系稚阴稚阳之体，在病理上容易出现阴阳失衡有关。《黄帝内经素问·上古天真论》："女子……二七而天癸至，任脉通，太冲脉盛，月事以时下，故有子……丈夫……二八肾气盛，天癸至，精气溢泻，阴阳和，故能有子。"阐明了人体生殖、生长、发育与肾的精气有密切关系，若肾阴亏损可致相火亢旺，表现为提前进入青春期。又因乳房及外阴与足厥阴肝经有关，故肝经湿热，肝气郁滞均可导致患儿阴道分泌物增多、乳房增长、触痛。故此病的发生外因多为饮食不节、恣食肥甘厚味，内因多为小儿"稚阴稚阳"，阴阳失衡。主要病机为肝经湿热，肾阴不足，阴不潜阳，相火妄动。病位主要在肝、肾两脏。病性可虚可实。

诊断及鉴别诊断　以临床表现结合骨龄、盆腔 B 超、性激素测定、头颅 X 线、CT、磁共振显像检查做出诊断。主要需将真性性早熟和假性性早熟、特发性性早熟和器质性性早熟相鉴别，以及与单纯乳房早发育相鉴别。

诊断要点　①女孩 8 岁以前、男孩 9 岁以前出现副性征。一般女孩先有乳房发育，继之阴道分泌物增加，约在乳房发育 1 年后长出阴毛及出现外生殖器的发育，最后月经来潮和腋毛出现。男孩表现为过早的阴茎和睾丸同时增大，以后可有阴茎勃起，出现阴毛、痤疮和声音低沉，甚至可有精子成熟并夜间泄精，体力较一般同龄儿强壮。②骨龄代表骨骼成熟度，较准确地反映了发育程度。真性性早熟及先天性肾上腺皮质增生者骨龄明显提前，单纯乳房早发育骨龄不提前，原发性甲状腺功能减退者骨龄落后。③盆腔 B 超对确定子宫、卵巢大小及性质有重要价值，并可检查肾上腺及睾丸有无增大或占位性病变。一般认为卵巢及其滤泡先增大，继之子宫增大。④阴道脱落细胞涂片可以粗略地估计患儿性腺激素水平，因操作方便、快速，可以作为疗效评价指标。⑤患儿的性激素水平明显高于同年龄正常儿童，血清黄体生成素（LH）、卵泡刺激素（FSH）、雌二醇（E_2）、泌乳素（PRL）、睾酮（T）等激素水平，随着性早熟的进程而明显增高。先天性肾上腺皮质增生者血 17α 羟孕酮及尿 17-酮皮质类固醇显著升高。真性性早熟 FSH、LH 增加，假性性早熟则低下。由于促性腺激素在睡眠时增高，且呈脉冲式分泌，一次血标本不能反映其真实水平，留取 24 小时尿标本测定则意义更大。黄体生成激素释放激素（LHPH）兴奋试验对鉴别真性和假性性早熟有很大价值。真性性早熟在 LHPH 兴奋试验后 30 分钟，LH 峰值升高 5 倍以上，而假性性早熟则无此反应。另外，真性性早熟血清骨钙素有明显增高。头颅或腹部 X 线检查、CT、磁共振显像、眼底检查等有助于颅内肿瘤或肾上腺疾病等的诊断。

鉴别诊断　①单纯乳房早发育：为女孩不完全性性早熟的表现，起病常小于 2 岁，仅乳房轻度发育，呈周期性变化。不伴有生长加速和骨骼发育提前。②真性性早熟和假性性早熟的鉴别：促性腺激素水平，真性者升高、假性者降低。促性腺激素释放激素（LHRH）兴奋试验，真性者 FSH、LH 水平显著升高、假性者无此反应。③特发性性早熟和器质性性早熟的鉴别：特发性者，一般查无原因；器质性者，原发性甲状腺功能减退者骨龄显著落后，性腺肿瘤者性激素增加极甚。

辨证论治　按照虚、实辨证论治。病程较长、病情较重的患儿应中西医结合治疗。①阴虚火旺证：女孩乳房发育及内外生殖器发育，月经提前来潮，男孩生殖器增大，声音变低，有阴茎勃起。伴颧红潮热，盗汗，头晕，五心烦热，舌红少苔，脉细数。治以滋阴降火。方用知柏地黄丸加减。②肝郁化火证：女孩乳房及内外生殖器发育，月经来潮，男孩阴茎及睾丸增大，声音变低沉，面部痤疮，有阴茎勃起和射精。伴胸闷不舒或乳房胀痛，心烦易怒，嗳气叹息，舌红苔黄，脉弦细数。治以疏肝解郁，清心泻火。方用丹栀逍遥散加减。③痰湿壅滞证：女孩乳房发育及内外生殖器发育，月经提前来潮；男孩生殖器增大，声音变低，面部痤疮，有阴茎勃起。伴形体肥胖，胸闷叹息，白带增多，大便秘结或稀溏，口中黏腻，舌苔腻，脉濡数。治以健脾燥湿，化痰散结。方用二陈汤加减。

中成药治疗 ①知柏地黄丸（知母、黄柏、熟地黄、山药、山茱萸、泽泻、茯苓、牡丹皮）：用于阴虚火旺证。②大补阴丸（知母、熟地黄、黄柏、龟甲、猪脊髓）：用于阴虚火旺证。③丹栀逍遥丸（牡丹皮、栀子、当归、白芍、柴胡、茯苓、白术、煨姜、薄荷、甘草）：用于肝郁化火证。④龙胆泻肝丸（龙胆、栀子、黄芩、木通、泽泻、车前子、甘草、柴胡、当归、生地黄）：用于肝郁化火证。

其他疗法 ①耳针疗法：取内分泌、卵巢、睾丸、肝、肾点。②毫针疗法：取三阴交、血海、肾俞、肝俞、太冲等穴位。

转归预后 部分性早熟不需治疗，预后良好。特发性性早熟若不治疗会影响最终身高，继发性性早熟由于外源性引起者，终止外源性影响后可自行痊愈。肿瘤等器质性疾病必须针对性处理，此病预后与原发疾病有关。

预防调护 宜多吃新鲜蔬菜、水果和富含蛋白质的鱼类、豆制品，少吃含脂过多的食品。关心患儿的心理发育，以免出现身心发育不平衡而致情绪障碍。开展正常的性教育活动，使孩子顺利过渡至青春期。

预防 ①幼儿及孕妇禁止服用含有性激素类的滋补品，如人参蜂王浆、鹿茸、新鲜胎盘、花粉等，以预防假性性早熟的发生。②儿童不使用含激素的护肤品。③不食用含生长激素合成饲料喂养的禽畜类食物。④哺乳期妇女不服避孕药。

调护 对患儿及家长说明特发性性早熟发生的原因，解除其思想顾虑。提醒家长要注意保护儿童，避免遭受凌辱，造成身心创伤。

（丁樱）

xiǎo'érrǔpǐ

小儿乳癖（nodules of breast in children） 男孩 9 岁前，女孩 8 岁前出现乳房发育异常，以乳房肿块、疼痛或增大，乳晕增大或色素沉着为主要临床表现的疾病。发病与雌性激素水平改变有关。西医学的乳腺增生属于此病范畴。

病因病机 多因肝、脾、肾失调，痰瘀凝结所致。肝气郁结，气机不畅，则气滞血瘀，津液凝聚成痰；肝郁化火或肝经湿热，热伤阴血，脉道涩滞则瘀，火热灼津，炼液为痰；肝郁伤脾或素体脾虚或滋补太过，脾失健运，内生痰浊，脾气虚弱，气机郁滞，血行不畅则瘀；肾阳不足，气化无权，蒸化失职，津液输布障碍，停聚为痰，阳虚失于温煦，血脉凝涩则瘀；肾阴不足，阴虚火旺，火伤脉络则瘀，火热炼津为痰。痰瘀同源，二者相互影响，相互转化，相互交结，阻滞络脉，不通则痛，日久形成肿块；补益太过，或误食含性激素的药物或食物，或涂抹含性激素的护肤品等，影响肾之阴阳失衡，肾气过早充盈，天癸早至，发育提前亦可见乳房增大。痰瘀互结既是病理产物又是致病因素，为此病关键病机。西医学认为其主要为激素摄入、分泌、调节异常所致。

诊断及鉴别诊断 乳房肿块属于中医乳癖、乳疬、乳核范畴。乳癖应与乳疬、乳核相鉴别。

诊断要点 ①常同时或相继在两侧乳房内出现多个大小不一的肿块，形态不规则，或圆或扁，质韧，分散于整个乳房，或局限在乳房一处。②肿块与周围组织分界不清，与皮肤和胸壁筋膜无粘连，推之移动，腋下淋巴结不肿大。③B 超显示乳腺增生部位不均匀的回声区，以及无回声的囊肿。X 线造影示各级乳管失去正常树枝样结构，管网大小不均、紊乱和异位，大乳管有囊状扩张，但无充盈缺损。乳头溢液者取分泌物做涂片检查，可帮助排除癌变的可能。对疑为癌变的肿块应取活体组织做病理切片检查。

鉴别诊断 ①乳疬：多因先天肾气不足或后天肝肾亏虚，冲任失调，肝失所养，气滞痰凝所致。以男性儿童单侧或双侧乳晕部出现扁圆形肿块，触之疼痛为主要表现。②乳核：因情志所伤，冲任失调，瘀痰互结于乳房所致。乳房部出现状如鸡卵的硬结肿块（单发或多发），表面光滑，边界清楚，推之能移，不痛，与月经无关，可发生于任何年龄。

辨证论治 ①肝郁痰凝证：乳房胀痛或刺痛，乳房肿块随喜怒消长，伴胸闷胁胀，善郁易怒，失眠多梦，舌质淡红，舌苔薄白，脉弦和细涩。治以疏肝理气，健脾化痰，软坚散结。方用疏肝理脾汤加减。②痰瘀互结证：乳房肿块胀痛，头重头晕，形体偏胖，舌质白，舌苔厚腻，脉濡。治以化痰祛瘀。方用逍遥蒌贝散加减。

其他疗法 可以用敷贴疗法、

艾灸疗法辅助治疗，必要时采用手术疗法。

敷贴疗法 阳和解凝膏掺阴毒内消散外敷。

艾灸疗法 以肿块四周及中央5个部位为主要灸点，配合灸足三里、阳陵泉、肝俞、太冲等穴。艾条温针灸40分钟以上。

手术疗法 疑有恶变者，宜尽早行乳房切除术。

转归预后 此病要注意寻找病因，预防为先。发病者需在坚持治疗的同时保持心情舒畅，忌忧思恼怒。

预防调护 注意生活起居、情志、饮食调摄。

预防 ①避免使用含有雌激素的面霜和药物。长期使用含有雌激素的面霜，可诱发乳腺小叶增生。②保持心情舒畅，情绪稳定。情绪不稳会抑制卵巢的排卵功能，出现孕酮减少，使雌激素相对增高，导致乳腺小叶增生。③合理饮食、避免过于滋补、防止营养过剩，增强体育活动，保证正常睡眠及健康的娱乐生活。

调护 患儿注意精神调摄，保持情绪稳定，治愈后也要尽量避免过分疲劳、过激的情绪波动等。减少对乳房局部的刺激。

（丁樱）

dāixiǎobìng

呆小病（cretinism） 先天性甲状腺功能低下导致的以智力迟钝、生长发育迟缓及基础代谢率低下为主要临床特征的疾病。又称先天性甲状腺功能低下、克汀病。属于中医学虚劳、水肿、五迟范畴。患者呈阳虚气耗之象，多有水肿之症，主要临床表现有生长发育迟缓、面色苍白或委黄、神疲无力、表情淡漠、形寒肢冷、毛发稀软、水肿、头晕、嗜睡、纳差、腹胀等。

病因病机 多因先天不足，或后天失养，以致脾肾阳虚；或因手术、药物损伤，机体阳气受损，致脾肾阳气亏虚而发病。肾藏元阴元阳，为水火之脏，主藏精，为人体生长发育、生殖之源，生命活动之根，故为先天之本；脾主运化，与胃共同完成水谷的消化、吸收和输布，为气血生化之源，故为后天之本。脾之健运有赖于肾阳之温煦，而肾气充沛，又靠脾胃化生气血之充养。两者转相滋养，相互为用，共同维持机体的生命活动。由于脾肾两虚，阳失温运，因而出现全身虚寒，尤其是生长发育迟缓、脾胃运化能力下降等症状。

诊断及鉴别诊断 以临床表现结合地理分布、甲状腺功能等实验室检查可做出诊断。主要需与先天愚型、先天性巨结肠、黏多糖病及软骨发育不良等相鉴别。

诊断要点 ①出生、居住于低碘地方性甲状腺肿病区。②有精神发育不全，主要表现为不同程度的智力障碍。③不同程度的听力、语言、运动神经障碍。④不同程度的身体发育障碍；不同程度的克汀病形象：面宽、眼距宽、塌鼻梁、腹部膨隆等。⑤不同程度的甲状腺功能减退表现：黏液性水肿，皮肤、毛发干燥，骨骼X线检查示骨龄落后和骨骺愈合延迟，血浆蛋白结合碘降低，血清T$_4$降低，促甲状腺激素升高。

鉴别诊断 ①先天愚型：又称唐氏综合征，是一种由常染色体畸变导致的出生缺陷类疾病。患儿智能发育迟缓，有特殊面容，眼距宽，两外眼角上吊，眼内赘皮，鼻梁低，舌尖外伸，皮肤细嫩，无黏液性水肿。关节松弛，手指细长，小指中节短，通贯手，

常合并先天性心脏病。甲状腺功能正常。确诊主要依赖于染色体核型分析。②先天性巨结肠：先天性消化道畸形疾病之一。患儿发病早，腹胀，顽固性便秘，营养不良，智力发育正常。并常有脐疝，但其面容、精神反应和哭声等均正常。肛肠检查直肠空虚感，腹部立位X线检查多显示低位肠梗阻，钡剂灌肠侧位片显示典型痉挛肠管和扩张肠管。甲状腺功能正常。③黏多糖病：因蛋白聚糖降解酶先天性缺陷所引起的蛋白聚糖分解代谢障碍性疾病。起病在2~6岁，有特殊面容和骨骼畸形，但脊椎无鸟嘴样畸形。角膜内皮细胞虽有黏多糖沉积而无角膜云翳，皮肤呈结节性增厚，以上臂和胸部为著。幼儿期始有听力损伤，呈进行性耳聋，视网膜变性，心脏增大可闻收缩期与舒张期杂音。最后可发生充血性心力衰竭或心肌梗死，常是导致死亡的原因。智能落后的差异较大，或严重或轻度落后。肝脏肿大，关节强直。轻型无智能障碍，临床症状亦较轻。④软骨发育不良：一种由于软骨内骨化缺陷引起的先天性发育异常性疾病。患儿四肢短、躯干正常，故属不匀称矮小；头大，指短分开（三叉指），腹膨隆，臀后翘，甲状腺功能正常。骨骼X线检查可鉴别。

辨证论治 ①心肾亏虚证：智力不足，反应迟钝，身材矮小，头大，颈短，眼球突出，毛发稀疏而软，两眼距离较远，鼻梁宽而平，伸舌，流涎，皮肤较粗糙。治以补益心肾。方用河车八味丸合菖蒲丸加减。②脾肾阳虚证：新生儿期或婴幼儿期黄疸不退，或智力低下，饥饿不知，吞咽缓慢，有五迟、五软症状。治以补肾壮阳、健脾养心。方用三才汤

合河车八味丸加减。

其他疗法 长期、终生服用甲状腺制剂，剂量据病情轻重及年龄大小而定。可用参茸精、人参蜂王浆等帮助改善症状。注意饮食、起居调理，加强智能训练。

转归预后 胎儿在妊娠后半期及出生后前半年正值脑细胞发育阶段，故在此时期发病者智力影响较重，应争取早期诊治，生后3个月内治疗者，90%智力可达正常。3岁以后发病者智力多正常。预后与发病原因有关，重症或失治误治，可发生变证，甚或死亡。

预防调护 预防需保证人体对于碘的需要。患儿更要重视饮食调护。

预防 ①普及碘化食盐：中国一般采用每2~10kg盐加1g碘化钾，用以防治甲状腺肿，使发病率明显下降，适用于地方性甲状腺肿流行区。此外，生育妇女更要注意碘盐的补充，防止因母体缺碘而导致子代患呆小病。②甲状腺功能减退时小肠黏膜更新速度减慢，消化液分泌腺体受影响，酶活力下降，一般白蛋白下降，故应补充必需氨基酸，供给足量蛋白质，改善病情。③多吃含碘食物，如海带、紫菜、海鱼虾等。

调护 ①补充适量碘，避免食用卷心菜、白菜、油菜、木薯、核桃等，以免发生甲状腺肿。②限制脂肪饮食：甲状腺功能减退患者往往患有高脂血症，故应限制含脂肪高的食物及富含胆固醇的饮食如食油、花生仁、核桃仁、杏仁、芝麻酱、火腿、五花肉、甘乳酪等。③贫血者应补充富含铁质的饮食及维生素B_{12}，如动物肝脏，必要时还要供给叶酸、肝制剂等。

(丁 樱)

小儿痴呆 (infantile dementia)

在小儿生长发育时期，智力明显低于同年龄平均水平，同时伴有适应能力较差甚至缺陷的疾病。又称呆病。与五迟有关。一般病程较长，日久难愈。西医学的智力低下属于此病范畴。多是小儿先天性脑发育不全、神经发育不全等疾病或出生、生后大脑受损伤而致。

病因病机 病因分为先天因素和后天因素。前者主要由于父母年高得子，精血虚损，或女性妊娠期调摄失宜等因素，导致小儿先天禀赋不足，精气不充，脑髓发育不全。后者主要由于分娩时难产、产伤、胎盘早剥、脐带绕颈、娩出后窒息，或早产、低体重儿、中毒、外伤、脑炎后遗症等因素导致小儿大脑受损，从而影响智能发育。

诊断要点 ①多有家族遗传病史，或有母孕时感染邪毒、受放射线照射、嗜酒或服用对胎儿有害的药物等病史。②胎儿分娩时有早产、低体重、颅脑损伤、颅内出血、初生不啼等病史。③出生后患过颅脑疾病（如脑炎、癫痫等），有过颅脑外伤史、惊风史，或有药物及某些物品中毒等病史。④动作、语言等发育均显迟缓，学习困难，智能障碍。⑤某些引起痴呆的疾病可通过特定的检查诊断，如染色体检查、骨骼X线检查等。

辨证论治 ①肝肾亏虚，髓海不足证：发育迟缓，筋骨痿弱，身材矮小，智力迟钝，抬头、匍匐、坐、爬、站、走及说话等动作语言发育均明显迟于正常同龄小儿，舌质淡红，舌苔少或光剥，脉细弱。治以滋补肝肾，强筋填髓。方用补肾地黄丸加减。②心血不足，神失所养证：语言迟缓，含混不清，词不达意，神情呆滞，智力迟钝，不哭不闹，舌淡红，舌苔少，脉缓弱。治以补血养心，益智开窍。方用菖蒲丸合人参养荣汤加减。③心肾两虚，神志失养证：形貌愚笨，反应迟钝，动作不灵敏而又欠协调，学习困难，成绩低劣，但生活尚能勉强自理，舌淡红，舌苔薄，脉细软。治以补心养血，益肾生精。方用河车八味丸加减。④痰浊蒙蔽，心窍失灵证：多见于脑炎后遗症，失聪失语，意识不清，动作不由自主，肢体强硬，口流痰涎，舌淡红，舌苔腻，脉滑。治以涤痰泄浊，化涎开窍。方用温胆汤加味。⑤瘀阻脑络，神明失聪证：多有产伤外伤史，神情麻木，反应迟钝，时作惊叫、语言謇涩，关节强硬，肌肉软弱，舌上有瘀斑瘀点，舌苔腻，脉沉涩不利。治以活血化瘀，通络开窍。方用通窍活血汤加减。

中成药治疗 ①六味地黄丸（熟地黄、酒萸肉、山药、泽泻、牡丹皮、茯苓）：用于肝肾亏虚，髓海不足证。②天王补心丸（地黄、茯苓、天冬、当归、制远志、石菖蒲、玄参、党参、麦冬、桔梗、柏子仁、朱砂、甘草、丹参、炒酸枣仁、五味子）：用于心肾两虚，神志失养证偏心虚者。③河车大造丸（紫河车、熟地黄、天冬、麦冬、杜仲、牛膝、黄柏、龟甲）：用于心肾两虚，神志失养证偏肾虚者。④枕中丸（龟甲、龙骨、石菖蒲、远志）：用于痰浊蒙蔽，心窍失灵证。

其他疗法 此病属难治性疾病，单纯药物治疗效果不佳，可结合针刺疗法、穴位注射法、小儿推拿疗法、饮食疗法等，同时需要采用教育、训练等综合治疗。

针刺疗法 ①针刺风府、风池、大椎、哑门、陶道、百合、大杼、上星、间使、足三里、神门、气海等。1日1次。②耳针取心、肾、脾、脑干、皮质下。隔日1次。

穴位注射法 足三里穴位注射5%当归注射液。每次0.3~0.5ml，隔日1次。

推拿疗法 取额、脊、腰；上肢部取大椎、肩井、肩髃、曲池、阳池、合谷；下肢部取肾俞、命门、腰阳关、居髎、环跳、殷门、委中、承山、解溪、昆仑、足三里、阳陵泉，用推、拿、按、揉、搓、插等手法。1日1次，10次为1个疗程。用于运动发育迟缓。

饮食疗法 兔脑猪髓汤：兔脑髓2个，猪脊髓50g，洗净，加盐、葱、姜，同煮熟，调味，食之。

预防调护 此病重在预防，要宣传相关知识，在婚前、孕前进行必要的检查，妊娠期调护，初生筛查，减少此病发生。对患儿采取综合调护、治疗措施，争取提高疗效，增强生活自理和社会适应能力。

预防 ①防止近亲结婚和高龄妇女生育，加大宣传，做好遗传咨询和妊娠期、围生期保健，避免滥用药物、嗜好烟酒，注意卫生、营养、环境保护，预防传染病，提高父母文化水平，加强学前教育和早期刺激。②做好新生儿遗传代谢病筛查，如遗传病杂合子检测、出生缺陷监测、产前诊断、高危儿随访、学前儿童健康筛查等，早期发现可能引起智力低下的疾病，或在症状显现之前做出诊断，及时治疗。③对于已经发生的疾病、损伤、缺陷，要及时采取综合措施，以减少或预防残疾。

调护 ①饮食应易于消化吸收，多吃含脑物质及高蛋白、高维生素的食物，如鱼、虾、蛋、豆制品等。②将保健、康复、教育转向社区，减少隔离状态，以利于适应常人的社会生活。③以生活为基础，以家庭为基地，将生活训练内容与游戏融合一体，在生活中随时强化。

（丁 樱）

xiǎo'ér zhūchóng

小儿诸虫（infantile parasitic diseases） 各种寄生虫寄生在小儿体内引起的疾病。又称小儿虫证。西医学称为寄生虫病。以蛔虫、蛲虫、姜片虫、绦虫、钩虫等肠道虫病较为常见。古代有"九虫"之名，就是对肠道寄生虫的概称，但疟疾、疥疮等其他虫证又当别论。《黄帝内经》中已有关于蛔虫的多处记载，当时称之为长虫、蛕虫、蛟蛕、蚘虫，并记载了虫瘕（蛔虫性肠梗阻）的合并症。汉·张仲景《金匮要略·趺蹶手指臂肿转筋阴狐疝蛔虫病脉证治第十九》对蛔虫病及其主要并发症蛔厥（胆道蛔虫症）的临床表现、病机、治法、方药有具体论述。隋·巢元方《诸病源候论·九虫病诸候》："九虫者，一曰伏虫，长四分；二曰蛔虫，长一尺；三曰白虫，长一寸；四曰肉虫，状如烂杏；五曰肺虫，状如蚕；六曰胃虫，状如虾膜；七曰弱虫，状如瓜瓣；八曰赤虫，状如生肉；九曰蛲虫，至细微，形如菜虫。"其中的蛔（蚘）虫、蛲虫命名历代沿用至今，白虫即指绦虫、赤虫即指姜片虫。明·张介宾《景岳全书·卷四十·虫病》指出虫证病因以饮食因素为主。虫证的治疗以驱虫为先，体虚者则先扶正，再驱虫，或扶正与驱虫并施。小儿脏腑柔弱的生理特点和饮食

不知自节的病因特点决定了其易患虫证，虫踞肠腑，进而影响脾胃的正常运化功能，轻者影响生长发育，严重合并症若不及时治疗也可能危及生命。因此，小儿虫证需要积极防治，注意饮食卫生，防止病从口入。

（韩新民）

chóngjī

虫积（parasitic amassment） 寄生虫积于小儿肠腑内的病证。又称九虫积。为肠道寄生虫引起，以面黄肌瘦，时吐苦水清水，腹部膨大，脐周或脘腹疼痛，时痛时止，或有积块为主要临床表现。明·徐春甫《古今医统大全·积聚门·药方·积药条例》："九虫积，腹中不时作块，痛，面青，口吐清水。"清·沈金鳌《杂病源流犀烛·积聚癥瘕痃癖痞源流》："虫积，饮食积聚，变化生虫，时呕清水苦水，常生腹中咬痛也。"西医学的肠道寄生虫病属于此病范畴。

此病因饮食不洁，食入带有虫卵的食物而引起。以临床症状结合体检腹胀有块、推揉可散、大便下虫或大便检查见虫卵者为确诊依据。临床以蛔虫所致的虫积最多见，可按蛔虫病论治。小儿蛔虫病主要表现为面色委黄，或兼有白斑，形体消瘦，腹满胀大，脐腹疼痛，时发时止，空腹痛甚，得食痛减，善食易饥，或嗜食异物，夜间磨牙，睡卧不安，烦躁啼哭，大便秘结或稀薄，或便下蛔虫。重者口流清涎，四肢厥冷，面色苍白，腹部硬实、青筋暴露，可有大便排出蛔虫史、大便镜检查到蛔虫卵。治以驱虫消积、健脾和胃，方用化虫丸等。姜片虫、绦虫等也可导致小儿虫积，见小儿姜片虫病、小儿绦虫病。此病病程较长，应当采用驱

虫消积法及时治疗；如不及时治疗病程缠绵，易产生并发症，影响小儿生长发育。预防主要包括：开展卫生宣教工作，养成良好的卫生习惯，不饮生水，生食的蔬菜瓜果必须冲洗干净，饭前便后洗手，不吮吸手指；不随地大便；妥善处理好粪便，切断传染途径，保持水源及食物不受污染，减少感染机会。调护主要包括：①饮食清淡，少食辛辣炙煿之品，以免助热生湿。②口服驱虫药后要保持大便通畅，多食富含纤维素的食物。③服驱虫药宜空腹，要注意服药后排虫情况及机体反应。

(韩新民)

chóngjī fùtòng

虫积腹痛（abdominal pain due to parasitic accumulation）

寄生虫积聚肠腑所致的腹痛。又称虫痛。以腹中有块，推揉可散，痛而能食，时吐清水，或下长虫，唇无血色，或嗜食异物，肚大青筋为主要临床表现。清·吴谦等《医宗金鉴·幼科心法要诀·腹痛门·虫痛》："虫痛不安腹因痛，面色乍青乍赤白，时痛时止吐清涎，安虫理中治最合。"指出了此病的临床表现与治法方剂。清·陈复正《幼幼集成·虫痛证治》："小儿虫痛，凡脾胃怯弱者，多有此症。其攻虫取积之法，却又未可常用。及取虫之后，速宜调补脾胃。或集成肥儿丸，或乌梅丸，或六君子汤多服之。以杜虫之复生。"说明此病有虚实之分，实在虫积，多为蛔虫积于肠腑，虚在脾胃怯弱。治疗应以驱虫为主，方用使君子散。安蛔止痛用乌梅丸；腹中有块用万应丸；时下长虫用化虫丸；脾胃虚弱用集成肥儿丸。

(韩新民)

chóngjī yìshí

虫积异食（paroxia due to parasitic accumulation）

肠道寄生虫病伴有嗜食异物如泥土、纸张、生米、木炭等症状的病证。明·孙一奎《赤水玄珠全集·卷二十六·吃生米门》有"吃生米者，此胃中有虫"的记载。明·龚廷贤《寿世保元·小儿初生杂症论方·吃泥土》说："小儿爱食泥土，乃脾虚胃热所致，面色青黄，或是虫动，此药皆治，若不急疗，癖症生焉。"虫积异食若不及时治疗，会发展为癖症，是为异食癖。临床上除有异食症状外，常伴面黄肌瘦，毛发稀疏，精神不振，困倦喜卧，脘腹胀满，时或腹痛，疼痛位于肚脐周围等，大便检查可发现蛔虫卵。虫积异食是因虫积于内，损伤脾胃，运化功能障碍，受纳功能异常所致，有的兼有肝胃虚火。治以健脾消食杀虫，必要时兼清虚火。选用使君子散为主方，可配以槟榔粥、苦楝皮粥等饮食疗法。

(韩新民)

chóngjī xūléi

虫积虚羸（malnutrition due to parasitic accumulation）

肠道寄生虫病伴身体消瘦的病证。虚羸即虚弱、消瘦、羸瘦之意。小儿蛔虫病引起全身虚弱羸瘦而形成的痨证称为"蛔痨"。宋·王怀隐等《太平圣惠方·卷八十七·治小儿蛔痨出虫诸方》提出了"蛔痨"病名："夫蛔痨者，由小儿多食甜物油腻生冷。"并说明病因在于饮食因素。虫积虚羸除身体羸瘦外，常伴口流清涎，食欲不振，嗜食异物，胃脘嘈杂，脐腹疼痛，舌淡苔白，脉弱无力等症状，大便检查可发现虫卵。虫积虚羸是由于虫积肠间，郁结为热，热灼于中，耗伤中气，脾胃虚弱，不

能传化水谷精微之气，以荣脏腑肌肉，而使身体羸瘦。治疗宜攻补兼施，驱虫化积与调补脾胃并进。若脾胃稍壮，可先化虫去积，方用使君子散、化虫丸。继以调理脾胃，方用肥儿丸、异功散等。

(韩新民)

xiǎo'ér huíchóngbìng

小儿蛔虫病（infantile ascariasis）

蛔虫寄生在小儿肠道内的寄生虫病。以脐周疼痛，时作时止，饮食异常，大便下虫，或大便镜检有蛔虫卵为主要临床表现，可引起多种并发症，如蛔厥、虫瘕。蛔虫古称长虫、蛕虫、蛟蛕、蚘虫。历代医家对蛔虫的形态、致病机制及诊治等均有论述。《黄帝内经素问·咳论》："胃咳之状，咳而呕，呕甚则长虫出。"隋·巢元方《诸病源候论·小儿杂病诸候·蛔虫候》："蛔虫者，九虫内之一虫也，长一尺，亦有长五六寸者。或因腑脏虚弱而动，或因食甘肥而动。其动则腹中痛，发作肿聚，行来上下，痛有休止，亦攻心痛，口喜吐涎及清水，贯伤心者则死。"比较具体地描写了蛔虫的形状，指出了蛔虫病的病机和证候。汉·张仲景《金匮要略》立乌梅丸治蛔厥，唐·王焘《外台秘要》用苦楝汤驱蛔虫等，一直为临床常用。

病因病机 病因主要是吞入了感染性的蛔虫卵所致。病位主要在脾胃、肠腑，可影响到胆腑。小儿缺乏卫生常识，双手易接触不洁之物，又喜吮手指，以致食入虫卵，进入胃肠，在体内发育，形成蛔虫病。此外，饮食不节，过食生冷油腻，损伤脾胃，积湿成热或素体脾胃虚弱，均可为蛔虫滋生创造有利条件。蛔虫寄踞肠内，频频扰动，致肠腑不宁，气机不利。小肠盘复于腹内中部，

故腹痛多发生于脐周，虫静则疼痛缓解。蛔虫扰动胃腑，胃气不降，则见呕恶、流涎；蛔虫上窜，随胃气上逆，形成吐蛔；虫踞肠腑，劫取水谷精微，损伤脾胃，脾失健运，食滞不化，则食欲异常，饮食不荣肌肤而见消瘦。重者面黄肌瘦，精神疲乏，甚至肚腹胀大，四肢瘦弱，形成蛔疳。虫聚肠内，脾胃失和，内生湿热，熏蒸于上，可见磨牙、鼻痒、面部白斑、白睛蓝斑等症。

诊断及鉴别诊断 以临床腹痛症状，结合镜检、血液生化指标可做出诊断。需与以腹痛为主症的病证相鉴别。

诊断要点 ①可有反复吐蛔、排蛔史。②反复脐周疼痛，时作时止，腹部按之有条索状物或团块，嗜食异物，形体消瘦等。③大便镜检可找到蛔虫卵。④蛔虫移行时，白细胞计数可升高，嗜酸性粒细胞计数明显升高；肠蛔虫证时，嗜酸性粒细胞计数仅轻度升高。

鉴别诊断 食积腹痛表现为脘腹疼痛，拒按，腹痛欲泻，泻后痛减，伴其他积滞证候。中寒腹痛表现为腹痛阵发，得温则舒，伴小便清长，大便稀溏等。

辨证论治 临床按肠蛔虫证、蛔厥证、虫瘕证论治。肠蛔虫证：脐腹疼痛、时作时止，胃脘嘈杂，不思饮食，或嗜异食，便下蛔虫，面色黄滞，严重者腹部可扪及条索状物，形体消瘦，肚腹胀大，舌淡红，舌苔薄白或腻，脉弦。治以驱蛔杀虫，调理脾胃。方用使君子散加减。中成药可选用化虫丸、复方鹧鸪菜散、使君子丸等。用于驱蛔虫的单方有：①使君子仁：文火炒黄嚼服，每岁1~2粒，最大剂量不超过20粒，晨起空腹服之，连服2~3日，服

时勿进热汤热食。平素大便难排者，可于服药后2小时以生大黄泡水服，以导泻下虫。②苦楝皮：一般干品用量为10~15g。鲜品最多不超过30g，加水适量，煎30分钟，浓缩至50ml左右，晨间空腹顿服，可连服2天。因此品有毒，不宜过量服用。③香榧子：文火炒熟，5岁以上每次每岁2粒，嚼细烂服，1日3次，连服1周；5岁以下服香榧子粉（将香榧子炒熟，研成细末），每岁每次1g，温开水吞服，每日3次，连服1周。蛔厥证、虫瘕证论治见蛔厥、虫瘕。

转归预后 一般预后良好。严重并发症如蛔厥、虫瘕，若未能及时诊断、治疗者，病情较重，甚至可发生危险。

预防调护 ①控制传染源，积极开展定期的普查普治，尤其是幼托机构及中小学，应按期进行驱虫治疗。②开展卫生宣教工作，养成良好的卫生习惯，不饮生水，蔬菜瓜果必须冲洗干净，饭前便后要洗手，不吮吸手指；不随地大便。③妥善处理好粪便，切断传染途径，保持水源及食物不受污染，减少感染机会。④在流行季节（7~8月间）后2月左右驱虫，可使感染人体的雌虫在排卵前即被驱除。⑤患儿饮食宜清淡，少食辛辣炙煿之品，以免助热生湿。⑥口服驱虫药后要保持大便通畅，多食富含纤维素的食物。⑦服驱虫药宜空腹，要注意服药后反应及排虫情况。

（韩新民）

huíjué

蛔厥（syncope due to ascariasis）肠道蛔虫钻入胆道而引起急性腹痛和四肢厥冷的病证。以腹部绞痛，恶心呕吐，四肢发凉，冷汗淋漓，时作时止，或呕吐蛔

虫为主要临床表现。蛔厥主要是蛔虫上窜，钻入胆道引起。汉·张仲景《伤寒论·辨厥阴病脉证并治》："蛔厥者，其人当吐蛔。令病者静，而复时烦，此为脏寒。蛔上入膈，故烦，须臾复止，得食而呕，又烦者，蛔闻食臭出，其人当自吐蛔。蛔厥者，乌梅丸主之。"指出了蛔厥的临床表现和主治方药。西医学的胆道蛔虫症属于此病范畴。

虫体阻塞胆道，气机不利，疏泄失常，表现为右上腹部剧烈绞痛，恶心，呕吐胆汁或蛔虫，肢冷汗出，腹部绞痛呈阵发性，疼痛部位在右上腹或剑突下，疼痛可暂时缓解减轻，但又反复发作。重者腹痛持续而阵发性加剧，可伴畏寒发热，甚至出现黄疸。治以安蛔定痛，继之驱虫，方用乌梅丸加减。蛔厥发作时可配合针刺疗法，选用迎香透四白、胆囊穴、内关、足三里、中脘、人中，强刺激，用泻法。转归预后及预防调护见小儿蛔虫病。

（韩新民）

chóngjiǎ

虫瘕（parasitic abdominal mass）由发热等各种刺激使肠腔内环境及肠蠕动发生变化，造成肠腔内蛔虫聚集成团，阻塞肠腔引起梗阻的疾病。以腹痛、呕吐胆汁或蛔虫、便秘、腹部扪及团块等为主要临床表现。《灵枢经·厥病》："肠中有虫瘕及蛟蛕……心肠痛，懊作痛肿聚，往来上下行，痛有休止，腹热，喜渴涎出者，是蛟蛕也。"指出了其病因为蛔踞肠腑，集聚成团。西医学的蛔虫性肠梗阻属于此病范畴。

病机关键为蛔虫壅塞肠腑，闭阻格塞不通，不通则痛。病位在肠腑。诊断要点：有蛔虫病史；突然阵发性脐腹剧烈疼痛，部位

不定，频繁呕吐，甚则呕出蛔虫。其他表现尚可见大便不下或量少，腹胀，腹部可扪及质软、有移动性团块。治以通腑散结，驱虫下蛔，方用驱蛔承气汤。同时可配合针刺疗法，选用天枢、中脘、足三里、内关、合谷，强刺激，用泻法。若病情持续不缓解，见腹硬、压痛明显，肠鸣，无矢气，腹部闻及金属样肠鸣音或气过水声，发展为完全性肠梗阻时，应及时手术治疗。转归预后及预防调护见小儿蛔虫病。

（韩新民）

xiǎo'ér náochóngbìng

小儿蛲虫病（infantile enterobiasis）

蛲虫寄生于小儿肠道引起的疾病。以夜间肛门及会阴附近瘙痒并见到蛲虫为特征。蛲虫俗称线虫。隋·巢元方《诸病源候论·小儿杂病诸候·蛲虫候》："蛲虫者，九虫内之一虫也。形甚细小，如今之病虫状。"宋·赵佶等《圣济总录·卷第九十九·蛲虫》："蛲虫咬人下部痒。"明确指出了临床主要表现。

此病是由于吞入感染期蛲虫卵所致。蛲虫寄生肠内造成脾胃受损，运化失司，湿热内生等一系列病理改变。虫体游行咬蚀，湿热下注，而致肛门瘙痒，尿频、尿急或遗尿；若湿热上扰心神，则烦躁、睡眠不宁；蛲虫内扰脾胃，气机不利，可见恶心、腹痛；若虫积日久，吸取精微，损伤脾胃，患儿纳食减少，气血不足，无以滋养肌肤，则见面黄肌瘦，神疲乏力。蛲虫病依据不良卫生习惯史，肛门瘙痒、夜间尤甚的临床表现，及肛门拭纸法检出蛲虫卵可做出诊断。此病日久可见食欲不振，形体消瘦，面色苍黄；或可见尿频、遗尿、腹痛，女孩前阴瘙痒，分泌物增多等。治以

驱虫止痒，方用驱虫粉（使君子，大黄）。还可配合外治法，如百部、苦参研细末，用凡士林调匀后外敷肛周。

此病一般预后良好，因蛲虫的寿命不超过2个月，如无重复感染，可自行痊愈。幼儿园等集体机构或家庭中容易反复传播。因此重在预防，应切断传播途径，注意个人卫生，养成良好卫生习惯，不吮吸手指，勤剪指甲，饭前、便后洗手。蛲虫病患儿的床单及内衣应勤洗勤换，并用开水煮沸，玩具等物品可用0.5%碘液消毒，以杀死虫卵；勤洗澡，勤洗肛门，穿封裆裤，防止小儿用手搔抓肛门，避免重复感染。

（韩新民）

xiǎo'ér jiāngpiànchóngbìng

小儿姜片虫病（infantile fasciolopsiasis）

姜片虫寄生于小儿肠道引起的疾病。以腹痛、慢性腹泻及营养不良为主要临床表现。姜片虫古称赤虫。隋·巢元方《诸病源候论·小儿杂病诸候·三虫候》："赤虫状如生肉，动则肠鸣。"西医学的布氏姜片吸虫病属于此病范畴。

此病是由于进食不洁的水生植物，吞入姜片虫囊蚴所致。姜片虫寄生于肠胃，损伤肠道，扰乱脾胃气机，可见腹痛、恶心、大便不调等症；久则夺取水谷精微，影响脾胃运化功能，可见程度不等的营养不良，甚则患儿贫血、消瘦、水肿及生长发育障碍。诊断要点：①患儿有生食菱角、荸荠等水生植物的病史。②轻者可有轻度腹痛，食欲不振，消化不良。重者有水肿、贫血、肝脾肿大甚至生长发育迟缓等。③大便镜检可见姜片虫卵或见棕红色叶状成虫排出。鉴别：主要与以腹痛为主的其他寄生虫病鉴别，

如蛔虫病腹痛、蛔厥证腹痛等。临床可按轻证和重证论治。轻证虫踞肠腑证：仅见排虫或查见虫卵，或伴腹痛，多见于上腹部、右季肋部或脐部痛，腹胀肠鸣，大便稀或大便干结等。治以驱虫杀虫，方用槟榧汤。重证虫扰脾虚证：腹痛，腹泻，纳差，面色委黄，消瘦乏力，精神不振，水肿，甚至身材矮小，发育迟缓，舌质淡，舌苔白，脉细弱。治以先健脾益气后驱虫，或两法并用。健脾益气方用参苓白术散。驱虫用验方：槟榔15～30g，煎服，1日1次，连服2日。对服药后3日未排虫者，可加服1次，剂量同前；或槟榔和黑丑，均炒后煎服。服药1小时后可排出虫体。

此病经彻底治疗后，以2～4个月内无临床症状，大便镜检无虫卵为治愈，但应防止再感染。平日应加强卫生宣教，勿生食未经刷洗干净及烫煮过的水生植物，勿饮生水；加强粪便管理，防止人、猪粪便通过各种途径污染水源；杀灭中间宿主卷螺。

（韩新民）

xiǎo'ér tāochóngbìng

小儿绦虫病（infantile taeniasis）

绦虫寄生于小儿肠道引起的疾病。以腹痛、腹泻、饮食异常，甚至发育迟缓、大便排出绦虫节片为主要临床表现。因绦虫病患者排便中经常有扁平而色白的节片脱落，故绦虫又称为寸白虫、白虫。绦虫是中国古代记载最早的人体寄生虫之一，汉·张仲景《金匮要略·禽兽鱼虫禁忌并治第二十四》有"食生肉……变成白虫"的记载。隋·巢元方《诸病源候论·小儿杂病诸候·寸白虫候》："寸白者，九虫内之一虫也。长一寸而色白，形小扁。"对绦虫的形状做出了具体描述。唐·孙

思邈《备急千金要方》、唐·王焘《外台秘要》分别记载了治疗绦虫的许多方剂，其中有一些中药如槟榔、雷丸、贯众、石榴皮至今仍常用。

病因病机 此病是食入含有囊尾蚴的生或半生的猪肉、牛肉所致。绦虫成虫寄生在肠腑，刺激肠道，扰乱气机，损伤脾胃，见腹胀、腹痛、恶心、呕吐、便秘或腹泻等症。绦虫久踞肠腑，吸取水谷精微，导致患儿营养不良及贫血，可见消瘦、面色不华、头晕等症，重者影响小儿生长发育。若小肠内的绦虫妊娠节片返流入胃中，虫卵中的六钩蚴孵出，穿过胃壁进入血液，可在人体不同部位发生囊虫病。

诊断 根据有生食或半生食猪肉、牛肉史；肛门自动逸出或大便排出（找到）乳白色扁长如带状的绦虫节片；结合临床表现可明确诊断。

辨证论治 绦虫踞肠证：大便中发现白色节片或节片自动逸出肛门外，肛门作痒，部分患儿有腹胀、腹痛、泄泻、食欲异常、大便不调等症状；少数患儿有夜寐不宁，磨牙，皮肤瘙痒等症状。治以驱绦下虫。方用驱绦汤（取南瓜子50～120g，炒熟去壳，晨起空腹服之；2小时后取整槟榔10～40g打碎，水煎取汁40～60ml，顿服。若无泄泻，0.5小时后可服泻药，如玄明粉5～10g冲服），中成药有化虫丸。单方验方：①改良南瓜子槟榔汤：带皮生南瓜子、槟榔，同时放入砂锅中，加水300～600ml，煎煮30～60分钟，取汁150～350ml，清晨空腹服用。30～60分钟后冲服硫酸镁5～30g，1～6小时内驱出完整虫体。②驱绦散：南瓜子、使君子、山楂肉、槟榔、芒硝。

先将南瓜子、使君子、山楂肉研成细末，清晨空腹顿服。服药后2小时将槟榔、芒硝煎汤服下。一般用药1次即可见效，如虫体排出不完整，次日如法再服。

预防调护 ①改正不良饮食卫生习惯，勿食生或半生猪、牛肉。②做好肉类检疫，禁食含有囊尾蚴的肉类。③做好人粪管理，不使猪、牛、羊接触人的大便，切实做到人畜分居。④患儿驱虫前一天禁食油腻食物，晨起空腹服药，服药后加服泻药或多饮水，有利于虫体排出。⑤服用驱虫药后，排便时坐在放有温水的便盆上，使水温与体温相近，以利于虫体排出。⑥驱虫后检查24小时内粪便，寻找头节。⑦未找到头节者，随访3～6个月，若无绦虫节片或虫卵排出，视为痊愈，否则需重复治疗。

（韩新民）

nángchóngbìng

囊虫病（cysticercosis） 绦虫的幼虫（囊尾蚴）寄生人体所致的疾病。为人畜共患的寄生虫病。囊尾蚴可侵入人体各种组织、器官，如皮下组织、肌肉、脑、眼等引起病变。由于侵入的部位不同，可出现不同的症状，其中以脑囊虫病为最严重，甚至危及生命。此病若由猪带绦虫引起，亦称猪囊尾蚴病。

囊虫常见的寄生部位有皮下组织、肌肉、脑、眼等处，皮肤型囊虫病最常见。囊虫寄生在皮下肌肉组织，阻络成瘀成痰，痰瘀互结而呈结节状，形成痰核；囊虫寄生在脑部，阻络闭窍动风而见临床不同的表现类型，如癫痫型、共济失调型等；囊虫寄生于眼部，阻滞血瘀，可演化为退行性病变，最终造成眼功能损害。根据有肠绦虫病史，或粪便中发

现绦虫卵或节片；若出现癫痫、颅内高压、精神障碍三大症状，结合头部CT检查可协助诊断脑囊虫病；如有视力障碍，结合眼底检查可协助诊断眼囊虫病；如有皮下结节，结合病理检查有囊尾蚴头节可明确诊断。临床可按囊虫移行证论治：皮下、肌肉可触及圆形或椭圆形直径约0.5～1.5cm大小的结节，无压痛，可移动，常出现在头部或躯干部，数量不等自数个至数百个，常分批或周期性出现，亦可逐渐自动消失；或癫痫样发作，同一患者可以有大发作、小发作、精神运动性发作等多种发作形式，发作后常遗留一时性肢体瘫痪、脑神经麻痹或失语症；或表现为蹒跚步态、眩晕、恶心、呕吐等；或肢体麻痹、单瘫、偏瘫或全瘫；或头痛、眩晕、恶心、呕吐、记忆力减退、耳鸣等；或视力障碍甚至失明等症。治以驱虫杀虫，方用囊虫丸，中成药有消囊净。必要时可采取手术治疗。

严禁带囊虫的猪肉上市；对生猪的管理治疗亦很重要，及时治疗猪肠道绦虫，宰杀带囊虫的生猪深埋或做工业原料等。对于脑囊虫病患儿，由于治疗期间虫体死亡后产生炎症性脑水肿，因此，要密切观察生命体征、瞳孔和神志的变化以判断有无脑水肿。

（韩新民）

xiǎo'ér gōuchóngbìng

小儿钩虫病（infantile ancylostomiasis） 钩虫寄生于小儿肠道引起的疾病。又称粪毒。因可通过粪便传播而得此名。以贫血、营养不良、上腹不适或疼痛、便秘或腹泻、异食癖为主要临床表现。中医古籍中无"钩虫病"病名，但根据其临床表现有相关记载。如明·龚廷贤《寿世保元·诸

虫·九虫形状》："诸般痞积，面色委黄，机体羸弱，四肢无力，皆缘有虫积。或好食生米，或好食壁泥，或食茶炭咸辣等物者，是虫积。"描述了其临床特征。清·沈金鳌《沈氏尊生书·杂病源流犀烛·诸疸源流》："黄胖，宿病也，与黄疸暴病不同。盖黄疸，眼目皆黄，无肿状；黄胖多肿，色黄中带白，眼目如故，或洋洋少神。虽病根皆发于脾，然黄疸则脾经湿热至极而成，黄胖则湿热未甚，多虫积与食积所致，必吐黄水，发毛皆直，或好食生米、茶叶、土炭之类。"对钩虫病引起的面黄水肿与黄疸做了鉴别。中医文献中的黄胖病、黄肿病、懒黄病等记载的临床表现与钩虫病类似。由于历史的局限，古代医家对钩虫的生活史、传播途径及钩虫病的发病等还缺乏完整的认识。

病因病机　由于皮肤接触或口腔吞入钩蚴而发病。钩虫成虫寄生在小肠内，损伤肠道，吮吸精微，而见面色苍白或委黄、眩晕、乏力、体力减弱，甚至心悸、气短、水肿等症；钩虫寄生肠道，阻滞肠道气机，致脾胃肠腑功能失常而出现上腹不适或疼痛、恶心、便秘或腹泻等症；钩蚴入侵，可见皮肤瘙痒；钩蚴移行至肺，致肺之宣降失常而见咳喘，甚则损伤肺络而见发热、痰中带血等症。

诊断及鉴别诊断　诊断重点：①在流行地区有接触粪便泥土及手足皮肤瘙痒、咳嗽、哮喘病史。②可见善食易饥、食后腹胀、呕恶或嗜食异物等症，后期可见食欲不振、面色虚浮、神疲乏力、心悸气短等症。③大便镜检可找到钩虫卵。④外周血红细胞及血红蛋白检查有不同程度降低，多

呈中、重度小细胞低色素性贫血，或伴有轻、中度血嗜酸性粒细胞增多。鉴别：①需结合病史、症状、血象及骨髓象等检查与其他原因导致的贫血相鉴别。②黄疸相鉴别，鉴别要点是钩虫病"目黄如故"，是因贫血而黄。

辨证论治　①虫蚀胃肠证：上腹部不适或疼痛，食欲不振或消谷善饥，或嗜食异物，恶心呕吐，大便或干或稀，或有便血，面色委黄，神疲体倦，甚者心慌气短，水肿，舌淡胖，舌苔薄白，脉细无力。治以驱虫扶正。驱虫方用贯众汤加减，扶正方用香砂六君子汤或圣愈汤。②虫毒犯肤证：入侵部位皮肤（以手足指趾间、足背、踝等部位多见）奇痒难忍，并有烧灼感，继而出现小出血点及丘疹，1~2天内转为水疱，常于数日内消失，亦可因搔抓而溃烂、化脓、局部臀核肿大。治以解毒止痒，以外治法为主。方用止痒洗剂，若溃烂化脓可用五味消毒饮内服。③虫行犯肺证：咳嗽声嘶，甚者有发热、气急、喉中痰鸣、痰中带血，舌质红，舌苔白或黄腻，脉滑数。治以驱虫解毒，佐以宣肺降逆。驱虫方用贯众汤，宣肺降逆方用三拗汤加减。

中成药治疗　一般用于此病引起的贫血。①人参养荣丸（人参、土白术、茯苓、炙黄芪、当归、熟地黄、白芍、陈皮、制远志、肉桂、五味子、炙甘草）：用于气血亏虚证。②小儿生血糖浆（熟地黄、山药、大枣、硫酸亚铁）：用于阴血亏虚证。

其他疗法　驱杀钩虫还可采用单方验方。①驱钩虫汤：苦楝皮、槟榔，水煎去渣，加入适量白糖，睡前1次口服，连服2天。榧子，炒熟去壳，每次嚼食

30~50g，1日1次，连用1周。②雷丸枳实汤：雷丸（研末，2次冲服）、枳实、槟榔、鹤虱、川楝子、苦参、广木香。除雷丸外，余药用水煎，分2次服，于睡前及翌晨空腹时各服1次，1日1剂，连用3日。③新鲜马齿苋加水煎，去渣后加白醋、白糖，每晚睡前服，连服2日。

转归预后　一般预后良好，即使是后期重症，只要积极治疗，杜绝再感染，仍能痊愈。

预防调护　①积极治疗，控制传染源。②做好粪便管理，杀灭虫卵，切断传播途径，防止污染。③注意局部皮肤防护，避免与疫土、疫水接触。④驱虫药宜空腹服，服药后注意观察有无药物反应及排虫情况。⑤患儿饮食要加强营养，常食营养丰富和容易消化的食物，如豆腐、猪血、瘦肉、猪肝、鱼等，少食辛辣油腻之物。

(韩新民)

xiǎo'ér nüèji
小儿疟疾（infantile malaria）　疟原虫寄生于小儿血液内所引起的传染病。以往来寒热，休作有时，反复发作，贫血及脾肝肿大为主要临床表现。自《黄帝内经》始，对疟疾的病因、证候和治法就有了较为详细的论述。《黄帝内经素问·疟论》："疟之始发也，先起于毫毛，伸欠乃作，寒栗鼓颔，腰脊俱痛。寒去则内外皆热，头痛如破，渴欲冷饮。"论述了疟疾的始发症状。汉·张仲景《金匮要略·疟病脉证并治第四》详细地阐述了疟疾的辨证论治，提出了瘅疟、温疟、牝疟等各种不同证候类型，并指出久疟不愈，可胁下结块而形成疟母，书中记载所用的鳖甲煎丸，沿用至今。《神农本草经》中有恒山（即常山）

治疗温疟及蜀漆"主疟"等记载，晋·葛洪《肘后备急方》有青蒿治疗疟疾的记载。

病因病机 感染疟原虫所致，由斑翅蚊叮咬而传播，疟邪入血，卫气与疟邪交争而为病。古代中医学家认为疟疾主要为疟邪、瘴毒所致。其诱因为感受暑湿、风寒等时令邪气及情志、劳倦、饮食等诸多因素。病位在半表半里。并随不同个体的体质差异而形成不同的证候类型：若感受暑湿，或素体伏热而发病者，多表现为热多寒少的温疟；若素体阳虚，复感夏秋之气而发者，多表现为寒甚热微的寒疟（又称牝疟）；若疟发于暑，或素体湿盛，多发为身热不扬伴肢节重疼的湿疟；素体阳虚，再感瘴毒疫疠则可表现为病情危重、神昏谵语、抽搐甚至内闭外脱的瘴疫、疫疟；若疫毒久羁，气血耗伤，正虚邪恋可成久疟或遇劳即发的劳疟；久疟致血瘀痰凝结于胁下而形成疟母。

诊断及鉴别诊断 根据以下几点可做出诊断。①有在疟疾流行区居住、旅行史，或近期接受过输血。②阵发性或周期性寒战、发热、汗出、热退。③婴幼儿症状常不典型，如无寒战期表现，发热不规则，有不同程度消化不良或神经系统症状等。④脾、肝肿大及贫血，婴幼儿可见严重贫血。⑤脑型疟疾有高热、谵语、昏迷或惊风、脑膜刺激征。⑥实验室检查主要是查找疟原虫，血片或骨髓片上红细胞内可发现疟原虫裂殖体。⑦急性发作时，白细胞计数升高，可超过 $10 \times 10^9/L$；慢性患者白细胞计数显著降低，可减至 $(1～2) \times 10^9/L$，单核细胞增多。⑧尿检查尿胆原增加，急性期更为明显。鉴别诊断：小儿尤其是婴幼儿疟疾症状常不

典型，因此在急性期，特别是恶性疟，当与流行性脑脊髓膜炎、病毒性脑炎、伤寒、钩端螺旋体病、胆囊炎、肺炎、恙虫病、肾盂肾炎、粟粒性结核、中毒性痢疾等相鉴别；慢性病例要与血吸虫病、黑热病、结核病和重度营养不良等相鉴别，鉴别要点是血片发现疟原虫。

辨证论治 按正疟、疫疟、久疟论治。①正疟：突起畏寒、继之剧烈寒战，伴头痛、背痛等，持续 1 小时左右，寒战消失继之高热，体温常达 40℃ 或更高，伴烦躁、口渴、谵妄、面潮红、乏力，持续 2～6 小时，继之大汗淋漓，体温降至正常或低于正常，伴疲乏思睡，可持续 1～2 小时。初发时可不规则，几天以后可呈典型的周期性寒热发作，多数间日一作，少数一日一作或三日一作。舌苔薄白，脉弦或弦数。治以截疟祛邪，和解少阳。方用小柴胡汤合截疟七宝饮加减。②疫疟：起病急骤，热重寒轻，或壮热不退，头痛剧烈，呕吐、谵妄，昏迷与抽搐，舌红绛，舌苔黄腻或灰黑，脉洪数或弦数。治以截疟辟秽，清热解毒。方用清瘴汤，配合各种对症急救。③久疟：疟疾迁延日久，遇疲劳易发作，发时寒热不显著，倦怠无力，食少自汗，形体消瘦，面色委黄，胁下痞块有压痛。治以截疟祛邪，益气养血，化瘀消痞。方用鳖甲煎丸加减。

中成药治疗 青蒿素和青蒿琥酯片、蒿甲醚油剂注射液等青蒿制剂均可用于治疗疟疾，包括恶性疟。

其他疗法 针刺疗法可帮助控制发作。针刺疟疾穴（位于第8、9胸椎正中线上）。针刺方法：患者取坐位，用毫针，在疟疾发

作前 1～2 小时进行，针刺深度为 0.5～0.8cm，行强刺激后留针 2～3 分钟。

转归预后 除瘴疟外，预后一般良好，经过及时治疗，大多较快痊愈。但疟病日久，正虚邪恋，形成劳疟者，易反复发作，使病情缠绵。胁下结块形成疟母者，则需要一定治疗时间，以期消退。瘴疟则预后较差，因阴阳极度偏盛，心神蒙蔽，易导致死亡，需及时进行急救治疗。

预防调护 ①预防：因疟疾的传播媒介是斑翅蚊，故预防疟疾最有效的办法是防止蚊虫叮咬及灭蚊。其次是保护易感人群，如幼儿，尤以半岁到 3 岁为主。②调护：患儿宜多饮开水，半流质饮食，忌生冷油腻，进食营养丰富易于消化的食物；发热时不宜吹风贪凉，以免受寒感邪；服药按时，并注意有无药物反应等。

（韩新民）

nuèmǔ

疟母（malaria with abdominal mass） 疟疾多次发作，致气血亏损，瘀血结于胁下，并出现痞块，即久疟后脾脏肿大的病证。又称疟积、母疟、劳疟。汉·张仲景《金匮要略·疟病脉证并治第四》："病疟以月一日发，当十五日愈。设不差，当月尽解，如其不差，当云何？师曰：此结为癥瘕，名曰疟母。急治之，宜鳖甲煎丸。"提出久疟不愈，可致胁下结块而形成疟母。此病是由于疟疾反复发作，疟邪久恋，耗伤气血，且与血相搏，结于胁下所致。可根据其病程长，遇劳则发，伴气血两虚及左胁下痞块（脾肿大）做出诊断。治以截疟祛邪，益气养血，化瘀散结。方用鳖甲煎丸加减。

（韩新民）

xiǎo'ér wēnbìng

小儿温病 (pediatric warm disease)

小儿感受温邪引起，以发热为主症，具有热象偏重，容易出现热伤气阴，甚或热极动风、热盛动血、闭窍等病机变化的一类急性外感热病。小儿为稚阴稚阳之体，具有"纯阳"的体质特点，肌肤薄弱，脏腑娇嫩，易被温邪侵袭，罹患温病。正如清·吴瑭《温病条辨·解儿难》所述："其脏腑薄，藩篱疏，易于传变；肌肤嫩，神气怯，易于感触。"清·叶桂《临证指南医案·幼科要略》所言："襁褓小儿体属纯阳，所患热病最多。"此病各年龄段小儿均可发病。一年四季好发，但各种温病有一定的好发季节。儿科中发病率较高的流行性感冒、肺炎喘嗽、痄腮、奶麻、风疹、麻疹、水痘、流行性乙型脑炎、流行性脑脊髓膜炎、白喉、猩红热、百日咳、肝炎、痢疾等均属小儿温病范畴，分属于风温、暑温、春温、湿温、秋燥、温毒等病种。

小儿温病常见病因有风、暑、湿、燥、火等，形成风热病邪、暑热病邪、湿热病邪、燥热病邪、温热时毒、疫疠之邪等致病。发病特点为：易发病，病情急，传变快，重症多。病机变化易出现热邪伤阴、气阴两虚；热极生风，肝风内动；热盛动血，布发斑疹；热扰心神，机窍闭阻，以及易夹积滞、痰饮、瘀血等有形病理产物的改变。辨证方法常用卫气营血辨证及三焦辨证。治疗上，初期常用辛凉清解法、透表清暑法、宣气化湿法、清宣润燥法等。极期常用辛寒清气法、清肺泻热法、苦寒泻火法、清热祛湿法、通下腑实法、凉血散血法、开窍醒神法、息风止痉法等。后期常用滋阴清热法、益气养阴法等。用药须正确而及时，慎用大苦大寒、大辛大热之品。

（艾军）

fēngwēn

风温 (wind-warmth disorder)

感受风热病邪，引起以初起发热恶寒、无汗或少汗、咳嗽，继而壮热、咳喘、烦躁口渴，甚或神昏谵语、抽搐等为主要表现的急性外感热病。发于冬天者称冬温，如清·王德森《市隐庐医学杂著·伤寒正名论》："冬春感风热之邪而病者首先犯肺，名曰风温。其病于冬者曰冬温。"此病在小儿急性外感热病中发病率最高，易于传染和流行。各年龄儿童均可发病，婴幼儿发病率尤高。一年四季均可发生，尤以冬春两季为多。西医学的流行性感冒、肺炎等疾病属于此证范畴。

病因病机 外感风热病邪引起，病变主要在肺胃。春季风主令，冬季寒主令。若春季春风过暖或冬季应寒反暖，形成风与热合，两阳为患。小儿稚阴稚阳，肌肤薄弱，卫外不固，风热病邪乘虚而入，首先犯肺，肺卫失宣，可见发热恶寒，无汗或少汗，咽痛，咳嗽吐痰等症。若病邪入里，由卫传气，正邪剧争，热壅于肺，肺气郁闭，可见高热烦躁，咳嗽气喘，痰多、黄稠，胸痛，唇绀等。若热炽阳明，热伤津液，则出现壮热烦渴，大汗出，便秘，舌红等。甚者气热壅盛，从气传营，或卫分热邪，逆传营分，则营阴受伤，心神被扰，血络损伤，出现身热夜甚，神昏谵语，斑疹隐隐等。因风与热均为阳邪，风热病邪易于伤津，小儿又有脾肺不足的特点，故在病变过程中期或后期，常见肺胃津伤，气阴不足的改变，或兼有余邪未净，表现为低热，咳嗽痰少，神疲乏力，口干，食欲不振，大便干，小便短少等。少数年幼体虚，或失治、误治者，出现邪陷心包，甚或内闭外脱，如身热，昏愦，倦卧，气短，大汗淋漓，面色苍白，四肢厥冷等。

诊断及鉴别诊断 依据临床表现及实验室检查、胸部X线检查可做出诊断。需与麻疹、风疹、奶麻等相鉴别。

诊断要点 ①好发于冬春季节，或起病前有呼吸道传染病接触史。②初起发热恶寒，无汗或少汗，鼻塞流涕，喷嚏，咳嗽，吐痰，咽痒咽痛，口微渴。病中可见壮热，烦躁，口渴多饮，咳喘剧烈，多痰，便秘，甚或皮肤斑疹，神昏谵语，四肢抽搐等。③肺部听诊可闻及干湿啰音或哮鸣音。④周围血白细胞计数正常或偏高。⑤咽拭子检查、血清学检查等可获得多种阳性结果。⑥胸部X线检查可见肺部纹理增粗，或有点、片状阴影。

鉴别诊断 ①麻疹：发热，咳嗽，鼻塞流涕，泪水汪汪，口腔两颊近臼齿处可见麻疹黏膜斑，周身皮肤按序泛发麻粒样大小的红色斑丘疹，疹退时皮肤有糠麸样脱屑和色素沉着斑。②风疹：发热1天左右，皮肤出现淡红色斑丘疹，初见于头面部，迅速向下蔓延，1天内布满躯干和四肢。出疹2~3天后，发热渐退，皮疹逐渐隐没，皮疹消退后，可有皮肤脱屑，但无色素沉着斑。白细胞计数减少，淋巴细胞计数相对增多。③奶麻：突然高热，但全身症状轻微，身热始退，或热退稍后即出现玫瑰红色皮疹，以躯干、腰部、臀部为主，面部及肘、膝关节等处较少。皮疹出现1~2天后即消退，疹退后无脱屑及色素沉着斑。

辨证论治 ①风热肺卫证：发热恶寒，无汗或少汗，鼻塞流涕，喷嚏，咽痒咽痛，咳嗽，吐痰，口微渴，舌边尖红，苔薄黄，脉浮数，指纹浮红。治以辛凉清解，宣透肺卫。以发热为主者方用银翘散加减，以咳嗽为重者用桑菊饮加减。②肺热壅盛证：壮热，汗出，口渴欲饮，喜凉饮，面红目赤，咳嗽，气喘，痰多、黄稠，大便干，舌质红，舌苔黄腻，脉滑数。治以清泻肺热，化痰平喘。方用麻黄杏仁甘草石膏汤加减。③肺热腑实证：潮热便秘，痰涎壅盛，喘促不宁，舌质红，苔黄腻或黄滑，脉右寸实大，指纹紫滞。治以宣肺化痰，泻热攻下。方用宣白承气汤加减。④阳明热盛证：壮热，烦躁，大汗出，渴喜凉饮，饮食不振，舌质红，舌苔黄燥，脉洪数或滑数。治以清热保津。方用白虎汤加减。⑤阳明腑实证：发热，烦躁不宁或时有谵语，大便秘结，或纯利恶臭稀水，腹部胀硬疼痛，纳少，舌质红，舌苔黄燥，甚或焦黑起裂，脉沉实有力，指纹紫滞。治以通腑泻热。方用调胃承气汤加减。⑥肺热发疹证：身热，咳嗽，胸闷，烦躁不宁，夜寐欠安，肌肤红疹，舌红绛，舌苔薄黄，脉细数，指纹紫。治以宣肺泻热，凉营透疹。方用银翘散去豆豉加生地丹皮大青叶倍玄参方加减。⑦热陷心肝证：全身灼热，烦躁不宁，哭闹尖叫，夜寐无卧，甚则神昏谵语，或昏愦不语，或四肢抽搐，舌绛苔少，或苔黄厚，脉细数。治以清心开窍，凉肝息风。方用清营汤合羚角钩藤汤加减，可加用安宫牛黄丸或紫雪丹。⑧内闭外脱证：身热，神识昏愦不语，倦卧，大汗淋漓，气短，面色苍白，四肢厥冷，脉微细欲绝。治以清心开窍，固脱救逆。方用安宫牛黄丸合生脉散、参附汤加减。⑨余邪未净，津气耗伤证：身无热或低热，咳嗽痰少，神疲乏力，形体消瘦，口干，食欲不振，大便干，小便短少，舌淡红或红，舌苔薄少津，脉细数等。治以清解余邪，生津益气。方用沙参麦冬汤加减。

转归预后 一般预后良好，极少数年幼体虚，或有原发性疾病或合并症者预后较差。

预防调护 此病具有一定的流行性、传染性，故做好预防，降低发病率，对于儿童保健十分重要。①流行期间少去拥挤的公共场所。②依照儿童保健要求，按时接种麻腮风、百白破、脊髓灰质炎等各种疫苗。③各种急性呼吸道传染病患儿，分别按照各病的要求做好隔离和消毒工作。④加强锻炼，增强体质。多做室外活动。当季节变换，尤其是气温骤变时注意增减衣服。⑤保持居室或病室的空气流通及适宜的温度、湿度。⑥饮食清淡、易消化，多饮水。⑦保持口腔、皮肤清洁卫生。⑧注意对高热、剧烈咳喘和痰多等患儿的特殊护理，并注意病情观察，避免和预防并发症的发生。

（艾　军）

shīwēn

湿温（damp-warm disease） 感受湿热病邪，引起以身热不扬、恶寒、恶心呕吐、倦怠食少、腹胀、便溏或黄疸等为主要表现的急性外感热病。具有发病缓、传变慢、病程长的特点。因脾恶湿，小儿生理上脾肺常虚，故此病在小儿中常见，各年龄儿童均可发病，一年四季均有发生，尤以夏秋两季为多。

病因病机 外因为湿热病邪，内因为脾胃虚弱。湿为阴邪，热为阳邪，湿与热合，一阴一阳，异性相吸，胶着难开。小儿脾常不足，湿邪最易困脾，则脾胃虚弱之体，运化失司，湿从内生，且易被外湿侵袭，内外合邪。病变以中焦脾胃为中心。初起湿热侵袭卫气，湿重于热，常见身热不扬，微恶风，乏力，食欲不振，恶心欲吐，大便溏烂，小便短少等。湿热阻气，湿渐化热，并小儿体属纯阳，湿热中阻，最易热化，则现湿热弥漫三焦。若湿热困阻中焦，则身热，汗出而热不退，口渴不甚欲饮，恶心呕吐，大便溏烂、臭秽，小便短赤，舌红苔黄腻等。甚者湿热化毒或蒙蔽心包，出现口舌生疮，皮肤疮疡、痒痛，或黄疸，便秘，或神识昏蒙，时有谵语等。如湿热蓄积下焦，则小便不利或尿频、尿急、尿痛，或尿少难解，或下肢水肿，小腹胀痛，腰痛等。极者热重于湿，阴液受伤，出现高热，烦躁，呕吐，或黄疸，甚或神昏谵语、四肢抽搐等。经治，后期常见余邪未净，脾胃未醒，如低热不退，倦怠乏力，脘腹闷胀，食欲不振，大便溏薄等。

诊断及鉴别诊断 依据发病前的接触史、临床表现及血液生化检查、脑脊液检查、大便培养等可做出诊断。需与流行性感冒、肝炎、流行性乙型脑炎、伤寒、副伤寒、钩端螺旋体病等相鉴别。

诊断要点 ①好发于夏秋季节，或起病前有流行性感冒、病毒性肝炎、伤寒、副伤寒、流行性乙型脑炎等传染病接触史。②初起身热不扬，微恶风，乏力，食欲不振，恶心欲吐，口干不欲饮，或咽痛、溃烂有脓。病程中可见呕吐，黄疸，腹胀痛，口舌、皮肤生疮、流脓、尿频、尿急、尿痛,甚或神昏谵语、四肢抽搐等表现。③血常规、肝功能、咽拭子、脑脊液、血清学、免疫学检查、大便培养等可获得多种阳性结果。

鉴别诊断 ①流行性感冒(小儿时行感冒):有与流感患者接触史,好发于冬春季节,发热恶寒、咳嗽吐痰、头身疼痛、喷嚏、流涕等。②肝炎:有与病毒性肝炎病人接触史,发热,乏力,厌食油腻食物,黄疸,腹胀,肝功能检查异常等。③流行性乙型脑炎(小儿暑湿):发热,头痛,呕吐呈喷射状,颈项强直,或神昏、抽搐,脑脊液检查异常等。④伤寒、副伤寒:婴幼儿多见副伤寒,不典型,发病较急,发热,头痛,厌食,腹泻,发热病程长短不一,病情多较轻,极少数出现败血症。学龄儿童病情与成人相似,持续发热、呈稽留热,纳呆便秘,表情淡漠,玫瑰皮疹,腹胀,舌苔厚腻,肝脾肿大。白细胞计数降低,中性粒细胞左移,婴儿血白细胞可增多。肥达反应效价1:160以上。病程中"O"与"H"凝集价上升趋势对诊断有意义。⑤钩端螺旋体病:高热,头痛,全身酸痛,腓肠肌痛,结膜充血,黄疸,尿少,昏迷,抽搐等。病原分离和血清学检查可以帮助确诊。

辨证论治 ①湿遏卫气证:身热不扬,微恶风,乏力,食欲不振,恶心欲吐,口干不欲饮,或咽痛、溃烂有脓,口角流涎,大便溏烂,小便短少,舌淡红,舌苔薄腻或滑腻,脉濡数。治以宣气化湿,辛凉透散。方用三仁汤加减。②湿热中阻证:身热,汗出而热不退,胸闷脘痞,口渴不甚欲饮,食少,恶心呕吐,大便溏烂、色黄、臭秽,小便短赤,舌质红,舌苔黄腻,脉滑数。治以辛开苦降,燥湿清热。方用王氏连朴饮加减。③湿热化毒证:发热,咽痛咽肿,痰多,胸闷脘痞,食少,口渴欲饮,口苦,口舌生疮,或皮肤疮疡、痒痛,或黄疸,大便秘结,小便短赤,舌红绛,舌苔黄厚或黄燥,脉弦数,指纹紫滞。治以解毒化湿。方用甘露消毒丹加减。④湿热蒙蔽证:身热不退,午后尤甚,烦躁不宁,口角流涎,或喉间痰鸣,汗出,神识昏蒙,时清时昧,或时有谵语,甚或抽搐,舌质绛,舌苔垢腻,脉滑数,指纹紫滞。治以清热化湿,豁痰开窍。方用菖蒲郁金汤加减,或加用至宝丹。⑤湿热下蓄证:发热恶寒,烦躁不安,口渴不欲饮或少饮,腹胀不欲食,小腹胀痛,腰痛,小便不利或尿频、尿急、尿痛,或尿少不下,或下肢水肿,舌红苔黄腻,脉滑数。治以清热利湿。方用八正散加减。⑥热重于湿证:身热汗出,面赤气粗,烦躁不宁,夜寐欠安,口渴欲饮,脘痞腹痛,大便秘结,舌红苔黄腻,脉滑数。治以清泻气热,佐以化湿。方用白虎加苍术汤加减。⑦余邪未净,脾胃未醒证:低热不退,或无热,倦怠乏力,脘腹闷胀,食欲不振,大便溏薄,小便短少,舌淡红,舌苔腻,脉濡软等。治以清化余邪,健脾醒胃。方用薛氏五叶芦根汤合健脾丸加减。

转归预后 一般预后良好,极少数预后较差。

预防调护 此病病程较长,且容易因饮食、劳伤而复发,故应做好预防、调护工作。①合理喂养,加强锻炼,增强体质。②不挑食,不偏食,不进食生冷和油腻、香燥食品,养成良好的饮食习惯和排便习惯。③流行期间,注意预防外感,加强食品卫生,避免在沟河玩水或洗澡。④注意环境卫生,保持居室或病室的空气流通及适宜的温度、湿度。⑤患儿应注意休息,不做剧烈运动和较强的体力劳动。

(艾 军)

qiūzào

秋燥(autumn dryness) 感受燥热病邪引起,以发热恶寒、干咳少痰、咽干口渴、大便干、皮肤干等为主要表现的急性外感热病。好发于秋季,尤其是初秋。各年龄儿童均可发病。大多数病情轻,传变少,易治愈。

病因病机 病因为感受燥热病邪。燥为秋令主气。初秋时节,燥气夹热,两阳相合,易灼伤津液。小儿稚阴稚阳,易感燥热,伤津较速,此病全过程津液受伤,表现出津液干少的病理特点。病位主要在肺胃。初起燥袭肺卫,肺卫失于清润和宣肃,表现为发热微恶风寒,头痛,无汗或少汗,鼻塞少涕,咽干唇燥,咳嗽,少痰,口渴,大便干,皮肤干等。中期肺胃受邪,津液受伤,可见身热,烦躁不宁,干咳无痰,喘促不宁,咽干唇燥,鼻燥目涩,口渴欲饮,大便干燥,小便短赤等。若燥热化火,深入营血,则见身热,烦躁,甚或神昏谵语,斑疹,吐血、衄血等。经治疗,后期常见余邪未净,肺胃阴伤,表现为身热不甚,干咳不已,口干口渴,大便干等。

诊断及鉴别诊断 依据临床表现、胸部 X 线检查、血液实验室检查等可做出诊断。需与风温相鉴别。

诊断要点 ①好发于秋季,尤其是初秋时节。②初起表现为发热微恶风寒,头痛,无汗或少汗，鼻塞少涕，咽干唇燥，咳嗽，少痰。中期可见身热，烦躁不宁，干咳无痰，喘促不宁，咽干唇燥，口渴欲饮，大便干燥等；少数可见身热，烦躁，甚或神昏谵语，斑疹，吐血、衄血等。后期常见身热不甚，干咳不已，食欲不振，口干口渴，大便干等。③全病程可见鼻干唇燥、口渴、大便干、皮肤干燥等津液干少的表现。④肺部听诊两肺呼吸音粗糙，可闻及少量散在的干湿啰音。⑤胸部 X 线检查可见肺部纹理增粗。⑥血清学、免疫学检查或可发现支原体、衣原体抗原、抗体阳性。

鉴别诊断 风温：好发于冬春季节，初起发热恶寒，无汗或少汗，咳嗽吐痰，口微渴，但无鼻干唇燥、大便干、皮肤干等津伤表现。风温可见热陷心肝，动风闭窍的改变；而秋燥极少见到深入营血的病变。

辨证论治 ①燥热肺卫证：发热微恶风寒，头痛，无汗或少汗，鼻塞少涕，咽干唇燥，咳嗽，少痰，口渴，大便干，皮肤干，舌边尖红，舌苔薄白而干，脉浮数，指纹浮红。治以辛凉甘润，轻宣透卫。方用桑杏汤加减。②燥干清窍证：发热，目赤肿痛，咽干咽痛，耳肿痛，口渴欲饮，大便干，小便短少，舌质红，舌苔薄黄干，脉数。治以清轻宣气，甘寒润燥。方用翘荷汤加减。③燥热伤肺证：身热，烦躁不宁，干咳无痰，喘促不宁，咽干唇燥，鼻燥目涩，纳食减少，口渴欲饮，皮肤干燥，大便干结，小便短赤，舌质红，舌苔黄干燥，脉数，指纹紫滞。治以清热泻肺，润燥养阴。方用清燥救肺汤加减。④肺燥肠热证：发热，烦躁，干咳，甚时咯痰带血，胸痛，口渴欲饮，皮肤干，大便泄泻，小便短赤，

舌质红，舌苔黄燥，脉数。治以清热止血，润燥宁肠。方用阿胶黄芩汤加减。⑤肺燥肠闭证：发热，咳嗽不爽而多痰，口干欲饮，食少，皮肤干燥，胸腹胀满，大便秘结，小便短赤，舌质红，舌苔黄燥，脉细数。治以肃肺化痰，润肠通便。方用五仁橘皮汤加减。⑥气营两燔证：身热，烦躁不宁，夜寐欠安，甚或神昏谵语，吐血、衄血，肌肤斑疹，舌红绛，舌苔薄黄，脉细数，指纹紫。治以气血两清。方用加减玉女煎加减。⑦肺胃阴伤证：身热不甚，干咳不已，食欲不振，口干口渴，皮肤干燥，大便干，小便短少，舌红苔少，脉细。治以甘寒润燥，清养肺胃。方用沙参麦冬汤加减。

转归预后 此病绝大多数预后良好。

预防调护 ①流行期间少去拥挤的公共场所。②依照儿童保健要求，按时接种各种预防疫苗。③加强锻炼，增强体质。多做室外活动，当季节变换，尤其是气温骤变时注意增减衣物。④保持居室或病室的空气流通及适宜的温度、湿度。⑤加强营养，饮食清淡，少食辛辣刺激食品，多饮水。⑥注意对高热、剧烈咳喘患儿的特殊护理。

（艾　军）

wēnzào

温燥（warm dryness） 感受秋令燥热病邪引起的急性外感热病。主要发生在初秋时节。各年龄儿童均可发病。初秋季节，燥气夹热，侵袭肺卫，肺失清宣，甚则邪传阳明，燥热伤津，以致胃肠热盛津伤。初起身热微恶风寒、干咳少痰、咽喉干痛、鼻干唇燥、口不渴饮，皮肤干，大便干，小便短少，舌淡红，苔薄白少津，脉浮数。治以辛凉甘润，方用桑

杏汤加减。甚者身热、咳嗽，或气喘，痰黏滞不爽，心烦口渴，胸满胁痛，皮肤干，大便干结，小便短少，舌质红，苔黄燥，脉数。治以清宣肺热，润燥生津，方用清燥救肺汤，或沙参麦冬汤、五汁饮加减。此病预后良好，较少传变，若传入下焦，伤及肝肾之阴，治以育阴潜阳，方用三甲复脉汤加减。秋季宜注意保暖、多饮水，积极做好预防和调护。

（艾　军）

liángzào

凉燥（cool dryness） 感受秋令凉燥病邪引起的急性外感热病。主要发生在深秋时节。各年龄儿童均可发病。深秋季节，燥气夹凉，侵袭肺卫，顺传阳明，肃杀津气。小儿之体，稚阴稚阳，易感凉燥，且津气更易受伤。初起发热恶寒，无汗，鼻塞少涕，咳嗽，痰白量不多，咽干唇燥，口不渴饮，大便干，皮肤干，小便短少，舌质淡红，舌苔薄白少津，脉浮。治以辛开温润，化痰止咳，方用杏苏散加减。若病邪深入，凉燥化热，则演变规律和辨治与温燥相同。此病预后良好，较少传变。注意保暖、多饮水，积极做好预防和调护。

（艾　军）

chūnwēn

春温（spring warmth） 感受疫疠时邪引起，以发热、呕吐、头痛项强、皮肤瘀斑、昏迷惊厥为主要表现的急性外感热病。以小儿和青少年为主。好发于冬春季节，尤以春季较多，但因各地地理位置不同，发病时间有差异。具有发病急、变化快、病情重、病程长的特点。西医学的流行性脑脊髓膜炎属于此病范畴。

病因病机 感受疫疠时邪而发病。主要涉及脑、肺、心、肝

等脏腑。患儿素体虚弱，正气不足，冬令感寒而化热，邪伏体内，或受时令之邪引动，疫疠时邪与正气相争，炽热内盛，起病即见里热证。如伏邪内热受时令之邪引动，则初起卫气同病，如发热、恶寒、头痛、烦渴、呕恶、烦躁等。若邪伏日久，燔灼气营，则壮热烦躁，头痛如劈，颈项强直，呕吐频繁或神昏谵语，四肢抽搐，斑疹显露。甚则热陷营血，出现肌肤灼热，神志昏迷，躁扰谵语，四肢抽搐，皮肤大片瘀斑或鼻衄吐血等。极重者邪伏厥阴，内闭心肝，见高热烦躁，剧烈头痛，谵妄神昏，频繁抽搐，肢体强硬挛急，牙关紧闭，角弓反张等。经治邪退正虚者，气阴受伤，见低热，或夜热早凉，神倦气弱，肢体拘挛，口干，食少等。若正不敌邪，阳气暴脱，则现全身冷汗，面色苍白，四肢厥冷，神志昏糊，唇甲青紫，脉微欲绝等。

诊断 ①好发于冬春季节，或1周内有流行性脑脊髓膜炎患儿接触史。②突然高热，伴头痛、呕吐，前囟隆起，皮肤瘀点、瘀斑，神识昏迷，颈项强直，四肢抽搐等。③血常规：白细胞（20~40）×10^9/L，明显增多，中性粒细胞常达80%以上。④瘀点涂片：可发现革兰阴性脑膜炎双球菌。⑤脑脊液检查：压力增高，外观混浊如米汤样，细胞计数显著升高，以中性粒细胞为主，蛋白增高，糖量降低，涂片可找到革兰阴性脑膜炎双球菌。⑥细菌培养：血液、鼻咽拭子、脑脊液培养生长脑膜炎双球菌。⑦免疫学试验：对流电泳、协同凝集、反向被动血凝、乳胶凝集、免疫荧光以及酶联免疫吸附等试验检测血液或脑脊液中的抗原，获得阳性结果。

辨证论治 ①卫气同病证：发热恶寒，无汗或有汗，头痛项强，肢体酸痛，口微渴，恶心呕吐，或咳嗽咽痛，不乳嗜睡，或烦躁不安，或精神不振，斑疹隐隐，舌边尖红，苔黄白相间、少津，脉浮数或洪数，指纹浮红。治以疏卫达邪，清气解毒。方用银翘散合白虎汤加减。②气营两燔证：壮热烦躁，头痛如劈，颈项强直，频繁呕吐或呈喷射状，口渴唇干，神志不清，或神昏谵语，四肢抽搐，前囟凸起，斑疹色紫、显露，大便干燥或秘结，小便短赤，舌红绛，苔黄燥，脉弦数，指纹紫。治以泻热解毒，清气凉营。方用清瘟败毒饮加减。③热陷营血证：发热不退，肌肤灼热，神志昏迷，躁扰谵语，频频抽搐，角弓反张或肢体强硬，皮肤大片瘀斑，色紫而瘀滞，或鼻衄吐血，唇燥口干，舌绛，苔少或光剥如镜、少津，或舌体干绛、短缩，牙龈干结如瓣，脉数而弦细，指纹紫暗而隐。治以清营泻热，凉血解毒，开窍息风。方用化斑汤合清热地黄汤或羚角钩藤汤加减。④内闭心肝证：起病急暴，高热烦躁，剧烈头痛，谵妄神昏，频繁抽搐，持续不止，肢体强硬挛急，牙关紧闭，面赤气粗，喉间痰鸣，呕吐喷射，两目上视、斜视、直视，手足厥冷，舌红绛，苔黄厚，脉弦滑数，指纹粗紫或沉隐。治以清热解毒，开窍息风。方用清营汤合羚角钩藤汤，配用安宫牛黄丸或紫雪丹。⑤阳气暴脱证：高热突然下降，或体温不升，全身冷汗，或全身松弛，面色苍白青灰，四肢厥冷，神志昏糊或昏迷不省，口鼻气凉，呼吸微弱不匀，全身大片瘀斑，迅速融合扩大，皮肤湿黏发花，唇甲青紫，舌绛或暗红，苔灰滑，

脉微欲绝，指纹淡滞而细或隐伏难见。治以益气固脱，回阳救逆。方用生脉散或参附龙牡救逆汤。⑥气阴两虚证：热势已退，或低热，或夜热早凉，神倦气弱，肌肉酸痛，甚则肢体筋脉拘挛，心烦易怒，口干，易汗出，纳食少思，大便干，小便短赤，舌红绛少津，或光剥无苔，脉细数，指纹细。治以养阴益气，佐以清热。方用生脉散合大补阴丸加减。

转归预后 预后与发病轻重有关。病情较轻且及时治疗者，一般都能恢复而不留后遗症；暴发发病者病情常较危重，需尽快抢救，否则有生命危险，或合并其他病症。

预防调护 ①增强小儿体质，尤其在冬春季节注意调养。②注意环境卫生和个人卫生。保持居室空气流通。居室空气消毒可用太乙流金散烧烟，或用食醋熏蒸。③接种流脑提纯疫苗。流行期间尽量避免到公共场所。④早期发现和诊治患者，及时隔离，并做好消毒。⑤宜进食易消化的流质或半流质饮食。对昏迷或呕吐频繁影响进食的患儿可予鼻饲。⑥昏迷患儿应侧卧，并及时吸痰，保持眼、口腔卫生，勤翻身，预防褥疮发生。皮肤有瘀斑或疱疹者，应加强皮肤护理，保持皮肤清洁，防止继发感染和皮肤坏死。⑦偶有失语、痴呆、偏瘫等后遗症的患者，应加强康复治疗和功能锻炼。

（艾　军）

xiǎo'ér shǔwēn

小儿暑温（infantile warm disease in summer）　感受暑热病邪引起，以高热、抽搐、神昏等为主要表现的急性外感热病。又称暑风、暑痫。如清·吴瑭《温病条辨·暑温》所说："小儿暑温，

身热，卒然痉厥，名曰暑痫，清营汤主之，亦可少与紫雪丹。"发病年龄多在 10 岁以下，2~6 岁儿童发病率最高。发病具有明显的季节性，易发生于夏暑季节。《黄帝内经素问·热论》："凡病伤寒而成温者，先夏至日者为病温，后夏至日者为病暑。"这里的"病暑"即指暑温。7、8、9 三个月为发病高峰，各地气候不同，存在一定差异。西医学的流行性乙型脑炎属于此病范畴。

病因病机 感受暑热病邪引起。夏季暑气当令，暑即为火，为热之极。小儿肌肤柔嫩，脏腑薄弱，难耐酷暑热极之气。暑热病邪在暑气当令之时易于流行，侵袭小儿，按卫、气、营、血传变，并极易耗气伤津。疾病初起，暑邪炽盛，由卫入气，表现高热寒战，头痛，呕恶，烦躁等。进入极期，暑气通心，内迫营血，热极生风，热极闭窍，可见壮热，神昏，头痛剧烈，呕吐频繁，谵语，抽搐，斑疹，吐衄等。在病变过程中，暑热病邪，热极生变，炼液为痰，热极生风，痰鼓风动，因此，热、痰、风三者相煽，阻滞体内，为此病的主要病理改变，并此三者易于损伤正气，遗留后患，或阻滞清窍而致惊惕、失语、痴呆；或阻滞经络而致肢体瘫痪或强直僵硬等。

诊断及鉴别诊断 依据季节、临床表现、血常规检查、脑脊液检查可做出诊断。需与小儿疫毒痢相鉴别。

诊断要点 ①有明显的季节性，多发生于盛夏季节。②发病大多急骤，初起发热无汗，头痛呕吐，婴儿囟填，颈项有抵抗感或强直，可见抽搐。③多数发病 3 天后进入极期，持续高热，嗜睡，昏迷，抽搐频作。极重者出现闭证或内闭外脱证。④病程经过 2 周左右，病情一般可逐渐好转，但部分重症患儿可有不规则发热、意识障碍、失语、吞咽困难、肢体瘫痪或僵硬等。⑤少数患儿病程经过 1 年后仍有智力障碍，肢体瘫痪，癫痫发作等后遗症。⑥神经系统检查有不同程度的脑膜刺激征和锥体束征等。⑦血常规检查、脑脊液检查有异常改变。

鉴别诊断 与小儿疫毒痢鉴别：两病均好发于夏季，但疫毒痢起病暴急，突然高热、神昏、抽搐，常出现循环衰竭，做肛拭或灌肠检查大便可有脓血，大便培养有痢疾杆菌，脑脊液检查无异常。

辨证论治 随初期、极期、恢复期、后遗症期的病机变化辨证论治。

初期 邪犯卫气证：突然高热，微恶风寒，或但热不寒，无汗或少汗，头痛项强，恶心呕吐，嗜睡或烦躁不安，甚则抽搐，舌红苔黄，脉象浮数。治以辛凉透表，清热解毒。方用新加香薷饮或白虎汤加减。

极期 ①邪炽气营证：壮热不退，头痛剧烈，呕吐频繁，颈项强直，烦躁不安，口渴引饮，或神昏谵语，四肢抽搐，甚则喉间痰鸣，呼吸不利，大便秘结，小便短赤，舌绛苔黄，脉数有力。治以清气凉营，泻火涤痰。方用清瘟败毒饮加减。②邪入营血证：身热夜甚，神昏谵语，反复抽搐，胸腹灼热，大便秘结，小便短赤，或见斑疹、吐衄，舌质紫绛，舌苔少，脉细数，指纹紫滞达命关。治以凉血清心，清营增液。方用清热地黄汤合增液汤加减。

恢复期、后遗症期 ①痰蒙清窍证：意识不清或痴呆、失语，吞咽困难，口角流涎，或喉间痰鸣，舌苔厚腻，脉象濡滑。治以豁痰开窍。方用涤痰汤加减。②痰火内扰证：狂躁不宁，嚎叫哭闹，或虚烦不眠，神识不清，咽干口渴，舌质红绛，舌苔黄糙，脉象滑数有力。治以泻火宁神。方用龙胆泻肝汤加减。③气虚血滞证：面色委黄，肢体瘫痪，痿软无力，或强直僵硬，易汗出，舌淡苔薄，脉象细弱。治以益气活血。方用补阳还五汤加减。④风邪留络证：肢体强直性瘫痪，震颤，不自主动作，或有角弓反张，舌淡苔薄，脉细弦。治以搜风通络，养血舒筋。方用止痉散加味。⑤阴虚内热证：低热不退，或不规则发热，两颧潮红，五心烦热，虚烦不宁，时有惊惕，咽干口渴，大便干结，小便短少，舌红苔少或光剥，脉细数。治以养阴清热。方用青蒿鳖甲汤合清络饮加减。⑥营卫不和证：身热时高时低，面色苍白，神疲乏力，汗多，四肢发凉，大便溏薄，小便清长，舌淡胖，舌苔白，脉虚弱。治以调和营卫。方用黄芪桂枝五物汤加减。

转归预后 此病传染性强，具有发病急、传变快、病情重、易致残的特点。急性期重症型特别是暴发型患儿病情危重，死亡率高，即使度过极期，也常见恢复期症状，迁延不愈者则成为后遗症。

预防调护 ①积极开展卫生运动，做好防蚊灭蚊灭孑孓工作。流行区内应严格管理好家禽家畜。②控制传染源，认真做好疫情报告，对患者要早发现、早治疗、早隔离（隔离至体温正常）。③按时进行乙脑疫苗预防接种。④居室应保持凉爽通风，室温应保持在 30℃ 以下。病室保持安静，并配备好抢救药品及氧气、吸痰器等。⑤密切观察患儿体温、呼吸、脉搏、血压、面色、瞳孔大小、神志状态等，如有变化及时处理。⑥注意患儿五官和皮肤清洁。⑦昏迷患儿需经常翻身、拍背、更换体位，防止呼吸道梗阻及褥疮发生。⑧急性期宜流质饮食，供给充分水分，必要时鼻饲。恢复期应逐渐增加营养。恢复期患儿要注意做被动功能锻炼，以促进其功能恢复。

(艾 军)

ruǎnjiǎowēn

软脚瘟 (pestilence with flaccid leg) 感受风湿热毒引起，以急性发病，初期出现发热（双峰热），肢体疼痛，伴咳嗽咽痛及呕吐、腹泻等症状，继而肌肉松弛，肢体软弱无力，形成肢体瘫痪，后期出现肌肉萎缩、骨骼畸形为临床特征的急性传染病。又称小儿麻痹症。属于小儿痿病范畴。好发于 6 个月~5 岁的小儿，尤以 6 个月~2 岁多见。新生儿亦可感染，且病死率较高。一年四季均可发生，夏秋季节多发。西医学的脊髓灰质炎属于此病范畴。

病因病机 感受风湿热毒引起。夏秋季节，高温多湿，小儿体弱，风湿热毒从口鼻而入，肺卫受袭，宣发失司，阳气郁遏，表现为初起发热，咳嗽流涕，咽红疼痛，头痛汗出，纳少，倦怠嗜睡或烦躁等。湿邪黏滞，湿与热合，互相阻遏，流连不散，停滞中焦，升降失常，则呕吐腹泻；流窜经络，阻滞不通，则肢体痹痛、软弱、瘫痪。日久湿伤阳、热伤阴，且病久入络，常易形成气虚夹瘀，如身热已退，肢体痿软无力、瘫痪，或口眼㖞斜，或吞咽不利，面色苍黄，舌色暗紫，脉细涩等。甚者肝肾亏虚，精血亏损，筋脉失养，则形成长时期肢体瘫痪，肌肉明显萎缩，关节纵缓，骨骼变形等。

诊断及鉴别诊断 依据临床症状、血常规、脑脊液实验室检查，结合疫苗接种史、接触史等可做出诊断。需与风湿热、急性感染性多发性神经根炎相鉴别。

诊断要点 ①发病于夏秋季节，特别是流行前未接种小儿麻痹症减毒活疫苗者，有接触史。②初起发热，咳嗽，咽痛，呕吐，或大便稀溏。2~4 天后热退，3~5 天发热复起，肢体疼痛，触痛明显，不欲抱。随后热退而出现行走不正，肢体痿软，或弛缓性瘫痪。③肌腱反射和肌张力减弱或消失。④血常规检查：早期白细胞计数和中性粒细胞计数升高，红细胞沉降率多数增快。⑤脑脊液检查：瘫痪前期脑脊液清或微浊，压力稍高，蛋白试验阳性，细胞数（50~500）× 10^6/L，糖正常或稍高，氯化物正常。瘫痪后 2~3 周，细胞数下降，蛋白升高，4~6 周后恢复正常。

鉴别诊断 ①风湿热：发病与寒冷、居处潮湿等有关，发病近期多有链球菌感染史。身热体痛，全身关节呈游走性疼痛，关节局部可见红、肿、热、痛，可伴有心悸乏力；累及心脏，引起心肌炎等。抗链球菌溶血素 O 增高，血沉增快。②急性感染性多发性神经根炎：发病初多有上呼吸道或消化道等感染史，临床多呈急性发病。多数病例发热不高，四肢多呈对称性、弛缓性瘫痪，且瘫痪表现多呈上行性。脑脊液检查细胞数正常，发病 1~2 周后蛋白升高，呈细胞蛋白分离现象，以后又逐渐下降。病毒分离检查有助鉴别诊断。

辨证论治 ①邪郁肺胃证：初起发热，咳嗽流涕，咽红疼痛，全身不适，头痛汗出，纳少呕吐，腹痛腹泻，伴精神倦怠，烦躁或嗜睡，舌质偏红，舌苔薄白或薄黄，脉象浮数有力。治以疏风解表，清热利湿。方用葛根黄芩黄连汤合银翘散加减。②邪注经络证：再度发热，肢体疼痛，转侧不利，哭闹不安，拒绝抚抱，继则出现瘫痪症状，瘫痪部位的皮肤温度较低，舌质红赤，舌苔黄腻，脉数有力。治以清热利湿，疏通经络。方用四妙丸加味。③气虚血瘀证：身热已退，肢体痿软无力、瘫痪，或口眼㖞斜，或吞咽不利，面色苍黄，舌质淡红或暗，舌苔薄剥脱，脉细涩。治以益气活血，祛瘀通络。方用补阳还五汤加减。④肝肾亏损证：较长时期肢体瘫痪，肌肉明显萎缩，局部皮肤欠温，关节纵缓不收，骨骼变形，舌淡脉涩。治以补肾柔肝，温经通络。方用壮骨丸加减。

转归预后 大部分患儿预后良好，但急性期如伴有呼吸肌或延髓病变而导致呼吸障碍者预后不良，部分患儿遗留长期瘫痪而致残。

预防调护 ①流行期间，避免到拥挤的公共场所嬉玩和剧烈活动。②加强锻炼，增强体质，多做户外活动，天气骤变时注意增减衣服，防止受寒着凉。③按要求口服脊髓灰质炎减毒活疫苗糖丸。对密切接触者应医学观察 20 天，并在 3 天内肌内注射胎盘球蛋白。④加强对小儿的检查，做到尽早发现。对患儿和疑似患儿及时隔离，隔离时间自发病起至少 40 天。对患儿的用具及排泄物进行消毒。⑤患儿在发病的前驱期、瘫痪前期、瘫痪期应卧床休息，避免或尽量减少肢体活动，避免劳累和受凉。⑥前驱期尽量避免肌内注射或手术，以防患儿免疫力减弱而使病情加重。⑦肢体出现瘫痪者，应保护肢体不受压伤，并将患肢置于功能位，防止手足下垂或足内外翻。⑧患儿在恢复期和后遗症期，注意加强肢体功能锻炼，局部保暖，促进肢体功能恢复。

（艾 军）

mázhěn

麻疹（measles）　感染麻疹病毒后，以发热，咳嗽，鼻塞流涕，泪水汪汪，口腔两颊近臼齿处可见麻疹黏膜斑，周身皮肤按序泛发麻粒样大小的红色斑丘疹，疹退时皮肤有糠麸样脱屑和色素沉着斑为特征的小儿急性出疹性传染病。四季均可发病，冬春季节多发，传染性强。发病前 1~2 周有与麻疹患者接触史。此病是古代儿科四大要证之一。清·候功震《痘疹大成·麻疹集成摘要》："疹者，肺胃蕴热所发，总宜解二经之邪热，邪热解则诸经症自愈。"麻疹的病名各地方称谓不同，如四川、广东、广西俗称麻子，北方地区俗称疹子，浙江俗称瘄子，江苏俗称痧子等，均以皮疹的形态和特点而命名。西医学亦称麻疹。

病因病机　感受麻疹时邪，其主要病变在肺脾，病变过程中有顺证或逆证的不同。顺证指人体正气相对强盛，正邪交争，正气可以抗邪外出，疾病向愈；逆证指正不敌邪，邪毒深重，疾病转为重症，并易于发生合并症。顺证首见初热期，麻疹时邪侵袭肺卫，肺卫失宣；渐入见形期，邪毒入里化热，从肺传胃传脾，内窜营分，毒泄肌肤；末尾进入收没期，邪退正虚，气阴耗损。表现为发热恶寒，咳嗽流涕，目

赤多泪、畏光羞明，口腔麻疹黏膜斑，肌肤疹点显露，后期疹点依次收没、皮肤脱屑、热退咳减、脉静身凉等。若麻毒炽盛，或失治、误治，或发疹期间，复感外邪，则易发生逆证，常见邪毒壅肺，炼液成痰，痰热互结，壅塞气道；或痰火互结，上攻咽喉；或邪陷心肝，闭窍动风。出现咳嗽、气促、痰壅、鼻煽；或咽喉肿痛、吞咽不利、呛咳声嘶、喉间痰鸣；或口噤项强、惊厥抽搐，高热烦躁、神昏谵语等症。

诊断及鉴别诊断　以流行病学史和临床表现为主做出诊断，可以结合病原学检查。主要需与奶麻、丹痧相鉴别。

诊断要点　①初热期：发热，2~3 天后在口腔两颊近臼齿处可见麻疹黏膜斑，为约 1mm 的白色小点，周围红晕，可累及整个颊黏膜（图）。伴恶风，鼻塞流涕，咳嗽，双目畏光、红赤，泪水汪汪。见形期：发热，3~4 天后于耳后、发际、颈项、头面、胸腹、四肢顺序出现红色斑丘疹，稠密、紫红，伴壮热、烦躁、咳嗽加重，目赤眵多，纳差，甚至谵妄、抽搐。收没期：出疹后 3~4 天，皮疹按出疹顺序开始消退，皮肤有糠麸样脱屑和色素沉着斑，发热减退。②病情严重时，常见皮疹稠密融合、紫暗、乍出乍没或紫癜瘀斑；伴壮热、烦躁、嗜睡、谵妄、神昏、惊厥、抽搐，咳嗽频作、喘促、呼吸困难、鼻衄、咯血、吐血、尿血；或体温骤降，四肢逆冷，呼吸气微，脉微欲绝。③于潜伏期内接受过丙种球蛋白注射，或曾接种过麻疹疫苗，或<8 个月婴儿体内尚留存母亲抗体者，表现为低热，轻度上呼吸道卡他症状，麻疹黏膜斑不明显，皮肤红色斑丘疹稀疏、色淡，疹

退后无色素沉着或脱屑，病程 1 周左右，无并发症。④外周血白细胞计数正常或降低，淋巴细胞计数相对升高。⑤病原学检查：早期在鼻、咽、气道分泌物中可分离到麻疹病毒。⑥血清学抗体检查：急性期及恢复期双份血清抗体效价升高 4 倍以上为阳性。亦可用酶联免疫吸附试验法测血中特异性 IgM 和 IgG 抗体，疹后 3 天 IgM 多呈阳性。

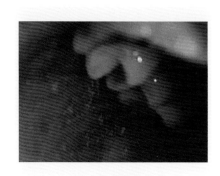

图　麻疹黏膜斑

鉴别诊断　①奶麻：突然高热，但全身症状轻微，身热始退，或热退稍后即出现玫瑰红色皮疹，以躯干、腰部、臀部为主，面部及肘、膝关节等处较少。皮疹出现 1~2 天后即消退，疹退后无脱屑及色素沉着斑。②丹痧：起病急骤，发热数小时至 1 天皮肤猩红，伴细小红色丘疹，自颈、腋下、腹股沟处开始，2~3 天遍布全身，疹退有脱屑而无色素沉着。在出疹时可伴见口周苍白圈、草莓舌。

辨证论治　按照常证、变证辨证论治，需注意观察常证至变证的演变转化，变证重症时应中西医结合治疗。

常证　①邪犯肺卫证（初热期）：发热，2~3 天后在口腔两颊近臼齿处可见麻疹黏膜斑。伴恶风，头身痛，鼻塞流涕，咳嗽，双目畏光、红赤，泪水汪汪，咽

红肿痛，精神不振，纳食减少，舌边尖红，苔薄黄，脉浮数，指纹淡紫。治以辛凉透表，清宣肺卫。方用宣毒发表汤加减。②邪入肺胃证（见形期）：发热，3~4天后于耳后、发际、颈项、头面、胸腹、四肢顺序出现红色斑丘疹、稠密、紫红，伴壮热、烦躁、咽红肿痛，咳嗽加重，目赤眵多，纳差，口渴欲饮，大便秘结，小便短赤，舌质红绛，苔黄腻，脉洪数，指纹紫。治以清泻肺胃，解毒透疹。方用清解透表汤加减。③阴津耗伤证（收没期）：出疹后3~4天，皮疹按出疹顺序开始消退，皮肤有糠麸样脱屑和色素沉着斑，发热减退，神宁疲倦，纳食增加，口干少饮，咳嗽减轻，或声音嘶哑，大便干少，舌红少津，苔薄，脉细数，指纹淡紫。治以清透余邪，养阴益气。方用沙参麦冬汤加减。

变证 ①邪毒闭肺证：壮热持续，烦躁，精神委靡，咳嗽气喘，憋闷，鼻翼煽动，呼吸困难，喉间痰鸣，口唇发绀，面色青灰，不思进食，皮疹融合、稠密、紫暗或见瘀斑，乍出乍没，大便秘结，小便短赤，舌质红绛，苔黄腻，脉滑数，指纹紫滞。治以清热解毒，宣肺开闭。方用麻黄杏仁甘草石膏汤加味。②邪毒攻喉证：高热不退，咽喉肿痛或溃烂，吞咽不利，饮水呛咳，声音嘶哑，咳声重浊，声如犬吠，喉间痰鸣，咳嗽气促，喘憋，呼吸困难，胸高胁陷，面唇发绀，烦躁不安，皮疹融合、稠密、紫暗或见瘀斑，舌质红，苔黄腻，脉滑数，指纹紫。治以清热解毒，利咽消肿。方用清咽下痰汤加减。③毒陷心肝证：高热不退，烦躁不安，神昏谵妄，四肢抽搐，喉间痰鸣，皮疹融合、稠密、紫暗或见瘀斑，

大便秘结，小便短赤，舌紫绛，苔黄燥起刺，脉弦数，指纹紫、达命关。治以清心开窍，平肝息风。方用羚角钩藤汤加减。

中成药治疗 包括口服中成药和中药注射剂。应用中药注射剂时应注意观察其临床不良反应。

口服中成药 ①小儿肺热咳喘口服液（麻黄、苦杏仁、石膏、甘草、金银花、黄芩、连翘、板蓝根、鱼腥草、知母、麦冬）：用于邪入肺胃证、邪毒闭肺证。②双黄连口服液（金银花、黄芩、连翘）：用于邪犯肺卫证、邪入肺胃证。③小儿羚羊散（羚羊角、水牛角浓缩粉、人工牛黄、黄连、金银花、连翘、西河柳、牛蒡子、葛根、浮萍、紫草、赤芍、天竺黄、川贝母、朱砂、冰片、甘草）：用于邪毒闭肺证、毒陷心肝证。④六神丸（人工麝香、人工牛黄、冰片、珍珠、蟾酥、雄黄）：用于邪毒攻喉证。⑤安宫牛黄丸（散）（牛黄、郁金、水牛角浓缩粉、黄芩、黄连、雄黄、栀子、朱砂、冰片、人工麝香、珍珠）：用于毒陷心肝证。

中药注射剂 ①痰热清注射液（黄芩、熊胆粉、山羊角、金银花、连翘）：用于邪入肺胃证、邪毒闭肺证、邪毒攻喉证。②炎琥宁注射液（穿心莲内酯）：用于邪入肺胃证、邪毒闭肺证、邪毒攻喉证。③热毒宁注射液（青蒿、金银花、栀子）：用于邪犯肺卫证、邪入肺胃证。④醒脑静注射液（人工麝香、栀子、郁金、冰片）：用于邪毒攻喉证、毒陷心肝证。

其他疗法 还可以用熏敷法辅助治疗：麻黄、芫荽、浮萍，加水和黄酒适量，煮沸，先熏蒸患儿，待水温适宜后用毛巾蘸取药液，敷擦头面胸背、四肢。用

于初热期、见形期，皮疹透发不畅者。

转归预后 若治疗及时得当，一般预后良好。重症或失治误治，可发生变证，甚或死亡。

预防调护 麻疹患者是此病的唯一传染源，流行期间勿带小儿去公共场所和流行区域。正常儿童应按计划接种麻疹减毒活疫苗。麻疹患儿的护理要注意见形期避免直接吹风受寒和过强阳光刺激，要重视重症患儿的病情观察与及时处理。

预防 ①按计划接种麻疹减毒活疫苗。在流行期间有麻疹接触史者，可及时注射丙种球蛋白以预防麻疹的发病。②流行期间勿带小儿去公共场所和流行区域，减少感染机会。③尽早发现麻疹患儿，隔离至出疹后5天，合并肺炎者延长隔离至出疹后10天。一般对接触者宜隔离观察14天，已做过免疫接种者观察4周。

调护 ①卧室空气流通，温度、湿度适宜，避免直接吹风受寒和过强阳光刺激。②注意补足水分，饮食应清淡、易消化，见形期忌油腻辛辣之品，收没期根据食欲增加营养丰富的食物。③保持眼睛、鼻腔、口腔、皮肤的清洁卫生。④对于重症患儿要密切观察病情变化。

（艾 军）

nǎimá

奶麻（roseola infantum） 幼儿外感急疹风热时邪引起，以急性高热，3~4天后体温骤降，同时全身出现玫瑰红色小丘疹（图），疹退后无痕迹遗留为特征的急性发疹性传染病。因形似麻疹而又与麻疹有别，故又称"假麻"。因皮疹发生于高热之后，又称为"烧疹"。一年四季均可发生，以冬春季节发病者居多。发生于婴

幼儿，尤多见于 6～18 个月的婴幼儿，6 个月以内婴儿亦可发病。约 90% 以上的婴幼儿发生此病。患儿多能顺利出疹，极少发生并发症如中耳炎、下呼吸道感染、心肌炎、心功能不全等；也有严重并发症的报道，如致死性脑炎或脑病、重度肝功能损害、免疫性血小板减少性紫癜等。西医学的幼儿急疹属于此病范畴。

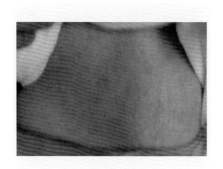

图　奶麻

病因病机　感受风热时邪引起，邪从口鼻而入，侵袭肺卫，肺卫失宣，郁于肌表，与气血相搏，其主要病变在肺脾。清·朱纯嘏《痘疹定论·分别各麻各样调治论》认为奶麻为风热客于脾肺二经所致。小儿纯阳之体，遇幼儿急疹时邪，正邪相争，抗邪激烈，故见高热、囟填等症。肺为手太阴经，营为血中津液，主血络。肺卫之邪，盛则内窜，易内迫于营，致血络破损，溢于肌肤，发为红疹，故此病始退或热退稍后即现玫瑰红色皮疹。疹出热退，为时邪出于肺卫，邪毒外泄的佳象，不致入里深入营血。所以，此病来势虽盛，但为时不长，邪热能解，不致重伤气阴，预后良好。部分患儿疹出后气阴耗损，调养后多能康复。

诊断及鉴别诊断　依据临床症状、血常规检查做出诊断。需与麻疹、丹痧鉴别。

诊断要点　①多发生于 2 岁以下的婴幼儿。②起病急骤，常突然高热，持续 3～4 天后热退，但全身症状轻微。身热始退，或热退稍后即出现玫瑰红色皮疹。皮疹以躯干、腰部、臀部为主，面部及肘、膝关节等处较少。皮疹出现 1～2 天后即消退，疹退后无脱屑及色素沉着斑。③血常规检查白细胞计数偏低，分类以淋巴细胞为主。

鉴别诊断　①麻疹：以发热，咳嗽，鼻塞流涕，泪水汪汪，口腔两颊近臼齿处可见麻疹黏膜斑，周身皮肤按序泛发麻粒样大小的红色斑丘疹，疹退时皮肤有糠麸样脱屑和色素沉着斑为特征。②丹痧：起病急骤，发热数小时至 1 天皮肤猩红，发出细小红色丘疹，自颈、腋下、腹股沟处开始，2～3 天遍布全身，疹退有脱屑而无色素沉着。出疹时可伴见口周苍白圈、草莓舌。

辨证论治　①邪郁肌表证：骤发高热，持续 3～4 天，神情正常或稍有烦躁，饮食减少，偶有囟填，或见抽风，咽红，舌质偏红，舌苔薄黄，指纹浮紫。治以解表清热。方用银翘散加减。②毒透肌肤证：身热已退，出现玫瑰红色小丘疹，皮疹始见于躯干部，很快延及全身，约经 1～2 天皮疹消退，肤无痒感，或有口干、纳差，舌质偏红，舌苔薄少津，指纹淡紫。治以清热生津。方用银翘散合养阴清肺汤加减。

中成药治疗　小儿豉翘清热颗粒（连翘、淡豆豉、薄荷、荆芥、炒栀子、大黄、青蒿、赤芍、槟榔、厚朴、半夏、柴胡、甘草）：用于邪郁肌表证。

针刺疗法　针刺大椎、曲池、合谷、足三里，强刺激，泻法，持续捻针 3～5 分钟，不留针。用于奶麻高热时。

转归预后　预后良好，绝大多数均能顺利康复。

预防调护　①注意观察，患儿如出现烦躁、哭闹、食欲差、咳嗽、恶心，提示有发病可能，此时要察看是否发热、出现皮疹。②在婴幼儿聚集场所如托儿所、幼儿园等，发现可疑患儿应隔离观察 7～10 天，隔离患儿至出疹后 5 天。③患病期间宜休息，保暖，多饮水。④饮食宜清淡、富营养、易消化。⑤持续高热者可用物理降温，用冷毛巾敷头部，或用 30%～50% 酒精擦浴散热，防止惊厥发生。必要时暂用退热剂。

（艾　军）

fēngzhěn

风疹（rubella）　以轻度发热，咳嗽，全身皮肤出现细沙样玫瑰色斑丘疹（图），耳后及枕部臖核肿大为特征的急性出疹性传染病。曾称瘾疹、风瘄。一年四季均可发生，冬春季节好发，且可造成流行。1～5 岁小儿多见。一般症状较轻，预后良好。西医学亦称风疹。

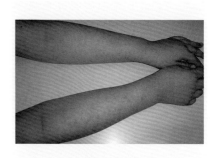

图　风疹

病因病机　感受风疹时邪引起。主要病变在肺卫。风疹时邪自口鼻而入，首先犯肺，正邪相争，肺卫失宣。太阴热邪，内窜于营，营主血络，营热则血络损伤，外泄于肌肤，发为红疹。风疹时邪较轻，犯于肺卫，肺卫失宣，故可见恶风、发热、咳嗽、流涕等症。邪热外泄则泛发皮疹，色泽淡红，分布均匀。若邪毒内窜，阻滞少阳经络，则耳后、枕部臖核肿胀。少数患儿邪势较盛，内犯气营、燔灼肺胃，可见壮热、烦渴、便秘、尿赤、皮疹鲜红或深红，疹点分布较密。此病偶因邪毒炽盛，出现内陷心肝的严重变证。

诊断及鉴别诊断 依据临床症状、血常规检查可做出诊断。需与奶麻、麻疹相鉴别。

诊断要点 ①此病流行期间，有风疹接触史。②前驱期较短，症状类似上呼吸道感染，发热1天左右，皮肤出现淡红色斑丘疹，初见于头面部，迅速向下蔓延，1天内布满躯干和四肢，但手掌足底大多无皮疹。出疹2~3天后，发热渐退，皮疹逐渐隐没，皮疹消退后，可有皮肤脱屑，但无色素沉着。③一般全身症状较轻，但常伴耳后及枕部臖核肿大、左胁下痞块轻度肿大。④血常规检查白细胞计数下降，分类淋巴细胞相对增多。⑤直接免疫荧光法检测，在咽部分泌物中可查见风疹病毒抗原。患儿双份血清抗体效价增加4倍以上时可确诊。亦可检测特异性IgM抗体，出疹5~14天阳性率可达100%。新生儿血清特异性IgM抗体阳性可诊断为先天性风疹。

鉴别诊断 ①奶麻：多发生于2岁以下的婴幼儿，突然高热，持续3~4天后热退，但全身症状轻微。身热始退，或热退稍后即出现玫瑰红色皮疹。皮疹以躯干、腰部、臀部为主，面部及肘、膝关节等处较少。皮疹出现1~2天后即消退，疹退后无脱屑及色素沉着斑。②麻疹：发热、咳嗽、鼻塞流涕，泪水汪汪，口腔两颊黏膜近臼齿处可见麻疹黏膜斑，周身皮肤按序泛发麻粒样大小的红色斑丘疹，疹退时皮肤有糠麸样脱屑和色素沉着斑。

辨证论治 ①邪犯肺卫证：发热恶风，喷嚏流涕，轻微咳嗽，精神疲倦，饮食欠佳，皮疹先起于头面、躯干，随即遍及四肢，分布均匀，疹点稀疏细小，疹色淡红，一般2~3日渐见消退，肌肤轻度瘙痒，耳后及枕部臖核肿大触痛，舌质偏红，舌苔薄白，或见薄黄，脉象浮数。治以疏风解表清热。方用银翘散加减。②邪入气营证：壮热口渴，烦躁哭闹，疹色鲜红或紫暗，疹点稠密，甚至可见皮疹融合成片或成片皮肤猩红，大便秘结，小便短黄，舌质红赤，舌苔黄糙，脉象洪数。治以清气凉营解毒。方用透疹凉解汤加减。

中成药治疗 ①板蓝根颗粒（板蓝根）：用于邪犯肺卫证。②清开灵颗粒（胆酸、珍珠母、猪去氧胆酸、栀子、水牛角、板蓝根、黄芩苷、金银花）：用于邪入气营证。③中药注射液：可选用喜炎平注射液、痰热清注射液。

转归预后 风疹疾病多轻，很少有合并症，恢复较快。但是，若孕妇在妊娠早期患病，常可影响胚胎的正常发育，引起流产、死胎，或导致先天性心脏病、白内障、脑发育障碍等，因此，需特别重视防止妊娠期感染。

预防调护 ①风疹流行期间，不要带易感儿去公共场所。②小儿如与风疹患者密切接触，可给予口服板蓝根颗粒。③保护孕妇，尤其在妊娠早期，应避免与风疹患者接触。④对儿童及婚前女子接种风疹疫苗。⑤患儿在出疹期间不宜外出，防止交叉感染。⑥注意休息与保暖，多饮开水，饮食清淡，体温较高者可物理降温。⑦皮肤瘙痒者，不用手挠抓。衣服宜柔软宽松。

（艾 军）

shuǐdòu

水痘（chickenpox） 以发热，皮肤黏膜分批出现瘙痒性皮疹，斑丘疹、疱疹及结痂同时存在为临床特征的急性出疹性传染病（图）。一年四季均可发生，冬春两季发病率较高。任何年龄小儿皆可发病，90%的患儿在10岁以下，6~9岁最多。此病传染性强，一般预后良好。宋代《小儿卫生总微论方·疮疹论》："其疮皮薄，如水疱，破即易干者，谓之水痘。"因其疱疹的特征性表现，又称水花、水疮。西医学亦称水痘。

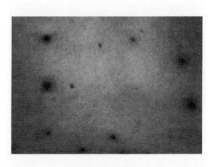

图 水痘

病因病机 外感水痘时邪引起，邪具风湿热之性。病变主要在肺脾。小儿脏腑娇嫩，形气未充，肺脾常虚，易受外邪侵袭。风热湿邪从口鼻而入，直侵肺卫。脾主肌肉，最恶湿邪，或脾气不健，水湿内蕴，外湿侵袭，内外湿合，郁阻肺脾，蕴蒸肌肤，则发为水痘。若禀赋不足，素体虚弱；或感邪较重，邪盛正衰，正邪交争剧烈，湿热邪毒炽于气营，发于肌表，表现为痘疹分布稠密，根盘红晕较著，疹色紫暗，疱浆混浊。气营两燔，致壮热烦躁，口渴欲饮，口舌生疮，便干溲赤等。甚至因邪炽正衰，正不胜邪，邪毒内犯，波及肺、心、肝，则出现邪毒闭肺、邪陷心肝等变证。

诊断及鉴别诊断 依据临床症状、接触史、病原学检查等可做出诊断。需与脓疱疮相鉴别。

诊断要点 ①此病有潜伏期，起病前2~3周有水痘接触史。②疾病初起有发热、流涕、咳嗽、不思饮食等症，发热温度大多不高。③皮疹常在发病1~2天内出现，开始为斑丘疹，迅速变成疱疹，大小不一，呈椭圆形，内含水液，周围红晕，常伴有瘙痒，结痂脱落后不留斑痕。皮疹分批出现，以躯干部较多，四肢分布少，在同一时期，丘疹、疱疹、干痂可并见。皮疹呈向心性分布，偶有出血。④周围血白细胞计数正常或偏低。⑤病原学检查：单抗-免疫荧光法检测病毒抗原敏感性较高，有助于病毒学诊断。抗膜抗原荧光试验、免疫黏附血凝试验，或酶联免疫吸附试验检测抗体，在出疹1~4天后出现，2~3周后滴度增加4倍以上即可确诊。

鉴别诊断 脓疱疮：好发于夏秋季节，多见于头面、颈项、四肢等，躯干较少，疱疹呈离心性分布。初起可见红斑，继而出现水疱，疱液成脓为脓疱，周围红晕，疱壁薄易破溃，疱破后露出湿润潮红的糜烂疮面，脓液干涸后结成黄绿色厚痂。周围血白细胞计数升高，以中性粒细胞计数升高为主。

辨证论治 此病绝大多数为常证，但也有少数出现变证。需注意观察常证至变证的演变转化，变证重症时应中西医结合治疗。

常证 ①邪伤肺卫证：低热或无热，鼻塞流涕，喷嚏，咳嗽，起病后1~2天出皮疹，疹色红润，疱浆清亮，根盘红晕，皮疹瘙痒，分布稀疏，此起彼伏，以躯干为多。舌尖红，舌苔薄白，脉浮数。治以疏风清热，利湿解毒。方用银翘散加减。②邪炽气营证：壮热不退，烦躁不安，口渴欲饮，面红目赤，皮疹分布较密，疹色紫暗，疱浆混浊，甚至可见出血性皮疹、紫癜。大便干结，小便短黄，舌红或绛，舌苔黄糙而干，脉数有力。治以清气凉营，解毒化湿。方用清营汤加减。

变证 ①邪陷心肝证：常发生于水痘后期，发热，头痛，呕吐，甚或喷射性呕吐，烦躁不安，神识不清，嗜睡，谵语，狂躁，昏迷，口噤，项强，角弓反张，四肢抽搐，舌质红绛，舌苔黄燥或黄厚，脉洪数或弦数，指纹紫。治以清热解毒，镇惊开窍。方用清瘟败毒饮合羚角钩藤汤加减。高热烦躁神昏加服安宫牛黄丸，神昏惊厥加服紫雪丹，神昏谵语痰盛加服至宝丹。②邪毒闭肺证：发热，咳嗽频作，喉间痰鸣，气急，喘促，鼻煽，胸高胁满，张口抬肩，口唇发绀，舌质红，舌苔黄腻，脉滑数，指纹紫滞。治以清热解毒，开肺定喘。方用麻黄杏仁甘草石膏汤合黄连解毒汤加减。

中成药治疗 ①小儿豉翘清热颗粒（连翘、淡豆豉、薄荷、荆芥、炒栀子、大黄、青蒿、赤芍、槟榔、厚朴、黄芩、半夏、柴胡、甘草）：用于邪伤肺卫证。②安宫牛黄丸（牛黄、水牛角浓缩粉、人工麝香、珍珠、朱砂、雄黄、黄连、黄芩、栀子、郁金、冰片）：用于邪陷心肝证。

其他疗法 若水痘搔破继发感染，可用青黛30g、煅石膏50g、滑石50g、黄柏15g、冰片10g、黄连10g，共研细末，和匀，拌油适量，调搽患处。

转归预后 一般预后良好。出现邪毒闭肺、邪陷心肝变证者病情较重，少数可致病危。

预防调护 传染性较强，从水痘发病前1~2天至疱疹结痂为止，都有很强的传染性。传染源为水痘患者及隐性感染者。①流行期间少去公共场所。②易感孕妇在妊娠早期应给予水痘-带状疱疹免疫球蛋白被动免疫。如患水痘，应终止妊娠。③隔离水痘患儿至疱疹结痂为止。学校、托幼机构中已接触水痘的易感儿，应检疫3周，并立即给予水痘减毒活疫苗。④已被水痘患儿污染的被服及用具，应采用曝晒、煮沸、紫外线灯照射等方法消毒。⑤对正在使用大剂量肾上腺皮质激素、免疫抑制剂治疗，及免疫功能受损、恶性肿瘤患儿，在接触水痘72小时内可肌内注射水痘-带状疱疹免疫球蛋白，以预防此病发生。⑥保持皮肤清洁，勤换内衣，剪短指甲，或带连指手套，以防抓破疱疹，减少继发感染。⑦肾上腺皮质激素治疗期间的患儿，若发生水痘，应立即减量或停用。⑧水痘伴发热患儿，不可使用水杨酸制剂，以免发生瑞氏综合征。

（艾 军）

zhàsāi

痄腮（mumps） 感受风温时毒引起的以发热、耳下腮部漫肿疼痛为主要表现的急性传染病（图）。一年四季均可发生，冬春两季易于流行。任何年龄均可发病，但以学龄前期及学龄期儿童多见，2岁以下小儿少见。此病病名首见于明·窦梦麟《疮疡经验全书·痄腮》："此毒受在牙根、儿聤，通过肝肾，气血不流，壅滞颊腮，此是风毒肿。"明·朱橚等《普济方》称为"搭腮肿"。清·高秉钧《疡科心得集·辨鸬鹚瘟耳根痈异证同治论》称为"鸬鹚瘟"："夫鸬鹚瘟者，因一时风温偶袭少阳，络脉失和。生于耳下，或发于左，或发于右，或左右齐发。初起形如鸡卵，色白濡肿，状若有脓，按不引指，但酸不痛，微寒微热；重者或憎寒壮热，口干舌腻。初时则宜疏解，热甚即用清泄，或挟肝阳上逆，即用熄风和阳。此证永不成脓，过一候自能消散。"论述了此病的发病机制、临床表现和预后。西医学的流行性腮腺炎属于此病范畴。

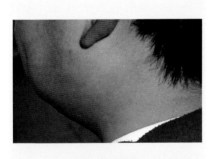

图 小儿痄腮

病因病机 感受腮腺炎时邪引起。此邪属温热疫毒，其直中足少阳胆经与足厥阴肝经，致热毒壅滞，枢机不利，发为痄腮。轻者出现发热、恶寒、咽痛、头痛、耳下腮部肿胀疼痛。重者毒蕴日久，邪从火化，内迫气营，热扰心神，热伤津液，出现高热不退，烦躁不安，口渴欲饮，纳少，呕吐，腮部胀甚疼痛，坚硬拒按，张口咀嚼不便。若温热毒邪攻窜流走，便循少阳、厥阴之表里，窜走厥阴，毒聚睾腹，甚则邪陷心肝，闭窍动风，出现高热，耳下腮部肿痛，坚硬拒按，神昏，嗜睡，项强，反复抽搐，头痛，呕吐，昏迷等，或腮部肿胀消退后，一侧或双侧睾丸肿胀疼痛，或脘腹疼痛，少腹疼痛，痛时拒按等。

诊断及鉴别诊断 痄腮以临床表现为主做出诊断，可以结合血象和病原学检查。主要需与发颐及耳、颈、颌部痰毒相鉴别。

诊断要点 ①发病前2~3周有痄腮患者接触史。②初病时可有发热。腮腺肿大以耳垂为中心，向前、后、下扩大，边缘不清，触之有弹性感、疼痛感。常一侧先肿大，2~3天后对侧亦出现肿大。腮腺管口红肿，可同时有颌下腺肿大。③可并发脑膜脑炎、睾丸炎、卵巢炎、胰腺炎等。④血白细胞计数正常或偏低。血清及尿淀粉酶活性与腮腺肿胀平行，2周左右恢复至正常。⑤从患儿唾液、脑脊液、尿或血中可分离出腮腺炎病毒。

鉴别诊断 ①发颐（化脓性腮腺炎）：常继发于猩红热、伤寒病之后，发热，大多一侧腮腺疼痛剧烈，拒按，红肿灼热明显，成脓时局部有波动感，腮腺管口有脓液溢出，血常规检查白细胞总数及中性粒细胞计数升高。无传染性。②耳、颈、颌痰毒（急性淋巴结炎）：常有头面或口咽部感染灶，发热，耳前、颈部、颌下淋巴结红肿灼热疼痛，边缘清楚，质地较硬，腮腺管口无红肿，血常规检查白细胞总数及中性粒细胞计数升高。

辨证论治 按照常证、变证辨证论治。需注意观察常证至变证的演变转化，变证重症时应中西医结合治疗。

常证 ①邪犯少阳证：轻微发热恶寒，一侧或双侧耳下腮部漫肿疼痛，咀嚼不便，或有头痛、咽红、纳少，舌质红，苔薄白或薄黄，脉浮数。治以疏风清热，散结消肿。方用柴胡葛根汤加减。②热毒壅盛证：高热，一侧或两侧耳下腮部肿胀疼痛，坚硬拒按，张口咀嚼困难，烦躁不安，头痛，咽红肿痛，口渴欲饮，纳少，呕吐，颌下肿块胀痛，大便秘结，尿少而黄，舌质红，苔黄，脉滑数。治以清热解毒，软坚散结。方用普济消毒饮加减。

变证 ①毒窜睾腹证：腮部肿胀消退后，一侧或双侧睾丸肿胀疼痛，或脘腹疼痛，少腹疼痛，痛时拒按，舌质红，苔黄，脉数。治以清肝泻火，活血止痛。方用龙胆泻肝汤加减。②邪陷心肝证：高热，耳下腮部肿痛，坚硬拒按，神昏，嗜睡，项强，反复抽搐，头痛，呕吐，舌质红，苔黄，脉弦数。治以清热解毒，息风开窍。方用清瘟败毒饮加减。

中成药治疗 ①腮腺炎片（蓼大青叶、板蓝根、连翘、蒲公英、夏枯草、人工牛黄）：用于邪犯少阳证。②蒲地蓝消炎口服液（蒲公英、板蓝根、苦地丁、黄芩）：用于邪犯少阳证。③赛金化毒散（制乳香、黄连、制没药、甘草、川贝母、赤芍、雄黄、冰片、天花粉、人工牛黄、大黄、珍珠、酒大黄）：用于热毒壅盛证。④安宫牛黄丸（牛黄、郁金、水牛角浓缩粉、黄芩、黄连、雄黄、栀子、朱砂、冰片、人工麝香、珍珠）：用于邪陷心肝证。

其他疗法 可以用涂敷疗法和针刺疗法等辅助治疗。

涂敷疗法 ①如意金黄散（姜黄、大黄、黄柏、苍术、厚朴、陈皮、甘草、生天南星、白芷、天花粉）：红肿、烦热、疼痛者用清茶调敷;漫肿无头者用醋或葱酒调敷;亦可用植物油或蜂蜜调敷患处。用于腮部肿痛。此品切勿接触眼睛、口腔等黏膜处。皮肤破溃处禁用。用药后局部出现皮疹等过敏表现者应停用。②鲜蒲公英、鲜芙蓉花叶、鲜败酱草、鲜马齿苋,任选 1 种,适量,捣烂外敷患处。用于腮部肿痛。③青黛、大黄、皂刺、荔枝核,各适量,研细末。将以上药物混合,水调匀,敷睾丸肿痛部位,并用布带托起睾丸。用于毒窜睾腹证。

针刺疗法 取翳风、颊车、合谷、外关、关冲等穴。用泻法,强刺激,或点刺放血。用于热毒壅盛证、邪陷心肝证。

转归预后 若治疗及时得当,一般预后良好。重症患儿可发生变证,病情较重,需及时救治。

预防调护 人是腮腺炎病毒的唯一宿主。此病毒通过直接接触、飞沫、唾液污染食物或玩具等途径传播,流行期间应做好预防。患儿要注意避免并发症的发生,重症患儿需密切观察病情,一有变化及时处理。

预防 ①出生后 14 个月可接种腮腺炎减毒活疫苗,或麻疹、流行性腮腺炎、风疹三联疫苗。②流行期间,易感儿应少去公共场所或给予腮腺炎免疫球蛋白。③幼儿园及中、小学校等要经常体格检查,有接触史的可疑患儿,要进行隔离观察,并用板蓝根煎汤口服预防。

调护 ①发病期间应隔离治疗,直至腮部肿胀完全消退后 3 天为止。②患儿应卧床休息直至热退,并发睾丸炎者适当延长卧床休息时间。③患儿的衣被、用具等物品均应煮沸清毒;居室用食醋加水熏蒸,进行空气消毒。

④宜进食清淡食品和易消化食物。⑤睾丸肿大疼痛者,局部可给予冷湿敷,并用纱布做成吊带,将肿胀的阴囊托起。⑥密切观察高热、头痛、嗜睡、呕吐者的病情,及时发现并发症,并给予必要的治疗。

(艾 军)

shǒu-zú-kǒubìng

手足口病(hand-foot-mouth disease) 感受手足口病时邪引起,临床以手足掌跖、臀及口腔疱疹,或伴发热为特征的急性发疹性传染病。手足口病为西医学病名,20 世纪 80 年代始传入中国,流行区域广泛,一年四季均可发生,以夏秋季节多见。任何年龄均可发病,常见于 5 岁以下小儿,以小于 3 岁年龄组发病率最高。此病传染性强,易引起流行。一般预后较好,少数重症患儿可合并心肌炎、脑炎、脑膜炎等,甚或危及生命。中医古籍文献无明确记载,根据其病症特点,一般归属为时疫、湿温、疱疹等范畴。

病因病机 感受手足口病时邪引起,此邪属湿热疫毒。病变部位主要在肺脾二经。夏秋之季,暑湿过盛,湿热疫毒由口鼻而入,内侵肺脾,出现发热、咳嗽、流涕、口痛、纳差、恶心、呕吐、泄泻等症。邪毒蕴郁,气化失司,水湿内停,与毒相搏,外发肌表,则发疱疹。轻者疱疹仅现于手足肌肤及口咽部,分布稀疏,全身症状轻浅;重者疱疹波及四肢、臀部,且分布稠密,根盘红晕显著,全身症状深重,甚或邪毒内陷而出现神昏、抽搐等。此外,也有因邪毒犯心,气阴耗损,出现心悸气短、胸闷乏力,甚或阴损及阳,心阳欲脱,危及生命者。疾病后期常阴伤兼肺脾气虚。

诊断及鉴别诊断 以临床表现为主做出诊断,必要时需结合病原学检查。需与水痘、疱疹性咽峡炎相鉴别。

诊断要点 ①病前 1~2 周有与手足口病患者接触史。②起病急,发病前 1~2 天或发病同时出现发热,可伴头痛、咳嗽、流涕、纳差、恶心、呕吐、泄泻等症。一般体温越高,病程越长,则病情越重。③主要临床表现为口腔及手足部疱疹。口腔疱疹多发生在唇、舌、颊、咽及硬腭处(图1),破溃后形成溃疡,疼痛较剧,年幼儿常表现烦躁、哭闹、流涎、拒食等。在口腔疱疹后 1~2 天可见皮肤疱疹,呈离心性分布,以手足部多见(图2),少数可波及肛周、臀部(图3)和四肢。疱疹呈圆形或椭圆形,质地较硬,不易破溃,内有混浊浆液,周围绕以红晕,数目多少不等。疱疹长轴与指、趾皮纹走向一致。一般持续 7~10 天消退,疹退后不留瘢痕及色素沉着。重症可发生脑膜炎、脑炎、心肌炎、弛缓性麻痹、肺水肿等严重并发症。④外周血白细胞计数正常或偏低,淋巴细胞和单核细胞计数相对升高。此病流行时可进行病原学检查以明确致病病毒。

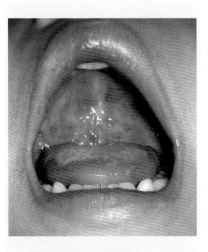

图 1 口腔疱疹

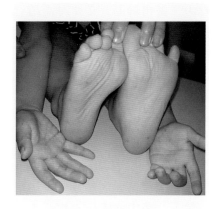

图2　手足部疱疹

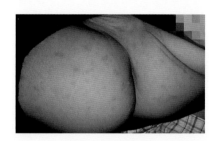

图3　臀部疱疹

鉴别诊断　①水痘：好发于冬春季节，6~9岁小儿多见，疱疹较手足口病稍大，呈向心性分布，躯干、头面多，四肢少，疱壁薄，易破溃结痂，疱疹多呈椭圆形，其长轴与躯体的纵轴垂直，且在同一时期、同一皮损区斑丘疹、疱疹、结痂并见。②疱疹性咽峡炎：好发于夏秋季节，5岁以下小儿多见，起病较急，常突发高热、流涎、口腔疼痛甚或拒食。软腭、腭垂、舌腭弓、扁桃体、咽后壁等口腔后部出现灰白色小疱疹，周围红赤，1~2天内疱疹破溃形成溃疡，疼痛明显。

辨证论治　按照常证、变证辨证论治，需注意观察常证至变证的演变转化，变证重症应中西医结合抢救治疗。

常证　①邪犯肺脾证：发热轻微，或无发热，或流涕咳嗽、纳差恶心、呕吐泄泻，约1~2天后或同时出现口腔内疱疹，破溃后形成小的溃疡，疼痛流涎，不欲进食。随病情进展，手足掌心部出现米粒至豌豆大斑丘疹，并迅速转为疱疹，分布稀疏，疹色红润，根盘红晕不著，疱液清亮，舌质红，舌苔薄黄腻，脉浮数。治以宣肺解表，清热化湿。方用甘露消毒丹加减。②湿热毒盛证：身热持续，烦躁口渴，小便黄赤，大便秘结，手足、口部及四肢、臀部疱疹，痛痒剧烈，甚或拒食，疱疹色泽紫暗，分布稠密，或成簇出现，根盘红晕显著，疱液混浊，舌质红绛，舌苔黄厚腻或黄燥，脉滑数。治以清热凉营，解毒祛湿。方用清瘟败毒饮加减。

变证　①邪陷心肝证：壮热持久不退，烦躁，谵语，精神委靡，嗜睡，神昏，项强，易惊，抽搐，肌肉惊跳，呕吐；疱疹稠密，疱浆混浊紫暗，疱疹形小；或可见疱疹数少，甚则无疹，舌质红绛，舌苔黄燥起刺，脉弦数有力。治以清热解毒，息风开窍。方用清瘟败毒饮合羚角钩藤汤加减。②邪伤心肺证：身热不退，频咳，气急，胸闷，心悸，不能平卧，烦躁不安，甚则面色苍白，唇指青紫，肢厥冷汗，吐粉红色泡沫样痰；疱疹稠密，疱浆混浊，疱疹可波及四肢、臀部、肛周，或可见疱疹数少，甚则无疹，舌质暗红，舌苔白腻，脉沉细无力。治以泻肺逐水，温阳活血。方用己椒苈黄丸合参附汤加减。③邪毒侵心证：心胸痹痛，心悸怔忡，烦躁不宁，唇甲青紫，面白多汗，肢厥，疱疹渐消，舌质紫暗，脉微，或见结代。治以清热化湿，宁心通络。方用葛根黄芩黄连汤合血府逐瘀汤加减。④湿热伤络证：一个肢体或多个肢体肌肉松弛无力或不能运动，肢体功能障碍为非对称性，肢体扪之微热，肌肉可有触痛和感觉过敏，出现吞咽困难，疱疹稠密，疱浆混浊，疱疹可波及四肢、臀部、肛周，可伴发热，胸脘闷痛，舌质红，舌苔黄腻，脉濡数。治以清热利湿，通络活血。方用四妙丸加减。病后湿热清而肢体痿软无力，肌肉消削，跛行者，宜以补气活血、强筋健骨为主。方用补阳还五汤加减。同时积极配合推拿、针灸等法治疗。

中成药治疗　包括口服中成药和中药注射剂。应用中药注射剂应注意观察临床不良反应。

口服中成药　①清热解毒口服液（石膏、金银花、玄参、地黄、连翘、栀子、甜地丁、黄芩、龙胆、板蓝根、知母、麦冬）：用于邪犯肺脾证、湿热毒盛证。②双黄连口服液（金银花、黄芩、连翘）：用于邪犯肺脾证、湿热毒盛证。③安宫牛黄丸（牛黄、郁金、水牛角浓缩粉、黄芩、黄连、雄黄、栀子、朱砂、冰片、人工麝香、珍珠）：用于邪陷心肝证。

中药注射剂　①痰热清注射液（黄芩、熊胆粉、山羊角、金银花、连翘）：用于邪伤心肺证。②醒脑静注射液（人工麝香、栀子、郁金、冰片）：用于邪陷心肝证。③生脉注射液（红参、麦冬、五味子）：用于气阴两亏，脉虚欲脱的心悸、气短、四肢厥冷、汗出、脉欲绝及心肌梗死、心源性休克、感染性休克等具有上述证候者。

其他疗法　西瓜霜、冰硼散、珠黄散任选1种，涂搽口腔疱疹破溃后之溃疡患处。

转归预后　若治疗及时得当，一般预后良好。重症患儿易发生变证，需要积极抢救以减少死亡。

预防调护　在手足口病流行

期间，注意加强预防。加强对患儿的护理，注重观察病情变化，尽量减少重症的发生并及时救治。

预防　①加强流行病学监测，发现疑似患者及时隔离，对密切接触者应隔离观察7~10天，并给板蓝根颗粒冲服。②注意个人卫生，养成饭前便后洗手的习惯。对被污染的日常用品、食具等应及时消毒处理，患儿粪便及其他排泄物可用3%漂白粉澄清液浸泡，衣物置阳光下暴晒。③室内保持通风换气。

调护　①患病期间，宜给清淡无刺激的流质或软食，多饮开水。②进食前后可用生理盐水或温开水漱口，以减轻食物对口腔的刺激。③保持皮肤清洁，对皮肤疱疹切勿挠抓，以防溃破感染。对已有破溃感染者，可用金黄散或青黛散麻油调后撒布患处，以收敛燥湿，助其痊愈。④密切观察病情变化，及早发现邪陷心肝、邪伤心肺、邪毒侵心、湿热伤络等变证。

（艾　军）

chuánrǎnxìng dānhéxìbāo zēngduōzhèng

传染性单核细胞增多症（infectious mononucleosis）

感受EB病毒引起，以发热、咽峡炎、淋巴结肿大和肝脾肿大、外周血淋巴细胞及异形淋巴细胞增多为主要特征的急性传染病。好发于10岁以上儿童，2~10岁者亦不少见，6个月以下小儿较少发病。四季均可发病，春秋季节多发，可见散发或流行。中医文献中无完全对应病名，但根据症状表现，应归属温疫范畴。

病因病机　感受疫疠毒邪引起，病变主要表现在卫气营血，病位涉及五脏，发病机制为热毒痰瘀。疫疠毒邪致病具有强烈的传染性和致病力，易于攻窜流走、蕴结壅滞。疫疠毒邪由口鼻而入，侵袭肺卫，蕴结咽喉，肺卫失宣，咽喉不利，故见发热恶寒、咽喉肿痛。若兼湿邪，还可见困倦乏力、脘腹痞闷、面黄肢重等症。疠毒邪盛，内传脏腑，入气伤津，表现壮热烦渴、咽喉红赤、糜烂，甚则化火化毒，深入营血，流走经络，一方面耗伤营阴，损伤血络，表现发热持续、咽喉肿痛溃烂、发斑出疹；另一方面热盛气郁，血脉瘀滞，热瘀互结，或伴热炼痰生，痰瘀互结，则见瘰疬、积聚痞块等。疠毒极盛者，或可内陷心肝，闭窍动风，表现高热烦躁、抽搐昏迷；或可痰热闭阻肺脏，瘀热蕴结肝胆，痰火流窜脑络等，出现咳嗽痰喘，气促发绀，或黄疸，或失语瘫痪等。后期常见余毒未清，气阴受伤，表现低热不退，乏力口干，咽痛减轻，瘰疬、积聚痞块逐渐缩小等。

诊断及鉴别诊断　以临床表现结合血象和病原学检查做出诊断。需与巨细胞病毒感染、弓形虫病以及溶血性链球菌感染引起的咽峡炎、扁桃体炎鉴别诊断。

诊断要点　①当地流行此病，并有接触史。②起初有轻重不同的前驱症状，如全身不适、畏寒发热、乏力、食欲不振、恶心呕吐等。继而出现不规则发热，体温38~40℃，热程1~3周，咽痛，扁桃体肿大，或有白色假膜，腭及咽弓处有小出血点及溃疡，颈后及全身淋巴结肿大并轻度压痛，肝脾肿大，脾大为主。病后1周可见皮肤充血性斑丘疹，或红斑样皮疹（图），或荨麻疹样皮疹，以躯干为主，数日内消退。另外，此病常可引起肝、肾、肺、脑等受损，出现黄疸、血尿、咳喘、惊厥、失语、瘫痪等。③恢复期全身症状消退，但精神疲惫，淋巴结和脾肿大消退较慢。④外周血淋巴细胞和单核细胞增多，占白细胞总数的50%以上，异形淋巴细胞>10%。⑤血清嗜异性凝集试验：比值>1：64，豚鼠肾吸附后>1：40，牛红细胞吸附后为阴性。⑥EB病毒壳抗体中的IgG、IgM升高。

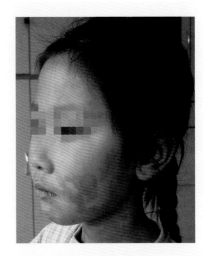

图　红斑样皮疹

鉴别诊断　①巨细胞病毒感染：症状与传染性单核细胞增多症极为相似，但血清嗜异性凝集试验阴性，双份血清补体结合试验抗体效价升高4倍以上，间接荧光抗体试验巨细胞病毒特异性抗体IgM阴性，病毒分离可获巨细胞病毒。②弓形虫病：症状与传染性单核细胞增多症极为相似，但血清嗜异性凝集试验阴性，病原学检查可获弓形虫滋养体。③溶血性链球菌感染引起的咽峡炎、扁桃体炎：症状与传染性单核细胞增多症早期症状相似，但血象中性粒细胞增多，咽拭子细菌培养阳性。

辨证论治　按卫、气、营、血辨证论治。重症时应中西医结合治疗。①邪郁肺卫证：发热，微恶风寒，少汗，鼻塞流涕，咽红疼痛，咳嗽，口微渴，舌边尖红，舌苔薄白而干或薄黄，脉浮数。治以疏风泻热，清肺利咽。方用银翘散加减。②热毒炽盛证：壮热烦渴，咽喉红肿疼痛，乳蛾肿大，甚则溃烂，口疮口臭，面红唇赤，皮疹显露，淋巴结肿大、有压痛，大便干结，小便短赤，舌质红，舌苔黄燥，脉洪数。治以清热泻火，解毒利咽。方用普济消毒饮加减。③痰热流注证：不规则发热，颈、腋、腹股沟处浅表淋巴结肿大，以颈部为著，脾脏肿大，舌质红，舌苔黄腻，脉滑数。治以清热化痰，通络散瘀。方用清肝化痰丸合黛蛤散加减。④湿热蕴滞证：发热持续，缠绵不退，身热不扬，汗出不透，头身重痛，精神困倦，呕恶纳呆，口渴不欲饮，胸腹痞闷，面色苍黄，肌肤红疹白痦，大便黏滞不爽，小便短赤不利，舌红，舌苔黄腻，脉濡数。治以清热解毒，行气化湿。方用甘露消毒丹加减。⑤痰热闭肺证：壮热不退，咳嗽气急，痰多、黄稠，烦躁不安，咽喉肿痛，淋巴结肿大，肝脾肿大，口唇发绀，舌红苔黄腻，脉滑数。治以清热解毒，宣肺涤痰。方用麻黄杏仁甘草石膏汤合清宁散加减。⑥热瘀肝胆证：身热目黄，皮肤发黄，小便短赤不利，肝脾肿大明显，胸胁胀痛，恶心呕吐，食欲不振或厌食，大便或溏烂或干结，肝功能异常，舌红，舌苔黄腻，脉弦数。治以清热解毒，利湿活血。方用茵陈蒿汤加减。⑦瘀毒阻络证：症状表现多样，除发热、咽喉肿痛、淋巴结及脾肿大外，主要表现有肢体瘫痪，口眼㖞斜，吞咽困难，失语，痴呆。发病急重者壮热谵妄，颈项强直，神昏抽搐，角弓反张等，舌红绛，舌苔黄腻或黄燥，脉数

或滑数。急性期治以清热解毒，化痰开窍，疏通经络。方用犀地清络饮加减。慢性期治以清热利湿，活血通络。方用加味二妙丸加减。⑧正虚邪恋证：病程日久，或低热不退，口干唇红，大便或干或稀，小便短赤，咽部稍红，淋巴结、肝脾肿大逐渐缩小，舌红绛或淡红，舌苔少或剥苔，脉细弱。治以益气生津，兼清余热，佐以通络化瘀。气虚邪恋者，方用竹叶石膏汤加减；阴虚邪恋者，方用青蒿鳖甲汤加减。

中成药治疗 包括口服中成药和中药注射剂。应用中药注射剂时应注意观察其临床不良反应。

口服中成药 ①抗病毒冲剂（板蓝根、忍冬藤、山豆根、鱼腥草、重楼、青蒿、贯众、白芷、土知母）：用于邪郁肺卫证。②五福化毒丸（水牛角浓缩粉、连翘、青黛、黄连、炒牛蒡子、玄参、地黄、桔梗、芒硝、赤芍、甘草）：用于热毒炽盛证。③小儿化毒散（人工牛黄、珍珠、雄黄、大黄、黄连、甘草、天花粉、川贝母、赤芍、制乳香、制没药、冰片）：用于痰热流注证。④六神丸（人工麝香、人工牛黄、冰片、珍珠、蟾酥、雄黄）：用于热毒炽盛证。⑤安宫牛黄丸（散）（牛黄、郁金、水牛角浓缩粉、黄芩、黄连、雄黄、栀子、朱砂、冰片、人工麝香、珍珠）：用于瘀毒阻络证急性期。

中药注射剂 ①痰热清注射液（黄芩、熊胆粉、山羊角、金银花、连翘）：用于热毒炽盛证、痰热闭肺证。②热毒宁注射液（青蒿、金银花、栀子）：用于邪郁肺卫证、热毒炽盛证。③清开灵注射液（胆酸、珍珠母、猪去氧胆酸、栀子、水牛角、板蓝根、黄芩苷、金银花）：用于痰热闭肺

证、瘀毒阻络证。

其他疗法 咽喉红肿溃烂者可用锡类散或冰硼散喷吹于咽喉部位。淋巴结肿大可用三黄二香散，浓茶汁调匀湿敷，或用植物油调敷。

转归预后 若治疗及时得当，一般预后良好。重症或失治误治者可发生变证，甚或死亡。

预防调护 病毒携带者为主要传染源，通过口咽分泌物接触传染，偶可通过输血传染。

预防 ①对急性期患儿应予隔离，口腔分泌物及其污染物要严格消毒。集体机构里此病发生流行可就地隔离检疫。②恢复期病毒血症仍可存在，必须在发病后6个月才能献血。③在此病流行地区慎用血制品。

调护 ①急性期患儿应卧床休息1~3周。恢复期忌剧烈运动。②高热期间多饮水，进清淡易消化的食物，可进行物理降温。③注意口腔清洁卫生，咽喉疼痛者禁食刺激性食品。④脾大者避免外伤，防止脾破裂。⑤如有并发症，如肺炎、肝炎、心包炎、心肌炎、神经系统疾病，按各疾病常规进行护理。

(艾 军)

àizībìng

艾滋病（acquired immuno deficiency syndrome, AIDS） 由人类免疫缺陷病毒（HIV）感染所致的传播迅速、病死率高的恶性传染病。又称获得性免疫缺陷综合征。各年龄段均可发病，在儿科多发于学龄前期儿童。临床症状无特异性。小儿无症状HIV感染者无任何症状、体征。艾滋病患儿可表现为不明原因的持续性全身淋巴结肿大，肝脾肿大，腮腺炎，不明原因的持续发热，慢性反复发作性腹泻，迁延难愈的

间质性肺炎和口腔霉菌感染，常发生各种机会性感染、生长发育迟缓或停滞等。婴幼儿易发生脑病综合征，且发病早、进展快、预后差。中医无完全对应的病名，属于伏气温病、温疫等范畴，症状表现与胎怯、五迟、五软、疳证、泄泻、痄腮、鹅口疮、肺炎喘嗽、瘰疬、积聚等相关。

病因病机　外因主要是疫疠毒邪；内因主要是先天之精不足，冲任气血匮乏，或胎毒所传而致。病性多虚实夹杂，病位涉及五脏六腑。此病或与生俱来，或年幼感受疫疠毒邪，精血不足，邪毒潜伏，正邪交争，如正邪相恃则病状不显；如正不抵邪，邪毒肆虐，或重感时邪，则病症多端。若肺脾气虚，肺失宣肃，脾失健运，重感风热湿毒，则常见口咽白糜疼痛、皮肤瘙痒、红疹等。若脾肾虚弱，先天失充，后天脾胃失健，运化无力，则常见慢性腹泻，食少，日渐神疲乏力，面色无华或委黄，毛发稀疏，皮弱肉薄，性急易怒，或表情呆滞，形成疳证。邪伏肺系，肺卫受袭失宣，故见反复发热恶寒，自汗盗汗或长期发热不退，甚则发热、咳喘、胸痛、痰壅等。若疠毒郁阻少阳，肝胆失于疏泄，可见耳际红肿热痛甚至脓肿、目生翳障、视物不清等，甚则邪伏心脑，耗血伤髓，毒犯心肝，可见头晕、头痛，甚则痴呆、幻觉、癫痫、抽搐、昏谵等。若疫疠伏邪，深藏体内，正虚邪恋，阻气碍血，则常见颈部或全身淋巴结肿大，胁下痞块，腹中癥瘕积聚。邪毒久伏，脏腑日益受损，则见神志委靡，形瘦肉薄，身矮体轻，生长发育停滞，或恶寒肢冷，声低息微，脉弱细微等。

诊断要点　主要依据临床表现和病毒学、血清学检查确诊。①HIV感染母亲所生及母乳喂养子女，有输血、血制品史者。②急性HIV感染综合征。③持续性全身性淋巴结肿大。④HIV感染中后期临床表现：不明原因的肝脾肿大；结节性痒疹；反复发作或持续性上呼吸道感染；带状疱疹；广泛的疣病毒感染；广泛的传染性软疣感染；线形牙龈红斑；口角炎、唇炎；反复发作的口腔溃疡；不明原因的持续腮腺肿大；甲癣。或不明原因的中度营养不良；不明原因的持续性腹泻；不明原因的发热反复或持续1个月以上；口咽部念珠菌感染（出生8周内除外）；口腔黏膜毛状白斑；急性坏死性溃疡性牙龈炎、牙周炎或口腔炎；淋巴结结核；肺结核病；反复发作的严重细菌性肺炎；有症状的淋巴性间质性肺炎；慢性HIV相关性肺病，包括支气管扩张；不明原因的贫血。或不明原因的严重消瘦，发育或营养不良；肺孢子菌肺炎；食管、气管、支气管或肺念珠菌感染；播散性真菌病；反复发作的严重细菌性感染，如脑膜炎、骨或关节感染、体腔或内脏器官脓肿、脓性肌炎；肺外结核病；播散性非结核分枝杆菌感染；慢性单纯疱疹病毒感染持续1个月以上；巨细胞病毒感染；慢性隐孢子虫病（伴腹泻）；慢性单孢子虫病；有症状的HIV相关性心肌病或肾病；卡波西肉瘤；脑或B细胞非霍奇金淋巴瘤；弓形虫脑病；肺外隐球菌病，包括隐球菌脑膜炎；进行性多灶性脑白质病；HIV脑病。⑤病原学检测：包括分离病毒、检测病毒核酸，主要用于HIV感染窗口期的早期诊断和18个月以内婴幼儿的诊断。⑥血清学检查：筛查试验结果阳性，提示HIV抗体阳性，需进一步做复核或确证试验证实；筛查试验结果阴性，报告HIV抗体阴性。确证试验结果阳性，报告HIV抗体阳性；确证试验结果阴性，报告HIV抗体阴性；确证试验结果不确定，报告HIV感染不确定，都应建议3个月后再次进行检测。由于母体抗体的干扰，此法不适用于18个月以下的婴幼儿。⑦CD4⁺T淋巴细胞减少：分绝对计数和相对计数两类。按5岁以上儿童和5岁以下儿童分别计数。

鉴别诊断　主要需与原发性免疫缺陷病、继发性免疫缺陷病、皮肤黏膜淋巴结综合征、白血病、腹泻、传染性单核细胞增多症等鉴别诊断。主要依据各项实验室检查指标进行鉴别。

辨证论治　HIV感染者可单纯中医治疗，艾滋病患儿应中西医结合治疗。①风热湿毒，浸淫肺脾证：发热，恶风寒，头身痛，面色红赤。皮肤斑丘疹、荨麻疹样皮疹，脓疱疮，瘙痒，或溃烂。咽红肿、口咽白糜、疼痛，纳呆，恶心呕吐，口渴少饮，便溏，小便黄少。舌红，舌苔薄黄腻，脉浮数。治以疏风清热，解毒化湿。方用甘露消毒丹加减。②脾肾亏虚，湿邪阻滞证：身热不扬，畏寒肢冷，面白无华或委黄，纳差食少，神疲乏力，表情呆滞，少气懒言，夜卧不安，皮弱肉薄，毛发稀疏，身体消瘦，口渴少饮，脘痞，腹泻时发时止或日久不愈，小便清长，舌淡或胖，舌苔滑或厚腻，脉濡缓，指纹淡。治以益肾运脾，燥湿止泻。方用参苓白术散加减。③正虚邪恋，痰瘀互结证：持续低热，少气懒言，神疲乏力，面色委黄，夜卧不安，胸闷，咯痰，颈项或全身淋巴结肿大，胁下痞块，局部刺痛、痛处不移，或癥瘕、积聚，脘痞，纳差食少，消瘦，大便不调，舌暗红，或有瘀斑、瘀点，舌苔腻，脉细涩，指纹紫滞。治以益气解毒，化痰活血。方用消瘰丸合血府逐瘀汤加减。④疠毒壅肺，气郁血瘀证：壮热不退，咳嗽气促，咯痰，喘憋，口唇发绀，鼻翼煽动，呼吸困难，张口抬肩，痰多，痰稠黄难咯，胸痛，胸膈满闷，神疲乏力，烦躁不安，口渴少饮，纳差，脘痞，消瘦，大便不调，小便短赤，舌红绛，舌苔厚，脉弦数，指纹紫滞。治以宣肺开闭，解毒活血。方用麻黄杏仁甘草石膏汤合黄连解毒汤加减。⑤疠犯心肝，闭窍动风证：高热，头痛头晕，目眩目翳，视物不清，目赤，耳际红肿，恶心呕吐，面色红赤，胸膈满闷，神昏谵语，烦躁或嗜睡，肢厥，抽搐，消瘦，舌红绛，舌苔黄燥或厚腻，脉弦数，指纹紫滞。治以清疠解毒，开窍息风。方用清瘟败毒饮加减。⑥疫毒潜伏，精血亏虚证：持续低热，五心烦热，两颧潮红，疲乏少力，自汗，盗汗，身体消瘦，心悸，面色少华或委黄，毛发稀疏，神疲懒言，脚软无力，皮弱肉薄，纳差食少，腹胀，反复感冒，病程迁延，或便溏，或疳积，舌淡或舌红少津，舌苔花剥，脉细弱，指纹淡，生长发育迟缓或停滞。治以补肾益精，清热解毒。方用补肾地黄丸加减。

中成药治疗 此病需长期服药，如有对证的口服中成药，可以优先选用。中药注射剂也可用，应用时应注意观察临床不良反应。

口服中成药 ①板蓝根颗粒（板蓝根）：用于风热湿毒，浸淫肺脾证。②湿毒清胶囊（地黄、

当归、丹参、蝉蜕、苦参、白鲜皮、甘草、黄芩、土茯苓）：用于风热湿毒，浸淫肺脾证。③清瘟解毒丸（大青叶、连翘、玄参、天花粉、桔梗、炒牛蒡子、羌活、防风、葛根、柴胡、黄芩、白芷、川芎、赤芍、甘草、淡竹叶）：用于风热湿毒，浸淫肺脾证；疠毒壅肺，气郁血瘀证。④抗病毒口服液（板蓝根、石膏、芦根、地黄、郁金、知母、石菖蒲、广藿香、连翘）：用于风热湿毒，浸淫肺脾证；疠毒壅肺，气郁血瘀证。⑤参苓白术散（丸）（白扁豆、白术、茯苓、甘草、桔梗、莲子、人参、砂仁、山药、薏苡仁）：用于脾肾亏虚，湿邪阻滞证。⑥六味地黄丸（熟地黄、酒萸肉、山药、牡丹皮、泽泻、茯苓）：用于疫毒潜伏，精血亏虚证。

中药注射剂 ①痰热清注射液（黄芩、熊胆粉、山羊角、金银花、连翘）：用于疠毒壅肺，气郁血瘀证。②炎琥宁注射液（穿心莲内酯）：用于风热湿毒，浸淫肺脾证；疠毒壅肺，气郁血瘀证。③热毒宁注射液（青蒿、金银花、栀子）：用于疠毒壅肺，气郁血瘀证。④清开灵注射液（胆酸、珍珠母、猪去氧胆酸、栀子、水牛角、板蓝根、黄芩苷、金银花）：用于疠毒壅肺，气郁血瘀证；疠犯心肝，闭窍动风证。

其他疗法 患儿的口疮、皮疹可以加用涂敷疗法治疗，小儿推拿疗法可用于脾肾亏虚，湿邪阻滞证。

涂敷疗法 西瓜霜、冰硼散、珠黄散、青黛散、金黄散，任选一种，涂搽口腔、头面或躯干、外阴皮肤等患处。用于风热湿毒，浸淫肺脾证。

推拿疗法 推三关，补脾土，补大肠，摩腹，推上七节骨，捏

脊，重按肺俞、脾俞、胃俞、大肠俞等穴。用于脾肾亏虚，湿邪阻滞证。

转归预后 预后较差，可发生多种机会性感染，甚至死亡。

预防调护 以预防为主，避免患有 HIV/AIDS 的孕妇产出艾滋病患儿，小儿尽量少用血制品，对 HIV 感染的小儿长期服药，改善体质，延缓发病。对患儿积极进行心理疏导和多方面关怀。

预防 ①患有 HIV/AIDS 的妇女应慎重选择生育，原则上建议在妊娠早期终止妊娠。②建议患有 HIV/AIDS 的母亲采用剖宫产。③对患有 HIV/AIDS 母亲娩出的婴儿应单纯人工喂养。④对患有 HIV/AIDS 的孕妇采用母婴阻断疗法。⑤避免输用未经 HIV 检测的血液和血制品。⑥杜绝小儿吸毒和对小儿实施性侵犯。⑦不建议 AIDS 患儿接种卡介苗。

调护 ①加强对患儿的心理疏导和关怀，帮助患儿逐渐了解 HIV/AIDS 的有关知识，树立战胜疾病的信心，积极配合治疗。②补充营养，加强锻炼，增强免疫力。③密切观察病情变化，积极预防和治疗各种机会性感染，并在发生各种感染时按各种感染的特殊需要采取相应的护理措施。④对患儿定期随访，加强对疫情和病情的监测。

（艾 军）

dānshā

丹痧（scarlatina） 感受痧毒疫疠引起的，以发热、咽喉肿痛腐烂，全身布满鲜红色皮疹，疹退皮肤脱屑为临床特征的急性外感热病。又称喉痧、烂喉痧、烂喉丹痧、疫喉痧、时喉疫。各年龄均可发病，2~8 岁多发，6 个月内婴儿少发。好发于冬春季节。病名最早见于清·顾玉峰《痧喉

经验阐解》。西医学的猩红热属于此病范畴。

病因病机 病因为感受痧毒疫疠，此毒具有强烈的传染性和致病力。病位主要在肺胃、营血。痧毒疫疠之邪自口鼻而入，首犯肺卫，继而由卫入气，炽盛于肺胃。咽喉为肺胃之门户，毒侵肺胃，蕴结咽喉，故咽喉肿痛腐烂。若热毒鸱张，深入营血，则气营两燔，出现壮热烦渴，皮疹如丹，成片成斑。甚者闭窍、动风，而出现神昏、抽搐。后期热伤阴液，多见肺胃阴伤，可见皮肤干燥、脱屑，时有咽干、颊赤、食少、唇干、神乏、体倦等。如邪毒过盛或失治误治，邪热久稽，余毒留滞，可致关节肿痛，或心悸、胸闷，甚或水肿、尿血等。

诊断及鉴别诊断 依据临床症状、接触史，结合血常规检查可做出诊断。需与麻疹、奶麻、风疹相鉴别。

诊断要点 ①有丹痧、乳蛾患者接触史。②起病急骤，发热数小时至1天，咽喉红肿疼痛，皮肤猩红，伴细小红色丘疹（图），自颈、腋下、腹股沟处开始，2～3天遍布全身，疹退有脱屑而无色素沉着。出疹时可伴见口周苍白圈、草莓舌。③血白细胞计数升高，中性粒细胞增多。④鼻咽拭子或伤口脓液培养，可分离出乙型溶血性链球菌。

鉴别诊断 ①麻疹：发热，咳嗽，鼻塞流涕，泪水汪汪，口腔两颊近臼齿处可见麻疹黏膜斑，周身皮肤按序泛发麻粒样大小的红色斑丘疹，疹退时皮肤有糠麸样脱屑和色素沉着斑。②奶麻：突然高热，但全身症状轻微，身热始退，或热退稍后即出现玫瑰红色皮疹，以躯干、腰部、臀部为主，面部及肘、膝关节等处较

少。皮疹出现1～2天后即消退，疹退后无脱屑及色素沉着斑。③风疹：发热1天左右，皮肤出现淡红色斑丘疹，初见于头面部，迅速向下蔓延，1天内布满躯干和四肢。出疹2～3天后，发热渐退，皮疹逐渐隐没，皮疹消退后，可有皮肤脱屑，但无色素沉着。血白细胞计数下降，淋巴细胞相对增多。

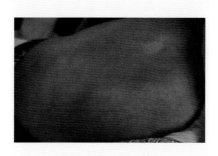

图 细小红色丘疹

辨证论治 ①邪郁肺卫证：发热恶寒，继之高热头痛，无汗面赤，咽喉红肿疼痛，或伴呕吐腹痛，皮肤潮红，丹痧隐现，点如锦纹，舌边尖红，苔薄白而干或薄黄，脉浮数，指纹淡紫。治以宣肺透邪，清热利咽。方用解肌透痧汤加减。②毒炽气营证：壮热烦躁，口渴引饮，汗出面赤，咽喉红肿疼痛，甚则糜烂，皮疹密布，色红如丹，红晕如斑，见疹1～2天舌质红有芒刺，3～4天舌质绛，芒刺肿大，如草莓样，苔黄，脉洪数，指纹紫。治以清气凉营，泻火解毒。方用凉营清气汤加减。③疹后伤阴证：午后低热，唇口干燥，痧疹消退，皮肤脱屑，咽痛减轻，干咳无痰，纳食呆滞，大便秘结，舌红少津，脉细数。治以养阴生津，清热利咽。方用清咽养荣汤加减。④余毒损心证：低热不退，心悸胸闷，神疲多汗，肢节疼痛，舌质淡红，苔薄白或无苔，脉细数无力或结

代。治以益气养阴，清热宁心。方用炙甘草汤加减。

中成药治疗 三黄片（大黄、黄芩浸膏、盐酸小檗碱）：用于毒炽气营证。

其他疗法 开喉剑喷雾剂（八爪金龙、山豆根、蝉蜕、薄荷脑）：喷于咽喉，每日数次。用于咽喉肿痛。

转归预后 一般预后良好，少数患儿可继发心肌炎、肾炎等，病情较重。

预防调护 此病具有传染性，控制疾病的传播和流行极为重要。①已接触患儿的健康者，需检疫观察12天。密切接触的带菌者应隔离。患儿及疑似患者应隔离治疗不少于7天，至症状消退，咽拭子培养连续3次阴性，无并发症时方解除隔离。②对患者分泌物及卧具、玩具等严格消毒处理。对病室进行空气消毒。③流行季节减少儿童集会，不到公共场所，提倡戴口罩。④流行期间，对易感儿可用黄连素液喷喉。⑤急性发热期间，应卧床休息3周，热降时也不宜过多活动，以防并发症发生。⑥居室应安静，保持空气流通。⑦饮食宜清淡，进食易消化食物，禁食辛辣刺激之品。咽部肿痛甚者，可用温盐水漱口，保持口腔黏膜清洁。出现皮疹和脱屑时避免搔抓。沐浴时，水温宜低。

（艾　军）

dùnké

顿咳（whooping cough） 感受疫疠之邪，以阵发性痉挛性咳嗽和痉咳后伴有吸气时特殊的鸡鸣样回声为特征的急性外感热病。因其咳时颈项伸引，状如鹭鸶，又称鹭鸶咳；因其具有传染性，又称天哮、天哮呛、疫咳。明·沈时誉《治验·顿嗽》曾称其为

"顿嗽"："顿嗽一症，古无是名，由《金镜录》捷法歌中有'连声咳嗽粘痰至之'语，俗从而呼为顿嗽。其嗽亦能传染，感之则发作无时，面赤腰曲，涕泪交流，每顿嗽至百声，必咳出大痰乃住，或所食乳食尽皆吐出乃止。"此病5岁以下儿童好发，10岁以上较少发病。四季均可发病，冬春季节多发。西医学的百日咳、类百日咳综合征属于此病范畴。

病因病机 感受疫疠之气，兼夹时令之邪（风寒或风热）发病。好发于痰浊久宿之体，内外相感，痰浊、疫毒交阻黏滞，发作剧烈，病程缠绵。病变以肺为主，涉及其他脏腑。疫疠兼夹时令之邪，首伤肺卫，进而与伏痰相搏结，阻于气道，肺气郁闭。初起肺失宣肃为主，出现恶寒发热，喷嚏流涕，咳嗽声浊，日渐增剧等。中期疫疠痰浊相搏，交阻于肺，肺气郁闭为主，而见痉咳阵作，连咳不已，必待吐出痰涎方得气道稍畅而暂止。病程日久，郁而化火，痰火胶结，内扰影响他脏，犯胃则致胃气上逆而见呕吐；犯肝则肝气横逆，甚则肝郁化火而见胁痛胁胀、目睛出血；化火灼伤血络可见衄血、痰中带血；肺为水之上源，肺逆则治节失司，膀胱、大肠失约，故痉咳时可见二便失禁，面目水肿。甚者痰热闭肺或痰热内陷心肝，出现咳喘，气促，鼻翼煽动，口唇发绀，或高热呕吐，神昏谵语，四肢抽搐，目睛窜视等。后期邪灼肺之气阴，痰火久郁，痉咳日久，或因肺阴亏虚而干咳少痰或无痰，咳声嘶哑，虚烦盗汗，手足心热，舌红少苔；或因脾肺气虚而咳声无力，少痰或痰液稀薄，面白气弱，神疲自汗，食少腹胀，便溏，舌淡等。

诊断及鉴别诊断 依据流行病学史、临床表现和实验室检查诊断。需与肺门淋巴结核、气管内异物等相鉴别。

诊断要点 ①在顿咳流行地区，有与顿咳患者密切接触史，无预防接种史。②临床表现：潜伏期2~21天，一般7~10天。病程长，分3期。前驱期约1~2周，低热，流涕，眼结膜充血，流泪，轻咳，继而咳嗽日渐加重。痉咳期约2~6周，骤然出现阵发性、痉挛性咳嗽，每咳连续十至数十声，为呼气状态，直至咳出黏稠痰或将胃内容物吐出为止，紧接着急骤深长吸气，发出鸡鸣样吸气性回声。咳剧时面部、眼睑肿胀，目赤鼻衄，舌系带溃疡。婴儿无典型痉咳，只有咳嗽、呼吸暂停、发绀、窒息、惊厥，或间歇的阵发性咳嗽。恢复期约2~3周，痉咳减少、减轻，最后消失。典型病例为阵发性、痉挛性咳嗽，持续咳嗽≥2周者。不典型病例，婴儿有反复发作的呼吸暂停、窒息、青紫和心动过缓症状，或有间歇的阵发性咳嗽；青少年具有不典型较轻症状，前驱期、痉咳期、恢复期3期症状都缩短或无明显的阶段性，只表现为持续2周以上的长期咳嗽。③外周血白细胞计数及淋巴细胞计数明显升高。④从痰或鼻咽部分泌物分离到百日咳鲍特菌。恢复期血清凝集抗体比急性期（前驱期、痉咳期）血清凝集抗体呈≥4倍升高。

鉴别诊断 ①肺门淋巴结核：当肿大的肺门淋巴压迫气管时，可引起阵发性痉挛性咳嗽，但一般无鸡鸣样回声。有结核病接触史，结核菌素试验阳性，结合胸部X线检查鉴别。②气管内异物：起病突然，有异物吸入史，发生阵发性痉挛性咳嗽，需进行病原

学、血清学及支气管镜检查加以鉴别。

辨证论治 一般采用分期辨证治疗。

前驱期 ①风寒郁肺证：恶寒发热，或寒热不显，喷嚏流清涕，咳嗽声浊，日渐增剧，面苍唇淡，苔薄白或白滑，脉浮，指纹淡滞。治以疏风散寒，宣肺化痰。方用杏苏散加减。②风热郁肺证：发热咳嗽，咳声亢扬，逐日加重，鼻流浊涕，面色或红，唇色多赤，舌尖红，苔薄黄或黄腻，脉浮数，指纹浮紫。治以清宣肺卫，化痰降逆。轻者用桑菊饮加减，重者用银翘散合清宁散加减。

痉咳期 ①痰热阻肺证：痉咳不已，痰稠难出，咳必作呕，涕泪交流，面赤唇红，目睛出血，或齿鼻衄血，或痰中带血，心烦不眠，口渴尿黄，舌下系带红肿溃烂，舌红苔黄腻，脉滑数，指纹紫滞。治以清热泻肺，化痰降逆。方用桑白皮汤合清宁散、千金苇茎汤加减。甚者痰热闭肺，兼见发热，咳喘，气促，鼻翼煽动，口唇发绀等，治以宣肺平喘，清热化痰。方用麻黄杏仁甘草石膏汤加味。若热陷厥阴，兼见高热呕吐，神昏谵语，四肢抽搐，目睛窜视等，治以清热解毒，清心开窍，凉肝息风。方用安宫牛黄丸、紫雪丹、羚角钩藤汤加减。②痰浊阻肺证：痉咳不如痰热证剧烈，痰液较稀薄，面色苍白或苍黄，目胞水肿，大便溏薄，舌质淡或正常，苔白腻或白滑，脉滑，指纹青紫而隐。治以温肺化痰，行气降逆。方用小青龙汤合三子养亲汤、止嗽散加减。

恢复期 ①肺阴不足证：痉咳缓解，仍有干咳少痰或无痰，咳声嘶哑，面唇潮红，皮肤干燥,

虚烦盗汗，睡卧不安，手足心热，口干，舌质红，苔少而乏津，脉象细数，指纹淡紫。治以养阴润肺，清热化痰。方用沙参麦冬汤加减。②肺脾气虚证：痉咳缓解，仍有咳嗽，咳声无力，少痰或痰液稀薄，面白气弱，神疲自汗，手足欠温，食少腹胀，或干呕，大便溏薄，舌质淡，舌苔薄而润滑，脉象细弱，指纹淡红。治以健脾益气，温肺化痰。方用六君子汤加味。

中成药治疗 鹭鸶咯丸（麻黄、细辛、炒牛蒡子、石膏、天花粉、姜炙栀子、青黛、苦杏仁、炒紫苏子、瓜蒌皮、射干、蛤壳、炒芥子、甘草、麝香、人工牛黄）：用于痰热阻肺证。

其他疗法 ①胆汁疗法：新鲜鸡胆汁，加白糖适量，调成糊状，蒸熟服。每日每岁半只鸡胆汁量，最多不超过 3 只鸡胆汁量，分 2 次服，连服 5~7 日。用于痰热阻肺证。②蜈蚣甘草散：蜈蚣、甘草等份，研成细粉，蜜水调服。每次服用量：小于 1 岁 0.5g，1~3 岁 1g，3~6 岁 1.5g。大于 6 岁 2g。每日 2~3 次。用于痉咳期。

转归预后 若积极治疗，预后良好。如失治误治，则病程迁延难愈，可并发肺炎、肺气肿、百日咳脑病等。

预防调护 此病传染性强，一般病程较长，应积极做好预防和调护工作。

预防 ①隔离患儿，尤其在前驱期及痉咳期。隔离期自起病开始，为期 7 周；或痉咳开始，为期 4 周。对于密切接触患儿的易感儿应检疫观察 21 天。②按期接种百白破疫苗。与患儿有密切接触的易感儿可口服大蒜，或用大蒜液滴鼻。③百日咳流行期间，易感儿少去公共场所。平时注意锻炼身体，加强户外活动。

调护 ①居室应阳光充足，通风良好，环境安静，避免尘埃、烟尘和进食刺激食品诱发痉咳。②患儿要注意休息，避免外出，保持情绪稳定，避免情绪波动或刺激诱发痉咳。③患儿应保证充足睡眠，若因夜间咳嗽频作而影响睡眠者，可适当给予镇咳、镇静药物。④饮食宜清淡、易消化且富有营养，忌食生冷、辛辣、鱼腥、肥甘之品。

（艾 军）

xiǎo'ér lìjí

小儿痢疾 （infantile dysentery）

感受时邪疫毒引起，以发热、大便次数增多、夹杂黏液脓血、腹痛、里急后重为主症的肠道传染病。曾称肠澼、赤沃、下利、滞下。甚者起病急骤，高热，腹痛，下痢，口渴呕吐，烦躁谵妄，反复惊厥，神志昏迷，继而面色苍白，肢厥冷汗，喘喝欲脱。《黄帝内经素问·大奇论》："脾脉外鼓，沉为肠澼，久自已。肝脉小缓为肠澼，易治。肾脉小搏沉，为肠澼下血，血温身热者死。"指出了痢疾的脉象、症状表现与预后。汉·张仲景《金匮要略》将痢疾与泄泻统称为"下利"。另因排便有脓血黏液，滞涩难下，称为"滞下"，如宋·严用和《重辑严氏济生方·大便门·痢疾论治》："今之所谓痢疾者，即古方所谓滞下是也。"任何年龄儿童均可患此病。全年均有发生，常于夏秋季节流行，一般在 7~9 月达高峰。西医学的细菌性痢疾属于此病范畴。

病因病机 外因为感受暑湿、暑疫、风寒等时邪疫毒；内因为饮食不洁及不节。病位主要在肠腑，病理重点是胃肠积滞。饮食不洁或不节之体，素蕴内热，湿滞热郁，蕴阻肠腑，或恣食生冷瓜果，损伤脾阳，致寒湿内阻；复感风寒、暑湿、暑疫邪毒，积滞于肠间，凝滞气血津液，津气不布，运化失常，蒸腐气血，故见发热、腹痛、里急后重、便下黏液脓血。如热毒极盛，蕴结在里，内陷厥阴，其痢下反不易见，但高热，腹痛下痢，口渴呕吐，烦躁谵妄，反复惊厥，神志昏迷，继而热盛阴伤，邪胜正衰，阳气暴脱，而现面色苍白，肢厥冷汗，喘喝欲脱。若病程迁延，邪恋正虚，脾虚不健，则久痢不愈，或时止时作。脾气下陷，则滑痢脱肛。日久可由脾及肾，导致肾气虚惫。暴痢久痢，伤气耗血，损伤阴阳，而致伤阴伤阳之证。

诊断及鉴别诊断 主要依据临床表现与大便检查诊断。需与消化不良所致腹泻、急性出血性坏死性肠炎、阿米巴痢疾相鉴别。

诊断要点 ①病前 1 周内有不洁饮食史，或与菌痢患者接触史。多见于夏秋季。②有发热、腹痛、腹泻、里急后重、脓血黏液便、左下腹压痛等临床表现。③大便镜检见多数成堆的白细胞或脓细胞，满视野分散的红细胞，有巨噬细胞。④粪便或肛拭子培养生长致病菌。⑤荧光抗体染色法检查粪便中致病菌抗原成分结果阳性。⑥中毒型菌痢：多见于 2~7 岁儿童，发病急，病情发展快。突起高热（少数体温不升），腹泻一般较轻，粪便或灌肠液检查发现脓血或较多白细胞及红细胞，并迅速出现精神委靡、嗜睡、躁动、谵妄、反复惊厥、神志不清、昏迷等，或面色苍白或灰白、四肢发凉、发绀、脉细数、脉压小、血压下降等（排除脱水因素），或以上症状同时出现。⑦慢性菌痢：病程超过 2 个月者。急性发作型：病前 2~6 个月内有痢疾病史，此次发作前有受凉、进食生冷饮食或劳累等诱因。有急性菌痢症状，并能排除再感染者。粪便检查符合痢疾改变。⑧迁延型菌痢：过去有痢疾病史，多次发作，症状典型或不典型；或急性菌痢迁延不愈，病程超过 2 个月者。如能排除其他原因，或粪便培养生长致病菌，可以确诊。⑨隐匿型菌痢：有菌痢病史，临床症状已消失 2 个月以上，但粪便培养阳性，或肠镜检查肠黏膜有病变。

鉴别诊断 ①消化不良所致腹泻：大便镜检时可以看到少数脓细胞，但多次大便镜检和培养无成堆的白细胞或脓细胞和巨噬细胞。②急性出血性坏死性肠炎：急性发作，呕吐、腹痛、腹胀，大便为典型的血水便，常合并休克等。③阿米巴痢疾：肠道阿米巴原虫感染引起的痢疾。多见于年龄较大的儿童，起病缓慢，不发热或低热，无里急后重，血、黏液常附着在成形或半成形粪便表面或在便后出现。镜检便后 10 分钟内的大便上的黏血，可见有伪足活动的滋养体。

辨证论治 ①湿热痢：发热，下痢赤白黏冻或脓血，初起或为水泻，一二日后再便下赤白，里急后重，肛门灼热或坠而不爽，舌苔黄腻，脉滑数。治以清热导滞，行气和血。方用白头翁汤或黄连解毒汤加减。②疫毒痢（见小儿疫毒痢）：突起高热，腹痛下痢，口渴呕吐，烦躁谵妄，反复惊厥，神志昏迷，继而面色苍白，肢厥冷汗，喘喝欲脱。或初起即有高热惊厥而无大便脓血，应做肛拭或灌肠，可发现大便脓血。舌红，苔黄腻，脉由滑数转微弱。闭证，治以清肠解毒，清心开窍，

凉肝息风。脱证，急当固脱以救逆。待闭开脱回后，再继续调治痢证。轻症，方用葛根黄芩黄连汤、大黄黄连泻心汤加减。重症，呕吐频繁者用玉枢丹；惊厥者用紫雪丹、至宝丹；外脱者急用四逆汤或独参汤。并须采用中医综合疗法，同时使用西药抢救。③寒湿痢：痢下多白，清稀而腥，或纯下白冻，次数较多，食欲不振，肛门后坠，苔白腻，脉沉缓。治以温中散寒，化湿止痢。方用理中汤合平胃散加减。④久痢：虚热痢为下痢迁延日久，或痢疾后期，午后低热如潮，下痢赤白黏稠，里急欲便，量少难下，或虚坐努责，或涩下黏稠，腹中热痛绵绵，心烦口干，手足心热，皮肤干燥，形体消瘦，小便短赤，舌质干红或干绛少苔，脉细数。治以养阴清热，和血止痢。方用驻车丸、连梅汤、黄连阿胶汤加减。虚寒痢为下痢日久，便多黏液白沫，或淡红，或紫晦，甚则滑泄不止，腹痛绵绵不绝，喜温喜按，苔白滑，脉沉细而迟。治以温补脾胃，散寒止痢。方用真人养脏汤加减。

中成药治疗 病情较轻的儿童也可用口服中成药治疗：①香连丸（黄黄连、木香）：用于湿热痢。②葛根芩连丸（葛根、黄芩、黄连、炙甘草）：用于湿热痢。

转归预后 若治疗及时得当，一般预后良好。但要注意除邪务尽，脓血便控制后还要坚持治疗 1 周，否则易于形成迁延型或慢性菌痢。疫毒痢病情危重，须及时诊断和抢救，否则有生命危险。

预防调护 ①注意饮食的清洁卫生，尤其在夏秋季节，要注意对患儿的隔离、消毒。对痢疾接触者应医学观察 7 天。②对一般患儿的食具要煮沸消毒 15 分

钟，粪便要用 1% 漂白粉澄清液浸泡或沸水浸泡消毒，对尿布和衬裤也要煮过或用开水浸泡后再洗。③患儿患病期间应予清淡易消化的食物，即使在痢疾初愈、食欲恢复时，也要注意控制，少吃生冷瓜果、香甜油腻食物。病后注重调理脾胃功能。④必须密切观察患儿病情变化，如面色、呼吸、血压、瞳孔等，发现病情危重时及时抢救。

（艾军）

xiǎo'ér yìdúlì

小儿疫毒痢（fulminant dysentery in children） 感受湿热疫毒引起，以突然高热，口渴呕吐，烦躁，嗜睡，谵妄，昏迷，抽搐，甚则内闭外脱为主要特征的痢疾。又称疫痢、时疫痢。具有传染性，发病有季节性，病情急骤、毒烈等。主要见于 2~7 岁小儿，且多见于体质健壮者。全年均可发病，夏秋季高发。此病起病急，变化快，病情凶险，病死率高。西医学的中毒性菌痢属于此病范畴。

因感受湿热疫毒而作，邪从口鼻而入，侵袭胃肠，深入营血。邪毒鸱张、暴虐，传变迅速，内陷厥阴，闭阻心窍，引动肝风，甚则正不抵邪，正气衰败，阳气暴脱。以突起高热（少数体温不升），腹泻一般较轻，大便或灌肠液检查发现脓血或较多白细胞及红细胞，并迅速出现精神委靡、嗜睡、躁动、谵妄、反复惊厥、神志不清、昏迷等，或面色苍白或灰白、四肢发凉、发绀、脉细数、脉压小、血压下降等（排除脱水因素），或以上症状同时出现可做出诊断。按以下分型辨证论治。①热毒内闭证：突起高热，腹痛下痢，口渴呕吐，烦躁谵妄，反复惊厥，昏迷，小便短赤，或大便黏液脓血，或无痢下而肛拭

或灌肠取粪便检出脓血便。舌质红，舌苔黄厚，脉滑数，指纹紫滞。治以清热解毒，泻火开闭。方用白头翁汤加减；呕吐频繁者加用玉枢丹；惊厥、昏迷者加安宫牛黄丸、紫雪丹。②内闭外脱证：在高热、昏迷、抽搐的同时，突然热降，面色苍白或青灰，喘喝欲脱，手足发凉或厥冷，大汗淋漓，口唇发绀，皮肤发花，小便短赤或无尿，脉微细数或欲绝，指纹淡。治以益气敛阴，回阳救逆。方用参附注射液、参附汤、参附龙牡救逆汤，或先用至宝丹开闭。

此病病情危重，必须早期诊断，及时救治。预防与调护：①培养良好卫生习惯，饭前便后洗手。②讲究饮食卫生，不喝生水，不吃腐败不洁食物。③做好饮水、食物、粪便管理，消灭苍蝇。④及时隔离、彻底治疗患者至大便培养 2 次阴性。⑤患者食具、玩具、排泄物严格消毒。⑥口服痢疾 F2$_a$ 型"依链株"活疫苗，免疫期可维持半年至 1 年。⑦患儿居室宜保持环境安静、通风、凉爽。⑧密切观察面色、呼吸、脉搏、血压等变化，发现危重症需中西医结合及时抢救。

（艾 军）

xiūxilì

休息痢（intermittent dysentery；recurrent dysentery）

日久不愈，时发时止的痢疾。明·万全《幼科发挥·脾所生病·痢疾》："痢久不止者，名曰休息痢。"小儿痢疾患者，或因调摄不慎，或因治疗不当（如驱邪不尽或过早补涩等），以致下痢日久，正虚邪恋，寒热错杂，胃肠传导失司而致下痢时发时止，经久不愈。表现为饮食减少，神疲乏力，形体消瘦，舌质红、苔黄腻，或舌质淡红、苔白腻，脉细数等。发作时，治以清热化湿，兼理气血，方用香连丸、驻车丸加减。缓解期，治以健运脾胃，补益气血，方用七味白术散加减。注意饮食调养、生活护理，避免复感外邪，预防变证发生。

（艾 军）

jìnkǒulì

噤口痢（anorectic dysentery）

痢疾患儿呕吐不能进食，或饮食全不能进的危重证候。感受湿热疫毒引起，常发生于小儿疫毒痢、湿热痢之后。明·万全《万氏秘传片玉心书·痢疾门》："凡赤白痢呕吐不食者，此名噤口痢。"小儿泄痢日久，津液已竭，脾胃虚弱，运化无力，胃失和降，不能进食，食入则呕。常有虚、实 2 种证候。①热毒攻胃实证：壮热烦躁，口渴喜冷饮，腹痛，呕吐频繁，不能进食，食入则吐，大便黏液脓血，小便短赤，舌质红或绛，苔黄厚，脉滑数，指纹紫滞。治以泻火降逆，和胃调血。方用开噤散加减。②胃气衰败虚证：久痢之后，大便黏液脓血量少难下，神疲乏力，干呕呃逆，不能进食，形体消瘦，面色委黄或苍白，舌质淡苔少，脉虚弱，指纹淡。治以和胃益气，健脾助运。方用参苓白术散加减。需密切观察患儿面色、呼吸、脉搏、血压等情况，发现病情变化，及时实施救治。

（艾 军）

pífū niánmó línbājié zōnghézhēng

皮肤黏膜淋巴结综合征（Kawasaki's disease）

以全身血管炎性病变为主要病理变化的急性发热性出疹性疾病。又称川崎病。临床以持续发热、多形红斑、球结膜充血、手足硬肿、颈淋巴结肿大和草莓舌为特征（图）。婴幼儿多发，80% 在 5 岁以下，发病高峰在 1~2 岁。男多于女，男女比例约为 1.5∶1。1 岁以下特别是 6 个月以下和 8 岁以上患儿，冠状动脉损害的发生率明显高于其他年龄组。无明显季节性。中医学中无与此病对应的病名，根据其发热、起病急骤等临床表现，属于温病范畴。

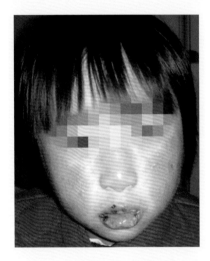

图 皮肤黏膜淋巴结综合征

病因病机 感受温热毒邪，邪从口鼻而入，循卫气营血传变。起始热斥内外，正邪交争，邪蕴肺胃，肺胃热炽，上循口咽，而见高热，咽红，咳嗽，手掌足底潮红，面部、躯干皮疹渐显等。中期热毒炽盛，深入营血，气营两燔，走窜流注，内陷心血，或留滞于筋脉、关节、肌肉，或影响三焦气化，而致心、肝、肾等脏腑发生病变，出现高热烦渴，发斑出疹，手足硬肿；并热炼痰凝于颈部，臂核肿痛；热灼血分，血液凝滞，运行不畅，见胸闷、心痛、草莓舌等。后期热伤气阴，余邪未净，故见身热渐退，倦怠乏力，自汗盗汗，咽干唇裂，心悸食少，指趾端脱屑，脉细数或虚弱或结代等。

诊断及鉴别诊断 主要依靠临床表现诊断，某些实验室检查可辅助诊断。需与丹痧、麻疹、传染性单核细胞增多症等相鉴别。

诊断要点 分典型与不典型两类。

典型 ①发热≥5天。②以下5项中有4项：双眼结膜充血；唇及口腔黏膜发红；肢端改变（急性期肿胀，恢复期脱屑）；皮疹；非化脓性颈淋巴结肿大。如具备除发热以外3项表现并证实有冠状动脉瘤或冠状动脉扩张者也可诊断。

不典型 ①发热持续不退，排除其他疾病，实验室检查有炎症反应证据存在（红细胞沉降率和C反应蛋白明显升高），虽无典型临床表现，但明确有冠状动脉病变者。②年龄<6个月患儿，除发热≥5天外，应具有≥2项典型临床表现，并且炎症反应指标明显升高，除外其他疾病，可诊为此病。具体表现为：典型面容，如发热，唇红皲裂，草莓舌，眼球结膜无痛性、无分泌物性充血；手足改变，急性期为手和足疼痛、强直、弥漫性红斑与硬性水肿，恢复期为指、趾端和甲床皮肤移行处出现特征性的膜状脱屑；遍布全身的荨麻疹样皮疹和多形性红斑，以躯干为多，无疱疹和结痂，约1周消退，不留色素沉着，在原卡介苗接种处可重新出现红斑、疱疹、溃疡或结痂；淋巴结肿大，发热同时或3天后，单侧，少数双侧一过性颈部淋巴结急性非化脓性肿胀，或枕后或耳后淋巴结亦可累及，直径>1.5cm，质硬，不化脓，有触痛；肛门周围皮肤急性期潮红，恢复期膜状脱屑；辅助检查，血象中白细胞计数、血小板计数明显升高，C反应蛋白、红细胞沉降率明显增加，

低蛋白血症，低钠血症，尿蛋白阳性，心脏收缩期杂音和心包摩擦音，超声心动图显示冠状动脉病变。

鉴别诊断 ①丹痧：好发于学龄前期或学龄期儿童。于发热12～48小时内出现皮疹，常为弥漫性细小丘疹，疹间皮肤潮红；无眼结膜充血、手足硬肿和冠状动脉病变；咽拭子或伤口脓液培养可分离出乙型溶血性链球菌。②麻疹：可见渗出性结膜炎、麻疹黏膜斑、严重咳嗽等；皮疹始于面部耳后，疹退融合，留有棕褐色色素沉着；IgM明显增高。③传染性单核细胞增多症：持续发热、淋巴结肿大；无球结膜充血及口腔黏膜改变；无手足硬肿和冠状动脉病变；外周血白细胞分类以单核细胞及淋巴细胞为主，异形淋巴细胞>10%。

辨证论治 ①卫气同病证：发病急骤，持续高热，微恶风，口渴欲饮，咽红目赤，手掌足底潮红，面部、躯干皮疹渐显，颈项瘰核肿大，或咳嗽，舌质红，苔薄黄，脉浮数，指纹紫。治以辛凉透表，清热解毒。方用银翘白虎汤加减。②气营两燔证：壮热不退，昼轻夜甚，咽红目赤，唇赤干裂，烦躁不宁，或有嗜睡，肌肤斑疹显露、色红或紫、稠密，或颈项瘰核肿大，手足硬肿、脱屑，舌红绛如草莓，苔黄，脉洪数或细数，指纹紫滞。治以清气凉营，解毒化瘀。方用清瘟败毒饮加减。③气阴两伤证：身热渐退，倦怠乏力，自汗盗汗，咽干唇裂，口渴喜饮，心悸食少，指趾端脱屑，大便干，小便短赤，舌红苔少，脉细数或虚弱，或结代，指纹紫。治以养阴清热，益气活血。方用沙参麦冬汤加减。

中成药治疗 复方丹参滴丸

（丹参、三七、冰片）：配合用于各期兼有血瘀证者。

转归预后 此病的冠状动脉并发症为小儿时期后天性心脏病的主要病因之一。绝大多数患儿经积极治疗可以康复，但尚有1%～2%的死亡率。死亡原因多为动脉瘤破裂、心肌炎及心肌梗死。有些患儿的心血管症状可持续数月至数年。故应特别重视对心脏的保护。

预防调护 ①合理喂养，适当户外活动，增强体质。②积极防治各种感染性疾病。③饮食宜清淡新鲜、富有营养，补充水分。④适度卧床休息。保持口腔和皮肤清洁。⑤密切观察病情变化，特别是及时发现并发症。⑥患儿须随访半年至1年。有冠状动脉扩张者须长期随访，每半年至少做1次超声心动图检查，直到冠状动脉扩张消失为止。

（艾军）

xiǎo'ér pífūbìng

小儿皮肤病（paediatric dermatosis） 发生于皮肤、黏膜及皮肤附属器的疾病。又称肤疾。早在公元前14世纪殷墟甲骨文中就有"疥""庀"等有关皮肤病的记载。公元前11世纪由专科"疡医"治疗包括皮肤病在内的疮疡等疾病。《黄帝内经》论述了皮肤的生理及其疾病发生的原因，如《灵枢经·本脏》："卫气者，所以温分肉，充皮肤，肥腠理，司开阖也。"《灵枢经·百病始生》："虚邪之中人也，始于皮肤，皮肤缓则腠理开……故皮肤痛。"小儿皮肤病种类很多，病因复杂，但多与先天禀赋、特禀体质、胎毒遗传、卫表不充，以及感受风、寒、湿、热等邪毒、损伤、喂养饮食不当等因素相关。《黄帝内经素问·至真要大论》："诸湿肿满，

皆属于脾……诸痛痒疮,皆属于心。"说明了皮肤病与心脾两脏关系密切。隋·巢元方《诸病源候论》对皮肤病的论述较完善,列出了小儿多种"丹候"以及赤游肿、头疮、白秃、恶疮、漆疮、痦、疖、疽、疥疮、癣、脐疮、冻烂疮、金疮等皮肤病,其中小儿常见的皮肤病"疥疮"是由疥螨传染所致。《颅囟经》中有多种小儿皮肤病的记载。小儿稚阳未充,稚阴未长,皮肤娇嫩,易感受湿毒外邪,或胎毒外发而发生皮肤病。由于小儿皮肤病种类很多,病因病机有很大差别,所以治疗方法也有多样,但大体分内治法、外治法两类,其中外治法在小儿皮肤病中应用广泛。随着现代皮肤病治疗水平的不断提高,小儿皮肤病的治疗方法也有所增加,尤其是各种外治法,如喷雾疗法、滴药疗法、吹药疗法、熏洗疗法、热熨疗法、涂敷疗法、敷贴疗法、擦拭疗法在小儿皮肤病有广泛应用。外治新剂型、新药物如中药溶液、酊剂、粉剂、洗剂、油剂、乳剂、软膏、糊膏、硬膏、涂膜剂、凝剂等不断产生,使小儿皮肤病的中药治法日趋丰富。

(赵 霞)

nǎixuǎn

奶癣(infantile eczema) 好发于1个月至2岁婴幼儿,由多种因素引起的变态反应性皮肤病。又称敛疮、胎疮。常对称发生于面颊、额部及头皮,严重时躯干、四肢也可出现,皮损特点为红斑、丘疹、丘疱疹、糜烂、渗出、结痂、脱屑等多形性损害(图1),且反复发作。隋·巢元方《诸病源候论·小儿杂病诸候·癣候》较早记载此病:"癣病,由风邪与血气相搏于皮肤之间不散……小儿面

上癣,皮如甲错起,干燥,谓之乳癣。"指出了奶癣的发病机制为风邪与血气相搏所致。明·陈实功《外科正宗·奶癣》:"奶癣,儿在胎中,母食五辛,父餐炙煿,遗热与儿,生后头面遍身发为奶癣,流脂成片,睡卧不安,瘙痒不绝。以文蛤散治之,或解毒雄黄散,甚则翠云散妙。"指出了奶癣的发病原因及治疗方药。清·吴谦等《医宗金鉴·卷七十六·婴儿部》将奶癣分为干、湿两种,均用消风导赤汤治疗。西医学的婴幼儿湿疹属于此病范畴。

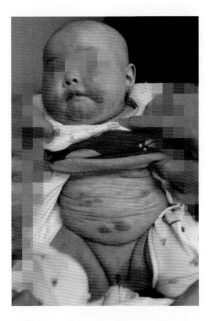

图1 奶癣

病因病机 内因为母体胎火湿热遗于小儿,外因为风、湿、热邪入侵,并因乳食不当,调护失宜而诱发。孕乳阶段母亲过食鱼腥肥甘及辛辣炙煿等动风化热食物,或因母体湿热内蕴,遗于胎儿,以致婴儿禀性不耐,复因喂养及调护失宜,导致湿热外发肌肤而发病,湿邪是主要病理因素。胎中遗热为发病基础,多因禀赋不耐,脾胃运化失职,内有胎火湿热,外受风湿热邪,二者

蕴阻肌肤所致。急性者以风湿热毒之邪为主,慢性者多伴有血虚,乃病久耗血之故。

诊断及鉴别诊断 主要根据发病年龄、皮损部位及形态做出诊断。需与接触性皮炎、黄水疮等皮肤疾病相鉴别。

诊断要点 ①常见于1个月~2岁婴幼儿,2岁以后逐渐减轻而自愈。②皮损常对称发生于面颊、额部及头皮,少数可累及胸背及上臂等处,可见红斑、丘疹、水疱、糜烂、渗液、结痂、脱屑等多形损害,在头皮、眉部可有黄色脂性痂皮覆盖。③皮损有湿性、干性之分,湿性者以红斑、水疱、糜烂渗液为主,多见于1~3个月的肥胖婴儿;干性者以皮肤潮红、干燥、脱屑为主,无渗液,多见于1岁以上消瘦小儿。④伴有剧烈瘙痒,使患儿烦躁不安,夜间哭闹,影响睡眠;皮疹可反复发作;部分婴儿有吐奶、腹泻等消化不良表现。⑤部分婴儿家族中有哮喘等过敏性疾病史。

鉴别诊断 ①接触性皮炎:有明确接触史;皮损局限于接触部位,皮疹多单一形态,边界清楚,易起大疱;去除病因后,多易治愈,病程较短,不再接触致敏物质一般不易复发。②黄水疮:为暑邪湿热入侵所致,多发于夏季。皮损初为孤立红斑、水疱,水疱较大,可自颜面迅速延及他处,并很快溃破、干燥结痂而愈。

辨证论治 根据皮损特点等辨风、湿、热三证之偏重。①湿热蕴阻证:多见于发育良好肥胖小儿。皮疹表现为红斑、水疱甚至糜烂、瘙痒流滋、糜烂结痂(图2),皮疹可延及头皮、颈部,泛发四肢及躯干,或伴发热、烦

躁不安、口苦而腻、纳呆，小便短赤，大便干结，舌红，苔腻或黄腻，脉滑数，指纹紫浮。治以清热利湿，祛风止痒。方用消风导赤汤加减。②脾虚湿盛证：多见于发育差的瘦弱小儿。皮疹表现为皮损色暗红不鲜，表面有水疱、渗液，部分干燥结痂，形体消瘦，胸闷纳少，伴大便溏稀，或夜间哭闹不宁，腹泻、吐乳等，舌淡苔白或腻，脉濡缓。治以健脾除湿。方用胃苓汤加减。③血虚风燥证：皮损反复发作，皮肤浸润肥厚，干燥脱屑，色素沉着或苔藓样变，分布局限，或以四肢弯曲部位为主，瘙痒剧烈，抓破少量渗液，伴口渴咽干，夜寐不安，大便干结，或有哮喘、鼻炎等病史，舌淡，苔薄或少苔，脉细数，指纹偏红。治以养血滋阴，祛风润燥。方用养血定风汤加减。

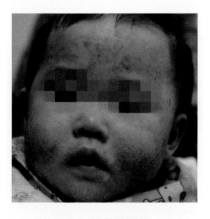

图2　湿热蕴阻证

其他疗法　可用外洗法、涂搽法等辅助治疗。

外洗法　①除湿汤：金银花、连翘、地肤子、马齿苋、苦参、荆芥、蝉蜕。有黄色渗液加黄柏；有脱屑加土茯苓。1日1剂，煎浓液外洗，1日2次，每次10~15分钟。7日为1个疗程。用于急、

慢性湿疹。②马齿苋、枇杷叶、诃子，煎水外洗或湿敷患处。用于湿性湿疹。③马齿苋、苦参、蛇床子、苍耳子，煎水外洗或湿敷患处。用于干性湿疹。④二妙散（黄柏、苍术）：麻油调敷。用于湿性湿疹有渗液者。

涂搽法　将药物制成洗剂或酊剂、油剂、软膏等剂型，涂搽于患处，具有清洁保护、消炎、止痒功用，适用于渗液较少的湿疹患者。药物与用法：取硫磺、樟脑、大枫子仁、生杏仁、轻粉。共为细末，加猪油适量捣为糊状。用时涂抹患处，1日2~4次，以皮损痊愈为止。

转归预后　奶癣病程长，皮疹可反复发作，但一般可在2岁以后逐渐减轻而自愈，只有少数患儿可延至儿童或青春期。

预防调护　家族成员中有哮喘病史的小儿，母亲在妊娠及哺乳期间应注意饮食及日常调护。患病后要防止小儿抓挠刺激等。

预防　①有过敏性疾病家族史者，不宜过早给婴儿添加鱼、虾、蟹等易于过敏的食物。②乳母应多吃新鲜蔬菜、水果，忌食辛辣香燥、鱼腥、鸡、鸭、牛肉、羊肉等食品。

调护　①注意调护小儿脾胃，喂食、哺乳应有节制。②忌用水及肥皂擦洗患处；结痂厚时，可先用麻油湿润，再轻轻揭去结痂。外用药物以温和为主，忌用刺激性太强的止痒药物。③患儿忌穿毛织、化纤质地衣服，以柔软纯棉服装为好，衣着不宜过厚，避免强烈日光照射。④患病期间暂不接种各种疫苗，以防引起严重不良反应。⑤夜间入睡时可给患儿戴手套，防止搔抓和摩擦患处引起继发感染。

（赵　霞）

huángshuǐchuāng

黄水疮（yellow fluid ulcers；impetigo）　由化脓性细菌引起的急性化脓性皮肤病。又称脓窠疮、天疱疮。夏秋季节多发，好发于2~7岁儿童。多发于头面及四肢，皮肤起脓疱，疱壁薄易破溃，或形成脓痂，具有接触传染及自身接种的特性。多在托儿所、幼儿园或家庭中传播流行。明·申斗垣《外科启玄·黄水疮》已记载此病具有传染性，并称"滴脓疮"，即疮水所到之处即发病成疮；其发病机制为脾经湿热，治疗上宜选用除湿清热凉血之药，并可配合外用玄明粉。清·夏鼎《幼科铁镜·黄水疮》论述了此病是湿热与血气相搏所致，发病初期疮疡碎小，后有脓汁分泌，逐渐浸淫成疮。清·高秉钧《疡科心得集·辨脓窠疮黄水疮论》详细描述了此病的症状特点："黄水疮者，头面耳项，忽生黄泡，破流脂水，顷刻沿开，多生痛痒。"说明此病一旦发病，疮液流经之处，都可被波及而生痛痒。西医学的脓疱疮属于此病范畴。

病因病机　脏腑定位在脾，病位在肌肤。多发于夏秋季节，气候炎热，湿热交蒸，暑湿热邪袭于肌表，以致气机不畅，疏泄障碍，熏蒸皮肤而成疮。小儿机体虚弱，肌肤娇嫩，腠理不固，汗多湿重，暑邪湿毒侵袭，故易发病，且可相互传染。现代研究表明，此病多由金黄色葡萄球菌引起，少数也可由链球菌、白色葡萄球菌感染引起，故有接触性传染。

诊断及鉴别诊断　根据其传染性、发病部位、皮损特点，及伴随症状和实验室检查可做诊断。需与水痘、脓窠疮和丘疹性荨麻疹等相鉴别。

诊断要点 ①好发于儿童，成人亦可感染。夏秋季节多见，易接触传染，有自身接种性特点。②好发于头面、耳项、四肢等暴露部位，严重者可蔓延全身。③皮损为红斑、水疱、脓疱，界限分明，周围有红晕，疱壁极薄，内含透明液体，逐渐变成浑浊。易破溃、糜烂、结痂、痂皮逐渐脱落而愈，愈后不留瘢痕。脓液流溢之处又常引起新的脓疱发生（图）。④皮损处自觉瘙痒，破后形成糜烂时疼痛，可伴有附近淋巴结肿大。一般无全身症状，或轻度不适，重者可有发热、口渴等全身症状。⑤血常规检查白细胞计数及中性粒细胞计数可升高，引起肾炎者尿液检查可有血尿、管型尿等。

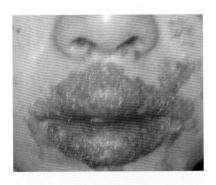

图 小儿黄水疮

鉴别诊断 ①水痘：多发于冬春季；有发热等全身症状，皮疹呈向心性分布，以大小不等发亮的水疱为主，可并见红斑、丘疹、结痂等各种不同皮损。②脓窝疮：常因虱病、疥疮、湿疹、虫咬性皮炎等继发感染而成；脓疱壁较厚，破后疮陷成窝，结成厚痂。③丘疹性荨麻疹（风团）：皮疹表现为纺锤形水肿性鲜红色丘疹或风团性丘疹，顶部可生有小水疱；散在分布，好发于腰部及小腿，皮疹常散发，无传染性，

易复发，瘙痒明显。

辨证论治 发病与暑湿热毒关系最为密切，治疗以清暑解毒利湿为主要原则。实证以祛邪为主，虚证以健脾为主。①暑湿热蕴证：皮疹多而脓疱密集，色黄，周围红晕明显，破后糜烂面鲜红，瘙痒难忍，伴附近臖核肿大，或有发热，多有口干、便干、小便黄等，舌质红，苔黄腻，脉濡数或滑数。治以清暑利湿解毒。方用清暑汤合五味消毒饮加减。②脾虚湿困证：多见于反复发作者。皮疹少而脓疱稀疏，色淡黄或淡白，四周红晕不显，破后糜烂面淡红不鲜，患儿形体羸瘦，食少、面白无华、大便溏薄，舌质淡，苔薄微腻，脉濡细。治以健脾渗湿。方用参苓白术散加减。

中成药治疗 ①牛黄解毒片（人工牛黄、雄黄、石膏、大黄、黄芩、桔梗、冰片、甘草）：用于暑湿热蕴证。②三黄片（大黄、盐酸小檗碱、黄芩浸膏）：用于暑湿热蕴证。

其他疗法 可配合外治法治疗，也可采用抗生素治疗。外治法：①三黄洗剂，或车前草、马齿苋、蒲公英、野菊花、丝瓜叶，煎水清洗患处，再用青黛散麻油调敷患处。用于暑湿热蕴证。②细辛、五倍子、冰片，共研极细末，敷于糜烂疮面，每日1次。用于脓疱破溃者。③痂皮多者，选用5%硫磺软膏或红油膏掺九一丹外敷。

转归预后 病程长短不一，少数可延至数月，入冬后病情减轻或痊愈。重者易并发严重疾病，如败血症、肺炎、急性肾炎等，甚至危及生命。

预防调护 夏季应注意勤洗澡，保持皮肤干燥清洁，幼儿园应对儿童做定期检查，病变部位

注意调护，避免搔抓等。

预防 ①炎热季节每天洗澡1~2次，浴后扑痱子粉，保持皮肤清洁干燥。②幼儿园、托儿所应在夏季对儿童做定期检查，发现患儿立即隔离治疗，患儿接触过的衣服物品要进行消毒处理。③培养小儿良好的卫生习惯，经常洗手剪指甲。④患儿如有皮炎、湿疹、痱子等瘙痒性皮肤病应及时治疗。

调护 ①病变处禁用水洗，如清洗脓痂，可用10%黄柏溶液揩洗。②病变部位应避免搔抓，以免病情加重及传播。③流行期间可服清凉饮料，如五花茶、银花露或菊花露，或绿豆漏芦花汤等。④脓疱疮可能引发急性肾炎，要引起足够的重视。

（赵 霞）

jièchuāng

疥疮（scabies） 由疥螨寄生在人体皮肤内，引起的以手腕、指缝、下腹等处发生水疱、丘疹及隧道，夜晚瘙痒剧烈为特征的接触传染性皮肤病。又称虫疥、癞疥、干疤疮。隋·巢元方《诸病源候论·小儿杂病诸候·疥候》："疥疮，多生于手足指间，染渐生至于身体，痒有脓汁。"指出了疥疮的好发部位及发病特点。明·王肯堂《证治准绳·疡医·疥癣》："夫疥癣者，皆由脾经湿热，及肺气风毒，客于肌肤所致也……而疥则兼乎脾之湿热而成也。久而不愈，延及遍身，浸淫溃烂，或痒或痛，其状不一。二者皆有细虫而能传染人也。"指出疥疮的发病原因为脾经湿热及感染疥螨。西医学亦有疥疮病名，同属此病范畴。

病因病机 疥疮主要通过人直接接触，或接触疥螨寄生的动物，或使用患者用过而未经消毒

的衣服、被褥、毛巾等用具间接接触，人型疥螨侵入皮肤而发病。中医学认为此病为虫毒湿热，怫郁肌肤而生，或因湿毒蕴滞，日久化火，或受风湿，化而生虫，虫毒侵淫，虫蚀皮肉，则皮肤出现水疱、丘疹、隧道等损害，发为疥疮。

诊断要点 此病传染性极强，常为集体感染或家庭中多数人同病；皮疹好发于指缝、腕、肘关节屈侧，腋窝前缘，女子乳房下缘，小腹、外阴、臀沟、大腿内侧及外生殖器等皮肤薄嫩和皱褶处。头面部、头皮、掌跖一般不易累及，但婴幼儿例外。皮疹主要为针头大小红色丘疹、丘疱疹、小水疱、结节和结痂，典型者有疥螨隧道，也是疥疮的特异性皮疹，长约0.5mm，弯曲，微隆起，呈淡灰色或皮色，在隧道末端有一个针头大小的灰白色或微红的小点，为疥螨隐藏的地方。患者常自觉瘙痒难忍，尤以遇热及夜间为甚，常妨碍睡眠。因瘙痒可继发感染，小儿可发生黄水疮等病。病久男性阴茎及阴囊部位皮疹可形成绿豆大小红色硬结，剧痒，此为疥疮结节。女性皮损主要在小腹、会阴部。根据这些表现不难做出诊断。

辨证论治 此病必须隔离治疗，以外治法为主，硫磺软膏是治疗疥疮的首选和常用外用药物，浓度一般成人为10%～20%，婴幼儿为3%～5%。亦可用含水银的制剂一扫光或雄黄软膏等外搽。一般不需内服药。若抓破染毒，一般表现为湿热虫毒蕴结证：皮损表现为丘疱疹泛发，水疱为多，壁薄液多，破流脂水，浸淫糜烂，伴有隧道抓痕，易于化毒成脓，患者伴有面部油腻，色红，口苦黏腻，舌质红，苔黄腻，脉滑数。

治以清热解毒，化湿杀虫。方用黄连解毒汤合三妙丸加减。

转归预后 此病若治疗及时得当，一般预后良好，但此病易在家庭或集体中流行，故做好隔离及预防护理至关重要。

预防调护 ①加强卫生宣传及监督管理，对公共浴室、旅馆、车船上的衣被等应定期严格消毒，彻底消灭传染源。②家庭和集体宿舍成员应与患者分居，以杜绝传染源。③注意个人卫生，勤洗澡，勤换衣服，被褥常洗晒。④发病期间忌食辛燥鱼腥发物。⑤患者的衣服、被褥等应及时煮沸消毒，或在阳光下充分曝晒，以便杀灭疥虫及虫卵。⑥有继发感染者应及时对症处理，以防病情加重。⑦接触疥疮患者后，用肥皂水洗手。

(赵 霞)

fèi

痱（miliaria） 因汗出过多和蒸发不畅而皮肤周围组织形成丘疹、水疱或脓疱的疾病。又称痱子、痦、痱疮。常在夏秋炎热季节、高温潮湿环境下，多发于婴幼儿和肥胖儿。记载最早见于《黄帝内经素问·生气通天论》："汗出见湿，乃生痤痱。"痤痱，即为此病。并概括了此病病因为"汗出见湿"。清·夏鼎《幼科铁镜·痱疮》："痱疮，其状如粟粒色赤。面疮，夏月多生头面，或遍身。"描述了痱的形状特点及发病部位。清·高秉钧《疡科心得集·辨疥疮痤痱疮论》："痤痱疮者……当用外治，法以苦参汤洗之，掺以鹅黄散。"记载了此病的治疗方法。西医学亦有痱的病名，同属此病。

痱乃盛夏之季，暑气蕴湿，复感暑邪，熏蒸皮肤，腠理闭塞，汗泄不畅而致发病；也可由于素

有食滞，复感暑热之邪而发病；或炎热之时，体热汗出，冷水洗浴或淋雨，以致毛窍闭郁而发病。多为急性起病，成批出现，初起皮肤潮红，继发皮疹，表现为密集的针尖大小的丘疹或丘疱疹，周围绕以红晕，皮疹排列密集而不融合（图），伴有轻度瘙痒或灼热刺痛。痱的皮疹好发于颈项、胸背、腋窝、肘膝、腹股沟等处，也可波及肢体，但掌跖等皮肤较厚部位除外。此外，痱的皮疹特点表现为高温出汗时皮疹增加，无汗出时则不明显。治疗一般不需内服药，但表现症状较重时根据皮疹特点及伴随症状辨证论治。①暑湿蕴蒸证：皮疹为密集的小丘疹或疱疹，周围绕以红晕，瘙痒或刺痛，伴有口渴，倦怠乏力，舌红苔白腻，脉滑数。治以清暑化湿。方用香薷饮加减。②暑热化毒证：皮肤潮红，皮疹为小水疱或丘疹，反复发作搔抓而出现脓疱，疼痛较著，伴有身热口渴，烦躁不安，小便短赤，舌红苔黄腻，脉滑数。治以清暑化湿解毒。方用五神汤加减。外治法为痱治疗的首选方法，可用马齿苋水外洗或冷湿敷，或用清凉痱子粉（六一散、枯矾、冰片、白芷、甘松研细末和匀）纱布包扑患处，均可用于上述两种证型。此病也可用六一散加枯矾少许研细，外搽患处，用于暑湿蕴蒸证；青黛散外搽，用于暑热化毒证。

此病一般预后良好，但预防与调护也至关重要。①注意环境通风散热，室内不要过湿，勤换衣被。②保持皮肤清洁干燥，勤洗浴，浴后及时擦干，扑爽身粉或痱子粉，衣着宽松。③不要在烈日下嬉戏，饮食不宜过饱，少食糖和高脂肪的食物。④患儿避免外伤，避免热水及肥皂洗烫，

避免精神紧张。⑤皮损处适当日光照射，有助于恢复。

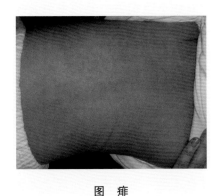

图 痱

（赵 霞）

dāndú

丹毒（erysipelas） 由湿热火毒引起，皮肤多处突发红色斑片的急性感染性疾病（图）。婴幼儿，尤其是新生儿多见，好发于小腿及头面。临床表现为患处皮肤忽然变赤，出现界限清楚、稍高出皮肤且可迅速扩大的片状红斑，局部红肿热痛。发病前多伴有寒战、高热等全身症状。根据其发病部位不同有不同的病名。如发于头面者，称抱头火丹；发于胸腹腰胯者，称内发丹毒；发于下肢者，称流火；发于小腿足部者，称腿游风或流火；新生儿丹毒发无定处，则谓赤游丹。明·万全《幼科发挥·原病论》："丹毒者，火行于外也。"概括了此病的发病原因。明·王肯堂《证治准绳·疡科》描述了此病的发病特点为身体突然变为红色如涂丹之状，发病部位可以从手足而发，或在腹部出现如手掌大小红斑；小儿如得此病最为急迫。关于小儿丹毒的治疗，明·秦昌遇《幼科折衷·丹毒》："大抵治小儿丹毒，必先服表药，内解热毒，方可涂散，恐毒无所泄，入里为患耳。"说明治疗此病应先服解表药，内

清热毒后方可外用药物治疗，这样才能宣泄内毒，以避免毒邪入里，加重病情。西医学亦有丹毒病名，或称急性网状淋巴管炎，同属此病范畴。

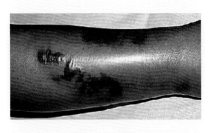

图 小儿丹毒

病因病机 由血热火毒为患。小儿素体血分有热，肌肤、黏膜娇嫩，或有肌肤破损，卫外不固，则风热湿毒之邪最易乘虚而入，郁阻肌肤而发。外感风热邪毒，乘虚而入，客于血脉，搏于血气是其基本病理。发于头面者，多夹风热；发于胸腹腰胯者，多兼肝脾郁火；发于下肢者，多为湿热火毒作祟；发于新生儿者，多由胎热火毒所致。新生儿肌肤娇嫩，邪客于血脉，迫血妄行，血流于脉外，可发斑片红肿，邪正相争故发热。若小儿体虚毒甚，毒邪最易化火动风，内陷厥阴则见神昏、抽搐等变证。

诊断及鉴别诊断 主要根据发病病史、皮损特点、伴随症状和实验室检查而诊断。需与急性蜂窝炎、发、类丹毒等相鉴别。

诊断要点 ①发病前可有皮肤黏膜破损史。②临床表现为壮热，或伴有寒战、呕吐等全身症状；继而患处皮肤出现红肿、灼热、发硬、稍高于皮面，边缘隆起、迅速向周围蔓延，境界清楚，压之退色，松手即复；偶伴有水疱，极少出现化脓、坏死。③血常规示白细胞计数及中性粒细胞

比例明显升高。④血培养或化脓灶培养见链球菌生长。⑤新生儿赤游丹，常游走不定，多有皮肤坏死，全身症状严重。

鉴别诊断 ①急性蜂窝炎：局部暗红，肿胀高起，范围较大，中间明显，周围较淡，边界不清，有持续性胀痛，化脓时跳痛，大多坏死溃烂，以手背、足背、臀部多见。②发：局部红肿，但中间明显隆起而色淡，四周肿势较轻而色较淡，边界不清，肿痛呈持续性，化脓时跳痛，大多发生坏死、化脓溃烂，一般不会反复发作。③类丹毒：多发于手部，有猪骨或鱼蟹之刺划破皮肤史，红斑范围小，症状轻，无明显全身症状。

辨证论治 根据发病部位的不同辨证论治。①风热化火证：发于头面部，鼻额或耳项两侧出现片状红斑，蔓延迅速，皮肤焮红灼热，肿胀疼痛，甚则发生水疱，眼胞肿胀难睁，伴恶寒、发热、头痛、便秘、溲赤，舌质红，苔薄黄，脉浮数。治以疏风清火解毒。方用普济消毒饮加减。②肝脾湿火证：发于胸腹腰胯部，皮肤焮赤成片，灼热疼痛，界限清楚，压之退色，手起即复，伴口干且苦、胸闷、呕恶；舌红，苔黄腻，脉弦滑数。治以清肝泻热利湿。方用龙胆泻肝汤合化斑解毒汤加减。③湿热毒蕴证：发于下肢，局部红赤肿胀，灼热肿胀疼痛，行走不便，或见水疱、紫斑，甚至结毒化脓或皮肤坏死，或反复发作，伴腹股沟淋巴结肿大，小便短赤，舌红，苔黄腻，脉滑数。治以利湿清热解毒。方用五神汤合萆薢渗湿汤加减。④胎蕴火毒证：发于新生儿，多见于臀部，局部红肿灼热，常呈游走性；或伴壮热烦躁、惊厥，

气息喘促、唇干鼻煽；舌质红，苔黄或腻，指纹紫。治以凉血清热解毒。方用清热地黄汤合黄连解毒汤加减。⑤毒传心肝证：遍体红斑，局部皮肤焮赤肿痛。伴壮热，烦躁不安，甚则神昏、抽搐；舌质红，苔黄燥，脉洪数或细数，指纹紫。治以清热解毒，开窍息风。方用清瘟败毒饮加减，神昏谵语者加安宫牛黄丸或紫雪丹。

其他疗法 可配合涂敷疗法、砭镰法、放血疗法等治疗。必要时使用西医疗法。

涂敷疗法 ①玉露散或金黄散，以冷开水或鲜丝瓜叶捣汁或金银花露，调敷患处。②鲜荷叶、鲜蒲公英、鲜紫花地丁、鲜马齿苋、鲜冬青树叶等，任选一种，捣烂湿敷患处，干后调换，或以冷开水时时湿润。

砭镰法 患处消毒后，用七星针或三棱针叩刺患部皮肤，放血泄毒。此法只适用于下肢复发性丹毒，禁用于赤游丹、抱头火丹患儿。

放血疗法 取大椎、阿是穴（患部）、曲池。用三棱针在大椎、曲池穴上点刺 2~3 下，阿是穴做散在性点刺，均使之出血数滴。重者点刺后可在大椎穴用闪火法拔罐 10~15 分钟，见罐内吸血适量即可。每日或隔日 1 次，用于头面丹毒。

转归预后 若治疗及时，轻者易于治愈。若出现红肿斑片迅速由四肢或头面向胸腹蔓延者，属逆证；新生儿若火毒炽盛导致毒邪内攻，出现壮热烦躁、神昏谵语、恶心呕吐等全身症状者，属危症，均可危及生命。

预防调护 平时应注意保持小儿皮肤干燥清洁，乳母应注意饮食及日常调护。患病期间应充分休息，严格隔离、消毒和及时对症处理等。

预防 ①保持皮肤清洁、干燥，注意臀部清洁。②室内宜安静整洁，空气新鲜，经常通风，湿度、温度适宜。③湿疹患儿或皮肤有损伤者，应保持局部干燥；有破溃者，用 4% 黄连水湿敷局部。④积极治疗足癣、鼻炎等疾病，避免搔抓、抠鼻孔和掏耳朵。

调护 ①患儿应卧床休息，多饮水，床边隔离。②流火患儿应抬高患肢 30°~40°。③肌肤破损者，应及时治疗，以免感染毒邪而发病。因脚湿气导致下肢复发性丹毒者，应彻底治愈脚湿气，可减少复发。④多走、多站及劳累后容易复发，应加以注意。⑤乳母饮食宜清淡，可多食新鲜蔬菜、水果，忌食辛辣、荤腥、厚腻之品。⑥局部处理、用药、换药用具要严格消毒。用过的敷料要烧毁。⑦高热患儿，应注意补充水分及维生素。

（赵 霞）

xiāokě

消渴（consumptive thirst） 以多饮、多食、多尿和形体消瘦为特征的慢性消耗性疾病。首见于《黄帝内经素问·奇病论》："此肥美之所发也，此人必数食甘美而多肥也，肥者令人内热，甘者令人中满，故其气上溢，转为消渴。"此病还有消瘅、上消、中消、下消、膈消、消中、肾消等名称的记载。汉·张仲景《金匮要略》中立消渴专篇论述。后世医家在临床实践的基础上，将消渴病总结为上、中、下三消，如明·王肯堂《证治准绳·杂病·消瘅》："渴而多饮为上消（经谓膈消）；消谷善饥为中消（经谓消中）；渴而便数有膏为下消（经谓肾消）。"清·程国彭《医学心悟·三消》总结了消渴的治疗大法："治上消者宜润其肺，兼清其胃；治中消者，宜清其胃，兼滋其肾；治下消者，宜滋其肾，兼补其肺。"小儿消渴发病年龄多见于 10~14 岁，婴儿发病较少；秋、冬季节相对高发；多有家族遗传史；易影响小儿生长发育。西医学的糖尿病属于此病范畴。

病因病机 先天禀赋不足，脏器功能虚弱为发病的关键因素，饮食不节、劳倦内伤和情志失调多为诱因。父母体弱多病，精衰血少，可致小儿胎禀怯弱，生后内热火炽，化燥伤阴，阴虚生热而发病。或外感六淫，从阳化热，耗伤阴津；或饮食不节，情志不舒，郁积化火。此病与肺、脾、胃、肾关系密切，涉及上、中、下三焦，影响人体水液代谢和精血盈亏。在上表现为肺津不布，口渴引饮；在中表现为胃热消谷，善饥多食；在下表现为固摄失司，尿频量多。

诊断及鉴别诊断 主要根据临床表现多饮、多尿、多食和形体消瘦，以及实验室检查为诊断依据，但婴儿多饮、多尿可能不易被察觉，实验室检查则以尿糖、血糖升高为特征。需与尿崩症鉴别。尿崩症以烦渴、多饮、多尿为主要症状，但食欲低下，尿液检查比重、渗透压下降，而尿糖、血糖正常。

辨证论治 结合现代临床分型进行辨证治疗。1 型糖尿病者，一般需采用胰岛素治疗、饮食管理、运动及精神心理治疗等综合治疗，同时还要警惕酮症酸中毒等严重并发症的发生。2 型糖尿病者按以下辨证治疗。①燥热伤津证：烦渴多饮，口舌干燥，多食善饥，身体消瘦，小便频数，量多，胃脘灼热，大便干燥或便闭不通，舌边尖红，苔黄燥或苔少，脉滑数。治以清热生津，养阴增液。方用玉女煎合消渴方加减。②气阴亏虚证：口渴多饮，精神不振，乏力，气短汗出，形体消瘦，食欲不振或多食，便溏，舌红少津，苔少，脉细数。治以益气养阴生津。方用参苓白术散合玉露散加减。③肾阴亏虚证：尿频量多，混浊如脂膏，尿甜，口干舌燥，腰膝酸软，头晕耳鸣，多梦，形体消瘦，皮肤干燥，全身瘙痒，舌红少苔，脉细数。治以滋养肾阴，益精润燥。方用六味地黄丸加减。④阴阳两虚证：小便频数，混浊如膏，甚则饮一溲一，手足心热，潮热盗汗，头晕耳鸣，咽干唇燥，面容黧黑，形体消瘦，腰膝酸软，四肢欠温，畏寒怕冷，大便溏薄，舌淡苔白而干，脉沉细无力。治以育阴温阳，阴阳并补。方用金匮肾气丸加减。⑤瘀血阻络证：口渴尿多，小便混浊，大便燥结，肢体麻木或疼痛，眩晕耳鸣，肌肤甲错，舌质紫暗或有瘀点瘀斑，脉细涩。治以活血化瘀，养阴清热。方用复元活血汤合增液汤加减。

中成药治疗 ①玉泉丸（葛根、天花粉、地黄、麦冬、五味子、甘草）：用于燥热伤津证。②消渴丸（葛根、地黄、黄芪、天花粉、玉米须、南五味子、山药、格列本脲）：用于气阴亏虚证。③六味地黄丸（熟地黄、酒萸肉、牡丹皮、山药、茯苓、泽泻）：用于肾阴亏虚证。④金匮肾气丸（地黄、山药、山茱萸、茯苓、牡丹皮、泽泻、桂枝、附子）：用于阴阳两虚证。

其他疗法 还可以用单方验方、饮疗法等辅助治疗。

单方验方 玉米须 30g，每日水煎代茶。

饮食疗法 ①苦瓜 30g，加水 100ml，水煎至 50ml，分 3 次口服，第 3 次连瓜带汤一并服下。②鲜南瓜 50～100g，加水煮熟，早晚 2 次分服。③冬瓜 100～200g，加水煮汤，早晚 2 次分服。④山药 50～100g，加水煮熟，早晚 2 次分服。

转归预后 此病病程较长，缠绵难愈，常并发疮疖、痈疽、骨蒸、痨嗽、偏瘫、耳聋、目盲等证，晚期易生变证，甚则阴竭阳亡，危及生命。但通过妥善治疗，可以得到控制。

预防调护 对于健康儿童，根据其年龄、生长发育和活动情况，应合理搭配膳食，保证定时定量，避免摄入过多肥甘厚味。对于父母有糖尿病，或双胞胎之一有糖尿病者，应及早检查血糖、尿糖水平，一经发现，及时治疗。对于糖尿病患儿，应注意保护皮肤，防止外伤和感染等。

（王素梅）

shàngxiāo

上消（upper consumptive thirst）

以烦渴多饮，口干舌燥，尿频量多为主要表现的消渴病证。又称消上、膈消、肺消、消心。金·刘完素《素问病机气宜保命集·消渴论》："上消者，上焦受病，又谓之膈消病也。多饮水而少食，大便如常，或小便清利，知其燥在上焦也。治宜流湿润燥。"指出了上消的发病部位、症状特点及治疗原则。清·陈复正《幼幼集成·消渴证治》："消渴，由心火动而消上，上消乎心，移热于肺，渴饮茶水，饮水又渴，名曰上消。"论述了病因病机为热而致，病位在心与肺。肺居上焦，为水之上源，有通调水道和宣发五谷五味之功能。燥热伤肺，津液不布则见口渴，多饮；治节无

权，水谷精浊不分，直趋膀胱则见尿频量多。上消多为新病，阳气未衰。治以清热润肺，生津止渴。方用消渴方或二冬汤加减。小儿虽上焦有热，但用药时注意苦寒凉药不可重用、久用，免伐生生之气；亦不可过于滋腻，以防助湿伤阳。

（王素梅）

zhōngxiāo

中消（middle consumptive thirst）

以多食善饥，形体日渐消瘦，大便秘结，口渴多饮为主要表现的消渴病证。又称消中、消肌、消脾。明·张介宾《景岳全书·三消干渴》："中消者中焦病也，多食善饥，不为肌肉，而日加消瘦，其病在脾胃，又谓之消中也。"指出了中消的病位在脾胃及其症状特点。脾与胃同居中焦，共同完成水谷纳化升降之功能。若胃中燥热，则消谷善饥而多食；若升降失职，清浊不分，精华与糟粕同时溺出，则尿多、味甜，如脂。久之形体消瘦，脏腑虚弱，病情转重。病位在胃，病机为胃热郁盛，胃强脾弱，脾失健运，津液不能输布全身。治以清胃泻火，养阴保津。方用玉女煎或白虎加人参汤、增液汤加减。同时兼顾肺、脾、肾三脏。若中消暴转不食者，多为正气亏败之象，预后不良。

（王素梅）

xiàxiāo

下消（lower consumptive thirst）

以尿频量多，甚则饮一溲一为主要表现的消渴病证。又称消肾、肾消、消浊。清·林佩琴《类证治裁·三消论治》："上中不甚，则不传下矣。故肾消者，乃上中消之传变。"指出下消的病变部位及传变特点。肾乃先天之本，水火之脏。由于脾失固摄，肾失封

藏，水谷精微直下膀胱。临床表现为尿频量多，甚则饮一溲一，小溲混浊如膏，有甜味，久病形体羸瘦，腰膝酸软，甚则面色黧黑。口干舌燥，五心烦热，舌红少津，脉沉细数。病位在肾。治以滋阴补肾，佐以固摄潜阳，益气健脾。方用六味地黄丸加减。下消临证宜重用补药，少佐泻药，灵活加减，统治三消。

（王素梅）

xiàjìrè

夏季热（summer fever） 发病于夏季，以长期发热、口渴多饮、多尿、少汗或汗闭为主要表现的疾病。曾称暑热症。主要见于婴幼儿。中国华东、中南及西南等气候炎热地区多见，发病与正气不足逢气候炎热及气温升高有密切关系。

病因病机 由于先天禀赋不足，后天脾胃虚弱或病后体虚不能耐受夏季暑热的熏蒸而患病。暑热外灼肌腠，内侵肺卫，耗气伤津，故发热，口渴多饮，少汗或汗闭；暑伤脾气，中阳不振，气不化水，故多尿；久病或小儿素体亏虚，脾肾阳虚，真元受损，命门火衰，肾失封藏，膀胱固摄失职，则下肢清冷，小便清长无度；真阴不足，不能上济于心，致心胃之火并走于上，则口渴、身热、心烦。此为热淫于上，阳虚于下的上盛下虚证。

诊断及鉴别诊断 主要根据临床表现结合发病季节的特点做出诊断。需与疰夏、湿温、消渴相鉴别。

诊断要点 ①病发于夏季，长期发热，体温随着气温变化而不同。早晨较低，午后较高；天气愈热，体温愈高；天气转凉，身热降低。②口渴，饮水量增加。小便清长，次数频繁，一昼夜可

达数十次，并少汗或汗闭。③无感染病灶，体检和理化检查无异常。

鉴别诊断 ①小儿疰夏：也发生于夏季，尤以长夏季节明显，主要表现为乏力，身体困重，食欲不振，偶有低热，但无高热、汗闭、口渴多饮、多尿。②湿温：可有发热症状，但无明显口渴，也无多尿，伴有湿阻脾胃或湿热蒙蔽清窍等症状。③消渴：有口渴、多尿症状，但无发热，发病也无季节性，多有消谷善饥症状。

辨证论治 重在辨病位和辨虚实，并结合患儿体质状况进行分析。①暑伤肺胃证：发热持续不退，多午后升高或稽留不退，口渴引饮，皮肤灼热，无汗或少汗，小便频数而清长或淡黄，精神烦躁，口唇干燥，舌稍红，苔薄腻或薄黄，脉数。治以清暑益气，养胃生津。方用王氏清暑益气汤。②暑湿伤脾证：长期发热，或高或低，身热不扬，或有微汗，口渴欲饮，倦怠乏力，肢端阴凉，面色苍黄，饮食不振，大便不调，小便清长，苔薄腻，脉濡数。治以健脾益气，清暑化湿。方用七味白术散。③上盛下虚证：精神委靡，虚烦不安，面色苍白，两颧发红，下肢清冷，食欲不振，小便清长，频数无度，大便稀薄，身热不退，朝盛暮衰，头额干灼无汗，口渴多饮，舌红，苔薄黄，脉沉数无力。治以清上温下，寒温并用。方用温下清上汤。

中成药治疗 ①生脉饮（红参、麦冬、五味子）：用于暑伤肺胃证偏气阴耗伤者。②健儿清解液（金银花、菊花、连翘、山楂、苦杏仁、陈皮）：用于暑伤肺胃证偏热重纳差者。③藿香正气口服液（广藿香油、白芷、苍术、陈皮、生半夏、姜制厚朴、茯苓、

甘草浸膏、大腹皮、紫苏叶油）：用于暑湿伤脾证。

其他疗法 可以配合针灸、推拿疗法等。

针灸疗法 取足三里、中脘、大椎、风池、合谷等穴。视病情行补泻手法。如元阳不足，加肾俞，针后加艾条灸。每穴2~3分钟，1日1次，7次为1个疗程，一般治疗1~2个疗程。

推拿疗法 推三关，退六腑，分阴阳，推脾土，清天河水，揉内庭、解溪、足三里、阴陵泉，摩气海、关元。1日1次，7日为1个疗程。用于暑伤肺胃证。

转归预后 发病与气温升高有关，故气温升高、气候炎热时病情加重；天气转凉时症状常自行消退。少有并发症，预后良好。

预防调护 此病多见于禀赋不足、体质虚弱小儿，故平素加强锻炼，增强体质，注意避暑，可减少夏季热的发生。

预防 ①居住环境注意通风，保持凉爽，有条件的室内安装空调，也可以易地避暑。②平素加强体育锻炼，增强体质，病后注意及时调理。

调护 ①通过空调或电扇等调节室内温度，保持在26~29℃为宜。②饮食宜清淡，食用营养丰富、易消化的食物，可用丝瓜叶、苦瓜叶、鲜荷叶等煎汤代茶饮，多食清热解暑之西瓜汁、梨汁、冬瓜汤、绿豆汤之类。③高热可辅以物理降温，温水浴可助发汗降温。

（王素梅）

zhòngshǔ

中暑（summerheat stroke；heat-stroke） 夏令时节小儿长时间于高温环境下，突然出现以头昏身热，口渴多汗、烦闷泛恶，手足微凉，甚则猝然晕倒，全身抽搐

为主要表现的外感暑病。又称捂热综合征，古称暍。有关中暑的记载首见于《黄帝内经素问·六元正纪大论》："炎暑至，少阳临上，雨乃涯，民病热中……善暴死。"隋·巢元方《诸病源候论·中恶病诸候·中热暍候》："夏月炎热，人冒涉途路，热毒入内，与五脏相并……故奄然闷绝，谓之暍。"阐述了中暑的病因。此病发生于夏季气候炎热之时。任何年龄均可发病，年龄越小，病情越复杂。

病因病机 冒受暑热阳邪，侵犯肺卫，郁遏气机，暑热不得宣散，郁闭于内，故见发热、多汗、烦渴；热灼津液，内耗正气，上扰神明，故见呼吸表浅、身重头昏。小儿神气怯弱，形气未充，热燔心神，扰动肝经，内闭清窍，则神昏、惊厥；热陷厥阴，津气亡失，则肢冷脉微。

诊断及鉴别诊断 依据夏季炎热环境及典型症状进行诊断。需与夏季易于发生的感冒夹惊、疫毒痢相鉴别。

诊断要点 ①发病于夏季，曾长时间处于高温环境下。②起病较急，以发热、头昏、多汗、烦渴、呼吸浅促为主要表现。③重者可见猝然昏倒、面色苍白、抽搐、肢冷脉微等症。

鉴别诊断 ①感冒夹惊（见小儿感冒）：高热兼有惊惕，睡卧不安，甚则抽风惊厥，目珠上窜，热退抽搐即止。可见恶寒、头痛、鼻塞流涕、全身酸痛、咳嗽、恶心呕吐等症。②小儿疫毒痢：起病急骤，以高热、嗜睡、惊厥、面色苍白、迅速发生休克为主要表现。根据大便常规、大便培养可以鉴别。

辨证论治 ①暑中阳明证：突然发热，头昏且重，汗出口渴，面赤心烦，或胸闷心悸，恶心欲吐，神疲乏力，呼吸急促，舌质红，苔黄腻或干，脉洪数而芤。治以清暑益气，生津止渴。热甚者方用白虎加人参汤加减，气阴不足者方用王氏清暑益气汤加减。②暑犯心包证：猝然昏倒，不省人事，身热肢冷，气粗而热，语无伦次或不语，舌质红绛，苔黄燥，脉洪大或滑数。治以清心开窍，醒神回苏。方用安宫牛黄丸。③暑陷厥阴证：高热神昏，四肢抽搐，甚或角弓反张，牙关紧闭，舌红，苔黄腻，脉弦数。治以清热解暑，平肝息风。方用羚角钩藤汤加减合紫雪丹。④内闭外脱证：突然昏倒，身热肢冷，面色苍白，肌肤湿冷，呼吸浅促，抽搐无力，脉沉细无力。治以益气固脱，清暑开窍。方用生脉散合参附汤加减。

中成药治疗 ①仁丹（冰片、薄荷脑、陈皮、丁香、豆蔻、儿茶、甘草、广藿香叶、木香、肉桂、砂仁、檀香、朱砂）：用于暑中阳明证。②青蒿琥酯片、青蒿琥酯注射液（青蒿琥酯）：用于暑犯心包证。③紫金锭（山慈菇、红大戟、千金子霜、五倍子、人工麝香、朱砂、雄黄）：用于暑犯心包证。④紫雪丹（石膏、寒水石、磁石、滑石、水牛角、羚羊角、木香、沉香、玄参、升麻、甘草、丁香、芒硝、硝石、人工麝香、朱砂）：用于暑陷厥阴证。⑤生脉注射液（红参、麦冬、五味子）：用于内闭外脱证。

其他疗法 可以用刮痧疗法、小儿推拿疗法、拔罐疗法等治疗。

刮痧疗法 用细料瓷调羹蘸香油，在患儿脊背两旁及胸前两胁处，自上而下，由轻到重，反复刮擦，直至皮肤发红出现小块红紫斑为止。

推拿疗法 开窍醒神：掐人中，捏厉兑，掐十王，拿委中，拿肩井。

拔罐疗法 选用大小适宜的竹罐，以闪火法拔吸于大椎穴，持续1~5分钟。

转归预后 若急救措施得当，一般预后良好。

预防调护 主要为避免暑热的伤害。

预防 ①尽量避免小儿长时间处于高温环境下。②居处要保持凉爽通风。③夏季多进食冬瓜、黄瓜、丝瓜、西瓜等清凉食品。

调护 尽快将患儿移置于有空调设备的适宜温度环境内。

(王素梅)

xiǎo'ér zhùxià

小儿疰夏（summer non-acclimatization in children） 以精神倦怠、四肢乏力、体热食少、大便不调为主要表现的季节性疾病。又称注夏。病名首见于元·朱震亨《丹溪心法·注夏》："注夏属阴虚，元气不足。"并指明病发于"夏初春末，头疼脚软，食少体热者是"。此病发于春末夏初，至秋凉后逐渐好转，有明显的季节性。

病因病机 病因有内外因之分。内因为小儿先天禀赋不足，或后天脾胃失调，或病后脾胃受损，致脾胃纳运功能失常，不能正常运化水谷，湿从内生。外因为春夏之交，雨水较多，暑湿郁蒸，困阻脾胃，中阳不振，升降失常。病机是暑湿困脾。病位主要在足太阴脾经。

诊断及鉴别诊断 主要根据临床表现结合特定的发病季节做出诊断。主要与夏季热、湿温相鉴别。

诊断要点 ①发生于春末夏初，可延至整个夏季，有明显的季节性。②有全身倦怠，食欲不振，大便不调等主要临床特征。③具有周期性发作特点，每年值此季节均可发病。④有脾胃素虚的体质特征。

鉴别诊断 ①夏季热：发病季节与疰夏相似，但主要表现为长期发热，并有明显口渴多饮，多尿，少汗或汗闭等。②湿温：主要表现为湿阻脾胃或湿热蒙蔽清窍等症状，有持续发热。

辨证论治 根据小儿体质及发病情况辨证论治。①暑湿困脾证：倦怠无力，食欲不振，脘腹不适，时有呕恶，身热不扬，小便黄，大便不调，舌苔腻，脉象略数。治以醒脾清暑化湿。方用藿朴夏苓汤。②脾胃虚弱证：精神倦怠，嗜卧懒言，食欲不振，面色委黄，大便稀溏，舌质淡，舌苔白腻，脉象无力。治以健脾益气化湿。方用参苓白术散。③气阴两虚证：形体消瘦，头晕目眩，神倦乏力，体热食少，心烦汗出，舌质红，舌苔少，脉沉细而数。治以益气养阴。方用生脉散加味。

中成药治疗 ①藿香正气散（广藿香、紫苏叶、白芷、苍术、陈皮、半夏、厚朴、茯苓、甘草、大腹皮）：用于暑湿困脾证。②生脉饮（红参、麦冬、五味子）：用于脾胃虚弱，气阴不足证。③参苓白术散（丸）（人参、白术、茯苓、甘草、山药、白扁豆、砂仁、桔梗、莲子、薏苡仁）：用于脾胃虚弱证。

其他疗法 可以用饮食疗法、单方验方和针灸疗法等辅助治疗。

饮食疗法 薏苡仁、莲子、山药各 10g，红枣 5 枚，粳米 50g。加入鲜荷叶水适量，煮粥。一日 1~2 次。

单方验方 ①鲜藿香、鲜佩兰各 20g，薄荷 6g，青蒿 10g。加水煮沸，置凉代饮。用于暑湿困脾证。②荷叶 30g，扁豆 15g，冬瓜皮 15g，香薷 10g。水煎服。用于暑湿困脾证湿重者。③太子参 10g，白术 10g，扁豆 30g，红枣 30g。水煎服。用于脾胃虚弱证。

针灸疗法 取脾俞、天枢、至阳、足三里。先刺后灸，隔日 1 次。用于湿盛脾胃虚弱者。

转归预后 一般预后良好，但病程较长。多始于春末夏初，至秋凉后可逐渐好转，故有"春夏剧，秋冬瘥"的发病特点。如病情迁延，反复发作或兼患其他疾病则可使病情加重。若调护失宜，病程迁延，甚或感染他病，则耗损气血，进一步发展可成为疳证。

预防调护 多见于体质虚弱或脾胃虚弱儿，故平素加强对体质虚弱儿的调护，改善体质，增强脾胃功能，可以避免此病发生。

预防 ①平素加强户外活动，选择合适的体育锻炼，以增强体质。②养成良好的生活习惯及饮食习惯，勿过食生冷油腻，以顾护脾胃。③素禀脾胃不足者，平时可适当服用健脾益气之品如党参、黄芪等，以改善脾胃不足的体质状况，减少或减轻病情发作。

调护 ①患儿饮食宜清淡、易消化而富于营养，忌生冷寒凉之品。②室内应注意通风，注意调节室内温度和湿度。

(王素梅)

wéishēngsù D quēfáxìng gōulóubìng
维生素 D 缺乏性佝偻病 （vitamin D deficiency rickets） 儿童体内维生素 D 不足，导致钙磷代谢失常引起的慢性营养缺乏性疾病。临床以多汗、夜惊、烦躁不安、枕秃（图1）、囟门迟闭，甚至出现鸡胸、漏斗胸（图2）、下肢弯曲等为特征。此病婴幼儿时期常

见，6~12 个月婴儿为高发人群。冬春两季多发，中国北方地区发病率高于南方地区，人工喂养儿发病率高于母乳喂养儿。此病临床表现多样，症状轻重不一，历代医籍对其记载颇丰。如隋·巢元方《诸病源候论》中载有背偻、齿迟、发稀等论述，并提出了"数见风日"的预防措施。宋·钱乙《小儿药证直诀》中载有龟背、龟胸，记录了胸骨与脊柱畸形的体征。此外，诸如五迟、五软、肾疳、骨疳、夜惊、汗证等皆有与此病相关的记载。

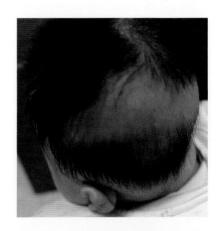

图1 多汗，枕秃

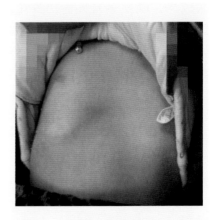

图2 漏斗胸

病因病机 病因有先天与后天之分。先天多责之于孕母营养失调或疾病影响，致胎养失宜，

肾气亏虚而禀赋不足；后天多责之于小儿乳食失调、日照不足，致使脾胃虚弱。肾元亏虚，骨髓失充，则骨骼生长发育障碍，出现颅骨软化、囟门迟闭、齿迟，甚至骨骼畸形。脾胃羸弱，气血生化乏源，全身筋脉失于濡养，卫气不足，藩篱疏漏，营卫失调，可致多汗、肌肉松弛。脾肾不足，还可影响到其他脏腑，如心脾不足，土虚木亢，则夜惊、烦躁；肺气不足，卫外不固，则易罹外邪。其病机关键是脾肾不足。病变部位主要在脾、肾，累及心、肺、肝三脏。

诊断及鉴别诊断 以临床表现为主，结合体格检查、理化检查、X线检查综合分析做出诊断。应与脑积水、呆小病、软骨发育不良等相鉴别。

诊断要点 多见于婴幼儿，好发于冬春季。有维生素D缺乏史。此病临床分四期。①初期：主要表现为多汗、夜惊、烦躁等精神神经症状，或有发稀、枕秃，血生化轻度改变或正常。②活动期（激期）：除上述改变外，以骨骼改变为主。骨骼改变以轻中度为多，X线检查见临时钙化带模糊，干骺端增宽，边缘呈毛刷状。血清钙、磷均降低，碱性磷酸酶增高。③恢复期：经治疗后症状改善，体征减轻，骨骼X线检查见临时钙化带重现，血生化恢复正常，可遗留骨骼畸形。④后遗症期：少数重症患儿可残留不同程度的骨骼畸形或运动功能障碍，多见于>2岁儿童。临床症状消失，血生化恢复正常，骨骼X线检查显示干骺端病变消失。

鉴别诊断 ①解颅（脑积水）：发病常在出生后数月，前囟及头颅进行性增大，前囟饱满紧张，骨缝分离，两眼下视如"落

日状"。X线检查示颅骨穹隆膨大，颅骨变薄，囟门及骨缝宽大等。②呆小病：甲状腺功能减退所致。有出牙晚及囟门晚闭、生长发育迟缓、体格明显矮小、腹胀等症，同时，此病患儿智力低下，表情呆滞，皮肤粗糙干燥，血钙磷正常，X线检查示骨龄延迟，但钙化正常。查甲状腺素T$_4$和促甲状腺激素可资鉴别。③软骨发育不良：先天性疾病，绝大多数是遗传性，少数是基因突变。此病表现为头大，前额突出，长骨骺端膨出，胸部串珠，腹部膨大等体征，与维生素D缺乏性佝偻病相似，但四肢及手指短粗，五指齐平，腰椎前突、臀部后突是其独有的特征，可资鉴别。骨骼X线检查可见特征性改变，如长骨粗短弯曲，干骺端变宽，呈喇叭口状，但轮廓光整，部分骨骺可埋入扩大的干骺端中。

辨证论治 采用脏腑辨证，重点辨别以脾虚为主或肾虚为主。注意区分轻证、重证。如单有神经精神症状，骨骼改变较轻或无病变者为轻证；头发稀少，筋肉萎软，骨骼改变明显者为重证。治疗原则以调补脾肾为要。①肺脾气虚证：以非特异性精神神经症状为主，多汗夜惊，烦躁不安，发稀枕秃，囟门宽大，伴轻度骨骼改变，或形体虚胖，肌肉松软，食欲不振，大便不实，易反复感冒，舌质淡，舌苔薄白，脉软无力。治以健脾益气，补肺固表。方用人参五味子汤加减。②脾虚肝旺证：头部多汗，发稀枕秃，囟门迟闭，出牙延迟，伴轻度骨骼改变，或形体虚胖，肌肉松软，食欲不振，大便不实，坐立行走无力，夜啼易惊，甚则抽搐，纳呆食少，舌淡苔薄，指纹淡紫或脉细弦。治以健脾助运，平肝息

风。方用益脾镇惊散加减。③肾精虚损证：除了初期的症状更为明显外，同时有明显的骨骼改变，如方颅、肋软骨沟、肋骨串珠、手镯、脚镯、鸡胸、漏斗胸、X或O形腿等，伴有出牙、坐立、行走迟缓，面白肢软，精神淡漠，智力低下，舌淡苔少，脉细无力。治以补肾填精，佐以健脾。方用补肾地黄丸加减。

中成药治疗 口服中成药治疗，一般疗程在3个月左右。①龙牡壮骨颗粒（党参、黄芪、山麦冬、醋龟甲、炒白术、山药、醋南五味子、龙骨、煅牡蛎、茯苓、大枣、甘草、炒鸡内金、乳酸钙、维生素D$_2$、葡萄糖酸钙）：用于各种证型。②玉屏风颗粒（口服液）（黄芪、白术、防风）：用于肺脾气虚证以肺虚为主，多汗而反复感冒者。③小儿健脾化积口服液（人参、黄芪、白术、茯苓、黄精、焦山楂、麦芽、六神曲、谷芽、鸡内金、莱菔子、伸筋草、草豆蔻、广藿香、木香、枳壳、香附、苍术、槟榔、桔梗、苦杏仁、乌梅、大黄、功劳叶、瓜蒌子、紫草、甘草）：用于肺脾气虚证以脾虚为主者，或脾虚肝旺证。④醒脾养儿颗粒（毛大丁草、山栀茶、一点红、蜘蛛香）：用于肺脾气虚证脾虚明显者。⑤六味地黄丸（熟地黄、山药、酒萸肉、泽泻、茯苓、牡丹皮）：用于肾精虚损证。

其他疗法 可以用敷贴疗法、小儿推拿疗法等辅助治疗。

敷贴疗法 五倍子、麻黄根、煅龙骨、煅牡蛎，均研为细粉，以1:1:3:3取量，加1/3量凡士林调成软膏状。每取3~5g，填入脐中，覆盖干净纱布块，胶布固定，每日贴6~10小时（视患儿皮肤情况而定），1日1次，10

日为 1 个疗程。可用于辅助治疗维生素 D 缺乏性佝偻病多汗。

推拿疗法 采用常规按摩手法，补脾胃，补肾经，揉小天心，揉中脘，摩丹田，捏脊，按揉脾俞、胃俞，揉八髎，按揉足三里和三阴交。每天按摩 1 次，疗程 1 个月。可用于辅助治疗维生素 D 缺乏性佝偻病。

转归预后 若发现及时，治疗得当，一般预后良好。若发现时年龄较大，或失治误治，则易留有骨骼畸形，严重者影响生长发育。

预防调护 重在预防，预防以户外活动、多晒太阳最为重要。

预防 ①加强妊娠期保健，孕妇要适当进行户外活动，适量补充含钙量高的食物。②小儿，尤其是婴幼儿要多晒太阳。生后 2~3 周便可开始坚持户外活动，冬季也要保持每日 1~2 小时户外活动时间。③婴儿尤其是早产儿适当补充维生素 D。母乳喂养，及时添加辅食。

调护 患儿不要久坐、久站，防止发生骨骼畸形。

（王素梅）

xuèzhèng

血证（blood syndrome） 儿童出血的病证。广义泛指以出血为主要表现的所有疾病；狭义指因外感或内伤所致的脏腑功能失调，阴阳失衡而出现的血液不循常道，溢于脉外，或上逆于口鼻诸窍，或下出于前后二阴，或渗出于肌肤黏膜等的出血性病证。

中医学对血证认识比较深入，论述颇丰。《黄帝内经》对诸如咯血、呕血、衄血、溺血、便血等十余种血证皆有记载。如《灵枢经·百病始生》："阳络伤则血外溢，血外溢则衄血；阴络伤则血内溢，血内溢则后血。"汉·张仲景进一步发展了对于血证的认识，在此基础上创制了泻心汤、柏叶汤、黄土汤、赤小豆当归散等经典方剂，并沿用至今。隋·巢元方《诸病源候论》开儿科血证专论之先河，特别重视温病对血分的影响。唐·孙思邈《备急千金要方》记载了多种小儿血证方药。宋代之后的医家着重从病因病机方面阐述此病，如宋代《小儿卫生总微论方·血溢论》："小儿诸血溢者，由热乘于血气也。"清·陈飞霞《幼幼集成·诸血证论治》："小儿吐血，因伤食者最多。"

血证病因有外感、内伤两类。外感因素指六淫之邪及温疫邪毒致病；内伤为饮食、药物所伤及脏腑，导致功能异常而致病。病机包括生血不足或失血亡血，血滞脉中或络伤外溢，热伤血络迫血妄行，以及脾虚气不摄血、阴虚火旺伤络等。归纳起来，大致分为血热、血虚、气虚、阴虚、瘀血等证。对于血证的辨证论治，首先应明确出血部位和所属脏腑，并结合病史和临床表现，分清证候的虚实及病情的轻重。因小儿血证病因多样，病种繁杂，临证时需详辨端倪，权衡主次，分清虚实，兼顾标本缓急治疗。

（王素梅）

bínǜ

鼻衄（epistaxis） 血自鼻孔流出的病证。又称鼻洪、鼻出血。易发生于 4~10 岁小儿。一年四季均可发病，秋、春季节气候干燥，发病率较高。历代医家对鼻衄病因病机阐述颇详，如宋·陈言《三因极一病证方论》与明·龚廷贤《寿世保元》认为"胃热炽盛"及"五辛热食"是发病的主要诱因。明·陈实功《外科正宗》认为此病与"肺经火旺"有关。亦有学者认为此病病因有"七情所伤"和"阴虚火动"。儿科医家多从外感因素立论，认为此病为血热气逆所致。元·曾世荣指出鼻衄为感邪之后不从汗解而从鼻出的病证。

病因病机 病因涉及外因、内因及不内外因。外因责之于小儿纯阳之体，感受诸邪，极易从阳化热，迫血妄行所致。内因责之于五脏功能失调，或五志郁而化火，或正气虚弱不能统摄血液等所致。不内外因包括炎症、外伤、中毒、肿瘤、鼻中隔偏曲等因素。

诊断及鉴别诊断 诊断依据其临床表现和诱发因素，实验室检查有助于明确发病原因。主要与鼻异物及全身性疾病所致的鼻出血鉴别。

诊断要点 ①外感热病、气候干燥、恼怒、鼻部外伤、鼻渊等所致或诱发。②以鼻腔出血为主要症状，一般发病较急，出血严重者可致休克。③鼻腔检查有出血病灶。④尽快完善可能引起鼻衄疾病的有关辅助检查，明确病因是鼻腔局部还是全身性疾病的鼻部表现。

鉴别诊断 ①鼻异物：小儿戏弄豆、纸、小玩物等误入鼻腔，引起局部炎症或损伤而致出血。②全身性疾病所致的鼻出血：如免疫性血小板减少性紫癜、白血病、再生障碍性贫血及其他原因所致的鼻出血，多伴有全身症状，相关实验室检查有助鉴别诊断。

辨证论治 鼻衄出血量多，来势凶猛，血色鲜红者为实证；出血量少，血流缓慢，血色淡者为虚证。①肺经热盛证：鼻衄点滴渗出，血色鲜红，伴鼻塞、咳嗽，舌质偏红，舌苔薄黄，脉浮数，指纹浮红。治以辛凉宣肺，清热凉血。方用桑菊饮合泻白散加减。②胃火炽盛证：鼻中出血量多，血色深红，鼻黏膜充血，口鼻气热，伴牙龈红肿出血，胃脘不适，渴喜冷饮，便秘，舌红苔黄，脉洪数或滑数，指纹红紫而滞。治以清胃泻火，凉血止血。方用清胃散合调胃承气汤加减。③肝火上炎证：鼻衄发于恼怒之后，血色稍暗，量或多或少，头痛头晕，口苦咽干，胸胁苦满，舌红苔黄，脉弦数，指纹青紫。治以清热泻火，柔肝止衄。方用龙胆泻肝汤加减。④阴虚火旺证：鼻衄量少，色鲜红，口鼻干燥，唇红干裂，手足心发热，盗汗，大便秘结，舌红少苔，脉细数。治以滋阴降火，润燥止血。方用知柏地黄丸加减。⑤脾不统血证：鼻衄量少，渗渗而出，血色淡红，常反复发作，鼻黏膜色淡，面色不华，口淡不渴，神疲懒言，饮食量少，大便溏薄，舌淡苔白，脉细数，指纹沉淡。治以补脾益气，摄血止血。方用归脾汤加减。

中成药治疗 ①牛黄上清丸（人工牛黄、薄荷、荆芥穗、白芷、川芎、黄柏、黄连、大黄、黄芩、连翘、赤芍、当归、地黄、桔梗、甘草、冰片、栀子、石膏、菊花）：用于肺经热盛证。②知柏地黄丸（熟地黄、山茱萸、山药、泽泻、牡丹皮、茯苓）：用于阴虚火旺证。③归脾丸（党参、白术、黄芪、甘草、茯苓、远志、酸枣仁、龙眼肉、当归、木香、大枣、生姜）：用于脾不统血证。

转归预后 经恰当治疗，一般预后良好。如一次出血量多，且伴有头晕、心慌、气短、汗出肢冷、面色苍白、虚烦不安者，可能为虚脱先兆，应加强病情观察，预防失血性休克。血液系统疾病引起的鼻衄病情较重，需要查明病因，标本兼治。

预防调护 预防重在保护鼻腔。调护需安定患儿情绪，及时观察病情变化并处理。

预防 ①纠正小儿挖鼻的不良习惯，防止造成鼻黏膜糜烂。②气候干燥时，应增加室内湿度，有条件可用加湿器，以保持鼻腔湿润；或在小儿鼻中隔黏膜涂少量黄连油膏或红霉素眼药膏，以滋润黏膜。③少食辛辣燥热刺激性食物。④较大儿童应多吃新鲜蔬菜和水果，尤其是莲藕，有止衄的作用。

调护 ①稳定患儿情绪，避免因烦躁和紧张加重鼻衄的发作。②在炎热夏季，患儿不宜怀抱，应采用半卧位卧于阴凉的地方，既有利于止血，又便利于医务人员检查。③观察患儿出血是否停止时，应特别注意有无鼻血流向咽部。④鼻腔用药或填塞之后，要防止患儿掏挖。

（王素梅）

chǐnǜ

齿衄（gum bleeding） 小儿血从牙龈、齿缝溢出的病证。又称牙衄。可由牙龈局部病变或全身多种疾病引起。牙龈局部病变多为炎症、牙菌斑、牙石、食物嵌塞、牙位异常等因素引起，西医学的牙周组织病属于此证范畴。全身疾病如西医学的免疫性血小板减少性紫癜、白血病、维生素 K 缺乏症及肝硬化等亦可引起齿衄。

病因病机 ①多因外感风热邪毒直犯牙龈，或外邪引动胃腑积热，风热毒邪相搏，犯及牙龈，迫血而出。②嗜食膏粱厚味，脾胃积热，湿热循经熏蒸牙龈，热盛肉腐，伤及血络。③先天不足，七情内伤，精亏髓减，牙龈失濡，甚则肾水不足，阴虚火旺，虚火上炎牙龈，导致牙龈出血。④素体虚弱、久病耗伤，气血不足，

不能上输精微，甚则气虚不摄，血不循经，血液外渗于齿间。小儿齿衄以胃火邪毒相搏居多，治疗以清热凉血止血为主要法则。

诊断及鉴别诊断 依据临床表现可诊断，综合发病诱因、病史回顾、实验室检查可做出病因诊断。需与舌衄相鉴别。

诊断要点 ①因外力损伤、刷牙不当、长期食物嵌塞或其他慢性疾病诱发。②以牙龈、齿缝出血为主要表现，可伴有牙龈红肿、牙龈萎缩、牙根宣露、牙齿松动，可发生于单个或多个牙齿，亦可发生于全口牙齿。③初期 X 线检查无明显改变，或仅见轻微牙周膜增宽，后期可见牙周骨组织破坏，牙周膜增宽，牙槽骨水平或垂直吸收，一般根尖区无明显阴影。

鉴别诊断 舌衄：血出自舌面，舌面上常伴有针尖样出血点，可伴有舌体红肿疼痛，不欲饮食，说话困难等。

辨证论治 ①胃火炽盛证：出血较多，血色鲜红，伴牙龈红肿疼痛，口干口臭，头痛，大便偏干，舌红苔黄，脉洪数，指纹紫滞。治以清胃泻火，凉血止血。方用加味清胃散合泻心汤加减。②阴虚火旺证：出血量少，血色淡红，反复发作，常因受热及烦劳而诱发，伴牙齿松动，牙龈萎缩，五心烦热，潮热盗汗，舌红少苔，脉细数，指纹沉滞而淡。治以滋阴降火，凉血止血。方用六味地黄丸合茜根散加减。

其他疗法 急性出血可配合局部用药，慢性出血可配合漱口疗法及揩齿、叩齿法治疗。

局部用药 牙龈红肿者，用冰硼散吹于患处，可起到清热凉血，消肿止痛的作用。牙龈出血溢脓者，用固齿白玉膏贴于牙龈

处，可起凉血止血，化腐生肌，排脓的作用。

漱口疗法　选用淡盐水、旱莲草水煎剂、黄芩水煎剂、乌贼骨五倍子煎剂，含漱口腔，1日5~7次。

揩齿、叩齿法　早、晚刷牙后，用手指或牙刷按摩牙床及牙龈3~5分钟，并上下叩齿30~50次。

预防调护　①养成良好的清洁口腔习惯，刷牙时避免过度用力损伤牙龈。②早期防治龋齿及牙周组织病等口腔疾患。③出血期应避免食用刺激、辛辣、烘烤、坚硬类食品。④如牙龈出血反复不愈者，应尽早完善相关辅助检查，明确原发病并加以治疗，以免贻误病情。

(王素梅)

jīnǜ

肌衄（sweat pore bleeding）以小儿皮肤、黏膜出现瘀点、紫斑，压之不退色为主要表现，常伴有鼻衄、齿衄，甚则尿血、便血、呕血的出血性疾病。皮肤、黏膜斑块大小不一、分布不匀，小者似疹，大者成片，可泛发于全身，亦可散见于四肢。此病好发于学龄期儿童，可反复发作。西医学的过敏性紫癜、免疫性血小板减少性紫癜等疾病属于此病范畴。

中医对肌衄认识较早，《灵枢经·百病始生》记载："卒然多食饮则肠满，起居不节，用力过度，则脉络伤，阳络伤则血外溢，血外溢则衄血。"指出衄血多由于饮食、起居、活动失宜所致。隋·巢元方《诸病源候论·小儿杂病诸候·患斑毒病候》提出"斑毒"一证，乃由热毒搏结胃腑，熏蒸肌肤所致。后世医家多将肌衄归入血证、斑毒范畴，如元·朱震亨《证治要诀·诸血门·肌衄》提出"阳证发斑"和"阴证发斑"的概念，对此病的辨证论治具有指导意义。古代医籍对于小儿肌衄的证候描述也较详实。如宋代《小儿卫生总微论方·血溢论》提到："小儿诸血溢者，由热乘于血气也……血随经络虚处著溢，自皮孔中出也。"明·陈实功《外科正宗·葡萄疫》提出"葡萄疫"病名："葡萄疫，其患多生于小儿，感受四时不正之气，郁于皮肤不散，结成大小青紫斑点，色若葡萄，发在遍体头面，乃为腑证。"指出其常见发病原因及主要临床症状。

病因病机　有内外两大因素。外因多责之于六淫邪气（以热毒为主）侵袭人体，与血气相搏，灼络熏肤，络伤血溢，留着肌肤之间，则出现紫癜。内因多责之于小儿先天禀赋不足、脏腑娇嫩，或病后体虚、气血失摄。心主血脉，脾主统血，肝主藏血，三脏功能失调，则统摄无权，血不归经。久病阴血亏损，肝肾不足，虚火妄动，脉络损伤，以致血液离经，留于肌肤。若久病气机不利或外邪痹阻脉络，则血液推动无力或运行不畅，造成局部血流凝涩，脉络瘀阻，血行不循常道而溢于脉外。以上诸因素可单独致病，亦可合而为患，导致肌衄的发生。

诊断及鉴别诊断　依据皮肤黏膜下出血的主要临床表现可做诊断。需与风疹、麻疹、奶麻等出疹性疾病相鉴别。

诊断要点　①起病可急可缓，以皮肤、黏膜出现瘀点、瘀斑，按压不退色为主要表现。②可伴有鼻衄、齿衄、呕血、便血、尿血等出血症状。③或以关节肿痛、腹痛起病。④或以上呼吸道感染症状为首发，或因服用某些药物、食物而诱发。

鉴别诊断　风疹、麻疹、奶麻等出疹性疾病的出疹特点是：疹面高尖，抚之碍手，压之退色。肌衄的皮疹特点是：形态不一，疹面平、压之不退色。

辨证论治　①风热伤络证：起病较急，紫癜泛发于四肢，尤以下肢和臀部多见，呈对称性，色鲜红，形态不一，可融合成片，可伴有发热，微恶寒，皮肤瘙痒，恶心呕吐，腹痛及关节肿痛，便血尿血等，舌质红，舌苔薄黄，脉浮数。治以祛风散邪，清热凉血。方用连翘败毒散加减。②血热妄行证：起病急骤，出血势急，皮肤瘀点多呈深红色，可伴鼻衄、齿衄等其他出血症状，面赤烦躁，口渴咽干，喜冷饮，大便偏干，小便短赤，舌质红绛，舌苔黄燥，脉滑数或弦数。治以清热解毒，凉血止血。方用清热地黄汤加味。③虚火灼络证：紫癜反复发作，迁延不愈，伴有鼻衄、齿衄，潮热盗汗，心烦少寐，手足心热，颧赤咽干，大便干燥，小便短黄，舌红少津，脉细数。治以滋阴降火，凉血止血。方用大补阴丸或知柏地黄丸加减。④气不摄血证：起病缓慢，病程较长，紫癜反复发作，斑色淡紫，伴有面色不华，少气懒言，乏力嗜卧，食欲不振，头晕心悸，舌淡，舌苔薄白，脉细无力。治以健脾养心，益气摄血。方用归脾汤加减。⑤气滞血瘀证：病程缠绵，反复发作，斑色紫暗，腹中剧痛，舌暗红，边尖有瘀点，脉细涩。治以理气化瘀，活血止血。方用桃红四物汤加减。

中成药治疗　乌鸡白凤丸（乌鸡、鹿角胶、鳖甲、牡蛎、桑螵蛸、人参、黄芪、当归、白芍、香附、天冬、甘草、生地黄、熟地黄、川芎、银柴胡、丹参、山药、芡实、鹿角霜）：用于虚火灼络证、气不摄血证。

转归预后 大部分经治疗可痊愈，预后良好。部分迁延不愈，合并其他脏器损害如肾脏损害者，则病情较重，有颅内出血者病危。

预防调护 ①反复发作者，应积极寻找诱因，如因食物或药物引起，要注意避免与其接触。②参加体育锻炼，增强体质，提高免疫力。③避免外伤，以免引起出血。④急性期患儿加强病情观察，如有颅内出血征象者应及时发现并抢救。

（王素梅）

kǎxiě

咯血（hemoptysis） 小儿喉以下的呼吸道出血，血液随咳嗽从口中咯出，或痰中带血、或纯血、或咯出小血块的病证。夏暑季节，因患暑温而咯血者，称为暑瘵。宋代《小儿卫生总微论方·血溢论》："小儿诸血溢者也，热乘于血气也。血得热则流溢。"《灵枢经·百病始生》："用力过度，则阳络伤，阳络伤则血外溢。"可见，血热妄行、跌仆损伤等均可导致小儿咯血。小儿咯血无明显季节性和性别差异。此证临床可单独出现，同时亦散见于呼吸、循环、血液等多个系统的病证中。

病因病机 小儿外感、饮食、情志、劳倦、跌扑损伤等因素均可引起肺络损伤，血热妄行或血液失摄，溢于脉外，发为咯血。①小儿肺脏娇嫩，卫外不固，外感六淫、温疫邪毒，从皮毛、口鼻而入，内舍于肺，或饮食不节，嗜食肥甘厚味，酿生湿热，热灼肺络，迫血妄行而咯血。②小儿肝常有余，所欲不遂，气郁化火，木火刑金，血热妄行亦可见咯血。③小儿久病伤阴或燥邪伤津耗液，

虚火内生，灼伤肺络导致咯血。④络脉伤损，营气不守，或外伤跌仆，或久病入络，瘀血阻络，血不循经，溢于脉外，亦可致咯血。⑤饮食不节，过服寒凉，损伤脾胃，或久病耗气，气不摄血，亦可发生咯血。

诊断及鉴别诊断 以临床表现做出诊断，辅助检查用于明确病因。需与口鼻出血、吐血等相鉴别。

诊断要点 多有咳喘等肺系病症。有咳嗽、胸闷、喉痒等不适先兆，血经气道随咳嗽而出，色鲜红，或纯血，或夹泡沫，或痰血相兼，如丝如点，大量咯血后，痰中带血数天。一般无黑便。血常规，血沉，痰培养，痰抗酸杆菌、脱落细胞、含铁血黄素细胞检查，胸部 X 线检查，纤维支气管镜检等，可帮助明确病因。

鉴别诊断 ①口鼻出血（见鼻衄、齿衄）：鼻腔、咽喉、牙龈及口腔其他部位的出血一般量少，为纯血或血随唾液而出，同时伴口腔、鼻咽部病变的相应症状。②吐血：血由胃来，吐血前有恶心、胃脘疼痛等不适，血经呕吐而出，色紫暗，夹食物残渣，多伴黑便，一般痰中无血。③咯出物是否为血：服药物利福平后咯红色痰液，但痰潜血检查阴性。④咯血原因鉴别：气管支气管疾病、肺部疾病、心血管疾病、出血性疾病、理化因素均可导致咯血。其中，气管支气管炎、特发性肺含铁血黄素沉着症为常见的咯血原因。结核病、支气管扩张、肿瘤、气道畸形、支气管异物等也可致小儿咯血，需进一步结合相关检查，明确诊断。

辨证论治 按外感和内伤辨证论治，应遵循"视何经受病，先以顺气为主，降火次之，气顺

则血归于经，火降则血自止"的治疗原则，用行气、清热泻火的治血方法。大量咯血时应中西医结合治疗。

外感咯血 风热（燥）犯肺证：痰中带血，喉痒，咳嗽，伴口鼻干燥，或身热，恶风，舌红少津，舌苔薄黄，指纹浮紫或脉浮数。治以疏风清热，润肺止血。方用止嗽散合桑杏汤加减。

内伤咯血 ①痰热蕴肺证：痰中带血，伴咳嗽阵阵，痉咳不已，痰多，面赤唇红，烦躁不宁，舌红苔黄，指纹紫或脉滑数。治以清热涤痰，宣肺止咳，降气止血。方用桑白皮汤合葶苈大枣泻肺汤加减。②肝火犯肺证：痰中带血或纯血鲜红，伴咳嗽，胸胁胀痛，急躁易怒，口苦，便秘溲赤，舌红苔黄，指纹紫或脉弦数。治以泻肝清肺，凉血止血。方用泻白散合黛蛤散加减。③阴虚肺热证：痰中带血，或反复咯血，量少，或纯血鲜红，伴咳嗽，颧红，潮热，盗汗，消瘦，大便偏干，舌红少苔，脉细数。治以滋阴润肺，宁络止血。方用沙参麦冬汤加减。④气虚失摄证：反复咯血，痰中带血或大咯血，血色淡，伴面色无华，神疲乏力，便溏纳差，舌淡苔白，脉细弱。治以益气摄血，收敛止血。方用归脾汤加减。⑤虚寒不固证：反复咯血，痰中带血，色暗，伴形寒肢冷，便溏，舌淡苔白，脉沉。治以温中止血。方用理中汤加减。⑥瘀血阻络证：咯血色暗，伴胸部刺痛，舌暗苔白，脉涩。治以化瘀止血。方用桃红四物汤加减。

中成药治疗 ①鹭鸶咯丸（麻黄、苦杏仁、石膏、甘草、细辛、炒紫苏子、炒芥子、炒牛蒡子、瓜蒌皮、射干、青黛、蛤壳、天花粉、姜炙栀子、人工牛黄）：

用于肝火犯肺证。②养阴清肺糖浆（地黄、麦冬、玄参、川贝母、白芍、牡丹皮、薄荷、甘草）：用于阴虚肺热证。③人参养荣丸（人参、熟地黄、土白术、茯苓、炙黄芪、五味子、当归、白芍、肉桂、制远志、陈皮、炙甘草）：用于气虚失摄证。

其他疗法 可采用单方验方、外治法等方法辅助治疗。急症大咯血应同时采用西医抢救措施。

单方验方 ①干地榆100g，水煎2次后浓缩至400ml，适量口服，1日4次，咯血停止后再巩固3天。②藕粉30g（生老藕捣汁沉淀晒干而成），长期服用。③鲜仙鹤草汁、藕汁各半，每次20ml，凉服，1日2~3次，用于肺热咯血。

外治法 ①醋或黄酒加温泡脚，引火归原、引热下行而止血。②附子做饼或蒜泥敷贴涌泉穴。

西医疗法 大咯血应中西医结合治疗。保持气道通畅，防止休克发生，积极止血，可借助纤维支气管镜明确出血部位，并行支气管压迫、填塞、激光凝固、或支气管动脉栓塞、肺叶切除等措施止血，出血量多者需输血。

转归预后 预后与咯血量、病程长短、病情轻重、证候表现、伴随症状、舌象脉象以及是否及时和恰当治疗有关。注意明确咯血病因，针对病因治疗。小量咯血，病程短者，经及时治疗，预后良好；病程长，反复咯血者，难治；大咯血，失治误治，失血过多或气道阻塞，易危及生命。

预防调护 对平素患有可能引起咯血疾病的患儿要高度重视，注意观察病情变化，防患于未然。

预防 ①避风寒，节饮食，调情志，注意休息。②咳嗽患儿及时明确病因并加以治疗。

调护 ①安抚患儿情绪，消除紧张、恐惧心理，做好应急抢救措施。②大咯血患儿应保持呼吸道通畅，头侧位，平卧，防止窒息，必要时用吸痰器吸出气道内积血，并做好输血输液准备。

（王素梅）

tùxiě

吐血（hematemesis） 血来自胃中，经口而吐出的病证。吐血时有声者称呕血。吐出之血色红或紫暗，常夹有食物残渣。主要见于上消化道出血，其中以消化性溃疡出血及肝硬化所致的食管、胃底静脉曲张破裂出血最多见，其次见于食管炎，急、慢性胃炎等，以及某些全身性疾病，如血液病、尿毒症、应激性溃疡等引起的出血。

病因病机 古代医家多从热邪致病的角度阐述小儿吐血的发病机制。宋代《小儿卫生总微论方·血溢论》："小儿诸血溢者，由热乘于血气也。从口中出者则为吐血，少则唾血。"元·曾世荣《活幼心书·明本论·失血》："因热内攻，血随气行，或壅而上逆，或下而忘返，遂有吐血、衄血、泻血、溺血之证。"清·陈复正《幼幼集成·诸血证治》："吐血者，胃中积热，火逼其血而妄行，故从口吐出，宜清其胃火，使血归经。"除此之外，情志过极，嗜食肥甘，劳倦过度及久病或热病后调摄不当亦可引起小儿吐血。吐血一证，并非胃脏本身所独见，也可由其他脏腑病变触发，故明·王大伦《婴童类萃·失血论》有"呕血亦出于肝……吐血亦出于心"之说。

辨证论治 分缓急、标本、虚实辨证论治。①胃热壅盛证：脘腹胀闷，甚则作痛，呕则吐血，其色鲜红，常夹有食物残渣，口

臭，便秘，大便色黑，舌质红，舌苔黄腻，脉滑数。治以清胃泻火，化瘀止血。方用泻心汤合十灰散加减。②肝火犯胃证：吐血色红或紫暗，口苦胁痛，心烦易怒，寐少梦多，舌质红绛，脉弦数。治以泻肝清胃，凉血止血。方用龙胆泻肝汤加减。③气虚血溢证：吐血缠绵不止，时轻时重，血色暗淡，神疲乏力，心悸气短，面色苍白，舌质淡，脉细弱。治以健脾养心，益气摄血。方用归脾汤加减。④气随血脱证：吐血如涌，势急量多，精神委顿或昏迷，面色苍白，四肢厥冷，汗出不止，手撒身软，脉微欲绝。治以益气固脱，回阳救逆。方用独参汤合四逆汤加减。

中成药治疗 ①紫地宁血散（大叶紫珠、地苋）：用于胃热壅盛证。②龙胆泻肝丸（龙胆、柴胡、黄芩、栀子、泽泻、木通、车前子、当归、生地黄、甘草）：用于肝火犯胃证。③归脾丸（党参、白术、黄芪、茯苓、远志、酸枣仁、龙眼肉、当归、木香、大枣、甘草、生姜）：用于气虚血溢证。

其他疗法 藕粉15~20g，用沸水200~250ml冲泡，搅拌成半透明糊状食用。

转归预后 小儿吐血发病急骤，如救治不当或延误时机可导致死亡。吐血患儿一般有胃痛、胁痛、黄疸、癥积等宿疾，吐血前多有恶心、胃脘不适、头晕等症状，应密切观察病情变化，及时对症处理。同时，需配合纤维胃镜、上消化道钡餐造影、B超等检查，争取明确病因，以治标治本相结合。短时间吐血量多者需中西医结合抢救治疗。

预防调护 ①绝对卧床休息，保持呼吸道通畅，必要时吸氧

②做好心理护理，对于年长儿应给予安慰鼓励，家属陪伴可消除患儿恐惧心理。③补充营养，合理膳食。出血量多者应暂时禁食，待出血停止后给予营养丰富、易消化吸收的半流质饮食，少食多餐。适当增加蛋白质和维生素摄入，不食生冷、辛辣、粗纤维及刺激性食物，避免再次出血。

（王素梅）

biànxiě

便血（hematochezia）

肛门出血，或先便后血，或先血后便，或血与粪便相杂而下，或纯下血水的病证。古称下血、后血。根据血在便前、便后的顺序不同，有远血、近血之分。明·张介宾《景岳全书·杂证谟·便血论治》："血在便前者，其来近，近者或在广肠、或在肛门；血在便后者，其来远，远者或在小肠、或在于胃。"将便血特点与出血部位之间的关系做了明确界定。宋·严用和《重辑严氏济生方·五痔肠风脏毒门·肠风脏毒论治》根据血色之清浊，提出"肠风""脏毒"之病名，曰："大便下血，血清而色鲜者，肠风也；浊而色暗者，脏毒也。"清·吴谦等《医宗金鉴·幼科心法要诀·失血门》对便血理论做了进一步阐述，认为肠风、脏毒皆本于热，因夹风、夹湿不同而表现各异，并提出了相应的治法及方剂。

病因病机 常见病因包括外感、食伤、情志及正虚，共同的病理基础是肠胃之脉络受损。除此之外，还与肝脏功能失职密切相关，肝失疏泄，气郁及血，气滞血瘀，阻滞脉络，血下渗于大肠可致便血。

辨证论治 宜分标本、缓急，出血量大时，宜止血以治其标，存得一分血，便保得一分命。病情稳定后，应采用现代检查手段，查找出血原因及出血灶，并根据相关脏腑的寒热虚实进行调治。临床分虚、实两类证候治疗。①胃中积热证：便血色紫暗或紫黑，口干且苦，喜冷饮，口有臭秽，胃脘胀痛或灼热，心烦，大便秘结，舌质红，舌苔黄燥，指纹紫，脉弦数或滑数。治以清胃泻火，止血化瘀。方用泻心汤合十灰散加减。②湿热蕴结证：血下如溅，血色鲜红，或先血后便，大便不畅，口苦身热，心烦口渴，或肛门灼热，舌质红，舌苔黄腻，指纹紫，脉滑数。治以清热除湿，和营止血。方用赤小豆当归散合地榆散加减。③肝胃郁热证：便血色暗或黑色，口苦目赤，胸胁胀痛，心烦易怒，睡眠不安，舌质红，舌苔黄，脉弦数。治以泻肝清胃，凉血止血。方用丹栀逍遥散加减。④脾胃虚寒证：大便下血，血色紫暗，或色黑而润，腹部隐痛，喜按喜暖，口中气冷，喜热饮食，面色委黄，四肢不温，大便稀溏，舌质淡，舌苔白滑，指纹淡，脉象沉迟细弱。治以温中散寒，补虚止血。方用黄土汤加减。⑤脾虚不摄证：大便下血，日久不止，血色紫暗，面白倦怠，心悸头晕，心神不宁，少气懒言，食欲不振，或肛门下坠，爪甲无华，唇色惨白，舌淡胖，舌苔薄白，指纹淡，脉象数而无力。治以益气健脾，和血止血。方用归脾汤加减。⑥气血虚脱证：便血不止，出血量大，面色苍白，四肢厥冷，冷汗自出，心悸气短，尿少尿闭，脉沉细欲绝。急治以止血，益气固脱。立即用三七粉、白及粉口服，同时用人参5~10g，煎水100~200ml频服，并采用输血、西药急救治疗。

中成药治疗 ①紫地宁血散（大叶紫珠、地稔）：用于胃中积热证。②丹栀逍遥丸（牡丹皮、栀子、柴胡、白芍、当归、茯苓、白术、煨姜、薄荷、甘草）：用于肝胃郁热证。③归脾丸（党参、白术、黄芪、茯苓、远志、酸枣仁、龙眼肉、当归、木香、大枣、甘草、生姜）：用于脾虚不摄证。

其他疗法 ①马齿苋绿豆汤：鲜马齿苋60g（干15g），绿豆30g，共煮汤，加适量白糖食用，用于湿热蕴结证便秘。②多吃高纤维素蔬菜，如芹菜、韭菜、茭白、笋、白菜、南瓜等，便于通便的水果，如香蕉、梨、猕猴桃、柑橘等。用于便秘便血者。

转归预后 小儿便血量少症轻者，可在明确病因后标本兼治，缓收其效。病势急骤，出血量多者症情危笃，若救治失当可导致死亡。对有胃脘痛及肝区疼痛的患儿应提高警惕，若疼痛剧烈，不易缓解时，应密切观察大便颜色，及时检查诊断并治疗。已发生便血的患儿应卧床休息，给予软烂、易消化食物，少食多餐，并严密观察病情变化，防止脱证出现。

（王素梅）

xiǎo'ér zǐdiàn

小儿紫癜（infantile purpura）

以皮肤出现紫斑或瘀点为特征的出血性疾病。因皮下出现青紫斑块、瘀点，或血肿，压之不退色，故谓之紫癜。可伴有关节肿痛、腹痛、便血或尿血。古代医籍无"紫癜"病名，其临床表现与紫斑、肌衄、斑疹、葡萄疫、紫癜风等病证相类似。当出现鼻衄、便血等出血现象时，与衄血、便血、尿血等血证相关。明·秦景明《幼科金针·葡萄疫》："葡萄疫乃不正之气使然，小儿稍有寒热，忽生青紫斑点，大小不一，但有点而无头，色紫若葡萄，发于头面者点小，身上者点大。"清·王清任《医林改错·通窍活血汤所治之症目》："紫癜风，血瘀于肤里。"这些记载均与此病临床表现相关。西医学的过敏性紫癜和免疫性血小板减少性紫癜属于此病范畴。前者好发年龄为3~14岁，学龄期儿童多见，男性多于女性，春季发病较多。后者好发年龄为2~5岁，男女发病比例无差异，死亡率约1%，主要致死原因为颅内出血。

病因病机 病因多与感受风热时邪及疫疠之气有关。邪从火化，蕴于肌表血分，与血脉相搏，迫血妄行，外溢皮肤孔窍；亦有因偶食发物，或饮食不节，内蕴生热，伤及脉络，发为紫癜；或因素体禀赋不足，心脾气血两虚，气不摄血或肾阴亏损，虚火上炎，致血不归经所致。

诊断及鉴别诊断 根据皮肤、黏膜出现瘀点、瘀斑，同时可伴有鼻衄、齿衄、呕血、便血、尿血等出血表现即可做出诊断。若临床表现不典型，尤其在皮疹尚未出现时容易误诊为其他疾病。就已出现典型紫癜的患儿而言，主要应区别过敏性紫癜与免疫性血小板减少性紫癜，可从血小板计数是否减少加以鉴别。风湿性关节炎与过敏性紫癜早期都可以出现关节肿痛，一旦过敏性紫癜的典型紫癜出现则二者不难鉴别。此外，过敏性紫癜腹痛如果出现在紫癜之前，则应当与阑尾炎、肠套叠、肠梗阻等急腹症鉴别，急腹症常伴呕吐、腹泻或便秘，及有腹部检查压痛、反跳痛、包块等阳性体征，可资鉴别。

辨证论治 ①血热妄行证：一般起病急骤，可见发热口渴，面赤烦躁，舌红脉数等证，属血热实证。治以清热凉血止血。方用清热地黄汤加减。②阴虚火炎证：起病缓慢，时发时止，低热盗汗，手足心热，舌质红，舌苔少。治以养阴清热止血。方用大补阴丸加减。③气不摄血证：病程较长，反复出血，瘀斑色淡，面色无华，神疲乏力，舌淡脉细等。治以健脾益气摄血。方用归脾汤加减。

中成药治疗 ①荷叶丸（荷叶、藕节、大蓟炭、小蓟炭、知母、黄芩炭、地黄炭、棕榈炭、焦栀子、白茅根炭、玄参、白芍、当归、香墨）：用于血热妄行证。②归脾丸（党参、白术、黄芪、甘草、茯苓、远志、酸枣仁、龙眼肉、当归、木香、大枣、生姜）：用于气不摄血证。

转归预后 若治疗及时得当，一般预后良好。部分患儿可因急性期出血过多，气随血脱，出现气阳衰脱之象；或迁延不愈，反复发作，持续数周至数月，或1年以上；合并肾脏损害者病情较重，有颅内出血者病情凶险。

预防调护 ①加强体育锻炼，增强体质，提高免疫力。②预防上呼吸道感染，及时驱除体内各种寄生虫，避免食用或使用易引起过敏的食物药物。③急性期出血量多时，必须卧床休息，限制活动，避免外伤，并消除紧张情绪。④密切观察病情变化，做好积极抢救的准备工作。⑤饮食宜清淡、富于营养、易消化，必要时给予半流质饮食，忌硬食、辛辣刺激性食物及可能引起过敏的食物。

（王素梅）

guòmǐnxìng zǐdiàn

过敏性紫癜（anaphylactoid/Henoch-Schonlein purpura） 以小儿血液溢于皮肤、黏膜之下，出现瘀点瘀斑、压之不退色为主要临床表现的一种毛细血管变态反应性出血性疾病。一年四季均可发生，春秋季发病较多，多见于学龄期儿童，2岁以下幼儿发病较少。此病属中医学紫癜、血证范畴。古代医籍中所记载的"紫癜风""肌衄""斑毒""葡萄疫"等病症，与此病的临床表现类似。如明·王肯堂《证治准绳·疡医·紫癜风》："夫紫癜风者，由皮肤生紫点，搔之皮起，而不痒痛者是也。此皆风湿邪气，客于腠理与气血相搏，致荣卫否涩，风冷在于肌肉之间，故令色紫也。"明·陈实功《外科正宗·葡萄疫》："葡萄疫多生小儿，感受四时不正之气，郁于皮肤不散，结成大小青紫斑点，色若葡萄，发在遍身头面，惟腿胫居多。"这些描述的临床特征与此病相似。

病因病机 导致此病发生的因素较多，但直接致病因素尚难确定，可能涉及的病因如下。①外感时邪引发伏邪。②饮食因素：偶食鱼虾、蛋奶、药物等，致胃热炽盛，熏发肌肉，血溢脉外。③素体虚损：小儿禀赋不足，或疾病迁延不愈，心脾气虚，心虚不能生血摄血，脾虚不能统血，血失所附，不循经脉而成紫癜。此病多为风热毒邪从口鼻而入，侵淫腠理，燔灼营血；风热与血热相搏，壅盛成毒，致使筋脉受损，迫血妄行，血溢脉外，出现皮肤紫癜、腹痛便血、尿血、关节肿痛等症。热盛伤络是其主要病理基础，病变部位主要在心脾。

诊断及鉴别诊断 诊断主要依据临床症状及血液学检查血小板计数未降低。需与免疫性血小板减少性紫癜、感染性疾病皮疹等相鉴别。

诊断要点 ①起病一般较急，

多数患儿在发病前1~3周有感冒史，皮肤出现紫癜，多见于下肢及臀部，对称性分布，伸侧较多，形状不一，压之不退色，分批出现，初起呈紫红色斑丘疹，高出皮面，继而呈棕褐色，可伴有荨麻疹和血管神经性水肿。②消化道症状：半数以上患儿出现反复的阵发性腹痛，位于脐周或下腹部，可伴呕吐，部分患儿有便血或黑便，偶见呕血，严重者可并发肠套叠、肠梗阻或肠穿孔。③关节症状：部分患儿出现膝、踝、肘、腕等大关节肿痛、活动受限，呈单发或多发。关节症状消失较快，不留后遗症。④肾脏症状：多数有不同程度的肾脏损害，但轻者仅肾穿刺检查方见组织学改变。另多数患儿可出现血尿、蛋白尿和管型，重者伴血压升高及水肿，称为紫癜性肾炎。少数呈肾病综合征表现。⑤血小板计数正常或升高；出血和凝血时间正常，血块收缩试验正常；部分患儿毛细血管脆性试验阳性，血沉轻度增快。

鉴别诊断 ①免疫性血小板减少性紫癜：皮肤、黏膜可见出血点及瘀斑，不高出皮肤，分布在全身各处，血小板计数减少，出血时间延长，骨髓中成熟巨核细胞减少。②细菌感染：如脑膜炎双球菌菌血症、败血症及亚急性细菌性心内膜炎等均可出现紫癜样皮疹，这些疾病的紫癜一开始即为瘀血斑，其中心部位可有坏死。起病急骤，全身中毒症状重，血培养阳性。③急腹症：在皮疹出现前发生腹痛等症状应与急腹症鉴别。儿童出现急性腹痛者，要考虑过敏性紫癜的可能，腹痛症状较重而腹部体征不明显是其特点，此时应仔细寻找典型皮肤紫癜，同时注意关节、腹部、

肾脏的表现，做必要的检查如X线、超声等帮助鉴别诊断。④肾脏症状明显时应与链球菌感染后肾小球肾炎、IgA肾病等鉴别。

辨证论治 应分过敏性紫癜与紫癜性肾炎，辨清标本、虚实论治，出现紫癜性肾炎者常在方中加用活血化瘀药及雷公藤（先煎1小时）治疗。

过敏性紫癜 ①风热伤络证：紫癜以下肢和臀部为多，可伴荨麻疹，也可见于上肢，对称分布，颜色较鲜红，大小形态不一，可融合成片，或有痒感，并可见关节肿痛、腹痛、便血、尿血等症，前驱症状多为发热、微恶风寒、咳嗽、咽红、鼻衄、全身不适、食欲不振等，舌质红，舌苔薄黄，脉浮数。治以祛风清热，凉血安络。方用银翘散加减。②湿热痹阻证（图1）：皮肤紫斑色暗，多见于关节周围，伴有关节肿痛灼热，尤以膝、踝关节多见，四肢沉重，肢体活动受限，可伴有腹痛、纳呆、渴不欲饮、大便不调、便血、尿血，舌质红，舌苔黄腻，脉滑数或弦数。治以清热利湿，化瘀通络。方用四妙丸加味。③血热妄行证（图2）：起病急，皮肤瘀斑密集，甚则融合成片，色鲜红或紫红，可伴发热面赤、口干、渴喜冷饮、心烦失眠、衄血、便血或大便干结，小便黄赤，舌质红，苔黄略干，脉数有力。治以清热解毒，凉血化斑。方用清热地黄汤加味。④气不摄血证：病程较长，紫癜反复发作，隐约散在，色淡，形体消瘦，面色不华，体倦乏力，头晕心悸，食少纳呆，便溏，舌淡，舌苔薄白，脉细弱或沉弱。治以健脾益气，和营摄血。方用归脾汤加减。⑤阴虚火旺证：起病缓，病程长，皮肤紫癜时发时止，瘀斑色暗红，

可伴低热盗汗，手足心热，心烦不宁，口燥咽干，头晕耳鸣，尿血，舌红少津，脉细数。治以滋阴清热，凉血化瘀。方用大补阴丸加减。

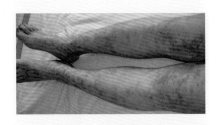

图1 湿热痹阻证

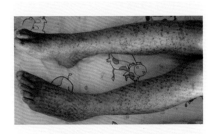

图2 血热妄行证

紫癜性肾炎 ①风热夹瘀证：起病急，皮肤紫斑，以下肢和臀部为多，对称分布，颜色鲜红，呈斑丘疹样，大小形态不一，可融合成片；可伴有发热，微恶风寒、咳嗽，流浊涕，咯黄痰，咽鲜红，鼻衄，尿血，便血；舌体瘀斑，舌苔薄黄，脉浮数。治以祛风清热，活血化瘀。方用连翘败毒散加减。②血热夹瘀证：发病急骤，皮肤瘀点瘀斑密布，此起彼落，色深紫红，甚则融合成片，可伴有心烦，口干欲饮，鼻衄，齿衄，便血，便秘，小便短赤；舌红绛或有芒刺，舌下脉络迁曲，苔薄黄或黄厚，脉数有力。治以清热解毒，活血化瘀。方用清热地黄汤加味。③阴虚夹瘀证：起病较缓，病程较长，紫癜时发时隐，色暗红，或紫癜已消退，

低热，潮热盗汗，手足心热，口干喜饮，夜寐不安，大便干燥，咽暗红，舌红少津，舌体瘀斑，少苔或无苔，脉细数。治以滋阴清热，活血化瘀。方用知柏地黄汤加减。④气阴两虚夹瘀证：起病较缓，病程较长，紫癜时发时隐，色暗红，或紫癜已消退，自汗盗汗，咽干唇裂，口渴喜饮，五心烦热，面色潮红，午后潮热，平日易感冒，倦怠乏力，少气懒言，纳差食少，舌体瘀斑，舌红少津少苔，脉细无力。治以益气养阴，活血化瘀。方用参芪地黄汤加减。

中成药治疗 ①荷叶丸（荷叶、藕节、大蓟炭、小蓟炭、知母、黄芩炭、地黄炭、棕榈炭、焦栀子、白茅根炭、玄参、白芍、当归、香墨）：用于血热妄行证。②归脾丸（党参、白术、黄芪、甘草、茯苓、远志、酸枣仁、龙眼肉、当归、木香、大枣、生姜）：用于气不摄血证。

转归预后 经过及时治疗和适当休息，大多数均能痊愈，但有肾脏并发症者病程较长，极少数引起颅内出血威胁生命。

预防调护 预防重点是注意体质锻炼，减少感冒，积极寻找和避免过敏原；防止意外损伤出血。①积极参加体育锻炼，增强体质，提高抗病能力。②注意寻找引起此病的各种原因，去除过敏原。③清除慢性感染灶，积极防治上呼吸道感染。④避免接触可疑过敏原，如花粉、油漆等；饮食清淡，忌虾蟹及肥甘厚腻辛辣之品。⑤急性期或出血量多时，宜卧床休息，避免磕碰损伤。⑥密切观察腹痛、腹泻、黑便及关节疼痛肿胀情况，随时对症处理。

(王素梅)

miǎnyìxìng xuèxiǎobǎn jiǎnshǎoxìng zǐdiàn

免疫性血小板减少性紫癜（immune thrombocytopenic purpura）

以皮肤、黏膜自发性出血，血小板减少，骨髓巨核细胞发育不良，出血时间延长，血块收缩不良，束臂试验阳性为主要表现的出血性疾病（图）。又称特发性血小板减少性紫癜。中医古籍中对此病无专门描述，相关记载散见于紫斑、葡萄疫、肌衄、斑疹、斑毒、发斑等病证中，属于中医学血证范畴。此病见于小儿各年龄时期，临床分急性（≤6个月）与慢性（>6个月）两型。急性型多见于婴幼儿时期，7岁后明显减少。慢性型多见于学龄期，多数发病隐匿，出血症状较轻。也可依据血小板计数降低程度分为轻度、中度、重度及极重度。目前研究认为其发病与免疫相关，病前多有病毒感染史。

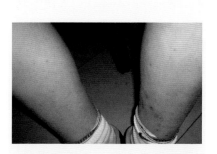

图 小儿免疫性血小板减少性紫癜

中医学关于血液的生理功能、病理机制研究较早。《黄帝内经素问·痹论》记载："荣者，水谷之精气也，和调于五脏，洒陈于六腑，乃能入于脉也。"指出血液的生成、运行及其与五脏六腑的相互关系。《灵枢经·百病始生》又说："阳络伤则血外溢，血外溢则衄血；阴络伤则血内溢，血内溢则后血。"指出络伤血溢的病理机制及临床表现。后世医家认为此病多由"热毒"所致。如隋·巢元方《诸病源候论·伤寒病诸候·伤寒斑疮候》认为："热毒乘虚，出于皮肤，所以发斑疮隐疹如锦文。"元·朱震亨《丹溪手镜·发斑》认为："发斑，热炽也，舌焦黑，面赤，阳毒也。"儿科医籍对"热邪"致病的特点亦有描述，如宋代《小儿卫生总微论方·血溢论》记载："小儿诸血溢者，由热乘于血气也。"

病因病机 病因有外感、内伤之分。外感者多由热毒内扰营血，灼伤血络，迫血妄行，泛于肌肤之间而出现紫癜。内伤者多为饮食、劳倦等因素导致脏腑气血虚损，气不摄血，脾不统血；或因肾水亏虚，虚火上炎，脉络受损，血溢脉外，而致出血。外感者多实证，以实热为主；内伤者多虚证，以气虚、阴虚为主。发病早期多实证，迁延日久往往由实转虚或虚实夹杂。

诊断及鉴别诊断 ①血小板计数$<100×10^9$/L。②皮肤黏膜出血，多为出血点、瘀斑、鼻衄等。骨髓巨核细胞增多或正常，有成熟障碍。成熟障碍主要表现为幼稚型和（或）成熟型无血小板释放的巨核细胞比例增加，巨核细胞颗粒缺乏，胞质少。③有皮肤出血点、瘀斑和（或）黏膜出血等临床表现。④脾脏无肿大。⑤具有以下四项中任何一项：肾上腺糖皮质激素治疗有效；脾切除有效；血小板相关抗体（PAIgG、PAC3）或特异性抗血小板抗体阳性；血小板寿命缩短。⑥排除其他可引起血小板减少的疾病，如再生障碍性贫血、白血病、骨髓增生异常综合征、其他免疫性疾病及药物性因素等。此

病主要与过敏性紫癜相鉴别，临床可从出血部位、分布特点、伴随症状、出凝血时间、血块收缩等辅助检查，尤其是血小板计数指标相鉴别。

辨证论治　重在辨别虚实、标本及轻重。若是急性极重度出血量大者需同时使用西医抢救治疗。①风热伤络证：多见于婴幼儿，每在春季发病，首见发热，微恶风寒，咳嗽咽红，全身酸痛，食欲不振等症，后见针尖大小的皮内或皮下瘀点，或大片瘀斑，分布不均，以四肢较多，常伴有鼻衄、齿衄等，舌质红，舌苔薄黄，脉浮数。治以祛风清热，凉血安络。方用银翘散加减。②血热妄行证：起病较急，出血倾向较重，出现皮肤瘀斑，斑色深紫，多伴有鼻衄、齿衄、咽红等，甚则可见壮热面赤，烦躁口渴，咽干喜冷饮，大便干结，小便短赤，舌质红绛，或有瘀斑，舌苔黄燥，脉弦数或滑数。治以清热解毒，凉血化斑。方用清瘟败毒饮加减。③气不摄血证：紫癜反复出现，斑色较淡，面色委黄或苍白少华，神疲乏力，纳少肌瘦，头晕心悸，唇舌淡红，舌苔薄白，脉细弱。治以补气摄血，滋养化源。方用归脾汤加减。④虚火灼络证：皮肤紫斑时发时止，病程较长，兼有鼻衄、齿衄、低热、盗汗、心烦不宁，两颧潮红，手足心热，口燥咽干，舌红少津，脉细软。治以滋阴降火，凉血止血。方用大补元煎合茜根散加减。⑤脾肾阳虚证：皮肤紫斑色暗，以下肢为多，兼见形寒肢冷、面白少华、头晕气短、精神困倦，纳少便溏，舌质淡红或有瘀点瘀斑，舌苔薄白，脉沉或细弱。治以温补脾肾，益血生髓。方用右归丸加减。

中成药治疗　①升血小板胶囊（青黛、连翘、仙鹤草、牡丹皮、甘草）：用于血热妄行证。②贞芪扶正颗粒（黄芪、女贞子）：用于气不摄血证。③知柏地黄丸（知母、黄柏、熟地黄、山茱萸、山药、牡丹皮、茯苓、泽泻）：用于虚火灼络证。

其他治疗　可采用饮食疗法辅助治疗。①黑芝麻（捣碎）15g，鸡蛋1枚，加白糖、食盐少许，煮熟食用。每日1次。②藕节50g，洗净，加水适量煎至稠，再加入大枣200g煎至熟，捡去藕节，吃大枣。随时食用。③鲜牛脊髓1根，不加油盐，炖汤喝，每日或隔日1次。用于脾肾阳虚证。

转归预后　此病呈自限性。急性型通常在3周内好转，少数持续至半年左右好转，个别迁延不愈转为慢性型，极少数可因颅内出血而死亡。恢复期患儿可因感染性疾病而复发。

预防调护　①平时加强锻炼，增强体质，注意调养，提高免疫力，积极预防上呼吸道感染及麻疹、水痘、风疹、肝炎等疾病。②饮食易清淡、富于营养、易消化。虚证患儿宜食用血肉有情之品，如瘦肉、猪肝、龟、鳖、阿胶以补养；实证患儿可饮用藕汁，或藕节炭、白茅根煎汤代茶、绿豆百合汤等；呕血、便血者宜半流质、流质软食，忌质硬或粗纤维食物，忌酒及辛辣刺激食物。③忌用对血小板功能有抑制作用的药物，如阿司匹林等，以免加重病情。④对急性期出血量多的患儿，应消除其恐惧紧张心理，限制其活动，尽量安静卧床休息，避免外伤。⑤密切观察病情，尤其注意出血量、色、部位及神志、呼吸、血压、脉象等变化。出现头痛、眩晕者，乃颅内出血之先兆，应及时报告并做好抢救工作。

（王素梅）

zǐdiànfēng

紫癜风（tinea versicolor；lichen planus）　皮肤紫斑或瘀点散在，大小不一，下肢多见，或有轻度瘙痒的病证（图）。学龄期发病较为多见，男性发病率高于女性，春秋季多发，夏季较少。此证属中医学血证范畴，古代医家对其有不少描述。如明·王肯堂《证治准绳·疡医·紫癜风》："夫紫癜风者，由皮肤生紫点，搔之皮起，而不痒痛者是也。"指出了其临床特征。清·吴谦等《医宗金鉴·外科心法要诀·婴儿部》："此证多因婴儿感受疠疫之气，郁于皮肤，凝结而成，大、小青紫斑点，色状若葡萄，发于遍身，惟腿胫居多。"论述了其病因病机及症状表现。西医学的过敏性紫癜属于此证范畴。

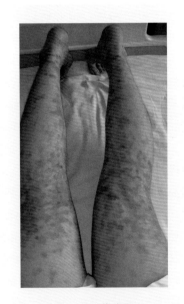

图　小儿紫癜风

病因病机　历代医家对此病病因病机认识不一。如宋·许叔微认为由"血虚受热"而致。明·陈实功认为因感受四时不正之气，邪毒传胃而发。清·王清任认为与"血瘀"有关。现今认为，紫癜风的发生，责之于外邪侵扰，毒热伤络；或由于禀性不耐，偶食动风发物，内热聚生，迫血外溢；或由于禀赋不足，脏腑虚损，气不摄血所致。

诊断及鉴别诊断 主要以临床症状，结合实验室检查进行诊断。需与免疫性血小板减少性紫癜、扁平苔藓、汗斑相鉴别。

诊断要点 ①发病较急，紫癜多见于下肢远端及臀部，分布常对称，形状不一，压之不退色，或有轻度瘙痒，可伴有腹痛、关节肿痛、便血、尿血、水肿等。②出血时间、凝血时间、血小板计数及功能均正常。

鉴别诊断 ①免疫性血小板减少性紫癜：紫癜多发于黏膜、皮下、内脏等处，形态为瘀点、瘀斑、血肿；实验室检查血小板计数$<50\times10^9$/L，出血时间延长，血块收缩不良。②扁平苔藓：也有称之为紫癜风，但此病以皮肤出现紫红色扁平丘疹，剧烈瘙痒为特点。③汗斑：又称紫白癜风，是由感染糠秕马拉色菌引起的皮肤浅表层的真菌性疾病。皮疹形如花斑、紫白相间，亦称花斑癣。

辨证论治 ①风热伤络证：紫癜常见于下半身，颜色紫红，稍高出皮面，或有痒感，伴发热，微恶风寒，咽红，或见关节痛，舌质红，舌苔薄黄，脉浮数。治以祛风清热，凉血安络。方用连翘败毒散加减。②血热妄行证：皮肤瘀斑成片，分布较密，或伴鼻衄、齿衄，壮热面赤，咽干，心烦，渴喜冷饮，大便干燥，小便黄赤，舌质红绛，舌苔黄燥，脉弦数。治以清热解毒，凉血消斑。方用清热地黄汤加减。③瘀热伤络证：皮肤瘀斑色紫，时发时止，反复出现，可伴关节肿痛、

四肢沉重、腹痛、便血、尿血、舌质紫，舌苔薄黄，脉涩。治以活血化瘀，凉血消斑。方用血府逐瘀汤加减。

转归预后 经恰当治疗后，多数患儿恢复较快，预后良好。少数患儿伴尿血、便血者病情较重，病程较长。

预防调护 ①加强体育锻炼，增强体质，提高免疫力。②注意预防感冒，避免接触可能引起过敏的物品，治疗寄生虫病。③饮食宜软而少渣，忌食可能引起过敏的食品，少进辛辣炙煿食品，如生姜、干姜、胡椒、辣椒等。

(王素梅)

xiǎo'ér zhūshàn

小儿诸疝（infantile hernia） 腹腔脏器向腹壁外突出，外阴肿痛、腹痛的病证。古代医籍中关于疝的记载大致可归纳为：腹部寒痛，腹内肿块，腹腔内容物经腹壁缺损处向体表突出，前阴部肿痛溃疡以及阴囊肿大等。常见的疝证包括狐疝、水疝、血疝、癞疝和脐疝等。

病因病机 小儿疝证的发生，多责之于先天禀赋不足，腹腔闭合不全，当腹压增大时，腹腔内容物突出所致。此类病证与任脉、肝经关系较为密切。任脉循行于腹中线，肝经络阴器，二经所过之处为疝证多发部位。正如清·林珮琴《类证治裁·疝气论治》所言："疝气者，小腹坠痛，控引睾丸，见证于肝，而原于任脉。"

辨证论治 从八纲辨证入手，结合脏腑、气血辨证，并根据病史及临床表现加以分析论治。对于难治性、频复发或急重症病例尚需配合外治或采用手术疗法。

狐疝 腹股沟和（或）阴囊出现光滑、整齐、稍带弹性的肿物，当咳嗽、哭闹、站立或用力

屏气时肿物出现或增大，安静或平卧时可缩小或消失。因如狐之出没无常，故名狐疝，俗称小肠气，西医学称为腹股沟斜疝。疝多见腹股沟处，个别也出现在阴囊处。是小儿时期最常见的外科疾患之一。多为胚胎发育期睾丸下降过程中腹膜鞘状突未能闭塞所致。中医认为乃小儿先天不足，气虚不固，摄纳失职，腹内容物下坠而成。临床分为气虚下陷证、寒凝气滞证论治，见腹股沟斜疝。

水疝 阴囊肿大状如水晶（图），亦称偏坠。金·张从正《儒门事亲·疝本肝经宜通勿塞状十九》："其状肾囊肿痛，阴汗时出，或囊肿而状如水晶。"起病缓慢，阴囊逐渐肿大，如囊裹水，呈圆形或椭圆形，坠胀不适但无疼痛。西医学的睾丸鞘膜积液属于此证范畴。因睾丸或精索鞘膜积液引起局部囊肿而致。中医学认为乃肝郁气滞，复受寒湿，或肝经湿热，蕴结阴器，或脾肾阳虚，气化功能减弱，水湿内停所致。临床分为三种证候：①气滞寒湿内结证：少腹连及阴囊处坠胀疼痛，生气或受寒时加重，舌淡苔白，脉沉弦。治以疏肝理气，祛寒利湿。方用茴香橘核丸合五苓散加减。②肝经湿热下注证：发病急骤，阴囊潮湿而热，睾丸可见肿痛，小便短赤，伴全身发热，舌红苔滑腻，脉滑数。治以清肝退热，利湿消肿。方用龙胆泻肝汤加减。③阳虚寒湿内凝证：阴囊湿冷，少腹坠胀疼痛，畏寒喜暖，腰膝酸冷，小便清长，大便溏薄，舌淡红苔白，脉沉迟。治宜温肾健脾，利水散结。方用附子理中汤合五苓散加减。可同时局部温熨及外洗浸泡。不效者，施睾丸或精索鞘膜翻转术治疗，预后良好。

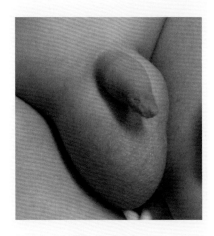

图 小儿水疝

癫疝 阴囊肿大,如升如斗,不痒不痛,亦称阴疝。西医学的阴囊象皮肿属于此证范畴,多由感染丝虫后引起。丝虫寄居在人体淋巴管内,引起淋巴管内膜炎,使管腔阻塞,淋巴回流受阻,压力增高,淋巴液渗入阴囊,刺激阴囊皮肤增厚、粗糙,触之似大象的皮肤,故称象皮肿。此病名首见于《黄帝内经素问·脉解》"厥阴所谓癫疝,妇人少腹肿者,厥阴者辰也,三月阳中之阴,邪在中,故曰癫疝少腹肿也。"中医认为多由感受湿邪或脾虚不能化湿,水湿下注,阻滞肝脉,气血不通所致。金·张从正《儒门事亲·疝本肝经宜通勿塞状十九》:"癫疝,其状阴囊肿缒,如升如斗,不痒不痛者是也,得之地气卑湿所生。故江淮之间,湫溏之处,多感此疾。"临床表现为阴囊局部肿大,下垂如球状,不红、无热、少痛,初起皮肤发亮,逐渐变粗变硬如橡皮,阴茎内缩,舌苔薄白,脉沉细。治以健脾利湿,活血通络。方用五苓散加橘核、荔枝核。阴囊肿硬明显者加三棱、莪术、土茯苓;尿浊发白者加草薢、泽泻。外治法可用透骨草、海桐皮、川椒、木瓜、秦

芁、当归煎水熏洗患处,或用鲜乌桕叶、鲜樟树叶、松针、生姜切碎加水煎汤,每晚熏洗 1 次。

血疝 阴囊外伤后形成的局部血肿。西医学的阴囊血肿属于此证范畴。多因骑跨或撞击等外伤所致。主要表现为阴囊肿大、重坠而痛,局部皮肤出现瘀斑,可伴少腹部疼痛,大便燥结,小便自利。治以活血化瘀,散结止痛。方用少腹逐瘀汤加减。若阴囊皮温增高,红赤肿痛,伴全身恶寒发热,精神不振,考虑血瘀化热。治以化瘀清热。方用复元活血汤合五味消毒饮加减。若阴囊跳痛,伴有局部及全身高热,为酿脓之象。治以托毒透脓。方用透脓散加减。外治法:抬高患部,外伤后以大黄、黄柏等煎水冷敷;出血停止后用乳香、没药、牛膝、穿山甲、大黄等煎水外敷;阴囊红肿灼热者外敷如意金黄散;出血严重者选择手术治疗;成脓者切开引流。

脐疝 小儿哭闹、咳嗽、大便努责时脐部出现肿物,平静或卧位时消失。多见于新生儿,又称脐突。由于婴儿脐带脱落后脐部瘢痕处较薄弱,且两侧腹直肌前后鞘在脐部闭合较晚,当腹内压增高时,小肠、大网膜等内脏易从此处突出形成脐疝。病因为新生儿先天禀赋不足,发育不全,肌松肉薄,固护无力,因咳嗽、啼哭、屏气、努责之时,气失固摄所致。清·陈飞霞《幼幼集成·胎病论》:"脐突者,小儿多啼所致也。脐之下为气海,啼哭不止,则触动气海,气动于中,则脐突于外。"一般采用疝带压迫治疗,6 个月以下的婴儿尽量减少腹压增高的频率,绝大多数患儿可在 1 岁内痊愈;仍未闭合者,或脐环直径超过 2~3cm,或并发

嵌顿者,应考虑手术切除疝囊,修复腹壁缺损。

(王素梅)

fùgǔgōu xiéshàn

腹股沟斜疝 (indirect inguinal hernia)

以小儿站立、咳嗽、哭闹、大便努责时腹股沟区有肿块突出(图),安静平卧后可消失为特征的先天性疾病。俗称小肠气。中医称之为狐疝,金·张从正《儒门事亲·疝本肝经宜通勿塞状十九》:"狐疝,其状如瓦,卧则入小腹,行立则出小腹入囊中……此疝出入上下往来,正与狐相类也。"指出了狐疝的临床表现。

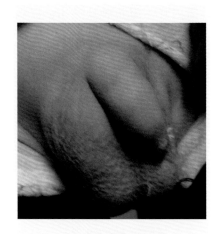

图 小儿腹股沟斜疝

此病是由于先天禀赋不足,腹膜鞘状突未闭并与腹腔相通,固护无能,腹内容物经此于腹股沟处脱出而成;或兼寒凝气滞,阻于肝络,筋脉拘急而致。诊断要点:腹股沟区或阴囊出现肿块;直立咳嗽时,肿块处可触及膨胀性冲击感;由下至上轻推肿物,伴有轻微阻力,肿物可回纳入腹;如果肿物突然增大,紧张坚实,疼痛拒按,复位困难,并伴腹部绞痛、恶心、呕吐、便血等,应当考虑是否嵌顿。

临床按如下证型辨证论治。①气虚下陷证:肿物常因站立、

行走、咳嗽、啼哭而突出，按之柔软，压之不痛，不红不热，较易回纳，旋即复出，患儿体质瘦弱，面色少华，食欲不振，腹胀便溏，舌淡苔白或边有齿痕，脉细。治以补中益气，升阳举陷。方用补中益气汤加减。②寒凝气滞证：肿块脱出后不易回纳，硬肿坠胀，痛连少腹，畏寒喜暖，痛剧则面色青白、肢冷大汗，呕吐便干，舌淡苔白，脉迟，治以疏肝理气，散寒止痛。方用天台乌药散加减。根据病情不同可采用不同的外治法：如用小茴香、橘核、艾叶研末，炒热后装入布袋温熨患处；或用绷带压住腹股沟管内环，阻止肿块突出；嵌顿时间不久，病势不重者可试行手法复位，即左手轻按腹股沟管内环处，缓解狭窄处的紧张性，右手将突出的肿块向外上方做均匀缓慢挤压式回纳，动作宜轻柔。病情严重或上述治疗无效，年龄在 1 岁以上仍未自愈者可考虑手术修补治疗。

此病的护理，需要减少和随时注意观察嵌顿的出现，一旦发生要及时处理。①尽量减少患儿哭闹。②积极治疗咳嗽、便秘。③肿块突出时，应让患儿平卧休息，将肿块回纳后用绷带固定。

(王素梅)

xiéjǐng

斜颈 (wryneck；torticollis) 一侧胸锁乳突肌发生纤维性缩短而致肌肉紧张后所形成的头颈偏斜畸形。临床以头倾向肌肉挛缩的一侧，颜面转向健侧为特征，久之可使面部变形。西医学称为先天性肌性斜颈。发病原因尚不明确，目前认为有以下两种可能：①产伤或胎位不正引起肌肉血管内血流停滞和血管栓塞，局部缺血，使胸锁乳突肌纤维化引起挛

缩与变短。②过度伸展学说，认为先天因素和环境因素的影响，导致胸锁乳突肌发育不良，加之分娩时被过度伸展，引起反应性肉芽组织产生，出现胸锁乳突肌肿块。此病是新生儿常见病，男女发病率无明显差别。

病因病机 病因有内外之分。禀赋不足，元气受损，无力行血，气血瘀滞于颈肌是产生斜颈的内在因素；孕妇坐卧少动，性情急惰，致胎位不正，不能及时调整，局部气血瘀阻，或胎儿过于肥大，娩出困难，或助产器使用失误，致使颈部局部受损，经脉阻滞等是产生斜颈的外在因素。气血瘀滞，经脉闭阻，筋肉失于濡养，拘挛收缩，或离经之血瘀积于皮下、肌腠之间，久聚不化，遂致胸锁乳突肌肿胀变性。

诊断及鉴别诊断 诊断主要依据头部望诊与颈部按诊。需与颈椎畸形、颈部炎症、肌痉挛相鉴别。

诊断要点 ①患儿可有难产史、臀位横位牵引史。②出生 5 天以后，在胸锁乳突肌胸骨头与锁骨头的交叉部位附近可按及小肿块，一般在生后 10~14 天肿块逐渐增大，20 天达最大程度，无压痛，可随肌肉移动，局部肌肤颜色正常。③头部向患侧倾斜，局部活动受限，面部转向健侧，并逐渐产生面、颈部畸形。④X线检查无特殊。⑤患儿一般活动如手足活动正常。

鉴别诊断 ①颈椎畸形：同样有斜颈症状，但颈椎 X 线检查显示畸形，且无肿块可触及。②颈部炎症：常可见颈部淋巴结肿大，局部红肿灼热，或有压痛及全身症状，口腔、颈部或可见原发感染灶。③肌痉挛：通常是一过性的肌肉痉挛导致斜颈，可

很快自行恢复。

辨证论治 以小儿推拿疗法为主。患儿取仰卧位，医者在患侧胸锁乳突肌施用推揉法，再拿捏患侧胸锁乳突肌，并弹拨；为防止患儿皮肤损伤，局部可用滑石粉或润滑剂。①实证：一侧胸锁乳突肌挛缩，头部向患侧倾斜，局部活动受限，面部转向健侧，颈部触诊可扪及梭形或椭圆形肿块，无压痛，并可逐渐产生面、颈部畸形，表现为患侧的面部较小，眼裂狭小，眉毛向下。治以活血化瘀，软坚散结，用泻法。手法强度可以重刺激揉捏为主，到后期改用轻揉法，揉捏频率初起宜快，250~300 次/分，后期偏慢，200 次/分为宜，手法方向以顺时针为主，并以被动活动为主，辅以主动活动。②虚证：一侧胸锁乳突肌萎软，头颈歪斜，主动活动不利，被动活动正常，颈部可无明显肿块，部分患儿可见患侧颜面略小。治以舒筋活络，强壮筋肉，用补法。手法以轻刺激、慢速度揉捏为宜，方向以逆时针为主，并以主动活动为主，辅以被动活动。

其他疗法 可以用手法牵引、足底按摩、针刺疗法、局部理疗、外治法等辅助治疗。

手法牵引 轻症患儿出生 2 周内即可用手法牵拉纠正。将患儿的头倾向健侧，向相反方向轻柔地牵拉，每次牵拉 25~20 次，共 5~10 分钟，1 日 4~6 次，每次手法牵引后局部可按摩或热敷，或行红外线理疗。家长在平时生活中亦可随时注意牵引治疗，如在喂奶时引患儿头倾向健侧，或者患儿在睡眠时在其患侧垫枕，助其矫正畸形。

足底按摩 在推拿的同时，可配合足底按摩，主要穴区有：

头、颈椎、甲状腺、斜方肌、尾椎、肝、胆、脾等反射区，每区2~3分钟；辅助按摩肾脏、肾上腺、输尿管、膀胱、脑下垂体及上、下淋巴等反射区，每个反射区1~2分钟。

针刺疗法 推拿配合针刺可加强疏通经络、调和气血、软坚散结的作用。可针刺哑门、天柱、列缺、后溪、合谷等穴。

局部理疗 一般采用热透疗法，可与手法牵引和推拿按摩联合进行。如红外线照射，1日1次，连续15次，可促进瘢痕软化。

外治法 当归、赤芍、红花、泽兰、威灵仙、透骨草、伸筋草、香樟木、五加皮。煎水做湿热敷，1日1次，每次20~30分钟。

转归预后 小儿斜颈是一种常见病，治疗方法多种多样，但以推拿为主，大部分均可取得疗效，预后良好。此病治疗越早越好，出生后3个月以内开始治疗最佳。部分患儿出生后3~7个月可自行痊愈。若1~2年后仍未矫正，可考虑矫形手术治疗。

预防调护 预防重在妊娠期调养与分娩时防止产伤。家长采取调护措施有利于斜颈矫正和减少畸形的发生。

预防 ①注意妊娠期检查，若有胎位不正，及时给予纠正；若胎儿生长过快，应调整营养分配，避免营养过剩。②孕母平时注意坐姿，不可曲腰压腹，防止对胎儿造成不良影响。③孕母平时应适当运动，避免多卧少动，以致胎头偏斜而不能及时调整。④分娩时注意防止小儿颈部损伤。

调护 ①若小儿年龄较小，病程较短而斜颈明显者，家长可在小儿睡眠时于其头部两侧各放置一个大小合适的沙袋，强制其头部保持中立位，减少畸形的发生。②家长可以给患儿做患侧胸锁乳突肌的被动牵拉伸展运动，如在喂奶、用玩具吸引患儿注意力时采用与头颅畸形相反方向的动作帮助矫正斜颈。③不要过早直抱患儿，防止姿势性斜颈加重。

（汪受传）

附 录

本卷方剂检索

方剂名	出处	药物组成

一 画

一捻金	《古今医鉴》	大黄 槟榔 白丑 黑丑 人参

二 画

二冬汤	《医学心悟》	天冬 麦冬 天花粉 黄芩 知母 甘草 人参 荷叶
二至丸	《证治准绳》	旱莲草 女贞子
二陈汤	《太平惠民和剂局方》	半夏 橘红 茯苓 炙甘草
十灰散	《十灰散》	大蓟 小蓟 侧柏叶 荷叶 茜草根 山栀 茅根 大黄 牡丹皮 棕榈皮
十全大补汤	《太平惠民和剂局方》	人参 茯苓 白术 炙甘草 黄芪 当归 白芍 川芎 熟地黄. 肉桂
七味白术散	《小儿药证直诀》	藿香 木香 葛根 人参 白术 茯苓 甘草
丁香散	《古今医统》	丁香 柿蒂 人参 大枣
丁萸理中汤	《医宗金鉴》	丁香 吴茱萸 党参 白术 干姜 炙甘草
八正散	《太平惠民和剂局方》	车前子 瞿麦 萹蓄 滑石 栀子 甘草 木通 大黄
八珍汤	《正体类要》	当归 川芎 熟地黄 白芍 人参 白术 茯苓 甘草
人参丸	《医宗金鉴》	人参 麦冬 半夏 大黄 黄芪 茯苓 柴胡 黄芩 炙甘草 川芎 诃黎勒 鳖甲
人参乌梅汤	《温病条辨》	人参 乌梅 木瓜 山药 莲子肉 炙甘草
人参五味子汤	《幼幼集成》	人参 白术 茯苓 五味子 麦冬 炙甘草
人参胡桃汤	《重订严氏济生方》	人参 胡桃肉
人参养荣汤	《太平惠民和剂局方》	人参 熟地黄 当归 白芍 白术 茯苓 炙甘草 黄芪 陈皮 五味子 桂心 远志
九味地黄丸	《明医指掌》	熟地黄 赤茯苓 山萸肉 川楝子 当归 川芎 牡丹皮 使君子肉 干山药

三 画

三才汤	《普济方》	人参 麦冬 生地黄
三子养亲汤	《韩氏医通》	苏子 白芥子 莱菔子
三仁汤	《温病条辨》	杏仁 飞滑石 白通草 白蔻仁 竹叶 厚朴 生薏苡仁 半夏
三甲复脉汤	《温病条辨》	炙甘草 干地黄 生白芍 麦冬 阿胶 麻仁 生牡蛎 生鳖甲 生龟甲
三妙丸	《医学正传》	黄柏 苍术 川牛膝
三拗汤	《太平惠民和剂局方》	麻黄 杏仁 甘草
大补元煎	《景岳全书》	人参 炒山药 熟地黄 杜仲 枸杞子 当归 山萸肉 炙甘草
大补阴丸	《丹溪心法》	黄柏 知母 熟地黄 龟甲 猪脊髓
大连翘饮	《活幼口议》	连翘 瞿麦穗 滑石 车前子 牛蒡子 赤芍 山栀 木通 川当归 防风 黄芩 柴胡 甘草 荆芥穗 蝉蜕
大青龙汤	《伤寒论》	麻黄 桂枝 甘草 杏仁 生姜 大枣 石膏

续　表

方剂名	出处	药物组成
大定风珠	《温病条辨》	白芍　阿胶　龟甲　地黄　麻仁　五味子　牡蛎　麦冬　炙甘草　鳖甲　鸡子黄
大承气汤	《伤寒论》	大黄　厚朴　枳实　芒硝
大黄黄连泻心汤	《伤寒论》	大黄　黄连
万应丸	《医学正传》引《外台秘要》	槟榔　皂荚　苦楝皮　沉香　木香　雷丸　大黄　黑丑
千金苇茎汤	《备急千金要方》	苇茎　薏苡仁　瓜瓣　桃仁
川芎茶调散	《太平惠民和剂局方》	川芎　荆芥　薄荷　羌活　细辛　白芷　甘草　防风
己椒苈黄丸	《金匮要略》	防己　椒目　葶苈　大黄
小青龙汤	《伤寒论》	麻黄　桂枝　芍药　细辛　半夏　干姜　五味子　甘草
小建中汤	《伤寒论》	桂枝　白芍　甘草　生姜　大枣　饴糖
小承气汤	《伤寒论》	大黄　枳实　厚朴
小柴胡汤	《伤寒论》	柴胡　黄芩　人参　炙甘草　生姜　大枣　半夏
小蓟饮子	《济生方》	生地黄　小蓟根　滑石　木通　炒蒲黄　淡竹叶　藕节　山栀　甘草　当归

四　画

方剂名	出处	药物组成
王氏连朴饮	《霍乱论》	黄连　厚朴　石菖蒲　制半夏　芦根　栀子　香豉
王氏清暑益气汤	《温热经纬》	西洋参　麦冬　知母　甘草　竹叶　黄连　石斛　荷梗　鲜西瓜翠衣　粳米
开噤散	《医学心悟》	人参　黄连　石菖蒲　丹参　石莲子　茯苓　陈皮　冬瓜子　陈米　荷叶蒂
天王补心丹	《校注妇人良方》	人参　玄参　丹参　茯苓　五味子　远志　桔梗　当归　天冬　柏子仁　酸枣仁　生地黄　朱砂
天台乌药散	《医学发明》	乌药　木香　茴香　青皮　高良姜　槟榔　川楝子　巴豆
天麻钩藤饮	《杂病证治新义》	天麻　钩藤　生石决明　川牛膝　桑寄生　杜仲　山栀　黄芩　益母草　朱茯神　夜交藤
无比山药丸	《太平惠民和剂局方》	山药　肉苁蓉　熟地黄　山茱萸　茯神　菟丝子　五味子　赤石脂　泽泻　杜仲　牛膝
木香顺气散	《沈氏尊生书》	木香　陈皮　橘皮　甘草　枳壳　川朴　乌药　香附　苍术　砂仁　桂心　川芎
木香槟榔丸	《医方集解》	木香　香附　青皮　陈皮　枳壳　黑丑　槟榔　黄连　黄柏　三棱　莪术　大黄　芒硝
五子衍宗丸	《证治准绳》	菟丝子　五味子　枸杞子　覆盆子　车前子
五仁橘皮汤	《重订通俗伤寒论》	杏仁　松子仁　郁李仁　桃仁　柏子仁　广橘皮
五加皮散	《奇效良方》	五加皮　防风　白术　附子　萆薢　川芎　桂心　赤芍药　枳壳　荆芥　羚羊角屑　丹参　麻黄　羌活　甘草
五汁饮	《温病条辨》	梨汁　荸荠汁　鲜芦根汁　麦冬汁　藕汁
五皮饮	《中藏经》	生姜皮　桑白皮　陈橘皮　大腹皮　茯苓皮
五皮散	《华氏中藏经》	桑白皮　陈橘皮　生姜皮　大腹皮　茯苓皮
五味消毒饮	《医宗金鉴》	野菊花　银花　蒲公英　紫花地丁　紫背天葵子
五苓散	《伤寒论》	桂枝　茯苓　泽泻　猪苓　白术
五虎汤	《证治汇补》	麻黄　杏仁　石膏　甘草　桑白皮　细茶
五神汤	《外科真诠》	银花　车前子　紫花地丁　茯苓　牛膝
五磨饮子	《医方集解》	乌药　沉香　槟榔　枳壳　木香
不换金正气散	《太平惠民和剂局方》	苍术　厚朴　陈皮　甘草　藿香　半夏
止痉散	验方	全蝎　蜈蚣　天麻　僵蚕
止嗽散	《医学心悟》	紫菀　百部　荆芥　桔梗　甘草　陈皮　白前
牛黄清心丸	《痘疹世医心法》	牛黄　黄芩　黄连　山栀　郁金　朱砂

续　表

方剂名	出处	药物组成
化虫丸	《太平惠民和剂局方》	鹤虱　槟榔　苦楝根皮　炒胡粉　枯矾
化积丸	《杂病源流犀烛》	三棱　莪术　阿魏　海浮石　香附　雄黄　槟榔　苏木　瓦楞子　五灵脂
化斑汤	《温病条辨》	生石膏　知母　生甘草　玄参　犀角　白粳米
化斑解毒汤	《外科正宗》	玄参　知母　牛蒡子　人中黄　升麻　连翘　淡竹叶　石膏　黄连　甘草
升阳除湿汤	《兰室秘藏》	苍术　柴胡　羌活　防风　升麻　神曲　泽泻　猪苓　炙甘草　陈皮　麦蘖面
月华丸	《医学心悟》	沙参　麦冬　天冬　生地黄　熟地黄　阿胶　山药　茯苓　桑叶　菊花　獭肝　百部　三七　川贝母
丹栀逍遥散	《内科摘要》	柴胡　当归　白芍　白术　茯苓　甘草　薄荷　生姜　牡丹皮　山栀
匀气散	《医宗金鉴》	陈皮　桔梗　炮姜　砂仁　木香　炙甘草　红枣
乌头汤	《金匮要略》	川乌　麻黄　芍药　黄芪　甘草
乌药散	《小儿药证直诀》	乌药　白芍　香附　高良姜
乌梅丸	《伤寒论》	乌梅　细辛　干姜　川椒　黄连　黄柏　桂枝　附子　人参　当归
六君子汤	《世医得效方》	人参　白术　茯苓　甘草　陈皮　半夏
六味地黄丸	《小儿药证直诀》	熟地黄　山茱萸　山药　茯苓　泽泻　牡丹皮
六味汤	《喉科指掌》	荆芥穗　薄荷　僵蚕　桔梗　生粉草　防风
六磨汤	《证治准绳》	沉香　木香　槟榔　乌药　枳实　大黄
少腹逐瘀汤	《医林改错》	小茴香　炒干姜　延胡索　没药　当归　川芎　肉桂　赤芍　蒲黄　五灵脂
双合汤	《杂病源流犀烛》	桃仁　红花　地黄　芍药　当归　川芎　半夏　茯苓　陈皮　甘草　白芥子　鲜竹沥　生姜汁

五　画

玉女煎	《景岳全书》	石膏　熟地黄　牛膝　知母　麦冬
玉屏风散	《医方类聚》	防风　黄芪　白术
玉真散	《外科正宗》	防风　南星　白芷　天麻　羌活　白附子
玉露散	《小儿药证直诀》	寒水石　生石膏　甘草
甘麦大枣汤	《金匮要略》	甘草　小麦　大枣
甘草干姜汤	《金匮要略》	甘草　干姜
甘露饮	《小儿药证直诀》	寒水石　生石膏　甘草
甘露消毒丹	《医效秘传》	滑石　淡芩　茵陈　藿香　连翘　石菖蒲　白蔻　薄荷　木通　射干　川贝母
左归丸	《景岳全书》	熟地黄　山药　山茱萸　枸杞子　菟丝子　鹿角胶　龟板胶　牛膝
右归丸	《景岳全书》	熟地黄　山药　山茱萸　枸杞子　鹿角胶　菟丝子　杜仲　当归　肉桂　制附子
右归饮	《景岳全书》	熟地黄　山药　枸杞子　山茱萸　甘草　肉桂　杜仲　制附子
石韦散	《证治汇补》	石韦　冬葵子　瞿麦　滑石　车前子
石斛夜光丸	《原机启微》	天冬　人参　茯苓　麦冬　熟地黄　生地黄　菟丝子　菊花　草决明　杏仁　干山药　枸杞子　牛膝　五味子　白蒺藜　石斛　肉苁蓉　川芎　炙甘草　枳壳　青葙子　防风　川黄连　水牛角　羚羊角
龙胆泻肝汤	《太平惠民和剂局方》	龙胆草　黄芩　栀子　泽泻　木通　车前子　当归　生地黄　柴胡　甘草
平胃散	《太平惠民和剂局方》	苍术　厚朴　橘皮　甘草　生姜　大枣
四圣散	《活幼心书》	灯心草　黄连　秦皮　木贼　枣子
四妙丸	《成方便读》	苍术　黄柏　牛膝　薏苡仁
四君子汤	《太平惠民和剂局方》	白术　茯苓　人参　甘草

续　表

方剂名	出处	药物组成
四物汤	《太平惠民和剂局方》	当归　白芍　川芎　熟地黄
四逆汤	《伤寒论》	甘草　干姜　附子
四神丸	《内科摘要》	补骨脂　肉豆蔻　吴茱萸　五味子　生姜　大枣
归脾汤	《正体类要》	白术　当归　白茯苓　黄芪　龙眼肉　远志　木通　酸枣仁　木香　甘草　人参
生地清肺饮	《医宗金鉴》	桑皮　生地黄　天冬　前胡　桔梗　苏叶　防风　黄芩　生甘草　当归　连翘　赤茯苓
生姜甘草汤	《备急千金要方》	生姜　甘草　人参　大枣
生脉饮	《中华人民共和国药典》	人参　五味子　麦冬
生脉散	《医学启源》	麦冬　五味子　人参
失笑散	《太平惠民和剂局方》	五灵脂　蒲黄
代抵当丸	《证治准绳》	大黄　当归尾　生地黄　穿山甲　芒硝　桃仁　肉桂
白头翁汤	《伤寒论》	白头翁　秦皮　黄芩　黄柏
白虎加人参汤	《伤寒论》	人参　石膏　知母　甘草　粳米
白虎加苍术汤	《类证活人书》	知母　甘草　石膏　苍术　粳米
白虎汤	《伤寒论》	石膏　知母　粳米　甘草
白虎加桂枝汤	《金匮要略》	石膏　知母　粳米　炙甘草　桂枝
仙方活命饮	《校注妇人良方》	白芷　贝母　防风　赤芍　当归尾　甘草节　皂角刺　穿山甲　天花粉　乳香　没药　金银花　陈皮
瓜蒌薤白半夏汤	《金匮要略》	瓜蒌　薤白　半夏　白酒
半夏白术天麻汤	《医学心悟》	半夏　白术　天麻　橘红　茯苓　甘草　生姜　大枣
加味二妙丸	《医宗金鉴》	防己　当归　川萆薢　黄柏　龟甲　牛膝　秦艽　苍术
加味二妙散	《丹溪心法》	黄柏　当归　苍术　牛膝　防己　萆薢　龟甲
加味六味地黄丸	《医宗金鉴》	熟地黄　山药　山萸肉　牡丹皮　茯苓　泽泻　鹿茸　五加皮　麝香
加味清胃散	《寿世保元》	当归尾　生地黄　牡丹皮　升麻　黄连　防风　荆芥　软石膏
加减玉女煎	《温病学释义》	生石膏　知母　麦冬　生地黄　玄参
加减葳蕤汤	《通俗伤寒论》	葳蕤　葱白　桔梗　白薇　豆豉　薄荷　炙甘草　大枣
圣愈汤	《医宗金鉴》	人参　黄芪　当归　白芍　熟地黄　川芎

六　画

地榆散	验方	地榆　茜根　黄芩　黄连　山栀　茯苓
百合固金汤	《医方集解》	生地黄　熟地黄　麦冬　贝母　百合　当归　芍药　甘草　玄参　桔梗
芍药甘草汤	《伤寒论》	芍药　甘草
芎芷石膏汤	《医宗金鉴》	川芎　白芷　石膏　菊花　藁本　羌活
至宝丹	《苏沈良方》	犀角（用水牛角代）　朱砂　雄黄　玳瑁　琥珀　麝香　冰片　牛黄　安息香　金箔　银箔
当归四逆汤	《伤寒论》	当归　桂枝　芍药　细辛　甘草　通草　大枣
当归补血汤	《内外伤辨惑论》	黄芪　当归
华盖散	《太平惠民和剂局方》	麻黄　杏仁　甘草　桑白皮　紫苏子　赤茯苓　陈皮
会厌逐瘀汤	《医林改错》	桃仁　红花　甘草　桔梗　生地　当归　玄参　柴胡　枳壳　赤芍
曲麦枳术丸	《北京市中药成方选集》	白术　橘皮　枳实　桔梗　山楂　神曲　麦芽　枳壳
朱砂安神丸	《内外伤辨惑论》	川黄连　生地黄　当归　甘草　辰砂
竹叶石膏汤	《伤寒论》	竹叶　石膏　半夏　麦冬　人参　甘草　粳米

续　表

方剂名	出处	药物组成
血府逐瘀汤	《医林改错》	当归　生地黄　牛膝　红花　桃仁　柴胡　枳壳　赤芍　川芎　桔梗　甘草
交泰丸	《韩氏医通》	川黄连　桂心
壮骨丸	《中药成方制剂标准》	虎骨　茨实　酸枣仁　枸杞子　五味子　川芎　当归　石斛　龟甲　附片　杜仲　黄柏　羌活　独活　防风　木瓜　白芍　怀牛膝　白术　苍术　党参　沙参　黄芪　补骨脂　山药　薏苡仁　防己　珍珠草　桂枝　紫地榆　熟地黄　菟丝子　茯苓　干姜
安宫牛黄丸	《温病条辨》	牛黄　郁金　犀角（用水牛角代）　黄连　山栀　朱砂　雄黄　冰片　麝香　珍珠　黄芩
安神丸	《痘疹传心卷》	人参　半夏　炒酸枣仁　茯神　当归　橘红　炒赤芍　五味子　炙甘草
安神定志丸	《医学心悟》	人参　茯苓　茯神　菖蒲　姜远志　龙齿
异功散	《小儿药证直诀》	人参　白术　茯苓　陈皮　甘草
导赤散	《小儿药证直诀》	生地黄　竹叶　木通　甘草
导痰汤	《校注妇人良方》	半夏　陈皮　枳壳　茯苓　甘草　制南星　生姜
防己黄芪汤	《金匮要略》	防己　甘草　白术　黄芪　生姜　大枣
防风汤	《宣明论方》	防风　麻黄　秦艽　桂枝　葛根　当归　茯苓　甘草　生姜　大枣　杏仁　黄芩

七　画

方剂名	出处	药物组成
麦门冬汤	《金匮要略》	麦冬　人参　半夏　甘草　粳米　大枣
麦味地黄丸	《寿世保元》	生地黄　山茱萸　山药　茯苓　牡丹皮　泽泻　五味子　麦冬
远志丸	《济生方》	远志　菖蒲　茯神　茯苓　龙齿　人参　朱砂
赤小豆当归散	《金匮要略》	赤小豆　当归
杏苏散	《温病条辨》	苏叶　杏仁　前胡　半夏　茯苓　陈皮　桔梗　枳壳　生姜　大枣　甘草
杞菊地黄丸	《医级》	生地黄　山茱萸　茯苓　山药　丹皮　泽泻　枸杞子　菊花
苍耳子散	《三因方》	苍耳子　薄荷　辛夷
苏子降气汤	《丹溪心法》	苏子　半夏　当归　陈皮　甘草　前胡　厚朴　枳实
苏葶丸	《医宗金鉴》	苦葶苈子　南苏子
连梅汤	《温病条辨》	黄连　阿胶　乌梅　麦冬　生地黄
连翘败毒散	《医方集解》	黑荆芥　炒防风　银花　连翘　生甘草　前胡　柴胡　川芎　枳壳　桔梗　茯苓　薄荷　生姜　羌活　独活
牡蛎散	《太平惠民和剂局方》	煅牡蛎　黄芪　麻黄根　浮小麦
谷精草散	《太平圣惠方》	谷精草　苍术　蛇蜕皮灰　淀粉
辛夷清肺饮	《外科正宗》	辛夷　黄芩　山栀　麦冬　百合　石膏　知母　甘草　枇杷叶　升麻
羌活胜湿汤	《脾胃论》	羌活　独活　藁本　防风　炙甘草　蔓荆子　川芎
沉香降气汤	《太平惠民和剂局方》	香附　沉香　缩砂仁　甘草
沉香散	《金匮翼》	沉香　石韦　滑石　当归　橘皮　白芍　冬葵子　甘草　王不留行
沙参麦冬汤	《温病条辨》	沙参　麦冬　玉竹　桑叶　甘草　天花粉　白扁豆
良附丸	《良方集腋》	高良姜　香附
补中益气汤	《脾胃论》	黄芪　人参　白术　甘草　当归　陈皮　升麻　柴胡　生姜　大枣
补心丹	《证治准绳》	麦冬　远志　石菖蒲　香附子　天冬　栝楼根　白术　贝母　熟地黄　茯神　地骨皮　人参　川归　牛膝　黄芪　木通
补阳还五汤	《医林改错》	黄芪　当归　赤芍　川芎　地龙干　桃仁　红花
补肺散	《医宗金鉴》	白茯苓　阿胶　糯米　马兜铃　炙甘草　杏仁

方剂名	出处	药物组成
补肾地黄丸	《医宗金鉴》	熟地黄　泽泻　牡丹皮　山萸肉　牛膝　山药　鹿茸　茯苓
阿胶黄芩汤	《重订通俗伤寒论》	陈阿胶　生白芍　小川连　鲜生地黄　青子芩　鸡子黄
附子泻心汤	《伤寒论》	附子　大黄　黄芩　黄连
附子理中汤	《三因极一病证方论》	附子　人参　干姜　甘草　白术
驱虫粉	验方	使君子　生大黄
驱绦汤	验方	南瓜子　槟榔
驱蛔承气汤	《急腹症方药新解》	大黄　芒硝　枳实　厚朴　槟榔　使君子　苦楝子

八　画

方剂名	出处	药物组成
青蒿鳖甲汤	《温病条辨》	青蒿　鳖甲　知母　生地黄　牡丹皮
青黛散	验方	青黛　黄柏　生石膏　滑石
苓桂术甘汤	《金匮要略》	茯苓　桂枝　白术　甘草
虎潜丸	《丹溪心法》	龟甲　黄柏　知母　白芍　锁阳　陈皮　干姜　虎骨
肾气丸	《金匮要略》	干生地黄　山药　山萸肉　茯苓　泽泻　牡丹皮　桂枝　炮附子
贯众汤	验方	贯众　苦楝根皮　土荆芥　紫苏
固真汤	《证治准绳》	人参　白术　茯苓　炙甘草　黄芪　附子　肉桂　山药
知柏地黄丸	《医宗金鉴》	干地黄　牡丹皮　山萸肉　山药　泽泻　茯苓　知母　黄柏
知柏地黄汤	《医宗金鉴》	干生地黄　山萸肉　山药　知母　黄柏　牡丹皮　泽泻　茯苓
使君子散	验方	使君子肉　甘草　吴茱萸　苦楝子
金铃子散	《素问病机气宜保命集》	金铃子　延胡索
金匮肾气丸	《金匮要略》	干地黄　山药　山茱萸　泽泻　茯苓　炮附子　桂枝
肥儿丸	《医宗金鉴》	麦芽　胡黄连　人参　白术　茯苓　黄连　使君子　神曲　炒山楂　炙甘草　芦荟
炙甘草汤	《伤寒论》	炙甘草　大枣　阿胶　生姜　人参　生地黄　桂枝　麦冬　麻仁
河车八味丸	《幼幼集成》	紫河车　地黄　牡丹皮　大枣　茯苓　泽泻　山药　麦冬　五味子　肉桂　熟附片　鹿茸
河车大造丸	《扶寿精方》	紫河车　熟地黄　杜仲　天冬　麦冬　龟甲　黄柏　牛膝
泻心导赤汤	《医宗金鉴》	木通　生地黄　黄连　甘草　灯心
泻心导赤散	《医宗金鉴》	生地黄　木通　黄连　甘草梢
泻心汤	《金匮要略》	大黄　黄连　黄芩
泻白散	《小儿药证直诀》	桑白皮　地骨皮　甘草　粳米
泻青丸	《小儿药证直诀》	当归　龙脑　川芎　山栀　川大黄　羌活　防风
定吐丸	《医宗金鉴》	丁香　蝎尾　姜半夏
定痫丸	《医学心悟》	天麻　川贝母　胆南星　半夏　陈皮　茯苓　茯神　丹参　麦冬　菖蒲　远志　全蝎　僵蚕　琥珀　辰砂　竹沥　姜汁　甘草
实脾饮	《济生方》	白术　茯苓　大腹皮　木瓜　厚朴　木香　草果仁　附子　干姜　甘草　生姜　大枣
参苏饮	《太平惠民和剂局方》	人参　紫苏叶　葛根　前胡　法半夏　茯苓　枳壳　橘红　桔梗　甘草　木香　生姜　大枣
参芪地黄汤	《证治宝鉴》	人参　黄芪　茯苓　熟地黄　山药　牡丹皮　山茱萸　生姜　大枣
参附龙牡救逆汤	验方	人参　附子　龙骨　牡蛎　白芍　炙甘草
参附汤	《世医得效方》	人参　附子
参苓白术散	《太平惠民和剂局方》	人参　茯苓　白术　桔梗　山药　甘草　白扁豆　莲肉　砂仁　薏苡仁

续 表

方剂名	出处	药物组成
驻车丸	《备急千金要方》	黄连 阿胶 当归 干姜

九 画

方剂名	出处	药物组成
春泽汤	《医方集解》	白术 桂枝 猪苓 泽泻 茯苓 人参
枳实导滞丸	《内外伤辨惑论》	大黄 枳实 黄芩 黄连 神曲 白术 茯苓 泽泻
厚朴温中汤	《内外伤辨惑论》	厚朴 陈皮 炙甘草 茯苓 草豆蔻 木香 干姜
茜根散	《景岳全书》	茜草根 黄芩 阿胶 侧柏叶 生地黄 甘草
荆防败毒散	《摄生众妙方》	荆芥 防风 羌活 独活 柴胡 川芎 枳壳 茯苓 甘草 桔梗 前胡 人参 生姜 薄荷
茴香橘核丸	《北京市中药成方选集》	小茴香 香附 昆布 荔枝核 穿山甲 肉桂 橘核 青皮 大茴香 补骨脂 木香 桃仁 槟榔 玄胡索 川楝子 莪术 乳香
茵陈五苓散	《金匮要略》	茵陈 桂枝 茯苓 白术 泽泻 猪苓
茵陈理中汤	《张氏医通》	茵陈 党参 干姜 白术 甘草
茵陈蒿汤	《伤寒论》	茵陈 栀子 大黄
胃苓汤	《丹溪心法》	甘草 茯苓 苍术 陈皮 白术 肉桂 泽泻 猪苓 厚朴 生姜 大枣
钩藤散	《太平圣惠方》	钩藤 龙齿 石膏 栀子仁 子芩 川大黄 麦冬
香连丸	《政和本草》引《李绛兵部手集方》	宣黄连 青木香
香砂六君子丸	《重订通俗伤寒论》	党参 白术 茯苓 制香附 姜半夏 广皮 炙甘草 春砂仁
香砂六君子汤	《古今名医方论》	人参 半夏 白术 茯苓 甘草 木香 陈皮 砂仁 生姜
香砂平胃散	《医宗金鉴》	香附 苍术 陈皮 厚朴 砂仁 山楂 六神曲 麦芽 枳壳 白芍 甘草
香薷饮	《仁斋直指方》	香薷 白扁豆 厚朴
复元活血汤	《医学发明》	柴胡 栝楼根 当归 红花 甘草 穿山甲 大黄 桃仁
保和丸	《丹溪心法》	山楂 六神曲 半夏 茯苓 陈皮 连翘 莱菔子
独参汤	《十药神书》	人参
独活寄生汤	《备急千金要方》	独活 桑寄生 秦艽 防风 细辛 当归 芍药 川芎 干地黄 杜仲 牛膝 人参 茯苓 甘草 桂心
养血定风汤	《外科证治全书》	生地黄 当归 赤芍 川芎 天冬 麦冬 僵蚕 鲜首乌 牡丹皮
养阴清肺汤	《重楼玉钥》	大生地黄 麦冬 玄参 贝母 牡丹皮 炒白芍 薄荷 甘草
养胃增液汤	验方	石斛 乌梅 沙参 玉竹 白芍 甘草
养脏汤	《医宗金鉴》	当归 沉香 木香 肉桂 川芎 丁香
活络效灵丹	《医学衷中参西录》	当归 丹参 生乳香 生没药
济生肾气丸	《严氏济生方》	附子 白茯苓 泽泻 山萸肉 山药 车前子 牡丹皮 牛膝 官桂 熟地黄
宣白承气汤	《温病条辨》	生石膏 生大黄 杏仁粉 瓜蒌皮
宣毒发表汤	《痘疹仁端录》	升麻 葛根 枳壳 防风 荆芥 薄荷 木通 连翘 牛蒡子 竹叶 甘草 前胡 桔梗 杏仁
宣痹汤	《温病条辨》	防己 杏仁 连翘 滑石 薏苡仁 半夏 蚕砂 赤小豆皮 栀子

十 画

方剂名	出处	药物组成
都气丸	《医宗己任编》	熟地黄 山药 山茱萸 茯苓 泽泻 牡丹皮 五味子
真人养脏汤	《太平惠民和剂局方》	诃子 罂粟壳 肉豆蔻 白术 人参 木香 肉桂 炙甘草 当归 白芍
真武汤	《伤寒论》	茯苓 芍药 白术 生姜 附子

方剂名	出处	药物组成
桂枝甘草龙骨牡蛎汤	《伤寒论》	桂枝　甘草　龙骨　牡蛎
桔梗汤	《金匮要略方论》	桔梗　甘草
桃仁红花煎	《素庵医案》	丹参　赤芍　桃仁　红花　香附　延胡索　青皮　当归　川芎　生地黄
桃红四物汤	《医宗金鉴》	当归　川芎　桃仁　红花　芍药　地黄
逐寒荡惊汤	《福幼编》	胡椒　炮姜　肉桂　丁香　灶心土
柴胡葛根汤	《外科正宗》	柴胡　天花粉　葛根　黄芩　桔梗　连翘　石膏　牛蒡子　甘草　升麻
柴胡疏肝散	《景岳全书》	陈皮　柴胡　枳壳　芍药　炙甘草　香附　川芎
柴葛解肌汤	《伤寒六书》	柴胡　葛根　黄芩　羌活　白芷　白芍　桔梗　石膏　甘草
逍遥散	《太平惠民和剂局方》	柴胡　白术　白芍　当归　茯苓　生甘草　薄荷　煨姜
逍遥蒌贝散	《中医外科学》	柴胡　当归　白芍　茯苓　白术　贝母　半夏　南星　生牡蛎　山慈菇
健脾丸	《医方集解》	人参　白术　陈皮　麦芽　山楂　枳实　六神曲
射干麻黄汤	《金匮要略》	射干　麻黄　细辛　五味子　紫菀　款冬花　半夏　大枣　生姜
透疹凉解汤	验方	桑叶　甘菊　薄荷　连翘　牛蒡子　赤芍　蝉蜕　紫花地丁　黄连　藏红花
透脓散	《外科正宗》	黄芪　穿山甲　川芎　当归　皂角针
益胃汤	《温病条辨》	沙参　麦冬　生地黄　玉竹　冰糖
益脾镇惊散	《医宗金鉴》	人参　白术　茯苓　朱砂　钩藤　炙甘草　灯心草
凉血解毒汤	验方	羚羊角粉　琥珀　牡丹皮　贯众　生地黄　麦冬　地肤子　生龙骨　生牡蛎　茜草　板蓝根　黄芩　苍耳子　三七
凉营清气汤	《喉痧症治概要》	水牛角　鲜石斛　山栀　牡丹皮　鲜生地黄　薄荷　川黄连　赤芍　玄参　石膏　甘草　连翘　竹叶　茅根　芦根　金汁
凉膈散	《太平惠民和剂局方》	大黄　芒硝　甘草　栀子　黄芩　薄荷　连翘　竹叶　白蜜
消风导赤汤	《医宗金鉴》	生地黄　赤茯苓　牛蒡子　白鲜皮　金银花　南薄荷　木通　黄连　甘草　灯心草
消乳丸	《证治准绳》	香附　六神曲　麦芽　陈皮　砂仁　炙甘草
消食丸	《婴童百问》	砂仁　陈皮　三棱　莪术　六神曲　炒麦蘖　丁香　香附　炒枳壳　槟榔　乌梅
消渴方	《丹溪心法》	黄连末　天花粉末　生地汁　藕汁　人乳汁　姜汁　蜂蜜
消瘰丸	《医学心悟》	玄参　牡蛎　浙贝母
润肠丸	《沈氏尊生书》	当归　生地黄　麻仁　桃仁　枳壳
涤痰汤	《奇效良方》	南星　半夏　枳实　茯苓　橘红　石菖蒲　人参　竹茹　甘草
资生健脾丸	《先醒斋医学广笔记》	人参　白术　茯苓　扁豆　陈皮　山药　甘草　莲子肉　薏苡仁　砂仁　桔梗　藿香　橘红　黄连　泽泻　芡实　山楂　麦芽　白豆蔻
调元散	《活幼心书》	人参　茯苓　茯神　白术　白芍　熟地黄　当归　黄芪　川芎　甘草　石菖蒲　山药
调胃承气汤	《伤寒论》	大黄　甘草　芒硝
桑白皮汤	《景岳全书》	桑白皮　半夏　苏子　杏仁　贝母　黄芩　黄连　山栀
桑杏汤	《温病条辨》	桑叶　豆豉　杏仁　象贝母　南沙参　梨皮　山栀
桑菊饮	《温病条辨》	杏仁　连翘　薄荷　桑叶　菊花　苦桔梗　甘草　苇根
桑螵蛸散	《本草衍义》	桑螵蛸　远志　菖蒲　龙骨　人参　茯神　当归　龟甲
通窍活血汤	《医林改错》	赤芍　川芎　桃仁　红花　红枣　生姜　麝香　大葱

十 一 画

理中丸	《伤寒论》	人参　干姜　白术　甘草
理中汤	《普济本事方》	人参　白术　炮白姜　炙甘草

续 表

方剂名	出处	药物组成
黄土汤	《金匮要略》	甘草 干地黄 白术 附子 阿胶 黄芩 灶心土
黄芩汤	《伤寒论》	黄芩 芍药 甘草 大枣
黄连阿胶汤	《伤寒论》	黄连 黄芩 阿胶 白芍 鸡子黄
黄连温胆汤	《六因条辨》	半夏 陈皮 竹茹 枳实 茯苓 炙甘草 大枣 黄连
黄连解毒汤	《肘后方》	黄连 黄柏 黄芩 栀子
黄芩滑石汤	《温病条辨》	黄芩 滑石 茯苓皮 大腹皮 白蔻仁 通草 猪苓
黄芪生脉饮	验方	黄芪 党参 麦冬 五味子 南五味子
黄芪汤	《金匮翼》	黄芪 陈皮 火麻仁 白蜜
黄芪建中汤	《金匮要略》	黄芪 桂枝 芍药 炙甘草 饴糖 大枣 生姜
黄芪桂枝五物汤	《金匮要略》	黄芪 桂枝 芍药 当归 炙甘草 大枣
菖蒲丸	《普济方》	人参 石菖蒲 麦冬 远志 川芎 当归 乳香 朱砂
菖蒲郁金汤	《温病条辨》	石菖蒲 郁金 炒栀子 鲜竹叶 牡丹皮 连翘 灯心草 木通 淡竹沥 紫金片
萆薢渗湿汤	《疡科心得集·补遗》	萆薢 薏苡仁 黄柏 赤茯苓 牡丹皮 泽泻 滑石 通草
菟丝子丸	《太平惠民和剂局方》	菟丝子 泽泻 鹿茸 石龙芮 肉桂 附子 石斛 熟干地黄 白茯苓 牛膝 续断 山茱萸 肉苁蓉 防风 杜仲 补骨脂 荜澄茄 沉香 巴戟 茴香 五味子 桑螵蛸 芎䓖 覆盆子
菟丝子散	《医宗必读》	菟丝子 鸡内金 肉苁蓉 牡蛎 附子 五味子
银翘白虎汤	验方	生石膏 知母 粳米 炙甘草 金银花 连翘
银翘散	《温病条辨》	银花 连翘 竹叶 荆芥 牛蒡子 薄荷 豆豉 甘草 桔梗 芦根
银翘散去豆豉加生地丹皮大青叶倍玄参方	《温病条辨》	金银花 连翘 竹叶 荆芥 薄荷 牛蒡子 桔梗 甘草 芦根 细生地黄 牡丹皮 大青叶 玄参
麻子仁丸	《伤寒论》	麻子仁 芍药 枳实 大黄 厚朴 杏仁
麻黄升麻汤	《伤寒论》	麻黄 升麻 当归 知母 黄芩 葳蕤 芍药 天冬 桂枝 茯苓 甘草 石膏 白术 干姜
麻黄汤	《伤寒论》	麻黄 桂枝 杏仁 甘草
麻黄杏仁甘草石膏汤	《伤寒论》	麻黄 杏仁 石膏 甘草
麻黄连翘赤小豆汤	《伤寒论》	麻黄 连翘 赤小豆 杏仁 生梓白皮 生姜 大枣 炙甘草
羚角钩藤汤	《重订通俗伤寒论》	羚羊角片 霜桑叶 川贝母 鲜生地黄 钩藤 滁菊花 茯神 白芍 甘草
断痫丸	《育婴家秘》	黄连 礞石 石菖蒲 朱砂 珍珠 铁花粉 胆南星 甘遂 沉香 茯苓
清中汤	《医学统旨》	黄连 栀子 半夏 茯苓 陈皮 草豆蔻 甘草
清宁散	《直指小儿方》	桑白皮 葶苈子 赤茯苓 车前子 栀子仁 炙甘草
清肝化痰丸	《医门补要》	生地黄 牡丹皮 海藻 贝母 柴胡 昆布 海带 夏枯草 僵蚕 当归 连翘 栀子
清肝达郁汤	《重订通俗伤寒论》	焦山栀 白芍 归须 柴胡 牡丹皮 炙草 橘白 薄荷 菊花 鲜青橘叶
清肺饮	《证治汇补》	茯苓 黄芩 桑白皮 麦冬 车前子 山栀 木通
清金化痰汤	《东病广要》引《统旨方》	黄芩 山栀 桑白皮 知母 瓜蒌仁 贝母 麦冬 桔梗 甘草 橘红 茯苓
清咽下痰汤	验方	玄参 桔梗 甘草 牛蒡子 贝母 瓜蒌 射干 荆芥 马兜铃
清咽利膈汤	《保婴撮要》	玄参 升麻 桔梗 甘草 茯苓 防风 黄芩 黄连 牛蒡子 芍药
清咽养荣汤	《疫喉浅论》	西洋参 大生地黄 抱木茯神 大麦冬 大白芍 嘉定花粉 天冬 玄参 肥知母 炙甘草
清胃散	《脾胃论》	生地黄 当归身 牡丹皮 黄连 升麻
清络饮	《温病条辨》	鲜荷叶边 西瓜翠衣 鲜银花 鲜扁豆花 鲜竹叶心 丝瓜皮

续　表

方剂名	出处	药物组成
清热地黄汤	《医略六书》	生地黄　黄连　白芍　荆芥炭　知母　黄柏　当归　牡丹皮　地榆炭
清热泻脾散	《医宗金鉴》	栀子　石膏　黄连　生地黄　黄芩　茯苓　灯心草
清营汤	《温病条辨》	犀角（用水牛角代）　生地黄　玄参　竹叶　银花　连翘　黄连　丹参　麦冬
清暑汤	《外科全生集》	连翘　花粉　赤芍　金银花　甘草　滑石　车前　泽泻
清解透表汤	验方	西河柳　蝉蜕　葛根　升麻　紫草根　桑叶　菊花　甘草　牛蒡子　银花　连翘
清瘟败毒饮	《疫疹一得》	生石膏　生地黄　犀角（用水牛角代）　黄连　栀子　桔梗　黄芩　知母　赤芍　玄参　连翘　甘草　牡丹皮　鲜竹叶
清瘴汤	验方	青蒿　柴胡　茯苓　知母　陈皮　半夏　黄芩　黄连　枳实　常山　竹茹　益元散
清燥救肺汤	《医门法律》	桑叶　石膏　杏仁　甘草　麦冬　人参　阿胶　炒胡麻仁　炙枇杷叶
渗脐散	《颅囟经》	枯矾　煅龙骨　麝香

<h2 align="center">十二　画</h2>

方剂名	出处	药物组成
琥珀抱龙丸	《活幼心书》	琥珀　天竺黄　檀香　人参　茯苓　粉草　枳壳　枳实　朱砂　山药　南星　金箔
越婢加半夏汤	《金匮要略》	麻黄　石膏　甘草　大枣　白术　生姜
翘荷汤	《温病条辨》	薄荷　连翘　生甘草　黑栀皮　桔梗　绿豆皮
葛根黄芩黄连汤	《伤寒论》	葛根　黄芩　黄连
葱豉汤	《肘后备急方》	葱白　豆豉
葶苈大枣泻肺汤	《金匮要略》	葶苈子　大枣
紫雪丹	《太平惠民和剂局方》	滑石　石膏　寒水石　磁石　羚羊角　木香　犀角（用水牛角代）　沉香　丁香　升麻　玄参　甘草　朴硝　硝石　辰砂　麝香　金箔
集圣丸	《仁斋小儿方论》	芦荟　北五灵脂　焙夜明砂　缩砂　橘皮　青皮　煨莪术　木香　使君子　鹰爪黄连　虾蟆
集成肥儿丸	《幼幼集成》	建莲肉　西砂仁　漂白术　人参　京楂肉　杭白芍　广陈皮　法半夏　正雅连　薏苡仁　六神曲　炙甘草
猴疳化毒丹	《疡科心得集》	珍珠　血珀　飞滑石
普济消毒饮	《景岳全书》	黄芩　黄连　橘红　玄参　生甘草　连翘　牛蒡子　板蓝根　马勃　白僵蚕　升麻　柴胡　桔梗
温下清上汤	验方	附子　黄连　磁石　蛤粉　天花粉　补骨脂　覆盆子　菟丝子　桑螵蛸　白莲须
温肺止流丹	《辨证录》	诃子　甘草　桔梗　石首鱼脑骨　荆芥　细辛　人参
温胆汤	《世医得效方》	半夏　竹茹　枳实　陈皮　炙甘草　茯苓　人参
温脾散	《颅囟经》	附子　干姜　甘草　白术
犀地清络饮	《重订通俗伤寒论》	犀角（用水牛角代）　粉丹皮　青连翘　淡竹沥　鲜生地黄　生赤芍　原桃仁　生姜汁
犀角地黄汤（现称清热地黄汤）	《备急千金要方》	犀角（用水牛角代）　生地黄　牡丹皮　芍药
犀角解毒丸（现称清热解毒丸）	《疹科正传》	犀角（用水牛角代）　薄荷　黄芩　连翘　木通　当归尾　甘草　荆芥　防风　生地黄　花粉　牛蒡子　赤芍　金银花
疏凿饮子	《济生方》	商陆　茯苓　椒目　木通　泽泻　赤小豆　大腹皮　槟榔　羌活　秦艽　生姜皮
缓肝理脾汤	《医宗金鉴》	桂枝　人参　茯苓　白术　白芍　陈皮　山药　扁豆　炙甘草　煨姜　大枣

<h2 align="center">十三　画</h2>

方剂名	出处	药物组成
槐角丸	《丹溪心法》	槐角　地榆　黄芩　当归　炒枳壳　防风

续 表

方剂名	出处	药物组成
解肌透痧汤	《喉痧证治概要》	荆芥穗 前胡 蝉蜕 马勃 射干 桔梗 生甘草 鲜竹沥 连翘 葛根 炒牛蒡子 制僵蚕 淡豆豉 浮萍
解肝煎	《景岳全书》	紫苏叶 白芍 陈皮 半夏 厚朴 茯苓 砂仁 生姜
解毒内托汤	《医宗金鉴》	生黄芪 荆芥 防风 连翘 当归 赤芍 金银花 甘草 木通
新加香薷饮	《温病条辨》	香薷 银花 鲜扁豆花 厚朴 连翘

十 四 画

方剂名	出处	药物组成
截疟七宝饮	《杨氏家藏方》	常山 草果 厚朴 槟榔 青皮 陈皮 炙甘草
槟榔汤	验方	槟榔 榧子 大黄 木香
酸枣仁汤	《金匮要略》	酸枣仁 知母 川芎 茯苓 甘草
膈下逐瘀汤	《医林改错》	五灵脂 当归 川芎 桃仁 牡丹皮 京赤芍 延胡索 甘草 香附 红花 枳壳 乌药
缩泉丸	《校注妇人良方》	益智仁 台乌药 山药

十 五 画

方剂名	出处	药物组成
增液汤	《温病条辨》	生地黄 玄参 麦冬
增液承气汤	《温病条辨》	玄参 麦冬 生地黄 大黄 玄明粉
撮风散	《直指小儿方》	赤脚蜈蚣 钩藤 朱砂 焙僵蚕 血蝎梢 麝香
镇惊丸	《医宗金鉴》	茯神 麦冬 朱砂 远志 石菖蒲 枣仁 牛黄 黄连 钩藤 珍珠 胆南星 天竺黄 犀角（用水牛角代） 甘草

十 六 画

方剂名	出处	药物组成
薛氏五叶芦根汤	《湿热病篇》	藿香叶 薄荷叶 鲜荷叶 枇杷叶 佩兰叶 芦根 冬瓜子
薏苡仁汤	《类证治裁》	薏苡仁 苍术 羌活 独活 防风 麻黄 桂枝 制川乌 当归 川芎 甘草 生姜

十 七 画

方剂名	出处	药物组成
黛蛤散	《中药成方配本》	青黛 海蛤壳

十 八 画

方剂名	出处	药物组成
礞石滚痰丸	《泰定养生主论》，录自《玉机微义》	大黄 黄芩 礞石 沉香

十 九 画

方剂名	出处	药物组成
藿朴三仁汤	验方	藿香 厚朴 法半夏 茯苓 杏仁 薏苡仁 白蔻仁
藿朴夏苓汤	《湿温时疫治疗法》	杜藿香 真川朴 姜半夏 光杏仁 白蔻仁 生薏苡仁 带皮苓 猪苓 建泽泻 丝通草
藿香正气散	《太平惠民和剂局方》	藿香 紫苏 白芷 桔梗 白术 厚朴 半夏曲 大腹皮 茯苓 陈皮 甘草
鳖甲散	《太平圣惠方》	鳖甲 槟榔 沉香 漏芦 牛蒡子 使君子 赤芍 诃黎勒皮 甘草
鳖甲煎丸	《金匮要略》	鳖甲 乌扇 黄芩 柴胡 鼠妇 干姜 大黄 芍药 桂枝 葶苈子 石韦 厚朴 牡丹皮 瞿麦 紫葳 半夏 人参 䗪虫 阿胶 蜂房 赤硝 蜣螂 桃仁

二 十 二 画

方剂名	出处	药物组成
囊虫丸	《全国中成药产品集》	雷丸 干漆炭 桃仁 水蛭 五灵脂 牡丹皮 大黄 芫花 白僵蚕 茯苓 橘红 生川乌 黄连

索　引

条目标题汉字笔画索引

说　明

一、本索引供读者按条目标题的汉字笔画查检条目。

二、条目标题按第一字的笔画由少到多的顺序排列，按画数和起笔笔形横（一）、竖（丨）、撇（丿）、点（丶）、折（乛，包括丁乚𠃌等）的顺序排列。笔画数和起笔笔形相同的字，按字形结构排列，先左右形字，再上下形字，后整体字。第一字相同的，依次按后面各字的笔画数和起笔笔形顺序排列。

三、以拉丁字母、希腊字母和阿拉伯数字、罗马数字开头的条目标题，依次排在汉字条目标题的后面。

九 画

条 目 外 文 标 题 索 引

内　容　索　引

说　明

一、本索引是本卷条目和条目内容的主题分析索引。索引款目按汉语拼音字母顺序并辅以汉字笔画、起笔笔形顺序排列。同音时，按汉字笔画由少到多的顺序排列，笔画数相同的按起笔笔形横（一）、竖（｜）、撇（丿）、点（、）、折（乛，包括丁乛乚等）的顺序排列。第一字相同时，按第二字，余类推。索引标目中夹有拉丁字母、希腊字母、阿拉伯数字和罗马数字的，依次排在相应的汉字索引款目之后。标点符号不作为排序单元。

二、设有条目的款目用黑体字，未设条目的款目用宋体字。

三、不同概念（含人物）具有同一标目名称时，分别设置索引款目；未设条目的同名索引标目后括注简单说明或所属类别，以利检索。

四、索引标目之后的阿拉伯数字是标目内容所在的页码，数字之后的小写拉丁字母表示索引内容所在的版面区域。本书正文的版面区域划分如右图。

a	c	e
b	d	f

A

阿米巴痢疾　254a

阿魏酸哌嗪片　208c

艾灸疗法（moxibustion）　83c

艾滋病（acquired immuno deficiency syndrome, AIDS）　248f

嗳气　150f

安宫牛黄丸（散）　139e，192e，195c，240d，243d，244f，246f，248d

安蛔定痛法　74f

安眠（穴）　182c

安神药膳　95e

安神镇惊法　71d

按法（推拿）　91c

按腹部　54b

按颈部　53d

按揉三阴交（推拿）　90e

按四肢（palpating the limbs）　54c

按头颈（palpating the head and neck）　53c

按头颅　53c

按弦搓摩法（推拿）　92c

按胸腹（palpating the chest and abdomen）　54a

按胸胁　54b

按虚里　54a

按诊　51f

《敖氏伤寒金镜录》　36e

B

八法（治法）　68b

八纲辨证（syndrome differentiation of eight principles）　57a

八味地黄丸　5d

八鱼穴　117b

八正合剂　208c

拔罐疗法（cupping therapy）　79b

白草莓舌　38f

白虫　228f

白喉　132a，147e

白虎汤　95c

白（面色）　33c

白血病（leukemia）　175d

百白破　50f

百合固金丸　132c，146c

百会（穴）　85b

百会鱼穴　117b

百日咳　252a

百日内嗽　118f

百晬内嗽（neonatal cough）　118f

百晬嗽　118f

柏子养心丸　179e，185c

斑　43a

斑毒　270b

斑秃　35a

板口黄　101e

S

拉丁字母

阿拉伯数字

罗马数字

本卷主要编辑、出版人员

执行总编　谢　阳

责任编审　呼素华

责任编辑　高青青

文字编辑　刘　婷

索引编辑　尹丽品

名词术语编辑　陈　佩

汉语拼音编辑　聂沛沛　王　颖

外文编辑　顾良军

参见编辑　李亚楠

责任校对　李爱平

责任印制　姜文祥

装帧设计　雅昌设计中心·北京